Johannes W. Rohen

Morphologie des menschlichen Organismus

Johannes W. Rohen

Morphologie des menschlichen Organismus

Entwurf einer goetheanistischen Gestaltlehre des Menschen

Illustrationen von Annette Gack und Marit Budschigk

Verlag Freies Geistesleben

Johannes W. Rohen (Jg. 1921) studierte Humanmedizin an den Universitäten Köln, Freiburg, Breslau, Danzig und in Tübingen, wo er 1946 promovierte. In Tübingen begann auch seine wissenschaftliche Laufbahn, in deren Zentrum die Erforschung der funktionellen Systeme des Auges (insbesondere in Zusammenhang mit dem Glaukomproblem) gestanden hat. 1953 habilitierte er sich in Mainz für das Fach Anatomie und Entwicklungsgeschichte; 1964 wurde er als Benninghoff-Schüler auf den 1. Lehrstuhl für Anatomie an die Universität Marburg/Lahn und 1974 an die Universität Erlangen-Nürnberg berufen. Emeritierung 1989. Prof. Rohen gilt als einer der Begründer der funktionellen Richtung in der Anatomie, was sich in zahlreichen Lehrbüchern (z.B. *Funktionelle Anatomie des Menschen, Funktionelle Histologie, Funktionelle Anatomie des Nervensystems*) niedergeschlagen hat.

Die Drucklegung dieses Werkes wurde unterstützt
von der Gesellschaft für geisteswissenschaftliche
Literatur e.V., Stuttgart und von der
Dr. Hauschka-Stiftung, Eckwälden/ Bad Boll.

ISBN 3-7725-1998-9

2., überarbeitete Auflage 2002

Verlag Freies Geistesleben
Landhausstr. 82, 70190 Stuttgart
Internet: www. geistesleben.com

Einbandgestaltung: Walter Schneider
Druck: Offizin Chr. Scheufele, Stuttgart

«… Aber fern von jeder Zeitgewalt,
die Gespielin seliger Naturen,
wandelt oben in des Lichtes Fluren,
göttlich unter Göttern, die Gestalt.»

Friedrich Schiller

«Willst du das Unsichtbare fassen,
dringe so tief du kannst, ein in das Sichtbare.»

Max Beckmann

«Man versteht das physische Menschenwesen nur,
wenn man es als Bild des Geistig-Seelischen betrachtet.
Für sich genommen bleibt der physische Körper
des Menschen unverständlich.»

Rudolf Steiner

Inhalt

Kopfbildung und Organmetamorphosen

Entwicklungsgeschichtliche Zusammenhänge

Anhang

Vorwort

Die in diesem Buch beschriebenen Ideen haben mich seit mehr als fünfzig Jahren beschäftigt. Ende 1948 wurde ein erstes größeres, reich bebildertes Manuskript mit dem Titel «Versuch einer goetheanistischen Anatomie des Herzens» verfasst, das allerdings damals nicht veröffentlicht worden ist. Es ist mit seinen wesentlichsten Ergebnissen in die vorliegende Darstellung mit eingegangen. Auch ein bereits Anfang 1947 verfasstes Manuskript über die Phänomenologie des Ohres, den Pneumatisationsprozess im Zusammenhang mit dem Tumorproblem, das ebenfalls seinerzeit nicht veröffentlicht worden ist, wurde in den Text mit eingearbeitet. Einzelideen, wie die über die Wirbel- und Knochenmetamorphosen, über die funktionelle Dreigliederung des Nervensystems oder die Qualitäten der Raumdimensionen habe ich im Laufe der Jahre bei verschiedenen Gelegenheiten vorgetragen und in kleineren Aufsätzen veröffentlicht.

Wenn ich mich jetzt entschlossen habe, den Gesamtumfang dessen, was ich mir im Laufe meines Lebens als Wissenschaftler und Pädagoge an goetheanistischen Ideen erarbeitet habe, zusammenhängend darzustellen und zu veröffentlichen, auch wenn vieles noch unfertig und unvollkommen ist, so geschieht dies vor allem aus zwei Gründen. Erstens neigt sich mein Leben seinem Ende zu, und ich weiß nicht, wie viel Zeit der Himmel mir noch für die definitive Ausarbeitung eines solchen Werkes gewähren wird. Zweitens glaube ich, dass die Zeit reif ist, auch im wissenschaftlichen Bereich andere Denkrichtungen zu Worte kommen zu lassen. Das soll nicht heißen, dass die analytisch-quantitative Denkweise falsch ist und durch eine synthetisch-qualitative ersetzt werden müsste; es soll lediglich zum Ausdruck gebracht werden, dass das heute vorherrschende quantitative Denken einseitig ist und durch ein Denken ergänzt werden muss, das die funktionellen Zusammenhänge, die lebendigen Ganzheiten und Qualitäten zu verstehen sucht, um wieder Sinnzusammenhänge in das menschliche Handeln bringen zu können. Qualitative Begriffe sind aber oft nicht so scharf zu definieren wie solche aus den physikalischen Maßsystemen, man muss sie mehr umschreiben und versuchen, sie intuitiv zu erfassen, so wie man ja auch das Wesen eines Menschen nie ganz exakt beschreiben kann, sondern es eher umschreibend und erfühlend zu verstehen suchen muss.

Der kritische Leser wird daher sicher an manchen Stellen «Ungereimtheiten» oder sogar Widersprüche finden, er wird nicht verstehen, warum die eine Tatsache wichtig genommen und die andere für unwesentlich erklärt wird. Im Laufe meines Lebens habe ich (oft nach längeren Irrwegen) gelernt zu verstehen, was Goethe mit seinem Begriff «Urphänomen» meinte. Es handelt sich, wie er es formuliert hat, immer um das Gewahrwerden der Idee in der Wirklichkeit. Das Urphänomen ist ein solches, das seine Idee selbst unmittelbar ausspricht und im Grunde keiner weiteren Erklärungen bedarf. Man hat dabei ein unmittelbares, oft tief zu Herzen gehendes Evidenzerlebnis. Man ahnt die Realität einer geistigen Welt. Ohne eine solche (innerliche) Erfahrung bleibt alles bei toten Worten, die im Grunde nicht viel aussagen. Deswegen sind die Abbildungen so wichtig, weil Bilder mehr aussagen können als abstrakte Worte oder Namen. Man muss Bilder auch meditieren können, um durch sie einen tieferen Zugang zu den im Lebendigen ablaufenden Prozessen, d.h. zur unmittelbaren Wirklichkeit, zu bekommen. Die Bilder bleiben einem auch – ja, sie werden sogar im Laufe der Jahre immer aussagekräftiger, d.h. sie beginnen selbst zu leben und lassen dann Worte nach und nach unwichtig und relativ erscheinen. Letztlich erschließen sie einem sogar den Zugang zu höheren geistigen Dimensionen.

Ich habe mich von Jugend auf intensiv mit philosophischen Fragen auseinander gesetzt und das Werk vieler großer Philosophen und Psychologen der Gegenwart (Kant, Nietzsche, C.G. Jung, Husserl, Steiner u.a.) studiert. Bei vielen aus der Phänomenologie erwachsenen Fragen habe ich oft nur bei R. Steiner eine befriedigende Antwort gefunden. Auch bei den eigenen, noch äußerst bescheidenen, übersinnlichen Erfahrungen habe ich meist nur in Steiners Werk eine Bestätigung bzw. Erklärung gefunden. Dieses wird daher hier – als Ergänzung und Erweiterung der eigenen Ideen gedacht – an vielen Stellen eingehender zitiert als das anderer Autoren. Das darf nicht dahingehend missverstanden werden, dass Steiners Aussagen als «Beweis» für die eigenen Darstellungen gewertet werden sollten. Es liegt hier vielmehr eine ganz andere Dimension vor, auf die lediglich zur Weiterführung und Vertiefung hingewiesen werden soll.

Das Schlusskapitel ist ein Wagnis! Ich habe lange gezögert, es in das Buch aufzunehmen. Es mag vielen vielleicht als Sakrileg erscheinen, solche Fragen überhaupt zu stellen. Aber wenn man Paulus ernst nimmt, hat der moderne Mensch ja wohl nicht nur die Fähigkeit, sondern sogar die Verpflichtung, über solche Fragen nachzudenken. Schließlich ist die weitere Entwicklung der Menschheit ein uns alle angehendes, existentielles Problem. Dass sich die geäußerten Gedanken so zwanglos und logisch aus den vorhergehenden Darstellungen ergeben haben, hat mir den Mut gegeben, in dieser Richtung überhaupt weiterzugehen. Man fasse das aber nur als einen ersten, ganz bescheidenen Versuch auf, überhaupt ein Verständnis dieser Weltgeheimnisse ahnungsweise zu gewinnen.

Wenn es gelungen sein sollte, beim unvoreingenommenen Leser das Denken anzuregen und etwas «lebendiger» werden zu lassen, wird vielleicht dadurch ein kleiner Baustein gelegt für eine neue Menschenkunde als Grundlage für viele Spezialgebiete (Pädagogik, Medizin usw.), aber auch für die kulturelle Entwicklung generell. Unter diesem Aspekt möge man die sicher vorhandenen Unvollkommenheiten in Kauf nehmen und diese, statt zum Anlass für eine destruierende Kritik, lieber als Anregung für das eigene schöpferische Denken verwenden, um dann Besseres und Stärkeres an die Stelle zu setzen. Das eigentlich Schöpferische liegt nicht in der analytischen Zergliederung, sondern im Erfassen der geistigen Welt, zu der wir uns in unermüdlichen Denkanstrengungen wieder einen Zugang verschaffen müssen.

Erlangen, Ostern 2000

Grundbegriffe und allgemeine Gestaltprinzipien

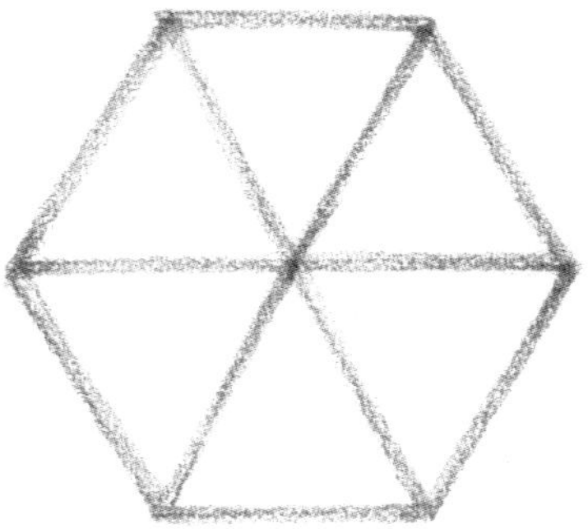

Abb. 1. Das Sechseck kann als Pyramide, als links- oder rechtsgeneigter Würfel gesehen werden. Dies ist ein eindrucksvolles Beispiel für die aktive, begriffliche Komponente im Sehen.

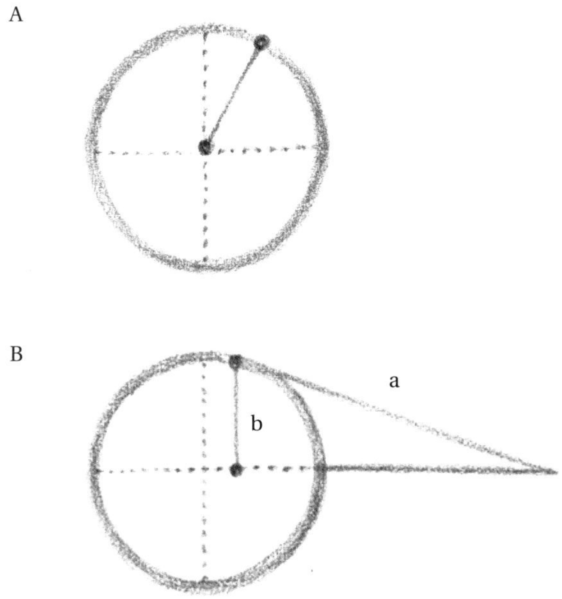

Abb. 2. Einen Kreis kann man nicht sehen, sondern nur «denken». Hier zwei Beispiele für verschiedene Begriffe des Kreises: A = Abstandskreis; B = Divisionskreis.

Erkenntnistheoretische Vorbemerkungen

Der Mensch betrachtet heute seine Umwelt meist als das unmittelbar Gegebene und das Unbedingt-Wirkliche (Objektive), während er seine Gedanken und Vorstellungen als das Subjektive und Nichtreale, als das Hinzukommende und in gewisser Weise Unwichtige ansieht.

Sinnesphysiologische Untersuchungen weisen aber darauf hin, dass eine Wahrnehmung ohne aktive Beteiligung des vorstellenden und denkenden Menschen gar nicht möglich ist (1). Ja, die reine Wahrnehmung, ohne eine spontan hinzukommende Vorstellung, ist nur in Ausnahmesituationen oder im Experiment erfahrbar. So kann es etwa nach einer durchzechten Nacht oder nach einer Narkose vorkommen, dass man zunächst nicht weiß, wo man sich befindet. Man sieht für einen Moment nur Farbflächen unterschiedlicher Größe und Helligkeit. Ein tiefgreifendes Angstgefühl, ein Gefühl des Verlorenseins und der Hilflosigkeit, ein Vernichtungsgefühl oder ein Moment der Verzweiflung kann auftreten, bis schließlich «der Gedanke» durchschlägt und die Farbflächen zu Gegenständen ordnet, so dass die Orientierung im Raum zurückkehrt. Ohne die durch das Denken hervorgebrachten Begriffe sind die Wahrnehmungsinhalte gewissermaßen wertlos (2).

Die Beteiligung des Denkens am Wahrnehmen lässt sich schon an einfachen Figuren, die optisch mehrdeutig sind, demonstrieren. Eine Gruppe von Linien, die z.B. ein Sechseck darstellen (Abb. 1), kann entweder als Pyramide oder als **Würfel** gesehen werden. Der Würfel kann zudem so «begriffen» werden, dass entweder die rechte oder die linke Kante jeweils als zur Vorderfläche gehörig erscheint. Die räumliche Erscheinung des Bildes kehrt sich also um, je nachdem, wie man den Würfel sieht oder besser «denkt». Ohne den Begriff «Würfel», der auch mathematisch definiert werden kann, würde man die Linien überhaupt nicht als zu einer Gestalt gehörig empfinden.

Ein weiteres Beispiel ist der **Kreis** (Abb. 2). Rein wahrnehmungsmäßig erscheint dieser zunächst nur als eine Anzahl von Punkten. Keine Abbildung kann so exakt sein, dass sie den Kreis wirklich in idealer Form wiedergeben kann. Aber auch eine ganz unvollkommene Abbildung kann uns den Begriff des Kreises vermitteln, wenn dieser uns überhaupt bekannt ist.

Das Wahrnehmungserlebnis «Kreis» enthält also immer zwei Elemente: 1. die optische Empfindung von mehr oder weniger gleichmäßig angeordneten Punkten oder Linien, die ein gesundes Sehorgan zur Voraussetzung hat und 2. die Bildung des Begriffes «Kreis», die ein gesundes Denken (gestützt auf ein normales Gehirn) voraussetzt. Beide Elemente, die in unserer normalen Vorstellungswelt fast immer ineinander integriert sind, können aber auch unabhängig voneinander analysiert und ins Bewusstsein gehoben werden. Man kann z.B. das Bild des Kreises gedanklich vergrößern oder verkleinern, seine Farbe, d.h. seine physische Erscheinung – zumindest bis zu einem gewissen Grad – modifizieren; es wird immer ein Kreis bleiben, solange bestimmte Grundvoraussetzungen erfüllt sind. Auf der anderen Seite kann aber auch der Begriff «Kreis» selbst stärker ins Bewusstsein gehoben, gewissermaßen vertieft werden, wobei man bis in die Dimension höherer mathematischer Ideen vorstoßen kann. Zum Beispiel kann einem dabei klar werden, dass der «normale Kreis» der geometrische Ort für alle Punkte ist, die vom Mittelpunkt gleich weit entfernt sind (Abb. 2A). Man kann aber auch den Kreis als den geometrischen Ort aller derjenigen Punkte ansehen, die sich durch die Division der größeren Strecke (a) durch die kleinere Strecke (b) ergeben (sog. Divisionskreis, Abb. 2B). Man kann dann den Begriff des normalen Kreises als statisch, den Begriff des Divisionskreises als dynamisch erleben, ja, durch weitere Aktivierung des Denkens den Kreis sogar als spiegelnde Fläche ansehen, an der sich außerhalb befindliche Figuren nach innen in gesetzmäßiger Weise umstülpen lassen (Inversionskreis). Das optische Bild kann schließlich sogar zum Symbol für geistige Prozesse werden, deren Realität zwar nur im Denken erlebbar ist, für die aber das Wahrnehmungsbild ein Mittel zur Veranschaulichung wird (3).

Man wird einwenden, dass dies ein Weg sei, auf dem man den «realen Boden der Wirklichkeit» mehr und mehr verliere und zu reinen Abstraktionen komme, und auf dem man dann das allein Objektive, nämlich die physische Anschauung, durch die Verstärkung des «subjektiven Gedankenelementes» nur noch als Symbol für Wirkliches, nicht aber als das Wirkliche selbst ansehe, etwa im Sinne der urindischen Auffassung, die sinnliche Anschauung der Welt sei Maja, d.h. Täuschung, etwa im Sinne des Goethe-Wortes «Alles Vergängliche ist nur ein Gleichnis».

Dieser Einwand beruht auf dem Fehlurteil, dass eines der beiden Elemente, nämlich Wahrnehmung und Begriff, die das Wahrnehmungserlebnis als solches zusammensetzen, jedes für sich allein das Ganze sein könne. Weder die reine Wahrnehmung noch der isolierte Begriff sind für sich ein Ganzes. Schon gar nicht darf **ein** Element für subjektiv und das andere für objektiv erklärt werden (2). Es gilt vielmehr herauszufinden, wie **beide** ineinander verschränkt sind und wie sie **gemeinsam** die für uns erlebbare, d.h. in unserem Bewusstsein aufleuchtende Wirklichkeit aufbauen.

Die Überschätzung der Sinneswahrnehmung, die heute unser wissenschaftliches Denken geprägt hat, und an der sich die Begriffe «subjektiv und objektiv» orientieren, beruht im Grunde auf einer Schwäche des Denkens. Die Flut der Sinneseindrücke ist in unserer Zivilisation so groß und die damit zugleich angebotenen und unbemerkt einfließenden Begriffe sind so zahlreich geworden, dass man in gewisser Weise vergisst, selbst zu denken, d.h. die Wahrnehmungen durch ein eigenständiges, unvoreingenommenes Denken objektgerecht zu «verdauen». Meist ist bereits alles «vorverdaut». Die Begriffe werden gleich zu der Wahrnehmung mitgeliefert, und die Hypothesen, die dann an die Stelle echter Ideen treten, werden nach und nach zu Tatsachen erklärt. Hieraus erwächst das Gefühl der Schwäche und der Subjektivität des Denkens, das – zu keiner inneren Aktivität aufgerufen – bequemer und bequemer wird (4).

Eine genauere Analyse der physiologischen Vorgänge bei der Sinneswahrnehmung kann aber leicht zeigen, dass es mit der viel gerühmten Objektivität des Wahrgenommenen nicht weit her ist, dass die Sicherheit im Wahrnehmen unter Umständen äußerst gering, die Sicherheit im Denken dagegen wesentlich stärker sein kann. Wir haben oben einige mathematische Begriffe beschrieben. Auf den Begriff des Kreises kann man sich verlassen, auf die Wahrnehmung des Kreises dagegen nicht. Man beobachte nur einen Radfahrer, der eine Straße entlang fährt. Fast in keinem Augenblick erscheinen die Räder, die kreisrund sind, wirklich als Kreise, und doch haben wir in keinem Augenblick das Gefühl, die Räder könnten vielleicht «wirklich» oval, elliptisch oder verbogen sein, wie sie dem wahrnehmenden Auge erscheinen. Das aus der Kraft des Denkens entspringende Vorstellungsvermögen ist während des ganzen Vorganges so stark, dass es ununterbrochen die optische Wahrnehmung «korrigiert». Dasselbe gilt für die Größenwahrnehmung (Fahrrad und Radfahrer erscheinen immer gleich groß, auch wenn sich das Bild bei zunehmender Entfernung sehr schnell verkleinert). Für die Raumwahrnehmung, die Farb- und Helligkeitsempfindungen und vieles andere mehr gilt Ähnliches. Diese Überlegung sagt im Grunde genommen doch nichts Geringeres, als dass wir ohne Unterlass, solange wir mit wachem Bewusstsein in die Welt blicken, die «falschen Wahrnehmungen» richtig denken, d.h. zurechtdenken und objektivieren oder anders ausgedrückt, die Sinneswelt als solche – **denkend** – hervorbringen (5, 6 u. 7).

Sinnes- und Erkenntnisprozesse am Beispiel des Sehvorganges

Betrachten wir einmal den Sehvorgang. Das Auge ist ein kugelförmiges Sinnesorgan, dessen Durchmesser 22 – 24 mm beträgt und dessen hintere Hälfte die Netzhaut mit den lichtempfindlichen Zellen oder Photosensoren (Stäbchen/Zapfen) beherbergt. In der Mitte der Netzhaut befindet sich die Stelle schärfsten Sehens, die sog. Fovea centralis, deren Durchmesser nicht mehr als 0,5 mm beträgt. Auf diese Stelle ist das gesamte Gesichtsfeld zentriert. Man überlege einmal, was es bedeutet, dass nur an dieser kleinen, punkt-

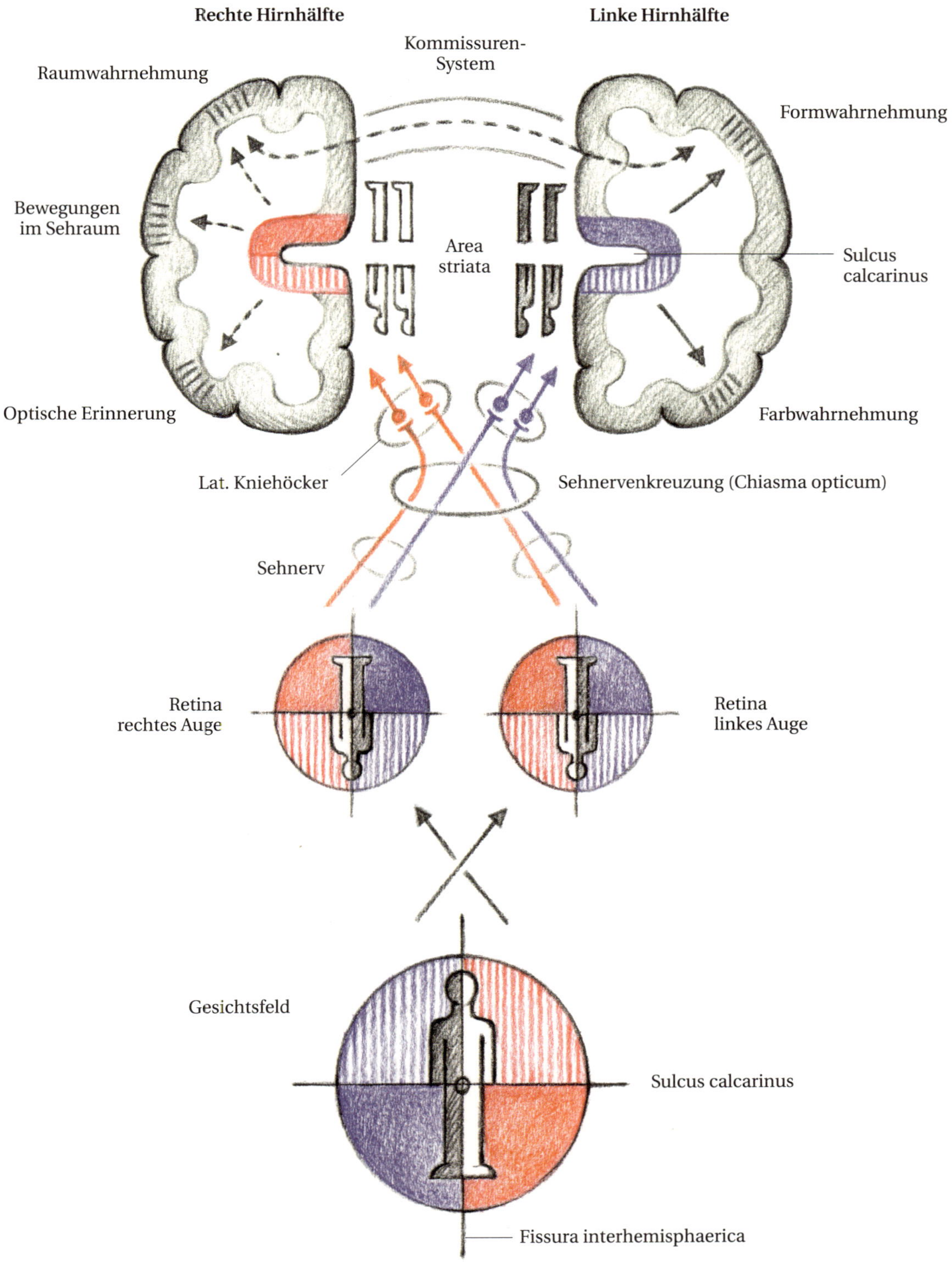

Abb. 3. ***Sehbahn und Sehvorgang.*** *Das im Gesichtsfeld erscheinende Bild wird durch die Augenlinse umgedreht und von den verschiedenen Netzhautarealen «stückchenweise» doppelt auf die Sehrinde (Area striata) des Gehirns im Hinterhauptslappen projiziert. Von dort werden die «Bildfragmente» je nach ihrer funktionellen Wertigkeit (Form, Farbe, Raum, Bewegung) auf verschiedene Hirnareale verteilt. Gehirnzentren für eine «Resynthese des Bildes» in seiner erlebten Ganzheit sind weitgehend unbekannt.*

förmigen Stelle von den Dingen der Umwelt ein scharfes Bild entworfen werden kann, dass der riesige Bildraum, der uns erlebnismäßig umgibt, auf diese minuziöse Stelle konzentriert und abgebildet wird. Man konzentriere einmal das Bewusstsein auf den peripheren Bereich des Gesichtsfeldes, um sofort festzustellen, um wie viel schwächer, unschärfer und ungenauer die Bildwahrnehmung im peripheren Bereich unserer Augen ist.

Von der Netzhaut (Retina) gehen die nervösen Erregungen über die Sehbahn zum Gehirn. Der Sehnerv führt Nervenfasern aus jeder Netzhauthälfte (rot und blau in Abb. 3). Diese beiden Fasergruppen trennen sich aber in der Sehnervenkreuzung (Chiasma opticum), und zwar in der Weise, dass alle Fasern, die aus der jeweils linken Hälfte der Netzhaut (blau) kommen, zur linken Hirnhälfte, und diejenigen, die aus der jeweils rechten Netzhauthälfte (rot) kommen, zur rechten Hirnhälfte verlaufen (Abb. 3). Das auf der Netzhaut entstandene Bild eines Auges wird also stets auf beide Gehirnhälften (also doppelt) projiziert. Die Projektionsfelder der Großhirnrinde für das visuelle System liegen im Bereich des Hinterhauptslappens, und zwar in der Kalkarinarinde (Area striata, Area 17 oder V_1), die ihrerseits wieder aus zwei durch eine Furche (Sulcus calcarinus) getrennten Wülsten (Gyri) besteht (Abb. 3 und 4). Im oberen Wulst, z.B. des rechten Hinterhauptslappens enden die Sehnervenfasern, die (nach Zwischenschaltung im lateralen Kniehöcker) von den Sinneszellen des rechten oberen Netzhautquadranten kommen, und zwar **beider** Augen. Im unteren Wulst enden diejenigen Fasern, die aus dem rechten unteren Netzhautquadranten, ebenfalls beider Augen stammen. Entsprechendes gilt für die übrigen Quadranten der Netzhaut. Diese doppelte «Abbildung» (Projektion) auf der Kalkarinarinde wird dadurch erreicht, dass die Sehnervenfasern in der Sehnervenkreuzung jeweils zur Hälfte kreuzen und nicht kreuzen; und zwar kreuzen die aus den inneren (medialen) Quadranten der Netzhaut kommenden Fasern zur Gegenseite, während die aus den äußeren (lateralen) Quadranten kommenden Sehnervenfasern nicht kreuzen. Das Bild wird also gewissermaßen «zerstückelt» und zudem noch doppelt auf die Hirnrinde projiziert (Abb. 3).

Nun erleben wir aber nicht zwei verschiedene Gesichtsfelder, sondern jeweils nur eines. Obwohl wir zwei Augen haben, sehen wir nicht zwei Bilder, sondern nur eines. Diese Bilder werden zudem noch im Auge selbst durch die Linse umgekehrt, so dass z.B. alle Punkte, die im Gesichtsfeld oben liegen, unten auf der Netzhaut abgebildet werden und umgekehrt. Entsprechendes gilt für das Rechts-Links-Verhältnis.

Man überlege einen Augenblick, was diese einzigartige Struktur der Sehbahn für unsere erkenntnistheoretischen Überlegungen eigentlich bedeutet. Sinnesphysiologische Untersuchungen haben gezeigt, dass im optischen System durchaus zwei Bilder (in jedem Auge eines) existieren. Bewusst erlebt wird aber nur eines! Vereinfacht ausgedrückt: Das Bild des einen Auges – bei so genannten Rechtsäugern meist das des rechten Auges – wird bewusst wahrgenommen, das andere «unterdrückt». Es kommt uns nicht zum Bewusstsein. Hier ist also bereits der erste «Eingriff» in das rein projektive Abbildungsgeschehen von unserem «Denken» erlebbar. Das zweite («unterdrückte») Bild, das das andere Auge liefert, wird aber keineswegs ganz ausgelöscht, sondern sorgfältig getrennt bis in die höheren Hirnzentren hinein «weitertransportiert», wo es, wie wir noch sehen werden, für die Raumwahrnehmung benötigt wird.

Die zweite, äußerst überraschende Feststellung ist die, dass das ganze, bewusstseinsmäßig doch einheitlich erscheinende Wahrnehmungsbild durch die Besonderheiten der geschilderten Bahnverbindungen auf **verschiedene** Stellen der Großhirnrinde verteilt, quasi zerlegt wird (Abb. 4). Abgesehen davon, dass jeder Punkt des Gesichtsfeldes im Gehirn zweimal «abgebildet» wird, «zerfallen» die Bereiche der vier an sich ja zusammenhängenden Quadranten der Netzhaut bei der Nervenprojektion in gesetzmäßiger Weise und werden entweder auf die linke oder die rechte Hirnhälfte bzw. auf die obere oder untere Kalkarinarinde «projiziert». Wenn man das Gesichtsfeld durch ein Kreuz in vier Teile teilt, dann entspricht die horizontale Linie des Kreuzes, die das Gesichtsfeld in eine obere und untere Hälfte teilt, der Furche in der Kalkarinarinde des Hinterhauptlappens (Sulcus calcarinus), die vertikale Teilungslinie zwischen rechter und linker Netzhauthälfte dagegen der Längsfurche zwischen den beiden Hirnhälften selbst (Fissura interhemisphaerica) (Abb. 3). Die Netzhautfelder werden damit in ganz unterschiedlicher Weise auf die Kalkarinarinde des Großhirns projiziert (Projektionsfelder des visuellen Systems); so dass diese Projektion in keiner Weise dem entspricht, was wir bildmäßig erleben. Das

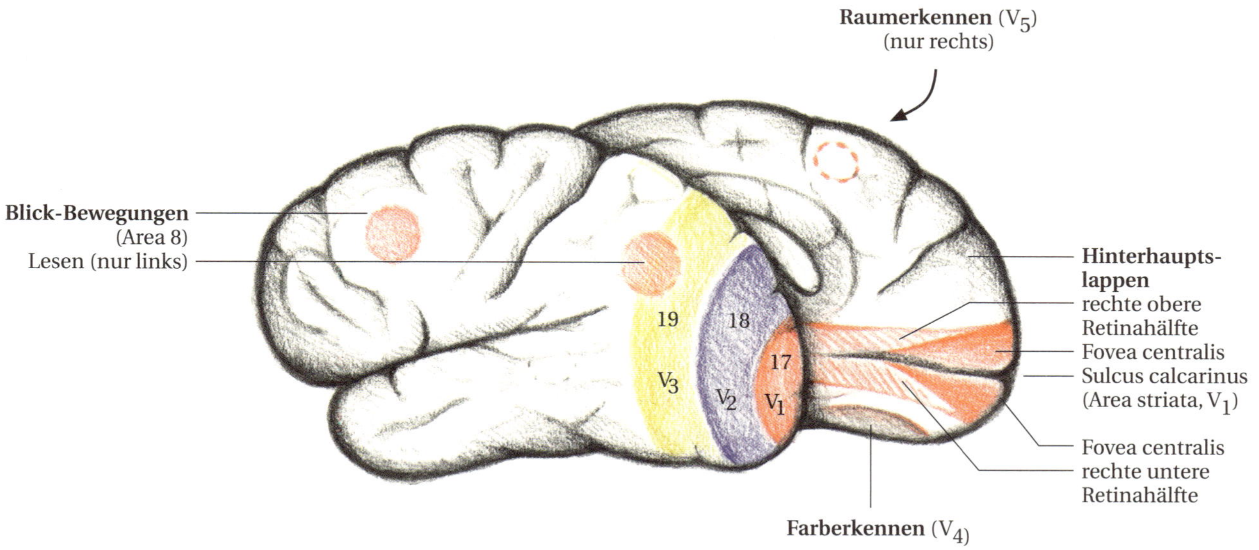

Abb. 4. ***Visuelle Zentren des Gehirns.*** *An der Innenseite des Hinterhauptslappens in der sog. Area striata (oberhalb und unterhalb des Sulcus calcarinus, V_1, des primären kortikalen Sehzentrums) laufen die aus beiden Augen kommenden Erregungen ein. Den größten Raum nehmen die Projektionen aus der Fovea centralis (Bereich des schärfsten Sehens) ein. Sie werden von hier aus in verschiedene Rindengebiete verteilt (räumliche Trennung von Farb-, Form- und Bewegungssehen). Area 18 = sog. sekundäre Rindenfelder; Area 19 = sog. tertiäre Rindenfelder*

Bild der Umwelt wird vielmehr durch das Sehsystem in Einzelpunkte zerlegt, um nicht zu sagen «zerrissen». Es würde, wenn man es auf der Hirnoberfläche wieder zu einem Ganzen zusammenfügen wollte, ein vollkommen verzerrtes, unkenntliches, praktisch gestaltloses Gebilde ergeben, das jedenfalls mit dem erlebten Bild in gar keiner Weise mehr eine Ähnlichkeit hat – abgesehen davon, dass es ja auch spiegelbildlich verkehrt aussehen würde und zudem noch doppelt vorhanden wäre. Physiologisch gesprochen, handelt es sich ja auch gar nicht um Bildpunkte, sondern um Muster von Aktionspotentialen.

Wo und wie wird nun aber das zerlegte und in vielfache Teile aufgelöste Abbild der äußeren Welt in uns wieder zu einem Ganzen zusammengefügt? Häufig wird an dieser Stelle gesagt: Die Synthese erfolge mit Hilfe der Kommissurensysteme des Balkens, die die rechte und linke Gehirnhälfte miteinander verknüpfen, so dass die Kalkarina-Rindenfelder der beiden Hirnhälften dadurch miteinander in Verbindung kommen. Die genauere Analyse der tatsächlichen Erregungsvorgänge im Bereich des Großhirns hat aber gezeigt, dass das keineswegs der Fall ist. Man hat genau das Gegenteil gefunden! Die Projektionsfelder der Kalkarinarinde sind nicht Vororte für eine mögliche Bildzusammensetzung in übergeordneten Rindenarealen, sondern sie liefern Teilinformationen für andere Areale, die jeweils eine Spezialfunktion haben. Die Projektionsfelder im Bereich der Kalkarinarinde des Hinterhauptslappens (Area 17 oder V_1) werden daher neuerdings als «**Verteilersystem**» angesehen, das den übergeordneten Rindenfeldern (Area 18 und 19) (V_2, V_3 usw.) oder bestimmten anderen «Zentren» im Schläfen- und Scheitellappen des Großhirns (V_4, V_5) die notwendigen «Informationen» für ganz spezielle Einzelfunktionen, wie z.B. für die Wahrnehmung der Bildgestalt (Formerkennen), der Farbigkeit, der Bewegung oder des räumlichen Aufbaues eines Bildes liefert. Für jede dieser Einzelfunktionen liegen die Zentren wieder an einer anderen Stelle der Großhirnrinde (Abb. 4). Für die Auswertung der auf die Kalkarinarinde projizierten Erregungen, z.B. im Hinblick auf die «Erkennung» des dreidimensionalen Raumes, findet sich ein übergeordnetes Rindenfeld im rechten, oberen Scheitellappen des Gehirns oder für die Auswertung im Hinblick auf die Struktur der im wahrgenommenen Bild enthaltenen Zeichen ein solches im linken, unteren Scheitellappenbereich (Lesezentrum). Man sieht, dass auf der Hirnrinde nirgends mehr das Bild als Ganzes auftaucht. Das Sehsystem hat vielmehr das Bild in seine Elemente aufgelöst, «analysiert», d.h. bildmäßig «zerstört». Die einzelnen Rindenfelder sagen uns jeweils etwas anderes über das, was von der Umwelt einmal als Ganzes durch das Licht an uns herangetragen worden ist.

Man stelle sich z.B. vor, auf die Netzhaut fällt das Bild einer menschlichen Gestalt (Abb. 3). Bei der Projektion auf die Hirnoberfläche wird dieses Bild in vier Teile zerteilt, so dass jedes Körperviertel auf eine andere Rindenregion zu liegen kommt und dazu noch in zweifacher Weise. Der Mensch erscheint «zerstückelt» und aufgelöst. Als Ganzes tritt er nirgendwo mehr in Erscheinung. Oder nehmen wir an, wir sehen einen blühenden Baum mit blauem Himmel. Durch die Erregungsmuster des Rindenzentrums A wissen wir von der äußeren Gestalt des Baumes, durch die des Zentrums B von seiner Dreidimensionalität, durch die des Zentrums C von seiner Einzelstruktur (sagen wir der Pflanzenspecies), durch die Tätigkeit des Zentrums D von der optischen Wertigkeit im Hinblick auf emotionale Komponenten (blauer Himmel, Stimmung, Schönheit usw.). Es gibt einen ganzen Katalog solcher Einzelfunkionen, die natürlich auch ihrerseits wieder mit anderen Systemen des Nervensystems zusammenhängen; aber es gibt niemals ein Gesamtbild, das dem der naiven «primären» Wahrnehmung entspricht.

Insgesamt übernimmt die linke Hirnhälfte, was später noch besprochen werden soll, vornehmlich Funktionen, die analytischen Charakter haben, während die rechte Hirnhälfte Funktionen mit synthetischem oder ganzheitlichem Charakter erfüllt. Nirgends findet sich jedoch so etwas wie ein Integrationszentrum, das etwa alle Teilelemente eines Bildes wieder zu einer Ganzheit zusammenfügen würde. Die materialistische Vorstellung, dass das Gehirn die Begriffe in ähnlicher Weise wie eine Drüse ihr Sekret «absondere», wenn es von außen dazu angeregt wird, entbehrt jeder wissenschaftlichen Grundlage. Es werden uns, d.h. unserem denkend tätigen Ich, durch die jeweiligen «Gehirnzentren» bestimmte Bildelemente der Umwelt bewusst. Diese «Zentren» bringen sie jedoch nicht in der Form hervor, in der wir sie erleben. Vielmehr müssen die einzelnen Bildelemente durch einen aktiven seelischen Prozess, den wir Vorstellen oder «Begriffe-Bilden» nennen können, aus der Kraft des Denkens wieder aktiv und originär synthetisiert werden. Es ist geradezu ein «Kunstgriff der Natur», diesen Auflösungsprozess in den Sinnesorganen bzw. im Nervensystem entwickelt zu haben, um dadurch dem Menschen die Möglichkeit zu geben, das Ganze wieder aktiv und selbstständig zusammenzusetzen, so dass sich in uns ein Wahrnehmungsbewusstsein und darüber hinaus auch ein Selbstbewusstsein entwickeln kann. Wir sind bei der Bild-Erstellung selbst dabei gewesen – es ist zwar ein «subjektiver» Prozess, d.h. ein vom Subjekt erzeugter Vorgang, aber mit «objektiven» Elementen. Wir können den Baum nicht machen, aber wir können sein Bild in uns und durch uns mit allen vorhandenen Qualitäten begrifflich erzeugen. Wir erhalten damit die Möglichkeit, den Baum – nicht nur äußerlich, sondern auch seinem Wesen nach – als solchen zu erkennen. Der «Begriffe-Bildungsprozess» läuft bei den normalen Phänomenen meist so rasch und unbewusst ab, dass wir gar nicht mehr bemerken, dass er überhaupt vorhanden ist. Wir können eine Tür nicht öffnen, ohne die vielen kleinen Alltagsbegriffe wie Türklinke, Bündigkeit, Abstand usw. unmittelbar parat zu haben. Wie selbstverständlich dieses «Denken im Sehen» abläuft, bemerkt man erst, wenn es, wie z.B. im Krankheitsfalle, plötzlich nicht mehr funktioniert. Dann greift der Patient daneben, lokalisiert die Klinke an falscher Stelle usw.

Die am Sehorgan aufgezeigten Gesetzmäßigkeiten eines Sinnessystems, das auf die Zergliederung und Analyse der Wahrnehmungsmodalitäten ausgerichtet ist und der Ergänzung durch unser aktives «Wahrnehmen-Wollen» vom denkenden Ich bedarf, um das Ganze wieder in seinem So-Sein hervorzubringen, sind auch bei allen anderen Sinnesorganen zu finden. Auch das **Gehörorgan** nimmt das durch den Schall-Leitungsapparat aufgenommene «Tonbild» sehr detailliert auseinander (Frequenzdispersion). Auch hier «zergliedern» die nachgeschalteten Zentren die einzelnen Elemente je nach ihrer funktionellen Wertigkeit und verteilen diese auf verschiedene Hirnareale, so dass auch hier nirgends ein Gesamtbild des tonalen Erlebnisses, etwa einer Sinfonie oder eines Wortbildes oder einer Melodie, im Bereich einer bestimmten Hirnregion entsteht. Viele Sinnessysteme sind wesentlich einfacher strukturiert als Auge und Ohr. Die beschriebenen Gesetzmäßigkeiten lassen sich aber überall in ähnlicher Form nachweisen.

Wie können wir aber nun diesen zunächst geheimnisvoll erscheinenden Prozess der Synthese verstehen? Hier setzen ja die Zweifel der neuzeitlichen Philosophie ein. Die analytische Seite des Wahrnehmungsgeschehens wird – schon wegen ihrer gut begründeten physiologischen Phänomene – weitgehend anerkannt, die synthetische, geistig-seelische Seite, die nicht minder eindeutig ist, wird in der Regel bezweifelt oder gar verneint, d.h. als nichtexistent angesehen.

Wahrnehmen und Denken

Jede sinnliche Erfahrung setzt sich, wie oben gezeigt, zum einen aus den Begriffen und zum anderen aus der spezifischen Erscheinung, wie sie das jeweilige Sinnessystem liefert, zusammen (2, 7). Im Akte der erkennenden Wahrnehmung vollzieht sich also einmal die Zergliederung bzw. Analyse des Wahrnehmungsgegenstandes durch das Sinnesorgan und die zugehörigen Abschnitte des Nervensystems. Zum anderen vollzieht sich aber die «Resynthese» des Wahrnehmungsobjektes durch die mehr oder weniger bewusste, gedankliche Verarbeitung des Wahrgenommenen, d.h. durch die Bildung der zugehörigen Begriffe (2). Es ist kein Grund vorhanden, den einen Prozess als objektiv und den anderen als subjektiv zu charakterisieren. Die Bildung des Begriffes erfolgt zwar durch das Subjekt, muss aber, wenn sie zu einem wirklichkeitsgemäßen Urteil kommen will, dem Objekt entsprechen, d.h. objektiv sein. Da das Denken sich nicht nur der «objektiven» Außenwelt, sondern auch dem eigenen Wesen gegenüberstellen kann, ist es weder objektiv noch subjektiv, d.h. es steht **über beiden**. Das Denken als subjektiv zu bezeichnen, ist daher prinzipiell falsch (2, 7). Die Behauptung, das Denken sei grundsätzlich nicht in der Lage, der Wirklichkeit entsprechende Begriffe zu bilden, lässt sich leicht an der Existenz der Technik widerlegen. Sind die statischen Gesetze richtig erkannt, lassen sie sich auch anwenden. Eine Brücke, die nach diesen Gesetzen konstruiert worden ist, stürzt nicht ein.

Kehren wir – vereinfachend – noch einmal zu dem einleitend geschilderten Würfel zurück (Abb. 1). Das sinnliche Wahrnehmungsbild des Würfels kann vielgestaltig sein. Es wird im Sinnessystem des Menschen in bruchstückhafte Linien und Punkte zergliedert. Das Denken ist dabei in der Lage, die Bruchstücke «sinngemäß» wieder zusammenzusetzen, das Ganze zu erkennen und das immanente «Allgemeingültige» zu formulieren, d.h. die Idee des Würfels zu bilden (Resynthese). Jetzt erscheint das sinnliche Bild als Ausdruck der Idee. Allgemeines und Besonderes bilden wieder eine Einheit – d.h. letztlich eine Einheit, die als sichere Erfahrung der Wirklichkeit gewertet werden kann, also auch anwendbar und reproduzierbar ist. Jede echte wissenschaftliche Erfahrung muss auf einem solchen Fundament stehen. Wie aber kommt es, dass Begriff und Wahrnehmung zusammenpassen und zusammen die Realität darstellen? Warum ist der Begriff nicht als subjektives Abbild von der prinzipiell unerkennbaren Wirklichkeit abgezogen (abstrahiert) und damit etwas nur dem Menschen eigenes, das keine allgemeine Gültigkeit für sich beanspruchen kann? Dass die in Physik und Chemie erkannten Gesetzmäßigkeiten Wirklichkeiten sind, hat die Technik bewiesen. Der Würfel, der Kreis oder was immer wir als Beispiel wählen wollen, enthält eine (mathematische) Gesetzmäßigkeit, die unserem Erkennen zugänglich ist, aber auch («a-priori») **im Gegenstand selbst vorhanden** ist. Durch das Denken kommt uns also das dem Gegenstand immanente Geistige zum Bewusstsein. Wir schauen jedes Objekt daher immer von zwei Seiten aus an, einmal mit den Sinnesorganen, einmal mit dem Denken, einmal von außen, einmal von innen.

Die Idee, die – durch die sinnliche Wahrnehmung angeregt – im Menschen aufleuchtet, ist mithin dieselbe Geistigkeit, die im Gegenstand selbst existiert. So wie eine Gerade rechts in der Unendlichkeit verschwindet und links aus ihr wieder zurückkehrt, nimmt der Mensch auf der einen Seite Wahrnehmungen auf, deren Realität er zunächst verliert, gewinnt aber dann, quasi durch die Unendlichkeit hindurch, deren geistige Realität im Resyntheseprozess, d.h. im Prozess der Begriffsbildung durch das Denken, wieder zurück und erlebt dadurch die Wirklichkeit als Ganzes.

Diese Doppelheit des Erkenntnisprozesses ist von großer Tragweite für das Verständnis der Menschenwesenheit. Das «Auflösen» und «Wiederzusammensetzen» ermöglicht es nämlich dem Menschen, den «Schöpfungsprozess» im Kleinen, und zwar bei jedem einzelnen Gegenstand, zu wiederholen und dadurch sich selbst und die Natur (Mikro-und Makrokosmos) in Freiheit selbstständig zu erkennen. Im «Erfahrungen-Machen» von der Wirklichkeit, d.h. im Erkennen, lebt daher ein göttliches Element. Der oder die Schöpfer der Natur haben am Ende des Evolutionsprozesses dem Menschen die Möglichkeit gegeben, im Wahrnehmen und Erkennen jedes Ding der Natur noch einmal im Geist (schöpferisch) nachzuschaffen und damit ganz allgemein am Schöpfungsprozess teilzuhaben. Der analytische Sinnesprozess ist notwendig, um einen Freiraum für die anschließende Ideenbildung zu schaffen, so dass das Erlebnis der Freiheit auftreten kann. Erkenntnis-Sicherheit ergibt sich aber erst, wenn durch die Ideenbildung die jeweils richtige Gesetzmäßigkeit der betreffenden Objekte «entdeckt» wird. Die Sprache charakterisiert diesen Prozess sehr treffend: «entdeckt» bedeutet doch eigentlich – freigelegt, offen gelegt, aufgedeckt bzw. sichtbar gemacht, was darin verborgen enthalten war, nämlich das Ideelle. Irrtum und Lüge können sich ergeben, wenn die Wiedervereinigung von Wahrnehmung und Begriff in falscher Weise vonstatten geht.

Der heutige Mensch hat im Erkennen der physikalisch-chemischen Gesetze ein hohes Maß an Erkenntnissicherheit gewonnen. Daher rührt das schier unerschütterliche Vertrauen, das wir technischen Einrichtungen entgegenbringen. Niemand, der einen Aufzug, ein Flugzeug oder ein Auto benützt, würde auf die Idee kommen, anzunehmen, dass diese Maschinen auf subjektiven und unzuverlässigen Ideen beruhen und nicht nach denjenigen Gesetzen funktionieren, die auch in der Natur Geltung haben. Wesentlich anders und erstaunlicherweise ganz inkonsequent, denkt der Mensch, wenn er lebenden oder beseelten Organismen gegenübersteht und deren vermeintliche Gesetzmäßigkeiten anwendet. Die Vorstellungen, die aus der technischen Welt genommen und auf die Lebewesen übertragen werden, haben sich allgemein nicht im gleichen Sinne als tragfähig erwiesen. Lebewesen (Pflanzen, Tiere usw.) sind keine Maschinen. Die alleinige Anwendung technisch-physikalischer Begriffe auf die Welt der Organismen hat, wo es sich darum handelt, steuernd oder verändernd einzugreifen, häufig zu Fehlschlägen und Fehldeutungen geführt. In diesem Bereich hat das Denken noch nicht diejenigen Begriffe entwickelt, die als wirkende Kräfte den Organismen immanent sind. Wir können die physikalisch-chemischen Gesetzmäßigkeiten mit Hilfe derjenigen Begriffswelt, die wir an den Dingen der anorganisch-mineralischen Welt entwickelt haben, erkennen, aber für die belebten und beseelten Organismen passen diese Ideen nicht mehr. So ist es nicht selten zu schweren durch den Menschen verursachten Störungen oder Schäden der Lebenswelt, zum Aussterben von Arten, zum Absterben der Wälder und vielem anderen mehr gekommen.

An dieser Stelle wird der moderne Wissenschaftler wiederum das berühmte «Ignorabimus» von Dubois-Reymond aussprechen und behaupten, dass dem menschlichen Denken eben der Zugang zu den Gesetzmäßigkeiten der lebendigen und beseelten Welt verwehrt sei (zit.nach 6). Aber warum soll das Erkennen von Gesetzmäßigkeiten unbelebter Naturobjekte möglich sein, von solchen belebter und beseelter Organismen dagegen nicht? Die Notlösung vieler Forscher und Philosophen der Gegenwart, es bestehe zwischen diesen Welten gar kein Unterschied, kann nicht überzeugen, denn die Unfähigkeit mit der rein physikalisch-chemischen Denkweise die höheren Naturprozesse der belebten und beseelten Organismen zu erkennen, ist nur zu eindeutig.

Goetheanistische Wissenschaftsmethode

In der abendländischen Kulturentwicklung ist es vor allem **Goethe** gelungen, Denkformen zu entwickeln, die dem Organischen adäquat sind (vgl. 8 u. 9). Mit Recht war Goethe daher auf sein wissenschaftliches Werk in größerem Maße stolz als auf sein dichterisches Schaffen, hatte er doch hier den Grundstein für eine neue Form wissenschaftlichen Denkens und damit für die Erschließung einer ganz neuen Dimension empirischer Forschung gelegt, die es in Zukunft ermöglichen kann – wenn sie von den Menschen begriffen bzw. ergriffen wird –, die organismische Welt mit der gleichen Exaktheit zu erforschen, wie dies im anorganischen Bereich bereits geschehen ist. Mitte und Ende des vorigen Jahrhunderts haben sich an Goethe verschiedene Forscher angeschlossen (Karl Snell, Carl Gustav Carus, Lorenz Oken u.a.) und eine «goetheanistische Wissenschaftsströmung» ins Leben gerufen. Der eigentliche Durchbruch blieb diesen Bemühungen aber bisher versagt (10). Eine hervorragende Darstellung der naturwissenschaftlichen Methode Goethes hat neuerdings H. Bortoft (11) gegeben.

«Suchet nur nichts hinter den Phänomenen – sie selbst sind die Lehre», sagte Goethe und wollte damit ausdrücken, dass der Mensch durchaus in der Lage ist, in sich selbst diejenigen Kräfte zu wecken, die dem Geistigen in der organismischen Welt verwandt und daher auch in der Lage sind, das Gesetzliche in der belebten Natur zu erkennen. Die **phänomenologische Methode** Goethes sucht also keine Erklärung aus hypothetischen Kräften **hinter** den Dingen zu gewinnen, sondern die **in ihnen selbst wirkenden** Kräfte durch eine lebendige, «anschauende Urteilskraft» zu erkennen. Dadurch werden die im Menschen selbst wirkenden Lebenskräfte mobilisiert, in wirklichkeitsgemäße Ideen verwandelt und so zum erkennenden Bewusstsein gebracht.

Im menschlichen Organismus wirken nicht nur physikalisch-chemische Kräfte, sondern auch Lebensprozesse, und zwar dieselben, die auch die Pflanzen zu einem Organismus werden lassen. Wachstum, Regeneration, Atmung, Reproduktion u.a. sind ebenso im menschlichen wie auch im pflanzlichen Organismus nachweisbar. Aber darüber hinaus ist der Mensch auch ein beseeltes Wesen. Seelische Empfindungen wie Schmerz, Trauer, Glück, Liebe, Zorn usw. können als originäre Erlebnisse im Bewusstsein auftauchen. Wir identifizieren uns mit diesen Erlebnissen. Wir empfinden sie als unmittelbar zu uns gehörig und von uns ausgehend. Es sind keine sekundären, keine indirekten Bewusstseinserlebnisse, etwa in dem Sinne wie: «mein Gehirn produziert das Gefühl der Antipathie oder Sympathie», sondern ich erlebe diese Gefühle als in mir auftretende Kräfte, die nach ihren eigenen Gesetzen ineinander wirken. Diese Welt hat der Mensch mit dem Tier gemein. Deuten wir die Verhaltensweisen der Tiere richtig, so erscheinen sie als Ausdruck eines Seelenlebens, in dem Schmerz, Freude, Erregung, Gier, Trägheit usw. ebenso vorkommen wie bei uns, allerdings in der Regel in viel elementarerer Form und in übersteigerter Einseitigkeit.

Der Mensch vermag aber im Gegensatz zum Tier seine Seelenkräfte vom Ich aus zu zügeln, gewissermaßen das «Tier in sich» zu bändigen und dadurch die Gewalt des rein Seelischen zu dämpfen, während die Dämpfung beim Tier erst durch die Befriedigung des Triebes zustande kommt. Diese Zusammenhänge wurden besonders von Arnold Gehlen (12) in umfassender Weise ausgearbeitet. Beim Menschen ist also noch eine dem rein Seelischen übergeordnete Kraft vorhanden, die dem Tier fehlt. Dies ist der Kern unserer Persönlichkeit, das ICH.

Der Erkenntnisprozess des Menschen kann nun bei einer entsprechenden Intensivierung des Denkens alle drei über das rein Physische hinausgehenden Kräftebereiche, das Lebendige, das Seelische und das Ichhafte, erreichen. Normalerweise beschäftigt sich das Denken des heutigen Menschen nur mit den im körperlichen Bereich wirkenden Kräften, d.h. mit den physikalisch-chemischen Gesetzmäßigkeiten des physischen Leibes. Da die Begriffe die physischen Erscheinungen voll durchdringen können, fühlt sich der Mensch in dieser Welt sicher. Auf die Vorgänge in der Welt der Lebensprozesse oder der Seelenkräfte sind diese Begriffe nicht anwendbar. Was hat z.B. der Begriff der Schwerkraft mit dem Seelenerlebnis der Schwere zu tun? Wie könnte man das in rhythmischen Intervallen immer wiederkehrende Wachsen, Aufblühen und Verwelken einer Pflanze mit rein physikalischen Begriffen erklären? Das menschliche Denken ist aber in der Lage, auch in diese «höheren Welten» vorzudringen, d.h. angemessene Begriffe für diese Bereiche zu bilden und damit die zugrunde liegenden Gesetzmäßigkeiten ideenmäßig zu erfassen, wobei prinzipiell in gleicher Weise vorgegangen werden muss wie bei dem Erkennen der physikalisch-chemischen Erscheinungen. Auch im Lebendigen und Seelischen kann es eine empirische Wissenschaft geben, denn der Mensch hat ja dieselben Gesetzmäßigkeiten in sich (Abb. 5). Gelingt es, diese Kräfte zu mobilisieren und ins Bewusstsein zu holen, werden auch die Phänomene dieser Welten mit derselben Sicherheit empirisch erkennbar wie die der physikalischen Welt. Man darf nur nicht bei den physikalischen Begriffen stehen bleiben und sich vorstellen, dass nur dasjenige eine sichere Erklärung abgeben könne, was mit solchen Begriffen durchsetzt ist. Vielmehr müssen für das Verstehen der Phänomene des Lebendigen andersartige Begriffe entwickelt werden. Oft liefert schon das Bild selbst, das reine Phänomen, das «Urphänomen» (Goethe), die Grundlage für eine begriffliche Erklärung. Worte stellen dann oft nur noch Umschreibungen dafür dar. Es kommt alles darauf an, in sich die jeweils verwandten Kräfte zu mobilisieren und diese ins Bewusstsein zu heben. Das so geschulte Denken wird dann eine ganz neue Ideenwelt entdecken, in der sich Zusammenhänge von ungewohnter Tragweite auftun können, und zwar mit derselben

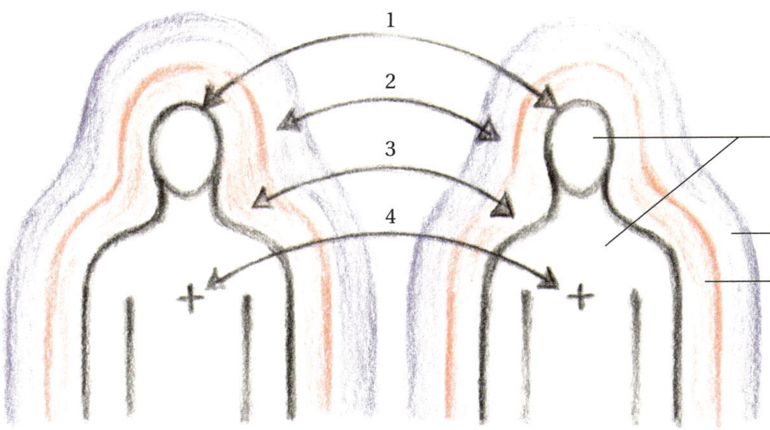

*Abb. 5. **Zwischenmenschliche Wahrnehmungsmöglichkeiten** (Näheres siehe Text).*
1 = Wahrnehmung des physischen Körpers; 2 = Erleben seelischer Prozesse;
3 = Erspüren der Lebenskräfte; 4 = Persönlichkeitserleben (Ich-Wahrnehmung)

wissenschaftlichen Exaktheit wie im physikalisch-chemischen Bereich.

Gliederung der Morphologie des Menschen

Morphologie ist ihrem Wesen nach Gestaltlehre (griechisch morphe = Gestalt). Während Anatomie mehr die Gestalt in äußerlicher Weise beschreibt, also eine analytisch arbeitende, zergliedernde Wissenschaft darstellt (griechisch anatemnein = zerschneiden), bemüht sich die Morphologie mehr um die Gestalt als solche, sucht ihren ganzheitlichen Charakter zu erfassen, vor allem auch im Vergleich zu anderen gestaltlichen Entitäten. Dieser mehr die synthetische Seite erfassende Gestaltbegriff wurde zuerst von Goethe in seinen naturwissenschaftlichen Schriften bewusst verwendet, wenn auch der Begriff «Morphologie» wahrscheinlich nicht von Goethe geprägt worden ist.

Im Sinne Goethes lässt sich sagen, dass jede Naturerscheinung eine bestimmte Form hat, die mit anderen in Zusammenhang steht und durch andere beleuchtet wird. Es gibt ein hierarchisches Gefüge der Einzelgestalten untereinander, in dem untergeordnete Formen stets die übergeordneten Gestaltprinzipien widerspiegeln. Die analytische Forschung hat entsprechend ihrem methodischen Vorgehen ungeheuer viele Einzeltatsachen ans Licht gefördert, die oft beziehungslos nebeneinander stehen und deren funktionelle Bedeutung bzw. deren Einordnung in ein sinnvolles Ganzes meist ungeklärt, zumindest aber vielfach unerklärbar bleibt. Demgegenüber bemüht sich die synthetische Morphologie, die Gestalten so zu beschreiben, dass ihre qualitative Bedeutung im Rahmen eines Ganzen erkennbar wird, ein Hiatus zwischen Subjekt und Objekt damit gar nicht auftritt und die Einzelformen durch die Art, wie sie im Rahmen übergeordneter Systeme sich selbst anordnen, zugleich auch ihr Wesen offenbaren (8, 11–14).

Die Morphologie des menschlichen Organismus umfasst drei Hauptgebiete, wobei die nur auf Untersuchungsmethoden basierenden Gliederungen unberücksichtigt bleiben sollen.

1. **Embryologie**. Die Entwicklungsgeschichte beschreibt die Veränderungen der Gestaltverhältnisse im Laufe der individuellen Entwicklung (Embryologie, Ontogenese). Im weiteren Sinne beschreibt sie auch die im Laufe der Stammesgeschichte abgelaufenen Entwicklungsvorgänge (vergleichende Anatomie, Phylogenese). Die jeweilige individuelle Form wird dabei als Ergebnis eines Entwicklungsprozesses, d.h. als vorübergehendes Zustandsbild im Verlauf eines länger dauernden Entwicklungs- oder Alterungsgeschehens erkennbar.

2. Die **systematische Anatomie** (Anatomie im engeren Sinne) beschreibt den individuellen Formzustand, d.h. das So-Sein einer bestimmten Struktur, üblicherweise meist nur in deskriptiver Weise. Erst wenn die Form im Zusammenhang mit anderen dazugehörigen Strukturen als Ausdruck eines bestimmten Funktionszustandes und im Rahmen eines funktionellen Systems erfasst wird, d.h. wenn das Detail nicht isoliert erscheint, sondern in der Gesamtarchitektur hierarchisch geordneter Systeme, die im Organismus ineinander geschaltet und funktionell verschachtelt sind, verstanden wird, ergibt sich das, was wir als **funktionelle Anatomie** bezeichnen (15, 16 u. 17).

3. Die **topographische Anatomie** schließlich beschreibt die Lageverhältnisse von Organen und Organteilen innerhalb eines Organismus, wobei deren Systemzugehörigkeit unberücksichtigt bleibt und nur die räumlichen Nachbarschaftsverhältnisse beschrieben werden. Die topographischen Beziehungen sind naturgemäß für die praktische Medizin von besonderer Bedeutung, stellen aber an das spirituelle Verständnis besonders hohe Anforderungen, denn warum beispielsweise die Schilddrüse am Hals oder das Inselorgan im Pankreas und die Hypophyse in der Sella turcica liegt, ist für ein funktionelles Denken zunächst schwer erkennbar.

Allgemeine Gestaltprinzipien

1. Funktionelle Dreigliederung des menschlichen Organismus

Seinem Äußeren nach bildet der menschliche Organismus eine in sich geschlossene Ganzheit. Physikalisch gesehen ist er aber ein «offenes System», dem durch die Nahrung Energie zugeführt werden muss, die bei körperlichen Bewegungen, funktionellen Abläufen oder bei Wachstums- und Regenerationsprozessen verbraucht wird. Die Abbauprodukte aus diesem Stoffumsatz (Stoffwechsel) müssen dann wieder ausgeschieden werden. Aber nicht nur das Stoffwechselsystem, sondern auch andere Systeme des Organismus, wie z.B. das Nervensystem, stehen mit der Umwelt in Wechselwirkung. Die funktionellen Systeme des Organismus erscheinen also auf den ersten Blick nirgends als in sich geschlossene Systeme. Bei genauerer Betrachtung ergibt sich aber ein anderes Bild. Es zeigt sich nämlich, dass die Umwelt niemals direkt in den menschlichen Organismus eingreifen kann, sondern immer nur Prozesse anregt, die im Organismus bereits vorhanden sind und unabhängig von ihr ablaufen. Der Organismus besteht vielmehr aus funktionell geschlossenen Systemen, deren Teilprozesse kreisförmig angeordnet sind und nur an bestimmten Stellen für Anregungen von außen «offen» sind, um die kreisförmige Regeldynamik aufrechterhalten zu können. In diesem scheinbaren Widerspruch liegt eines der größten Geheimnisse der organismischen Existenz des Menschen.

Das Nervensystem z.B. erhält Informationen aus den Sinnesorganen. Diese sind aber letztlich nur Anregungen für Verarbeitung und Austausch von organismuseigenen Informationsprozessen, die für die Regelung der Organfunktionen notwendig sind. Wir spiegeln nicht die Umwelt wider, sondern bauen unsere eigene Innenwelt unabhängig von der Außenwelt auf.

Ähnlich verhält es sich mit der stofflichen Seite des Lebens. Der Organismus ist kein statisches Gebilde, das – einmal entstanden – seine Struktur zeitlebens nicht mehr verändert. Vielmehr werden die Stoffe – zum Teil in unglaublichem Tempo – im Organismus umgesetzt, d.h. ab- und wieder aufgebaut, so dass Kreisprozesse entstehen, die der Strukturerhaltung dienen. Die Oberflächenzellen der Darmschleimhaut z.B. haben nur eine Lebensdauer von 36 – 48 Stunden, die Zellen der Hautbedeckung von 10 – 13 Tagen, die roten Blutkörperchen von 100 Tagen usw. Von der stofflichen Seite aus gesehen, befindet sich also der Organismus in einem ständigen Auf- und Umbau. Nach Abschluss des Wachstums bleibt die Gestalt des Körpers lange Zeit (scheinbar) unverändert, die stoffliche Zusammensetzung jedoch ändert sich unentwegt. Das Konstante ist der Prozess, nicht das Stoffliche.

Die für die Strukturerhaltung nötigen Stoffe werden zwar von außen aufgenommen, aber niemals als solche im Organismus verwendet. Die Verdauung besteht eben darin, die aufgenommenen Stoffe bis zu ihren Elementarbausteinen abzubauen und nicht als solche in den Organismus eindringen zu lassen. In analoger Weise gilt solches ja auch für die Sinnesprozesse und das Nervensystem. Der Organismus bewahrt im stofflichen wie im nervösen Bereich stets seine Integrität. Das Entscheidende ist aber, dass z.B. im Stoffwechsel die im Organismus umgesetzten Stoffe immer wieder verwendet werden, wobei Aufbau- und Abbauvorgänge sich (normalerweise) die Waage halten. Die Substanzen der roten Blutkörperchen z.B., vor allem

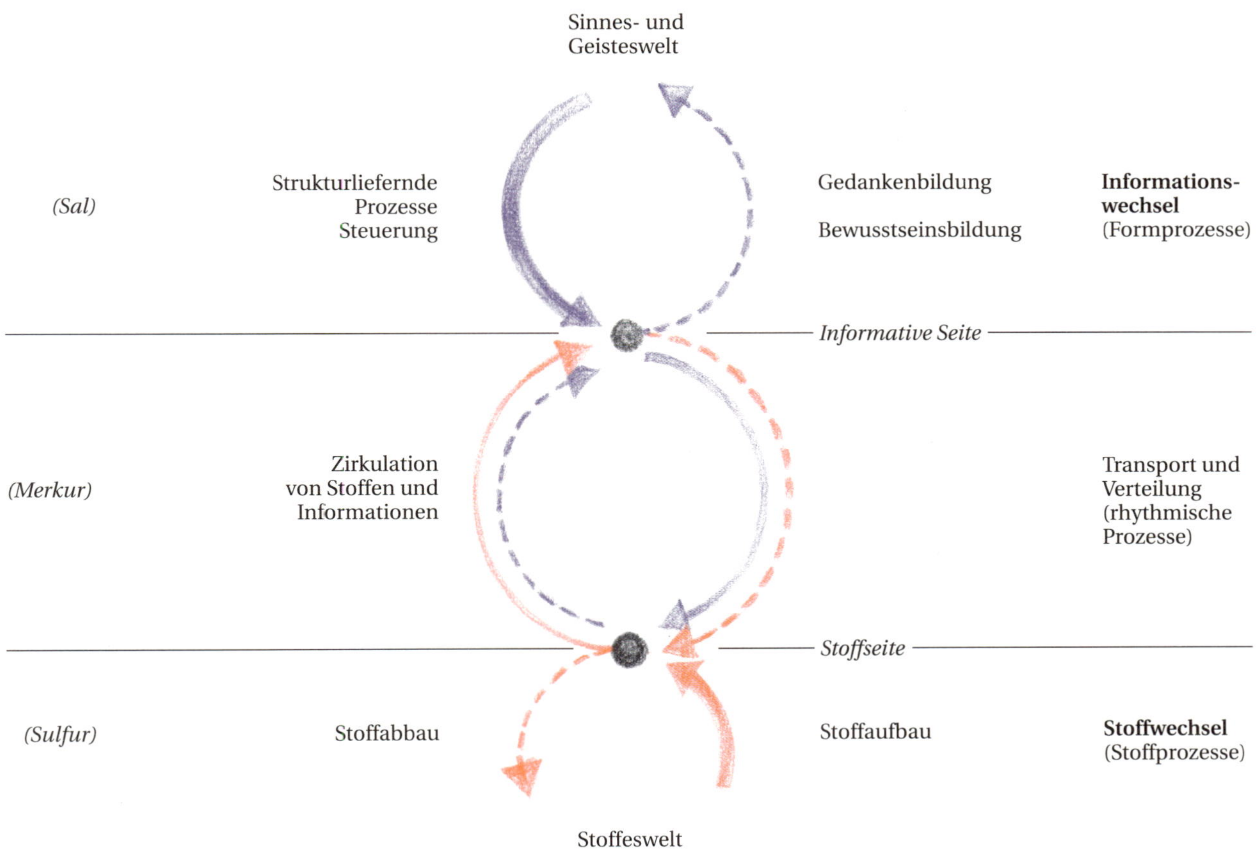

Abb. 6. ***Elementare Funktionsprozesse des menschlichen Organismus.*** *Der im Organismus ablaufende Kreisprozess von Abbau und Aufbau enthält zwei elementare Komponenten, einmal die Stoffkomponente (rot), die aus der Stoffeswelt (Natur, Umwelt) stammt, und zum andern die informative (Struktur-)Komponente (blau), die mit der Sinnes- und Geisteswelt zusammenhängt.*

das Hämoglobin mit dem Eisenmolekül, werden nach dem Abbau größtenteils wieder resynthetisiert. Beim Eisen weiß man, dass der bei der Geburt vorhandene Vorrat fast das ganze Leben (!) über ausreicht, um den Umsatz zu bestreiten (61). Auch die Eiweißkörper der Zellen werden ständig abgebaut und wieder resynthetisiert. Die Lebensprozesse bestehen daher in einem ständigen Auf- und Abbau von Substanzen, d.h. einem Stoff-Kreislauf, der insgesamt einen von der Umwelt unabhängigen Kreisprozess darstellt (Abb. 6). Derartige Kreisprozesse könnten im Prinzip ganz aus sich selbst heraus funktionieren, würden also gewissermaßen ewig bestehen können, wenn nicht beim Wiederaufbau, d.h. bei der Resynthese der Substanzen, immer ein kleiner Prozentsatz an Stoffen verloren ginge und als unbrauchbar aus dem Kreisgeschehen herausfiele – aus auch heute noch unbekannten Gründen. Diese verloren gehenden und ausgeschiedenen Stoffe müssen dann von außen wieder ersetzt werden. Nur insofern ist der Organismus ein offenes System.

Das sich drehende Rad ist der organismuseigene, autonome Lebensprozess, der sowohl durch den «Sog» der Ausscheidung als auch durch den «Anstoß» an der Zufuhrseite in seiner Dynamik verändert werden kann. Das Herausfallen unbrauchbarer Stoffe aus den Kreisprozessen des Lebens könnte man mit dem Entropievorgang in der unbelebten Natur vergleichen, obwohl die im Organismus auftretenden «Schlackenstoffe», die z.B. im Alter zunehmen, meist einen höheren Ordnungsgrad besitzen als die noch im

Kreisprozess selbst befindlichen Substanzen. Warum die Organismen, deren Lebensprozesse in solchen Kreissystemen angeordnet sind, nicht ganz aus sich heraus leben können, warum also ein Perpetuum mobile letztlich unmöglich ist, bleibt ein Rätsel, das mit der Natur unserer Erdentwicklung zusammenhängt.

Der Organismus besteht aus vielen einzelnen solcher Systeme, in denen die jeweiligen Funktionsprozesse kreisförmig zusammengeschlossen sind. Jede Zelle regelt ihre Ab- und Aufbauprozesse selbst. Sie fügt sich aber auch – wenn sie nicht zu einer Krebszelle entartet – in die Prozesse übergeordneter Systeme ein, so dass eine hierarchisch gegliederte Ordnung kleinerer und größerer Systeme entsteht, bei denen jeweils eine Funktion oder Funktionsgruppe für die entsprechenden Systemleistungen im Vordergrund steht.

Man hat sich heutzutage gewöhnt, alle übergeordneten Funktionen aus den in den Zellen ablaufenden Prozessen, d.h. aus der molekularen Dimension heraus, sozusagen von der niedersten Ebene aus zu erklären. Man ist befriedigt, wenn man die molekularen oder zellulären Vorgänge aufzeigen kann, die selbst bei seelischen Vorgängen ablaufen. Ja, man sieht darin sogar eine tragfähige, voll befriedigende Erklärung für alle organismischen Prozesse. Im Grunde genommen beschreibt man aber nur die Mechanismen, die bei der Verwirklichung bestimmter Funktionen verwendet werden. Über die Qualität dieser Funktionsprozesse selbst können die Moleküle nichts aussagen. Zu einem tieferen Verständnis der Lebensprozesse wird man erst kommen, wenn man sie im Zusammenhang mit dem Gesamtorganismus zu beurteilen gelernt hat, d.h. wenn man mit der Betrachtung nicht von reduktionistisch verkleinerten Details aufsteigend zum Ganzen zu kommen versucht, sondern wenn man – umgekehrt – zunächst einmal das Ganze selbst zu verstehen sucht und dann vom Ganzen in die Teile geht. Dabei kann man dann die überraschende Entdeckung machen, dass sich das Ganze in jeder der in der Hierarchie nachfolgenden Strukturen widerspiegelt. Dieser Weg – **vom Ganzen in die Teile** – wird hier – in Anknüpfung an Goethe – der goetheanistische genannt. Man bleibt immer im Anschauen der Ganzheit, im rein Phänomenalen – auf welcher Ebene auch immer – so dass mechanistische Erklärungen überflüssig werden. Denn, wie oben erwähnt, sagte Goethe mit Recht: «Suchet nichts **hinter** den Erscheinungen – sie selbst sind die Lehre»; das heißt, das Phänomen erklärt sich aus sich selbst, man kann und soll es nicht «auseinander nehmen», um «dahinter» ein verursachendes Unbekanntes, ein aus dem Finsteren heraus Wirkendes zu suchen.

Elementare Funktionsprozesse im menschlichen Organismus

Betrachtet man den Organismus als Ganzes, so fällt auf, dass im Grunde nur drei elementare Funktionsprozesse vorhanden sind, die sich in jeder Ebene, d.h. nicht nur im Bereich der Zellen, sondern auch der Organe und Organsysteme – entsprechend modifiziert, aber doch wesensgerecht – wiederfinden lassen (Abb. 6).

Der erste Prozess betrifft die Fähigkeit des Organismus, Informationen (Signale, Reize, Erregungen) umzusetzen. Der **Informationsaustausch** dient im Körper der Regelung der Organprozesse sowie der Strukturerhaltung. Information bedeutet im Grunde Ordnung. Wenn im Straßenverkehr Lichtsignale errichtet werden, so dienen diese «Zeichen» der Ordnung der Verkehrsströme. Sie benötigen zwar etwas Energie für das Licht, das Wesentliche aber ist das Zeichen (rot, grün usw.), das natürlich auch wahrgenommen werden muss (im Körper z.B. durch entsprechende Rezeptoren). Informationsprozesse sind also vom Stofflichen weitgehend unabhängig. Nicht der Stoffumsatz, sondern der Austausch von Signalen oder Informationen spielt dabei die Hauptrolle. Aber auch die Architektur bzw. Struktur als solche hat informativen Charakter. Die Strukturierung der Zellen und Gewebe führt zur Bildung von Räumen und Kompartimenten, in denen dann Stoffumsätze (Funktionsprozesse ganz anderer Art) ablaufen können. Dadurch wird die Struktur zum ordnenden Element im Fluss der Lebensprozesse, zum ruhenden Pol und zum formerhaltenden Element. Je komplexer die Struktur, je höher der Ordnungsgrad, desto mehr Information ist vorhanden. Information ist gleich Negentropie, die, wenn sie verloren geht, in Entropie übergeht. Das Leben besteht vor allem darin, der Entropie entgegen zu arbeiten und die Strukturierung der Organe und Gewebe bis ins Kleinste aufrechtzuerhalten. Der informative Elementarprozess umfasst damit nicht nur den Informationsaustausch innerhalb des Organismus, der zur Regelung der Lebensprozesse notwendig ist und hauptsächlich vom Nervensystem besorgt wird, sondern auch den strukturbildenden und strukturerhaltenden Prozess schlechthin, der die innere Architektur des Organismus und seiner Teile gestaltet und damit das Leben auf der Erde überhaupt erst ermöglicht. Man könnte ihn – im Gegensatz zum Stoffprozess – auch den Formprozess nennen.

In völligem Gegensatz dazu, d.h. polar dazu, muss alles das gesehen werden, was mit dem Stofflichen, mit der Substanz als solcher, zu tun hat. Der beste Architekturplan nützt nichts, wenn das Haus nicht gebaut wird. Für die Realisierung der Gestalt braucht der Organismus Stoffe («Bausteine»). Der zweite große Elementarprozess ist daher der Stoffumsatz oder **Stoffwechsel**. Hier gelten aber ganz andere Prinzipien als beim Informationswechsel. Während das Informative immer zur Ruhe tendiert, zur Form oder Struktur, lebt das Stoffgeschehen in der Veränderung und Verwandlung. Das Informative ist gewissermaßen das «immaterielle», das Stoffwechselmäßige das materielle Prinzip – nicht weniger schwierig zu begreifen als das erste. Ist Information gleich Ordnung, so Stoff gleich Energie. Stoffumsatz ist daher immer auch Energieumsatz. Kehren wir nochmals zum Bild des Straßenverkehrs zurück. Die Signale regeln den Verkehr, der Verkehr selbst aber besteht in den Bewegungen der Verkehrsteilnehmer, die dafür Energie benötigen. Das Überraschende ist aber nun, dass die Stoffe im Organismus immer wieder verwendet werden, dass Abbau und Aufbau in einen Kreisprozess eingefügt sind und die Energie dazu verwendet wird, diesen Kreisprozess in Gang zu halten. Die Stoffumsätze sind damit originäre Lebensprozesse, die um ihrer selbst willen da sind. Das Bild mit dem am Straßenverkehr teilnehmenden Wagen wäre nur zutreffend, wenn man annehmen würde, dass der Wagen sich nicht nur bewegen (Energieumsatz), sondern auch in sich selbst ständig umbauen, verändern und umgestalten würde (Stoffwechsel), indem Teile kontinuierlich ausgewechselt bzw. abgebaute Elemente an anderer Stelle wieder verwendet würden. Der Organismus ist also in stofflicher Hinsicht ein sich ständig veränderndes Gebilde. Zum Beispiel werden die Eiweißkörper im Organismus ständig bis zu ihren Bausteinen, den Aminosäuren, abgebaut, aber auch sofort wieder aus diesen resynthetisiert. Zwischen beiden Prozessen herrscht ein Gleichgewicht, das nur im Krankheitsfall gestört ist, und dann, z.B. bei der Krebserkrankung, zu Gewichtsverlusten führen kann. Auch die anderen zum Organismus gehörenden Substanzen werden in solchen Kreisprozessen umgesetzt. Die Größe und Geschwindigkeit dieser Regelkreise hängt von der eingesetzten Energie ab. Im Wachstumsalter drehen sich die «Räder» schneller, im Alter langsamer. In Stresssituationen kann der Umsatz beschleunigt und der Energieverbrauch erhöht werden, wobei gegebenenfalls auch Körpersubstanz verloren geht.

Wie beim Informationsprozess sehen wir auch den Stoffwechselprozess nicht als einen auf das Stoffwechselsystem beschränkten Funktionsprozess an, sondern als eine generelle Fähigkeit aller Organe und Zellen des Köpers (15).

Die dritte und letzte Elementarfunktion betrifft das **rhythmische** oder **periodische Geschehen**. Man kann leicht erkennen, dass Stoff- und Informationsprozesse gegensätzlicher (polarer) Natur sind. Dominieren die Stoffprozesse, geht die Gestaltung verloren; verhärtet die Struktur, geht das stoffliche Leben verloren. Beide Elementarfunktionen brauchen einander. Sie treten in jeder Zelle, in jedem Organ oder Gewebe gemeinsam auf, benötigen aber einen harmonisierenden Ausgleich, und dieser ist in der Regel periodischer Natur. Nur durch den Wechsel von Schlafen und Wachen, von Aufbau und Abbau, Einatmung und Ausatmung, Systole und Diastole, durch das rhythmisch geordnete Hin- und Herpendeln von strukturgebenden (Informationswechsel) und stoffbedingten (Stoffwechsel) Prozessen kann sich das organismische Leben erhalten. In allen rhythmischen Prozessen ist daher ein gesundendes und ordnendes Element vorhanden. Dasjenige Organsystem, in dem rhythmische Prozesse am meisten dominieren, ist das Herz-Kreislauf- und Atmungssystem. Atmungs- und Kreislaufsystem gelten daher seit altersher als die eigentlich rhythmisch arbeitenden Organsysteme.

Die Bedeutung der geschilderten drei elementaren Funktionsprozesse wurde schon im Mittelalter von den Alchimisten, aber auch noch von Paracelsus u.a. erkannt. Sie sprachen von Sal-, Sulfur- und Merkurprozessen. Unter dem Salprozess wurde die Tendenz zur Verhärtung, Salzbildung und Ausgestaltung verstanden, gewissermaßen das formende, informative Element. Unter dem Sulfurprozess verstand man die stoffliche Umsetzung, die immer mit Substanzverwandlung und Energiefreisetzung verbunden ist, nicht nur das Verbrennen als solches, sondern auch

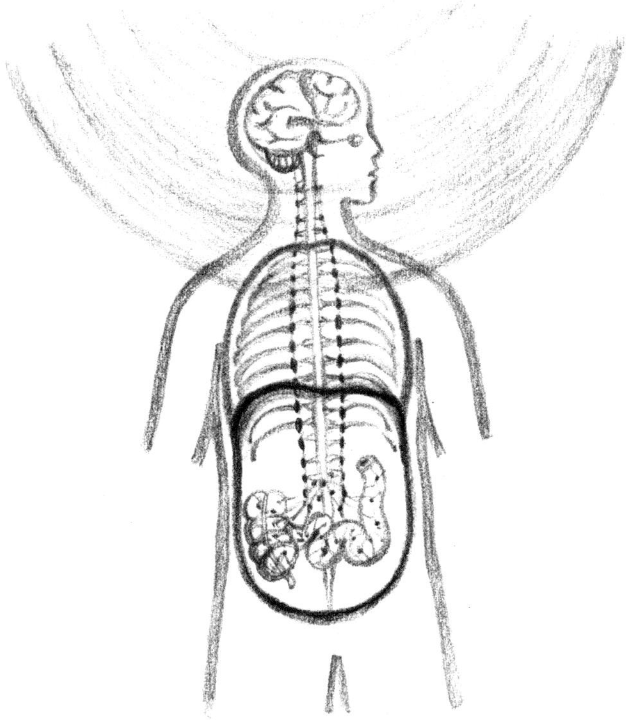

A. Nerven-Sinnes-System

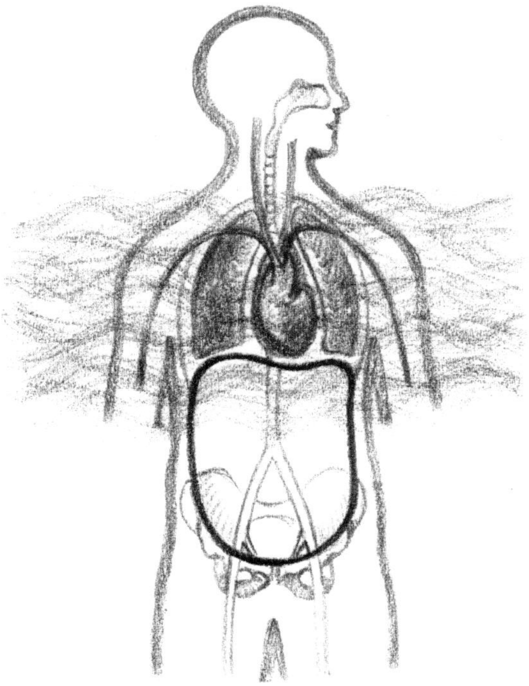

B. Rhythmisches System

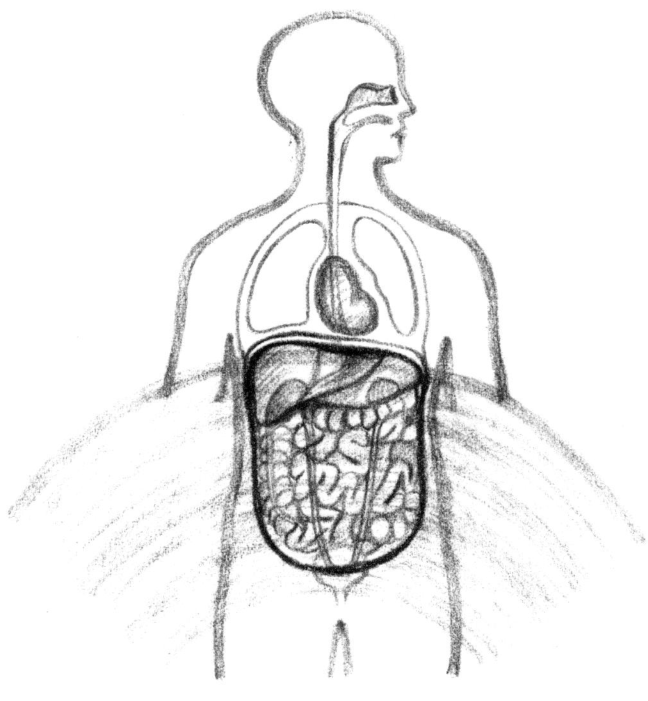

C. Stoffwechsel-System

Abb. 7 A-C. ***Funktionelle Grundgliederung des menschlichen Organismus.*** *Jedes der 3 großen Funktionssysteme des Organismus hat sein Zentrum in einer der drei Körperhöhlen, erstreckt sich aber auch von dort in die anderen Regionen hinein.*

Elementarfunktionen	Funktionelle Grundprozesse		
	von außen	im Inneren	nach außen
1. Informationsprozesse	Reizaufnahme (Perzeption)	Reizverarbeitung – Informationswechsel	Reizbeantwortung
2. Rhythmische Prozesse	Einatmung (Inspiration)	Gaswechsel (Respiration)	Ausatmung (Exspiration)
	Einstrom	Transport und Verteilung	Ausstrom
3. Stoffwechselprozesse	Stoffaufnahme – Digestion	Stoffverarbeitung – Stoffwechsel	Stoffausscheidung – Exkretion

Tabelle 1. Elementarfunktionen des Organismus.
Funktionelle Dreigliederung der Grundprozesse des menschlichen Organismus.

die Stoffumwandlung, also den eigentlichen Stoffwechselprozess. Merkurius, das Quecksilberartige und Bewegliche, bildete in dieser Dreiheit das mittlere, rhythmische Element, das zwischen den Polen von Sal und Sulfur als Ausgleichendes und Verbindendes eingeschaltet ist. Wir haben heute kein Verständnis mehr für diese mehr qualitativen Begriffe, müssen aber doch zugeben, dass die «Alten» damit zwar noch ganz instinktiv und nicht rational gedacht, aber im wesentlichen doch die Elementarprozesse des Lebendigen richtig charakterisiert haben.

Funktionelle Dreigliederung des Organismus

Die geschilderten drei Elementarfunktionen laufen im Grunde in jeder Zelle ab. Sie sind die elementaren Lebensfunktionen, die auch schon bei einzelligen Lebewesen, wie etwa den Amöben, nachweisbar sind. Bei den mehrzelligen Lebewesen (Metazoen) spezialisieren sich einzelne Organsysteme auf diese Elementarfunktionen, woraus sich die funktionelle Dreigliederung des Organismus ergibt. Der **Informationswechsel** vollzieht sich hauptsächlich im Nervensystem. Dabei sind wiederum drei Grundprozesse zu unterscheiden: die Informationsaufnahme, für die sich besonders die Sinnesorgane ausbilden, die Informationsverarbeitung, die das im Gehirn oder anderen Zentren konzentrierte Nervengewebe (Nervenzellen usw.) übernimmt, und schließlich die Reizbeantwortung mit Hilfe von Nervenfasern und Endorganen, durch die letztlich die nervöse Steuerung aller biologischen Prozesse erfolgt. Dieses beim Menschen besonders hoch differenzierte System ist vor allem im Kopfbereich konzentriert, wo auch die großen Sinnesorgane (Auge, Ohr usw.) untergebracht sind (Abb. 7 A). In der Schädelhöhle liegt das Gehirn, das auch als das zentrale Nervensystem bezeichnet wird. Das Nervensystem bleibt aber nicht auf den Kopfbereich beschränkt. Das Gehirn steht mit dem Rückenmark in Verbindung, das im Wirbelkanal verläuft und seinerseits wieder mit ausgedehnten Nervengeflechten verbunden ist, die sich in den Eingeweiden ausbreiten (sog. autonomes oder vegetatives Nervensystem). Auf diese Weise ist der ganze Organismus mit Nervengewebe durchsetzt. Nur der zentrale Bereich, der im Kopf konzentriert ist, ist die physische Grundlage unseres Alltagsbewusstseins. Die Tätigkeit der peripheren (vegetativen) Geflechte bleibt unbewusst. Somit lässt sich feststellen, dass der Schwerpunkt desjenigen Organsystems, das sich auf den Informationswechsel spezialisiert hat, im Kopfbereich liegt.

Demgegenüber hat sich dasjenige Organsystem, das sich hauptsächlich auf die **Stoffwechselfunktionen** spezialisiert hat, vor allem im Bauch- und Beckenraum konzentriert, nämlich das Stoffwechselsystem, das vor allem den Magen-Darmkanal und die zugehörigen Organe (Leber, Pankreas usw.) sowie im weiteren Sinne

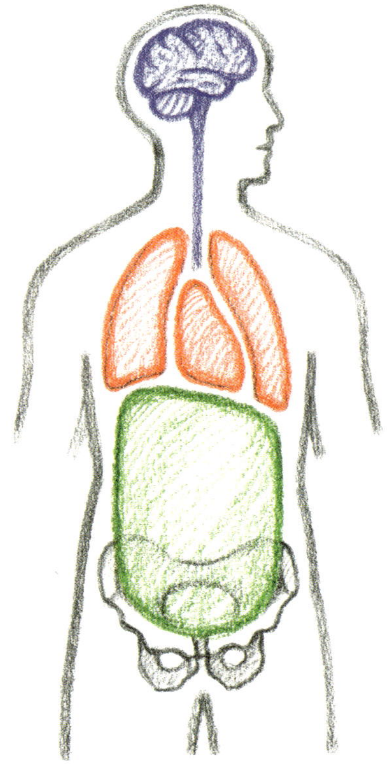

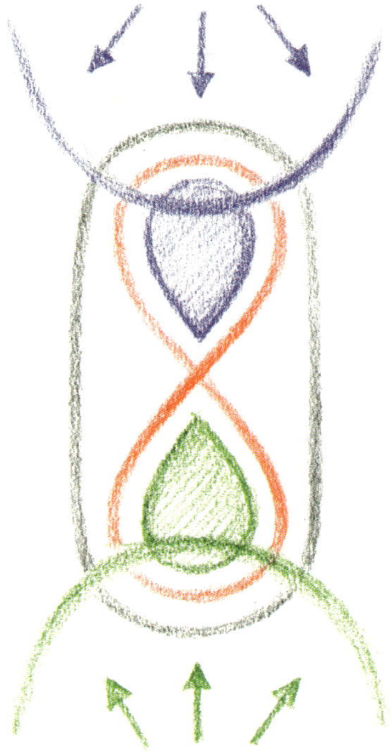

Abb. 7 D. ***Funktionelle Dreigliederung des menschlichen Organismus****. Die beiden polaren Funktionssysteme – Informationssystem (Gehirn und Sinnesorgane) und Stoffwechsel-Gliedmaßensystem (Bauchorgane, Extremitäten) werden durch die Organe mit rhythmischer Funktion (Atmungssystem, Herz-Kreislaufsystem) ausgleichend und harmonisierend verbunden.*

Oberes System = Nervensystem und Sinnesorgane (auf die Kopfregion konzentriert; blau);
Mittleres System = Rhythmisches System (Herzkreislauf- und Atmungssystem) (auf die Brustregion konzentriert; rot), Lemniskatische Funktionsprozesse;
Unteres System = Stoffwechsel-und Gliedmaßensystem (auf die Bauchhöhle und Gliedmaßen konzentriert; grün).

auch das Exkretionssystem (Nieren und Harnorgane) umfasst (Abb. 7 C). Hier vollzieht sich die Aufnahme von Stoffen (Mundhöhle, Darmrohr), die Stoffverarbeitung (Stoffumsatz, Auf- und Abbau von Stoffen; Leber, Gallensystem) und schließlich die Stoffausscheidung (Enddarm, Nierensystem) – wiederum drei Grundprozesse, ähnlich wie beim Nervensystem, nur mit anderen Vorzeichen (Tab. 1). Der größte Teil dieser Prozesse vollzieht sich im Unbewussten.

Die dritte Gruppe der Elementarfunktionen des Organismus betrifft die **rhythmischen** oder periodisch ablaufenden **Prozesse**. Darauf haben sich vor allem das Zirkulations- und das Respirationssystem spezialisiert, deren Zentralorgane mehr im mittleren Bereich des Körpers, nämlich in der Brusthöhle, untergebracht sind (Abb. 7 B). Damit kommt schon rein gestaltlich die Zwischenstellung dieser Organsysteme zwischen Informations- und Stoffwechselsystem zum Ausdruck. Die rhythmisch ablaufenden Prozesse sind nun ebenfalls wieder in drei Grundvorgänge gegliedert, beim Atmungssystem z.B. in die Aufnahme der Atemgase (Einatmung), den «Umsatz» der Atemgase (Gaswechsel) in den Lungen sowie auch in den Körpergeweben und die Ausscheidung der Atemgase (Ausatmung). Auch beim Zirkulationssystem lassen sich drei Grundvorgänge beschreiben. Dabei handelt es sich nicht um Luft, sondern um Flüssigkeitsbewegungen. Das Zirkulationssystem ist ein Transport-

und Verteilungssystem, wo Einstrom und Ausstrom Elementarprozesse darstellen. Das Zentralorgan ist das Herz, das die Verteilung und Ordnung der Blutströme besorgt und damit das in den peripheren Gefäßgebieten (Kapillaren) ablaufende Funktionsgeschehen (Ausstrom, Einstrom usw.) regulativ beeinflusst (Tab. 1).

Man könnte zusammenfassend denjenigen Teil des Organismus, der sich hauptsächlich auf die informativen Funktionen spezialisiert hat, den «Kopfmenschen», den, der vornehmlich rhythmische Funktionen übernommen hat, den «Brustmenschen» und schließlich den, der sich ganz auf die Stoffwechselfunktionen spezialisiert hat, den «Bauchmenschen» nennen (Abb. 7 D). Weniger missverständlich wäre jedoch eine Nomenklatur, die sich auf die Systeme selbst bezieht. Da in den Gliedmaßen der größte Teil des Energieumsatzes erfolgt, gehören sie hauptsächlich zum Stoffwechselsystem, so dass man ganz allgemein von einem Stoffwechsel-Gliedmaßensystem sprechen könnte. Zum rhythmischen System würden dann das Herz-, Kreislauf- und Atmungssystem, und zum Sinnes-Nervensystem außer Nervensystem und Sinnesorganen auch alle anderen Steuerungsorgane gehören. Auf die räumliche Dominanz dieser Systeme im Körper bezogen, könnte man abgekürzt auch einfach vom «oberen», «mittleren» und «unteren» System oder Funktionsbereich, oder kurz vom Formpol und Stoffpol, sprechen. Man hätte damit in umfassendster Weise eine funktionelle Dreigliederung des Organismus charakterisiert, wie sie R. Steiner erstmalig im Anhang seines Buches über die Seelenrätsel (18) beschrieben hat.

Diese Dreigliederung lässt sich nun überraschenderweise nicht nur auf der Ebene der großen Organsysteme, sondern auch auf der der Organe und Gewebe, ja schließlich sogar auf zellulärer Ebene wiederfinden. Sie wird damit zu einem grundlegenden Strukturprinzip der Morphologie. Der Organismus ist kein homogener Zellenstaat, sondern ein hierarchisch gegliedertes Schachtelsystem (Enkapsis nach M. Heidenhain), dessen Organsysteme auf jeder Organisationsstufe auch wieder dreigegliedert sind. Im Grunde genommen gibt es im Organismus gar keine selbstständigen Einzelzellen. Jede Zelle ist in einen Zellverband eingefügt, der in sich wieder funktionell gegliedert ist und ohne die zugehörige extrazelluläre Matrix mit dem versorgenden Bindegewebe gar nicht lebensfähig wäre. Nur die Krebszellen isolieren sich

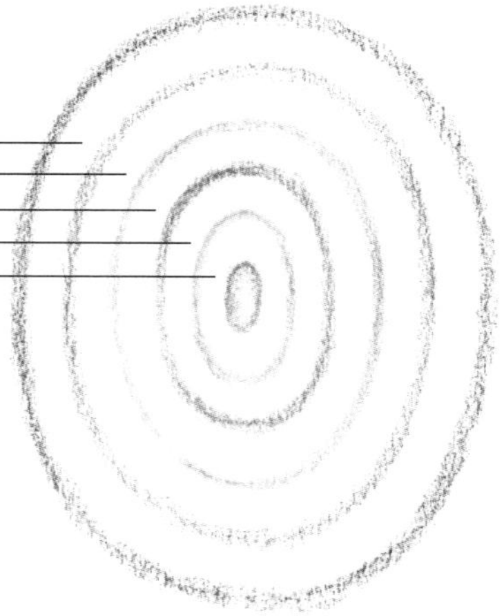

Tab. 2. Hierarchische Gliederung der Funktionssysteme des Organismus. Die kleinste Einheit ist die Zelle mit dem sie umgebenden extrazellulären Gewebe.

aus dem System und beginnen ein («egoistisches») Eigenleben, das um so bösartiger wird, je größer diese Isolierung (d.h. Entdifferenzierung) ist. Zellverbände mit den zugehörigen extrazellulären Strukturen nennt man Gewebe. Mehrere Gewebsformationen bauen die Organe auf, mehrere Organe gruppieren sich wieder zu Organsystemen (Tab. 2).

Betrachtet man die großen **Organsysteme** unter dem Gesichtspunkt der Dreigliederung, so stellt sich heraus, dass sie in sich auch wiederum die elementaren Funktionsprozesse widerspiegeln, d.h. ihre Gliederung diesen Funktionsprinzipien entspricht. So besteht das Nervensystem z.B. aus drei großen Funktionsbereichen, nämlich dem Sensorium (Sinnesorgane mit zugehörigen Gehirnabschnitten), wo der «Formpol» dominiert, dem segmental (rhythmisch) gegliederten, sensomotorischen Bereich (Rückenmark mit Spinalnerven), der ein rhythmisches Element innerhalb des Nervensystems repräsentiert und schließlich dem autonomen (vegetativen) Nervensystem in der Peripherie, das funktionell dem Stoffwechselsystem zuzuordnen ist (Tab. 3). Ebenso lässt sich das Kreislaufsystem zwanglos in einen peripheren Bereich (Endstrombahn, Kapillaren), wo Stoffaustauschprozesse dominieren, in einen mittleren (rhythmischen) Bereich (Arterien, Venen), wo die Transportprozesse im Vordergrund stehen, und schließlich in einen zentralen Bereich (Herz), wo

Organsysteme		Oberer Bereich (Formpol)	Mittlerer (rhythm.) Bereich	Unterer Bereich (Stoffpol)
1. Nerven-Sinnes-System		Gehirn, Sinnesorgane	Rückenmark	Autonomes Nervensystem
2. Rhythmisches System	Atmungssystem	Lungen	Atemwege	Gasaustausch im Gewebe
	Kreislaufsystem	Herz	Gefäße (Arterien, Venen)	Blut, Endstrombahn
3. Stoffwechsel-Gliedmaßensystem		Magen-Darmkanal	Bauchorgane (Leber, Nieren)	Bewegungsorgane

Tab. 3. Funktionelle Grundgliederung der drei großen Funktionssysteme (vgl. mit Tab. 1, S. 31)

Ordnungs- und Informationsprozesse (Neuverteilung der Blutströme usw.) das Funktionsgeschehen bestimmen, gliedern.

Auch im Atmungssystem finden wir eine funktionelle Dreigliederung wieder, wenn wir dieses System nicht «engbrüstig» auf den Respirationstrakt beschränken. Atmung (Gasaustausch) vollzieht sich in jeder Zelle und in jedem Organ. Lungen und Atemwege sind nur die Vermittler und rhythmisierenden Ordner des allgemeinen respiratorischen Geschehens. Dann wären die Lungen sozusagen der ordnende und steuernde «Kopf» des Gesamtsystems, die Atemwege der mittlere Bereich und die Atmungsvorgänge im Gewebe selbst der «untere» (Stoffwechsel-) Bereich.

Das Stoffwechsel-Gliedmaßensystem weist in ähnlicher Weise ebenfalls eine funktionelle Dreigliederung auf. Der Magen-Darmkanal ist das Zentrum des funktionellen Geschehens. Hier liegt – wie im Kopfbereich bei den Sinnesorganen – die Grenzfläche zur Außenwelt. Letztlich bestimmt der Darm, welche Stoffe aufgenommen und verarbeitet werden und welche nicht. Der Stoffwechsel selbst vollzieht sich natürlich überall im Gewebe, vor allem aber in den Gliedmaßen (Muskulatur, Knochenmark mit Blutbildung usw.). Die Vermittlung und Ordnung der Stoffströme innerhalb des Organismus erfolgt aber hauptsächlich in den großen Organen (Leber, Nieren). So zeigt z.B. der zirkadiane Arbeitsrhythmus der Leber, das rhythmische Hin- und Herschwingen zwischen Gallensekretion und Stoffbildung, wie stark auch das «mittlere System» hier funktionsbestimmend ist.

Man sieht, dass man auf diese Weise neue, hauptsächlich qualitative Begriffe gewinnen kann, die zwar nicht immer messerscharf zu definieren sind, aber wesentlich mehr in die Tiefe gehen und dadurch ein ganz neuartiges Wesensverständnis der anatomischen Strukturen erschließen.

Funktionelle Dreigliederung der Zelle

Auch die Zelle, die letzte Funktionseinheit des Organismus, zeigt eine funktionelle Dreigliederung (Abb. 8). Natürlich gibt es hier kein Nerven-, Darm- oder Kreislaufsystem mehr, aber die elementaren drei Funktionsprozesse lassen sich doch relativ leicht wiederfinden (vgl. bes. 17).

Jede Zelle ist in der Lage, Stoffe aus der Umgebung aufzunehmen, umzusetzen (auch zu «verdauen») und gegebenenfalls Endprodukte auszuscheiden. Komplizierte Zellprozesse (Endozytose, Exozytose, Phagozytose) haben sich auf diese Stoffwechselprozesse spezialisiert. Die hauptsächlichsten «Verdauungsorganellen» sind die Lysosomen. Der Ort, wo die Stoffwechselvorgänge ablaufen, ist das Zytoplasma (Abb. 8 C). Der Energieumsatz ist nötig, um die Konzentrationsunterschiede gegenüber dem Umfeld der Zellen und damit das Leben aufrechtzuerhalten. Der Tod

A	*Informationssystem*	*Zellkern (Chromosomen, DNA, RNA) Zellmembran mit Rezeptormolekülen*
B	*Zirkulations- und Transportsystem*	*Transportvesikel, Golgi-Komplex, Cytopempsis*
	Respirationssystem	*Mitochondrien*
C	*Stoffwechsel- und Bewegungssystem*	*Phagozytose, Endozytose, Lysosomen, Endoplasmatisches Retikulum (ER) Ausscheidung (Exozytose), Mikrovilli, Mikrotubuli, Zentriolen, Cytoskelett*

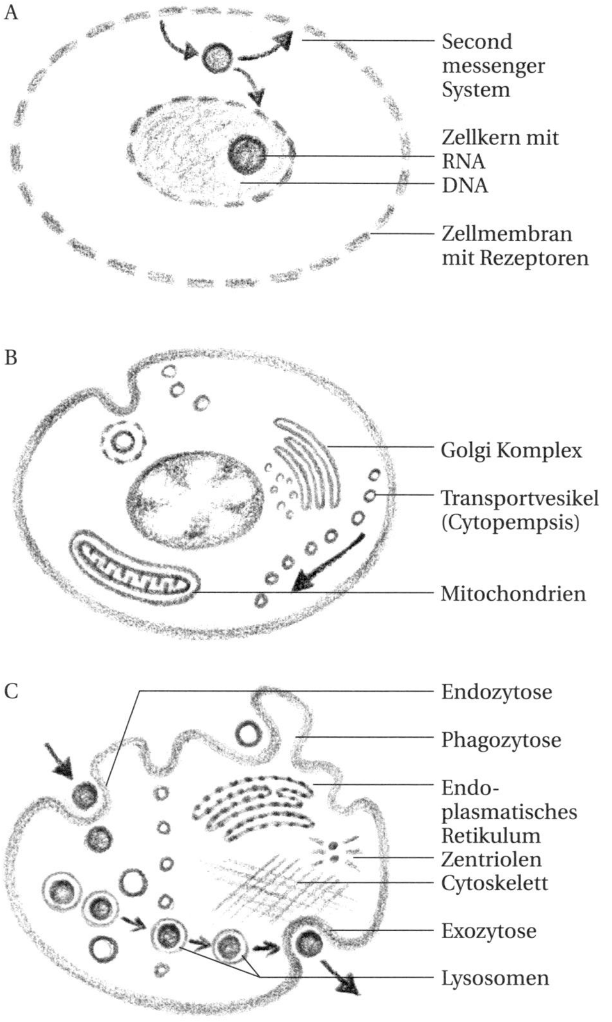

Abb. 8. ***Funktionelle Dreigliederung der Zelle.*** *Für jede der drei elementaren Funktionsprozesse (Stoffwechsel, Informationswechsel, rhythmische Transport- und Verteilungsprozesse) bildet die Zelle spezielle Zellorganellen aus. Damit spiegelt sich auch auf der zellulären Ebene die dreigliedrige funktionelle Struktur des Gesamtorganismus wider.*

zeigt sich daran, dass diese Zellleistungen aufhören und sich die Konzentrationsunterschiede ausgleichen. Dem Stoffaufbau dient das endoplasmatische Retikulum (ER), in dem die Proteinbiosynthese in enger Verbindung mit der DNA des Zellkerns stattfindet. Das Zytoskelett, das aus einer Vielzahl verschiedener Faserelemente besteht, die Mikrotubuli und die Zentriolen sowie die kontraktilen Elemente gehören zum Bewegungssystem der Zelle.

Die zweite große Gruppe der Funktionsprozesse betrifft das Informationsgeschehen, d.h. die zellulären Steuerungen und «Wahrnehmungsprozesse». Für die letztgenannten Prozesse spielen die Zellmembranen mit ihren Rezeptormolekülen die Hauptrolle (Abb. 8 A). Die intrazellulären Steuerungen gehen vom Zellkern aus, in dem die Chromosomen (DNA, RNA usw.) untergebracht sind. Man spricht z.B. von einer informationsgesteuerten Proteinbiosynthese. Durch ihr Informationssystem ordnet sich die Einzelzelle jeweils in die übergeordneten Gewebsverbände und Organsysteme des Organismus ein. Dabei spielt das sog. «second messenger-system» eine wichtige Rolle, durch das Wirkungen von der Zellmembran in das Zellinnere und zum Zellkern hin weitergegeben werden können.

Auch in der Zelle gibt es Organellen, die zwischen den mehr informativen und den mehr stoffwechselaktiven Prozessen vermittelnd wirken wie das rhythmische System im Gesamtorganismus (Abb. 8 B). So kann z.B. der Golgi-Apparat in gewisser Hinsicht auch als das «Herz» des zellulären Transportsystems angesehen werden. Hier lagern sich die von der Zellmembran oder vom endoplasmatischen Retikulum stammenden Bläschen an und werden nach einer strukturellen Ausreifung im Golgi-Feld als Transportvesikel wieder ins Zellplasma entlassen. Zum «mittleren System» der Zelle gehören auch die Mitochondrien, gewissermaßen die «Lungen» der Zelle, in denen die Prozesse der biologischen Oxydation und Energiegewinnung ablaufen.

Funktionelle Dreigliederung und Seelenwesen

Es ergibt sich jetzt die Frage, wie diese Funktionsprozesse mit den Grundkräften unseres Seelenwesens, nämlich Denken, Fühlen und Wollen, zusammenhängen. Man kann sich auf den Standpunkt stellen: Ein Seelisches gibt es gar nicht. Alles, was als solches erscheint, ist in «Wahrheit» ein von der Materie Hervorgebrachtes – gewissermaßen ein «Epiphänomen» materieller Vorgänge. Diesen Standpunkt vertritt der Materialist. Demgegenüber würde der Spiritualist sagen: das Seelisch-Geistige stützt sich zwar auf körperliche Vorgänge, ist aber nicht mit diesen identisch. In neuerer Zeit wird meist der Standpunkt vertreten: das Seelische ist ein subjektives Phänomen, das von den nervösen Prozessen des Gehirns ausgeht (s. z.B. 6 u. 19). Man kann aber nicht sagen, das Gehirn sei der Sitz der Seele und der übrige Körper habe keinerlei Beziehungen zum Seelischen. Der Körper sei nur ein Hilfsorgan für die Tätigkeiten des Gehirns im Hinblick auf die psychischen Phänomene. Diese Theorie entbehrt jeder Logik, denn es kann eigentlich nur zwei Alternativen geben: entweder sind **alle** Teile des Organismus «beseelt» oder gar keine; dass aber ein Organ (z.B. das Gehirn) beseelt sei und alle anderen Organe nicht, ist ein Widerspruch in sich selbst und logisch nicht haltbar. Der weit verbreitete Irrtum, das Gehirn sei das Organ nicht nur für das Denken, sondern auch für Fühlen und Wollen, beruht auf der Verwechslung dieser Seelentätigkeiten mit dem Prozess des Bewusstwerdens von ihnen. Durch die physiologischen Prozesse des Gehirns kann uns unser Seelenleben zwar zum Bewusstsein kommen; es basiert aber nicht ausschließlich darauf, sondern vielmehr auf den Organprozessen, die im **Gesamtorganismus** ablaufen.

Der Gesamtorganismus zeigt – wie wir gesehen haben – funktionell eine Dreigliedrigkeit. Diese wurde schon Anfang des Jahrhunderts mit bestimmten Konstitutionstypen und Verhaltensweisen in Zusammenhang gebracht. So haben damals z.B. französische Wissenschaftler drei Konstitutionstypen beschrieben, die überraschend gut mit den oben charakterisierten drei großen, funktionellen Systemen übereinstimmen. Sie unterschieden z.B. einen Stoffwechseltyp (type digestif), einen Nerventyp (type cérébral) und einen mittleren Typ, bei dem funktionell das Atmungssystem dominiert (type respiratoire). Darauf aufbauend hat Kretschmer dann seine Typenlehre entwickelt, die nun erstmalig über den Körperbau hinaus auch das Seelisch/Geistige mit einbezieht (20). Auch Kretschmer kommt zu drei Grundtypen. Er unterscheidet: 1. den **Pykniker**, bei dem die Stoffwechselfunktionen dominieren und eine Tendenz zum Fettansatz auftritt. Im Seelischen entspricht den ausgerundeten Körperformen die heitere Beweglichkeit des Denkens und die Freude am Erzählen; 2. den **Leptosomen**, der sich durch einen schlanken, stark geformten Körperbau auszeichnet und bei dem funktionell Nervensystem und Sinnesprozesse im Vordergrund stehen. Diese hageren Typen können sich leicht in Ideologien festbeißen und zu Fanatikern werden; und schließlich 3. den **Athletiker**, der gewissermaßen einen mittleren, vornehmlich auf das rhythmische System gestützten Typus darstellt mit kräftigem Brustkorb und gut ausgebildeter Muskulatur. Vertreter dieser Gruppe – seelisch meist ausgeglichen und harmonisch – sind häufig Sportler, die über ein belastungsfähiges Atmungs- und Kreislaufsystem verfügen (vgl. 15). Kretschmer war der Ansicht, dass die seelischen Besonderheiten dieser drei Körperbautypen auch mit charakteristischen Einseitigkeiten in den organischen Prozessen (Stoffwechsel, nervöse Steuerungen usw.) zusammenhingen, woraus dann auch die psychopathologischen Phänomene (z.B. bei psychiatrischen Erkrankungen) verständlich werden würden. In Fortführung dieser Ansätze gibt R. Steiner dann 1917 erstmalig (nach mehr als 30-jähriger Arbeit, wie er mehrfach betont), eine genauere Beschreibung der Beziehungen zwischen körperlichen und seelischen Prozessen (18). Danach stützt sich das Wollen hauptsächlich auf Stoffwechselvorgänge, das Vorstellen (Denken) auf nervöse und das Fühlen auf die rhythmischen, d.h. zirkulatorisch-respiratorischen Vorgänge im Organismus. Wörtlich heißt es dort:

Informationswechsel	Struktur- u. Informationsprozesse	Nervensystem	Denken
Rhythmik, Transport, Ausgleich	Rhythmische Prozesse	Kreislaufsystem Respirationssystem	Fühlen
Stoffwechsel	Substanzprozesse, Stoff- und Energiewechsel	Stoffwechselsystem	Wollen

Tab. 4. Elementare Funktionsprozesse des menschlichen Organismus und deren Beziehungen zum Seelischen (18, 23 u. 24).

«Sucht man nach der Beziehung des Seelischen zum Leiblichen, dann kann man nicht die von Brentano gegebene … Gliederung des seelischen Erlebens … zugrunde legen … Man muss … von der … Gliederung in Vorstellen, Fühlen und Wollen ausgehen.

Die körperlichen Gegenstücke zum Seelischen des Vorstellens hat man in den Vorgängen des Nervensystems mit ihrem Auslaufen in die Sinnesorgane einerseits und in die leibliche Innenorganisation andererseits zu sehen. … wie das Vorstellen zur Nerventätigkeit, so (muss man) das Fühlen in Beziehung bringen zu demjenigen Lebensrhythmus, der in der Atmungstätigkeit seine Mitte hat und mit ihr zusammenhängt. Man hat dabei zu berücksichtigen, dass man zu dem angestrebten Ziele den Atmungsrhythmus mit allem, was mit ihm zusammenhängt, bis in die äußersten peripherischen Teile der Organisation verfolgen muss. … Die Seele erlebt fühlend, indem sie sich dabei ähnlich auf den Atmungsrhythmus stützt wie im Vorstellen auf die Nervenvorgänge. – Und bezüglich des Wollens findet man, dass dieses sich in ähnlicher Art stützt auf Stoffwechselvorgänge. Wieder muss da in Betracht gezogen werden, was alles an Verzweigungen und Ausläufern der Stoffwechselvorgänge im ganzen Organismus in Betracht kommt. Wie dann, wenn etwas ‹vorgestellt› wird, sich ein Nervenvorgang abspielt, auf Grund dessen die Seele sich ihres Vorgestellten bewusst wird, wie ferner dann, wenn etwas ‹gefühlt› wird, eine Modifikation des Atmungsrhythmus verläuft, durch die der Seele ein Gefühl auflebt: *so* geht, wenn etwas ‹gewollt› wird, ein Stoffwechselvorgang vor sich, der die leibliche Grundlage ist für das als Wollen in der Seele Erlebte. – Nun ist in der Seele ein vollbewusstes waches Erleben nur für das vom Nervensystem vermittelte Vorstellen vorhanden. Was durch den Atmungsrhythmus vermittelt wird, das lebt im gewöhnlichen Bewusstsein in jener Stärke, welche die Traumvorstellungen haben. Dazu gehört alles Gefühlsartige, auch alle Affekte, alle Leidenschaften und so weiter. Das Wollen, das auf Stoffwechselvorgänge gestützt ist, wird in keinem höheren Grade bewusst erlebt als in jenem ganz dumpfen, der im Schlafe vorhanden ist. Man wird bei genauer Betrachtung des hier in Frage Kommenden bemerken, dass man das Wollen ganz anders erlebt als das Vorstellen. Das Letztere erlebt man, wie man etwa eine von Farbe bestrichene Fläche sieht; das Wollen so, wie eine schwarze Fläche innerhalb eines farbigen Feldes. Man ‹sieht› innerhalb der Fläche, auf der keine Farbe ist, eben deshalb etwas, weil im Gegensatz zu der Umgebung, von der Farben-Eindrücke ausgehen, von dieser Fläche keine solchen Eindrücke kommen: man ‹stellt das Wollen vor›, weil innerhalb der Vorstellungs-Erlebnisse der Seele an gewissen Stellen sich ein Nicht-Vorstellen einfügt, das sich in das vollbewusste Erleben hineinstellt ähnlich wie die im Schlafe zugebrachten Unterbrechungen des Bewusstseins in den bewussten Lebenslauf. Aus diesen verschiedenen Arten des bewussten Erlebens ergibt sich die Mannigfaltigkeit des seelischen Erfahrens in Vorstellen, Fühlen und Wollen.»

Dem Materialisten, der allein der Materie die seelischen Phänomene zuschreibt, muss entgegengehalten werden, was jeder bei sorgfältiger Eigenbeobachtung an sich selbst leicht feststellen kann, dass das

Seelenleben Eigengesetzlichkeiten besitzt, die sich sehr wesentlich von denen, die die Materie in der unbelebten Natur zeigt, unterscheiden. Ein Stein fällt zu Boden, weil die Materie der Schwerkraft unterliegt. Im Seelischen aber hat die Schwerkraft keine Bedeutung. Im Denken, Fühlen und Wollen kann sich der Mensch jederzeit aus dem Schwerefeld der Erde ausgliedern, d.h. den «Raum aufheben». Das denkende Individuum, das ICH, ist darüber hinaus sogar in der Lage, die Seelenvorgänge zu beeinflussen, d.h. zu verstärken oder abzuschwächen, evtl. sogar ganz zu unterdrücken. Man kann eine seelische Erregung allein schon durch die Konzentration auf einen bestimmten Gedanken so steigern, dass physiologische Prozesse (Blutdrucksteigerung, Tränenfluss u.a.) auftreten, wie umgekehrt seelische Erregungen durch ein zügelndes, intensives Denken zum Verschwinden gebracht werden können. Diese Beobachtungen, die um ein Vielfaches vermehrt werden könnten, beweisen doch nichts Geringeres, als dass die vom ICH ausgehenden Kräfte den seelischen und körperlichen Prozessen übergeordnet sind, und dass die seelischen Abläufe nicht bedingungslos an die körperlichen, d.h. materiellen Prozesse gebunden sind, im Gegenteil, dass die physiologischen Prozesse von «höheren» Kräften beherrscht, ja, dass die Substanzprozesse im Organismus vom Seelisch-Geistigen aus sogar verändert werden können.

Der Mensch hat in der Neuzeit die drei elementaren Funktionen organismischen Lebens (Stoffwechsel, Informationsaustausch, Rhythmik) erst nach und nach entdeckt und für die Technik ausgenützt. In der auf reiner Mechanik beruhenden Technik hat man gewissermaßen die im Stoffwechsel- und Gliedmaßensystem des Menschen verborgenen Gesetzmäßigkeiten zur Anwendung gebracht. In der Elektronik, die in den letzten beiden Jahrzehnten eine explosionsartige Entwicklung genommen hat, geht die Technik in die polare Dimension hinein, d.h. sie erschließt sich die Welt der Informationsprozesse. Diese Entwicklung ist natürlich nicht aufzuhalten. Sie wird erst dann aus den schon erkennbaren Krisen herausführen, wenn auch die Prinzipien des dritten Systems unseres Organismus mit einbezogen werden, nämlich die Kräfte des Rhythmischen, die ausgleichend, harmonisierend und gesundend wirken und damit der Technik ihre zerstörerische Einseitigkeit nehmen können. Freilich würde sich auch dies nur dann segensvoll auswirken, wenn die heute überall in Kultur und Technik wirkenden eigennützigen Grundtendenzen, die schrankenlosen Egoismen, überwunden würden.

2. Gestaltprinzipien des menschlichen Organismus und die Qualitäten der Dimensionen des Raumes

Der aufrecht gehende Mensch mit seiner doppelt gekrümmten Wirbelsäule, auf dem der kugelförmige Kopf in Ruhe schwebend und gleichsam schwerelos balanciert, mit dem segmental gegliederten Brustkorb und den radiär ausgestreckten Gliedmaßen, war den Dichtern von jeher ein Sinnbild königlicher Würde und Schönheit. In der Tat gliedert sich der menschliche Körper anders in die drei Dimensionen des Raumes ein als etwa das vierfüßige Säugetier. In jeder der drei Dimensionen offenbart die menschliche Gestalt ein anderes, mit der Qualität dieser Dimensionen zusammenhängendes Gestaltungsprinzip (Abb. 9 u. 10).

2.1. Die Rechts-Links-Dimension

Diejenige Ebene, die den menschlichen Organismus in der Mitte durchtrennt, nennt man Medianebene (genauer: Median-Sagittalebene von lat. Sagitta, der Pfeil). Sie trennt den Organismus in zwei spiegelbildlich gleiche oder doch ähnliche Hälften. Das Gestaltungsprinzip ist hier die **bilaterale Symmetrie**. Zahlreiche Nichtwirbeltiere (Avertebraten wie z.B. Radiolarien, Seeigel u.a.) zeigen in ihrem Körperbau eine radiale Symmetrie, d.h., sie ordnen sich nicht voll in den dreidimensionalen Raum der Erde ein, sondern bewahren ein mehr einheitliches, sphärisches Gestaltungsprinzip. Demgegenüber besitzen alle Wirbeltiere, von den Fischen angefangen bis zu den Säugetieren, in ihrem Körperbau eine bilaterale Symmetrie. Das ist die Dimension des Rechts-Links.

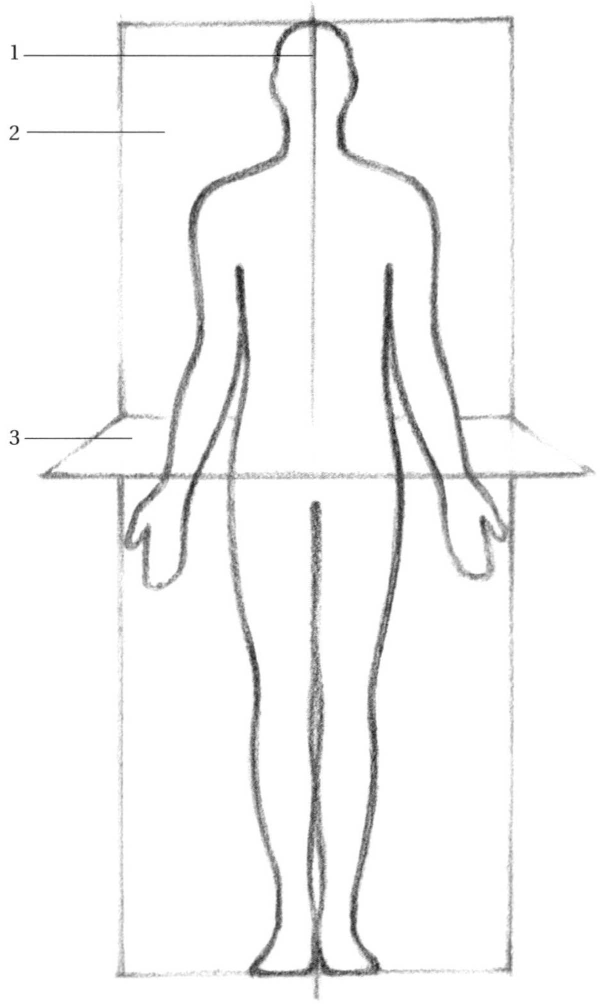

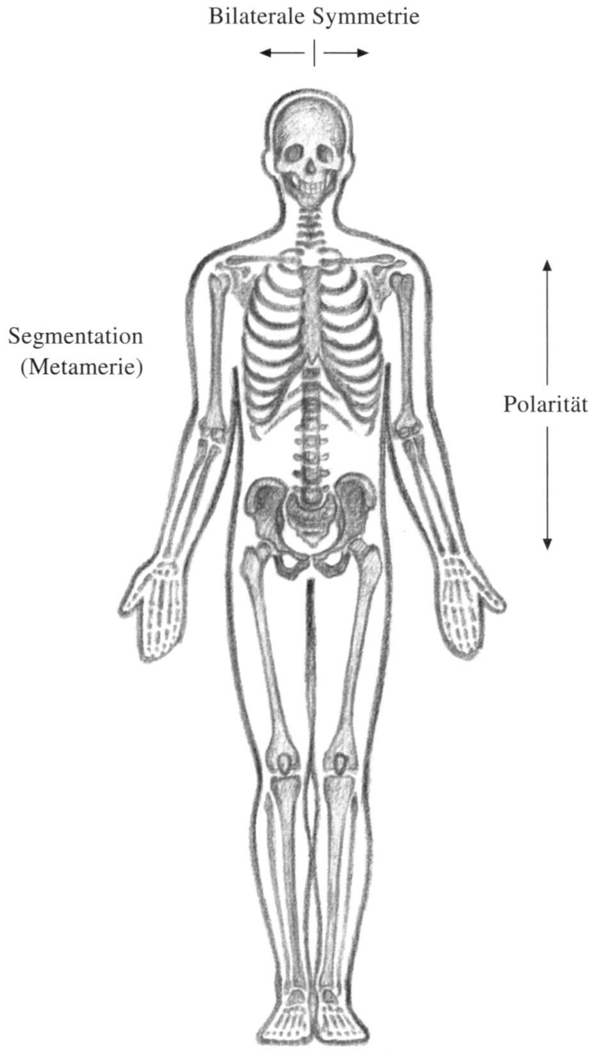

Abb. 9. ***Die drei Trennebenen des Körpers*** *(1,2,3) gliedern den menschlichen Körper zugleich nach drei elementaren Gestaltungsprinzipien, die sich auch in der Dimension des Seelischen wiederfinden lassen.*
1 = Sagittalebene (Medianebene) – Trennebene zwischen Rechts und Links (bilaterale Symmetrie);
2 = Frontalebene – Trennebene zwischen Vorne und Hinten (Segmentationsprinzip):
3 = Transversal- oder Horizontalebene – Trennebene zwischen Oben und Unten (Polaritätsprinzip).

Abb. 10. ***Der menschliche Körper und sein Skelettsystem.*** *Das Knochensystem offenbart am eindruckvollsten die drei elementaren Gestaltungsprinzipien des Raumes, in den der aufrecht stehende Mensch eingegliedert ist.*

Das Wesen dieses Gestaltungsprinzips ist nicht leicht zu erfassen. Im Grunde wird auf der einen Seite das wiederholt, was auf der anderen schon da ist, also gespiegelt, ohne Neues oder Anderes auszubilden. Eine gestaltgetreue Spiegelung setzt immer voraus, dass die spiegelnde Fläche ruhig und unverändert bleibt. Ein See kann das Gesicht des sich darüber beugenden Menschen nur spiegeln, solange die Oberfläche unbewegt und glatt ist. In der Antike wurde die Göttin Athene meist mit einem spiegelnden Schild abgebildet, auf dem das Medusenhaupt zu erkennen war. Die aus dem Haupte des Zeus entsprungene Göttin war für die Griechen das Bild des denkenden und reflektierenden Bewusstseins. Durch ihren spiegelnden Schild konnte sie die dämonischen Kräfte des Unterbewussten, das in der Gestalt des Medusen- oder Gorgonenhauptes auftauchte, bannen.

Die Abbildung der Außenwelt durch Sinnesorgane und Nervensystem beruht im Grunde auf einem Spiegelungsvorgang, der umso wesensgetreuer ist, je mehr man von dem gegenüberliegenden Objekt in den Spiegel seines Bewusstseins einzufangen in der Lage ist. Das Vorstellen basiert primär auf einer wesensgetreuen Spiegelung der Außen- (oder Innen-)welt, die dann vom Denken ergriffen und durch Begriffe fixiert werden kann.

Die Rechts-Links-Dimension könnte man daher im Seelisch-Geistigen dem reflektierenden Vorstellen zuordnen.

Unter den drei Konstitutionstypen weist vor allem der Leptosome bzw. der type cérébral Züge auf, die mit den in dieser Dimension wirkenden Kräften verwandt sind.

2.2. Die Oben-Unten-Dimension

Ein grundsätzlich anderes Gestaltungsprinzip lässt sich in der Oben-Unten-Dimension, d.h. in der Vertikalen, erkennen. Durch die Aufrichtung stellt sich der Mensch senkrecht in die Vertikale hinein, sodass der kugelförmige Kopf oben dem Kosmos und die radial gestalteten Gliedmaßen unten der Erde zugewandt sind. Im oberen Bereich des Körpers dominiert die Kugelgestalt. Der Hirnschädel ist annähernd sphärisch geformt und umschließt das Gehirn. Die Augenhöhlen haben eine rundliche Form und umschließen das Sehorgan mit seinen Anhangsgebilden. Mund- und Nasenhöhle bilden ebenfalls sphärisch gestaltete Räume für die zugehörigen Weichteile. Im Bereich der Gliedmaßen dominieren dagegen die radiären Formen. Es kommt zu nacheinander angeordneten, länglichen Gliederketten, die peripherwärts immer kleiner, vielgestaltiger und zahlreicher werden (Abb. 10). Funktionell herrscht im Kopfbereich Ruhe, im Gliedmaßenbereich Bewegung. Die Tätigkeit des Nervensystems wird uns bewusst, die der Gliedmaßen bleibt jedoch weitgehend unbewusst. Wir haben zwar Bewegungsvorstellungen, aber die bei den Bewegungen in den Gliedmaßen tatsächlich ablaufenden Vorgänge kommen uns nicht zum Bewusstsein.

Durch die Aufrichtung ordnet sich der Mensch senkrecht in das Schwerefeld der Erde ein. Indem er z.B. die untere Gliedmaße voll in das Schwerefeld eingliedert, kann er sich im oberen Bereich davon frei machen und auf diese Weise die Voraussetzungen für das Bewusstwerden der Nervenprozesse schaffen. In der Vertikalen dominiert daher das Prinzip der **Polarität**. Hier lebt die polare Auseinandersetzung zwischen «Schwere» und «Leichte», zwischen Erde und Kosmos, zwischen Zentripetal- und Zentrifugalkräften. Wir befinden uns in der Dimension der Substanz- oder Stoffprozesse. Während das Tier hauptsächlich in der Horizontalen lebt, entfaltet sich das Wachstum vieler Pflanzen vor allem in der Vertikalen. In das Erdreich sprossen die Wurzeln mit einem radiären Verzweigungsmuster. Dem lichterfüllten Luftraum entgegen bilden sich die häufig komplex gestalteten Blüten, die nicht selten auch «kopfartig» geschlossene Hohlräume umschließen. Zwischen Wurzel- und Blütenbereich existiert also auch hier eine Polarität.

In der Auseinandersetzung mit dem Materiellen entwickeln sich beim Menschen andere Kräfte als wir sie oben im Zusammenhang mit der Rechts-Links-Dimension, d.h. im informativen Bereich, kennen gelernt haben. Im Seelisch-Geistigen ist diejenige Kraft, die sich am meisten mit der materiellen Welt auseinander setzt, der Wille. In der Polarität zwischen dem Erleben der Schwerkraft bei den Gliedmaßenbewegungen im dreidimensionalen Raum auf der einen Seite und dem Erleben von «Leichte» und Freiheit bei den Sinneswahrnehmungen und Vorstellungen auf der anderen Seite, kommen die Willenskräfte zur Wirkung. Das willensbetonte Aufstampfen mit dem Fuß oder das Sich-Loslösen von der Erde beim Fliegen zeigen deutlich die Willensseite dieser Dimension. Als in Goethes *Faust* Mephisto, wenn auch widerwillig («ungern entdeck ich höheres Geheimnis»), Faust das Geheimnis enthüllt, wie er in die Unterwelt, d.h. in das Reich der Mütter, gelangen könne, nennt er drei Kräfte, die in gewissem Sinne dem entsprechen, was wir hier bei den drei Dimensionen zu charakterisieren versucht haben, nämlich 1. den «Schlüssel», das ist das «informative Element», das Vorstellen, Denken usw., 2. den Mut, das ist das Fühlen, und 3. den Willen: «versinke stampfend, stampfend steigst du wieder». Und weiter oben heißt es: «Versinke denn, ich könnt auch sagen steige; s'ist einerlei ...». Das ist das Oben-Unten, die vertikale Dimension, in der sich vornehmlich das Willenshafte auslebt.

Unter den Konstitutionstypen weist vor allem der Pykniker bzw. der type digestif Züge auf, die mit den Kräften dieser Dimension verwandt sind.

2.3. Die Vorne-Hinten-Dimension

Ein wiederum ganz anderes Gestaltungsprinzip zeigt sich in der dritten hier zu betrachtenden Dimension, dem Vorne-Hinten. Überraschenderweise gibt es darüber hinaus keine weiteren dimensionalen Gestaltungsprinzipien, eine Tatsache, die tiefstes Staunen und Nachdenken anregen kann; denn es handelt sich dabei um ein Weltgeheimnis!

In der Vorne-Hinten-Dimension gestaltet sich vor allem der Rumpf aus (Abb. 11). Hier ist das zugehörige Gestaltungsprinzip am klarsten differenziert. Der Rumpf besteht aus einer Vielzahl gleichartiger oder ähnlicher Elemente, sog. **Segmente**. So findet man z.B. im Brustbereich vorne 12 Rippenpaare und hinten entsprechend 12 Wirbel. Im Lenden- und Halsbereich sind ebenfalls vergleichbare Segmente ausgebildet. Jedes Segment hat prinzipiell den gleichen Aufbau. Hinten befindet sich jeweils ein Wirbel, an den sich vorne beiderseits eine Rippe anschließt. Zu jedem Segment gehört ein Gefäß- und Nervenbündel sowie ein Muskelelement. Zwischen den Rippen verlaufen die Zwischenrippenmuskeln (Mm. intercostales), deren Anordnung in jedem Segment etwa die gleiche ist. Die segmental angeordneten Nerven (Spinalnerven) gehen vom Rückenmark aus, das daher auch eine Segmentgliederung aufweist.

Jedes Segment lässt sich durch eine frontale Ebene (Abb. 9, Ebene 2) in einen vorderen und hinteren Abschnitt unterteilen (Abb. 12). Der hintere umschließt das Rückenmark und bildet damit den Neuralraum; der vordere, wesentlich größere Abschnitt bildet den Eingeweideraum, der die Eingeweide der Brust- und Bauchhöhle beherbergt. Die sich immer wiederholende Folge gleicher oder ähnlicher Segmente nennt man **Metamerie**. Sie ist bei einigen Reptilien, z.B. Schlangen, besonders ausgeprägt. Beim aufrecht gehenden Menschen werden die Segmente zu den Polen des Organismus hin, d.h. kopf- und gliedmaßenwärts strukturell durch das Prinzip der Polarität stark modifiziert. So nehmen die Knochenelemente des Brustkorbs nach oben zu immer mehr eine geschlossene Form an. Sie werden gewissermaßen «kopfähnlicher». Nach unten springen die Rippenbögen auf und gehen mehr in radiale Formen über. Sie werden «gliedmaßenähnlicher». An den Lendenwirbeln sind die Rippenrudimente nur noch in Form kurzer Querfortsätze (Processus costarii) erhalten geblieben. Im Sakralbereich verschmelzen die Wirbelknochen miteinander und bilden einen zusammenhängenden Körper, das Kreuzbein (Os sacrum; Abb. 11). Auch die Zwischenrippenmuskeln verlieren im Bereich der Bauchwand ihre segmentale Form und verschmelzen zu breiten Muskelplatten (Mm. obliqui und transversi). Nur der Verlauf der Gefäße und Nerven weist hier noch auf die ursprüngliche Segmentation hin. Die Metamerie nimmt also kopfwärts die Züge des oberen Pols, unten die des unteren Pols an. Oben treten mehr kopfähnliche Gestaltungstendenzen, unten mehr solche des Gliedmaßen- und Stoffwechselbereiches in den Vordergrund. Das metamere Gestaltungsprinzip nimmt also zwischen den beiden anderen eine vermittelnde Stellung ein. Es handelt sich sozusagen um das «Urrhythmische», das Raum und Zeit verbindende, periodische Element.

Auch zwischen den vorderen und hinteren Abschnitten der Segmente, die durch die Frontalebene getrennt sind, besteht eine Polarität (Abb. 12). Der Neuralraum hinten enthält das Rückenmark mit den Spinalnervenwurzeln und gehört funktionell noch zum Kopfgebiet. Der Eingeweideraum vorne beherbergt die Stoffwechselorgane sowie im Brustbereich Herz und Lungen. Im Gegensatz zur Oben-Unten-Dimension, in der Kugel

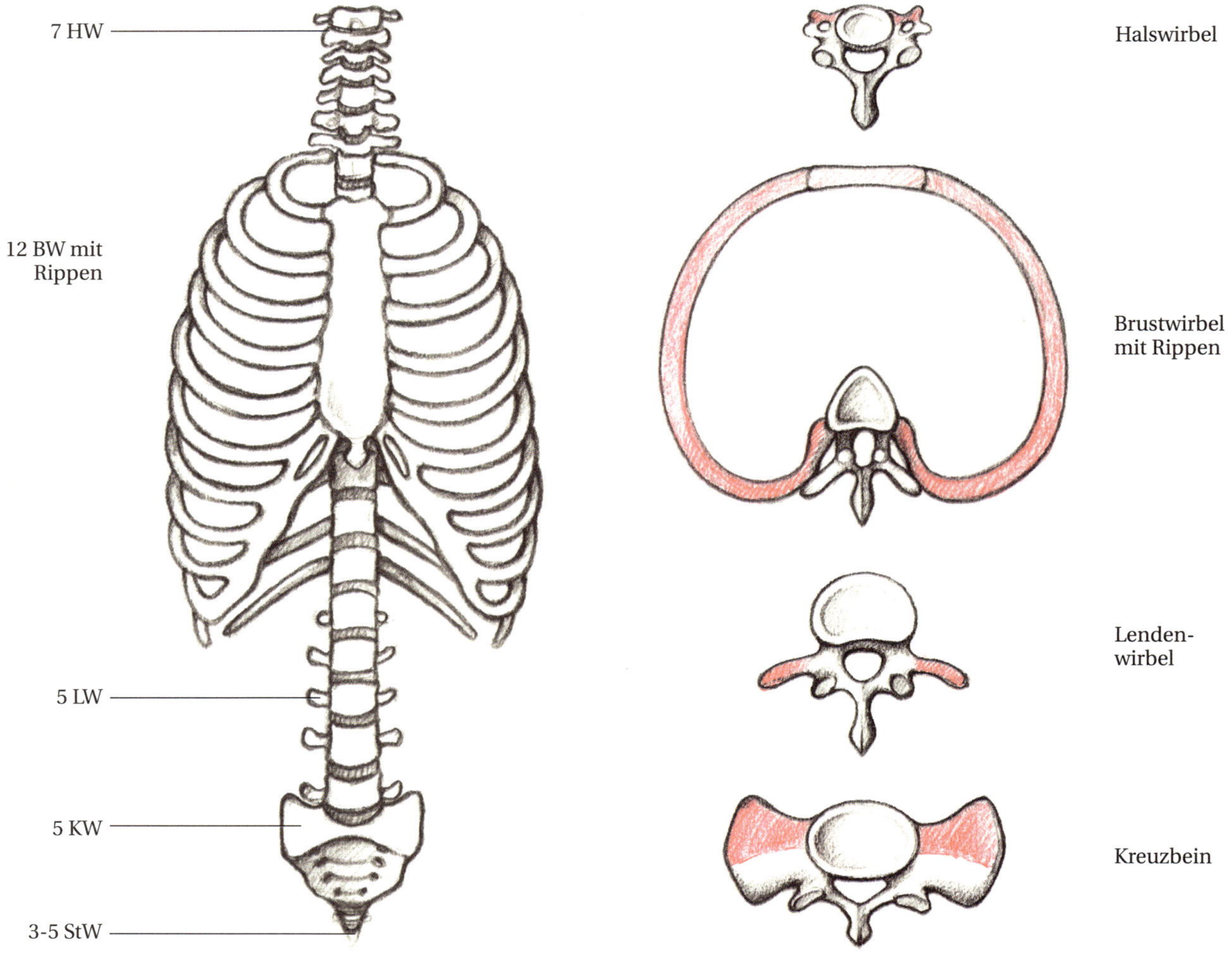

Abb. 11. ***Metamere Organisation des Rumpfes.*** *Nach oben zu nimmt der Brustkorb mehr eine «kopfähnliche» (geschlossene), nach unten eine mehr «gliedmaßenähnliche» (offene) Gestalt an. Die Rippen werden im Hals- und Lendenbereich rudimentär (rot). Im Kreuzbein verschmelzen 5 Wirbel zu einem Knochenelement.*

HW = Halswirbel (zervikale Wirbel);
BW = Brustwirbel (thorakale Wirbel);
LW = Lendenwirbel (lumbale Wirbel),
KW = Kreuzbeinwirbel (sakrale Wirbel)
StW = Steißbeinwirbel (kokzygeale Wirbel)

und Radien, Neuralraum und Stoffwechselbereich weit voneinander entfernt sind, werden im Rumpfbereich, in der Dimension des Vorne-Hinten, diese beiden verschiedenen Bereiche innerhalb eines Segmentes jeweils in einer Ebene zu einer strukturellen Einheit zusammengeschlossen. Dafür könnte man als Bild eine Sonderform der Cassinischen Kurven, nämlich die Lemniskate wählen (Abb. 12). Das Wesentliche in der Gestaltung des Organismus in der Vorne-Hinten-Dimension besteht damit in der Verbindung der polaren Gestaltungsprinzipien zu einer funktionellen Einheit jeweils in derselben Ebene, d.h. im selben Segment. Der metamer gegliederte Rumpf enthält damit alle drei Gestaltungsprinzipien, die bilaterale Symmetrie, die Polarität und die Metamerie, so dass der Rumpf auch als das Kernstück der organismischen Gestaltung des Menschen angesehen werden kann.

Im **Seelischen** ist das damit vergleichbare Element das Fühlen, das zwischen Wollen und Vorstellen liegt und immer an einen der beiden Pole anstößt, d.h.

zwischen der unbewussten Welt des reinen Wollens und der bewussten Tätigkeit des Vorstellens als Halbbewusstes, Träumendes, Empfindendes hin und her schwingt.

Unter den drei Konstitutionstypen ist es der Athletiker bzw. der type respiratoire, der diese Seite der menschlichen Existenz besonders ausgebildet hat.

2.4. Funktionelle Differenzierungen bei den dimensionalen Gestaltungsprinzipien

Weder die Rhythmik der Segmentation noch die zwischen Oben und Unten waltende Polarität, noch die spiegelbildliche Gleichheit zwischen rechter und linker Körperhälfte wird im Organismus in reiner Form verwirklicht. Immer wirken alle drei Gestaltungsprinzipien zusammen; sie dominieren nur in den jeweiligen Ebenen in der charakterisierten Art. Das lebendige Zusammenwirken der drei Prinzipien erzeugt letztlich die Vielfalt der Erscheinungen, die wir in der Gestaltung des menschlichen Organismus vorfinden.

So wird z.B. die **bilaterale Symmetrie** nicht in allen Regionen des Körpers mit gleicher Konsequenz verwirklicht. Das Skelettsystem zeigt eine relativ klare bilaterale Symmetrie, die aber bei den in den drei Körperhöhlen untergebrachten Organen nicht mehr so klar hervortritt. Das in der Schädelhöhle liegende Gehirn ist weitgehend symmetrisch strukturiert (rechte/linke Hirnhälfte). Auch die großen Sinnesorgane (Auge, Ohr) sind symmetrisch angeordnet. Im Mundbereich wird jedoch die symmetrische Ordnung einfach dadurch, dass eine einheitliche Höhle ohne Scheidewand gebildet wird, teilweise wieder aufgegeben. Im Brustbereich sind die Lungen annähernd bilateral symmetrisch gebaut, das Herz dagegen ordnet sich nicht in die Symmetrieebenen ein, sondern ist in sich gedreht und etwas nach links verlagert, obwohl es als Organ bilateral symmetrisch strukturiert ist (rechtes-linkes Herz).

In der Bauchhöhle zeigen die großen Organe des Stoffwechselsystems (Magen-Darm-Kanal, Leber, Bauchspeicheldrüse, Milz) zwar in der Embryonalentwicklung zunächst noch eine bilaterale Symmetrie. Durch charakteristische Drehungen und Verlagerungen kommen dann aber Asymmetrien zustande, so dass beim Erwachsenen die Leber vornehmlich in der rechten, Milz und Magen in der linken Hälfte der Bauchhöhle untergebracht sind. Nur das Urogenitalsystem (Nieren, Ovarien, Hoden usw.) behält weitgehend die ursprüngliche bilaterale Symmetrie bei.

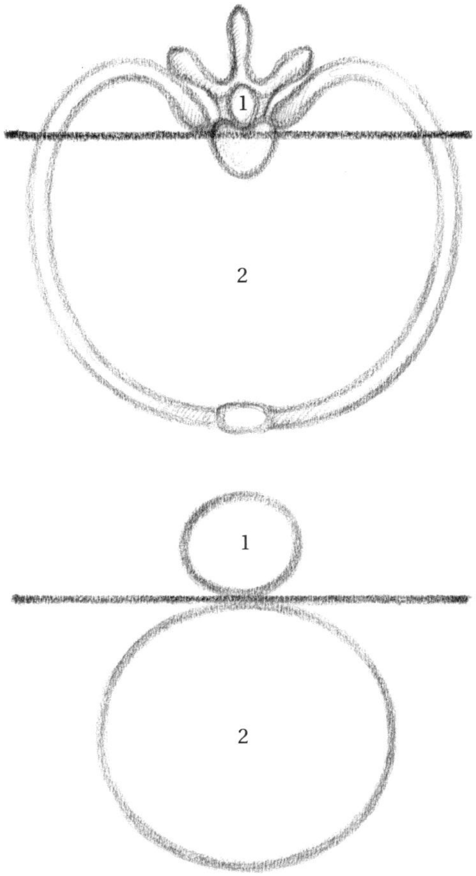

Abb. 12. ***Aufbau eines vollständigen Rumpfsegmentes.*** *Nach vorne zu wird der Eingeweideraum (z.B. Brusthöhle) von den Rippen umschlossen (2); nach hinten bilden die Wirbelbögen den Wirbelkanal für das Rückenmark (Neuralraum) (1). Jedes Rumpfsegment besitzt damit die Form einer Lemniskate, die das Urbild des Rhythmischen darstellt.*

Man sieht, dass in der Richtung von oben nach unten die bilaterale Symmetrie mehr und mehr aufge-

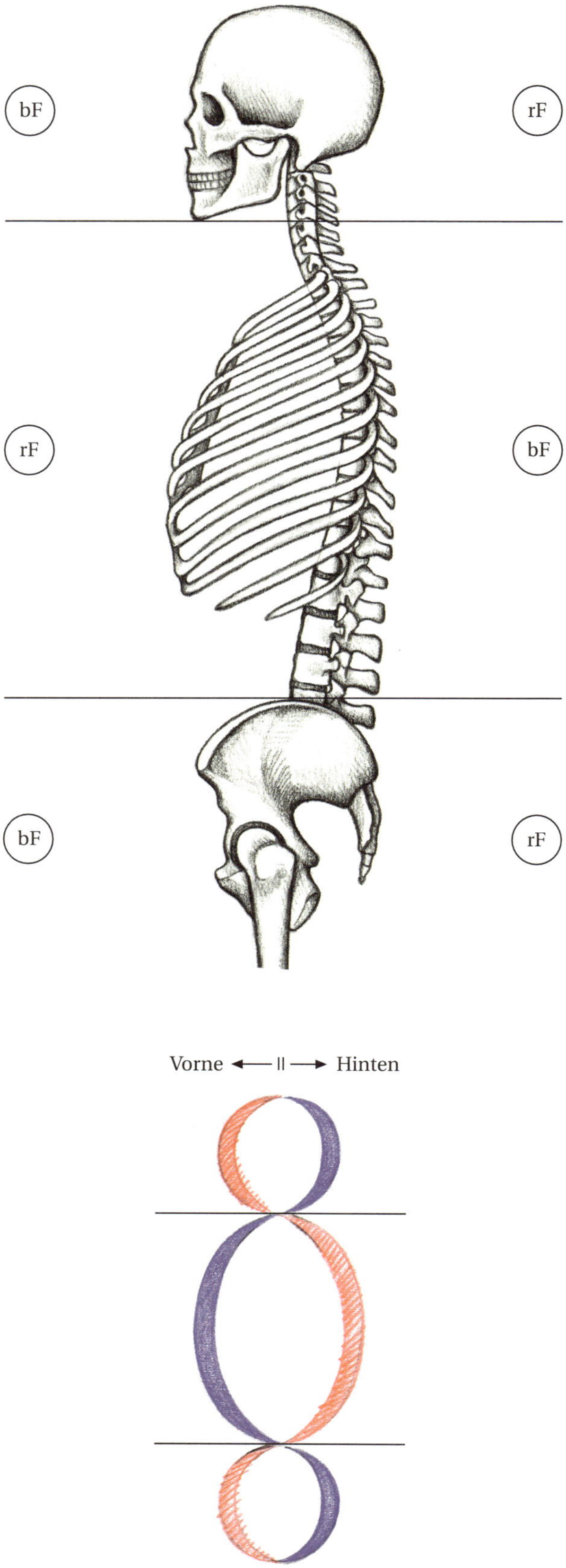

geben wird. Welcher tiefere Sinn steckt hinter diesen Phänomenen? Funktionell sind die Strukturen der beiden Körperhälften keineswegs spiegelbildlich gleich, sondern durchaus verschieden. Zwischen rechts und links besteht in mehrfacher Hinsicht eine Polarität. So sind die Gliedmaßen der rechten Seite meist kräftiger und aktiver (zumindest bei Rechtshändern). Handwerkliche Tätigkeiten werden meist mit der rechten Hand ausgeführt, die linke ist daran mehr helfend und unterstützend beteiligt. Rechts sind wir der Welt zugewandt, links mehr dem eigenen Inneren.

Auch das Gehirn zeigt eine deutliche Polarität zwischen rechts und links. Die linke Großhirnhälfte (Hemisphäre), die wegen der Kreuzung der langen Nervenbahnen zur rechten Körperhälfte gehört, ist bei Rechtshändern die dominante, die nach außen orientierte Seite. Sie ermöglicht das analytische, auf Details gerichtete, umweltbezogene Vorstellen. Da links die Sprachzentren liegen, sind diese Vorstellungen oft verbaler Natur, Definitionen und Wortbegriffe spielen die entscheidende Rolle. Demgegenüber ermöglicht die rechte Großhirnhemisphäre, die zur linken Körperseite gehört, ein mehr bildhaftes, ganzheitliches und synthetisches Vorstellen, das tiefer in das Wesen der Dinge eindringt und nicht verbaler Natur ist. Die linke Hirnhälfte zählt gewissermaßen die Bäume, die rechte erlebt den Wald als Ganzes. Man spricht von einer Dichotomie oder Lateralisation des Gehirns. Es ist klar, dass zu einem wesensgerechten Erfassen der Welt beide Seiten zusammenwirken müssen. Durch die Unterschiede, die aber zwischen rechts und links vorhanden sind, entsteht eine Spannung, die Bewusstsein erzeugt und damit ein lebendiges Erleben des eigenen Selbst in der Welt ermöglicht, das durch eine reine spiegelbildliche und damit tote Reflexion nicht zu gewinnen wäre.

Jetzt versteht man, warum der Grad des Bewusstwerdens der Prozesse von oben nach unten abnimmt, je mehr die bilaterale Symmetrie, wie z.B. im Bereich der Bauchhöhle, aufgegeben wird. Anscheinend macht das Urogenitalsystem, dessen Organe größtenteils bilateral symmetrisch angeordnet sind, hier eine

Abb. 13. ***Skelett in der Seitenansicht.*** *Die Qualität der Formkräfte kehrt sich in der Dimension des Vorne-Hinten zweimal um (Näheres siehe Text).*
Blau = ruhige Form (rF); rot = bewegte Form (bF)

Ausnahme. Aber gerade im Fortpflanzungsgeschehen taucht wieder Bewusstsein auf, auch wenn es sich nicht auf die einzelnen Organe selbst zentrieren lässt. Im Stoffwechselbereich befinden wir uns in der Welt des Unbewussten oder Unterbewussten. Je weiter wir nach oben kommen (kopfwärts), um so mehr hellt sich das Bewusstsein auf und das Gestaltungsprinzip der bilateralen Symmetrie tritt stärker in Erscheinung.

Dadurch, dass der Rumpf mit seiner Segmentgliederung in der Vertikalen zwischen Kopf und Gliedmaßen eingefügt ist, ergeben sich auch in der **Vorne-Hinten-Dimension** charakteristische Differenzierungen. Nach oben zu werden die Segmente kopfähnlicher, d.h. das sphärische Gestaltungsprinzip kommt mehr zum Tragen. Nach unten zu wirkt sich mehr und mehr das radiäre Prinzip der Gliedmaßen aus. Die Rippen werden zu gliedmaßenartigen Stangen, die Muskeln verschmelzen zu größeren Einheiten.

Aber auch in der Vorne-Hinten-Dimension selbst wirkt sich das Prinzip der Polarität in unterschiedlicher Weise aus.

Wie dargestellt, umschließt im Rumpfbereich die segmental gegliederte Körperwand vorne den Eingeweideraum, wo die Stoffwechselprozesse stattfinden, hinten dagegen den Neuralraum, der das Rückenmark als Teil des Informationssystems beherbergt (Abb. 12). Jedes Segment vermittelt also zwischen den beiden polaren Prozessen des Körpers. Der dem Nerventeil zugehörige Abschnitt des Rumpfsegmentes kann als der geformte, strukturell stärker gegliederte – der vordere, dem Eingeweideraum zuzuordnende Abschnitt mehr als der ungeformte, weniger gegliederte Abschnitt des lemniskatisch gestalteten Segmentes angesehen werden (Abb. 13). Die Ventralseite (vorne) stellt die weiche, empfindlichere und weniger geformte Seite des Körpers dar. Auch wenn hier die rhythmischen Bewegungen der Atmung stattfinden, ist die morphologische Differenzierung relativ gering. Demgegenüber ist der Rücken (hinten) schon durch die Vielzahl der Muskeln und Knochenelemente ein viel stärker gegliedertes und durchstrukturiertes Formgefüge.

Betrachtet man nun unter diesem Gesichtspunkt die Strukturverhältnisse von Kopf und Gliedmaßen, entdeckt man eine zweifache Umkehrung dieser Gestaltungsprinzipien (Abb. 13). Am Kopf wäre nämlich die mehr ungegliederte «Bauchseite» nicht vorne, sondern am Hinterkopf, während das Gesicht vorne die größere Durchgestaltung und Expressivität aufweist, also mehr dem Rücken entspricht. Ähnlich verhält es sich auch bei den Gliedmaßen. Hier liegt die Dynamik des sich in ständig wechselnden Formen verwirklichenden Bewegungsgeschehens mehr vorne, d.h. im Greif- und Sehraum des Körpers, während hinten, im Bereich der Gliedmaßengürtel, nur wenig Bewegungsmöglichkeiten vorhanden sind.

Die Polarität zwischen Vorne und Hinten kehrt sich also in den drei Hauptregionen des Körpers, d.h. im Kopf-, Rumpf- und Gliedmaßenbereich, zweimal um – einmal beim Übergang vom Kopf zum Rumpf und einmal beim Übergang vom Rumpf zu den Gliedmaßen (Abb. 13).

Dieses Phänomen führt uns noch auf einen anderen wichtigen Zusammenhang. Die Dimension des Rechts-Links ist gewissermaßen nur eine statische. Beide Seiten des Körpers sind zwar morphologisch etwas unterschiedlich differenziert, bilden aber doch einander in gewisser Weise spiegelbildlich ab, so dass Bewusstsein entstehen kann. Auch das Oben-Unten ist keine eigentlich dynamische Dimension. Wir bewegen uns nicht oder nur gelegentlich in der Vertikalen. Die Dynamik liegt mehr in der langfristigen Metamorphose von innen nach außen, in der Materialisierung und Entmaterialisierung der Substanz, d.h. im Prozess der Inkarnation und Exkarnation und damit in der Evolution in ihrer Gesamtheit.

Demgegenüber ist die Dimension des Vorne-Hinten die eigentliche Dimension des menschlichen Lebens. Vorne liegt unser Lebensraum, den wir durch die Sinnesorgane wahrnehmen und mit den Gliedmaßen ergreifen. Im Kopfbereich sind vorne die Sinnesorgane und die Körperöffnungen lokalisiert. Hier sind wir der Umwelt gegenüber offen. Hier findet auch die Kommunikation mit der Umwelt, z.B. durch Mimik und Sprache statt. Hinten dagegen liegt der Bereich des Hinterhauptes, des geschlossenen Schädelraumes und der haartragende, daher noch etwas tierähnliche Teil des Kopfes. Mit Hilfe des Gehirns verarbeiten wir die Sinneseindrücke, entwikkeln Pläne für unser Tun und werden uns unseres Selbsts bewusst. Eigenwelt und Fremdwelt stehen sich also in der Vorne-Hinten-Dimension polar gegenüber. Unser Vorstellungsleben vollzieht sich zwischen diesen beiden Polen.

Anders im Rumpfbereich! Vorne liegt hier der Eingeweideraum. Die rhythmischen Bewegungen des

	Dimension	Trenn-Ebenen	Gestalt-prinzipien	Funktions-bereiche	Seelische Ebene*
1.	Rechts-Links	Mediansagittale	Bilaterale Symmetrie	Informations-prozesse	Vorstellen
2.	Vorne-Hinten	Frontale durch Wirbelkörper	Metamerie, Segmentation	Rhythmische Prozesse	Fühlen
3.	Oben-Unten	Horizontale durch Körpermitte	Polarität	Stoffprozesse	Wollen

*Tab. 5. Gestaltprinzipien des menschlichen Organismus und deren Beziehungen zu den drei Dimensionen des Raumes und den Grundkräften des Seelischen. * Vergleiche dazu besonders R. Steiner (22).*

Brustkorbes dienen der Atmung und indirekt auch dem Kreislauf. Im Brust- und Bauchraum sind fast alle Organe des Stoffwechsels, des Zirkulations- und Respirationssystems untergebracht, mit deren Hilfe der Mensch seine irdische Existenz aufrecht erhält. Im mittleren Bereich des Rumpfes vollziehen sich die Lebensprozesse in rhythmischer Form. Hier liegt also der eigentlich menschliche Bereich, dessen Eigenständigkeit durch die Periodizität der Prozesse einen Freiraum gewinnt.

Hinten sind die Verhältnisse anders. Die Rückenseite des Rumpfes ist stärker strukturiert. Sie besitzt eine Vielzahl kleiner Muskeln, die die hoch differenzierten, kleinen Wirbelgelenke bewegen und damit die Grundlage für die immer vom Rumpf ausgehenden Gliedmaßenbewegungen abgeben. Der Rücken ist daher gewissermaßen «das Gesicht» des Rumpfes.

Im Gliedmaßenbereich kommt es nun erneut zu einer Umkehrung. Die dem Hinterhaupt entsprechende, wenig gegliederte, ruhige Form findet sich bei den Gliedmaßengürteln (Schulter- und Beckengürtel), von denen die beweglichen Gliedmaßen ausgehen. Der hauptsächliche Bewegungsraum der Gliedmaßen liegt vorne, im Bereich des Seh- und Werkraumes. Durch Gesten und Zeichen können wir die Mimik wirkungsvoll unterstützen. Das «Gesicht» der Gliedmaßen liegt gewissermaßen vorne, im Bewegungsspiel der Hände und Füße. Demgegenüber sind Schulter- und Beckengürtel, die mehr hinten liegen, mehr der weniger gegliederten, ruhigen Form des Hinterhauptes vergleichbar. Im Beckenbereich ist die fast «kopfähnliche» Kugelgestalt hinten, während die differenziertere Form mit Schambein und Geschlechtsorganen vorne zu finden ist.

Vorne und Hinten – das ist der Gegensatz zwischen Bewegung und Ruhe, zwischen Tag und Nacht, zwischen Aus-sich-Herausgehen und In-sich-Hineingehen, zwischen Extrovertiertheit und Introvertiertheit. Es hat fast Symbolwert, dass wir uns zum Schlafen in die Horizontale, gewissermaßen auf die Rückseite des Daseins begeben und zum Wachen wieder aufrichten, um den Gliedmaßen und den Sinnesorganen den vorne gelegenen Tag- und Werkraum zu erschließen. Wachen und Schlafen wechseln in rhythmischer Folge ab, zeigen damit auch einen «metameren Charakter». Unser Bewusstsein ist diskontinuierlich wie unsere Aktivitätsphasen. Der Kern unseres Lebens hat damit sozusagen eine «segmentale» oder rhythmische Struktur, die sich zwanglos aus der vermittelnden Stellung zwischen den Kräften, die in den beiden anderen Dimensionen wirken, ergibt.

Die zweimalige Umkehrung der Gestaltungsverhältnisse in der Vorne-Hinten-Dimension ist bereits **Platon** aufgefallen. Platon (21) hat in einer fast mythologisch anmutenden Darstellung geschildert, wie die Menschen ursprünglich eine mehr kugelförmige Gestalt besaßen, dann aber den Göttern zu mächtig wurden und von diesen in der Mitte auseinander geschnitten worden sind. Damit sich die Menschen aber dann lieben und vermehren konnten, mussten Köpfe und Geschlechtsteile nach vorne umgedreht werden, so dass die beiden Hälften dann wieder zusammenpassten und zusammen ein Ganzes ergaben.

3.
Die Zeitgestalt des menschlichen Organismus – Raum und Zeit als Qualitäten

Im Anschluss an die Erörterungen über den Raumbegriff und die Einordnung des menschlichen Organismus in die drei Dimensionen des Raumes müssen wir uns kurz auch mit dem Zeitbegriff und mit dem Leben des Menschen in der Zeit auseinander setzen.

Wir erleben den Raum daran, dass ein Körper eine **Ausdehnung** hat, also einen Raum ausfüllt, in den kein anderer mit seinem Körper eindringen kann. Wo ein Körper ist, kann kein anderer sein. Demgegenüber hat die Zeit mit den Veränderungen im Raum zu tun. Sie gehört in die Kategorie der Bewegung. In der Zeit spielen sich alle Wachstums- und Entwicklungsprozesse, d.h. letztlich alle Lebensprozesse ab, im Raum kommen sie zur Ruhe (23). In der Morphologie treten diese beiden Kategorien wieder als Form und Funktion in Erscheinung. Die statische, «geronnene» Form wird im funktionellen Geschehen dynamisch, d.h. in einen Zeitprozess überführt und dadurch in ihren Lebenszusammenhängen erfassbar. Die Form des Organismus, seine Größe und Struktur ändern sich in der Zeit. Entwicklung, Alterung und Tod laufen nach einem bestimmten Zeitrhythmus ab. In der Zeit sind die räumlichen Strukturen in Bewegung.

Wenn Zeit und Raum existieren, muss logischerweise auch eine Nicht-Zeit und ein Nicht-Raum vorhanden sein. Wir können das mit «Dauer» oder mit «Ewigkeit» bezeichnen. In der Körperwelt lesen wir die Zeit an räumlichen Veränderungen der Umwelt ab (z.B. Sonnenbewegung, Ausdehnung von Materieteilchen usw.). Daher kommen die Begriffe der linearen Zeitordnung, die nur für die Raumeswelt Gültigkeit haben. Die Zeit wird hier quantifiziert. Der Mensch erhält die Illusion, dass die Zeit aus messbaren und reproduzierbaren gleichen Teilen (Zeitquanten) bestünde. Aber schon in der Welt der Lebensprozesse, im Pflanzen- und Tierreich, gilt diese lineare Ordnung nicht mehr. Hier treten Rhythmen, Wiederholungen und Umkehrungen auf. Perioden mit kürzerer und längerer Dauer wechseln ab. Phasen der Evolution mit schnellen Entwicklungsschritten können von Phasen der Involution, Rückbildung und Metamorphose, d.h. Phasen, in denen viel geschieht, aber äußerlich Ruhe herrscht, gefolgt sein. Die Zeitrhythmen (positive Zeit), die der moderne Wissenschaftszweig der Chronobiologie (Rhythmusforschung) analysiert, haben ihre eigenen Gesetze und sind nicht mehr mit linearen Maßstäben zu messen (23 u. 24).

Die Zeitbegriffe waren in früheren Kulturen oft grundverschieden von den unsrigen. So schreibt z.B. Robert Aaron (25):

«Für die Römer und für alle Technokraten, die deren unübersehbare, geradezu allmächtige Nachkommenschaft geworden sind, hat die Kultur ihre Daseinsberechtigung in der Eroberung des Raumes bzw. in der Unterwerfung der Zeit unter die Kategorie des Raumes. Für die Juden der Zeit Jesu ist das Ziel jeder geistigen Tat die Heiligung der Zeit. «Wir leben alle in der Zeit», schreibt Abraham Heschel, «fast identifizieren wir uns mit ihr, und zwar so sehr, dass wir es fast gar nicht bemerken. Die raumhafte Welt umgibt unser Leben, aber sie bringt uns nichts, was uns unerlässlich wäre und worauf wir nicht verzichten könnten. Sogar unseren Ort im Raum können wir frei ändern. Das Dasein impliziert nicht mit Notwendigkeit ein raumhaftes Vermögen, aber die Jahre unseres Lebens sind für uns von absoluter Wichtigkeit. Die Zeit ist das einzige Eigentum, das wir wirklich besitzen und zwar auf eine so natürliche Weise, dass wir uns anstrengen müssen, uns dessen überhaupt bewusst zu werden. Die Dinge liegen am Ufer, unsere Fahrt verläuft in der Zeit.»

Im **Seelischen** verliert die Zeit schließlich ihre Identität (negative Zeit). Sie kann gegebenenfalls ganz aufgehoben werden. Das Zeiterleben lässt sich daher linear auf dieser Ebene nicht mehr messen. Wir können in einer Sekunde ungeheuer viel und intensiv erleben, andererseits in Stunden keine oder kaum wesentliche Erlebnisse haben. In entscheidenden Augenblicken unseres Lebens kann sich das Zeiterleben außerordentlich verdichten, wie andererseits die Zeit in der Seelenwelt auch ganz aufgehoben sein kann. Im Seelischen liegt also der Übergang der irdischen Kategorien Raum – Zeit in die geistige Kategorie der «Ewigkeit».

Wie nun im Raum drei Dimensionen existieren, sind auch im Zeitlichen drei Stufen unterschiedlicher Qualität vorhanden: Vergangenheit, Gegenwart und Zukunft. Zukunft und Vergangenheit können wir nicht direkt beobachten, wir leben in der Gegenwart. Augustinus (26) hat bereits scharfsinnig erkannt, dass wir die Vergangenheit immer nur an den in der Gegen-

Geist	«Ewigkeit» – Dauer					
Seele	negative Zeit	?	?	Vorstellen	Fühlen	Wollen
Lebenswelt	positive Zeit	Funktion	Bewegung	Vergangenheit	Gegenwart	Zukunft
Körperwelt	Raum	Form	Ausdehnung	Rechts/ Links	Vorne/Hinten	Oben/Unten

Tab. 6. Elemente von Raum und Zeit im Verhältnis zu Leib, Seele und Geist.

wart vorhandenen Abbildern erkennen (Vergangenheit in der Gegenwart), wie wir die Zukunft als vorausgenommene Ideen ebenfalls in der Gegenwart als das möglicherweise In-Erscheinung-Tretende erleben (Zukunft in der Gegenwart). Die Vergangenheit ist ein Gewordenes, ist zur Form erstarrt, unwiederbringlich und abgeschlossen. Die Zukunft ist ein Keim, ein Werdendes, noch nicht Geprägtes; sie ist höchstens geplant, veranlagt und für das Neue empfänglich. Der Zukunft entspricht daher im Seelischen mehr das Willenselement, während die Vergangenheit, die das Gewordene widerspiegelt, dem Vorstellen verwandt ist. Hier wird alles Bild! Mit dem Willen aber ergreifen wir die Zukunft, in der Keime für ein neues Leben und damit ein neues Schicksal gelegt werden (27).

Wie sind nun die Beziehungen zwischen Zeit und Raum näher zu charakterisieren? Wir haben in der Dimension des Rechts-Links ein Vorstellungselement erkannt. Die bilaterale Symmetrie, die auf der spiegelbildlichen Verdoppelung einer Erscheinung beruht, repräsentiert einen ähnlichen Prozess, wie er im reflektierenden, die Wirklichkeit abbildenden Vorstellen auch abläuft. Hier liegt etwas Ähnliches vor wie beim Wesen der Vergangenheit. Man könnte sagen: Wenn die im Vergangenheitselement wirkenden Kräfte zum Raum werden, entsteht die Dimension des Rechts-Links, ähnlich wie die Willensprozesse, die mit der Zukunft zu tun haben, in die Oben-Unten-Dimension des Raumes «gerinnen» können.

Das oben charakterisierte Leben im Vorne-Hinten, in der lebendigen Evolution des Geschehens, ist gewissermaßen unsere Gegenwart, in der sich der rhythmische Wechsel von Entstehen und Vergehen, Schlafen und Wachen, Evolution und Involution vollzieht.

Novalis (28) hat einmal in schöner Weise die Stufen von Raum und Zeit charakterisiert als: Punkt, Linie, Fläche und Raum (siehe unten). Sie sind vier Stufen der Raumesentstehung, die im Zeitlichen Entsprechungen haben und mit diesen «zugleich entstehen». Der Punkt bzw. Moment ist gewissermaßen die Nichtzeit oder der Nichtraum, der Keim für die Entfaltung der folgenden drei Stufen. Die menschliche Embryonalentwicklung spiegelt in wunderbarer Weise diese Stufen vom Punkt zur Fläche (Keimscheibe) und weiter zum Raum (Embryonalkörper) wider.

d	g	b	a
Der Raum	die Fläche	die Linie	der Punkt
δ	γ	β	α
Der Zeitraum [Ausdehnung *pos(itiv)*]	die Zeitfläche [Widerstand *neg(ativ)*]	der Zeitlauf	der Moment

d und d – g und g – b und b – a und a entstehen zugleich

4.
Das stufenweise Ergreifen der Raumdimensionen in der menschlichen Embryonalentwicklung

Die Embryonalentwicklung des Menschen ist kein quantitativ additiv ablaufender Prozess, etwa wie der Bau eines Hauses, bei dem Stein auf Stein gelegt wird, sondern ein qualitativer, in sich differenzierter Entwicklungsvorgang, bei dem das Individuum stufenweise eine Dimension nach der anderen ergreift.

4.1. Befruchtungsvorgang

Die Embryonalentwicklung beginnt mit der Befruchtung, d.h. mit der Vereinigung von Ei- und Samenzelle. Der Begriff «Zelle» ist bei den Keimzellen eigentlich nicht gerechtfertigt. Betrachtet man die Vorbereitungen zum Befruchtungsprozess und die Differenzierung der Keimzellen, so sieht man, dass die Urgeschlechtszellen – je mehr sie zu befruchtungsfähigen Elementen werden – ihre zytologische Ganzheit, d.h. ihren Zellcharakter, verlieren und mehr und mehr zu einseitig differenzierten, für sich alleine nicht mehr lebensfähigen Teilgebilden werden.

Samenzellreifung (Spermatogenese). Die männliche Samenzelle geht aus den Urgeschlechtszellen hervor (Spermatogonien), die im Hoden untergebracht sind und sich dort zeitlebens vermehren. In regelmäßigen Abständen sondert sich aus dem Pool der Urgeschlechtszellen eine Keimzelle aus und verschiebt sich von der basalen Schicht des Keimepithels in die innen angrenzende Etage, d.h. in das adluminale Kompartiment, das von dem basalen Kompartiment durch die Blut-Testis-Schranke getrennt ist. Hier, d.h. isoliert vom übrigen Organismus und nicht direkt vom bindegewebigen Stroma (Interstitium) bzw. vom Gefäßsystem des Hodens aus erreichbar, spielen sich die weiteren Differenzierungsschritte ab (Abb. 14). Diese bestehen in einem stufenweisen Verlust von Zellorganellen und einer hochgradigen Vereinseitigung. So verliert die Spermatogonie im Verlauf dieser Differenzierung nahezu das gesamte Zytoplasma. Der Zellkern wird stark konzentriert. Im Verlauf von zwei Reifeteilungen (Meiosen) wird die Hälfte des genetischen Materials von der weiteren Entwicklung ausgeschlossen, gewissermaßen «weggeworfen» (Reduktion vom diploiden auf den haploiden Chromosomensatz). Andererseits vermehren sich die Zentriolen und bilden einen komplizierten Geißelapparat (Schwanzfaden) aus, der für die Fortbewegung des Spermiums sorgt (Abb. 14).

Betrachtet man die **Urgeschlechtszelle** als Ganzheit, die noch alle für das Leben einer Zelle erforderlichen Organellen besitzt, so muss man das ausdifferenzierte Spermium als eine «Halbheit» bezeichnen, die nur noch die Hälfte des genetischen Materials und nur noch einen Teil der ursprünglich vorhandenen und für das Leben notwendigen Zellorganellen besitzt. Da die Samenzelle in dieser Form nicht lebensfähig ist, muss sie durch Hilfszellen (Sertoli- oder Stützzellen der Hodenkanälchen) ernährt und am Leben erhalten werden. Dies geschieht dadurch, dass die weitgehend «nackten» Spermienköpfe in das Zytoplasma dieser «Stützzellen» gesteckt werden (Abb. 14). Eine Schädigung der Stütz- oder Sertoli-Zellen muss daher notwendigerweise zum Absterben der noch unreifen Spermien führen.

Eizellenreifung (Oogenese). Eine ähnliche Vereinseitigung, allerdings mit umgekehrten Vorzeichen, stellt auch die Eizellenreifung dar, die in der weiblichen Keimdrüse (Ovar) vonstatten geht (Abb. 15). Die weiblichen Urgeschlechtszellen vermehren sich in der Rinde des Ovars etwa bis zur Geburt; sterben dann aber nach und nach ab. Aus den verbleibenden Urgeschlechtszellen (Oogonien) entwickeln sich in regelmäßigen Zeitabständen die weiblichen Geschlechtszellen (Oozyten), wobei aber im Gegensatz zur Samenzelle das Zytoplasma nicht abgestoßen, sondern im Gegenteil stark vermehrt wird. Das geschieht dadurch, dass bei jeder Reifeteilung eine der beiden Zellen als Polzelle abgestoßen und deren zytoplasmatischer Anteil der Eizelle zugeschlagen wird. Durch die starke Vermehrung des Zytoplasmas ist die Eizelle allmählich nicht mehr in der Lage, ihren Stoffwechsel selbst aufrechtzuerhalten. Die Stoffprozesse würden rasch erlahmen, d.h. die Eizelle würde zugrunde gehen, wenn sie nicht, ähnlich wie die Samenzelle, durch Hilfszellen, sog. Follikelepithelzellen, die die Eizelle kranzartig umgeben (Corona radiata), am Leben erhalten würde (Abb. 15).

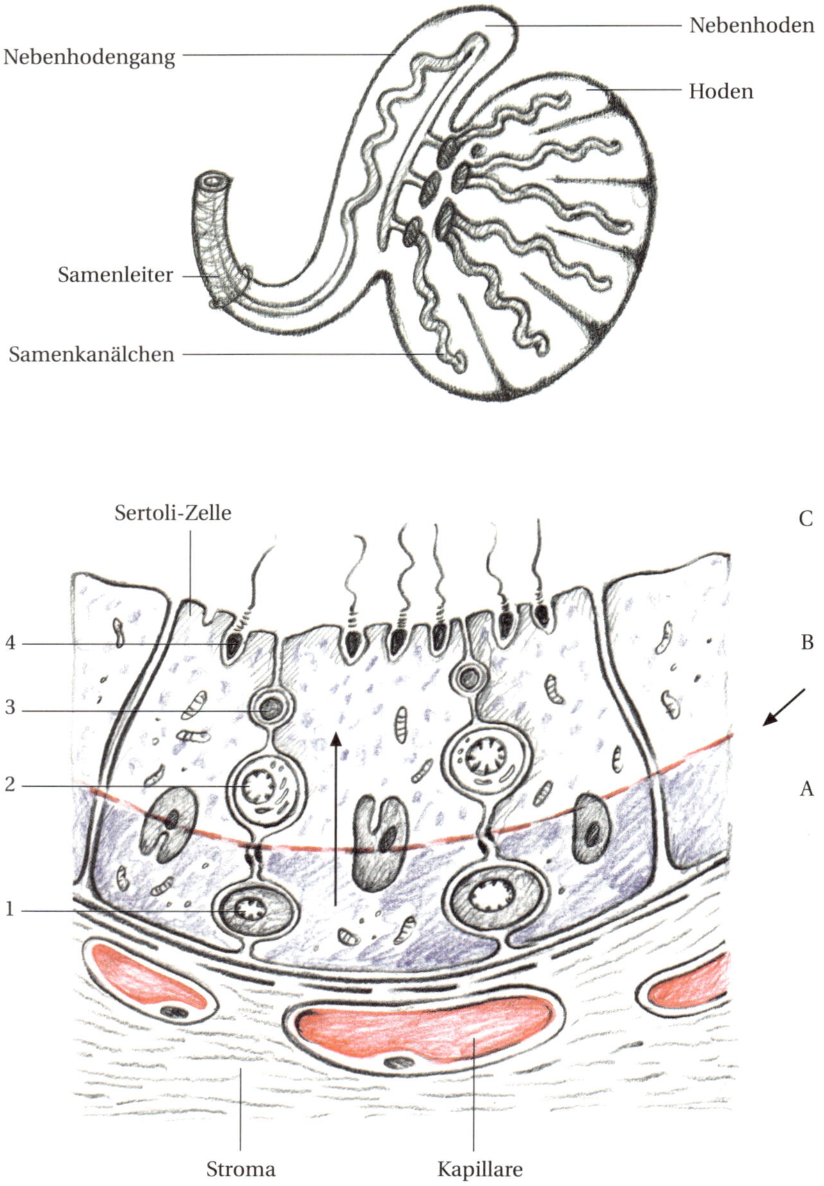

Abb. 14. ***Männliche Keimdrüse*** *(Hoden, Testis). Darstellung der Samenzellentwicklung. Die Vermehrung der Urgeschlechtszellen (Spermatogonien) vollzieht sich im basalen Kompartiment des Keimepithels (A). Dieses wird durch die Blut-Testis-Schranke (Pfeil) gegen das Gefäßsystem abgeschlossen, so dass keine zirkulierenden, schädlichen Stoffe die weitere Entwicklung der Spermien in den adluminalen und luminalen Kompartimenten (B und C) stören können. Die Samenzellreifung besteht im Wesentlichen in einer Konzentration des Zellkerns, der nur die Hälfte des Chromosomensatzes enthält (haploide Form) und in einer Abstoßung des Zytoplasmas, das dann von den Sertoli-Zellen «verdaut» wird.*

Ausschnitt aus dem Epithel eines Samenkanälchens.
A = Basales Kompartiment mit Spermatogonien (1);
B = Adluminales Kompartiment mit Spermatozyten I. Ordnung (2) und daraus hervorgehenden Spermatozyten II. Ordnung (oder Spermatiden) (3);
C = Luminales Kompartiment mit unreifen Spermien (4), deren Köpfe im Zytoplasma der Sertoli-Zellen stecken.
Pfeil = Blut-Testis-Schranke
Stufen der Keimzellenentwicklung:
1 = Unreife Keimzelle (Spermatogonie) (diploid);
2 = Spermatozyte I. Ordnung (diploid);
3 = Spermatozyte II. Ordnung (Spermatide) (haploid);
4 = Unreife Samenzelle (Spermie)

Auch bei der Differenzierung der weiblichen Eizelle wird die Hälfte des genetischen Materials zusammen mit den Polzellen abgestoßen, so dass schließlich nur noch ein haploider Chromosomensatz übrig bleibt. Phänomenologisch betrachtet wird also bei der Geschlechtszellenreifung die Ganzheit einer Zelle «zerrissen». Jede der beiden befruchtungsfähigen Keimzellen verfügt dann nur noch über einen Teil des sonst in «ganzen Zellen» vorhandenen Organellensatzes. Jede hat sich in eine, zur anderen Zelle polaren Form ausdifferenziert (Abb. 16).

Befruchtungsvorgang (Konzeption). Die Befruchtung ist ein Vorgang, der die Ganzheit auf zytologischer Ebene wieder herstellt, d.h. aus zwei «fragmentarischen Halbheiten» von «Zellen», die vorher an der Grenze ihrer biologischen Existenz nur mit Hilfe von

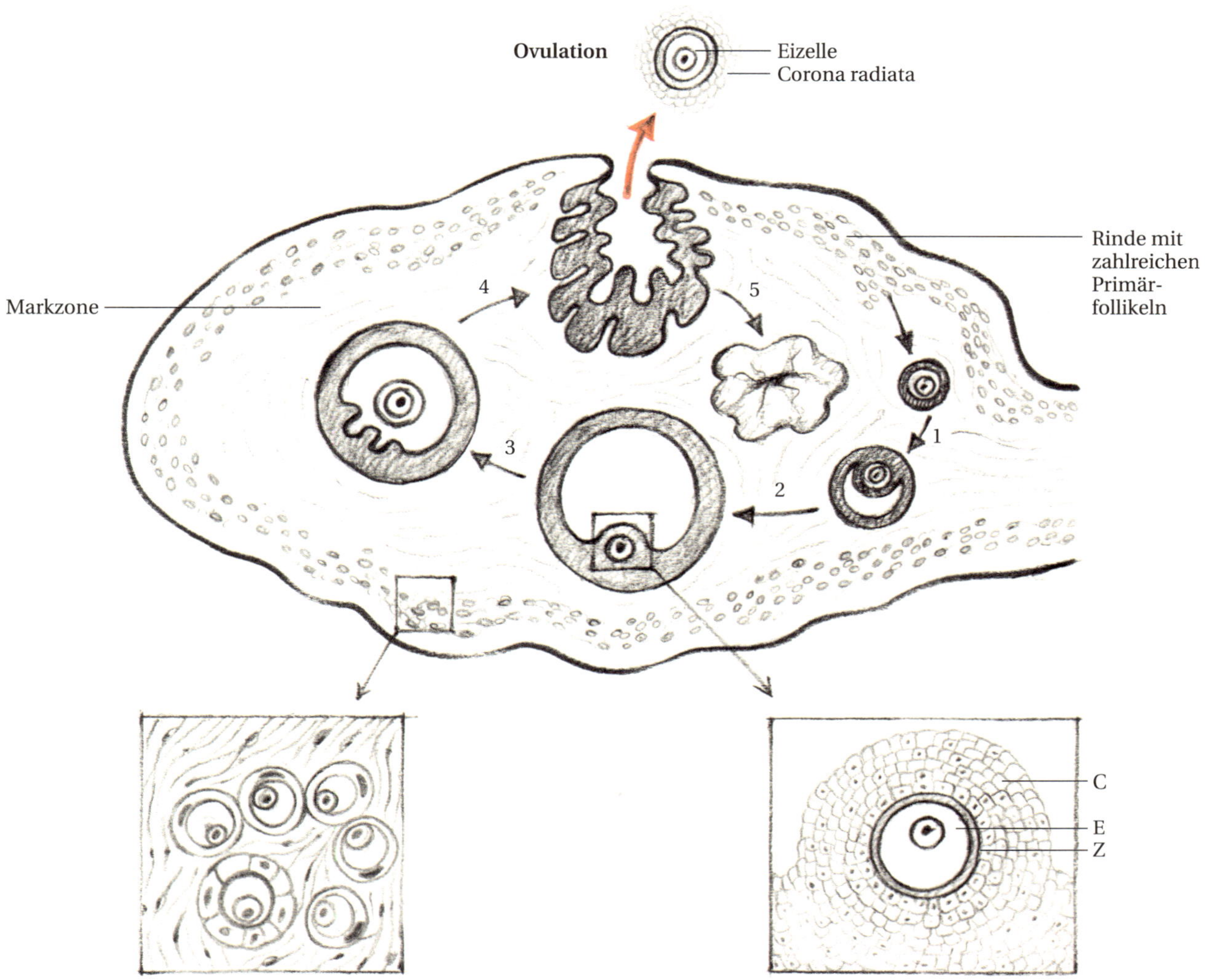

Abb. 15. ***Eizellenreifung*** *(Oogenese)* ***im menschlichen Ovar bis zur Ovulation*** *(roter Pfeil).*
1 = Bildung eines Sekundärfollikels aus einem Primärfollikel der Rinde, Einwanderung in die Markzone des Ovars. Ausschnitt links: Rindenzone mit mehreren Primärfollikeln (unreife Eizellen oder Oozyten);
2 = Übergang zum Tertiärfollikel;
3 = Tertiärfollikel (Graaff-Follikel) – Ausschnitt rechts: Eihügel (Cumulus oviger) mit Eizelle (E), zellulärem Strahlenkranz (Corona radiata; C) und Hüllschicht (Zona pellucida; Z);
4 = Ovulation (Ausstoßung der Eizelle zusammen mit der umgebenden Corona radiata);
5 = Bildung des Gelbkörpers (Corpus luteum) und Übergang in den Narbenkörper (Corpus albicans)

Hilfszellen (Sertoli- bzw. Follikelepithelzellen) am Leben erhalten werden konnten, wieder eine Ganzheit macht (Abb. 17).

In der Tat beobachtet man, dass nach dem Eindringen des Spermiums in die Eizelle, d.h. nach der Befruchtung, der vorher stark reduzierte Stoffwechsel der Eizelle wieder in Gang kommt, die Zellatmung schlagartig intensiv einsetzt und die Stoffaustauschvorgänge als Ausdruck biologischer Aktivität sofort stark zunehmen. Die Hilfszellen sind jetzt nicht mehr nötig und werden nach und nach abgestoßen (Abb. 18). Genauer besehen ist das Ergebnis der Befruchtung aber keineswegs «nur» die Wiederherstellung einer lebensfähigen Zellganzheit, sondern vielmehr die Konstitution eines **neuen Organismus**. Die **befruchtete Eizelle** oder Zygote ist der physische **Keim für**

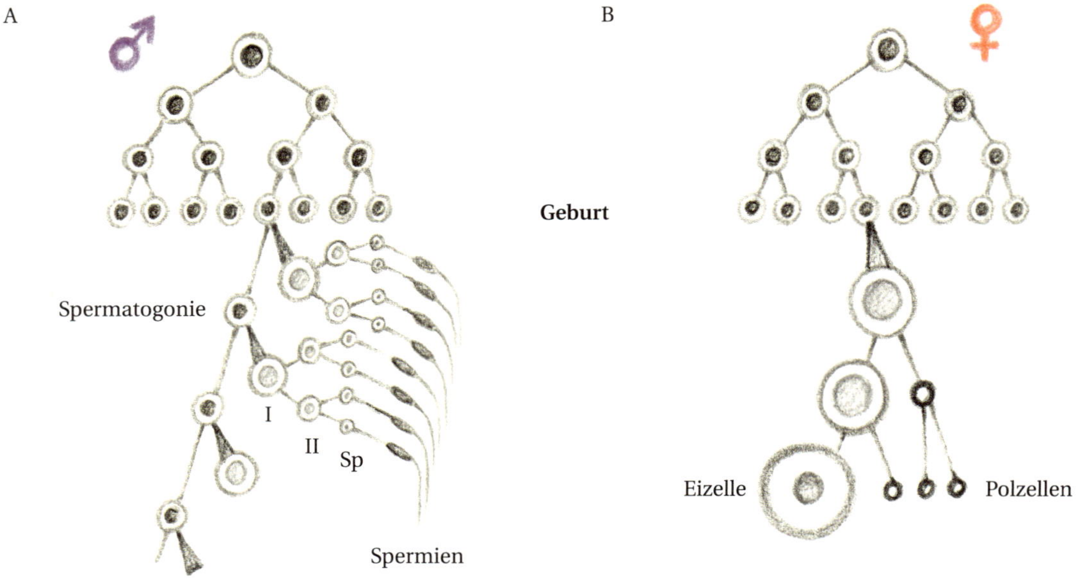

***Abb. 16. Unterschiedliche Entwicklung der Samenzellen (A) und Eizellen (B) nach der Geburt** (nach Rollshoven).*

I = Spermatozyten I. Ordnung;
II = Spermatozyten II. Ordnung;
Sp = Spermatiden

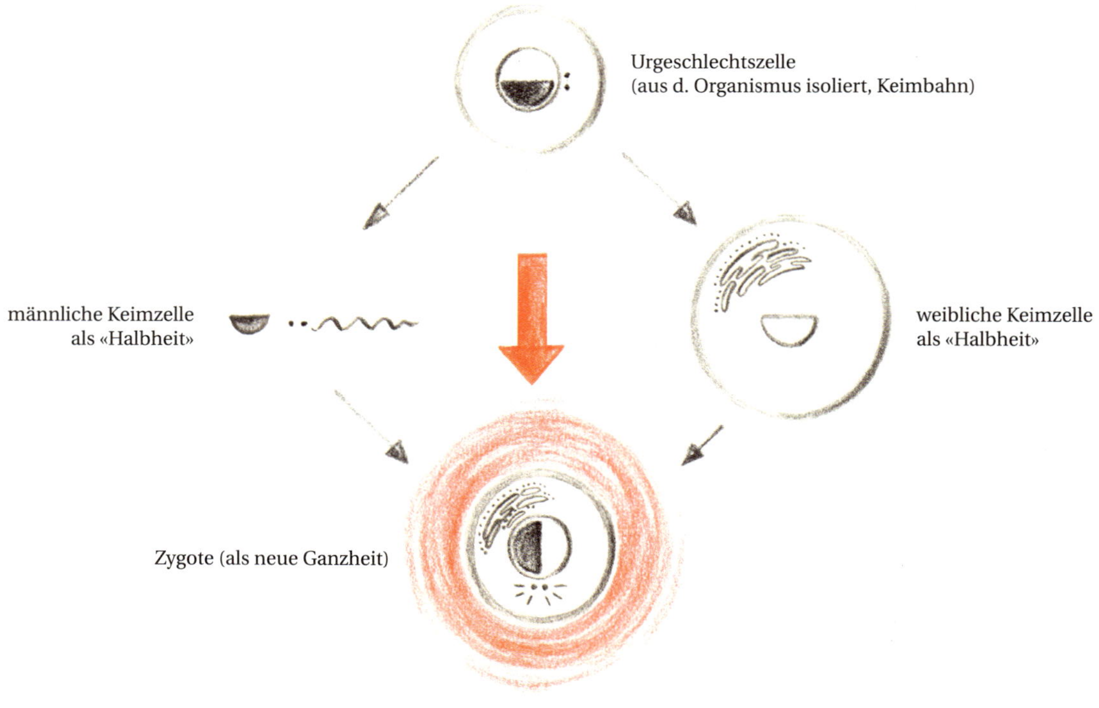

*Abb. 17. **Vorgang der Konzeption.** Aus zwei zellulären «Halbheiten» wird durch einen neuen Einschlag (roter Pfeil) eine neue Ganzheit (Organismus) geschaffen.*

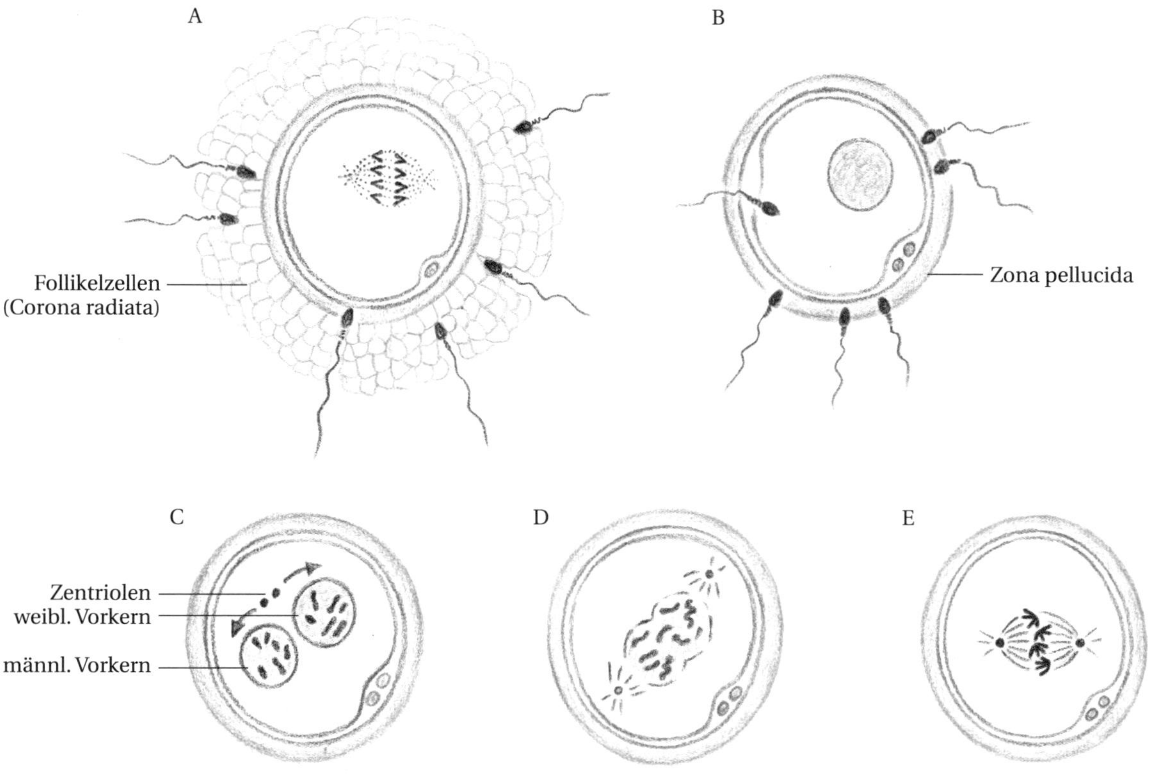

Abb. 18. ***Befruchtungsvorgang*** *(nach Keith Moore und T. Persaud) (36);*
A = Eizelle, von Follikelzellen umgeben, kurz vor der Befruchtung. Die 2. Reifeteilung beginnt;
B = Eindringen des Spermiums. Follikelzellen werden abgestoßen, die 2. Reifeteilung wird beendet;
C = Bildung eines männlichen und weiblichen Vorkerns. Teilung der Zentriolen;
D = Verschmelzung der beiden Vorkerne. Bildung einer Mitosespindel;
E = Die Chromosomenpaare (jetzt existiert wieder ein diploider Chromosomensatz!) ordnen sich zur Aequatorialplatte an. Das Genom ist neu konstituiert. Die Spindel ist vollendet, die erste Furchungsteilung beginnt.

einen neuen Organismus und keineswegs eine «Zelle», wie wir sie in späteren Entwicklungsstadien zu sehen bekommen. Dieser Durchgang durch einen fast «leblosen», ungeordneten Zustand, den die Keimzellen vor der Befruchtung durchmachen und bei dem die Chromosomen während der Reifeteilungen (Meiosen) starke strukturelle Veränderungen in Form von Austauschvorgängen, Überkreuzungen usw. durchmachen, d.h. das genetische Material durchgemischt und neu geordnet wird, erscheint als die wesentlichste Voraussetzung für die Inkarnation eines neuen Individuums (29). Bei den Reifeteilungen lagern sich nämlich die Chromosomen enger aneinander als bei den üblichen Zellteilungen (Mitosen). Sie bilden sog. **Tetraden**, d.h. Vierergruppen von Chromosomenfäden (Chromatiden). Bei diesen Aneinanderlagerungen kommt es nicht nur zu Austauschprozessen, Überkreuzungen (crossing over) und Verlagerungen, d.h. zu einer vollständigen Neuordnung des genetischen Materials, sondern auch zu einer «Generalbereinigung» aller im Laufe des individuellen Lebens aufgetretenen Störungen und Fehler (Chromosomenreparatur). Man hat an Zellkulturen festgestellt, dass sich jede Zelle des menschlichen Organismus etwa nur 50 mal teilen kann (30 u. 31). Würden die gealterten Zellen eines reifen oder absterbenden Organismus unverändert auf die Geschlechtszellen übergehen, würden die Zellen des Embryos bereits «alt» sein, bevor die Entwicklung überhaupt begonnen hätte. Die in den Zellen verankerte «Uhr» muss also irgend-

Zellorganellen	(Spermium)	(Eizelle)
Kern (Chromosomen)	1/2	1/2
Mitochondrien	0	++
Zytoplasma (ER usw.)	0	+++
Zentriolen	++	Ø

Tab. 7. Unterschiedliche Aufteilung der Zellorganellen bei der Eizellen- und Samenzellreifung.

wann wieder «auf 0» gestellt werden. In welcher Weise dies geschieht, ist heute noch nicht geklärt. Fest steht aber, dass nach der Befruchtung für den neuen Organismus ein völlig neuartiger und in seiner Art für jedes Individuum einmaliger, «junger», «bereinigter» Chromosomensatz vorliegt und dass auch das Zytoplasma mit seinen Organellen in einen neuen Zustand übergegangen ist. Bei der Vorbereitung des Befruchtungsvorganges könnten daher durchaus Kräfte von außen auf das genetische Material und das Zytoplasma umgestaltend und erneuernd einwirken. Welche Kräfte dies allerdings sind, ist nicht geklärt. Die geschilderten Phänomene sprechen jedoch eindringlich für eine Präexistenz des Geistes; denn das Neue, das sich nach der Befruchtung als das organisierende Element zeigt, kann ja nicht allein aus den zellulären «Bruchstücken», die bei der Konzeption «zusammengewürfelt» werden, erklärt werden (vgl. bes. 29).

Vom Vater (Samenzelle) haben wir außer dem halben Genom vor allem die Zentriolen, die im späteren Organismus bei der Zellteilung und bei den zellulären Gestaltungsvorgängen eine Rolle spielen. Von der Mutter (Eizelle) kommen hauptsächlich die Stoffwechselorganellen, das Zytoplasma und die Mitochondrien sowie ebenfalls ein halbes Genom (Tab. 7). Die befruchtete Eizelle (Zygote) ist keine Zelle üblicher Art, sondern die «Urzelle», d.h. der Keim für den späteren, noch nicht erkennbaren, aber bereits potentiell vollständig vorhandenen Gesamtorganismus. Wäre eine solche Ganzheit nicht vorhanden, würde der Keim absterben, was in der Tat auch in etwas weniger als der Hälfte der Fälle geschieht (nach amerikanischen Untersuchungen sterben etwa 40% aller befruchteten Eizellen im Uterus **vor** der Einbettung in die Uterusschleimhaut ab).

Bedeutung des Befruchtungsvorganges. Um das Wesen des Befruchtungsvorganges wirklich zu verstehen, muss man sich aber noch Folgendes klarmachen. Ei- und Samenzellen sind Einzelelemente, isolierte, selbstständige «Zellen», die in vergleichbarer Form im Organismus sonst nicht vorkommen. Es gibt im Körper keine Einzelzellen dieser Art, sondern nur Zellverbände. Selbst dort, wo Einzelzellen vorkommen (Blut, Bindegewebe) gehören sie zu Zellsystemen, die immer in ein spezifisches Umfeld eingebettet sind.

Die **Keimdrüsen** (Hoden, Eierstock) sind nun aber Orte, die gewissermaßen aus dem Gesamtorganismus ausgegliedert worden sind und für dessen Lebensprozesse keine unmittelbare Bedeutung mehr haben, aber dadurch den Keimzellen ihre einseitige Differenzierung ermöglichen. Sie sind sozusagen «Leerräume», wo das «Zerreißen» der zellulären Ganzheit, unbehelligt von den Lebensprozessen des übrigen Organismus, stattfinden kann. Uterus und Eileiter sind dann ebenfalls «ausgesparte Räume», wo unabhängig vom übrigen Körper, Befruchtung und Keimesentwicklung eines neuen, für den Mutterorganismus fremden Organismus vonstatten gehen können.

Die Befruchtung, d.h. die Vereinigung von Ei- und Samenzelle, erfolgt in der Regel in der ampullären Erweiterung des Eileiters (Ampulla tubae). Bedenkt man, dass die Keimzellen eigentlich im Absterben begriffene Zellfragmente darstellen, muss man sich doch fragen, was die nach der Konzeption schlagartig einsetzende Wiederbelebung der Zellelemente und die sofort beginnende Entwicklung des Keimes eigentlich bewirkt.

Im mütterlichen Organismus können die Ursachen für die Entwicklung des neuen Organismus nicht liegen, da dieser dafür ja nur den «Freiraum» zur Verfügung gestellt hat. Diese Entwicklung vollzieht sich in vier großen Stufen, die mit nichts, was sonst im Organismus vor sich geht, vergleichbar sind. Die nach der Konzeption ablaufenden Furchungsteilungen und die nach der Einbettung des Keimes in die Uterusschleimhaut einsetzenden Entwicklungsvorgänge haben keinerlei Vorbild in «normalen» organischen Prozessen des mütterlichen Organismus. Hier bleibt eine Frage offen, die für das Verständnis des Menschenwesens von größter Bedeutung ist. Betrachten wir zunächst die Entwicklungsschritte selbst etwas genauer.

4.2.
Gestaltstufen der Embryonalentwicklung

Dass es sich bei der befruchteten Eizelle oder Zygote nicht um eine Zelle üblicher Art handelt, lässt sich schon an den ersten Entwicklungsvorgängen nach der Befruchtung ablesen. Diese stellen nämlich keineswegs mitotische Zellteilungen, sondern **Furchungsteilungen** dar. Furchungsteilungen unterscheiden sich von «normalen» Zellteilungen vor allem dadurch, dass sie ohne nachfolgende Wachstums- und Differenzierungsprozesse vonstatten gehen und zu einer exponentiellen Vermehrung der Furchungszellen führen. Exponentielle Teilungsvorgänge (1–2–4–8–16 usw.) finden im Organismus sonst nur unter pathologischen Bedingungen statt, z.B. bei Tumoren (Krebs). Die Embryonalentwicklung beginnt also damit, dass sich die befruchtete Eizelle in zwei Hälften (zwei Furchungszellen) teilt, ohne dass weitere Differenzierungsschritte erfolgen. Tötet man z.B. bei Amphibien eine dieser Hälften ab, entwickelt sich aus der anderen nur eine Körperhälfte (Abb. 19). Dies hat der berühmte Anstichversuch von Wilhelm Roux gezeigt (32). Hans Driesch (33) hat aber dann später nachgewiesen, dass auch aus der übrigbleibenden Hälfte ein ganzer Organismus entstehen kann, und zwar dann, wenn man die beiden Furchungszellen voneinander trennt und ein wenig schüttelt. Die beiden Furchungszellen sind also im Hinblick auf ihr Entwicklungsschicksal noch nicht determiniert. Der Rouxsche Versuch zeigt aber, dass die erste Furchungsebene die spätere Medianebene des Körpers ist, also die Dimension des Rechts-Links festlegt (Abb. 20 A_1). Die zweite Furchungsebene findet dann in einer Ebene statt, die zu der ersten senkrecht steht (Abb. 20 A_2). Die dritte Furchungsebene schneidet wiederum senkrecht zu den beiden vorangegangenen Ebenen ein und grenzt damit im Anlagematerial z.B. bei den Amphibien den vegetativen Pol des Keims (Bauchseite) von dem animalen Pol (Rückenseite) ab (Abb. 20 A_3). Die ersten drei Furchungsebenen gliedern also den Keim in fast mathematischer Weise in die drei Dimensionen des Raumes ein. Der «Raum» bleibt aber außen, er wird noch nicht verinnerlicht.

Die weiteren Furchungsteilungen erzeugen dann immer kleinere Zellelemente, so dass schließlich ein

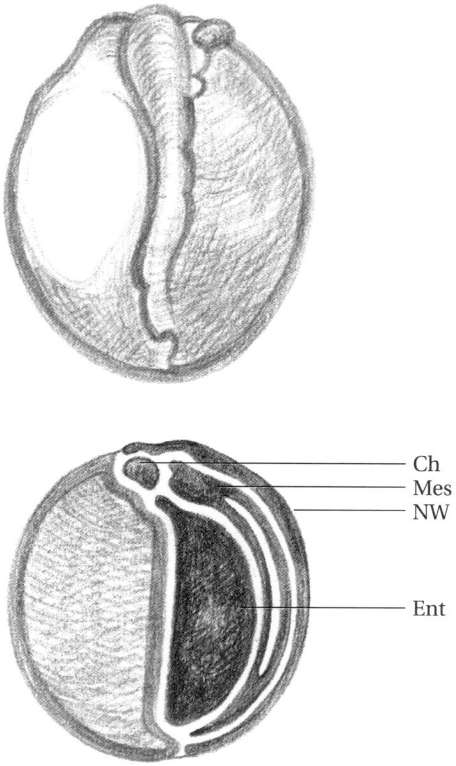

Abb. 19. ***Entwicklung eines Hemi-Embryos vom Frosch*** *(Rana), nachdem die linke Furchungszelle durch Anstich zerstört worden ist (aus D. Starck (37).*
Ch = Chorda dorsalis; Ent = Entoderm;
Mes = Mesoderm (Somiten und Seitenplatten);
NW = Neuralwülste;
Ent = Entoderm.

Zellhaufen zustande kommt, der aber insgesamt nicht größer ist als die befruchtete Eizelle selbst. Es hat also noch kein Wachstum stattgefunden, sondern lediglich eine Aufteilung des Ausgangsmaterials in kleinere Einheiten. Das Endergebnis ist das sog. Maulbeerstadium (**Morula**, s. Abb. 20 B_1).

Bei Amphibien, bei denen die weiteren Entwicklungsschritte besonders gut untersucht worden sind, folgt dann ein zweites Stadium, das dadurch charakterisiert ist, dass sich durch Flüssigkeitsansammlungen im Inneren des Keimes ein Hohlraum ausbildet und an der Oberfläche ein Häutchen entsteht, das die Voraussetzung für die späteren Zellbewegungen darstellt. Man nennt dies das Bläschenstadium (**Blastula**, s. Abb. 20 B_2 und B_3).

Gastrulation. Nun folgt ein dramatischer Augenblick, insofern als jetzt erstmalig Zellbewegungen, das heißt Zellwanderungen und Zellverschiebungen einsetzen. Diese beginnen an einer bestimmten Stelle, nämlich am Urmund und führen dazu, dass sich Zellen nach innen verlagern, d.h. dass eine Einstülpung oder Invagination von Zellen beginnt (Gastrulation). Bei niederen Wirbeltieren (z.B. beim Amphioxus) wird das eingestülpte Gewebsblatt zum Entoderm, bei Amphibien im dorsalen Bereich zum Mesoderm und nur im ventralen Bereich zum Entoderm. Das außen verbleibende Blatt wird dann zum Ektoderm (Abb. 20 C). Durch die Gastrulation ist es also zur Bildung von **Keimblättern** gekommen. Jetzt kann man erstmalig ein Innen und ein Außen unterscheiden. Den durch die Einstülpungsbewegung entstandenen Innenraum, der durch den Urmund erreichbar ist, nennt man **Urdarm**. Da der tierische Organismus sich gegenüber dem pflanzlichen vor allem dadurch auszeichnet, dass er Innenräume und Innenstrukturen besitzt, kann man die Gastrulation als den Beginn der eigentlichen Tierwerdung bezeichnen.

Die geschilderte Invaginationsbewegung stellt aber zunächst nur die äußere Seite des Prozesses dar. 1926 hat H. Spemann (34) entdeckt, dass die Transplantation eines Gewebsstückchens aus der dorsalen Urmundlippe (Abb. 20 C_2, UL) an eine andere Stelle des Keimes dort ebenfalls einen Gastrulationsvorgang in Gang bringt, d.h. eine Einstülpungsbewegung mit allen Folgeprozessen bis zur Ausbildung eines zweiten Embryos organisieren kann. Spemann nannte daher die dorsale Urmundlippe den **Organisator** des sich bildenden Organismus.

Wie kann eine solche Organisation erfolgen? Experimentelle Untersuchungen haben gezeigt, dass von den eingestülpten Zellen, die im Dach des Urdarmes liegen (bei Amphibien also von der Mesodermplatte aus), «Impulse» ausgehen, die auch an anderen Stellen des Keimes Einstülpungs- und Abfaltungsvorgänge auslösen können, d.h. zuerst die Abschnürung des Nervenrohres vom darüber liegenden Ektoderm, wodurch die Anlage des Nervensystems entsteht; später dann die Entwicklung des Darmrohres und (aus dem Mesoderm) die der Ursegmente und Seitenplatten, so dass dann am Schluss die Anlagematerialien für alle späteren Organsysteme gebildet worden sind. Mit der Abfaltung des Nerven- oder Neuralrohres hat das vierte Stadium der frühen Embryonalentwicklung begonnen, die sog. **Neurulation**. Der Keim wird in Analogie zur Gastrula jetzt **Neurula** genannt (Abb. 20 D).

Entwicklungsphysiologische Gesichtspunkte. In welcher Form die organisierenden Impulse von der Chorda-Mesodermplatte ausgehen, weiß man nicht genau. Da sie im angrenzenden, noch undifferenzierten Gewebe eine Organbildung auslösen, d.h. induzieren, bezeichnet man das induzierende Gewebe als Induktor und das induzierte Gewebe als Indukt. Durch **Induktion** wird aber nicht nur die Entwicklungsrichtung des Gewebes festgelegt, d.h. determiniert, sondern zugleich auch die bisherige Omnipotenz der Zellen eingeschränkt. In den vorangegangenen Stadien konnte nahezu jede Zelle noch alles werden (Omnipotenz). Ihr späteres Schicksal war noch nicht festgelegt. Bei der Blastula kennt man durch Transplantationsversuche das Schicksal jeden Areals. Man kann auf die Oberfläche einen Anlageplan wie eine Karte zeichnen, aber die Zellareale sind noch gegeneinander austauschbar, ohne dass Entwicklungsstörungen auftreten. Der Plan ist zwar vorhanden, aber noch nicht im Gewebe «fixiert», das heißt noch nicht determiniert. Induktions- und Determinationsvorgänge beginnen erst mit der Gastrulation. Nach der Gastrulation lässt sich das Gewebe dann nicht mehr ohne weiteres transplantieren. Die transplantierten Gewebsstückchen machen dann, wenn es sich z.B. um Neuralrohrmaterial handelt, ihre Entwicklung in Richtung Nervengewebe weiter und fügen sich nicht mehr in die Umgebung ein, d.h. sie entwickeln sich herkunftsgemäß und nicht ortsgemäß. Ihre Anpassungsfähigkeit ist weitgehend verloren gegangen. Sie sind nicht mehr omnipotent, sondern nur noch pluri- oder unipotent. Diese Determination erfolgt aber nicht «mit einem Schlag», sondern stufenweise. Die determinierenden Felder sind anfangs relativ groß und überlappen sich sogar stellenweise. Man könnte vergleichsweise sagen: Die embryogenetischen Felder erteilen anfangs umfassendere «Befehle» (z.B. «mache Nervensystem») und später immer detailliertere und speziellere «Befehle» (z.B. «mache Nervengewebe» oder wiederum etwas später «mache Nervenzellen»). Die induzierenden Felder werden also zunehmend kleiner, d.h. sie gliedern sich stärker auf, was man als Zerfall oder Segregation der Felder bezeichnet hat. Diese findet vor allem nach der Neurulation statt.

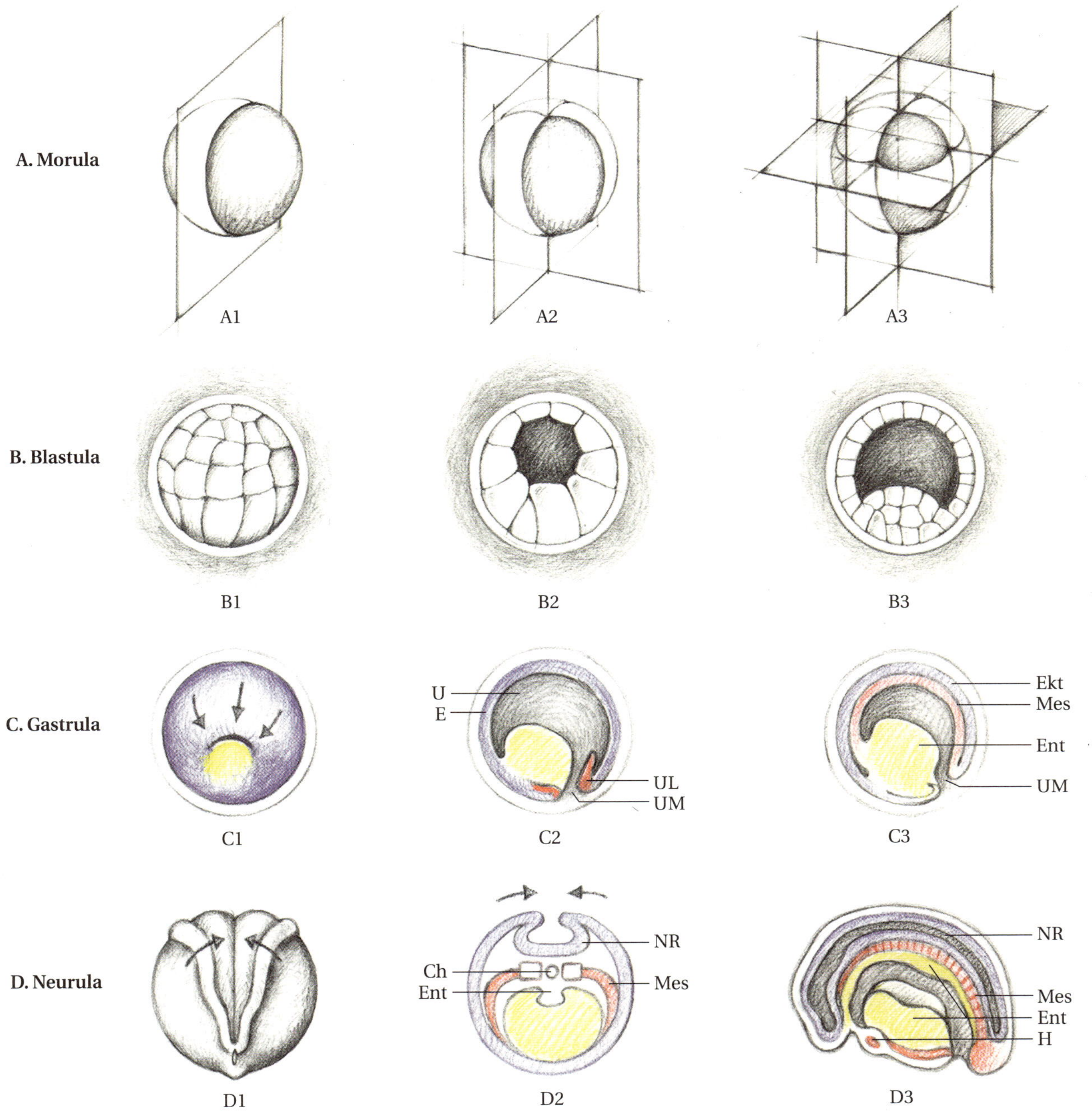

Abb. 20. ***Elementare Entwicklungsstadien der Embryonalentwicklung bei niederen Wirbeltieren*** *(Amphibien). A = Die ersten drei Furchungsteilungen (A1, A2, A3); B1 =* ***Morulastadium****; B2 und B3 = Bläschenbildung* ***(Blastulastadium)*** *dargestellt an Schnitten; C = Einstülpungsvorgang* ***(Gastrulastadium)****; C_1 = Beginnende Urmundbildung (Pfeile); C_2 = Schnitt durch eine frühe Gastrula, beginnende Einstülpung des Ektoderms und Bildung des Urdarms; E = Ektoderm;, U = Urdarm; UL = Urmundlippe; C_3 = Schnitt durch eine späte Gastrula, die Bildung der Keimblätter ist abgeschlossen (Ekt = Ektoderm, Mes = Mesoderm, Ent = Entoderm, UM = Urmund); D = Körperbildung* ***(Neurulastadium)****; D1 = beginnende Auffaltung der Neuralwülste (Neuralrohrbildung; Pfeile); D2 = Querschnitt durch eine frühe Neurula, die Anlagen für die drei großen Funktionssysteme bilden sich aus den drei Keimblättern: Nervensystem aus dem Ektoderm (beginnende Bildung des Neuralrohres; Pfeile), Darmsystem aus dem Entodermrohr (Ent), Zirkulationsorgane, Chorda dorsalis (Ch) und Körpersubstanz aus dem Mesoderm (Mes), Ch = Chorda dorsalis. D3 = Längsschnitt durch eine späte Neurula.*
NR = Neuralrohr, Mes = Mesoderm mit Urwirbeln, Ent = primitives Darmrohr mit Dotterresten, H = Herzanlage.

Man nimmt heute an, dass diese «Befehle» von bestimmten Genen ausgehen, die die Entwicklung der jeweiligen Strukturen bewirken. Früher kannte man nur Gene, die für die Ausbildung von Einzelmerkmalen verantwortlich sind. Inzwischen sind aber auch übergeordnete Gene entdeckt worden, die die Entwicklung ganzer Organe oder Organteile auslösen können. Man kennt mittlerweile eine ganze Hierarchie von Genen, die zusammen mit entsprechenden Strukturen des Zytoplasmas stufenweise eine Reaktionskette in Gang setzen, die am Ende zur Ausbildung des jeweiligen Organs oder Organismus führt. Obwohl die molekularbiologischen Mechanismen dieser Reaktionsabläufe heute mit immer größer werdender Genauigkeit bekannt werden, bleibt es dennoch rätselhaft, durch welche Kräfte sie letztlich in Gang gesetzt werden und wodurch die zeitliche Ordnung dieser verschiedenen Prozesse zustande kommt. Ein induzierend wirkender Stoff (Induktor) kann nämlich nur in einem sehr engen zeitlichen Rahmen bei einem anderen Gewebe den Differenzierungsvorgang auslösen, d.h. das Gewebe muss «sensibel» für den Induktionsreiz sein. Dem Entwicklungsgeschehen liegt also eine hochkomplizierte Zeitordnung («Zeitgestalt») zugrunde, ohne die sich ein normal strukturierter Organismus nicht ent wickeln kann. Es muss also noch ein übergeordnetes, die zeitlichen Abläufe regelndes Kräftesystem geben, das für den **Bauplan** des jeweiligen Organismus verantwortlich ist und in dessen Rahmen die genetischen Prozesse nur die die Form realisierenden Mechanismen darstellen.

Spätestens an dieser Stelle muss man sich fragen, wo kommen die Kräfte her, die – wie wir oben gesehen haben – die Neuordnung des genetischen Materials bei den Reifeteilungen, die Wiederbelebung der gewissermaßen «im Sterben liegenden Eizelle» und die nach der Befruchtung einsetzenden Gestaltungsvorgänge eigentlich bewirken? Im Genom ist sicher ein gewisses Entwicklungsprogramm kodiert. Aber wodurch wird dieses Programm abgerufen, durch welche Kräfte wird es verwirklicht?

Weisen nicht alle Phänomene darauf hin, dass es die sich inkarnierende Individualität selbst ist, die sich bei der Konzeption mit der Zygote verbindet und die weiteren Entwicklungsschritte vom Umfeld des Keimes aus, sozusagen von außen nach innen, stufenweise initiiert, d.h. eben sich «in-karniert», wobei die großen Entwicklungsstufen der Menschheit im Prinzip (nicht im Detail) nochmals durchlaufen werden müssen?

Von diesen Gesichtspunkten aus erscheint die Konzeption plötzlich in einem ganz anderen Licht. Man sieht, dass es sich bei der befruchteten Eizelle (Zygote) nicht um eine «Zelle» im üblichen Sinne handeln kann. Hier ist bereits die ganze spätere Individualität präsent, wenn auch nur als Kräftesystem im Umfeld, sozusagen als Sphäre (Abb. 17). Es ist bereits alles vorhanden, jedenfalls potentiell, was später in Erscheinung tritt. Es kommt nichts mehr hinzu! Man kann nicht sagen, eigentlich beginnt die menschliche Existenz erst nach dem 1., 2. oder sogar erst nach dem 3. Monat. Die Existenz ist vom ersten Augenblick an gegeben. Der Gedanke der Präexistenz des Geistes muss daher zwangsläufig alle den Schwangerschaftsabbruch betreffenden Fragen in ein ganz neues Licht rücken.

Qualitative Unterschiede der ersten vier elementaren Entwicklungsstufen

Die vier oben beschriebenen Entwicklungsstufen sind von grundsätzlicher Bedeutung. Morula, Blastula, Gastrula und Neurula bedeuten entwicklungsgeschichtliche Schritte, bei denen jedes Mal eine neue Qualitätsstufe der Entwicklung erreicht wird.

Bei der **Morula** ist das «Kräftefeld» als Ganzes noch nicht mit dem Keim verbunden, es umgibt ihn gewissermaßen noch wie eine Sphäre. Was sich realisiert, ist sozusagen nur die Dimensionalität des Raumes als solche (Rechts-Links, Oben-Unten, Vorne-Hinten), ohne dass diese jedoch schon im Körper determiniert wäre. Man sieht nur, dass – wenn eine der beiden Furchungszellen abgetötet wird – sich nur die rechte bzw. linke Körperhälfte ausbildet. Man kann für dieses Stadium das mathematische Bild des Punktes mit dem umgebenden Kreis als Sphäre wählen (vgl. Novalis; 28). Die Morula ist gewissermaßen nur der Kristallisationspunkt für die beginnende Entwicklung. Zellwachstum und Zelldifferenzierung gibt es noch nicht. Der Zustand ist mit den unbelebten Organisationsformen der Natur vergleichbar. Er ist gewissermaßen «mineralisch» – der Keim hat noch keine eigene Innerlichkeit, keine echte Lebendigkeit.

Das **Blastulastadium** ist vor allem durch Oberflächenbildungen charakterisiert. Hier ist zwar schon, wenn man das Schicksal der einzelnen Zellbereiche

Stadien	Amphibien	Mensch	Vorgänge	Kräfte	Mathematischer Vergleich (s. Novalis)	Vergleichbare Seinsstufen
1.	Morula	Morula	Furchungs-teilungen	Sphäre – Umkreis	Punkt	Mineralstufe
2.	Blastula	Blastozyste (Embryoblast + Trophoblast) Keimscheibe	Oberflächen-bildung (Keimblätter) (Ekto-+ Entoderm)	Anlageplan	Fläche	Pflanzenstufe
Umstülpung						
3.	Gastrula	Primitivstreifen, Kopffortsatz	Zellbewegung, Einstülpung (Mesoderm – Mesenchym)	Induktion, Determination	Raum (Gegensatz Innen – Außen)	Tierstufe
4.	Neurula	Neurulation	Wachstum (Organ-systeme, Organe, Zellen)	Segregation der embryo-genet. Felder	Zeit + Raum	Wirbeltiere bis Mensch

Tab. 8. Die vier elementaren Entwicklungsstufen der Embryonalentwicklung bei Wirbeltieren und Mensch. Der Zeitfaktor spielt natürlich auch auf der Tierstufe eine Rolle, aber nur beim Menschen bedeutet das Zeitgeschehen auch Evolution und Höherentwicklung.

verfolgt, ein «Anlageplan» auf der Oberfläche erkennbar, eine Festlegung (Determination) ist jedoch noch nicht erfolgt. Ein von innen heraus fortschreitendes Wachstum gibt es noch nicht. Es ist ein Prozess, den man mit einer Spiegelung vergleichen könnte. Es ist gewissermaßen das Pflanzenstadium des Keimes. Obwohl die Pflanze natürlich lebt und wächst, ist ihre organismische Existenz jedoch hauptsächlich durch die Bildung von Oberflächen charakterisiert. Goethes Urpflanze ist hauptsächlich das sich metamorphosierende Blatt. Oberflächenbildung ist aber das Wesen der Blastulation.

Erst die **Gastrulation** bringt die eigentliche Tierkörperbildung in Gang. Jetzt gibt es erstmalig ein Innen und Außen. Durch die Einstülpungen ist eine Innenwelt (Urdarm) entstanden, die vorher in dieser Form noch nicht vorhanden war. Das Ektoderm schließt den Keim gegen die Umwelt ab. Im Inneren entsteht der Urdarm und das Mesoderm. Von innen aus kann der Keim jetzt alles organisieren, was seine sich bildende Körperlichkeit ausmacht. Die Gastrula ist das Stadium, in dem die ersten großen Induktionsprozesse ablaufen. Die Organsysteme werden determiniert, Wachstum und Zelldifferenzierungen finden aber zunächst noch nicht in nennenswertem Maße statt.

Erst im **Neurulastadium** setzt das eigentliche Wachstum ein, d.h. jetzt sind die anfangs im Umfeld (Sphäre) vorhandenen Kräfte auf den Keim und seine Gewebe übergegangen. Jetzt wirken sie nicht mehr von außen, sondern von innen, und zwar in immer speziellerer Richtung. Die Differenzierungs- und Spezialisierungsprozesse werden schließlich bis zur Bildung von Einzelzellen vorangetrieben. Am Ende dieser Entwicklung sind dann z.B. Darm-, Nerven- oder Gliazellen, aber auch Muskel-, Blut- oder Knochenzellen vorhanden. Die spezialisierte Zelle ist also nicht der Anfang, sondern das Ende des Entwicklungsprozesses. **Die Entwicklung geht vom Ganzen in die Teile**. Die befruchtete Eizelle repräsentiert noch das Ganze. Die Keimblätter sind dann die Anlagen der großen elementaren Funktionssysteme, aus denen die Anlagen der einzelnen Organsysteme hervorgehen. In diesen gibt es immer noch keine Zellen im eigentlichen Sinne, sondern nur die Potenz, solche Zellen zu bilden. Erst wenn nach der Neurulation z.B. die Wachstums- und Differenzierungsvorgänge einsetzen, gliedern sich innerhalb dieser Organsysteme die einzelnen Organe und Gewebe heraus, so dass dann – ganz am Schluss – auch Einzelzellen mit spezieller Struktur und Funktion entwickelt sind.

Mit der Gastrulation entsteht erstmals so etwas wie ein Eigenraum für den neuen Organismus. Die Blastula war funktionell eigentlich nur Fläche, jetzt kommt die dritte Dimension dazu, denn durch die Einstülpung bildet der Organismus einen eigenen Innenraum aus, den er dann im Folgenden stufenweise weiter ausbaut. Nicht nur in der individuellen Entwicklung (Ontogenese), sondern auch in der Stammesgeschichte (Phylogenese) vollzieht sich die Höherentwicklung z.B. der Wirbeltierorganismen, vor allem dadurch, dass diese Innenorganisation ständig weiter ausgebaut, komplexer und vielgestaltiger wird, so dass die inneren Oberflächen (z.B. bei der Lunge oder den Kreislauforganen) immer größer werden. Die Gastrulationsbewegung, d.h. die Umwandlung (Einstülpung) von äußeren in innere Oberflächen, wie gesagt das Urbild des Tierwerdeprozesses, bleibt also später immer noch entwicklungsbestimmend. Die durch die Einstülpungsprozesse zustande gekommene Vermehrung innerer Oberflächen ist bei den Wirbeltierorganismen ein Prozess, der sich durch die ganze Evolution hindurchzieht, so dass das, was da an der Wurzel der Wirbeltiere einmal in Gang gekommen ist, zu einem der entscheidensten Entwicklungsprozesse in der Stammesgeschichte wird.

Erst nach der Neurulation fängt, wie gesagt, das differenzierende Wachstum an. Der Körper beginnt, sich in immer kleinere Funktionseinheiten zu gliedern. Mit den Wachstums- und Differenzierungsrhythmen kommt zum Raum jetzt noch die Zeit als realer, gestaltgebender Faktor hinzu. Bautzmann (35) sprach hier von der «Zeitgestalt» eines Embryos.

Die wesentlichsten Charakteristika dieser vier ersten großen Entwicklungsstufen sind in Tabelle 8 zusammengefasst. Die beschriebenen vier elementaren Entwicklungsstufen sind ihrer Qualität nach auch bei der menschlichen Primitiventwicklung, die formal zwar etwas anders abläuft als bei Amphibien, Vögeln und Säugern, wiederzufinden. Nur wird hier der dramatische Umstülpungsprozess vom Umfeld zur körperlichen Innenorganisation viel elementarer, man möchte sagen ursprünglicher (urbildhafter), sichtbar. Die Ergebnisse der experimentellen Forschung an Amphibien und Hühnchenembryonen können jedoch helfen, die qualitativen Unterschiede zwischen den einzelnen Stufen bei der menschlichen Embryonalentwicklung besser zu verstehen. Die «Sphäre» braucht nicht mehr gedacht zu werden, da sie bei der Primitiventwicklung des Menschen als funktionales Umfeld in Form der Chorionhülle real in Erscheinung tritt. So können sich die eben erarbeiteten Begriffe durch die Darstellung der menschlichen Embryonalentwicklung wesentlich vertiefen.

Zusammenfassend lässt sich also sagen: Die embryonale Entwicklung erfolgt nicht von einer Einzelzelle additiv zu einem «Zellenstaat», sondern **vom Ganzen in die Teile**, d.h. der Organismus als Ganzes ist bereits potentiell bei der Zygote vorhanden und gliedert sich durch die nachfolgende Entwicklung in immer kleinere Funktionseinheiten. Erst ganz am Schluss tritt die Einzelzelle als solche in Erscheinung. Die Reihenfolge der Differenzierungsschritte ist dabei folgende: 1. Gesamtorganismus; 2. Keimblätter; 3. Funktionssysteme; 4. Organe; 5. Gewebe; 6. Zellen mit extrazellulärer Matrix.

4.3. Menschliche Embryonalentwicklung und Embryonalhüllen (Plazentation)

Morulation. Nach der Befruchtung, die beim Menschen meist im ampullären Teil des Eileiters stattfindet (Abb. 21), setzen die zur Morula führenden **Furchungsteilungen** ein. Diese laufen beim Menschen aber nicht mehr ganz so regelmäßig wie bei den Amphibien ab, so dass bei der exponentiellen Zellvermehrung auch ungerade Zahlen zustande kommen (z.B. 1, 3, 5, 7, 13 usw.). Dies hängt damit zusammen, dass frühzeitig eine Zellgruppe, der spätere Embryoblast, im Wachstum zurückbleibt, während der gegenüberliegende Trophoblast in der Entwicklung rascher voranschreitet (Abb. 22).

Blastulation. Die weitere Entwicklung besteht nun

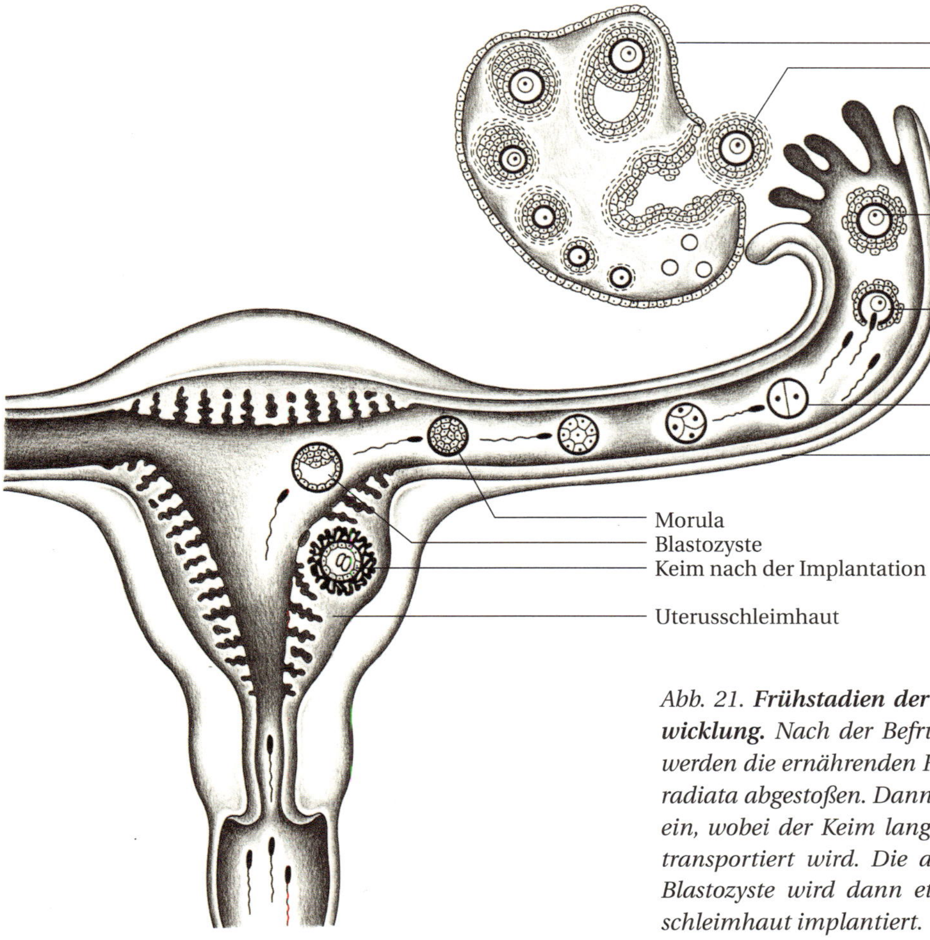

Abb. 21. ***Frühstadien der menschlichen Embryonalentwicklung.*** *Nach der Befruchtung in der Eileiterampulle werden die ernährenden Follikelepithelzellen der Corona radiata abgestoßen. Dann setzen die Furchungsteilungen ein, wobei der Keim langsam zur Gebärmutter (Uterus) transportiert wird. Die aus der Morula hervorgehende Blastozyste wird dann etwa am 6. Tag in die Uterusschleimhaut implantiert.*

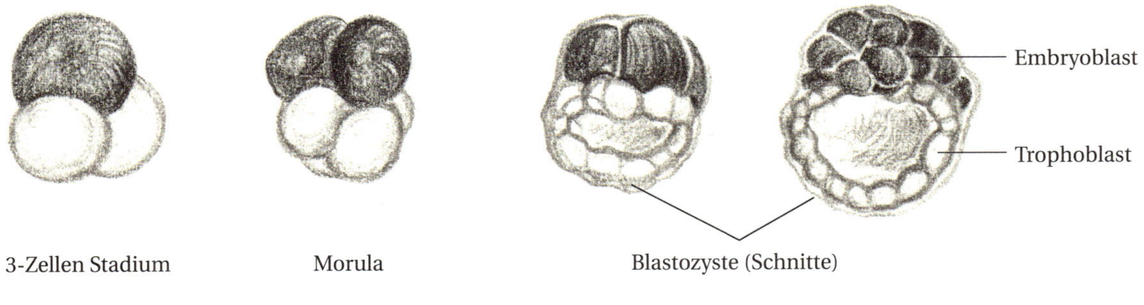

Abb. 22. ***Entwicklung der Blastozyste beim Menschen.*** *Durch zeitlich versetzte Furchungsteilungen entstehen in der frühen Blastozyste zwei Zellbereiche, einmal die langsamer wachsenden Zellen (Embryoblast, dunkel) und zum andern die sich schneller teilenden Zellen des Trophoblasten (hell).*

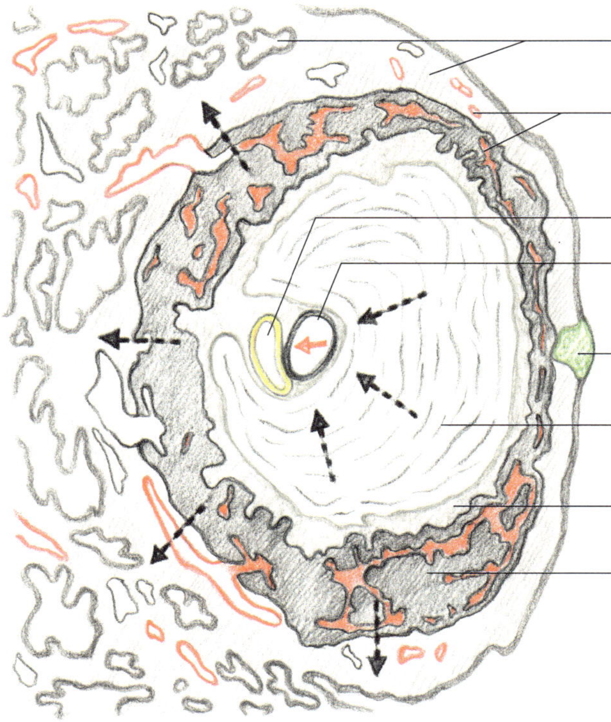

Abb. 23. ***Menschlicher Keim nach der Implantation*** *(16. Tag; aus Hinrichsen, 38). Der Trophoplast (dunkel) wächst mit unregelmäßig verzweigten Zotten zentrifugal (Pfeile) in die Uterusschleimhaut ein. Der Embryoblast bleibt im Wachstum zurück (zentripetale Wachstumstendenz; durchbrochene Pfeile) und bildet zwei dünnwandige Bläschen aus, nämlich das Amnion- und Dottersackbläschen, an deren Berührungsfläche die Keimscheibe (roter Pfeil) liegt. Im Bereich der Keimscheibe bildet das Amnionbläschen den Epiblasten (späteres Ektoderm) und der Dottersack den Hypoblasten (Grundlage für die Entwicklung des Entoderms).*

darin, dass sich der Zellhaufen, der sich in den **Embryoblasten** und den **Trophoblasten** gegliedert hat, durch Ansammlung von Flüssigkeit im Inneren zu einem Bläschen umformt (**Blastozyste**, s. Abb. 22). Dieses Bläschen nistet sich beim Menschen etwa zwischen dem vierten und sechsten Tag nach der Befruchtung in der Uterusschleimhaut ein – ein Vorgang, der als **Implantation** bezeichnet wird (Abb. 21 u. 23). Innerhalb der Uterusschleimhaut vergrößert sich die Blastozyste sofort sehr stark, und zwar hauptsächlich durch die Massenzunahme des Trophoblasten (36, 37 u. 38).

Der Embryoblast bleibt dagegen im Wachstum zurück und bildet, statt kompakter Zellmassen, lediglich zwei kleine, flüssigkeitsgefüllte Bläschen aus, die als **Amnion**- bzw. **Dottersackbläschen** bezeichnet werden. An der Berührungsfläche dieser beiden Bläschen entsteht der spätere Embryonalkörper, weshalb man hier auch vom Keimschild oder von der Keimscheibe gesprochen hat (Abb. 23).

Die zweite große Phase der menschlichen Embryonalentwicklung, die auf die Furchung folgt, endet also mit der Bildung einer embryogenetisch hochpotenten Fläche, nämlich der **Keimscheibe** (Abb. 23). Das Furchungsstadium, die Morulation, hat gewissermaßen noch punktförmigen, dimensionsveranlagenden Charakter. Die Dreidimensionalität des Raumes spiegelt sich an der Oberfläche des Keimes, ergreift aber noch nicht Besitz von ihm. Mit dem Bläschenstadium und der Bildung der Keimscheibe kommt eine zweite Dimension, nämlich die der Fläche, hinzu. Die dreidimensionale Körperlichkeit wird erst im folgenden Entwicklungsstadium erreicht, und zwar durch die Primitivstreifenbildung im Bereich der Keimscheibe und die Ausbildung eines mittleren Keimblattes (Mesoderm).

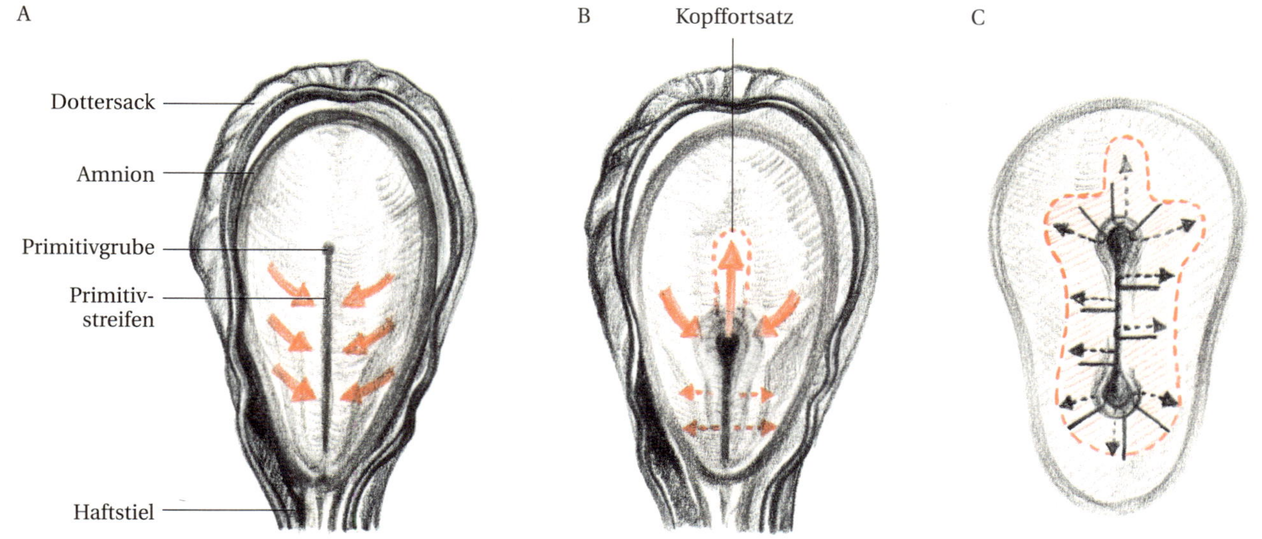

Abb. 24. ***Aufsicht auf die menschliche Keimscheibe nach Eröffnung der Amnionhöhle.***
A = 15 Tage alter Keim. Entwicklung des Primitivstreifens (Pfeile) und Konstituierung der Rechts-Links-Dimension.
B = 17 Tage alter Keim. Entwicklung des Kopffortsatzes. Zellmaterial schiebt sich von der Primitivgrube unter den Epiblasten, das spätere Ektoderm, nach vorne (roter Pfeil) und bildet den Kopffortsatz, die spätere Chorda dorsalis (sog. Achsenstab). Damit ist auch die Oben-Unten-Dimension festgelegt. Vom Primitivstreifen aus wächst auch Material nach der Seite aus (unterbrochene Pfeile).
C = Schematische Übersicht über die Umstülpungsvorgänge an der Keimscheibe, wodurch das dritte Keimblatt (Mesoderm = rote, punktierte Linie) gebildet wird. Im Zuge der Mesodermbildung wird der Primitivstreifen kürzer und verschwindet schließlich ganz.

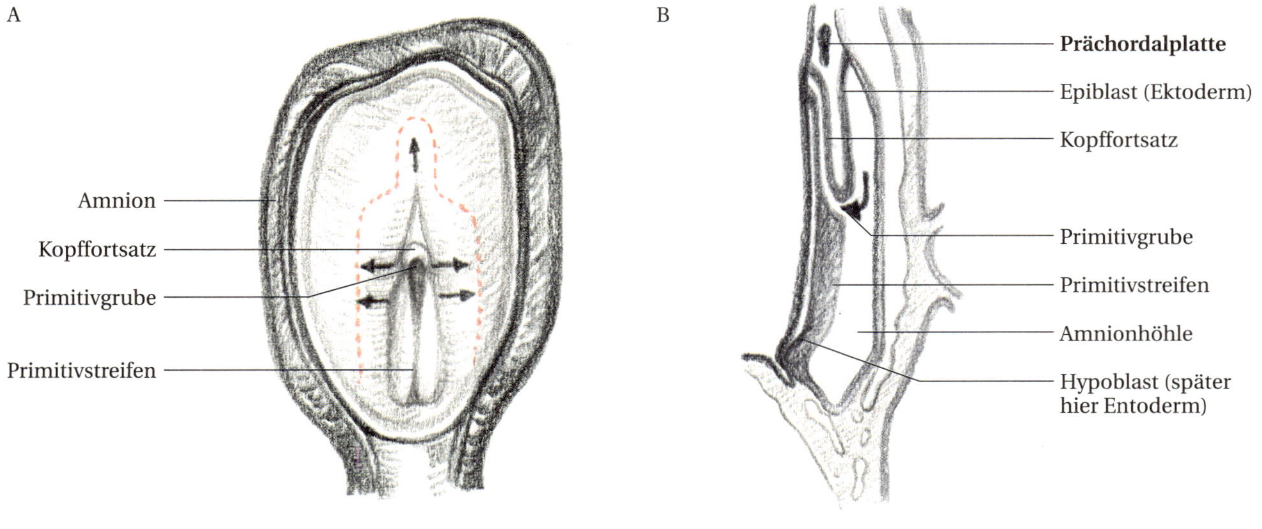

Abb. 25. ***Entwicklung des mittleren Keimblattes.***
A = Aufsicht auf die Keimscheibe eines 17 Tage alten menschlichen Keimes. Die Amnionhöhle wurde eröffnet. Rot punktierte Linie = Durch Einstülpung und Proliferation entstandenes 3. Keimblatt (Mesoderm) zwischen den beiden primären Keimblättern (Epi- und Hypoblast).
B = Schnitt durch die Mitte der Keimscheibe von A. Die Einstülpung des Kopffortsatzes, die von der Primitivgrube ausgeht (Pfeil), ist erkennbar (aus Kurt Goerttler 39).

Gastrulation. Derjenige Teil der Amnionblase, der sich an das Dottersackbläschen anlagert, bildet den Epiblasten (das spätere Ektoderm) und das angrenzende Dottersackepithel den Hypoblasten (die Grundlage für das spätere Entoderm, nicht das Entoderm selbst) (Abb. 23). Im Epiblasten kommt dann (etwa am 15. Tag) eine Zellbewegung zur Mitte hin in Gang, die die Bildung des **Primitivstreifens** verursacht (Abb. 24 A). Im Bereich des Primitivstreifens drängen die Zellen in die Tiefe und schieben sich nach der Seite zwischen den Epi- und Hypoblasten vor. Der Primitivstreifen markiert die spätere Körpermitte. Damit ist die Rechts-Links-Dimension des Embryos konstituiert. Unmittelbar anschließend (etwa am 17. Tag) entsteht am vorderen Ende des Primitivstreifens eine grübchenförmige Einstülpung (**Primitivgrube**) als Ausdruck eines Einstülpungsprozesses, der zur Bildung des Kopffortsatzes führt (Abb. 24 B u. 25). Dieser zwischen Epi- und Hypoblast vorwachsende Gewebsstrang liefert später die **Chorda dorsalis**, den embryonalen Achsenstab, der genau in der Mitte des späteren Embryonalkörpers liegt und im darüberliegenden Ektoderm die erste körpereigene Organanlage, nämlich das Nerven- oder Neuralrohr, induziert. Damit ist die zweite Raumdimension, das Oben-Unten festgelegt. Der Kopffortsatz wächst nämlich von «unten nach oben», d.h. in Richtung des späteren Kopfes zwischen Epi- und Hypoblast vor (Abb. 25). Die Chorda dorsalis, die aus dem Kopffortsatz hervorgeht, endet beim Embryo später an der Schädelbasis. Die Kopfbildung selbst, die eigenen Entwicklungsgesetzen folgt, manifestiert sich jedoch in dem unmittelbar **vor** der Chordaspitze gelegenen Gebiet (sog. Prächordalplatte, Abb. 25 B). Über das Geheimnis der Kopfbildung soll unten noch gesprochen werden.

Durch den geschilderten Einstülpungsprozess hat sich zwischen dem äußeren und inneren Keimblatt nun ein drittes Keimblatt gebildet, das **Mesoderm**, das zunächst ebenfalls noch flächenhaft gestaltet ist (Abb. 24 u. 25). Lediglich neben dem Achsenstab, d.h. neben der Chorda dorsalis, die sich aus dem Kopffortsatz ausgegliedert hat, treten nun im Mesoderm in rhythmischer Folge von vorne nach hinten würfelförmige Gebilde auf (**Urwirbel** oder **Somiten**), die zwar etwas voluminöser aussehen, aber durchaus noch zellulärer (epithelialer) Natur sind (Abb. 26). Damit zeigt sich ein drittes Gestaltungsprinzip, nämlich das der rhythmischen Gliederung (Metamerie), das zur Grundlage der späteren Rumpforganisation wird.

Nun aber setzt ein dramatischer Prozess ein, der dann erst zur eigentlichen Körperbildung führt (36, 37, 38 u. 39). Es handelt sich um den **Zerfall der Urwirbel** (Somiten) und die dadurch eingeleitete **Mesenchymbildung** (Abb. 26). Die ursprünglich epithelial zusammenliegenden und aneinander haftenden Zellen der Urwirbel beginnen plötzlich ihre Verbindungen zu lösen und in die Umgebung auszuschwärmen. Dadurch, dass sie aber miteinander in Verbindung bleiben, entsteht ein lockermaschiges Zellnetz, das mit Zwischensubstanz ausgefüllt wird. Das auf diese Weise entstandene **embryonale Bindegewebe** oder Mesenchym ist das erste körpereigene Zwischengewebe, das sich später zwischen alle Organanlagen einschiebt und damit die dreidimensionale Körperlichkeit erzeugt. Aus diesem Mesenchym entstehen dann die Anlagen für die eigentlichen Bewegungsorgane, d.h. Stütz- und Bindegewebe (Knorpel, Knochen), Muskulatur, Gefäße und Blut. Das sind diejenigen Gewebe, die am ausgereiften Organismus den Hauptanteil der eigentlichen Körpermasse des Rumpfes und der Gliedmaßen ausmachen.

Sobald sich durch die geschilderte Einstülpung am Primitivknoten und an der Primitivrinne ein Mesoderm gebildet hat, ein Prozess der in gewisser Hinsicht mit der Gastrulationsbewegung niederer Wirbeltiere zu vergleichen ist, auch wenn er nicht zu einer Urdarmbildung führt, entwickeln sich durch Abgliederung des Neuralrohres vom Ektoderm (Neurulation) die Anlagen des Nervensystems und durch Abfaltung vom Dottersack die des Darmrohres. Die weitere Entwicklung des dadurch entstandenen Embryonalkörpers ist dann durch den Ausbau dieser Organanlagen charakterisiert (Abb. 27). Das Neuralrohr stellt die Anlage des gesamten Informationssystems, das primitive Darmrohr die des Stoffwechselsystems, und das Mesoderm, aus dem Herz-Kreislaufsystem und Bewegungsorgane hervorgehen, die Anlage des «rhythmischen Systems» dar. Auch wenn die drei Keimblätter nicht schematisch mit den drei großen Funktionssystemen identifiziert werden dürfen, kann man doch sagen, dass am Ende der gastrulationsartigen Einstülpungsbewegung der dreigliedrige Organismus, d.h. die «Körpergrundgestalt» (Seidel) prinzipiell konstituiert ist.

Elementare Entwicklungsphasen des menschlichen Embryonalkörpers. Die Bildung des Embryo-

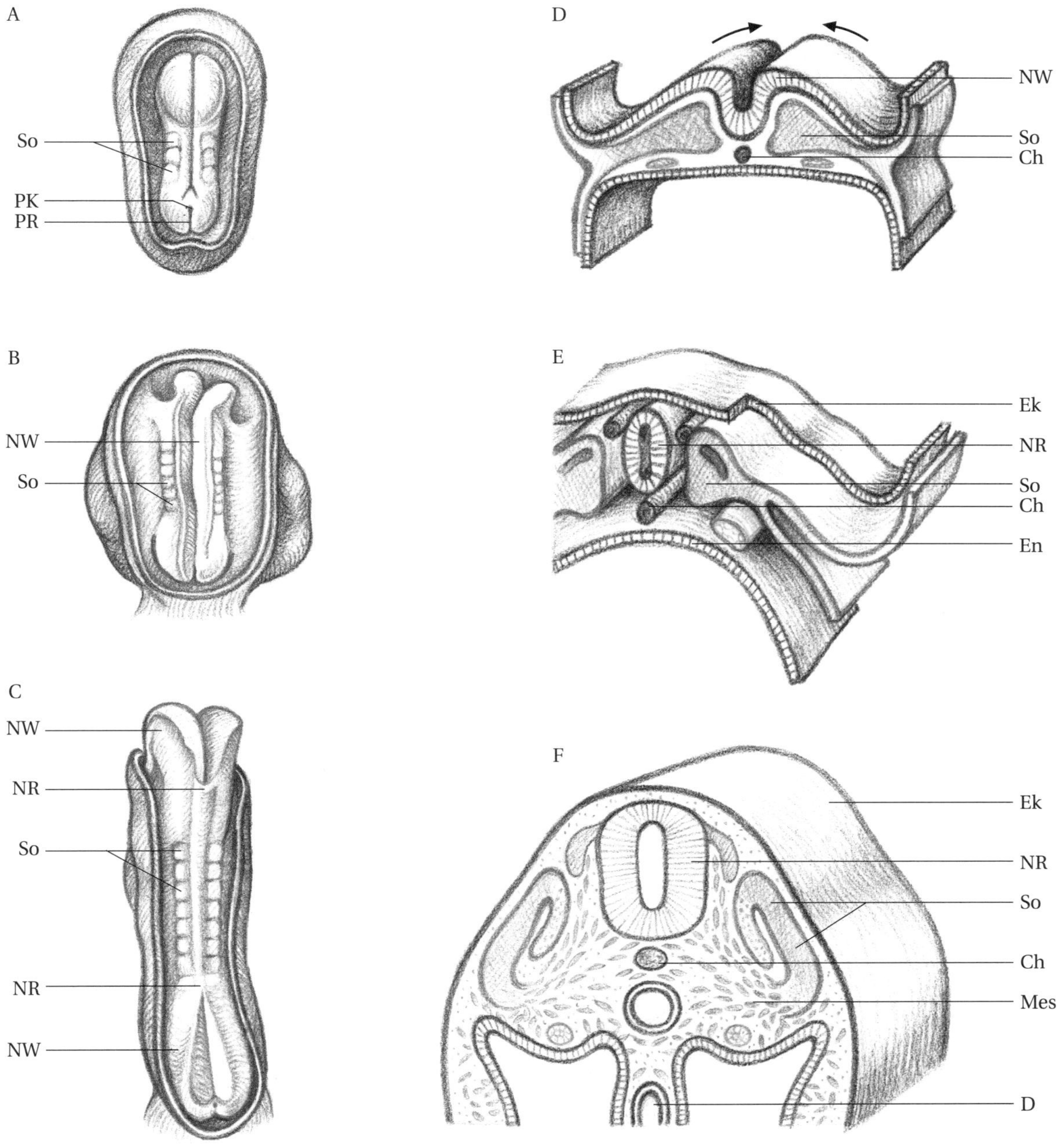

Abb. 26. ***Entwicklungsstadien des Mesoderms und Bildung des Embryonalkörpers*** *mit den Anlagen der drei elementaren Funktionssysteme: Nervensystem (aus dem Ektoderm), Darmsystem (aus dem Entoderm) und Zirkulations- und Bewegungssystem (aus dem Mesoderm). Durch Auflösung der Somiten (Bild F) entsteht embryonales Bindegewebe (Mesenchym) und damit die dreidimensionale Körperlichkeit des Embryos. Konstituierung der Vorne-Hinten-Dimension.*

Ch = Chorda dorsalis (primitiver Achsenstab);
D = Darmrohr (aus Entoderm entstanden);
Ek = Ektoderm; En = Entoderm; Mes = Mesenchym;
NR = Neuralrohr; NW = Neuralwülste (falten sich auf, siehe Pfeile, und bilden das Neuralrohr = Anlage des gesamten Nervensystems);
PK = Primitivknoten (verschwindet am Ende des Umstülpungsprozesses);
PR = Primitivrinne (wird kürzer und verschwindet)
So = Somiten oder Urwirbel (lösen sich auf und bilden Mesenchym).

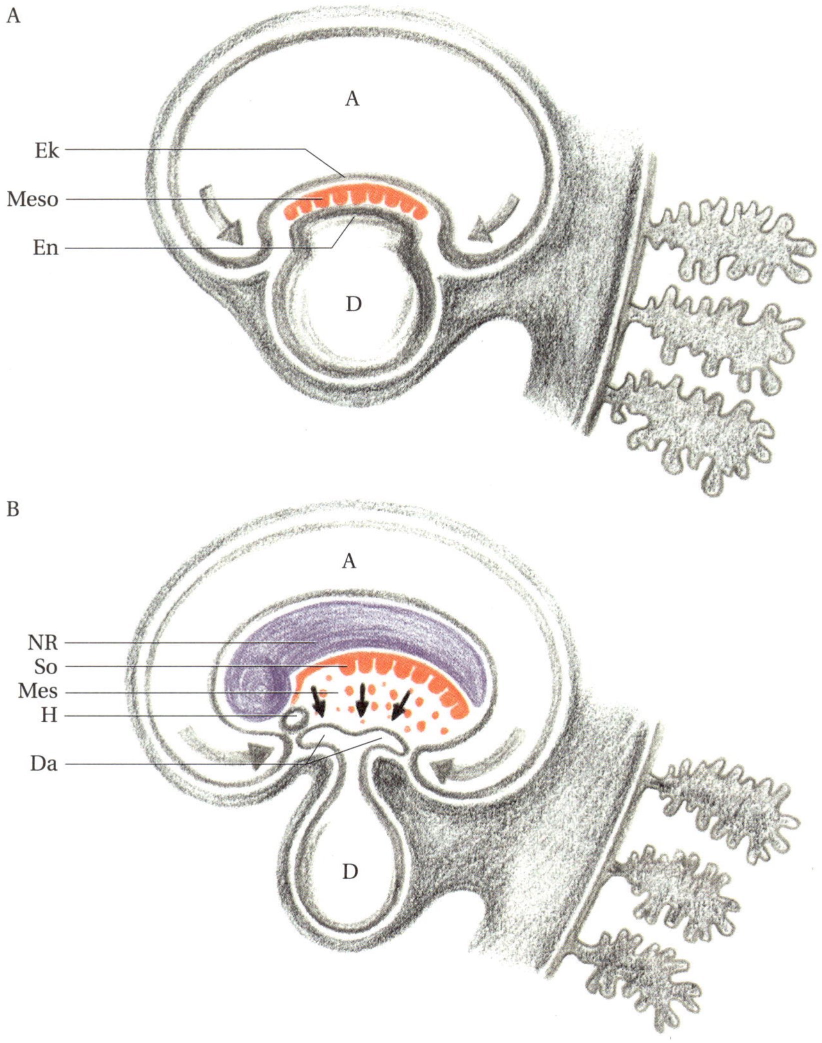

A = Amnionbläschen
En = Entoderm
Ek = Ektoderm
D = Dottersackbläschen
Mes = Mesenchym
Meso = Mesoderm
Da = Primitives Darmrohr
NR = Neuralrohr
H = Herzanlage
So = Somiten

Abb. 27. ***Bildung des Embryonalkörpers durch Zerfall der Somiten*** *(So) und Bildung von embryonalem Bindegewebe, Mesenchym (Mes) (rot), das sich in dem Zwischenraum zwischen Ektoderm (Ek) und Entoderm (En) ausbreitet (Pfeile). Die anfangs flächige Keimscheibe (Bild A) hebt sich durch die Mesenchymbildung von der Unterlage ab (große Pfeile) und wird zu einem körperlichen, dreidimensionalen Gebilde (Embryo).*
A = Etwa 18. Tag,
B = etwa 20. Tag.

nalkörpers durchläuft also auch beim Menschen vier elementare Entwicklungsphasen. Mit Novalis könnte man deren Reihenfolge als Punkt, Linie, Fläche und Raum beschreiben. Die Furchung wäre dann das Punktförmige, das Primitivstreifenstadium die Linie, das Stadium der Keimblätter die Fläche, das Stadium der Mesenchymbildung der Raum.

Legen wir die oben dargelegten Begriffe von den drei Dimensionen zugrunde, dann sehen wir, dass der werdende Keim sich die drei Dimensionen stufenweise erobert. Die erste erkennbare Dimension ist die bilaterale Symmetrie, indem rechts und links vom Primitivstreifen, der die spätere Medianebene markiert, Zellbewegungen in Gang kommen. Mit dem Primitivknoten und der Primitivgrube kommt dann eine Oben-Unten-Orientierung zustande, denn der nach vorne auswachsende Kopffortsatz kennzeichnet das Kopfende, während der sich verkürzende Primitivstreifen die Schwanzregion bzw. das Kaudalende des zukünftigen Keimes markiert (Abb. 24 u. 25). Erst als Letztes entwickelt sich dann das mittlere Keimblatt (Mesoderm), dessen segmentale Gliederung (Somiten) das Prinzip der Metamerie in Erscheinung treten lässt. Mit der jetzt einsetzenden Körperbildung kommt als Letztes die Vorne-Hinten-Dimension ins Spiel. Erst durch den Zerfall der Urwirbel und durch die Mesenchymbildung kommt die Bildung eines dreidimensionalen Körpers zustande. Die menschliche Individualität hat

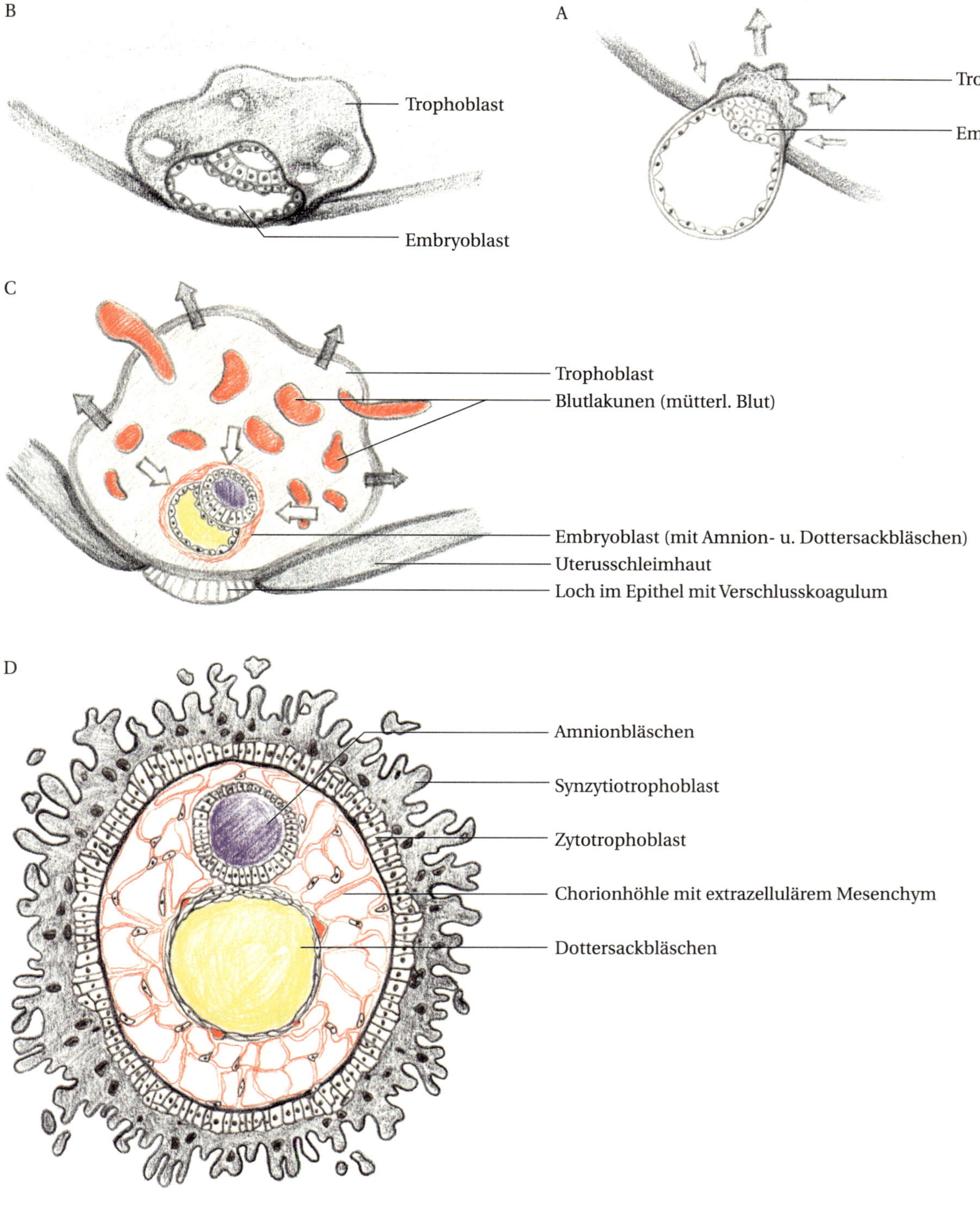

Abb. 28. ***Frühe Entwicklungsstadien der menschlichen Embryonalentwicklung.*** *A – C = Einbettung in die Uterusschleimhaut (A = 6. Tag; B = 7 1/2 Tag; C = 12. Tag; D = 16. Tag). Der Embryoblast bleibt im Wachstum zurück (helle Pfeile). Der Trophoblast dringt in die Uterusschleimhaut ein (Implantation) und wächst, sich rasch vergrößernd, zentrifugal unter vielfacher Zottenbildung weiter (dunkle Pfeile). Der Trophoblast hat einen mächtigen Zottenkranz gebildet. Es entsteht an der Oberfläche eine nicht zellulär gegliederte Plasmaschicht (Synzytiotrophoblast), die praktisch alle Funktionen erfüllt, die später der Embryo übernimmt. Der Synzytiotrophoblast wird ständig aus dem zellulär gegliederten Zytotrophoblasten ergänzt.*

jetzt einen Eigenraum, d.h. einen nur ihr zugehörigen Innenraum – einen Körper – gewonnen (Abb. 26 u. 27). Dieser Körper schwimmt zunächst noch schwerelos in der Amnionhöhle, wird aber dann durch die Geburt nach außen gebracht und nach und nach zu einem selbstständigen Individuum entwickelt, das sich im Schwerefeld der Erde bewegen kann.

Wir sehen also, dass auch beim Menschen die vier oben charakterisierten elementaren Entwicklungsstufen in der Primitiventwicklung erkennbar sind. Die Furchungsprozesse spielen sich fast noch so ab wie bei den Wirbeltieren. Die zweite Stufe ist die der Oberflächenbildung (Blastulation), die beim Menschen (wie bei anderen Säugern auch) gewissermaßen in zwei Phasen abläuft. Die Blastozyste entspricht noch weitgehend der Blastula der Amphibien und Reptilien. Aber bei den Säugetieren wird die Blastozyste in die Uterusschleimhaut eingelagert und macht dann dort – wie man sagt – zuerst eine Spezialentwicklung als «Anpassung an das intrauterine Leben» durch, indem der zentrifugal in die Uterusschleimhaut eindringende Trophoblast sich zu einem «Hilfs- oder Ernährungsorgan», wie man sagt, ausbildet, bevor die eigentliche Keimesentwicklung beginnt. Für ein Verständnis dieses zunächst rätselhaften Organs sind aber noch tiefer greifende Begriffe erforderlich.

Plazentation und Embryonalhüllen. Beim Menschen entwickelt sich – wie dargestellt – nach der Implantation in die Uterusschleimhaut aus der Blastozyste zuerst (mit großem Entwicklungstempo) der **Trophoblast** (Abb. 22 u. 23), der zentrifugal in die Uterusschleimhaut hineinwächst, diese auflöst und eine den Embryoblasten sphärisch umgebende Hülle bildet (Abb. 28 u. 29). Im Gegensatz zu den Amphibien, die sich ja im Wasser entwickeln und eine Hülle in diesem Sinne nicht brauchen, da sie die notwendigen Substanzen aus der Umwelt aufnehmen und die auszuscheidenden Stoffe ins Wasser absondern können, bildet sich beim menschlichen Keim eine umhüllende Sphäre aus, wobei es sich aber nicht um eine Art naturhafter Umwelt für den späteren Keim handelt, sondern um einen Teil des aus der Zygote hervorgegangenen Keimes selbst.

Aus dem **Trophoblasten** gehen dann zwei verschiedene Zellgruppen hervor. Die mit dem Stroma der Uterusschleimhaut in Berührung kommende, ganz oberflächlich liegende Schicht wird zum Synzytiotrophoblasten, der sich ständig aus einer darunter gelegenen Zellschicht, dem Zytotrophoblasten, regeneriert (Abb. 23 u. 28). Der Zytotrophoblast ist zellulär gegliedert und vermehrt sich durch rasch ablaufende Mitosen sehr stark. Der Synzytiotrophoblast ist jedoch nicht zellulär gegliedert. Es handelt sich um eine zusammenhängende Protoplasmamasse, in der die Kerne unregelmäßig verteilt sind. Diese Protoplasmamasse (Syncytium) ist aber keineswegs funktionell undifferenziert, vielmehr vollziehen sich hier **alle Funktionsprozesse**, die den späteren Organismus kennzeichnen: Ernährung, Atmung, Ausscheidung, Steuerung, Abwehr usw., obwohl keinerlei Organe dafür vorhanden sind (vgl. 38, 39 u. 40). Diese Zellmasse, aus der durch Zottenbildung und strukturelle Organisation später die Plazenta hervorgeht (40), besitzt also alle diejenigen Funktionen, die später die Organsysteme des Körpers (Lungen, Nieren, Magen-Darm-Kanal usw.) ausführen – ein tiefes Erstaunen anregendes Phänomen! Wenn der Keim von vorneherein als ein Ganzes anzusehen ist, dann bedeutet dies, dass der Organismus von Anfang an mit allen seinen organismischen Funktionen bereits vorhanden und tätig ist, aber zunächst noch ganz in der Peripherie (Sphäre), d.h. ohne organgestützte Grundlage lebt. Bei der menschlichen Primitiventwicklung ist also die Realität des embryonalen Umfeldes im Gegensatz zu den Verhältnissen bei den niederen Wirbeltieren durchaus fassbar.

Die weitere Entwicklung der Keimscheibe, nämlich der Übergang vom Oberflächen- zum Raumstadium, vom Bläschenkeim zum dreidimensionalen Embryonalkörper («Gastrulation»), ist nun dadurch charakterisiert, dass sich für jede dieser zuerst noch im Trophoblasten (der «Sphäre») lokalisierten Funktionen in dem durch die Mesenchymbildung entstandenen Innenraum des Embryonalkörpers ein eigenes Organsystem entwickelt, das zwar zunächst noch nicht funktioniert, aber doch die Anlage zu den jeweiligen Funktionen besitzt. **Das ist also ein grandioser, stufenweise erfolgender Umstülpungsprozess:** von der Peripherie des Hüllenorgans hinein in den Keim. Diese «Hülle» besteht ja anfangs nur aus dem zottenbildenden Synzytiotrophoblasten, dem Zytotrophoblasten und einem lockermaschigen, extraembryonalen Mesenchym (Abb. 28), – Gewebe, die die Keimscheibe mit Amnion, Dottersack usw. allseitig umhüllen. Aber schon bald differenziert sich diese Trophoblastschale an der an die mütterliche Schleimhaut angrenzenden Seite zu einem speziellen Organ weiter, nämlich zur **Plazenta** (Mutterkuchen), während die an das Uteruslumen angrenzenden Teile der Trophoblastschale immer dünner werden und die sog. Eihäute bilden (Abb. 29).

Im Zuge der charakterisierten funktionellen **Umstülpung** beginnt also die Bildung des Embryonalkörpers, d.h. die Bildung eines dreidimensionalen Organismus mit Innen- und Außenwelt, in dem die Funktionsprozesse jetzt an spezielle Organe mit differenzierten Zellsystemen gebunden sind (Abb. 30).

Die mit der **Neurulation** beginnende **vierte Stufe** der Embryonalentwicklung führt dann zum Ausbau der Innenorganisation an der Grenzfläche zwischen Amnion und Dottersackhöhle (Keimscheibe), d.h. zur Bildung von Organsystemen und Organen **innerhalb** des jetzt wachsenden und größer werdenden Embryonalkörpers, für den die sich ebenfalls vergrößernde Amnionhöhle einen Platzhalter darstellt. Durch das einsetzende Wachstum kommt ein Austausch zwischen den in der Peripherie stattfindenden Prozessen der Plazentation und den im Innenraum des Embryonalkörpers ablaufenden Wachstumsvorgängen zustande, für den sich das extraembryonale Mesenchym, ein zwischen Zytotrophoblast und Embryo gelegenes, lockermaschiges, netzförmiges Zellgewebe mit ausgedehnten, eiweißreichen Zwischensubstanzen ausdifferenziert (sog. Chorionhöhle; Abb. 23 u. 28). Durch diesen «Schwamm» hindurch gehen zunächst alle Transportprozesse vom Umfeld zum Keim und wieder zurück, bis sich ein eigenes Gefäßsystem, das auch die Plazenta mit Gefäßen versorgt, ausgebildet hat. Die vom Keim aussprossenden Gefäße mit ihrem Inhalt (Blut) und dem zunächst noch ganz im extraembryonalen Bereich liegenden Herzen stellen also das erste vom Embryo aus entwickelte Organsystem dar, das die Vermittlung zwischen den im Embryo ablaufenden Wachstumsprozessen und den im Hüllenorgan (Plazenta), d.h. im Umfeld, ablaufenden Funktionsprozessen übernimmt und damit eine funktionelle **Brücke** zwischen diesen beiden konstituiert (Abb. 31).

Je mehr nach Beginn der vierten Stufe die Einzelorgane und Spezialgewebe innerhalb des Embryos entstehen, umso mehr kommt der Umstülpungsvorgang zu seinem Ende, denn dann sind ja für die peripheren Funktionen nach und nach schon intraembryonale Strukturen da, so dass jetzt die Funktionsprozesse vom Umfeld auf das Innere des Körpers «überspringen» können. Damit muss zwangsläufig die Plazenta allmählich absterben, was schließlich die Geburt aus-

A

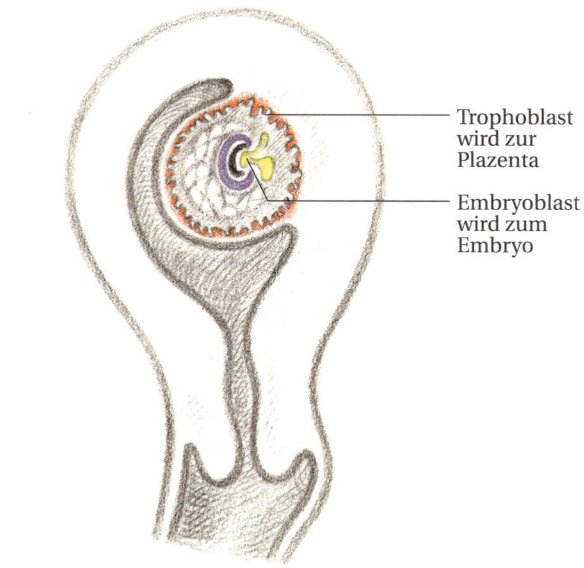

B

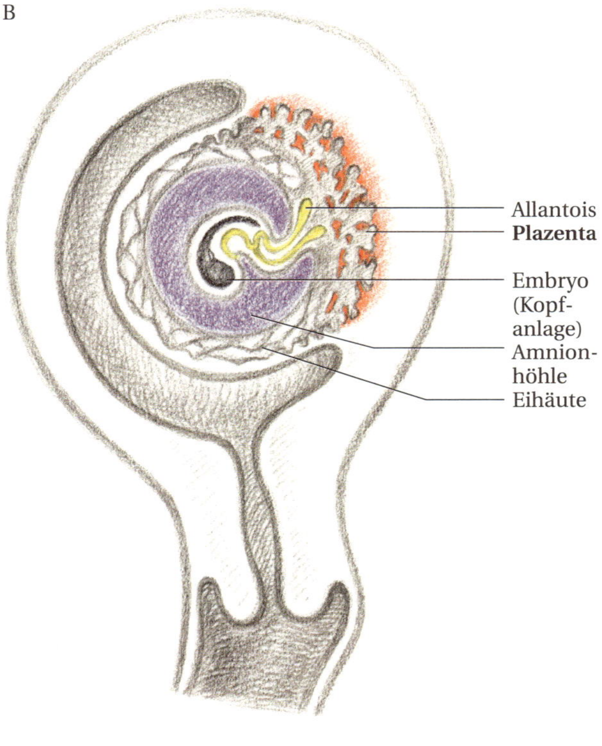

Abb. 29. ***Weitere Entwicklung des Trophoblasten,*** *der anfangs den Embryoblasten wie ein Strahlenkranz allseitig umgibt, sich dann aber im Bereich der Uteruswand konzentriert und sich hier zur Plazenta differenziert. Die übrigen Abschnitte des Trophoblasten bilden dann mit der Uterusschleimhaut (Decidua) und dem Amnion zusammen die Eihäute.*
A = 21 Tage alter Keim; B = etwa 4 Wochen alter Embryo.

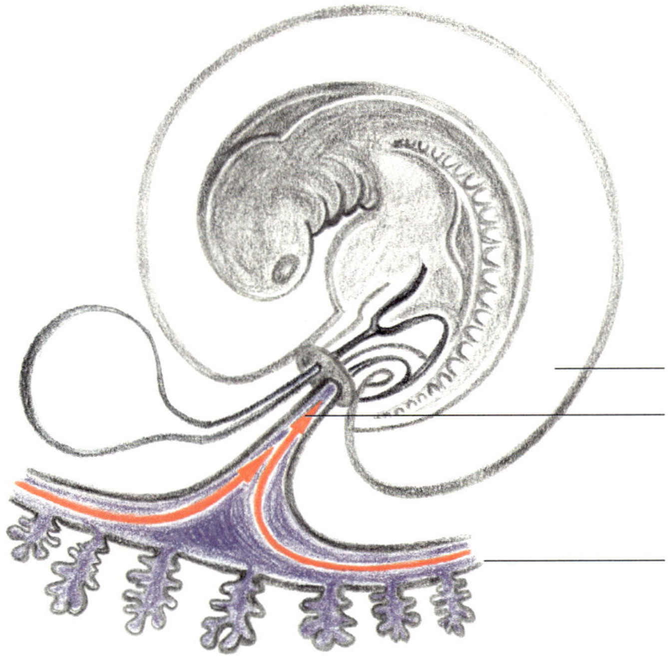

Abb. 30. ***Bildung des menschlichen Embryos*** *durch Umstülpung der Funktionsprozesse vom Chorion über den Nabelstrang in den in der Amnionhöhle schwimmenden Embryonalkörper (etwa 41. Tag, 10 mm SSL). Näheres s. Text.*

löst. Die **Geburt** ist also letztlich nichts anderes als das Herausschlüpfen aus einem anfangs alles umfassenden, funktionellen Umfeld und das Ergreifen eines Körpers, der nun – ebenfalls Schritt für Schritt, d.h. in einem zeitlichen Nacheinander – eben diese Funktionen übernimmt.

Dabei hat sich aber nun eine sehr große Umwandlung ergeben. In der Trophoblastenhülle bzw. in der späteren Plazenta gibt es keine räumliche oder regionale Differenzierung der einzelnen Funktionsprozesse. Es ist hier noch eine großartige, kaum zu begreifende Einheit der Lebensprozesse vorhanden. Im neugeborenen Organismus dagegen haben sich für die drei großen Elementarprozesse, die wir beim Erwachsenenorganismus als Dreigliederung der Funktionssysteme charakterisiert haben, jeweils gesonderte Organsysteme herausgebildet. **Aus der Einheit ist also eine Dreiheit geworden**. Informationsprozesse (Nervensystem) und Stoffwechselprozesse (Stoffwechselsystem) stehen sich polar gegenüber. Die Organsysteme mit rhythmischer Funktion (Herz-Kreislauf, Atmung usw.) bilden die vermittelnde und ausgleichende Mitte. Die embryonale Umstülpung hat also eine Umgliederung bzw. eine Neuorganisation mit sich gebracht, deren Sinn es zu erfassen gilt. Bevor wir uns einer Lösung dieses tiefen Geheimnisses nähern können, müssen wir noch auf etwas anderes aufmerksam machen.

Mit der vierten Stufe der Embryonalentwicklung (Neurulation) kommt, wie gesagt, erstmalig ein differenziertes Wachstum in Gang und damit auch das **Zeitelement** ins Spiel.

Rückblickend auf die **zeitlichen Verhältnisse** der Frühentwicklung zeigt sich zunächst ein deutlicher Siebener-Rhythmus, wie er vielen generativen Prozessen innewohnt. Die erste Stufe (Morulation) dauert beim Menschen 5 – 6 Tage. Am 6./7. Tag nach der Konzeption (Befruchtung) erfolgt die Implantation, d.h. die Blastozyste dringt in die Uterusschleimhaut ein.

In der zweiten Woche vergrößert sich vor allem der Trophoblast und bildet die «Sphäre» für den Keim, während der Embryoblast die beiden primären Bläschen (Amnionbläschen und Dottersackbläschen) ausbildet. Dies wäre also beim Menschen die zweite Stufe (Blastulation im engeren Sinne).

Die dritte Stufe (Gastrulation bzw. Primitivrinnenbildung und Einstülpungsprozess) beginnt am 14. Tag und führt zur Ausbildung der drei Keimblätter (Ektoderm, Mesoderm und Entoderm). Zwischen dem 18. und 21. Tag wird das Stadium der Neuralrinnenbildung erreicht. Durch die vorangegangene Ausbildung des Mesenchyms entsteht erstmalig ein dreidimensionaler Embryonalkörper.

Erst in der 4. Woche kommt die Bildung der elementaren Organsystemanlagen zum Abschluss, so dass

Stufen	Tage nach der Konzeption	Stadien	Qualitäten	Wesensglieder des Menschen
I	1. – 3.	Furchung (Morula)	Wärmehülle	← 1
	3. – 6.	Blastozyste	«Sphäre», noch kein Wachstum	
	6. – 8.	Implantation		← 2
II	8. – 12.	Amnion- und Dottersackbläschen	Pflanzenartige Sprossung	
	12. – 14.	Primitivstreifen	**Umstülpung**	← 3
III	14. – 17.	Mesodermbildung (Achsenorgane)	Tierwerdung, Entwicklung von Innenorganen	
	18. – 21.	Mesenchymbildung (Neuralrinne)	Induktionsprozesse	← 4
IV	ab. 22.	Embryonalkörper-bildung	Beginnende Menschwerdung (Ich-Entwicklung)	

Tab. 9. Siebentage-Rhythmus der frühen menschlichen Embryonalentwicklung und dessen Beziehungen zu den Wesensgliedern des Menschen (42).

1 = Fußfassen des physischen Leibes
2 = Eindringen des Lebensleibes
3 = Eindringen des Seelischen
4 = Erste Verankerung der «Ich-Organisation».

die «Körpergrundgestalt» des Menschen (Seidel) jetzt veranlagt ist. Damit haben wir die vierte Phase (Neurulation) erreicht, die bis zur Geburt andauert und in der es dann zur Ausbildung der Organe, Gewebe und als Letztes auch zur Entstehung spezialisierter Zellen kommt (Tab. 9). Mit dem Einsetzen der funktionellen Differenzierungen **innerhalb** des Embryonalkörpers finden dann Gestaltungsprozesse statt, die wiederum nicht gleichzeitig, sondern zeitlich abgestuft verlaufen (Abb. 32).

Entwicklung der körpereigenen Organsysteme

Blut und Gefäße sind die frühesten Anlagen eines körpereigenen, funktionierenden Organsystems. Das **Blutgefäßsystem** entwickelt sich schon zwischen dem 13. – 15. Tag – ausgehend von sog. Blutinseln auf dem Dottersack und im umhüllenden Chorion (Abb. 31). Ende der dritten Woche entstehen – noch außerhalb der Keimscheibe – primitive Herzschläuche und bekommen Anschluss an die Blutgefäße von Dottersack, Haftstiel und Embryonalhüllen. Durch die Spannung, die zwischen den in der zentrifugal sich vergrößernden «Sphäre» der Embryonalhüllen und den an der Keimscheibe ablaufenden, mehr zentripetal orientierten Prozessen entsteht, entwickelt sich um den 21. Tag herum eine Blutströmung zwischen Zentrum und Peripherie (Abb. 31). In der Folge davon beginnt sich dann die Herzanlage rhythmisch zu kontrahieren, wodurch ein Ordnungselement in das Strömungsgeschehen hineinkommt. Das **Herz-Kreislaufsystem** ist damit das erste Organsystem des Embryos, das funktionstüchtig wird und die Brücke zwischen Peripherie und Zentrum, zwischen Embryonalhüllen und Keimscheibe, zwischen den Funktionsprozessen der «ungegliederten Sphäre» (Trophoblastbereich) und den differenzierenden Organbildungsprozessen im Bereich der Keimscheibe und des Embryos schlagen kann. Der Haftstiel bzw. spätere Nabelstrang bildet für diesen Übergang, d.h. für die funktionale Umstülpung der peripheren auf die im embryonalen Eigenraum stattfindenden Prozesse, bis zur Geburt die physische Brücke (Abb. 30 u. 31).

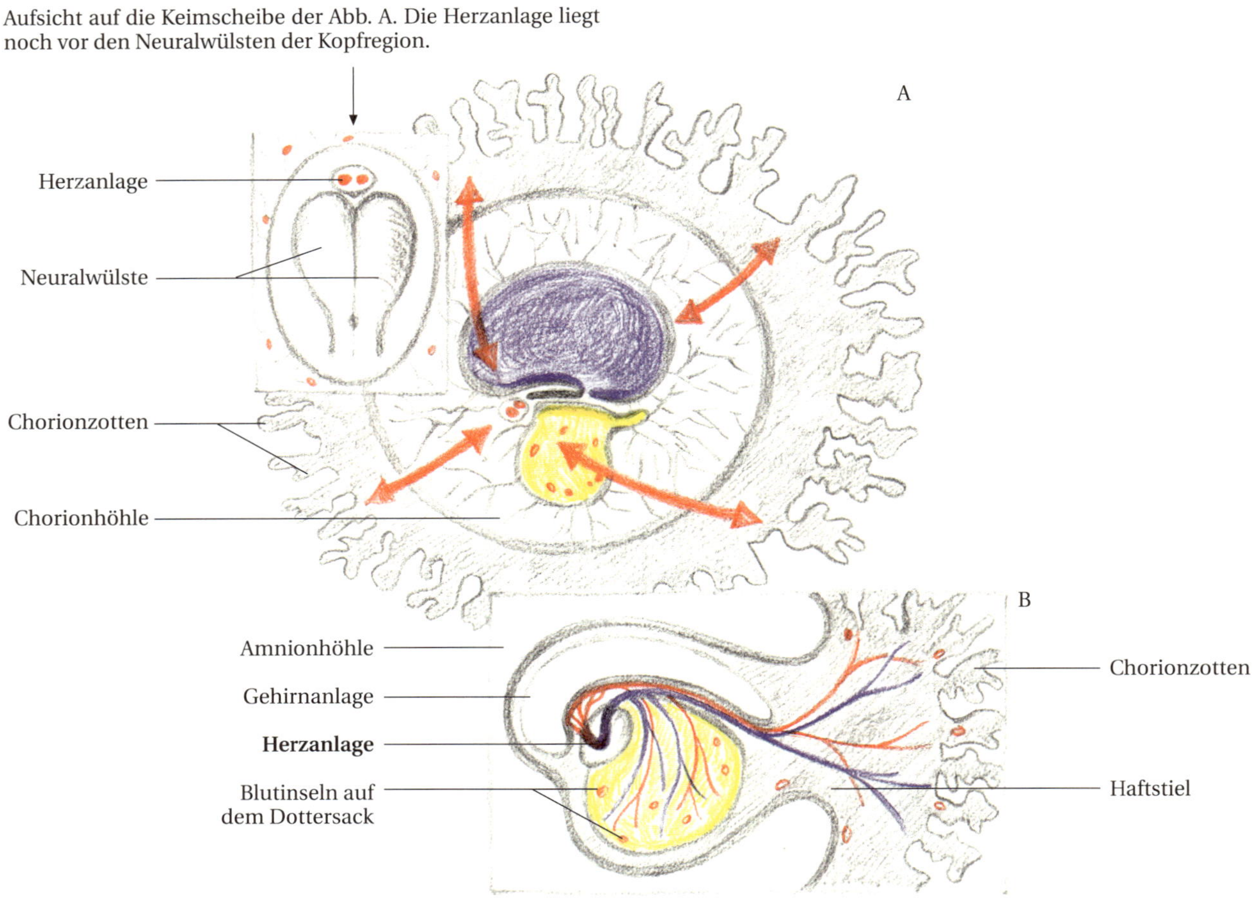

Abb. 31. ***Entwicklung des Herz-Kreislaufsystems.*** *Das Kreislaufsystem ist das erste funktionierende Organsystem, das die Verbindung zwischen der aus dem Trophoblasten hervorgegangenen Chorionsphäre und der Embryonalanlage herstellt. Erste Säfteströmungen, die sich aus den funktionellen Spannungen zwischen beiden Bereichen ergeben, sind durch Pfeile angedeutet. Der Haftstiel, der später zum Nabelstrang wird, stellt die Brücke dar. Die Quellorte für das Blut sind die Blutinseln auf dem Dottersack und im Chorion. Die Herzanlage liegt zunächst außerhalb der Keimscheibe (Bild A, 18. Tag), verschiebt sich dann aber unter die Gehirnanlage in den Halsbereich (Bild B, 20. Tag).*

Entwicklungsphasen des Herz-Kreislaufsystems

13. – 15. Tag	*Blutinseln entstehen auf dem Dottersack, im Haftstiel und im Chorion*
17. Tag	*Erste Gefäße bilden sich aus*
20. Tag	*Primitive Herzschläuche entstehen*
21. Tag	*Die Herzanlage bekommt Verbindung mit den Gefäßen. Die Zirkulation setzt ein*
22. Tag	*Das Herz beginnt zu schlagen*

Auch wenn das Herz-Kreislaufsystem schon frühzeitig angelegt ist und funktioniert, wird es doch erst nach der Geburt voll funktionstüchtig. Erst wenn die Atmung vom Umfeld (Plazenta) auf die Lungen übergewechselt ist, ist der funktionelle Umstülpungsprozess zum Abschluss gekommen. Erst unmittelbar nach der Geburt werden der Kreislauf und das Atmungssystem in einer für das Leben auf der Erde geeigneten Weise arbeitsfähig. Das Neugeborene ist nur lebensfähig, wenn sich Herz und Kreislauf nach der Geburt vom Fetal- auf den Erwachsenenkreislauf umstellen, d.h. wenn die Lungen mit der Luftatmung beginnen und die Herztrennung vollendet ist. Durch die beiden mittleren Organsysteme (Herz, Lungen) wird also erst das Erdenleben als solches ermöglicht.

Als Nächstes werden dann **Nervensystem** und **Stoffwechselorgane** in Funktion genommen. Beide sind vor der Geburt bereits weitgehend ausgereift, besonders das Nervensystem, so dass schon vor der Geburt (ab 3. Monat) erste Reflexe auftreten können. Die vorauseilende Entwicklung des Nervensystems ermöglicht nicht nur die frühzeitige Entwicklung lebenswichtiger Reflexe nach der Geburt (Klammerreflex, Saugreflex usw.), sondern auch die später einsetzende geistige Höherentwicklung des Menschen (sog. Cerebralisation nach Portmann, 56). Die großen Sinnesorgane sind in den ersten Lebensmonaten noch nicht voll funktionsfähig. Die motorischen Zentren des zentralen Nervensystems reifen erst nach und nach, d.h. in den ersten Lebensjahren, im Zusammenhang mit den Bewegungsfunktionen der Gliedmaßen aus. Schulreif wird das Kind erst mit dem 6. Lebensjahr, wenn die zweiten Zähne durchzubrechen beginnen und die körperliche Entwicklung zu einem ersten Abschluss gekommen ist.

Der Magen-Darmkanal muss sich erst langsam an die irdischen Nahrungsstoffe gewöhnen und braucht relativ lange, bis er voll funktionsfähig ist.

Die **Exkretionsorgane** (Nieren usw.) beginnen sofort nach der Geburt mit ihrer Funktion. Es dauert aber lange, bis das Kind lernt, Harn und Stuhl willkürlich zu entleeren. Die **Fortpflanzungsorgane**, die einen Teil des Urogenitalsystems darstellen, beginnen erst nach der Geschlechtsreife (12. bis 14. Lebensjahr) mit ihren spezifischen Funktionen (Abb. 32).

Die der Abwehr dienenden Organe des **Immunsystems** (Thymus, Milz, lymphatische Organe) differenzieren sich erst nach der Geburt aus. Zwar beginnen die Lymphorgane sofort nach der Geburt mit dem «Erlernen» spezifischer Abwehrprozesse (vorausgesetzt, dass sie mit Fremdstoffen in Berührung kommen), aber im Gegensatz zu den Fortpflanzungsorganen beginnt sich z.B. der Thymus bereits nach dem 14. bzw. 16. Lebensjahr wieder zurückzubilden, d.h. die funktionelle Aktivität des Immunsystems beginnt in dieser Hinsicht allmählich nachzulassen (Abb. 32).

Das **Bewegungssystem** schließlich ist das jüngste Organsystem des Körpers. Bei der Geburt noch wenig entwickelt und nur für unbeholfene, kriechende Bewegungen geeignet, beginnt der erste große Entwicklungsschritt des Bewegungsapparates mit der Aufrichtung des Körpers nach etwa 12 – 16 Monaten. Anschließend vergrößern sich die Gliedmaßen in rhythmischen Wachstumsschüben von drei aufeinander folgenden Siebenjahresperioden bis zum 20. bis 24. Lebensjahr, wonach das Wachstum dann zum Abschluss kommt.

Das Ergreifen der an den Körper gebundenen Funktionen vollzieht sich damit in **drei großen Phasen**:

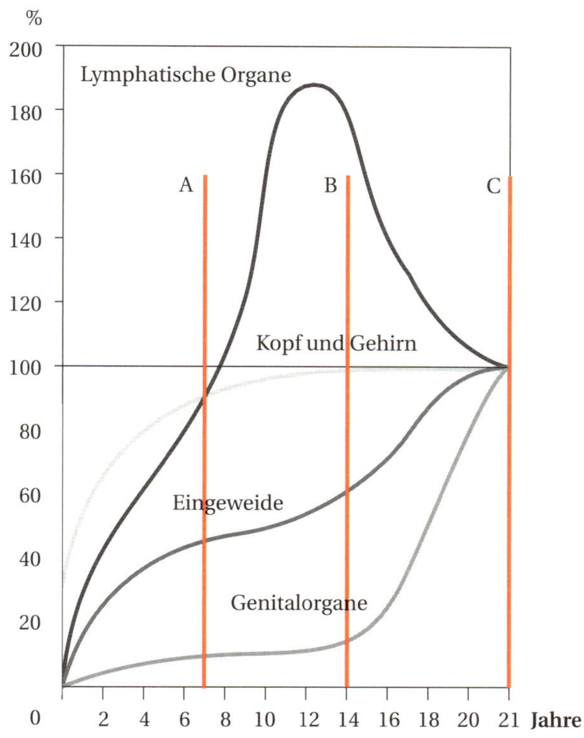

Abb. 32. ***Relatives Größenwachstum der verschiedenen Organsysteme des Menschen nach der Geburt.*** *Die beim Erwachsenen erreichten Gewichte wurden gleich 100% gesetzt. Nervensystem und Sinnesorgane werden frühzeitig angelegt und erreichen schon nach der 1. Siebenjahresperiode (A) fast ihr Endgewicht. Die lymphatischen Organe machen in der 2. Siebenjahresperiode (B) eine überschießende Wachstumsphase durch, während die Entwicklung der Fortpflanzungsorgane in dieser Periode noch zurückgehalten wird. Das Darmsystem braucht relativ lange bis zur vollständigen Ausreifung. Das Körperwachstum ist erst am Ende der 3. Siebenjahresperiode (C) abgeschlossen (nach Tanner aus Rohen, 15).*

1. Unmittelbar nach der Geburt beginnen die Organe der Mitte (Herz-Kreislauf, Atmungssystem) mit ihren definitiven Funktionen und behalten diese bis zum Lebensende bei.

2. Die zweite Phase ist dadurch charakterisiert, dass die polaren Organsysteme (Nervensystem, Stoffwechselsystem) nach und nach in Funktion treten und ihre Erdenaufgabe ergreifen.

3. Die dritte Phase zeichnet sich dadurch aus, dass jetzt auch die zahlreichen Einzelfunktionen innerhalb

der drei großen übergeordneten Organsysteme des dreigliedrigen menschlichen Organismus – auf die postnatal allmählich ausreifenden Organe und Zellsysteme gestützt – beginnen, funktionsfähig zu werden und damit die Menschwerdung gewissermaßen vollenden. In dieser Phase beginnt auch das Immunsystem, das in besonderer Weise mit der Individualität selbst zusammenhängt, allmählich funktionsfähig zu werden.

5. Geisteswissenschaftliche Aspekte zur Embryonalentwicklung

5.1. Vorstufen der Erdentwicklung

Die vier großen Stufen der Embryonalentwicklung sind in der Biologie immer wieder mit dem sog. biogenetischen «Grundgesetz» in Zusammenhang gebracht worden, das ja nach Ernst Haeckel, Karl Ernst von Baer u.a. besagt: Jede in der Phylogenie errungene höhere Entwicklungsstufe wiederholt in der ontogenetischen Entwicklung der Einzelindividuen zunächst noch mal die früheren Phasen der Entwicklung, wenn auch in abgekürzter und vereinfachter, sozusagen in prinzipieller Form. So durchläuft der Mensch in seiner Embryonalentwicklung zwar ein «Fischstadium» mit Kiemenanlagen usw., entwickelt aber keinen fischartigen Körper und keinen echten Kiemenapparat. Es tauchen lediglich **Bauplanprinzipien** dieser frühen Phase der Wirbeltierentwicklung auf. Es war Ernst Haeckel, der immer wieder betont hat, dass die Frühstadien der Embryonalentwicklung aller Tiere Ähnlichkeiten aufweisen (Gastraeatheorie; 41), dass die Keimesentwicklung überall mit den Furchungsteilungen (Morulation) beginnt, und dass sich daran Blastula- und Gastrula-ähnliche Entwicklungsphasen anschließen. Viele niedere Tiere bleiben sogar auf solchen primitiven Entwicklungsstufen stehen, während die Wirbeltiere diese Stadien nur durchlaufen, bevor sie die weiteren Gestaltstufen erreichen.

Interessanterweise hat R. Steiner (14) auch von vier großen planetarischen Entwicklungsstufen gesprochen. Danach sind der Erdentwicklung drei planetarische Stufen vorausgegangen:

1. «**Alter Saturn**». Während der alten Saturnentwicklung bildete sich der physische Leib des Menschen. Leben und seelisches Innenleben gab es noch nicht. «Man stelle sich, um ein Bild zu haben, eine Maulbeere oder eine Brombeere vor, wie diese aus einzelnen Beerchen zusammengefügt ist. So ist der Saturn für den übersinnlich Erkennenden in der geschilderten Entwicklungsepoche zusammengefügt aus einzelnen Saturnwesen, die allerdings nicht Eigenleben und nicht Eigenseele haben, sondern Leben und Seele ihrer Bewohner zurückstrahlen.» (14; S. 163 ff.)

2. «**Alte Sonne**». Auf der «alten Sonne» erreicht der Mensch dadurch eine höhere Stufe, dass der «bereits auf dem Saturn in der Keimesanlage gebildete physische Leib» ... «zum Träger eines Lebens- oder Ätherleibes wird». ...«Gleichzeitig treten im **Menschenkeim** die ersten Erscheinungen innerer Regsamkeit ein: das Leben beginnt.» Hat man auf der Saturnstufe maulbeerartige, unbelebte «Wärmeeier» vor sich, so jetzt auf der «alten Sonne» bewegte, lebendige Formen, «deren Bewegungen mit den Säftebewegungen der Pflanzen verglichen werden können».

3. «**Alter Mond**». Auf dem «alten Mond» beginnt das «Einströmen des Astralleibes» in das Menschenwesen, wodurch dieses «die ersten seelischen Eigenschaften» erlangt. Das Menschenwesen beginnt, «die Vorgänge, welche sich durch den Besitz des Lebensleibes in ihm abspielen und welche während der Sonnenentwicklung noch pflanzenhaft waren, mit Empfindungen zu verfolgen, Lust und Unlust durch sie zu fühlen».

Auf dem «alten Mond» beginnt damit erstmalig ein tierhaftes Empfindungsleben im Innern des Menschenkeimes. Das pflanzenhafte, nach außen orientierte Dasein wird abgelöst durch ein Eigenleben im Innern, in dem Gefühle und Triebe auftreten. Es hat also eine **Umstülpung** stattgefunden.

War auf dem «alten Saturn» nur eine wärme- oder feuerartige Substanz vorhanden, und auf der «alten Sonne» etwas wie Luft- und Licht-Verwandtes, so verdichtete sich auf dem «alten Mond» die Substanz zu einer Art «Wässrigem», freilich nur der Qualität nach, nicht einer Substanz nach, die dem heutigen Wasser entspräche.

Stufen	Stufen der Embryonal -entwicklung	Veranlagung am Menschenkeim	Planetarische Stufen	Kosmische Substanzen	Verwandte Naturreiche
1. Stufe (Punkt)	Morulation	Physischer Leib	«Alter Saturn»	Wärmeartiges	Mineralische Stufe
2. Stufe (Fläche)	Blastulation	Lebensleib	«Alte Sonne»	Luft/Licht-artiges	Pflanzliche Stufe
3. Stufe (Raum)	Gastrulation (Embryo-bildung)	Seele (Astralleib)	«Alter Mond»	Wasserartiges	Tierstufe
4. Stufe (Raum- und Gegenraum)	Geburt des Fetus	Ich	Erde	Festes	Menschenstufe

Tab. 10. Stufen der menschlichen Embryonalentwicklung und deren Beziehung zu den planetarischen Vorstufen der Erde (nach R. Steiner, 14).

4. **Erdentwicklung.** Die vierte planetarische Stufe ist schließlich die Erde, deren Entwicklung aber wiederum nicht unmittelbar, sondern erst nach einer Wiederholung der drei früheren planetarischen Stufen beginnt. Nach diesen Vorstufen beginnt dann die eigentliche Erdentwicklung, in der sich die weitere Verdichtung der Substanzen bis zum Mineralisch-Festen («Erdigen») vollzieht (14).

5.2. Vergleich der menschlichen Embryonalentwicklung mit der Erdentwicklung

Die menschliche Embryonalentwicklung könnte durchaus die geschilderten vier Stufen der planetarischen Entwicklung widerspiegeln. Die Morula entspräche dann der «Saturn-Stufe». Nach der Implantation beginnt im menschlichen Keim eine Art pflanzliches Leben, bei dem Säfteströmungen und bläschenartige Hohlräume auftreten (Dottersack, Amnionbläschen). Ein Innenleben ist noch nicht vorhanden. Das Wesen des Menschen befindet sich noch im Umkreis, in den embryonalen Hüllen, und spiegelt sich an den Oberflächen der Bläschen. Die Keimscheibe mit den «Keimblättern» ist ein flächenhaftes Gebilde und stellt eine Art «Urblatt» oder «Urpflanze» dar, der eine Innenorganisation mit inneren Oberflächen und Organen noch fehlt.

Mit der Gastrulation wäre dann die dritte (Monden-) Stufe erreicht, die beim Menschen mit der Entwicklung von Primitivknoten und Primitivrinne beginnt und durch den Zerfall der Somiten und die Mesenchymbildung erstmals zur Ausbildung eines dreidimensionalen Embryonalkörpers führt. Dies wäre in gewisser Hinsicht der eigentliche «Tierwerdungsprozess».

Erst mit der Geburt würde dann die eigentliche Erdenstufe erreicht werden. Jetzt beträte der Mensch die feste Erde und atmete erstmalig die Luft der Erdenhüllen, nachdem er die «Sphäre» der Eihäute (Plazenta usw.), in der er während des ganzen Embryonallebens gelebt hat, verlassen hat. Die Plazenta wird als Nachgeburt abgestoßen. Jetzt beginnt das «Ich» – langsam und stufenweise –, ganz in den Körper einzuziehen.

Phylogenetische Entwicklungsprozesse

1.
Das stufenweise Ergreifen der Raumdimensionen in der Evolution der Wirbeltiere

Die Wirbeltiere – und nur diese sollen hier betrachtet werden – erobern sich den Raum stufenweise, wenn man das einleitend skizzierte Bild des Menschen als Endpunkt der Evolution und damit als Maßstab für den gesamten Entwicklungsprozess ansehen will. In der Evolution der Wirbeltiere haben zwei einschneidende Ereignisse stattgefunden: das erste ist der Übergang vom Wasser- zum Landleben, d.h. der Übergang von der Fisch- zur Amphibiumstufe. Das zweite ist die Aufrichtung des Körpers innerhalb des Primatenstammes, die letztlich zur Entwicklung der aufrechten menschlichen Gestalt geführt hat.

Durch die Aufrichtung gewinnt der Mensch eine ganz neue Beziehung zum Raum und zu den Bewegungsmöglichkeiten innerhalb der Raumesdimensionen. Er erobert sich einen Freiraum, in dem er mit seinem Willen umfassend und frei tätig werden kann, während das Tier durch die meist sehr einseitige Gestaltung seiner Bewegungsorgane nur in dem Rahmen agieren kann, der durch die organische Gestaltung vorgegeben ist.

Friedrich Schiller (43) hat dies einmal so ausgedrückt: «Bei dem Tiere und der Pflanze gibt die Natur nicht bloß die Bestimmung an, sondern führt sie auch allein aus. Dem Menschen aber gibt sie bloß die Bestimmung und überlässt ihm selbst die Erfüllung derselben ... der Mensch allein hat als Person unter allen bekannten Wesen das Vorrecht, in den Ring der Notwendigkeit, der für bloße Naturwesen unzerreißbar ist, durch seinen Willen zu greifen und eine ganz frische Reihe von Erscheinungen in sich selbst anzufangen». Herder (44) sagt: «nicht mehr eine unfehlbare Maschine in den Händen der Natur, wird der Mensch sich selbst Zweck und Ziel der Bearbeitung.»

Die Sonderstellung des Menschen im Tierreich wird nicht nur an der Gehirnentwicklung, sondern sehr eindrucksvoll auch an der phylogenetischen Entwicklung der Gliedmaßen erkennbar.

1.1.
Gliedmaßenentwicklung

Die primitiven Wirbeltiere (**Acranier, Fische**) leben im Wasser und besitzen noch keine echten Extremitäten. Zwar ist die bilaterale Symmetrie und die segmentale Gliederung des Rumpfes (Metamerie) deutlich ausgebildet. Kopf und Gliedmaßen sind aber erst in Ansätzen vorhanden, so dass man diese Wirbeltiere in gewisser Hinsicht als Rumpftiere ansehen kann. Erst mit dem Übergang zum Landleben, d.h. nach dem Betreten der Erde, beginnt die eigentliche Gliedmaßenentwicklung. Interessanterweise beginnt sich damit aber gleichzeitig auch der Kopf umzugestalten, d.h. stärker vom Rumpf abzusetzen und zu differenzieren.

Amphibien und Reptilien entwickeln zunächst nur seitlich abstehende Gliedmaßen, die sie vornehmlich als seitliche Hebel für die Rumpfbewegungen einsetzen. Die funktionell wichtigsten Muskelgruppen befinden sich daher immer noch am Rumpf selbst (Abb. 33). Die Gliedmaßen stehen seitlich vom Rumpf ab, arbeiten also bevorzugt in der Rechts-Links-Dimension.

Bei den **Säugetieren**, die sich von den Urreptilien oder direkt von Amphibien ableiten lassen (die Vögel machen eine Sonderentwicklung durch), verlagern sich die Extremitäten **unter** den Rumpf, d.h. in die (vom Tier aus gesehen) Vorne-Hinten-Dimension. Damit nimmt die Eigenmotilität der Gliedmaßen stark zu. Die im Bereich der Gliedmaßen selbst gelegenen, rumpfnahen Muskel- und Bewegungsmechanismen gewinnen gegenüber der Rumpfmotorik an Bedeutung. Eine differenzierte Eigenbeweglichkeit der Endabschnitte der Gliedmaßen (Hand, Fuß) ist aber noch nicht möglich.

Beim Übergang zum **aufrecht gehenden Menschen** findet dann die letzte große Drehung der Gliedmaßen (wiederum um 90°) statt. Jetzt haben die Gliedmaßen die letzte der drei Dimensionen des Raumes erobert, nämlich das Oben-Unten. Die unteren Gliedmaßen ordnen sich ganz in das Schwerefeld der Erde ein und übernehmen die statischen Aufgaben der Körperhaltung und Fortbewegung, während die oberen Gliedmaßen von der unmittelbaren Notwendigkeit zur Fortbewegung und Statik entlastet sind, so dass sie für die Dynamik der freien, z.B. handwerklichen oder künstlerischen Tätigkeiten des Menschen zur Verfügung stehen. Erst beim Menschen entwickeln Hand und Fuß einen spezifischen, hoch differenzierten motorischen Apparat. Damit hat sich auch im Gliedmaßenbereich das typische Gestaltmerkmal der Oben-Unten-Dimension, nämlich die Polarität, durchgesetzt. Gewisse Unterschiede zwischen der vorderen und hinteren Extremität sind zwar auch schon bei den übrigen Wirbeltieren erkennbar, eine echte Polarität entwickelt sich jedoch erst beim Menschen. Damit kommen im Grunde erst beim Menschen die wahren Qualitäten der drei Raumesdimensionen zum Ausdruck.

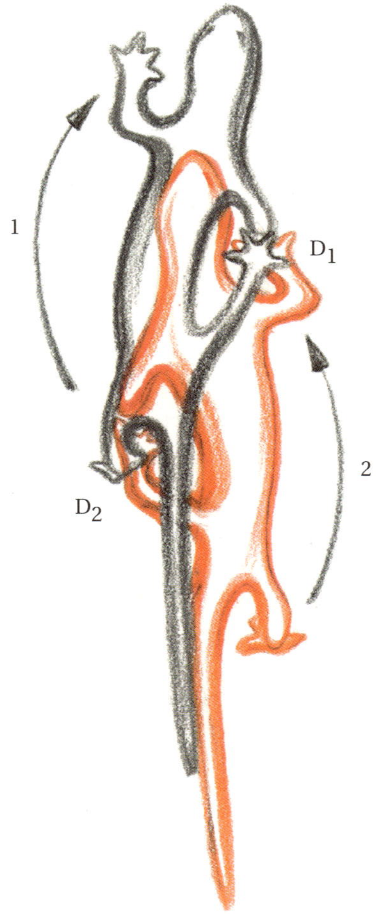

Abb. 33. ***Kriechbewegung eines Salamanders.*** *Von der Ausgangsstellung (rot) wird um den Drehpunkt im rechten Vorderfuß (D_1) der linke Vorderfuß bogenförmig herumgeschwenkt (Pfeil 1) und dann entsprechend um den Drehpunkt des linken Hinterfußes (D_2) der rechte Vorderfuß nach vorne geschwenkt (Pfeil 2). Die Gliedmaßen werden also gewissermaßen als Krücken für eine insgesamt schlangenförmige Rumpfbewegung benützt (nach Filmaufnahmen, aus H. Braus, Anatomie des Menschen, Band I, 1929).*

1.2. Kopfentwicklung

Ähnliches gilt auch für die Entwicklungsprozesse am Kopf-Pol. Die Acranier haben überhaupt noch keinen richtigen Kopf. Bei den Fischen ist der Kopf ein Teil des Rumpfes, dessen schuppenartige Elemente lediglich einen Abschluss des Rumpfes und einen Schutz für die Sinnesorgane, das Nervensystem und den Kiemenapparat darstellen. Erst bei den Amphibien und Reptilien, d.h. nach dem Übergang zum Landleben und nach dem Einsetzen der Gliedmaßenentwicklung, beginnt sich auch der Kopf als ein etwas selbstständigeres Gebilde vom Rumpf abzusetzen. Jedoch erst bei den Säugetieren entwickelt sich ein echter Hals. Der Kopf nimmt bei den Säugern eine röhrenförmige Gestalt an, die durch das Hintereinander der verschiedenen Funktionsbereiche charakterisiert ist. Mund-, Nasen- und Schädelhöhle liegen mehr oder weniger hintereinander, der Schnauzenteil mit seinen mächtigen Kiefern dominiert über den Hirn- und

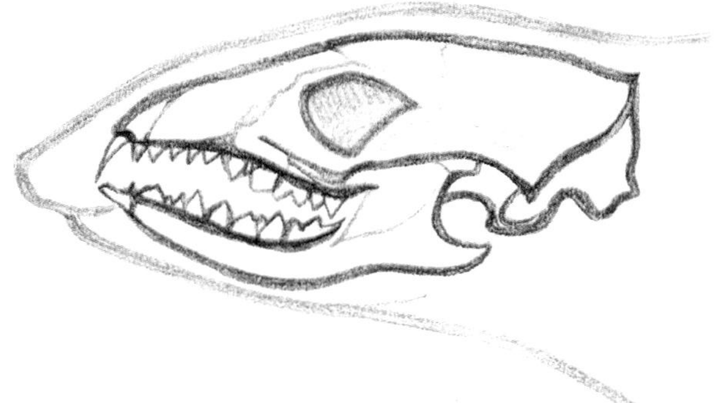

Abb. 34. ***Röhrenförmige Gestalt des Schädels eines Säugetieres*** *(am Beispiel des Igels). Es dominiert die Vorne-Hinten-Dimension.*

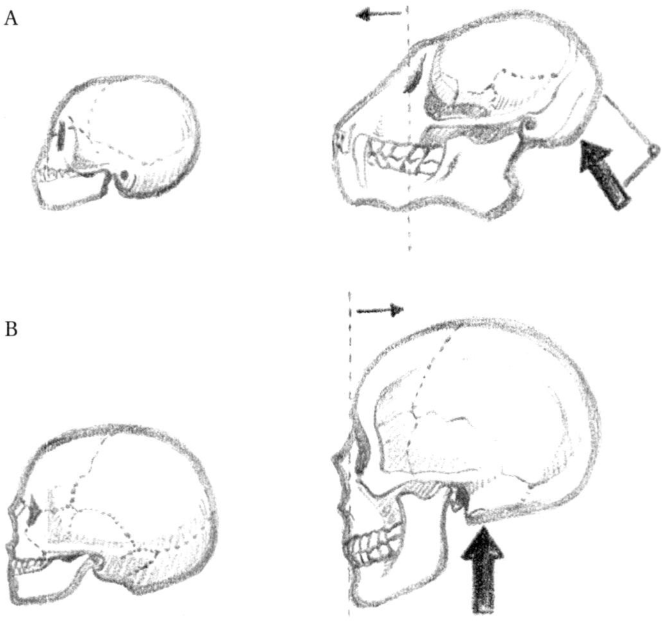

Abb. 35. ***Formveränderungen des Schädels während der postnatalen Entwicklung bei höheren Affen (Gibbon) (obere Reihe; A) und beim Menschen (untere Reihe; B).*** *Die Schädel der Neugeborenen (links) sind bei Affe und Mensch noch ähnlich (sphärische Grundform). Postnatal tritt aber bei Affen ein starkes Wachstum des Gesichtsschädels ein (Pfeil), während beim Menschen das Wachstum des Gesichtsschädels zurückgehalten wird, aber der Gehirnschädel sich weiter vergrößert (Pfeil; modifiziert nach A. Portmann, 48). Der Schädel des Menschen ruht im Gleichgewicht freibeweglich auf der Wirbelsäule (breiter Pfeil); der Schädel der Affen muss durch mächtige Nackenmuskeln gehalten werden, da er durch die Überdimensionierung von Gesichtsschädel und Kauapparat ein Übergewicht nach vorne bekommen hat und nicht mehr auf dem Rumpf balancieren kann.*

Sinnesteil des Schädels. Der Kopf erscheint aber immer noch als Verlängerung des Rumpfes nach vorne, die in der Hauptbewegungsrichtung des Körpers liegt.

Die Spezialisationen im Gliedmaßenbereich spiegeln sich am Kopf besonders in den entsprechenden Differenzierungen der Kauwerkzeuge wider. Beim röhrenförmigen Schädel der Säuger dominiert die Dimension des Vorne-Hinten, die auch für die Gliedmaßengestaltung bestimmend ist (Abb. 34).

Durch die bei der Menschwerdung vollzogene Aufrichtung des Körpers kommt nun auch die Dimension des Oben-Unten ins Spiel. Der Kopf nimmt bei den Primaten mehr und mehr eine Kugelform an. Die Funktionsräume des Schädels (Mund-, Nasen-, Schädelhöhle) gliedern sich jetzt mehr **übereinander** statt hintereinander. Die röhrenförmige Gestalt des Säugerschädels wird aufgegeben, der Gesichtsschädel bleibt im Wachstum zurück, und der Kopf nimmt eine sphärische Form an, so dass er frei auf der Wirbelsäule balanciert werden kann (Abb. 35).

Ähnlich wie bei den Gliedmaßen macht also auch der Wirbeltierkopf in seiner Ausgestaltung während der Evolution einen Gang durch die Dimensionen durch. Bei den niederen Wirbeltieren beherrscht die bilaterale Symmetrie noch weitgehend die Kopfgestaltung (Rechts-Links). Bei den Säugetieren kommt das Vorne-Hinten dazu, so dass der Kopf eine Röhrenform annimmt (Abb. 34). Erst beim Menschen entsteht ein Kopf mit kugelförmiger Grundgestalt, in dem gewissermaßen alle drei Dimensionen enthalten sind. Die Kugel ist der ideale Raumkörper, der aber nicht den Raum, wie die Gliedmaßen mit ihrer radiären Gestaltung, aktiv ergreift, sondern im Gegenteil den «Radiärraum» sozusagen umdreht, in sich einschließt und durch die Kugeloberfläche mehr von außen umhüllt als ausgreifend in ihn eindringt (Abb. 36). Kopf- und Gliedmaßenentwicklung müssen also als Polaritäten angesehen werden, die beim Menschen, d.h. am Ende der Evolution, zu einem völlig konträren Ergebnis geführt haben. Die radiären, vielgliedrigen Gliedmaßen greifen mit ihren Bewegungen in den Raum hinaus, ordnen sich ganz in ihn ein und machen ihn für uns erlebbar. Umgekehrt hat sich der Kopf gewissermaßen aus dem Raum zurückgezogen, er umschließt als Kugel sozusagen eine Art Gegenraum, in dem uns die Dimensionen zwar noch geistig zum Bewusstsein kommen (z.B. im Wahrnehmen und Vorstellen), diese aber selbst nicht mehr ergriffen werden.

Da, wo Räumlich-Materielles in den Kopfbereich eintritt, wird es verändert. So werden zum Beispiel beim Kauakt die dreidimensionalen Körper der Nahrung aufgelöst («entmaterialisiert») und der verdauungsmäßige Abbau eingeleitet. Auch durch die Wahrnehmungsprozesse der großen, am Kopf lokalisierten Sinnesorgane wird die uns umgebende Körperwelt gewissermaßen aufgelöst, um dann in uns selbst (im Vorstellen bzw. Erinnern) wieder geistig zur Erscheinung zu kommen. Das im Kopf untergebrachte Nervensystem schafft dafür den nötigen (geistigen) «Freiraum», der unabhängig von der realen Welt, in dem sich die Körper stoßen, sozusagen im «Gegenraum des Kopfes» geistig seinen Platz findet.

1.3. Menschliches Bewusstsein und das Erleben des Raumes

Wenn der Mensch sich mit wachem Bewusstsein auf sein Raumerleben konzentriert, kann er feststellen, dass dieses Erleben im Kopfbereich, d.h. in der Welt der Sinne und des Nervensystems, ein völlig anderes ist als etwa im Bereich der Gliedmaßen. Er erlebt die drei Dimensionen des Raumes bei der Betätigung der unteren Gliedmaßen anders als bei den oberen und wieder anders als bei den Sinnesorganen (45).

Im Gehen erleben wir alle drei Dimensionen in gleicher Weise. Der Wille taucht gewissermaßen in die Raumeswelt ein und betätigt sich mit Hilfe der unteren Gliedmaßen in allen drei Ebenen des Raumes, die als solche für das Erleben aber unbewusst bleiben.

Im mittleren Bereich der menschlichen Organisation, z.B. bei den Bewegungen der oberen Gliedmaßen, liegen die Verhältnisse etwas anders (Abb. 37). Wir betätigen die Arme vorzugsweise in der Horizontalen. Im Berühren der Hände miteinander «be-greifen» wir die Raumeswelt. Im Symmetrieerlebnis, in der Gestik oder in der Werkbetätigung erleben wir im mittleren Bereich des Organismus hauptsächlich die Dimensionalität der Horizontalen. Die dritte Dimension, nämlich die Vertikale, das Oben-Unten wird anders erlebt. Wir können zwar auf Händen laufen, etwas heben oder stemmen. In der Vertikalen lebt jedoch der Wille nicht so wie in der Horizontalen. Sie ist uns gewissermaßen von vorne herein, als solche «gegeben» (45).

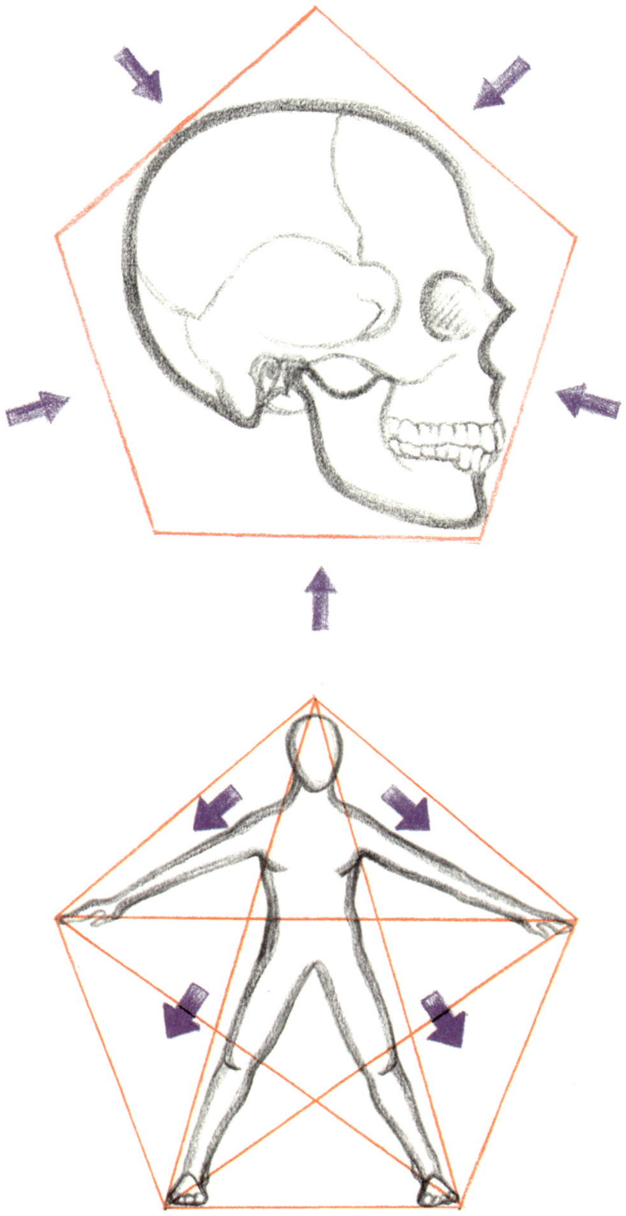

Abb. 36. ***Polarität zwischen Kopfbildung und Gliedmaßen.*** *Der Kopf als sphärische, von außen gestaltete Bildung, die Gliedmaßen als radiäre, von innen nach außen ausstrahlende und tätig werdende Organe.*

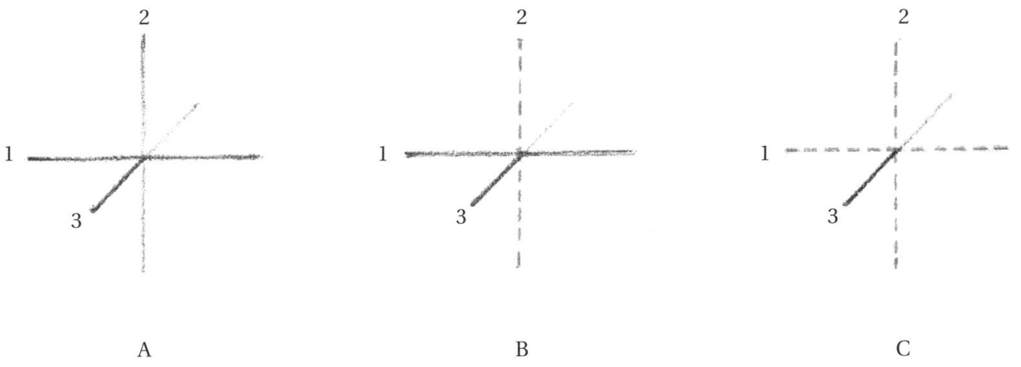

Abb. 37. ***Bewegungserleben im Raum*** *(nach R. Steiner, 45). Dimensionen: 1 = Rechts-Links; 2 = Oben-Unten; 3 = Vorne-Hinten.*
A = Im Bereich der unteren Gliedmaßen (Gehen) werden Bewegungen in allen drei Dimensionen willensmäßig erlebt;
B = im Bereich der oberen Gliedmaßen nur noch in der Horizontalen (Ebene 1 und 3);
C = im Sehraum nur noch bei der Tiefendimension (Raumsehen, Ebene 3).

Im Kopfbereich sind es dann sogar zwei Dimensionen, die uns willensmäßig nicht mehr voll zugänglich, sozusagen «gegeben» sind, nämlich das Rechts-Links und das Oben-Unten (Abb. 37). Nur die Vorne-Hinten-Dimension, d.h. die Tiefe, wird z.B. im Sehakt noch aktiv ergriffen und dadurch als Raum erlebt. Zwischen der Fläche eines gesehenen Bildes und der Raumwahrnehmung (Tiefendimension) ist ein großer Unterschied. Für das bewusste Erleben der drei Dimensionen im Sehen bedarf es eines bewussten Willensaktes, bei dem die Mitwirkung des Großhirns erforderlich ist.

Steiners Darstellung (45) geht hauptsächlich vom Willenserleben aus. Wir können das Ganze aber auch vom polar entgegengesetzten Aspekt, nämlich von der Gedankenseite aus, betrachten. Im unteren Menschen taucht das Individuum mit seinen Gliedmaßen ganz in die Raumeswelt ein. Die Realität des Raumerlebens gewinnt der Mensch durch dieses Eintauchen, das ihm jedoch vorstellungsmäßig zunächst unbewusst bleibt. Im mittleren (rhythmischen) Bereich wird dann sozusagen eine Raumdimension frei, nämlich die Höhendimension, die Vertikale. Hieraus zieht sich der Wille zurück, so dass Kräfte für das Vorstellungsleben gewonnen werden. Im Kopfbereich schließlich wird in den Sinnesorganen eine weitere Dimension «frei». Der Wille betätigt sich nur noch in der Tiefendimension, wodurch zwar ein Abbild von der Dreidimensionalität des Raumes zustande kommt, nicht aber die Realität der Körperwelt selbst erlebbar wird. Gestützt auf das Nervensystem kann sich der Mensch im Kopfbereich dann schließlich auch noch von dieser dritten Dimension freimachen und alle Kräfte des Raumes im Vorstellen, Erinnern oder im schöpferischen Produzieren von Ideen wieder zur Erscheinung bringen, ohne in den wirklichen Raum eingreifen zu müssen (Abstraktionsvermögen und Fähigkeit zu schöpferischen Gestaltungen). Hier haben wir also eine Umkehrung der Dimensionen vor uns, d.h. eine «Umstülpung» des Raumes in einen geistigen Nicht- oder Gegenraum.

Das Tier, das den Gang durch die Dimensionen nicht bis zur aufrechten Gestalt ganz durchgemacht hat, kann daher auch nicht bis zu dieser Stufe der geistigen Entwicklung, wie sie der Mensch erreicht hat, vordringen.

Arnold Gehlen (46 u. 47) hat in eindrücklicher Weise die Sonderstellung des Menschen gegenüber dem Tierreich beschrieben. So hat er u.a. von dem «Freiwerden der Sinnesorgane aus dem Einbau in die tierischen Funktionskreise» sowie von einer «Instinktreduktion» gesprochen. Er weist auch daraufhin, «dass aller echte Symbolgebrauch, etwa der Sprache, auf der Bedingung der Ablösbarkeit des Verhaltens vom Kontext der jeweils aktuellen Situation beruht, denn es liegt geradezu im Wesen des Symbols, auf ein **Nichtgegebenes** und aus diesem Kontext nicht Erschließbares hinzuweisen.» Fast alle Tiere, sagt

Gehlen, zeigen «eine weitgehende regionale Fesselung an ganz bestimmte Umwelten, eine »Einpassung» in solche, so dass die Betrachtung des organischen Baus bis in alle Einzelheiten der Sinnesorgane, der Verteidigungs- und Angriffswaffen, der Ernährungsorgane usw. Rückschlüsse auf Lebensweise und Wohngebiet zulässt und umgekehrt.»

«Der Mensch ist das handelnde Wesen. Er ist ... nicht festgestellt», d.h. «er ist sich selbst noch Aufgabe» ... «das Unfertigsein gehört zu seinen physischen Bedingungen, zu seiner Natur.» ... Er «ist das gefährdete oder riskierte Wesen, mit einer konstitutionellen Chance, zu verunglücken» (46).

2. Adaptation und Antiadaptation als Evolutionsprinzipien

Bei der Betrachtung über die Qualität der Dimensionen haben wir erstmals Evolutionsprobleme angesprochen. Wir haben dabei die Vorstellung zugrunde gelegt, dass es so etwas wie eine Höherentwicklung gibt und dass der Mensch eine Art vorläufiger Endstufe dieser Entwicklung darstellt.

Bevor aber die Frage nach den in der Evolution wirksamen Prinzipien gestellt werden kann, müssen zwei Vorfragen geklärt werden. Lassen sich die Wirbeltiere überhaupt in eine evolutive Reihe einordnen, die – rein formal – eine Höherentwicklung repräsentiert, oder sind die Tiergruppen lediglich Varianten eines Themas mit unterschiedlichem, aber im Wesentlichen auf gleichem Niveau stehendem Stellenwert. Die zweite entscheidende Frage betrifft die zeitliche Folge dieser Entwicklungsschritte. Wenn die höher organisierten Formen wirklich höhere Entwicklungsstufen darstellen und auf den vorangegangenen Stufen aufbauen, dann müssen sie auch später entstanden sein. Das zeitliche Auftreten der fossilen Tierformen in den erdgeschichtlichen Entwicklungsperioden muss also die Stufen dieser Höherentwicklung erkennen lassen, andernfalls wäre wohl eine echte Entwicklungsgeschichte (Evolution) von einfacheren zu höheren Organisationsformen nicht denkbar.

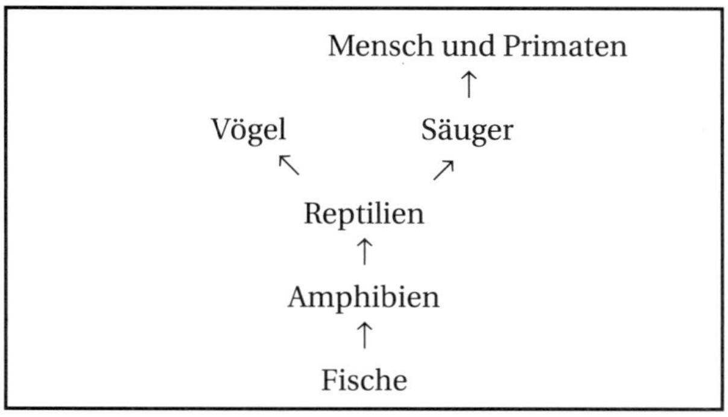

Tab. 11. Bauplanstufen der Wirbeltierevolution (nach A. Portmann, 48).

Zur ersten Frage: Vergleichen wir die **Baupläne** (nicht Einzelmerkmale) der sechs großen Wirbeltierklassen, so ergibt sich eine klare Reihenfolge, wie sie auch den meisten zoologischen Werken zugrunde gelegt wird. An der Basis stehen Formen wie das Lanzettfischchen (Amphioxus), dann folgen die Fische, die Amphibien und die Reptilien. Vögel und Säuger müssen als parallele Bildungen an die Reptilien angeschlossen werden. Die Primaten, zu denen auch der Mensch zu zählen ist, stellen eine höher entwickelte Säugerstufe dar, während die Entwicklung, die mit den Vögeln eingesetzt hat, noch keine Fortsetzung gefunden hat. Wenn man die Vögel als Nebenzweig der Wirbeltier-Evolution ausklammert, ergeben sich somit bei den Wirbeltieren **fünf Bauplanstufen**, die vom Gesichtspunkt der funktionellen Morphologie aus zugleich Stufen steigender Komplexität und Vervollkommnung darstellen.

Können nun diese Stufen auch als entwicklungsgeschichtliche Stufenprozesse für eine Höherentwicklung in Anspruch genommen werden? Diese fundamentale Frage hat A. Portmann (48) positiv beantwortet. Er schreibt: «Verfolgt man das Auftreten der fossilen Tierformen in den Faunen vergangener Erdzeiten und stellt dabei, der Vereinfachung wegen, zunächst nur fest, in welchen Schichten der Erdrinde Vertreter der großen systematischen Gruppen zum ersten Mal beobachtet wurden, so ergibt sich eine wichtige Übereinstimmung zwischen den oben dargestellten Bauplanstufen (Tab. 11) und dem ersten Auftreten der Tiergruppen in der Erdgeschichte, d.h. **die Wirbeltiergruppen erscheinen in derselben Reihenfolge in der erdgeschichtlichen Gesteinsfolge,**

Ära	Erdgeschichtliche Periode		Dauer in Jahrmillionen	Jahrmillionen seit Beginn	Erstes Auftreten von Wirbeltiergruppen
Cänozoikum	Quartär	Gegenwart	0.025		
		Pleistocän	1	1	
	Tertiär	Pliocän	10		
		Miocän	13		Hominiden
		Oligocän	14		
		Eocän	20		
		Paleocän	13	70	Primaten
Mesozoikum	Kreide		65	135	
	Jura		45	180	Vögel
	Trias		40	220	Säugetiere
Paläozoikum	Perm		50	270	Reptilien
	Carbon		80	350	
	Devon		50	400	Amphibien
	Silur		40	440	Agnathi, Fische
	Ordovicium		60	500	
	Cambrium		100/110	600	

Tab. 12. Erdgeschichtliche Perioden und erstes Auftreten der Wirbeltiergruppen (nach A. Portmann, 48).

in der auch die morphologische Entwicklungshöhe einzuordnen ist.» … «Die Tatsache, dass die systematische Ordnung der Wirbeltiere nach ihrer gestaltlichen Verwandtschaft einer Anordnung der Gruppen nach ihrem Auftreten in der Erdgeschichte entspricht, fordert größte Beachtung. Sie ist eines der fundamentalsten Argumente zugunsten der Auffassung, welche in dieser Reihe der Wirbeltiere das Bild eines realen Zusammenhanges sieht» – d.h. «dass die höher organisierten Organismen im Laufe der Erdgeschichte» … «aus einfacher organisierten hervorgegangen sind».

Wenn der Mensch dann am Ende dieser Reihe als letztes und am höchsten entwickeltes Lebewesen erscheint, dann muss er bei seiner körperlichen Entwicklung die vorangegangenen einzelnen Organisationsstufen (wohlgemerkt Bauplanstufen, nicht spezielle Tierformen) durchlaufen haben. Ein stufenweises Voranschreiten in Richtung Höherentwicklung lässt sich aber nicht denken, ohne dass der Evolution als Ganzes eine Zielgerichtetheit (Orthogenesis) innewohnt. Eine so konsequente Weiterentwicklung von Bauplanstufe zu Bauplanstufe wäre gar nicht möglich, wenn nicht jede Stufe wieder einen Schritt weiter in Richtung auf den Endpunkt dieser Entwicklung, nämlich den Menschen, darstellen würde.

Wir haben bereits bei der Gliedmaßenentwicklung Anhaltspunkte dafür gewonnen, dass der Evolution eine solche «Zielsetzung» immanent ist, d.h. dass von Stufe zu Stufe eine neue Raumdimension erschlossen worden ist und dass erst im Bauplan des Menschen alle drei Dimensionen des Raumes in ihrer ursprünglichen Qualität zur Erscheinung gekommen sind.

Es erhebt sich jetzt aber die Frage: Kann man die Kräfte, die diesen Entwicklungsvorgängen zugrunde liegen, näher charakterisieren, so dass sich auch das Geschehen selbst klarer erfassen lässt?

Die Evolutionsbiologen beschreiben in der Regel nur die Anpassung (durch Selektion der an die jeweiligen Umweltverhältnisse am besten angepassten Formen) und die Variation, d.h. die durch ungerichtete, zufällige Mutationen zustande gekommenen Veränderungen als die einzig wirksamen Kräfte in der Evolution. Eine orthogenetische Zielrichtung der

Evolution wird meist abgelehnt. Die Mutanten werden durch den «Kampf ums Dasein» selektioniert, so dass der am besten angepasste Organismus überlebt und sich fortpflanzt, während die nicht optimal adaptierte Spezies ausstirbt. Die Natur «lernt nicht durch ihre Fehler, sondern nur durch ihre Erfolge» (49). Die «Erfolge» sind ausschließlich das Ergebnis von Zufallsprozessen.

Auf die gedanklichen Inkonsequenzen und Einseitigkeiten dieser Anschauungen hat kürzlich Macbeth in eindrucksvoller Weise hingewiesen (50). Dass die gängigen Evolutionstheorien in vielen Punkten auch heute noch Hypothesen darstellen (vgl. 51, 52, 53 und 54), wird häufig übersehen. Insbesondere das orthogenetische Prinzip, d.h. das der Evolution immanente, auf ein Ziel hingerichtete Entwicklungsgeschehen, wird heute kaum noch ernsthaft diskutiert. Für das Adaptationsprinzip gibt es viele Beispiele, so dass dieser Prozess nicht in Abrede gestellt werden kann – aber ist das alles? Gibt es nicht außerdem noch Prozesse, die bei der Evolution eine Rolle gespielt haben? Diese Frage ist ja neuerdings öfter wieder aufgeworfen worden (52, 54 und 55). Wir wollen im Folgenden aber zunächst nur die makroskopisch fassbaren Phänomene besprechen und die molekular-biologischen Aspekte unberücksichtigt lassen.

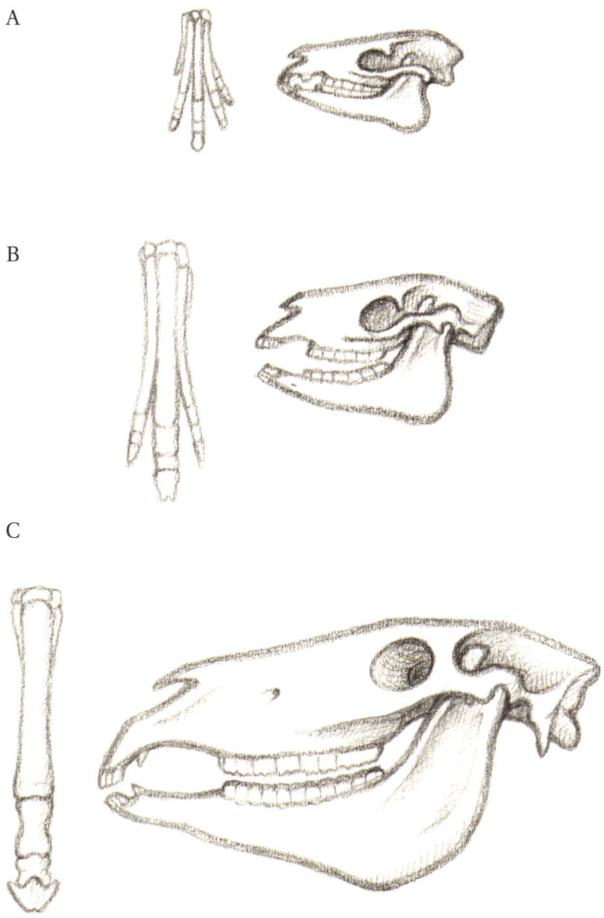

Abb. 38. ***Entwicklungsreihe der Pferdegestalt*** *(Schädel und Fuß). Die Formenfolge von A – C stellt eine erdgeschichtliche Reihe dar. Die Stufen dieser Reihe sind durch Millionen von Jahren getrennt (nach A. Portmann, 48).*
A = kleine, älteste Form im Eocän mit vierzehigen Gliedmaßen;
B = dreizehiges Pferd aus der Oligocänperiode (z.B. Mesohippus, Amerika);
C = große Pferdeform mit stark entwickelter 3. Zehe (Einhufer!), wie sie seit dem Miocän vermehrt auftritt (z.B. Equus, die heutige Pferdegattung, kommt seit dem Pliocän vor).

2.1. Adaptations- und Antiadaptationsprozesse

Für die im Laufe der Evolution abgelaufenen Adaptationsprozesse gibt es unzählige Beispiele. Hier sei nur die viel zitierte Pferdereihe genannt. Die kleine, älteste **Pferdeform** (Eohippus) des Eozäns hatte noch vierzehige Gliedmaßen und ein vollständiges Gebiss. Im Oligozän findet sich dann das schon größere Mesohippus mit dreizehigen Gliedmaßen. Das heutige Pferd besitzt nur noch eine stark entwickelte dritte Zehe. Die übrigen Zehenstrahlen (sog. Griffelbeine) sind zurückgebildet. Auch das Gebiss wird einseitig differenziert und der Gesichtsschädel stark vergrößert, ohne dass jedoch der Hirnschädel entsprechend weiterentwickelt wird. Man darf die berühmte «Pferdereihe» aber nicht als Ahnenreihe, sondern nur als Stufenreihe einer immer einseitiger werdenden

Differenzierung ansehen, denn in der Fossilgeschichte treten die verschiedensten Formen nebeneinander auf (50). Dennoch hat hier im Laufe der Zeit eine Differenzierung stattgefunden, die insgesamt eine extreme Vereinseitigung darstellt (Abb. 38). Bei der Entwicklung der Pferdegliedmaßen wurde also die ursprüngliche Vielseitigkeit zugunsten einer **einzigen** Funktion, nämlich der Schnelligkeit des Laufens, aufgegeben. Die Gliedmaßen der rezenten Formen sind hervorragend für schnelle Fortbewegungen geeignet, haben aber dafür alle anderen Möglichkeiten geopfert. Auch im Kopfbereich dominieren schließlich hoch spezialisierte Strukturen für eine ganz einseitige Nahrungsaufnahme.

Betrachten wir demgegenüber die **menschlichen Gliedmaßen**, so kann man hier nicht in gleicher Weise von einer Adaptation sprechen. Für die Gliedmaßenentwicklung ist der Prozess der **Aufrichtung** entscheidend. Bei den meisten Affen finden wir noch zahlreiche Spezialisationen im Gliedmaßenbereich. Die Arme sind übermäßig lang, die Beine relativ kurz. Viele Affen haben einen Greiffuß, der für das Baumleben gute Dienste leisten kann, aber für das senkrechte Stehen auf der Erde wenig geeignet ist. Der menschliche Fuß hat sich keineswegs einseitig an den aufrechten Gang adaptiert. Er hat vielmehr eine komplizierte Gewölbearchitektur entwickelt, die nicht starr, sondern verformbar und plastisch ist. Der Fuß kann sich an Unebenheiten des Bodens elastisch anpassen, was noch durch die in den Fuß verlegte Drehmöglichkeit (Pro-Supinationsfähigkeit) erhöht wird. Die untere Gliedmaße vermag den Körper allein zu tragen und in der Senkrechten zu halten, ohne dass eine Unsicherheit entsteht. Dadurch sind aber Kopf und obere Gliedmaßen ganz von den Aufgaben der Stützung und Fortbewegung des Körpers entlastet, d.h. frei geworden. Der Bewegungsraum der oberen Gliedmaßen wird enorm vergrößert, die Hand wird zur Greifhand und damit auch zum Organ für handwerkliches und künstlerisches Schaffen: eine der wichtigsten Grundlagen unserer Kultur!

Man kann logischerweise nicht sagen, dass dieser Prozess der «Befreiung der oberen Extremität» durch die Aufrichtung des Körpers eine Adaptation darstelle – im Gegenteil, es handelt sich um einen völlig konträren Prozess, den wir vorläufig hier zunächst nur als **Antiadaptation** bezeichnen wollen. Die erweiterten Bewegungsmöglichkeiten der oberen Gliedmaßen des Menschen dienen primär keinen spezialistischen Funktionen. Sie bedeuten für den Organismus keine neue Spezialisierung oder Vereinseitigung, sondern im Gegenteil, sie erschließen dem Menschen eine neue räumliche Dimension, einen bisher nicht vorhandenen Freiraum, in dem neue Bewegungsformen, auch Ausdrucksmöglichkeiten für das Seelisch-Geistige, entwickelt werden können.

Arnold Gehlen (46) hat diese Zusammenhänge einmal folgendermaßen formuliert:

«Die Tendenz der Naturentwicklung geht dahin, organisch hochspezialisierte Formen in ihre je ganz bestimmten Umwelten einzupassen, also die unübersehbar mannigfaltigen, in der Natur zustande kommenden ‹Milieus› als Lebensräume für darin eingepasste Lebewesen auszunutzen. Die flachen Ränder tropischer Gewässer wie die ozeanische Tiefsee, die kahlen Abhänge nördlicher Alpengebirge wie das Unterholz lichter Mischwälder sind ebenso **spezifische** Umwelten für spezialisierte, nur darin lebensfähige Tiere, wie die Haut der Warmblüter für die Parasiten, und so in unzähligen, je besonderen Fällen. Der Mensch dagegen hat, morphologisch gesehen, so gut wie keine Spezialisierungen. Er besteht aus einer Reihe von **Unspezialisiertheiten**, die unter entwicklungsbiologischem Gesichtspunkt als Primitivismen erscheinen: sein Gebiss z.B. hat eine primitive Lückenlosigkeit und eine Unbestimmtheit der Struktur, die es weder zu einem Pflanzenfresser- noch zu einem Fleischfressergebiss, d.h. Raubtiergebiss machen. Gegenüber den Großaffen, die hoch spezialisierte Baumtiere mit überentwickelten Armen für Hangelkletterei sind, die Kletterfuß, Haarkleid und gewaltigen Eckzahn haben, ist der Mensch als Naturwesen gesehen hoffnungslos unangepasst. Er ist von einer einzigartigen biologischen Mittellosigkeit, und er vergütet diesen Mangel allein durch seine **Arbeitsfähigkeit** oder Handlungsgabe, d.h. durch Hände und Intelligenz; eben deshalb ist er aufgerichtet, «umsichtig», mit freigelegten Händen.»

Etwas später schildert Gehlen (46) wie der Mensch einer durchaus untierischen Reizüberflutung unterliegt, die grundsätzlich eine Belastung darstellt. Hier liegt eine «Aufgabe von physischer und lebenswichtiger Dringlichkeit: aus eigenen Mitteln und eigenständig muss der Mensch **sich entlasten**, d.h. die Mängelbedingungen seiner Existenz eigenständig in Chancen seiner Lebensfristung umarbeiten.»

Man hat oft betont, dass die Hand als Greiforgan eine adaptive Spezialisation des Menschen sei und keineswegs etwas «Primitives» oder Ursprüngliches, das sich nicht wie beim Tier an Spezialfunktionen angepasst habe. Es ist zwar richtig, dass die menschliche Hand mit ihrer Fünfstrahligkeit noch primitive Züge der Urgliedmaßen bewahrt hat. Es kann aber andererseits auch nicht bezweifelt werden, dass die Hand für die Entwicklung der Greiffähigkeit einen hohen Grad der Differenzierung erreicht hat. Man denke nur an die Struktur der Daumengelenke und die zugehörige Muskulatur, an den Bau der Grundgelenke der Finger, an die Zwischenknochenmuskulatur und an vieles andere mehr. Das Entscheidende ist aber, dass diese Differenzierung nicht in Richtung Einseitigkeit, sondern Vielseitigkeit, nicht in Richtung Spezialisation und Adaptation, sondern in Richtung Universalität geht, d.h. dass hier keine Einzelfunktion in den Vordergrund tritt, sondern lediglich eine erhöhte funktionelle Potenz erreicht wird, deren Sinn sich erst durch die Betätigung selbst ergibt. Diese ist zwar möglich, aber nicht von vornherein festgelegt. Hier liegt also keine adaptive Differenzierung, sondern geradezu eine **antiadaptive Differenzierung** vor.

Einen ganz ähnlichen Prozess finden wir nun auch am Kopf wieder. Die Gehirnentwicklung z.B. ist dadurch charakterisiert, dass die Großhirnrinde im Laufe der Wirbeltierevolution ständig an Masse zunimmt. Besonders bei den Primaten nimmt die Rinde so stark an Umfang zu, dass sich die Gehirnoberfläche mehr und mehr auffaltet, Wülste und Furchen (Gyri und Sulci) entstehen, so dass das Endhirn schließlich so stark vergrößert wird, dass alle anderen Hirnteile (Mittelhirn, Zwischenhirn, Kleinhirn) vom Großhirn überlagert werden (Abb. 39). Man spricht nach Portmann von einer in der Evolution stetig zunehmenden **Zerebralisation** (56).

Im Mensch-Affe-Übergangsfeld dient die Gehirngröße oft als das einzig verlässliche Kriterium für die menschliche bzw. nichtmenschliche Natur der fossilen Funde. Man sagt, mit der vergrößerten Hirnkapazität hätten sich die Urmenschen einen enormen Selektionsvorteil erschlossen, da sie jetzt die erhöhten Kommunikationsmöglichkeiten für den Kampf ums Dasein einsetzen konnten. Dies ist aber ein völlig unlogischer Schluss. Untersucht man die Entwicklung der Großhirnrinde, wie sie sich evolutiv wahrscheinlich abgespielt hat und wie sie sich in ähnlicher Weise

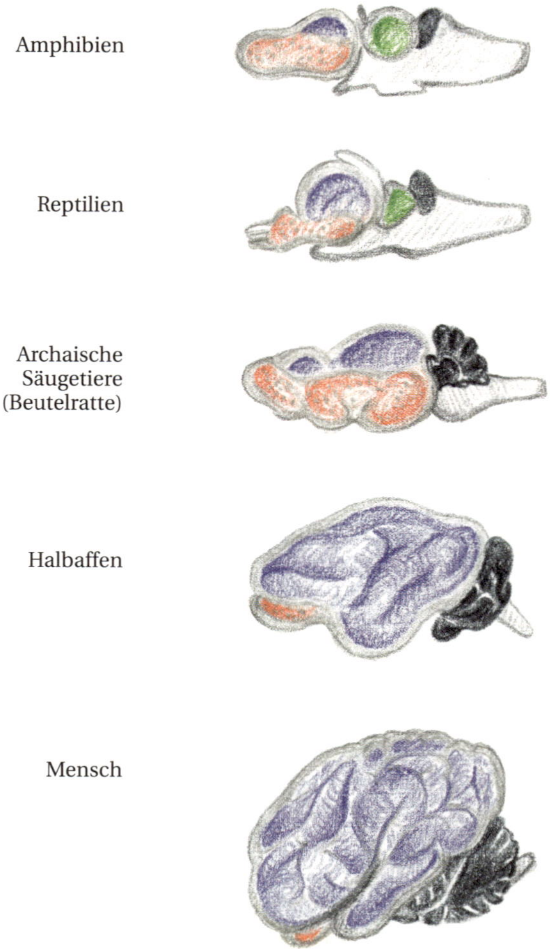

Abb. 39. ***Phylogenetische Reihe steigender Cerebralisation*** *(modif. nach A. Portmann, 56). Durch die starke Entwicklung des Großhirns werden die übrigen Hirnabschnitte zunehmend überlagert und verdrängt. Die Bildung von Furchen und Wülsten (Gyrifizierung) nimmt evolutiv stark zu.*
Großhirn (Neocortex) = blau; Riechhirn = rot; Kleinhirn = schwarz; Stammhirn und Mittelhirn (bei Amphibien und Reptilien) = grün.

während der Ontogenese wiederholt, so stellt man mit Überraschung fest, dass die Großhirnrinde gerade dadurch entsteht, dass **undifferenzierte** Zellen vom Inneren der Hirnanlage auswandern («ausschwärmen») und sich in den oberflächlichen Zonen des Hirnmantels ansiedeln, wo sie dann neue Kern- und Zellgruppen bilden. Diese Kerngruppen sind aber primär hinsichtlich ihrer Funktion zum größten Teil **nicht** von vorne herein festgelegt. Sie sind den «alten», von der Evolution überlieferten Strukturen der nachgeschalteten Hirngebiete übergeordnet, aber sie haben primär keine im adaptiven Feld der Organismen fest fixierte Funktion. Die speziellen Einzelleistungen der ausgeschwärmten Zellen der Großhirnrinde, die beim Menschen eine Größenordnung von 14–16 Milliarden Zellen erreichen, werden erst im Laufe des Lebens festgelegt. Ort und Umfang dieser Zellgruppen bestimmt die Lernfähigkeit des Menschen. Ihre funktionellen Verknüpfungen sind nicht von vorne herein gegeben, sondern «frei und prägungsfähig». Der Mensch kann eine neue Sprache, eine neue manuelle Tätigkeit, eine neue Verhaltensweise erlernen, wobei er sich immer auf dieses ungeheure, nicht geprägte und nicht adaptierte Potential an Nervenzellen der Großhirnrinde stützen kann, und zwar das ganze Leben hindurch. **Der Mensch ist ein Leben lang lernfähig**, während das Tier nur kurze Zeit nach der Geburt prägungsfähig und dann für den Rest seiner Existenz unflexibel «erstarrt» ist. Die Zerebralisation des menschlichen Gehirns ist damit wiederum ein Vorgang, der **nicht** zu einer verbesserten Adaptation führt, sondern im Gegenteil den individuellen Spielraum vergrößert, die Universalität steigert und die Vielseitigkeit erhöht, d.h. einen Prozess der Antiadaptation darstellt.

Mit steigender Zerebralisation zielt die Evolution auf einen Organismus hin, der sich von den unmittelbaren Zwängen der Umwelt und den Zwängen der biologischen Instinkte (Portmann, 56) freimachen kann und – ähnlich, wie es für den Gebrauch der Hände gilt – auch mit Hilfe des Nervensystems neue Funktionen nicht nur erfinden, sondern auch dauerhaft erlernen und erinnern kann – Funktionen, die primär im System selbst nicht vorgegeben, sondern nur als potentielle Möglichkeiten vorhanden gewesen sind.

2.2. Schädel- und Kopfbildung

Ein ähnliches Prinzip lässt sich auch an der **Schädelentwicklung** erkennen. Von den niederen zu den höheren Wirbeltieren vollzieht sich ein langwieriger und komplizierter Umbau des Schädels, dessen Stationen hier im Einzelnen nicht geschildert werden sollen. Bei den Fischen besteht der Schädel aus einem Mosaik von Knochenplatten, die am vorderen Ende des Rumpfes den relativ «ausdruckslosen Pol eines Schwimmkörpers» (Portmann, 48) repräsentieren. Dieser Schädel besteht aus drei Anteilen, die sich evolutiv relativ unabhängig voneinander entwickeln (Abb. 40):

1. das **Desmo**- oder **Dermatocranium**, das aus zahlreichen, kleinen, direkt aus dem Bindegewebe der Haut entstehenden Knochenplatten besteht (Hautknochen) und vor allem das Schädeldach bildet;

2. das **Neurocranium**, dessen Knochenelemente aus knorpligen Vorstufen entstehen, primär das Gehirn und die Sinnesorgane (Auge, Geruchsorgan, Labyrinth) umschließen und später vor allem die Schädelbasis bilden; und

3. das **Splanchnocranium** oder **Viscerocranium**, das sich aus mehreren, segmental angeordneten, knorpligen, mehrgliedrigen Pharyngealbögen («Kiemenbögen») zusammensetzt, zwischen denen gegebenenfalls «Kiemenspalten» auftreten.

Das Viszeral- oder Kiemenskelett dient bei Fischen der Nahrungsaufnahme (Kieferapparat) und der Atmung (Kiemenapparat). Nach dem Übergang zum Landleben und der Entwicklung der Lungenatmung vollzieht sich bei Amphibien und Reptilien eine tiefgreifende Umgestaltung des Schädels. Der Kiemenapparat wird rückgebildet. Teile davon werden in die neu entstehenden Gehör- und Sprachorgane mit eingegliedert. Das primäre Kiefergelenk der Fische wird bei den Säugern zum Gelenk zwischen Hammer und Amboss, das im Mittelohrraum liegt, während das den Kaufunktionen dienende Kiefergelenk zwischen Unterkiefer und Schädelbasis neu entsteht (sekundäres Kiefergelenk).

Die evolutiven Veränderungen im Bereich von Kauapparat und Kiefermuskulatur bringen weiterhin die

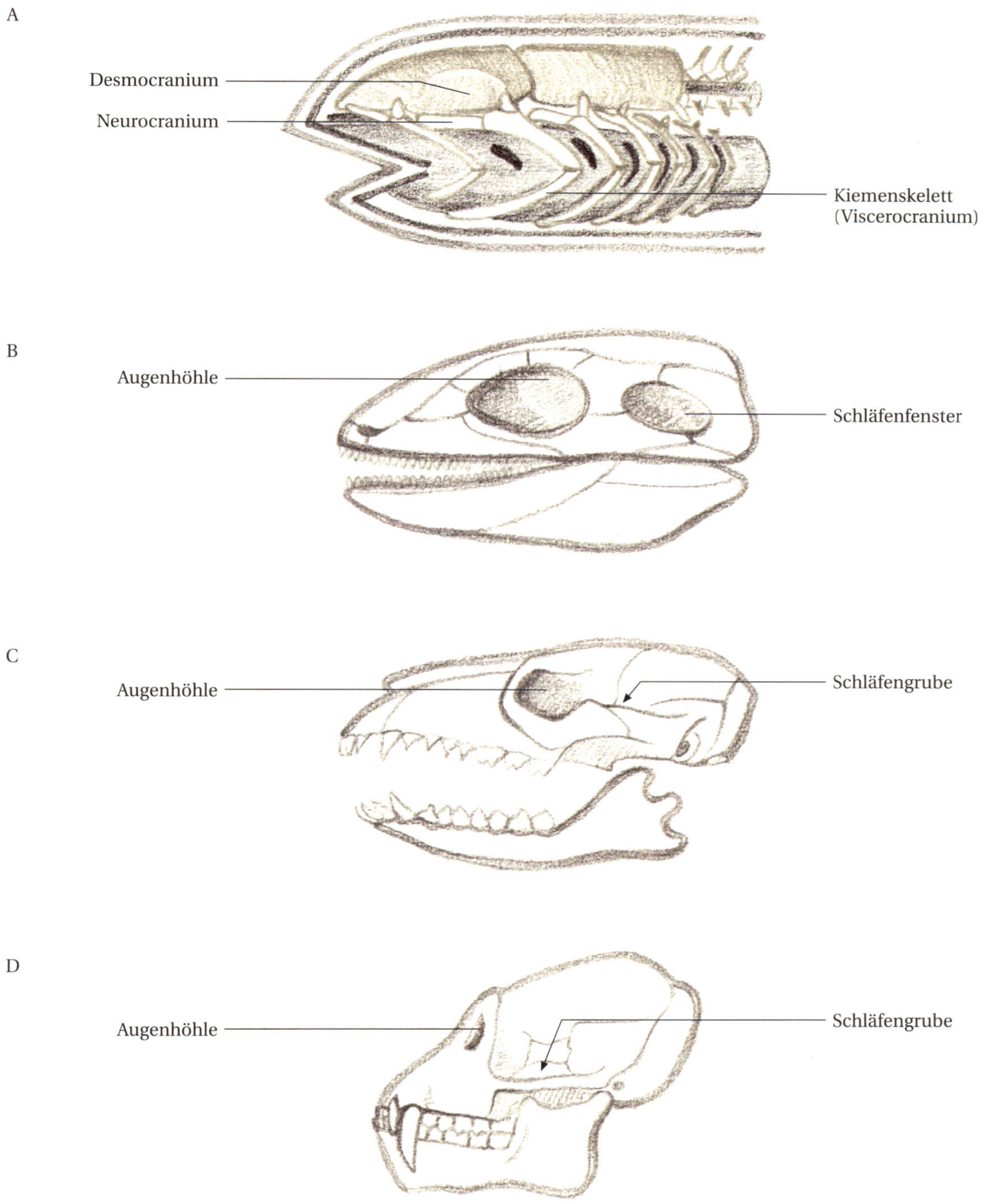

Abb. 40. ***Evolutive Entwicklung des Schädelskeletts bei Wirbeltieren*** *(nach A. Portmann, 48).*
A = ***Grundbauplan des Wirbeltierschädels.*** *Das knorpelig vorgebildete Neurocranium bildet die Schädelbasis, die schuppenartigen, direkt aus dem Bindegewebe entstehenden Schädeldachknochen bilden das Desmocranium und das Kiemenskelett liefert die Grundlage für das Gesichtsskelett (Splanchnocranium oder Viscerocranium).*
B = ***Schädelskelett eines säugerähnlichen Reptils*** *(Theriodontier) mit einem Schläfenfenster.*
C = ***Schädel eines primitiven Säugers.*** *Augenhöhle und Schläfengrube stehen breitflächig miteinander in Verbindung.*
D = ***Affenschädel.*** *Augenhöhle und Schläfengrube sind getrennt und die Kieferknochen stärker ausdifferenziert.*

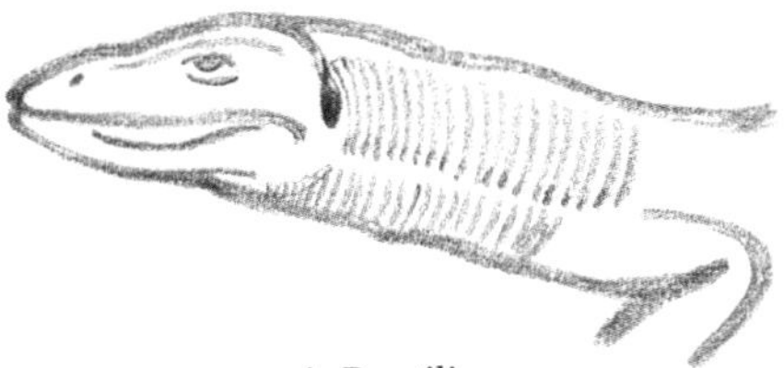

A. Reptilien

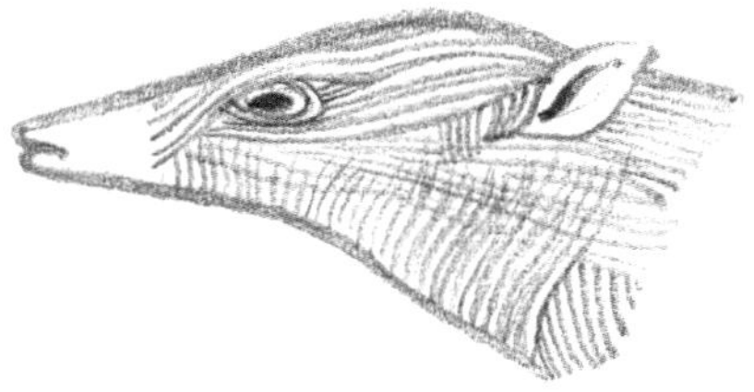

B. Monotremen
(primitive Säugetiere, Schnabeltiere, Kloakentiere)

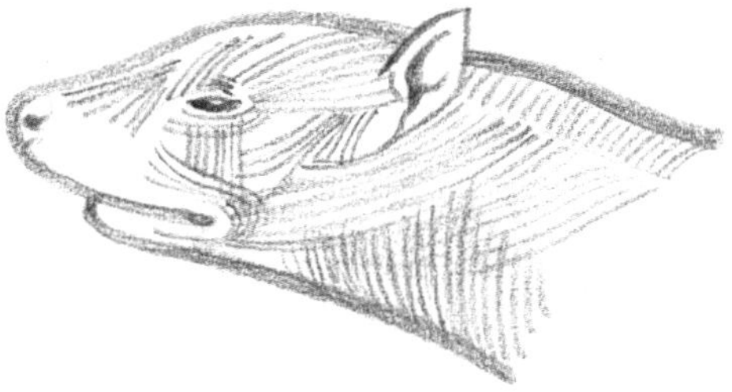

C. Säugetiere

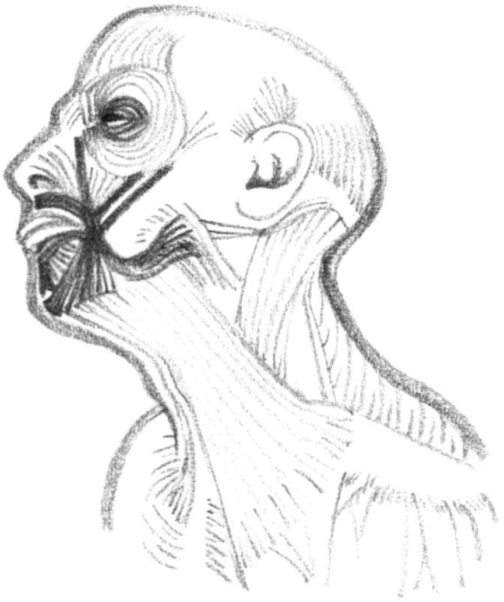

D. Mensch

Abb. 41. ***Phylogenetische Entwicklungsreihe der mimischen Muskulatur*** *(A–C nach A. Portmann, 48). Die Hautmuskulatur des Rumpfes schiebt sich phylogenetisch mehr und mehr nach vorne und konzentriert sich auf die Öffnungen am Kopf. Dadurch wird die Entwicklung einer mimischen Muskulatur möglich.*

Auflösung des ursprünglich kompakten Schädeldaches mit sich. Dadurch entsteht Raum für das sich vergrößernde Gehirn. Schließlich bilden direkt aus dem Bindegewebe entstehende Hautknochen als flächenhafte Knochenschuppen am Schädeldach zusammen mit den knorpelig vorgebildeten Knochen der Schädelbasis eine neue schützende Hülle für das Gehirn (Desmo- oder Dermatocranium). Auf diese Weise erklärt es sich, dass manche Knochen sowohl Anteile des primären Dermatocraniums als auch des Neurocraniums enthalten, wie z.B. das Schläfenbein (Squama und Os petromastoideum) oder Hinterhauptsbein (Squama und Basalteil des Os occipitale).

Bei den Reptilien beginnen seitlich Auflösungsprozesse mit der Bildung von Schläfenfenstern. Dieser Prozess geht bei den Säugetieren weiter, indem die Augenhöhle in eine weit offene Verbindung mit der hinteren Schläfenhöhle tritt, wobei ventral ein starker Jochbogen den ursprünglichen Unterrand des Schädels markiert (Abb. 40).

Von der Stufe der Vierfüßler (Tetrapoden) an wird der hintere Schädel dann auch klar gegen die Wirbelsäule durch ein Okzipitalgelenk abgegrenzt. Es entwickelt sich ein Hals, so dass der Kopf durch besondere muskuläre und knöcherne Strukturen mehr und mehr eine bewegungsdynamische Selbstständigkeit erlangt. Aus der dem 2. Kiemenbogensegment entstammenden Hautmuskulatur, die sich bei Säugern zunehmend nach vorne (rostral) verlagert und dadurch in die Nachbarschaft der großen Körperöffnungen (Lidspalte, Mundspalte, Nasenöffnung) gelangt, bildet sich die mimische Muskulatur und verschafft daher dem bei Fischen und niederen Wirbeltieren noch so ausdruckslosen vorderen Körperende, besonders bei Primaten und Mensch, die völlig neuen und vielfältigen Möglichkeiten psychischen Ausdrucks (Kopfgesten, Mimik, s. Abb. 41).

Unterschiedliche Entwicklungstendenzen beim Desmo- und Splanchnocranium. Dem oberflächlichen Betrachter können die geschilderten evolutiven Umbildungen des Schädels als adaptive Notwendigkeiten erscheinen, ausgelöst durch den Übergang vom Wasser- zum Landleben, d.h. von der Kiemen- zur Lungenatmung. Es ist zweifellos richtig, dass die ans Land gegangenen Primärformen terrestrischer Wirbeltiere nicht hätten überleben können, wenn sie nicht vom Kiemenapparat aus eine funktionstüchtige Kau- und Kieferapparatur und vom Vorderdarm aus

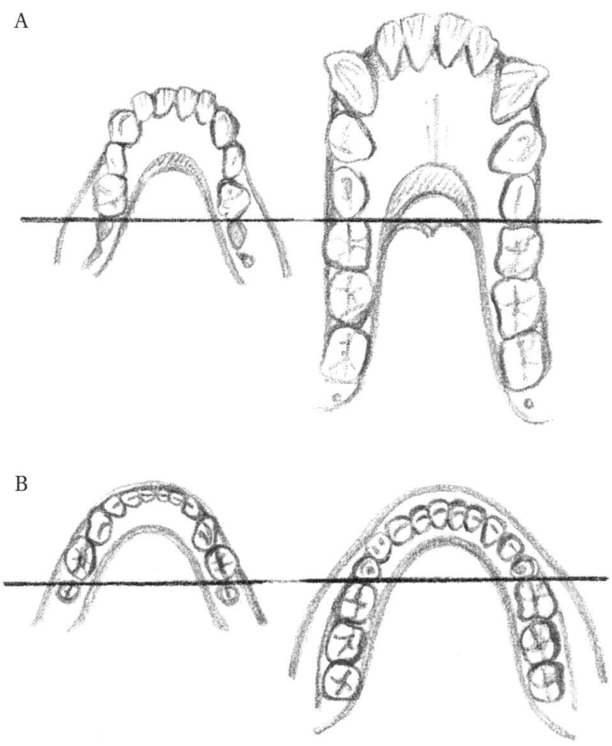

Abb. 42. ***Zahnbogen des Unterkiefers vom Orang-Utan*** *(A)* ***und Menschen*** *(B); links jeweils das Milchgebiss, rechts das Erwachsenengebiss. Im Gegensatz zum Affen vergrößert sich beim Menschen der Zahnbogen des Milchgebisses bis zum Erwachsenenzustand nicht mehr (aus F. A. Kipp, 54).*

Organe für die Luftatmung entwickelt hätten. Das sind zweifellos Anpassungen an eine neuartige Umwelt und an veränderte Lebensformen. Es kann aber keineswegs aus denselben Prinzipien auch die merkwürdige Tatsache erklärt werden, dass die Kiefer z.B. der Primaten um so mehr in der Entwicklung zurückbleiben, je näher die jeweiligen Tierformen an die menschliche oder menschenähnliche Gestaltbildung herankommen. Warum wird eine einmal entwickelte, hoch differenzierte Adaptation des Kauapparates wieder aufgegeben?

Es wird heute allgemein anerkannt, dass die menschlichen Kiefer retardiert bleiben. Die Zahl der Backen- und Mahlzähne ist reduziert. Unter- und Oberkiefer wachsen nach Durchbruch der Milchzähne nicht mehr. Der Alveolarbogen des Milchgebisses hat daher die gleiche Größe wie der entsprechende Abschnitt im Alveolarbogen des Erwachsenenkiefers, so unglaublich dies auch auf den ersten Blick erscheinen mag (vgl. F. A. Kipp, 54; s. Abb. 42). Da das Erwachsenengebiss jedoch 32 Zähne, das kindliche nur 20 Zähne hat, fehlt der Raum für die drei «Zuwachszähne», d.h. für die drei Molaren. Der Alveolarbogen vergrößert sich zwar nach rückwärts durch Knochenanbau, nicht jedoch nach vorne. Dies ist aber bei den Affen der Fall. Beim Menschen bleibt Form und Größe des vorderen, ehemaligen Milchzahnabschnittes der Kiefer völlig unverändert. Die Prognathie, d.h. die nach vorne gerichtete Wachstumsbewegung der Kiefer, die für die nichthumanen Primaten so charakteristisch ist und zur Entwicklung der mächtig vorspringenden Wehrkiefer führt, erscheint beim Menschen gehemmt und durch eine frühzeitige Verknöcherung der Wachstumsfugen zwischen den Knochen des Gesichtsskeletts für den Rest des Lebens beendet. Diese Hemmung des Knochenwachstums beim Menschen gilt nicht nur für die Kieferknochen selbst, sondern für alle anderen Elemente des Splanchnocraniums auch. Überall verknöchern die Fugen, die ja die eigentlichen Wachstumsbereiche sind, schon kurze Zeit nach der Geburt.

Der **Gesichtsschädel** des Menschen macht die für die Säugetiere und Primaten so charakteristische Vorwärtsentwicklung und die damit verbundene Spezialisierung der Kiefer- und Kopfstrukturen (Kauapparat, Kiefergelenk, Lippen, Zähne, Gaumen, Nasen etc.) **nicht** mit. Der Entwicklungsprozess verläuft hier so, dass eine spezialisierende Adaptation in Richtung einer bestimmten, einseitigen Funktion vermieden wird. Der Gesichtsschädel bleibt primitiv, «jugendlich», wenig adaptiert und vielseitig verwendbar, ähnlich wie die Hand im Bereich der Extremitäten auch.

Interessanterweise zeigen nun die Jugendformen der Primaten zunächst noch die sphärische, «undifferenzierte» Form des Gesichtsschädels. In der weiteren postnatalen Entwicklung wird aber dann die Jugendform des Schädels rasch aufgegeben, meist zugunsten einer mit Riesenschritten voranschreitenden Differenzierung in Richtung einseitiger Spezialformen (Abb. 43). Hier vollzieht sich also wiederum derselbe Prozess, den wir oben schon charakterisiert haben: Von einer undifferenzierten, zunächst universellen, viele Möglichkeiten einschließenden Urform entwickeln sich bei verschiedenen Arten Spezialformen, wobei das Allgemeine, das Multipotente und «Jugendliche» aufgegeben und das Hochspezialisierte ausgebildet wird.

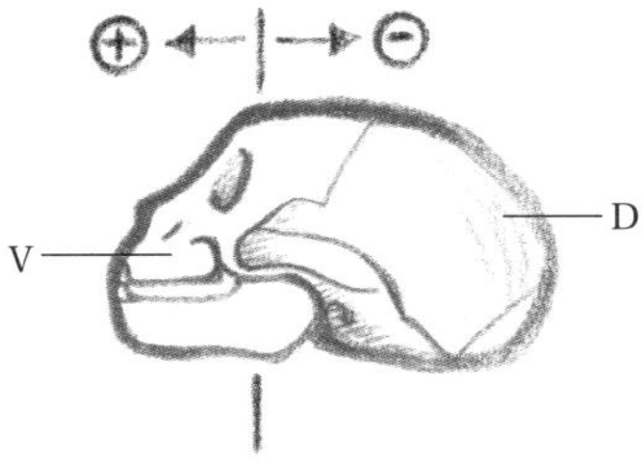

Neugeborenes

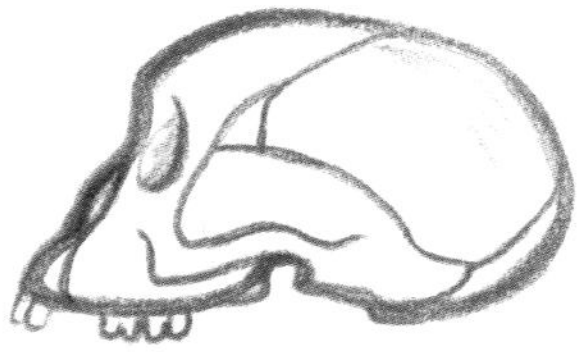

Kind mit vollständigem Milchgebiss

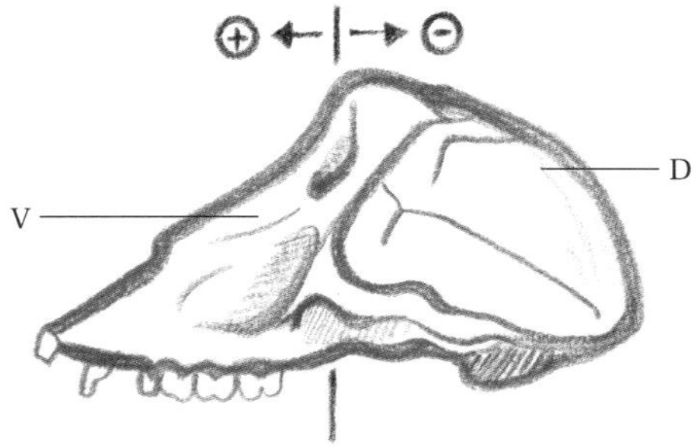

Erwachsenes Tier (weiblich)

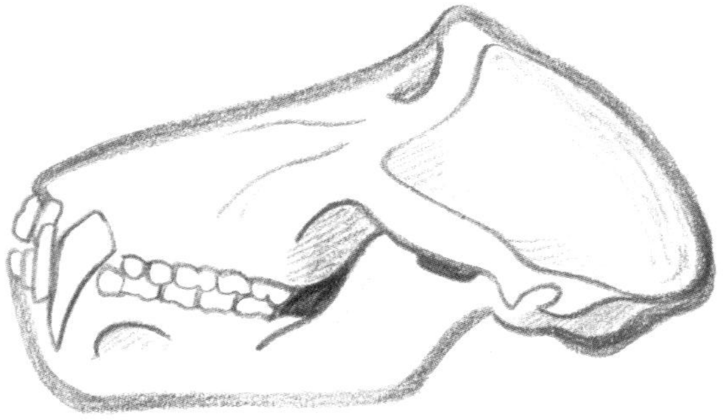

Erwachsenes Tier (männlich)

Abb. 43. ***Unterschiedliches Wachstum von Hirnschädel*** *(Desmocranium = D)* ***und Gesichtsschädel*** *(Viscerocranium = V) nach der Geburt bei Affen (hier Pavian). Besonders bei männlichen Tieren entwickelt sich postnatal ein mächtiger Kauapparat. Durch frühzeitige Verknöcherung der Schädelnähte bleibt der Hirnschädel nach der Geburt zunehmend im Wachstum zurück.*

Die dabei erreichten Spezialisationen sind oft erstaunlich (Abb. 44). Die **Nagetiere** z.B. bilden lange, meißelförmige, kontinuierlich wachsende Schneidezähne und ein Kiefergelenk aus, bei dem das Kieferköpfchen eine weitgehend längs orientierte Stellung einnimmt, so dass fast nur noch Schlittenbewegungen möglich sind. Bei den **Raubtieren** differenziert sich ein Gebiss, bei dem fast jeder Zahn mit seinen zugespitzten Höckern wie ein Eckzahn aussieht. Das Kieferköpfchen wird zu einer quergestellten Walze, so dass im Kiefergelenk fast nur noch Scharnierbewegungen ausgeführt werden können. Die Belastbarkeit dieses Gelenkes ist groß. Sowohl beim Schlagen der Beute als auch beim Zerreißen und Wegschleppen von Beuteobjekten können große Kräfte entwickelt werden. Ganz anders wiederum liegen die Verhältnisse bei den Wiederkäuern. Im Gebiss der **Wiederkäuer** treten keine Reißzahn-ähnlichen Zahnformen auf. Das dominierende Element ist hier der Mahlzahntyp mit breiter Krone und horizontaler Kaufläche. Die Eckzähne werden vielfach gar nicht mehr angelegt. Auch das Kiefergelenk hat sich auf die seitliche Mahlbewegung spezialisiert. Damit fügt sich auch der Kauapparat in die Spezialisation des gesamten Verdauungsapparates ein, der die für uns unverdauliche Zellulose der Pflanzen durch immer wiederholte mechanische und chemische Aufspaltung stoffwechselmäßig erschließen kann (Abb. 44).

Auch bei den nichthumanen Primaten besitzen die oft mächtig entwickelten Kieferabschnitte des Gesichtsschädels Spezialfunktionen. Sie dienen zum Teil als Angriffs- oder Verteidigungswaffen, zum Teil auch – wie die bei zahlreichen Species mächtig vorspringenden Eckzähne – als Droh- und Abschreckungsmittel. Hier ist also die psychologische Geste wichtiger geworden als der tatsächliche Gebrauch.

Der **Mensch** dagegen besitzt ein außerordentlich harmonisches, nicht auf eine Einzelfunktion festgelegtes Gebiss. Die verschiedenen Zahntypen (Schneide-, Eck-, Backen- und Mahlzähne), die bei den oben genannten Säugern in einseitiger Weise ausdifferenziert sind, werden beim Menschen in einer geschlossenen Reihe zu einem formschönen Gebiss zusammengefügt, das keine Lücken aufweist und in dem alle Zahnformen mehr oder weniger gleichberechtigt und gleichwertig nebeneinander liegen (Abb. 42).

Hier ist also ein im gewissen Sinne undifferenzierter, quasi «voradaptiver» Zustand erhalten geblieben, der bei den genannten Tiergruppen wahrscheinlich die Ausgangssituation für die jeweilige Spezialisation gewesen ist. Anstelle der adaptiven haben sich beim Menschen die nichtadaptiven Prozesse durchgesetzt und vielfältige Spezialdifferenzierungen verhindert.

Das zeigt sich auch am Bau des menschlichen **Kiefergelenkes**. Dieses wird nicht wie bei den Tieren nur in einseitiger Weise benützt, vielmehr sind alle drei Bewegungsmöglichkeiten (Schlitten-, Scharnier- und Mahlbewegung) gleichwertig nebeneinander und in freier Weise einsetzbar. Mehr noch, das Kiefergelenk ist eines der freiesten Gelenke des menschlichen Körpers überhaupt. Das Kieferköpfchen kann leicht aus der Gelenkpfanne herausrutschen, sich vor- und rückwärts sowie nach den Seiten bewegen. Das, was man bei anderen Gelenken eine Luxation (Verrenkung) nennt, ist hier eine physiologische Einrichtung geworden. Wie stark normalerweise das Kieferköpfchen im Gelenk luxieren kann, lässt sich leicht demonstrieren, wenn man z.B. den Finger vor dem Gehörgang an die Haut andrückt und den Unterkiefer ausgiebig nach allen Seiten bewegt. Man bemerkt dann mit Erstaunen, wie «freizügig» das Kieferköpfchen in diesem Gelenk hin und her bewegt werden kann (natürlich gibt es auch pathologische Luxationen im Kiefergelenk, was aber dem hier Vorgebrachten nicht widerspricht).

Die Lockerheit des Kiefergelenkes mit seinen exzeptionellen Freiheitsgraden hat eine Reihe von anatomischen Voraussetzungen, die in dieser Form auch wiederum nur für den Menschen gelten. So ist z.B. der Kapsel- und Bandapparat des Kiefergelenkes beim Menschen sehr nachgiebig und die Kaumuskulatur relativ grazil und feingliedrig gebaut. Die Kaumuskeln greifen nicht auf den Hirnschädel (Desmocranium) über wie bei den Affen, die für den Ansatz der Kaumuskulatur zum Teil riesige Knochenkämme am Schädeldach ausbilden. Außerdem werden beim Menschen die Gelenkkörper des Kiefergelenkes nicht druckbelastet (vgl. 57).

Spannungsoptische Untersuchungen haben ergeben, dass dadurch, dass der aufsteigende Unterkieferast beim Menschen nach oben verlängert und nahezu rechtwinkelig abgeknickt ist, die Druckbelastungen beim Zerquetschen der Nahrungselemente im Bereich der Zähne und der Kaupfeiler des Gesichtsskeletts verbleiben und das Kiefergelenk selbst praktisch belastungsfrei bleibt.

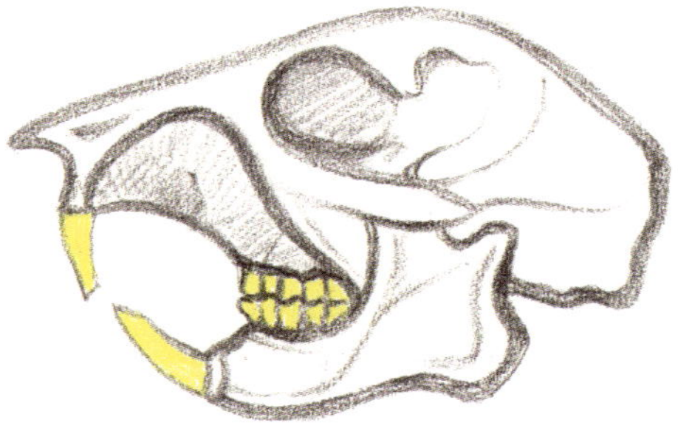

A. Nager (hier Eichhörnchen)

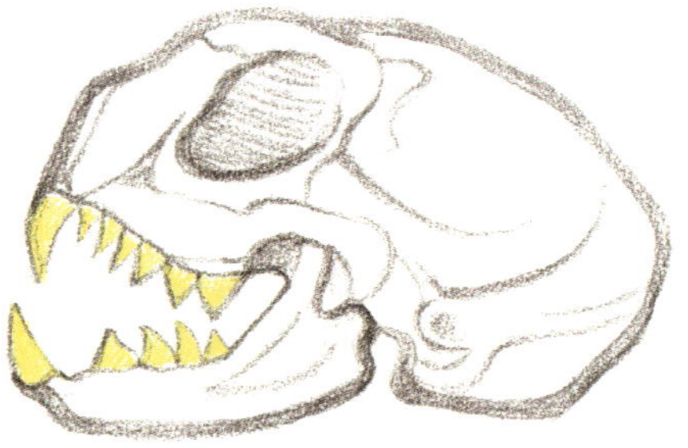

B. Raubtiere (Fleischfresser, hier Katze)

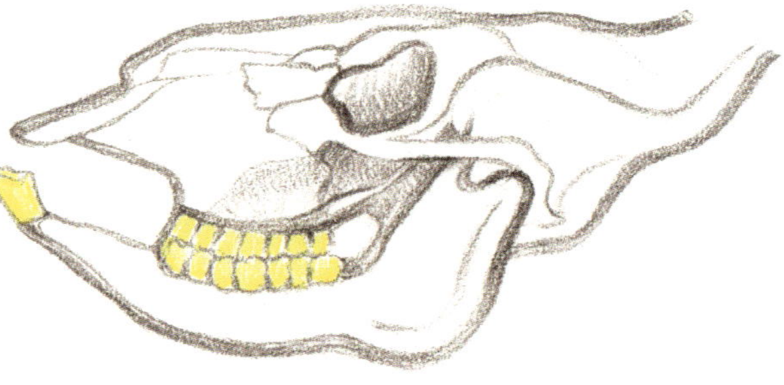

C. Wiederkäuer (Planzenfresser, hier Rind)

Abb. 44. ***Einseitige Entwicklung der Gebissform bei verschiedenen Säugetieren.***
A = Nagetiere (hier Eichhörnchen) – Der Schneidezahntypus dominiert;
B = Raubtiere (hier Katze) – Der Eckzahntypus dominiert;
C = Wiederkäuer (hier Rind) – Der Mahlzahntypus dominiert.

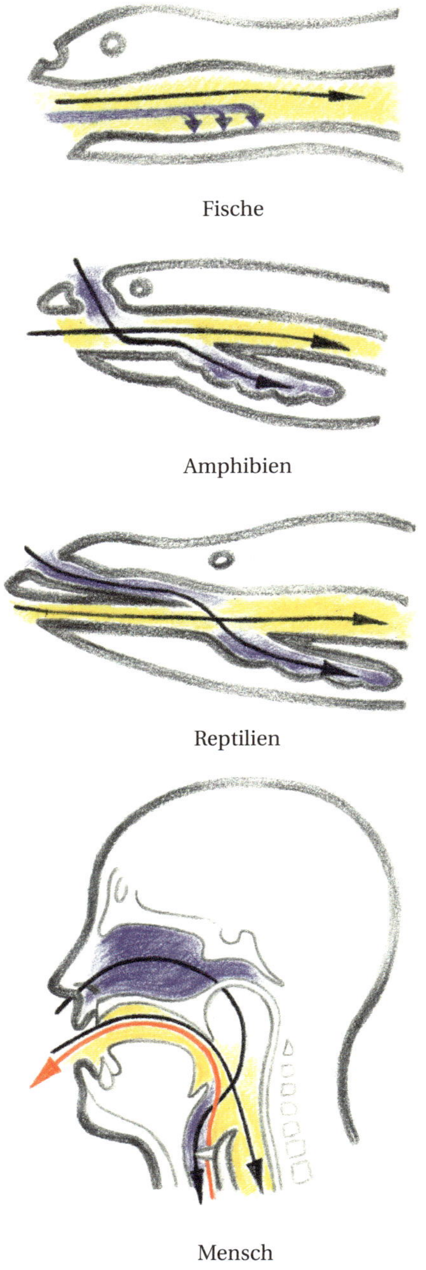

Abb. 45. ***Stammesgeschichtliche Entwicklung von Mund- und Nasenhöhle*** *im Zusammenhang mit der Entstehung der Sprachfähigkeit des Menschen. Während bei niederen Wirbeltieren (z.B. Fische) Luft- und Speisewege parallel verlaufen, entsteht bei den Kriechtieren (Amphibien, Reptilien) eine Überkreuzung im Schlundbereich (Pharynx), wodurch die Möglichkeit, Sprache zu entwickeln, vorbereitet wird. Dadurch, dass Luft über den Pharynx in die Mundhöhle gestoßen werden kann (rote Linie), entsteht beim Menschen die Fähigkeit, artikulierte Laute (Sprache) hervorzubringen.*

Diese und zahlreiche andere strukturelle Besonderheiten deuten alle in dieselbe Richtung: Je mehr im Bereich des Gesichtsskelettes die mechanischen Funktionen für die Kauarbeit zurücktreten, um so mehr kommt ein anderer Funktionszusammenhang ins Spiel, auf den alle Strukturen hin orientiert sind, nämlich die **Entwicklung der Sprache**. Die geschlossene Zahnreihe, die harmonische, wenig spezialisierte Form der Zähne, das Fehlen von Zahnlücken, die Lockerheit des Kiefergelenkes, die reich innervierte und feingliedrige, nicht mehr nur auf Kraftentfaltung hin orientierte Kaumuskulatur, die Druckentlastung des Kieferköpfchens durch die Verlängerung und Abknickung des Unterkiefers – alles dies sind strukturelle Besonderheiten, deren funktionelle Bedeutung erst klar wird, wenn man sie im Zusammenhang mit der Sprach- und Lautbildung sieht. Hier könnten noch zahlreiche weitere Strukturmerkmale im Bereich des Gesichtsschädels erwähnt werden, deren funktioneller Sinn sich erst durch die Sprachfähigkeit des Menschen ergibt, wie z.B. die Entwicklung eines gewölbten Gaumens, einer beweglichen Uvula, die hoch differenzierte Muskulatur der Zunge, die Bildung einer geschlossenen, spezifisch geformten Mundhöhle, die Senkung des Kehlkopfes und die Entwicklung einer differenzierten Zungenbeinmuskulatur, in deren lang gezogenen Schlingen der Kehlkopf gleitend hin und her bewegt werden kann (15, 57). Bis in die Feinstruktur hinein können beim Menschen Besonderheiten im Bereich der genannten Elemente des Kau- und Kieferapparates sowie der Mundhöhle und des Kehlkopfes beschrieben werden, die funktionell nur aus der neu erworbenen Sprachfähigkeit zu verstehen sind und mit der ursprünglichen Kauarbeit nicht mehr viel zu tun haben.

Die materialistisch denkenden Evolutionisten argumentieren an dieser Stelle meist ganz ähnlich wie bei der Gehirnentwicklung: Im Affen-Menschen-Übergangsfeld ist irgendwann ein Organismus entstanden, dessen zurückgebliebener, «embryonaler» Kauapparat und Gesichtsschädel sich für den Kampf ums Dasein nicht so eignete und der daher hätte aussterben müssen, wenn er nicht plötzlich entdeckt hätte, dass diese «Unterentwicklung» sich für die interindividuelle Kommunikation (Sprache) «ausnützen» ließe, so dass neue Adaptationsmöglichkeiten entstanden sind, die diesem Organismus dann im «erbarmungslosen Selektionsprozess» das Überleben ermöglichten.

Abgesehen davon, dass die neue Fähigkeit «Sprache» nicht das Ergebnis einer einzigen strukturellen Veränderung im Kopf-Hals-Bereich gewesen ist, sondern die Entwicklung zahlreicher, nahezu gleichzeitig aufgetretener Strukturmerkmale zur Voraussetzung hatte, ist die Sprachfähigkeit beim Menschen auch keineswegs das Ergebnis einer bei den menschlichen Vorfahren urplötzlich, aufgrund verschiedener im Kopf-Hals-Bereich aufgetretener Strukturveränderungen (Mutationen) möglich gewordenen, neuen funktionellen Möglichkeit, sondern das Ergebnis eines schon bei niederen Wirbeltieren erkennbaren, langsamen und «**zielstrebig**» weiterentwickelten, koordinierten Umwandlungsprozesses im Kopf-Hals-Bereich, der nahezu alle Strukturen dieser Region umfasst und erst beim Menschen sein «Funktionsziel» wirklich erreicht (Abb. 45).

So sehen wir z.B., dass sich bei den **Amphibien** nach dem Übergang zum Landleben dorsal eine Nasenhöhle, ventral aber die zugehörigen Atemwege (Trachea, Bronchialbaum, Lungen) entwickeln (Abb. 45). Dadurch müssen sich im hinteren Mundhöhlenbereich jetzt Luft- und Nahrungsweg kreuzen. Diese Kreuzung ist biologisch gesehen wenig sinnvoll. Im Gegenteil, sie macht zahlreiche Hilfseinrichungen notwendig, wie z.B. die Ausbildung von schützenden Sphinktermuskeln und die Entwicklung nervöser Reflexmechanismen, die dafür sorgen, dass Nahrungselemente nicht in die Luftwege und Luft nicht in den Magen-Darm-Kanal gelangen kann. Im Rahmen des Amphibienbauplanes ist diese Kreuzung eine «Fehlkonstruktion». Man hätte nach dem Selektionsprinzip eigentlich erwarten müssen, dass diese Fehlstrukturen im Zuge der weiteren Evolution wieder ausgemerzt worden wären. Das Gegenteil ist aber eingetreten! Die Kreuzung zwischen Luft- und Nahrungsweg wird von einer Bauplanstufe zur anderen weiter ausgebaut und vervollkommnet. Bei den **Reptilien** z.B. wird der primäre Gaumen verlängert und ein sekundärer Gaumen gebildet, so dass der Durchkreuzungsbereich verkürzt und auf den hinteren Mundhöhlenbereich, wo sich der Pharynx entwickelt, konzentriert wird. Zugleich werden die Sphinktermechanismen am Luftröhreneingang und die Kehlkopfstrukturen vervollkommnet. Bei den **Säugern** entsteht dann ein beweglicher weicher Gaumen, aber erst bei den Primaten entwickelt sich ein mit Spezialmuskulatur ausgestattetes Zäpfchen (Uvula), das beim Menschen für den Abschluss der Mundhöhle beim Sprechen sowie für die Bildung der Formanten eine große Rolle spielt.

Einen weiteren entscheidenden Schritt in Richtung Umgestaltung zu Sprachwerkzeugen stellt schließlich die Abknickung der Schädelbasis und die Senkung des Kehlkopfes unter die Mundhöhle und damit die richtige Eingliederung des Pharynx in die Topographie dieser Organe dar. Die wichtigste Voraussetzung für die Entwicklung der Schädelbasisknickung ist zweifelsohne die Ausgestaltung des Kopfes zur Kugelform. Diese aber kann erst in vollem Umfange erreicht werden, wenn der Organismus die aufrechte Körperhaltung gewonnen hat. Erst nach der Aufrichtung wird also das «langfristig angestrebte Ziel», die Sprachfähigkeit, erreichbar, denn durch die Senkung des Kehlkopfes verlängert sich der Pharynx nach kaudal, der Kehldeckel (Epiglottis) verschiebt sich nach unten, so dass ein Zwischenraum zwischen weichem Gaumen und Zungengrund entsteht. Durch die dadurch geschaffene Lücke kann dann Luft aus den Atemwegen in die Mundhöhle gestoßen und damit die Mundhöhle (mit Zähnen, Lippen, Gaumen, Zunge usw.) für die Lautbildung eingesetzt werden. Erst durch diese neuen Funktionsmöglichkeiten, welche Mundhöhle, Pharynx, Kehlkopf usw. vorher nicht hatten, wird die Kreuzung von Luft- und Speiseweg im Pharynxbereich, die erstmalig bei den Amphibien aufgetreten ist, funktionell sinnvoll. Die evolutive Tatsache, dass diese neuen Möglichkeiten sich nicht zufällig, irgendwann und in irgendeiner Form ergeben haben, sondern durch einen gezielten, komplizierten, vielleicht über Jahrmillionen hin abgelaufenen Umbau zahlreicher, ganz verschiedenartiger Gewebe schrittweise erreicht worden sind, wobei die ersten Strukturveränderungen bereits lange **vor** der eigentlichen Sprachfähigkeit auftreten, beweist eindrucksvoll, dass man die Evolution als einen gerichteten, auf ein Ziel zusteuernden, **orthogenetischen Entwicklungsprozess** anzusehen hat.

Dafür lassen sich noch zahlreiche, weitere Beispiele finden. Hier sollen zunächst nur solche erwähnt werden, die auch in den anderen, noch zu besprechenden Zusammenhängen von Wichtigkeit sind.

Wir haben oben von den **Umbildungsprozessen im Bereich von Kiefer und Gebiss** gesprochen. Sprache kann erst auftreten, wenn der Gesichtsteil des Schädels auf eine im Rahmen der Kautätigkeit entwickelte, einseitige Adaptation verzichtet hat und die Zähne ein harmonisches Gebiss gebildet haben. Auch diese

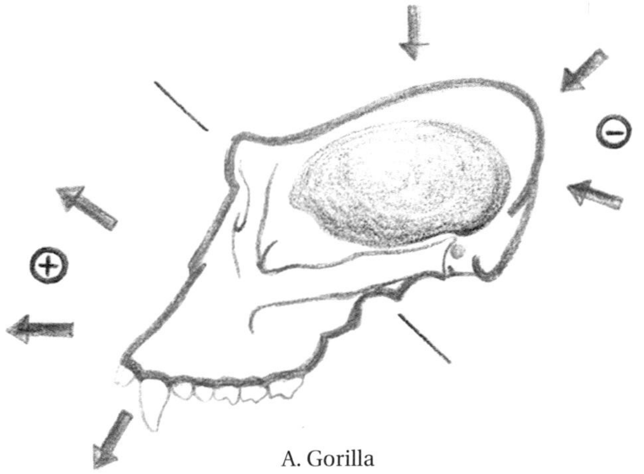

A. Gorilla

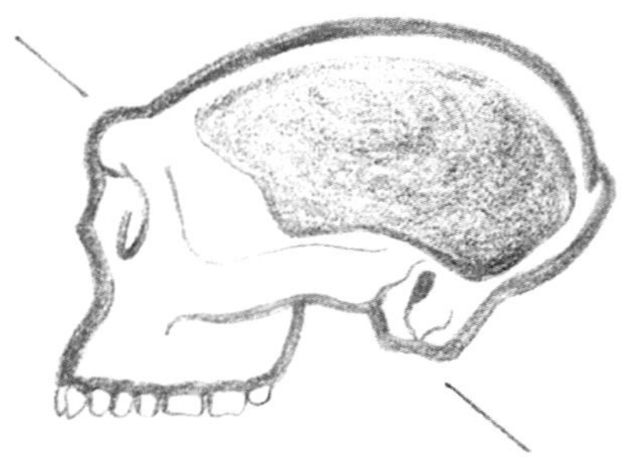

B. Pithecanthropus

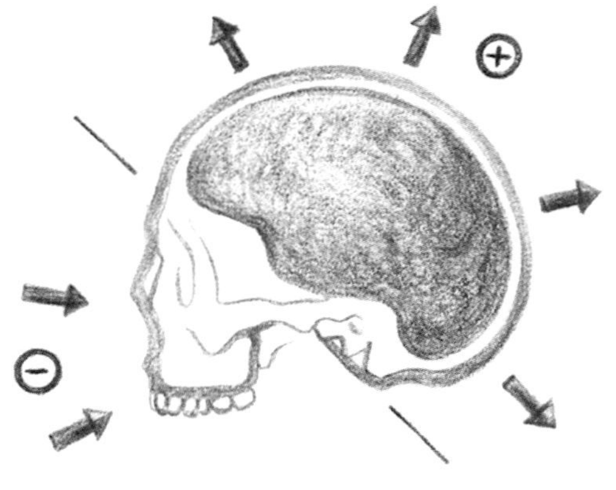

C. Mensch

Abb. 46. ***Form des Hirnschädels und Größe des Gehirns*** *bei höheren Affen (A), Menschenvorfahren (B) und rezenten Menschen (C; nach Weidenreich). Die mächtige Entfaltung des Gehirns, vor allem des Stirnhirns, führt auch zu einer Umformung der Stirnregion im Bereich des Gesichtsschädels. Pfeile = dominierende Wachstumsrichtungen.*

evolutive Umwandlung ist nicht ein plötzliches und zufällig auftretendes Ereignis, sondern wird nach und nach, also wiederum zielstrebig, erreicht. So ist der Schädel bei den primitiven Eutheria (den eigentlichen Säugetieren) noch röhrenförmig, und das Gebiss hat die Formel 3143:3143. Bei den Halbaffen (Prosimiae) ist der Gesichtsschädel schon weniger stark vorspringend (prognath), so dass die Zahl der Zähne kleiner ist (Zahnformel: 2133:2133). Bei den höheren Affen (Simiae) erscheint der Gesichtsschädel umso mehr verkleinert, je höher die Arten entwickelt sind. Die Zahnformel zeigt dort nur noch acht Zähne auf jeder Seite (2123:2123). Beim Menschen ist für den dritten Molaren oft gar kein Platz mehr vorhanden, so dass die Zahnformel zu 2122:2122 hintendiert. Wiederum handelt es sich hier – wie schon oben bei der Schädelentwicklung betont – nicht um einen stufenweisen Reduktionsprozess von einer primitiveren zu einer höher entwickelten Form, d.h. von einer adaptierten zu einer nichtadaptierten Form. Vielmehr bleibt das menschliche Gebiss auf einer frühen Entwicklungsstufe stehen, während die Kiefer mit ihren Zähnen bei Affen und verschiedenen Säugetieren stark nach vorne wachsen und damit Platz für eine größere Anzahl von Zähnen gewinnen. Das menschliche Gebiss behält also die ursprünglichen Verhältnisse, d.h. die Jugendformen, weiterhin bei und differenziert sich nicht einseitig so stark aus wie bei den anderen Primaten und Säugern.

Umwandlung des Hirnschädels (Desmo- und Neurocranium). Wie oben dargestellt, wird die evolutive Zurückhaltung im Bereich des Gesichtsschädels gewebsmechanisch dadurch erreicht, dass die Schädelnähte der Gesichtsknochen, die ja eigentlich Wachstumsfugen sind, frühzeitig verknöchern. Beim Menschen hört schon nach der ersten Dentition das nach vorne gerichtete Wachstum von Ober- und Unterkiefer auf. Es ist dies auch der Grund, warum der auch beim Menschen angelegte **Zwischenkieferknochen** frühzeitig mit den beiden Oberkieferknochen verwächst und nach der Geburt oft kaum noch zu finden ist, während er bei Tieren (auch bei Affen) immer deutlich nachzuweisen ist. Es war sicher das Gefühl, dass hier ein tieferes biologisches Problem verborgen liegt, das Goethe veranlasst hat, nach dem Zwischenkieferknochen des Menschen zu suchen. Ähnlich wie bei der Wirbeltheorie ahnte Goethe wohl auch hier ein umfassenderes Problem, dessen Lösung einen Schlüssel zum Verständnis der Menschwerdung überhaupt hätte liefern können. Nur war damals die Zeit für das Erfassen solcher evolutiver Zusammenhänge noch nicht reif. Hatte man doch gerade erst begonnen, den Entwicklungsgedanken als solchen zu erfassen. Fundierte Evolutionstheorien gab es noch nicht. Goethe war aber einer der Ersten, der den Entwicklungsgedanken klar erfasst und die Bedeutung der Evolution für ein neues Verständnis von Mensch und Natur erkannt hatte.

Während nun beim Menschen die Wachstumsfugen des Gesichtsschädels frühzeitig verknöchern, ist dies bei den Nähten des Schädeldaches nicht der Fall. Im Gegenteil, die Fugen zwischen den großen, flächenhaften Knochen des Schädeldaches und die Fontanellen, die ja nur erweiterte Wachstumsfugen sind, zeigen noch Jahre nach der Geburt eine Wachstumsaktivität. Bekanntlich verschwinden die Fontanellen erst nach 1 bis $1^1/_2$ Jahren. Die Nähte des Schädeldaches und des Gehirnschädels behalten aber noch bis zum 18.–20. Lebensjahr eine gewisse proliferative Aktivität und verknöchern zum Teil erst im mittleren oder höheren Lebensalter, oft auch gar nicht. Dadurch kann sich nach der Geburt die Schädelhöhle kontinuierlich weiter ausdehnen und das Gehirn vergrößern (Abb. 46).

Bei den höheren Affen setzt dagegen nach der Geburt sofort ein starkes Wachstum des Gesichtsschädels und der Kaumuskulatur ein. Die großen Kaumuskeln (z.B. M. temporalis) schieben sich auf das Schädeldach vor. Riesige Knochenleisten entstehen. Der Kopf wird schwer und fällt nach vorne. Die Arme verlängern sich und werden, z.B. bei den Menschenaffen, vielfach nur als Stütze benützt, indem die gebeugten Fingergelenke zur Abstützung verwendet werden (Knöchelgang; Abb. 47). Im Gegensatz zum Menschen verknöchern aber die Schädelnähte schon frühzeitig, so dass sich der Schädelinnenraum bei Affen nicht mehr vergrößern kann und das Gehirnwachstum sistiert. Die Knochen des Schädeldaches werden durch die Beanspruchung im Zusammenhang mit den Kauwerkzeugen zum Teil außerordentlich dick, entwickeln Knochenleisten und Hohlräume, um die Ansatzflächen für Kau- und Nackenmuskeln zu vergrößern. Die adaptiven Prozesse beherrschen das Bild und die Antiadaptation verliert an Bedeutung (Abb. 46 u. 47).

Beim Menschen sind nun wiederum das Wachstum des Hirnschädels und die weiterschreitende Gehirnentwicklung keine isolierten Prozesse, die den weiterentwickelten Arten mit einer erhöhten Intelligenz

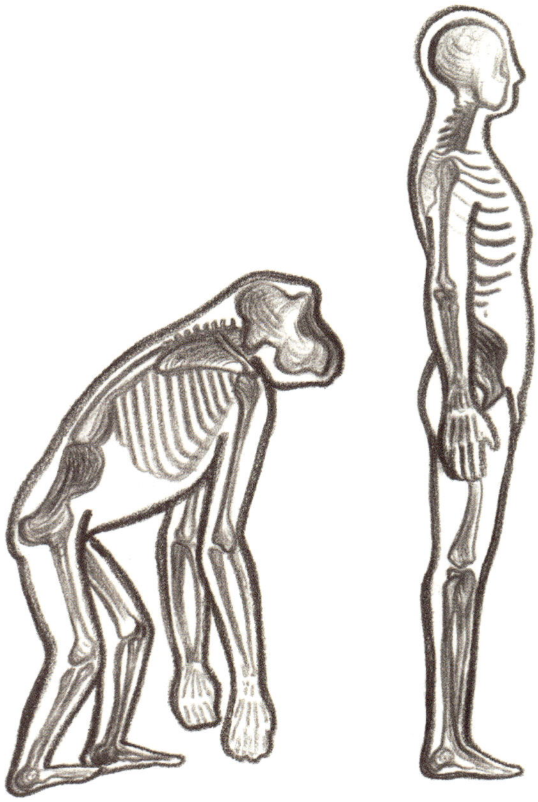

Abb. 47. ***Unterschiedliche Körperhaltung und Körperproportionen bei Mensch und Affe.*** *Die Arme sind bei Affen stark verlängert, die Beine verkürzt und der Kopf zu stark nach vorne gezogen.*

«plötzlich» einen Selektionsvorteil gebracht hätten. Vielmehr muss dieser Prozess durchaus im Zusammenhang mit den anderen, oben geschilderten Vorgängen gesehen werden, vor allem im Zusammenhang mit der Entwicklung der Sprachorgane. Was nutzen Sprachwerkzeuge, wenn ein Gehirn fehlt, das die informative Seite dieser Funktionsprozesse steuern kann und keine Sprachzentren besitzt, mit deren Hilfe die übergeordnete Verarbeitung des Gesprochenen einschließlich Erinnerung und Wort-Neuschöpfung vonstatten gehen kann? Obwohl die höheren Affen schon ein relativ hoch entwickeltes Gehirn besitzen und vielleicht auch Anfänge eines Sprachzentrums vorhanden sind (die Meinung der Wissenschaftler zu diesem Punkt ist unterschiedlich), ist es zur Ausbildung derjenigen Strukturen im Kopf- und Halsbereich, die zum Sprachapparat gehören, nicht ge-

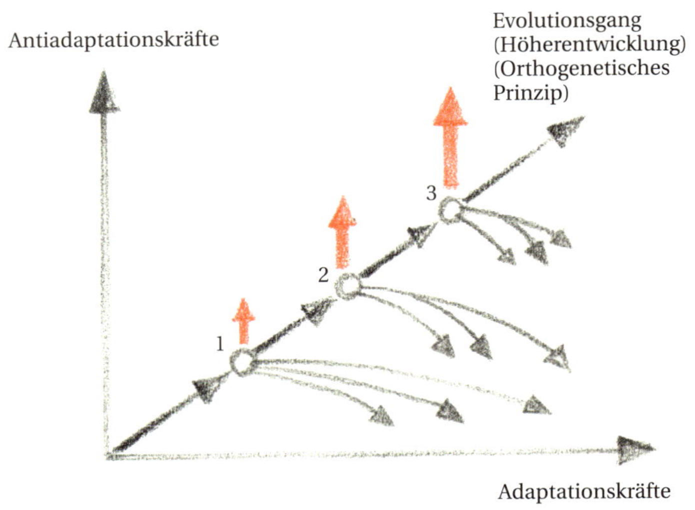

Abb. 48. ***Gegeneinanderwirken der Adaptations- und Antiadaptationskräfte in der Evolution der Wirbeltiere.***
1, 2 und 3 = drei aufeinanderfolgende Stufen der Höherentwicklung, die immer wieder von entwicklungsfähig gebliebenen Fetalzuständen ausgehen.
Stufe 1 = niedere Entwicklungsstufen. Starke Tendenz zur Adaptation, wenig realisierte Antiadaptation;
Stufe 2 = mittlere Entwicklungsstufen. Antiadaptive Kräfte werden stärker in den Organbildungen wirksam. Es treten die «Jugendformen auf»;
Stufe 3 = höhere Entwicklungsstufen. Bei den «fortschrittlichen» Formen werden die Adaptationstendenzen unterdrückt und der «Freiheitsgrad» (rote Pfeile) vergrößert.

kommen, so dass sich eine Individualität, die sich frei der Umwelt gegenüberstellen und durch die Sprache äußern kann, nicht entwickeln konnte. Dazu hätte es einer größeren Zurückhaltung durch nichtadaptive Prozesse bedurft (Abb. 47).

Aufgrund des Vorangegangenen können wir hinsichtlich des **Evolutionsprozesses** jetzt schon eine vorläufige Bilanz ziehen.

2.3.
Antiadaptation und Orthogenese als evolutive Prinzipien

Kann man sich wirklich vorstellen, dass die gut angepassten Formen der röhrenförmigen Schädel aufgegeben werden zugunsten von weniger spezialisierten, kugelförmigen Schädelformen, dass die Vergrößerung des Gehirnschädels sowie des Gehirns, die Umgestaltung des Kauapparates und alle oben erwähnten Strukturveränderungen im Kopf-Hals-Bereich evolutiv durch eine schrittweise Umgestaltung der bei niederen Wirbeltieren vorhandenen Ausgangsformen erreicht worden sind und dass dabei letztlich nur Zufallsgesetze und Selektionsprozesse eine Rolle gespielt haben? Man wird so lange mit den sich dabei ergebenden Problemen nicht fertig, solange man nur die genannten Evolutionsprinzipien gelten lässt. Wir haben oben gesehen, dass in der Evolution auch ein nicht- oder antiadaptiver Prozess eine Rolle gespielt hat. Bezieht man dies mit ein, wird auch die oben erwähnte Tatsache der Ähnlichkeit Neugeborener von niederen Formen mit solchen Erwachsener höher entwickelter Formen (sog. Jugendlichkeit der Frühformen) verständlich, was kürzlich auch Verhulst (52) bezugnehmend auf die Arbeiten von Bolk wieder ausführlicher diskutiert hat. Auch die durch Fossilfunde mehrfach belegten Entwicklungsreihen von affenartigen zu immer menschenähnlicher werdenden Schädelformen zeigt, dass die Schädel Neugeborener oder kindlicher Organismen meist viel menschenähnlicher aussehen als die der erwachsenen Organismen (vgl. Abb. 35 u. 43).

Biologisch gesehen ist es kaum vorstellbar, dass sich von ausgeprägten, gut adaptierten Formen neue «weniger adaptierte» Strukturen entwickelt haben. Die Antiadaptation kann also nur bei den Embryonal- oder Jugendformen angreifen und **verhindern**, dass eine weitergehende Spezialisation (Adaptation) an Einzelfunktionen stattfindet. Ist auf der ersten Stufe dadurch eine gewisse Zurückhaltung (z.B. im Bereich des Kauapparates) erreicht, so kann eine zweite Stufe dadurch erklommen werden, dass wiederum während der frühen Entwicklungsphasen, wenn also die Formen noch plastisch sind, eine stärkere Adaptation verhindert und embryonalere, undifferenziertere Zustände festgehalten werden. So könnte durch immer erneutes **«Bremsen» von adaptiven** und Einschalten antiadaptiver Tendenzen nach und nach eine höhere Form erreicht werden – vorausgesetzt, dass die einzelnen Stufen Teile eines koordinierten und zusammenhängenden «Programmes» sind; mit anderen Worten, finale (orthogenetische) und antiadaptive Prozesse zusammenwirken (Abb.48).

Stoffwechsel-Gliedmaßen-System

Das Bewegungssystem

1. Struktur des Knochensystems

Der menschliche Organismus ist der einzige, der sich wesensgerecht in die drei Dimensionen des Raumes einordnet (Abb. 49). Kein Tier erreicht die freie, vollgültig aufgerichtete Gestalt. Diese «dimensionsgerechte» Gestalt verdankt der Mensch vor allem seinem Skelett, das aus zahlreichen einzelnen Knochenelementen besteht, unter denen man grundsätzlich zwei verschiedene Formelemente unterscheiden kann, nämlich lange, röhrenförmige und platte, flächenhafte Knochen. Auch am Knochensystem spiegelt sich die funktionelle Dreigliederung des Organismus wider (15 u. 58).

Der **Kopf** zeigt annähernd eine Kugelform. Hier dominieren die flächenhaften Knochenplatten, die den Hohlraum der Schädelhöhle außen umschließen. Das Ganze ist zu einer festen Form erstarrt und mit Ausnahme des Kiefergelenks sind die Knochenfugen am Kopf nur wenig beweglich. Die aktuelle Bewegungsdynamik ist auf die mimische Muskulatur konzentriert worden, die eine ausdrucksstarke Physiognomie ermöglicht und von Bewegungen im Raum selbst unabhängig ist.

Polar gegensätzliche Verhältnisse liegen bei den **Gliedmaßen** vor. Diese bestehen aus Gliederketten von langen, röhrenförmigen Knochenelementen, die durch Gelenke unterbrochen und dadurch beweglich sind. Nicht nur der Kopf besitzt eine Ausdrucksdynamik, auch die Bewegungen der Gliedmaßen können seelisch-geistige Inhalte sprechend zum Ausdruck bringen. Aber im Bereich der Gliedmaßen ist der jeweilige Ausdruck nur von kurzer Dauer; die Gestalten wechseln ständig und kommen nie voll zur Erscheinung.

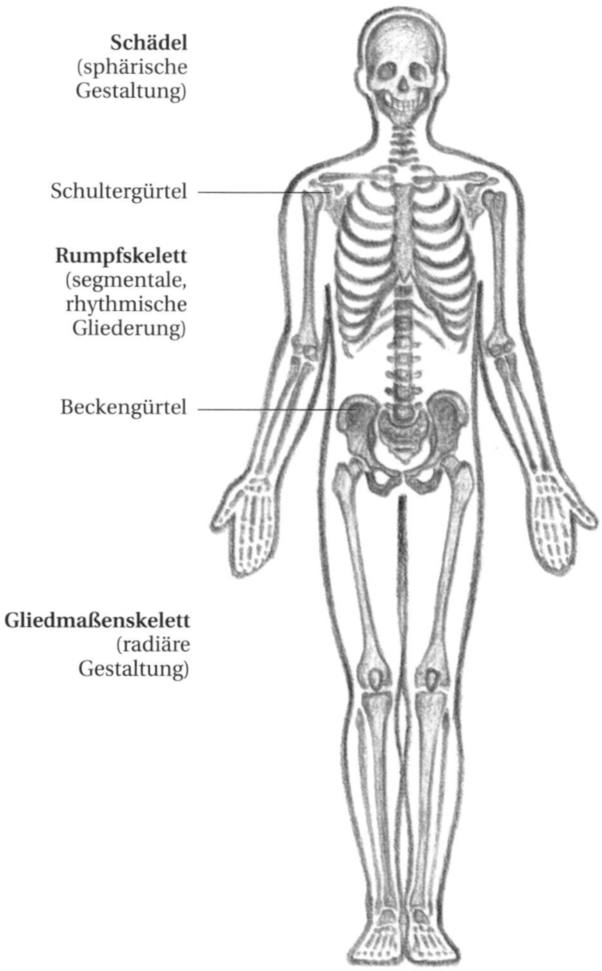

*Abb. 49. **Gestaltgliederung des menschlichen Körpers** auf der Grundlage des Knochensystems (aus J.W. Rohen, 15).*

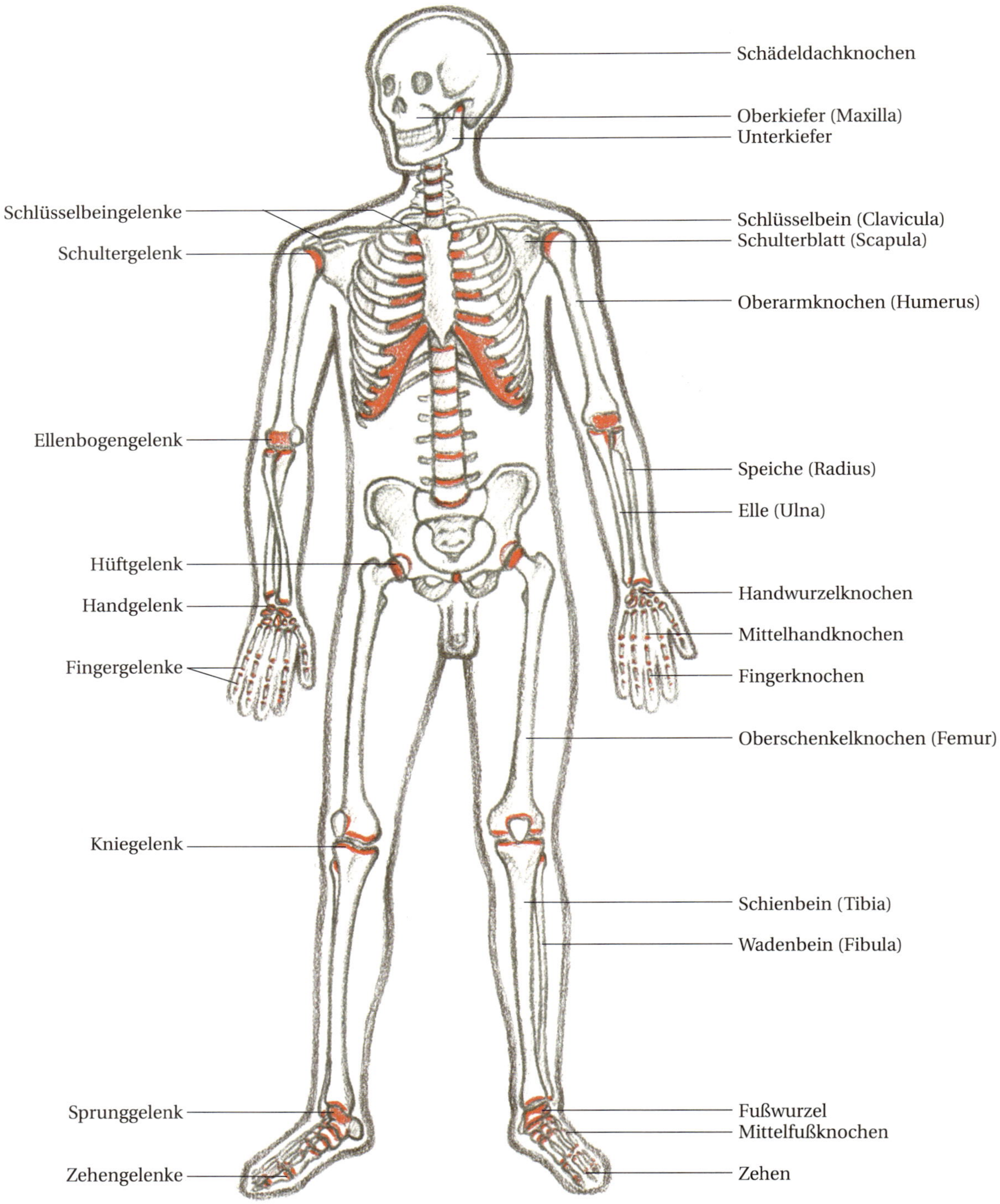

Abb. 50. ***Aufbau des menschlichen Knochensystems und Lage der wichtigsten Gelenke.***

Zwischen den polar organisierten Bereichen von Kopf und Gliedmaßen schiebt sich der **Rumpf** ein, bei dem die Segmentgliederung vorherrscht. Die rhythmische Wiederholung relativ gleicher Strukturelemente, wie Wirbel oder Rippen, bestimmt das Bild. Dabei nehmen die Knochenelemente eine gewisse Mittelstellung zwischen platten- und röhrenförmigen Knochen ein. So können die Rippen mehr mit den röhrenförmigen Skelettelementen der Gliedmaßen, die Wirbelbögen mehr mit den platten Knochen des Schädeldaches verglichen werden, obwohl beide auch gegenteilige Formelemente enthalten.

Diese elementare Dreigliederung muss aber noch weiter vertieft werden, wenn der ganze Wunderbau des menschlichen Knochensystems, den A. Husemann (59) nach seinen plastisch-musikalischen Gesetzen analysiert hat, verständlich werden soll. Die Gliedmaßen (Arm und Bein) gehen jeweils von **Gliedmaßengürteln** aus (Cingula), die nicht aus röhrenförmigen Knochen bestehen, sondern vielmehr aus flächenhaften Knochen zusammengesetzt sind (Schulterblatt, Hüftbein usw.; Abb. 49). Diese dienen dann den langen Röhrenknochen als Basis für ihre Bewegungen. Die platten Knochen der Gliedmaßengürtel sind damit der ruhende Pol für die Bewegungsdynamik der Gliedmaßen, gewissermaßen das «Kopfelement» im Bereich der Gliedmaßen. Etwas Ähnliches tritt dann nochmals bei den Hand- und Fußwurzelknochen auf. Hier kommt es zwar nicht zur Bildung von flächenhaften, sondern nur noch von kurzen und relativ ungeformten Knochen; aber auch diese geben durch den mosaikartigen Aufbau zu einem Ganzen die ruhende Grundlage ab für die Bewegung der Finger bzw. Zehen, stellen also wiederum innerhalb der beweglichen Gliederkette der Gliedmaßen selbst ein «kopfartiges Element» dar.

Umgekehrt sind auch am Kopfpol «Gliedmaßenelemente» erkennbar. Der Schädel besteht keineswegs nur aus platten, flächenhaften Knochen, wie sie z.B. am Schädeldach vorliegen, sondern besitzt auch gliedmaßenähnliche Strukturelemente, z.B. im Bereich des Gesichtsskelettes. Ähnliches gilt auch für den ganzen mittleren Teil des Skelettsystems, den metamer gegliederten Rumpfbereich, bei dem ebenfalls «gliedmaßenartige» Röhrenknochen (Rippen) und «kopfartige», platte oder kurze Knochen (Brustbein, Wirbelkörper) nebeneinander vorkommen. Wir kommen bei der Besprechung der Entwicklungsvorgänge darauf noch zurück.

Die beweglichen **Gliedmaßen** (Arm, Bein) bestehen jeweils aus drei Abschnitten (Oberarm, Unterarm, Hand bzw. Oberschenkel, Unterschenkel, Fuß), die durch Gelenke miteinander verbunden sind (Abb. 50). Dabei nimmt die Zahl der Knochenelemente peripherwärts stetig zu. Der Oberarm mit dem Oberarmknochen (Humerus) wird gefolgt von zwei Unterarmknochen [Elle (Ulna) und Speiche (Radius)], dann von den drei oberen Handwurzelknochen, anschließend den vier unteren Handwurzelknochen, schließlich von den fünf Mittelhandknochen und den fünf Fingern, die jeweils – mit Ausnahme des Daumens – aus drei Fingerknochen bestehen. Ähnliches gilt auch für das Bein, wo auf den Oberschenkelknochen (Femur) die zwei Unterschenkelknochen [Schienbein (Tibia) und Wadenbein (Fibula)] folgen; allerdings haben bei der Fußwurzel zugunsten der Statik Knochenverschmelzungen stattgefunden, so dass die Zahlengesetzmäßigkeit hier nicht so klar hervortritt.

Die stetige Vermehrung der Knochenelemente nach peripher erhöht die Beweglichkeit und vergrößert damit die Ausdrucksfähigkeit der Gliedmaßen. Die Bewegungen gehen von den großen rumpfnahen Gelenken aus (Schultergelenk, Hüftgelenk), wo Oberarm- und Oberschenkelknochen große, kugelförmige Gelenkköpfe ausbilden. Im Ellenbogengelenk bildet der Oberarmknochen dagegen einen rollenartigen Wulst (Trochlea), der wie eine geballte Faust aussieht und damit Gestaltgesten vorwegnimmt, die erst bei der Hand verwirklicht werden. Auch die Unterarmknochen zeigen in ihrer Form bereits Gesten, die erst weiter peripher in ihrer ganzen Dynamik erkennbar sind. Die Speiche bildet ihre «Faust» unten, wodurch eine feste Grundlage für die Handgelenksbewegungen entsteht. Die Elle öffnet ihre «Hand» oben, um die Gelenkrolle des Oberarmknochens aufzunehmen (Abb. 59). Erst bei der Hand können, dadurch dass der Daumen nur zwei Fingerknochen hat und der erste Mittelhandknochen im Gegensatz zu den anderen durch ein Sattelgelenk gegenüber der Handwurzel beweglich ist, diese beiden Gestaltgesten (Öffnen und Empfangen auf der einen Seite, Schließen und Faustmachen auf der anderen) als reale Bewegungselemente in Erscheinung treten.

Demgegenüber hat sich das Bein weitgehend auf die Stütz- und Fortbewegungsfunktionen spezialisiert (Abb. 59). Der Fuß ist gegenüber der Beinachse rechtwinklig abgeknickt. Die Großzehe hat ihre Beweglich-

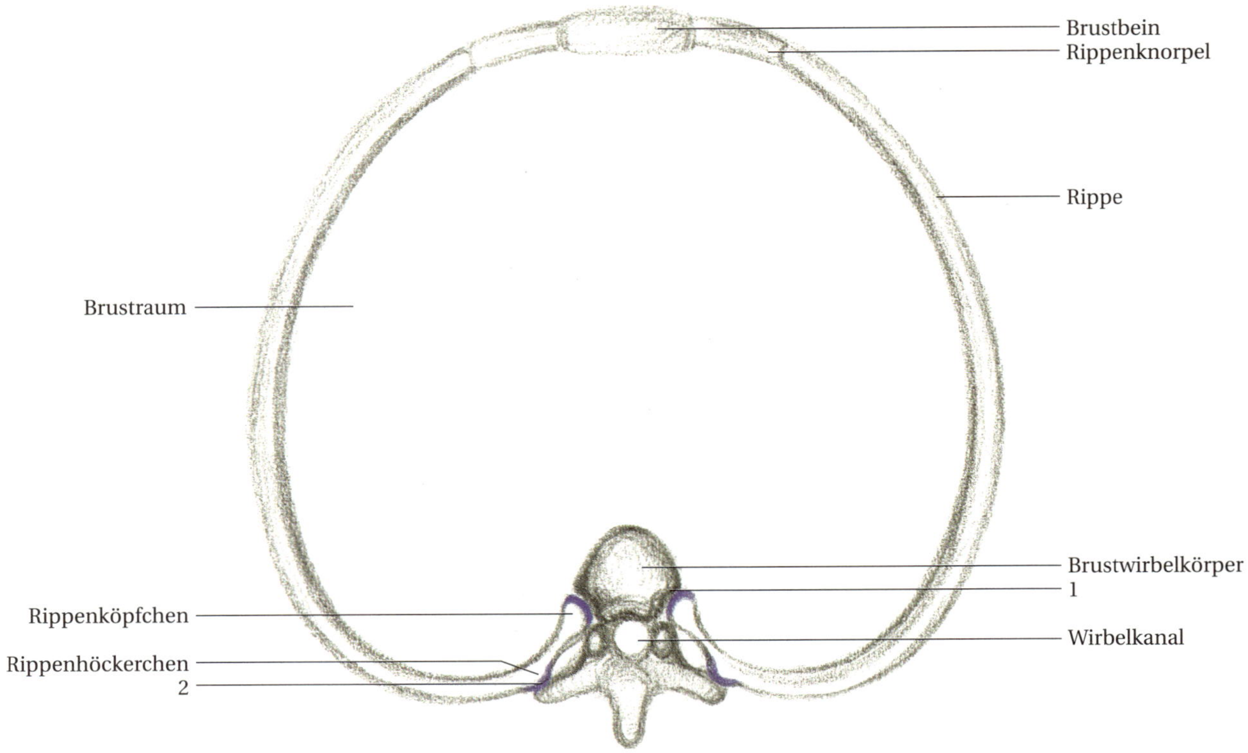

Abb. 51. ***Aufbau eines Knochensegmentes im Brustbereich.*** *Die Rippen umschließen den Brustraum und die Wirbelbögen den Neuralraum. Insgesamt entsteht das Bild einer Lemniskate.*

1 = Rippenköpfchengelenk; 2 = Querfortsatzgelenk.

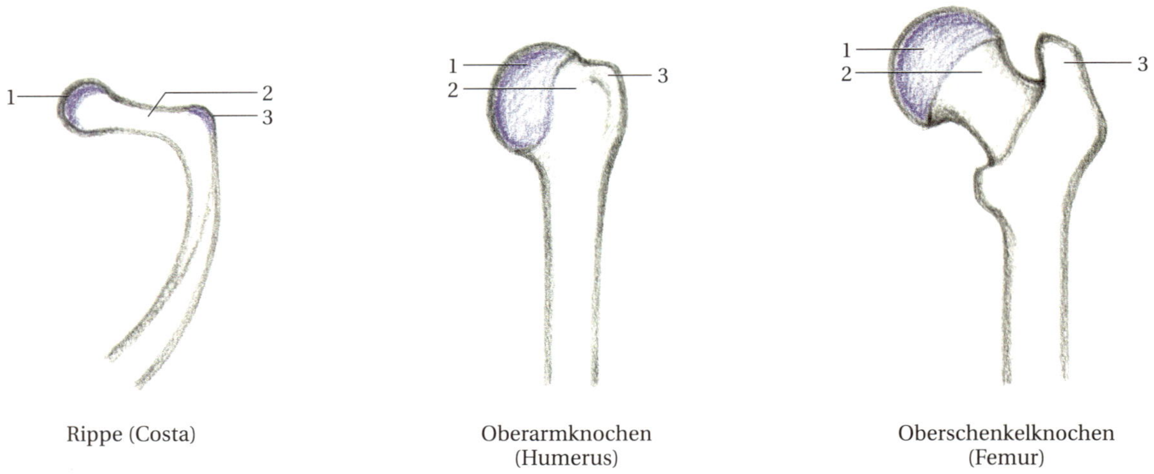

Abb. 52. ***Formverwandtschaft von Rippe*** *(Costa),* ***Oberarmknochen*** *(Humerus)* ***und Oberschenkelknochen*** *(Femur). (Gelenkknorpelflächen = blau).*

1 = Gelenkkopf; 2 = Hals; 3 = Höcker bzw. Rollhügel (Tuberculum bzw. Trochanter).

keit geopfert und ist zum tragenden Element des Fußgewölbes geworden. Auch der Gliedmaßengürtel hat sich zusammen mit dem Kreuzbein (Os sacrum) zu einem festen Ring, dem Becken, umgeformt, das beiderseits mit dem abgewinkelten Oberschenkelhals eine Gewölbearchitektur entwickelt, die die sichere Grundlage für nahezu alle Körperbewegungen abgibt. Erst dadurch gewinnt der Schultergürtel, der aus Schulterblatt (Scapula) und Schlüsselbein (Clavicula) besteht, beim aufrecht gehenden Menschen seine erstaunliche Beweglichkeit; ist doch der Schultergürtel nur durch das innere Schlüsselbeingelenk mit dem Brustkorb verbunden.

Die vielgliedrige, differenziert bewegliche Kette der langen Röhrenknochen einerseits und der kugelförmige, fast unbewegliche Kopf andererseits könnten in dieser extremen Polarisierung nicht innerhalb eines Organismus so harmonisch nebeneinander existieren, wären sie nicht durch Wirbelsäule und Brustkorb, d.h. das Rumpfskelett, miteinander verbunden. Die S-förmig gekrümmte Wirbelsäule, die aus 7 Halswirbeln, 12 Brustwirbeln, 5 Lendenwirbeln (zusammen 24) sowie 5 Kreuz- und 3 – 6 Steißwirbeln besteht, trägt oben den Kopf, in der Mitte mit Hilfe des Brustkorbs Schultergürtel und Arm, und unten schließlich durch Vermittlung des Kreuzbeins die Körperlast, die von den Beinen getragen wird (Abb. 50).

Alle gestaltlichen Elemente, die oben besprochen worden sind, lassen sich in ihren Grundzügen bereits bei den **Rumpfsegmenten** erkennen. Im Brustbereich, d.h. im eigentlich zentralen oder mittleren Abschnitt des Rumpfskeletts, besteht jedes Segment aus einem Wirbel, einem Rippenpaar und einem beide Rippen verbindenden Abschnitt des Brustbeins (Sternum), so dass sich darin die mathematische Form einer Lemniskate wiedererkennen lässt. Die kleine Schleife dieser Lemniskate bildet der Wirbelbogen, der den Neuralraum (Wirbelkanal und Rückenmark) umschließt, die größere Schleife entsteht durch die Rippen, die vorne den Brustraum (für Herz und Lungen) umgeben (vgl. Abb. 11, 12 u. 51). Jede Rippe besitzt ein Rippenköpfchen (Caput costae), das überknorpelt ist und mit den Wirbelkörpern zusammen ein Gelenk bildet. Daran schließt sich der Rippenhals (Collum costae) an und daran wieder das Rippenhöckerchen (Tuberculum costae), das sich an den Querfortsatz des zugehörigen Brustwirbels anlagert und hier ebenfalls ein Gelenk ausbildet (Abb. 51). Erst

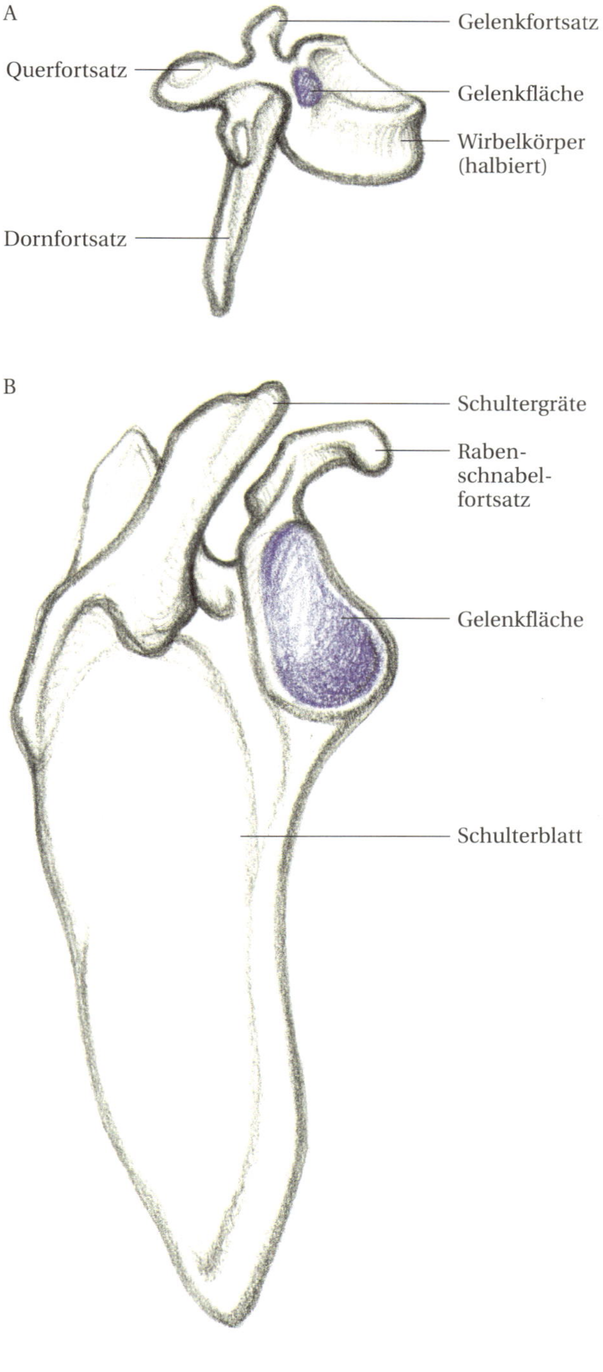

Abb. 53. ***Vergleich eines halbierten Brustwirbels*** *(A)* ***mit einem Schulterblatt*** *(B). Jeweils rechte Seite, schräg von vorne gesehen.*

dann folgt der Körper der Rippe, der als eine gekrümmte, dem umschlossenen Hohlraum angepasste Fläche gestaltet ist und ein Mittelding zwischen einem zylindrischen Röhrenknochen und einem flächenhaften Schädelknochen darstellt. Die Rippen offenbaren damit gestaltlich bereits die Formelemente der Gliedmaßenknochen. Das Rippenköpfchen entspricht dem Oberschenkel- bzw. Oberarmkopf, der Rippenhals dem Hals von Oberarm bzw. Oberschenkel und das Höckerchen den allerdings wesentlich stärker ausgebildeten Knochenvorsprüngen von Oberarm- und Oberschenkelknochen. Der Rippenkörper ist dann den Schäften von diesen beiden Knochen vergleichbar (Abb. 52). Allerdings fehlen am Brustkorb die weiteren Knochenelemente von Hand bzw. Fuß. Die Rippen verschränken – bildlich gesprochen – ihre «Händchen» im Brustbein zu einer gestaltlich noch undifferenzierten Masse, so dass ein geschlossener Ring entsteht (Abb. 51). Bei den Gliedmaßen (Arm, Bein) erscheint dieser Ring gewissermaßen auseinandergesprengt. Die Röhrenknochen sind in die Länge gestreckt und die Endorgane (Hand und Fuß) im Zusammenhang mit den nun auftretenden neuen Funktionen weiter ausgestaltet.

Die **gestaltlichen Besonderheiten** der beiden menschlichen Gliedmaßen lassen sich leichter verstehen, wenn man sie sich aus dem Rippensegment hervorgegangen denkt. Man müsste dazu das Segment halbieren und aus jeder Hälfte eine Gliedmaße entstehen lassen. Die Hälfte eines Wirbels würde dann zum flächenhaften Gliedmaßengürtel, die Rippe selbst zu den röhrenförmigen Gliedmaßenknochen werden.

Schneiden wir z.B. einen Brustwirbel in der Mitte durch, erhalten wir ein Knochenstück, das in seiner formalen Gestaltung durchaus mit den flachen Knochen von Schulter- oder Beckengürtel verglichen werden kann (Abb. 53). Zeigt doch z.B. das **Schulterblatt** neben einem flächenhaften Abschnitt noch zwei markante Fortsätze, den Rabenschnabelfortsatz (Processus coracoideus) und die Schultergräte (Spina scapulae), die durch straffe Bänder miteinander verbunden sind und das sog. Schulterdach bilden, an dem sich der Oberarmknochen, z.B. beim Heben des Armes, gewissermaßen abstützt, ähnlich wie sich die Rippen an den Querfortsätzen der Wirbel abstützen. Die Anlagerungsstelle des Rippenköpfchens an den Brustwirbelkörper entspräche dann der Schultergelenkpfanne. Der Dornfortsatz würde zur Schultergräte und der Querfortsatz des Brustwirbels zum Rabenschnabelfortsatz des Schulterblattes werden.

Man sieht, dass bei einer solchen Umwandlung eine Umkehrung in der Vorne-Hinten-Dimension durchgeführt werden muss. Der vorne gelegene Wirbelkörper verbreitert sich nach hinten und wird zu einem flächenhaften Knochen, während die am Wirbelbogen ansetzenden Fortsätze nach vorne rutschen, um den Muskeln als Ansatz dienen zu können (Abb. 54). Die Gelenkfortsätze der Wirbel verschwinden, da Verbindungen, die den Zwischenwirbel-Kontakten vergleichbar wären, am Arm nicht mehr vorhanden sind. Die Knochen der oberen Gliedmaße ordnen sich in die Vertikale oder Horizontale ein. Durch einen neugebildeten Deckknochen, das Schlüsselbein, gewinnt der Schultergürtel dann Kontakt mit dem Brustbein und dadurch mit dem Rumpfskelett.

Während der Schultergürtel noch eine große Bewegungsfreiheit auf dem Rumpfe besitzt und sich gewissermaßen in der mittleren Region des Organismus nahezu «freischwebend» bewegen kann, hat der **Beckengürtel** mit dem Bein diese Freiheiten weitgehend aufgegeben, um für den Körper eine stabile Stütze bei der Fortbewegung abgeben zu können. Daher erscheinen die Knochenelemente hier wesentlich stärker ausdifferenziert als an der oberen Extremität oder am Rippensegment (Abb. 55). Das Hüftgelenk wird zu einem Nussgelenk, die Gelenkpfanne vertieft sich zur Hüftgelenkpfanne; der Oberschenkelhals wird stärker ausmodelliert und die am Oberarmknochen (Humerus) noch sehr schwachen Knochenvorsprünge werden zu den mächtigen Rollhügeln (Trochanteren) weiterentwickelt. Das flächige Knochenelement des Schultergürtels (Schulterblatt) tritt am Becken in der Darmbeinschaufel (Os ilium) wieder auf (Abb. 55). Die Knochenfortsätze des Schulterblattes verlängern sich aber beim Beckenknochen erheblich, so dass ein zweiter Rahmen entsteht, der vorne bis zur Schambeinfuge (Symphyse) reicht und das verstopfte Loch (Foramen obturatum) umschließt. Der Rabenschnabelfortsatz wird bei dieser Umwandlung zum Schambein, die Schultergräte zum Sitzbein und die Gelenkpfanne des Schulterblattes zur Hüftpfanne (Acetabulum; Abb. 55).

Diese Formverwandlung lässt sich weiter substanziieren, wenn man in Betracht zieht, dass beim Arm die Beugeseiten, beim Bein aber die Streckseiten vorne liegen. Um die untere Gliedmaße in die obere

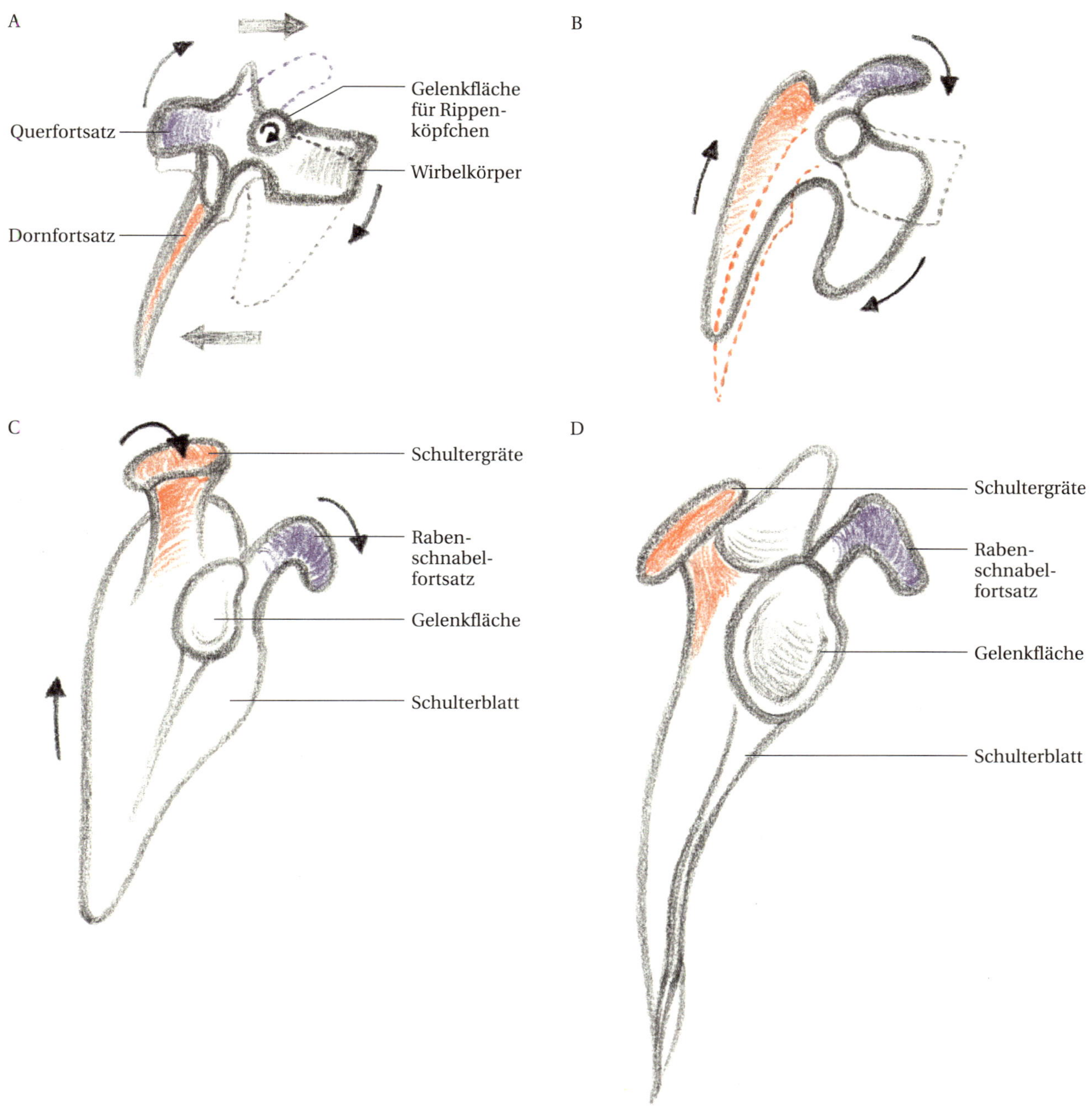

Abb. 54. ***Stufenweise Umwandlung eines halben Brustwirbels in ein Schulterblatt.***
A = Halber Brustwirbel von der Seite;
B und C = Zwischenstufen;
D = Schulterblatt von vorne.

Die Gelenkfläche des Wirbelkörpers wird zur Gelenkpfanne des Schultergelenkes, der Querfortsatz zum Rabenschnabelfortsatz (blau), der halbe Dornfortsatz zur Schultergräte (rot) und der halbe Wirbelkörper zum Schulterblatt (punktierte Linie). Pfeile = Richtung der Umformungsbewegungen.

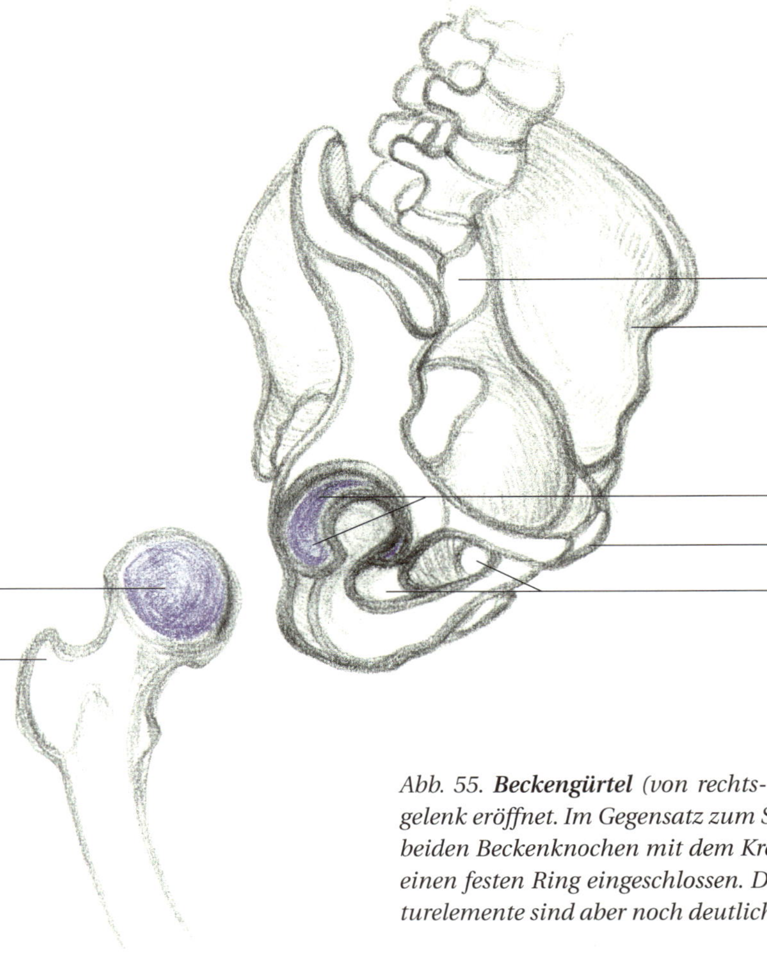

Abb. 55. ***Beckengürtel*** *(von rechts-vorne gesehen), Hüftgelenk eröffnet. Im Gegensatz zum Schultergürtel sind die beiden Beckenknochen mit dem Kreuzbein zusammen in einen festen Ring eingeschlossen. Die elementaren Strukturelemente sind aber noch deutlich erkennbar.*

umwandeln zu können, muss man nicht nur das Bein verkürzen und graziler gestalten, sondern auch im Ganzen nach außen um 180° herumdrehen, so dass das Knie nach hinten, die Beugemuskeln nach vorne und die Streckmuskeln nach hinten zu liegen kommen. Das Kniegelenk wird so zum Ellenbogengelenk und die Kniekehle zur Ellenbeuge. Der Oberschenkelstreckmuskel (M. quadriceps) wird zum Oberarmstrecker (M. triceps), der in seiner Sehne manchmal sogar einen kleinen kniescheibenartigen Knochen (Patella) ausbildet. Dem Anzieher des Oberarms (M. coracobrachialis) des Armes entspricht am Bein die Gruppe der Adduktorenmuskeln.

Man kann annehmen, dass diese Formverwandlungen evolutiv mit der Aufrichtung des menschlichen Körpers zu tun haben. Der am Schultergürtel neu auftretende Deckknochen des Schlüsselbeins (in vieler Hinsicht einem Schädeldachknochen verwandt) erscheint dadurch in einem neuen Licht.

Betrachten wir nun diese Umgestaltungen nochmals in umgekehrter Richtung, d.h. verwandeln wir gedanklich den Schultergürtel in das Becken. Dreht man z.B. die Schultergelenkpfanne um 180° nach einwärts, so verlagert sich der Rabenschnabelfortsatz nach vorne-innen. Verstärkt und verlängert man dann diesen Fortsatz winkelartig weiter nach vorne und unten, so erhält man die Verhältnisse, wie sie am Becken vorliegen, nämlich die beiden Äste des Schambeins, an denen die Adduktorenmuskeln (Anzieher) entspringen (Abb. 56). Die Adduktorenmuskulatur ist bei der unteren Gliedmaße mächtig entwickelt, bei der oberen existiert nur noch der relativ kleine M. coracobrachialis, der charakteristischerweise auch vom Rabenschnabelfortsatz entspringt. Andererseits muss die Schultergräte nach hinten-unten zum Sitzbein verlängert werden, so dass sie mit dem Schambein Kontakt bekommt und das «verstopfte Loch» entsteht. Die an der Außenseite des Schulterblattes und an der

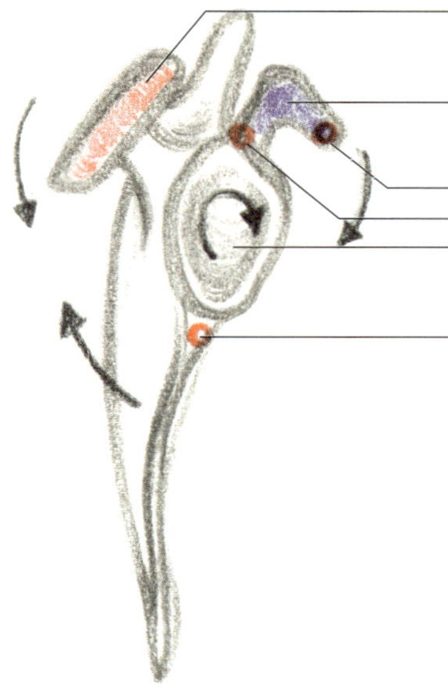

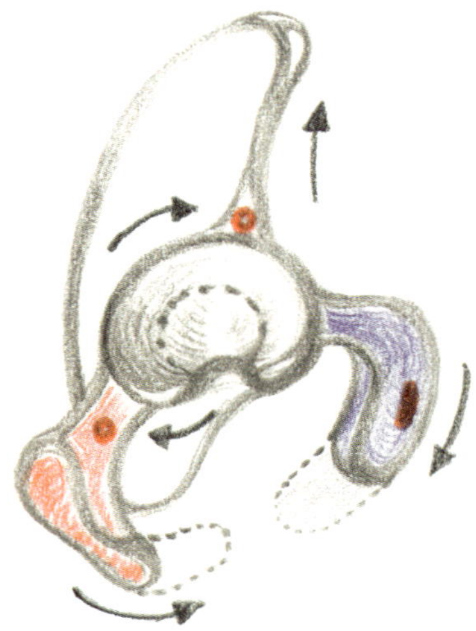

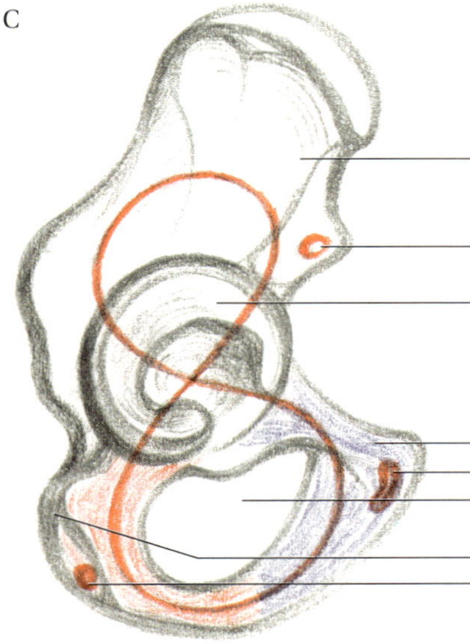

Abb. 56. ***Formverwandlung vom Schulterblatt in das Hüftbein.***
A = Rechtes Schulterblatt (von vorne);
B = Zwischenstufe;
C = Rechtes Hüftbein (von der Seite).
Der Rabenschnabelfortsatz (blau) wird zum Schambein und die Schultergräte (rot) zum Sitzbein. Rabenschnabelfortsatz und Schultergräte bilden sich am Hüftbein zu einer zweiten Rahmenstruktur aus, die das «verstopfte» Loch (Foramen obturatum) umschließt. Dadurch entsteht ein doppelter Knochenrahmen, der eine Lemniskate formt (rote Linie), deren Schnittpunkt in der Hüftgelenkpfanne (Acetabulum) liegt.
1 – 3 = Ursprung der Hauptmuskelgruppen:
1 = Beuger (M. biceps femoris und brachii);
2 = Anzieher am Arm z.B. M. coracobrachialis, am Bein die Adduktorenmuskulatur;
3 = Strecker (z.B. M. quadriceps femoris, M. triceps brachii)

Schultergräte entspringenden Muskeln (z.B. Deltamuskel) müssen dann zu den Gesäßmuskeln umgestaltet werden, wobei der Knochenvorsprung am Oberarmknochen zum großen Rollhügel wird.

Das **Becken** ist durch die Verlängerung der genannten Fortsätze zu einer doppelten Rahmenkonstruktion geworden, die unter dem Bild einer Lemniskate verstanden werden kann (Abb. 56 u. 57). Im Schnittpunkt dieser Lemniskate liegt dann die Gelenkpfanne, in der die drei Beckenknochen (Os ilium, Os pubis, Os ischii) in einer Y-förmigen Naht zusammenstoßen. Das Becken selbst als ein den Beckenraum umschließendes, räumliches Gebilde kommt aber erst dadurch zustande, dass die beiden Flächen der Lemniskate um 90° gegeneinander gedreht werden, d.h. dass der vordere, um das verstopfte Loch (Foramen obturatum) herum gelegene Rahmen gegenüber dem hinteren oberen Rahmenstück, nämlich der Darmbeinschaufel, nach einwärts um 90° gedreht wird, so dass die beiden Schambeinknochen vorne in der Schambein-

A

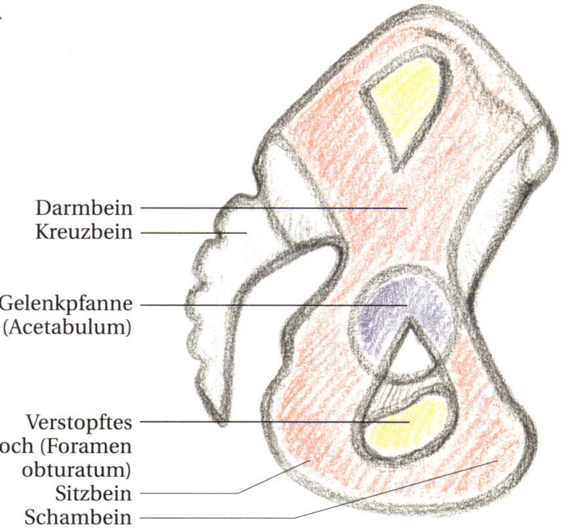

B

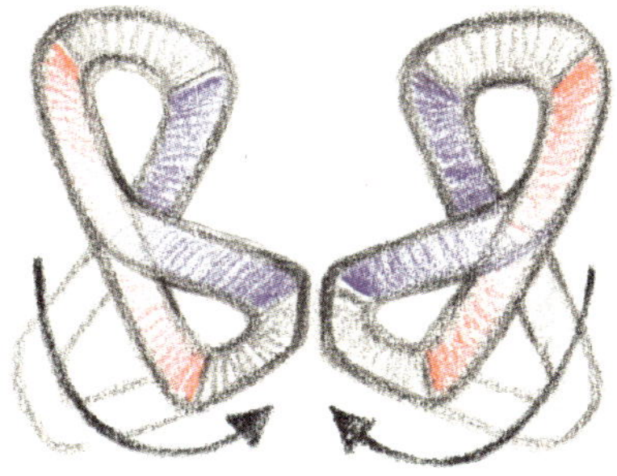

C

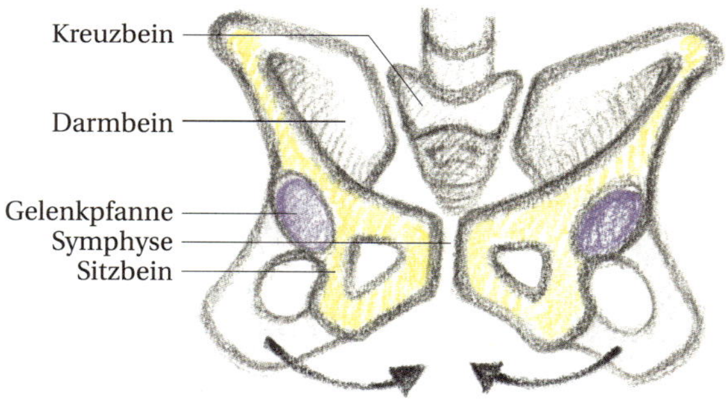

*Abb. 57. **Entstehung des Beckens als Raumkörper** (nach Mollier).*

A = Lemniskatenförmige Rahmenstruktur des rechten Hüftbeins (von der Seite gesehen).

B = Der untere Schenkel der Lemniskate muß um 90° nach innen gebogen werden (Pfeile), um die Beckenform hervorzubringen. Übergang von einer Flächen- in eine Raumform.

C = Durch die Einfügung des keilförmigen Kreuzbeins wird das Becken vervollständigt und zu einem Raumumhüllenden Körper gestaltet.

fuge (Symphyse) zusammenstoßen (Abb. 57). In die verbleibende Lücke muss dann noch das Kreuzbein als ein dreiseitiger Keil eingefügt werden, um den Beckenring als Ganzes hervorzubringen. Erst dadurch entsteht der feste Knochenring, der für die aufrechte Körperhaltung und die Fortbewegung im dreidimensionalen Raum die notwendige Grundlage abgibt.

Vollzieht man im Geiste die geschilderte Umwandlung des Schultergürtels in den Beckengürtel, so erlebt man eindrucksvoll, wie die im Bereich des Schultergürtels noch flächenhaften, mehr oder weniger zweidimensionalen Strukturen, die dadurch auch unabhängig voneinander und freier beweglich sind, beim Beckengürtel in eine feste dreidimensionale Struktur «hineingezwungen» werden und damit ihre Unabhängigkeit aufgeben. Von unten nach oben betrachtet, muss der Beckengürtel gewissermaßen «aufgerissen», die beiden Beine nach außen gedreht, die Fußwurzel verkleinert und die Fußsohle nach oben gekehrt und zum Handteller umgeformt werden, um die Struktur der oberen Gliedmaße zu erhalten: Eine eindrucksvolle Bewegung, die das Wesen der oberen Gliedmaße und das mit ihrer Bildung in Gang gesetzte «Aus-dem-Raume-Heraustreten» deutlich offenbaren kann!

Hand und Fuß. Durch die in der Evolution vollzogene Aufrichtung des menschlichen Körpers sind den Endabschnitten der beiden Gliedmaßen verschiedene Funktionen zugefallen. Ihre anatomische Ausgestaltung ist in eine polare Richtung gegangen (Abb. 58). Bei der Hand haben sich die Finger stark verlängert, wodurch die Gliedrigkeit zugenommen hat und die Beweglichkeit gesteigert wurde. Die Handwurzelknochen sind vergleichsweise klein und undifferenziert geblieben, so dass die Hand für die Greiffunktion einen flachen Teller bilden kann, der dann als Widerlager für die zu erfassenden Objekte dient. Demgegenüber sind beim Fuß besonders die Fußwurzelknochen stark differenziert. Sie lagern sich zu einem kräftigen, den Körper stützenden Gewölbe zusammen, während die Zehen klein bleiben und kaum beweglich sind. Entsprechend den fünf Finger- bzw. Zehenstrahlen sind in der unteren Reihe der Hand- bzw. Fußwurzelknochen ursprünglich ebenfalls fünf Knochenelemente vorhanden. Da aber Nummer 4 und 5 bei der Hand zum Hakenbein, beim Fuß zum Würfelbein verschmelzen, wird die Zahl von 5 auf 4 reduziert. In der oberen Reihe der Wurzelknochen reduziert sich die Zahl noch mehr, und zwar auf drei Knochenelemente. Kahnbein und Mondbein der Hand

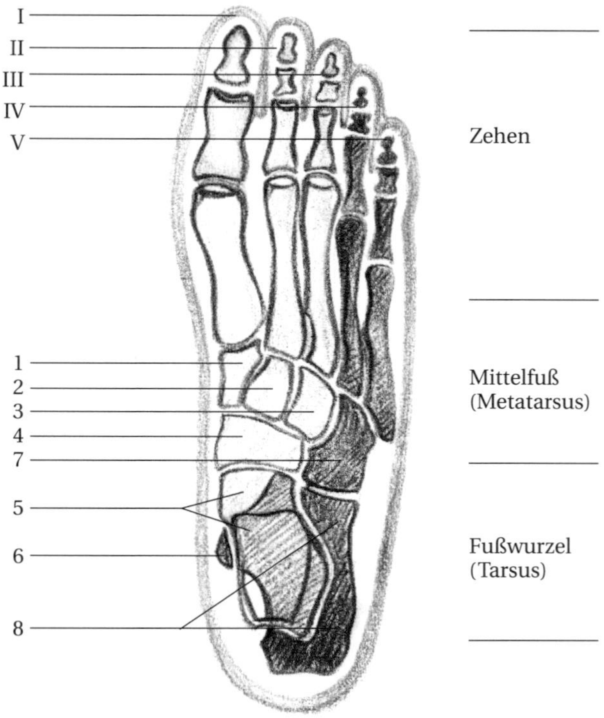

Abb. 58. ***Polare Differenzierung von Hand und Fuß beim Menschen.***

A = Fußskelett (von oben). Der mediale Fußstrahl (hell) umfasst die ersten drei Zehenstrahlen (I-III), die drei Keilbeine (1 – 3), das Kahnbein (4) und das Sprungbein (Talus; 5). Der laterale Fußstrahl besteht aus dem 4. und 5. Zehenstrahl (IV u. V), dem Würfelbein (Kuboid; 7) und dem Fersenbein (Calcaneus; 8). Durch die Auflagerung des Talus auf den Calcaneus (gestrichelte Fläche) und die Ausbildung eines tragenden Knochenvorsprunges am Fersenbein (Sustentaculum tali) kommt das Längsgewölbe des Fußes zustande. Die keilförmige Anordnung der drei Keilbeine (1 – 3) ist das wichtigste Moment für die Entstehung des Quergewölbes.

1,2,3 = Keilbeine (Ossa cuneiformia)
4 = Kahnbein (Os naviculare)
5 = Sprungbein (Talus)
6 = Knochenvorsprung des Fersenbeins (Sustentaculum tali)
7 = Würfelbein (Os cuboideum)
8 = Fersenbein (Calcaneus)

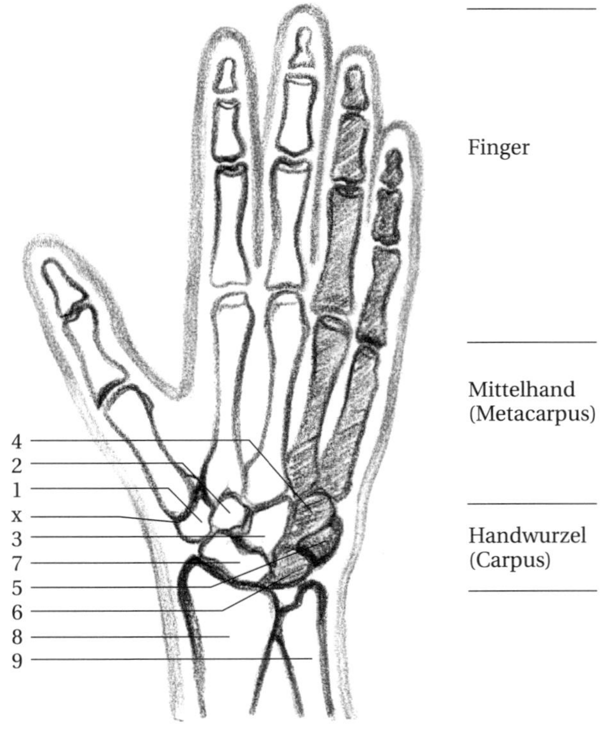

B = ***Handskelett*** *(von oben). Im Gegensatz zum Fuß sind die Handwurzelknochen klein und nur wenig gewölbt. Die Finger sind stark verlängert und ausgiebig beweglich. Der erste Fingerstrahl (Daumen) ist im Gegensatz zur Großzehe viel freier beweglich. Er besitzt nur 2 Fingerknochen und kann durch ein zweiachsiges Sattelgelenk im Bereich der Handwurzel (x) ausgiebig bewegt werden. Dadurch wird die Hand zur Greifhand. Eine Gewölbestruktur ist bei der Hand nur angedeutet vorhanden.*

1 = Trapezbein (Os trapezium)
2 = Trapezähnlicher Handwurzelknochen (Os trapezoideum)
3 = Kopfbein (Os capitatum)
4 = Hakenbein (Os hamatum)
5 = Dreiecksbein (Os triquetrum)
6 = Mondbein (Os lunatum)
7 = Kahnbein (Os scaphoideum)
8 = Speiche (Radius)
9 = Elle (Ulna)

verschmelzen beim Fuß zum Sprungbein (Talus), wogegen sich das Dreiecksbein der Hand im Fuß zum Fersenbein (Calcaneus) vergrößert.

Insgesamt bleiben bei der Handwurzel noch ursprünglichere Verhältnisse bestehen, während sich beim Fuß durch Verschmelzung primär angelegter Knochenelemente sowie durch Ausdifferenzierung einzelner Knochen schließlich zwei Fußstrahlen herausbilden, die sich übereinander lagern, so dass ein Längsgewölbe zustande kommt. Der seitliche (laterale) Fußstrahl umfasst den 4. und 5. Zehenstrahl, das Würfel- und Fersenbein. Er bewahrt den Bodenkontakt und bildet auf diese Weise eine feste Stütze für den inneren (medialen) Fußstrahl, der sich ihm, von den drei Keilbeinen beginnend, über das Kahnbein und Sprungbein von oben auflagert (Abb. 58). Der innere (mediale) Fußstrahl verliert dadurch den Bodenkontakt, steht aber mit dem Unterschenkel in Verbindung. Der Speiche des Armes entspricht am Bein das Schienbein, der Elle das Wadenbein. Während aber am Handgelenk nur die Speiche beteiligt ist, bilden am Bein Schienbein und Wadenbein eine Gabel, die den Kopf des Sprungbeins zwingenartig umfasst und so die Entwicklung des oberen Sprunggelenkes ermöglicht.

Unterarm und Unterschenkel. Entsprechend der Gesamtkonzeption des Armes sind die beiden Unterarmknochen nach verschiedenen Richtungen hin orientiert. Die Speiche (Radius) zeigt gewissermaßen nach unten zur Hand. Sie wird unten dicker und artikuliert allein im oberen Handgelenk mit den Handwurzelknochen. Die Elle (Ulna) wird umgekehrt nach oben hin dicker und artikuliert im Ellenbogengelenk mit dem Oberarmknochen. Unten endet sie mit einem kleinen Köpfchen, ähnlich wie nach oben zu die Speiche mit einem Köpfchen endet. Die Elle wird unten durch eine knorpelige Zwischenscheibe (Discus) vom Handgelenk getrennt. Sie bewegt sich bei den Umwendebewegungen selbst nicht wesentlich mit, sondern stellt vielmehr das ruhende Element dar, um das sich die Speiche bei den Drehbewegungen des Unterarms, den sog. Pro- und Supinationsbewegungen, herumbewegt. Der Radius ist also mehr zur Hand hin orientiert, d.h. er gehört funktionell zur Dynamik der menschlichen Greifhand, wie sie sich in der Oppositionsfähigkeit des Daumens, im tatkräftigen Zupacken und manuellen Handeln äußert, das ja auch meist mit einer Einwärtsdrehung (Pronation) verbunden ist. Die Elle hat sich dagegen mehr von der Hand zurückgezogen. Sie formt sich am oberen Ende zu einer Schale aus, die die Gelenkrolle (Trochlea) des Oberarmknochens aufnimmt und dadurch das Scharniergelenk des Ellenbogengelenkes bildet. Dies ist eine Geste des «von der Erde Weggehens», des «Sich-Hingebens an das Obere, Nichterdenhafte», wie sie auch in der Auswärtsdrehung (Supination) zum Ausdruck kommt. Hier zeigt sich also mehr die Kleinfingerseite der Handdynamik und die Geste der empfangenden Hohlhand (Abb. 59).

Beim Fuß ist diese Dynamik auf die Doppelheit des Stützens (Fußgewölbe) und des Bewegens (Fuß und Bein als Winkelhebel) reduziert. Das freie Hin- und Herpendeln zwischen Oben und Unten mit seinen vielfachen Ausdrucksmöglichkeiten von Unterarm und Hand ist bei der unteren Gliedmaße nicht möglich. Am Bein wird der Radius als Schienbein (Tibia) fest in den Stützapparat eingezwungen. Rotationsmöglichkeiten sind im Unterschenkelbereich nicht vorhanden. Lediglich im Fuß selbst, und zwar im unteren Sprunggelenk, sind geringe Drehbewegungen (Pro-Supinationsbewegungen) möglich. Am Bein verliert aber auch das der Elle entsprechende Wadenbein (Fibula) seine nach oben gerichtete Orientierung. Es wird aus dem Kniegelenk ausgegliedert und ganz in das obere Sprunggelenk eingebaut. Waden- und Schienbein liegen parallel nebeneinander (Abb. 59). Die Möglichkeit eines Stellungswechsels im Sinne von Drehungen und Überkreuzungen wurde wegen der statischen Sicherheit geopfert und der Bewegungsspielraum eingeschränkt. Knochen- und Bandapparat wurden entsprechend verstärkt. Die Geste der unteren Extremität ist der um 90° abgeknickte Winkel. Die Innenseite des Fußes (Fußsohle) hat sich dadurch ganz der Erde zugewandt, aber durch die Gewölbekonstruktion auch wiederum von der Erdenschwere bis zu einem gewissen Grad «befreit». Die Geste der oberen Extremität ist das Wechselspiel zwischen Hinwendung nach oben (Supination), wobei der Handteller nach oben (erdabgewandt) schaut, und der Hinwendung nach unten, zur Erde hin, zum Tun und Werken, wobei die Innenseite der Hand zum Objekt hin, das ergriffen, gestaltet oder verändert werden soll, orientiert ist. Diese Dynamik ist nur dadurch möglich geworden, dass die Handwurzel keine weiteren Spezialisierungen eingegangen ist, sondern in direkter Fortsetzung des Unterarms liegt, und dass die Unterarmknochen sowie alle anderen Strukturen des Armes diese Doppelorientierung in sich aufgenommen haben.

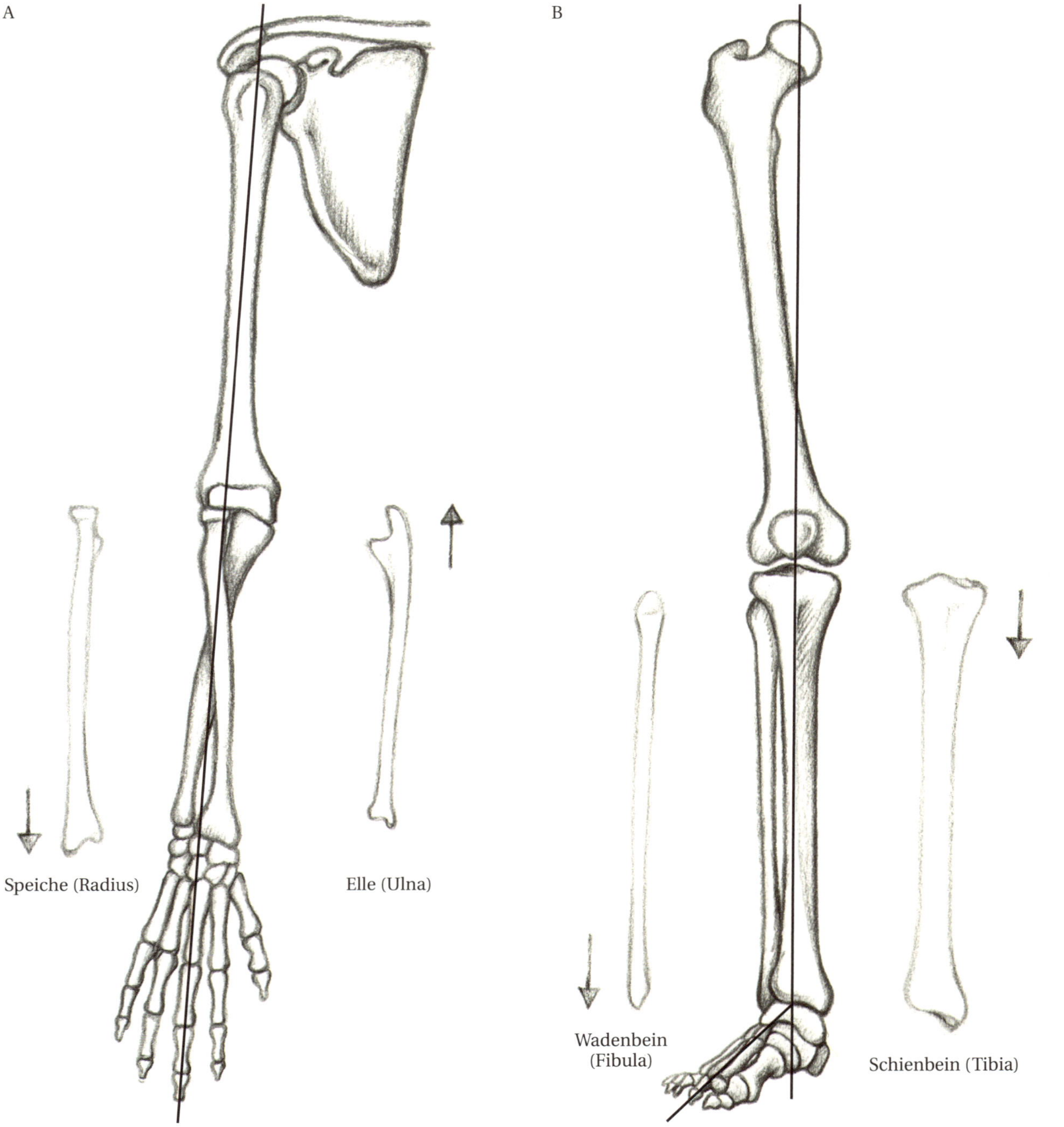

Abb. 59. ***Vergleich von Arm- und Beinskelett.*** *Der Arm (A) ist einwärts gedreht (Pronationsstellung). Seine Hauptachse geht durch den 3. Fingerstrahl, d.h. durch die Mitte der Hand. Die Differenzierung der beiden den Unterarm bzw. Unterschenkel bildenden Knochen ist ganz gegensätzlich. Die Elle ist funktionell nach oben, die Speiche mehr nach unten orientiert (Pfeile). Dagegen ist am Bein das Schienbein zur eigentlichen Tragesäule geworden, dem das Wadenbein, das aber die Sprunggelenkgabel mitbildet, nur beigeordnet ist. Beim Bein (B) geht die Hauptachse durch die Mitte der Gelenke und im Fuß durch den 2. Zehenstrahl. Der Fuß ist gegenüber dem Unterschenkel rechtwinklig abgeknickt.*

2. Das aktive Bewegungssystem (Muskulatur und Gelenke)

2.1. Gelenke und Fugen

Das Skelett kann als ein formgewordenes, erstarrtes Bewegungssystem aufgefasst werden. Die Gestalt der Knochen spricht das aus, was in den Bewegungen der Gliedmaßen noch in lebendigen, immer wechselnden Formen lebt. Durch die am Knochen angreifenden Muskeln können die Glieder eine Fülle von «Bewegungsbildern» hervorbringen, die im Skelett selbst nur als einmalige, zur Ruhe gekommene Formen wiederzuerkennen sind. Bewegungen werden aber nur möglich, wenn die Kette der Knochenelemente durch Gelenke unterbrochen ist.

Die **Gelenke** des menschlichen Körpers sind keine starren, technischen Scharniere. Sie sind bis zu einem gewissen Grade verformbar und individuell sehr unterschiedlich beweglich, was mit der Plastizität des Bandapparates, des Gelenkknorpels und vor allem mit der Aktivität und Dehnbarkeit der zugehörigen Muskeln zusammenhängt. Jedes Gelenk stellt gewissermaßen eine kleine Körperhöhle dar, in der sogar ein gewisser Unterdruck herrscht.

Die artikulierenden Knochenelemente sind mit einer Knorpelschicht überzogen (Gelenkknorpel), die gefäßfrei ist und von der Gelenkhöhle aus, d.h. von der Gelenkflüssigkeit (Synovia) ernährt wird. Die geschlossene Gelenkkapsel ist reich durchblutet und bildet zottenartig in die Gelenkhöhle hineinragende Membrankomplexe aus (Synovialmembranen), die **nicht** von Epithel überzogen sind und Sauerstoff, Hyaluronsäure sowie andere wichtige Stoffe, die für den Erhalt und die Verformbarkeit des Gelenkknorpels notwendig sind, absondern (Abb. 60 B). Die Gelenkhöhle stellt daher in gewisser Beziehung einen spezialisierten Bindegewebsraum dar, der nur von außen mit Gefäßen versorgt wird. Durch die dichte Gefäßhülle wird das Gelenk zu einem Wärmezentrum, dessen Abkühlung vielfach mit sklerotischen Prozessen (Arthrosen o.ä.), d.h. Bewegungseinschränkungen einhergeht. Im Bereich des saugenden, blutfreien Gelenkinnenraumes selbst herrschen demgegenüber andere Kräfte vor. Durch die schleimartige Synovialflüssigkeit können sich die gefäßfreien, elastisch verformbaren Gelenkknorpel, deren Flächen sich etwas gegenseitig ansaugen, gleitend gegeneinander bewegen.

Bei den **Knochenfugen des Schädeldaches** wird im Gegensatz zu den Gelenken der Extremitäten der «Gelenkraum» ganz von juvenilem Bindegewebe ausgefüllt, das eine große Wachstumstendenz zeigt und während der Entwicklung lebhaft proliferiert (Abb. 60 A). Die Knochenfugen des Schädels sind damit zugleich auch Wachstumsfugen.

Auch an den echten Gelenken der Gliedmaßen geht von den Epiphysenfugen ein ständiges Wachstum vor sich, das durch die Zellvermehrung im Knorpelgewebe unterhalten wird und die Grundlage für den Knochenanbau, das Gelenk- und Knochenwachstum abgibt (Längenwachstum). Erst mit Abschluss des Körperwachstums bildet sich an der Grenze zwischen Knorpel und Knochen eine Verkalkungszone aus, in der die Faserelemente des Knorpels verankert sind. Die von innen ausgehende Proliferationstendenz geht also peripher in ein allmähliches Absterben über, das im Alter sogar in degenerative Prozesse (Arthrosen, Gelenkrheuma) einmünden kann. Dem wirken von außen die aufbauenden und ernährenden Kräfte der reich durchbluteten Gelenkkapsel und Synovialmembranen entgegen (Abb. 60 B).

Im Gelenkbereich liegt also gewissermaßen ein «physiologischer Entzündungsprozess» vor, bei dem – wie überall im Gefäß-/Bindegewebe – durch Gewebsauflösung mit Flüssigkeitsabsonderung und Wärmebildung Kräfte frei werden, durch nachfolgende Proliferation und Gewebsbildung aber immer wieder Kräfte gebunden werden.

Das Gelenk stellt damit ein «Mittleres» oder vermittelndes Element zwischen dem zur Form erstarrten Knochensystem und dem in ständiger Bewegung befindlichen Muskelsystem dar.

Die **Gliedmaßen** bilden eine gelenkige Gliederkette, deren rumpfnahe Gelenke eine größere Beweglichkeit besitzen als die peripheren (Abb. 61). Schulterblatt und Oberarmknochen (Humerus) bilden das Schultergelenk, in dem Bewegungen in allen drei Ebenen des Raumes möglich sind. Im Ellenbogengelenk sind demgegenüber nur noch zwei Bewegungsmöglichkeiten (Beugen/Strecken und Drehen)

A

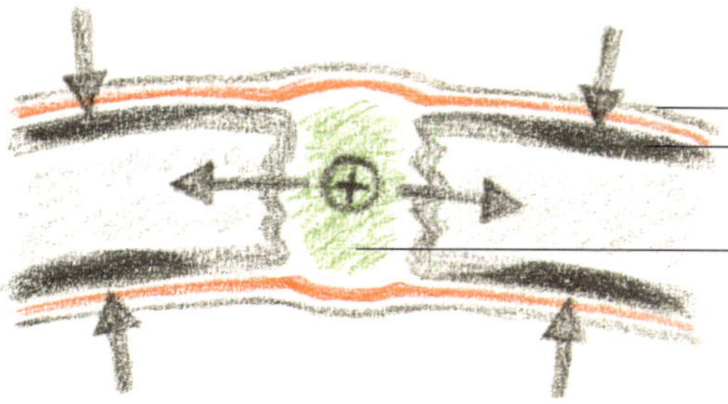

B

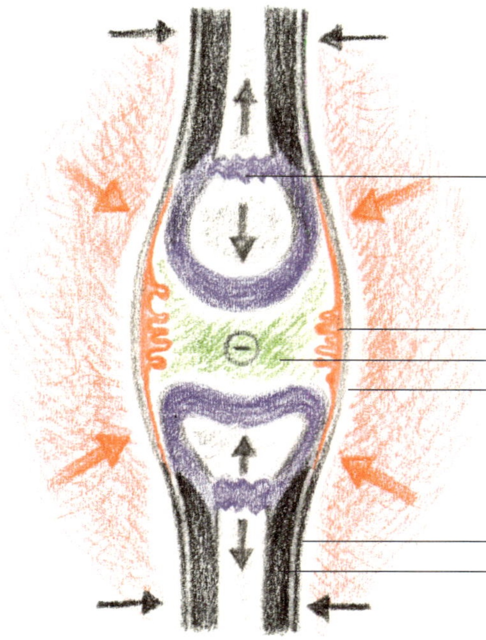

Abb. 60. ***Aufbau und Wachstumsdynamik der Gelenke im Vergleich mit der von Schädelknochen.*** *A = Knochenfuge (Sutur) zwischen den bindegewebig vorgebildeten Knochen des Schädeldaches; B = Knorpelig vorgebildetes Gelenk im Bereich der Gliedmaßen.*

möglich. Auch die Handgelenke erlauben nur Bewegungen in zwei Ebenen (Beugen/Strecken und Seitwärtsbewegungen). Die Mittel- und Endgelenke der Finger können schließlich nur noch in einer Ebene bewegt werden.

Ähnliche Verhältnisse liegen auch bei der unteren Gliedmaße vor. Das Hüftgelenk, das von Hüftknochen und Oberschenkelkopf gebildet wird, erlaubt zwar Bewegungen in allen drei Ebenen des Raumes, aber bei weitem nicht in dem Maße wie das Schultergelenk. Der Unterschenkel, der wie der Unterarm ja auch aus zwei Knochen besteht, artikuliert mit dem Oberschenkelknochen im Kniegelenk, an dem aber das Wadenbein keinen Anteil hat. Auch sind Drehbewegungen nur möglich, wenn das Knie gebeugt ist.

Im Gegensatz zur Verbindung zwischen Unterarm und Hand, ist das Gelenk zwischen Unterschenkel und Fußwurzel nur noch einachsig. Es besteht aus einer Knochengabel (Wadenbein und Schienbein), die mit der Sprungbeinrolle (Trochlea tali) ein Scharniergelenk bildet. Durch die Konstruktion des unteren Sprunggelenkes, das in der Fußwurzel selbst liegt, verfügt der Fuß jedoch über gewisse Drehmöglichkeiten, die beim Arm im Bereich des Unterarms liegen.

Für die Bewegungen dieser Gelenke verfügt der Organismus über ein hochdifferenziertes Muskelsystem, das nicht nur die Bewegungen selbst ausführt, sondern auch die Gelenke zusammenhält und die Spannungen innerhalb des Knochensystems reguliert.

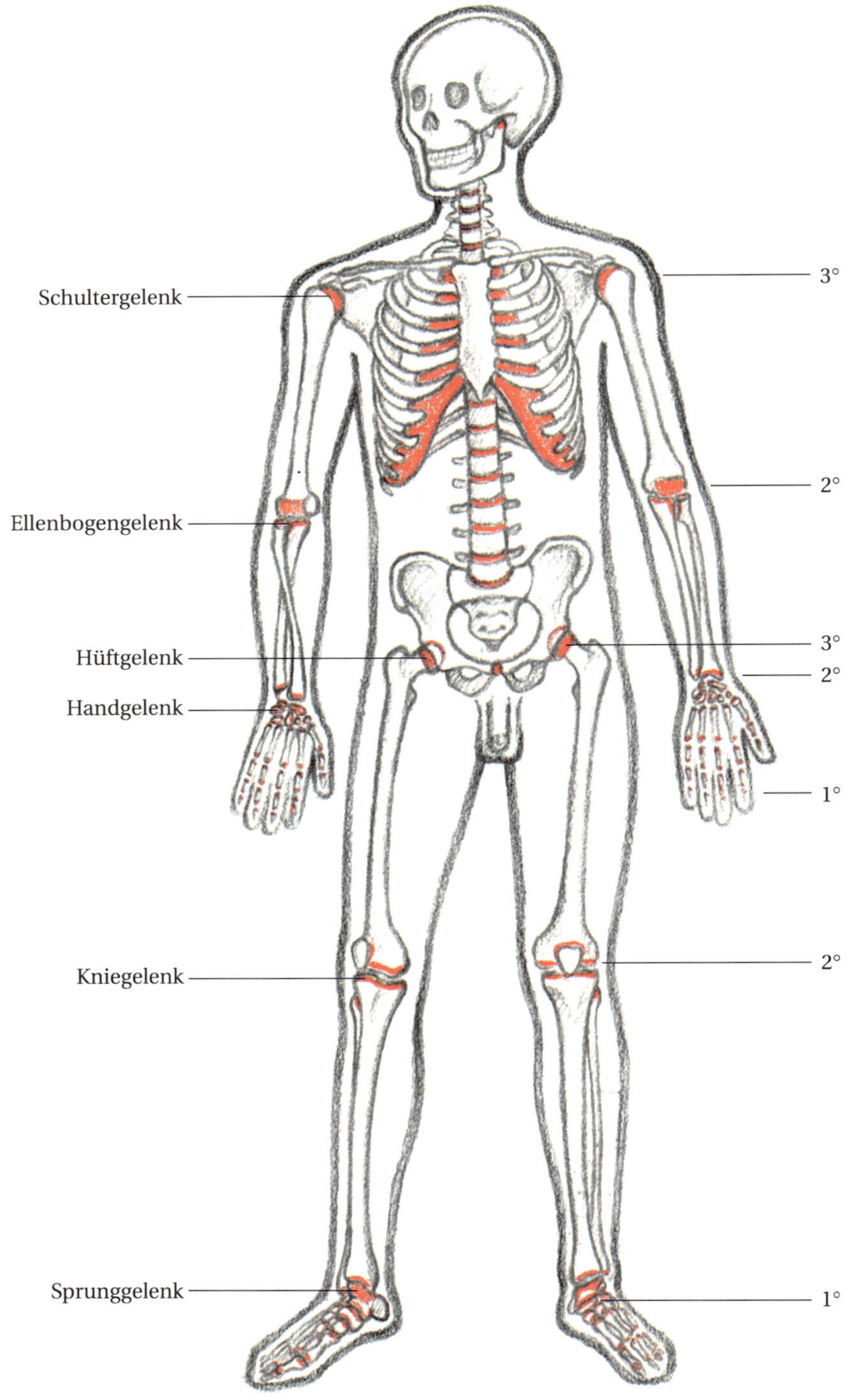

Abb. 61. ***Übersicht über die Lage der großen Gelenke im Bereich der Gliedmaßen.*** *Die Kugelgelenke mit drei Freiheitsgraden (3°) liegen rumpfnahe, z.B. Schulter- und Hüftgelenke. Nach peripher nimmt der Freiheitsgrad der Gelenke ab, z.B. Ellenbogen- und Kniegelenke 2°, Finger- und Zehengelenke 1°. Rot = Knorpelgewebe.*

2.2.
Funktionelle Dreigliederung des Muskelsystems

Die Muskelfasern der Skelettmuskeln enthalten lange, kontraktile Fibrillen (Myofibrillen), die sich nur der Länge nach zusammenziehen können. Die Vielfalt der Bewegungsformen kommt daher nicht unmittelbar durch die Muskelfasern selbst, sondern durch die Anordnung der Muskeln am Skelett und die Form der Gelenke zustande. Da der dreidimensionale Raum begrenzt ist, können die Muskeln immer nur in den jeweiligen Raumebenen wirken, wobei immer zwei Muskelgruppen mit gegensätzlicher Wirkung (antagonistisch) zusammenarbeiten müssen; kontrahiert sich z.B. ein Beugemuskel, muss der gegenüberliegende Streckmuskel entsprechend gedehnt (dilatiert) werden.

Die Muskeln haben aber nicht nur dynamische, sondern auch statische Aufgaben. Da sie immer zwei oder mehrere Skelettteile miteinander verbinden, wirken sie auch als elastische Zuggurte auf die Knochen selbst. Die durch die Bewegungen oder die Statik im Raum auftretenden Belastungen erfordern ein sehr viel massiveres Knochengerüst als wir es de facto besitzen. Unsere Knochenelemente können so feingliedrig und grazil gebaut sein, weil ein großer Teil der Druck- und Zugspannungen durch die als Zuggurte wirkenden Muskelzüge abgebaut wird. Das gesamte Muskelsystem des Körpers wirkt also auch als Verspannungssystem, das die Gelenke entlastet und ihnen – gerade beim aufrecht gehenden Menschen – dadurch ein so ungeheuer vielseitiges Spiel an Bewegungs- und Ausdrucksmöglichkeiten erlaubt.

Durch die Aufrichtung hat sich die **untere Gliedmaße** ganz auf die Stütz- und Fortbewegungsfunktionen spezialisiert. Das Bein bildet eine Tragsäule, die auch allein die ganze Körperlast im Gleichgewicht halten kann. Das entscheidende Konstruktionsprinzip des Beines ist der Gewölbebogen. Das Becken bildet mit dem Kreuzbein zusammen einen Bogen, dessen Stützpunkte in den Hüftgelenken liegen. Diese werden ihrerseits wieder durch den Schambeinbogen in horizontaler Richtung verspannt (Abb. 62). Die beiden Oberschenkelknochen, die im Schenkelhalsbereich abgeknickt sind, bilden ebenfalls einen, allerdings im Becken unterbrochenen, Gewölbebogen aus. Ein weiterer Rundbogen findet sich am unteren Ende des

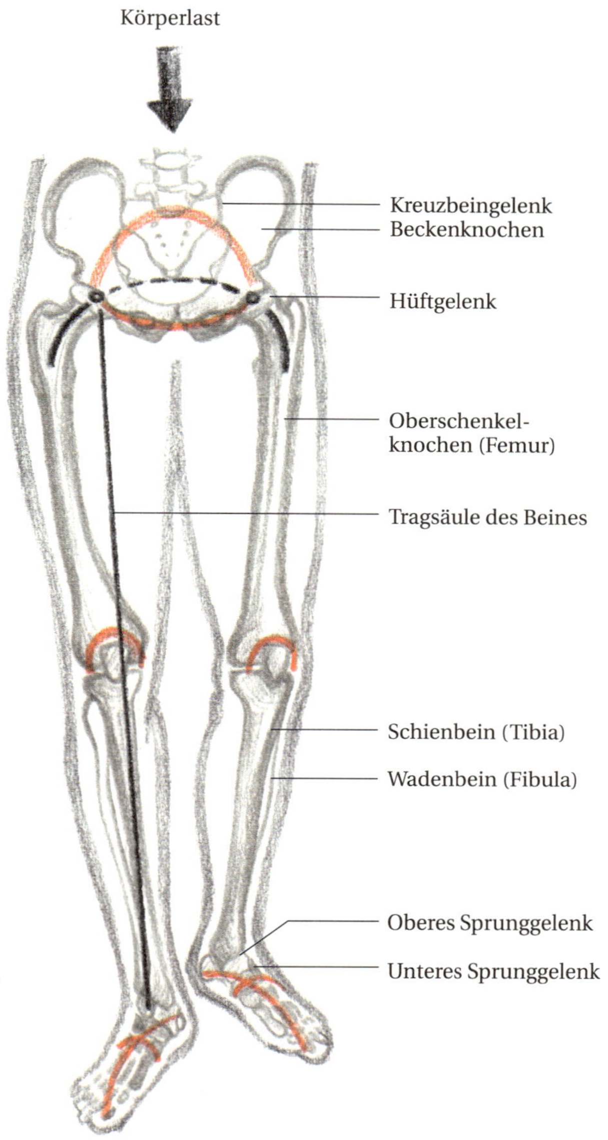

Abb. 62. ***Gewölbekonstruktionen im Bereich von Becken und Bein*** *(rot); Rechts = Standbein; Links = Spielbein. Die Gewölbearchitektur wird peripherwärts sehr viel differenzierter. Der Fuß besitzt ein Längs- und ein Quergewölbe sowie eine Rotationsfähigkeit im unteren Sprunggelenk, so dass er sich allen statischen und dynamischen Beanspruchungen elastisch anpassen kann.*

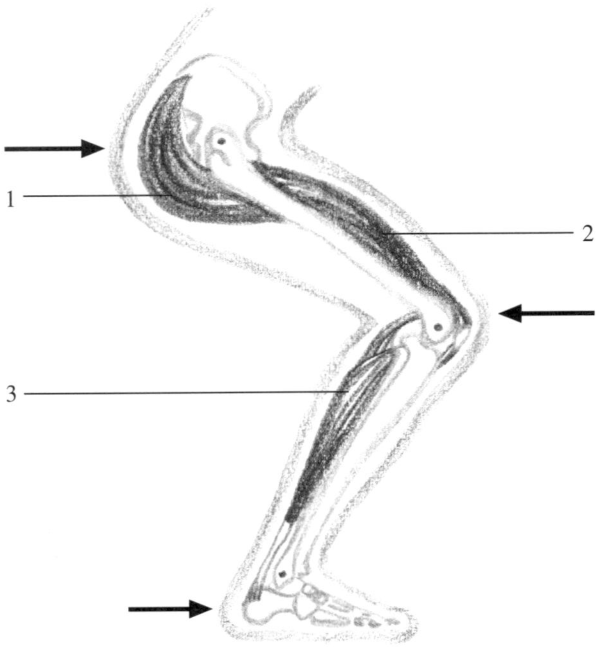

Abb. 63. ***Streckmuskulatur des Beines und Aufrichtung.*** *Die langen Streckmuskeln des Beines sind beim Menschen besonders kräftig, da sie zur Erhaltung der aufrechten Haltung gegen das Körpergewicht anarbeiten müssen (nach A. Benninghoff). 1 = Großer Gesäßmuskel (M. glutaeus maximus); 2 = Vierköpfiger Streckmuskel (M. quadriceps femoris); 3 = Dreiköpfiger Wadenmuskel (M. triceps surae)*

Oberschenkelknochens, mit dem sich dieser auf der verbreiterten Tragfläche des Schienbeins abstützt. Eine besonders wichtige Gewölbestruktur hat sich im Fußbereich entwickelt. Das wunderbar harmonische Längsgewölbe ist zusammen mit dem Quergewölbe im Fußwurzelbereich zur wichtigsten Voraussetzung für den aufrechten Gang des Menschen geworden. Es handelt sich aber nicht um ein starres Gewölbe, sondern um ein Mosaik von Knochenelementen, die sogar Drehbewegungen (Pronation/Supination) um eine schräge Längsachse erlauben, wenn das Bein als Spielbein von den Stützfunktionen entlastet ist. Auch im Kniegelenk sind in Beugestellung Rotationsbewegungen möglich. Das Bein hat sich zwar voll in den Raum hinein«geopfert» (um dem Arm mehr Freiheiten geben zu können), hat aber dennoch ein erstaunliches Maß an Bewegungsfreiheit behalten. Diese müssen aber vom Muskelsystem abgesichert werden. Deshalb dominieren am Bein die langen Streckmuskeln, die z.B. das Bein aus der Beugestellung wieder in die Senkrechte zurückführen. Da diese Muskeln immer gegen das Körpergewicht arbeiten müssen, sind sie besonders kräftig (Abb. 63). Der Teufel (Mephistopheles) mit dem Pferdefuß musste sich eine spanische (d.h. künstliche) Wade machen lassen, um das Menschsein vorzutäuschen. Die Streckmuskeln am Ober- und Unterschenkel gehören zu den kräftigsten Muskeln des Körpers überhaupt und sind charakteristische Merkmale des menschlichen Muskelsystems, da nur der Mensch einen wirklich aufrechten Gang besitzt (Abb. 63).

Auch am Fuß sind die Muskeln mehr für die Sicherung der Gewölbekonstruktion als für die Zehenbewegungen da. So hat sich z.B. der oberflächliche Zehenbeuger, der bei der oberen Gliedmaße am Unterarm liegt, in die Fußsohle verlagert (kleiner Zehenbeuger), um so das Längsgewölbe des Fußes verspannen zu können (Abb. 64).

Demgegenüber ist die **obere Gliedmaße**, die durch Erreichen des aufrechten Ganges von den Stützfunktionen entlastet worden ist, vor allem auf Bewegungsvielfalt hin angelegt. An der Hand sind die Handwurzelknochen relativ klein, die Finger dagegen lang und wie kleine, isolierte Gliedmaßen gestaltet. Die Mittelhand bildet eine flache Wölbung aus und der Daumen wird beweglich und als Ganzes opponierbar, so dass er jedem Finger gezielt gegenübergestellt werden kann. Die Hand ist zur Greifhand geworden – ein Kunstwerk der Natur, das sich nicht nur zu handwerklichen Tätigkeiten eignet, sondern auch vielfältige seelische Ausdrucksmöglichkeiten besitzt.

Die die Finger bewegenden Muskeln sind im Gegensatz zum Fuß weitgehend am Unterarm untergebracht. Die Finger werden mit langen Sehnen vom Unterarm aus bedient. Die dynamische Achse des Armes geht durch den dritten Finger, d.h. durch die Mitte der Hand, und nicht – wie beim Fuß – durch den zweiten Zehenstrahl unter Abknickung im Bereich der Fußwurzel (Abb. 64). Durch die «Befreiung» der oberen Gliedmaßen von Stützfunktionen haben sich aber noch einige weitere bewundernswerte Phänomene ergeben: Der Unterarm ist in sich drehbar und der Schultergürtel gegenüber dem Rumpf beweglich

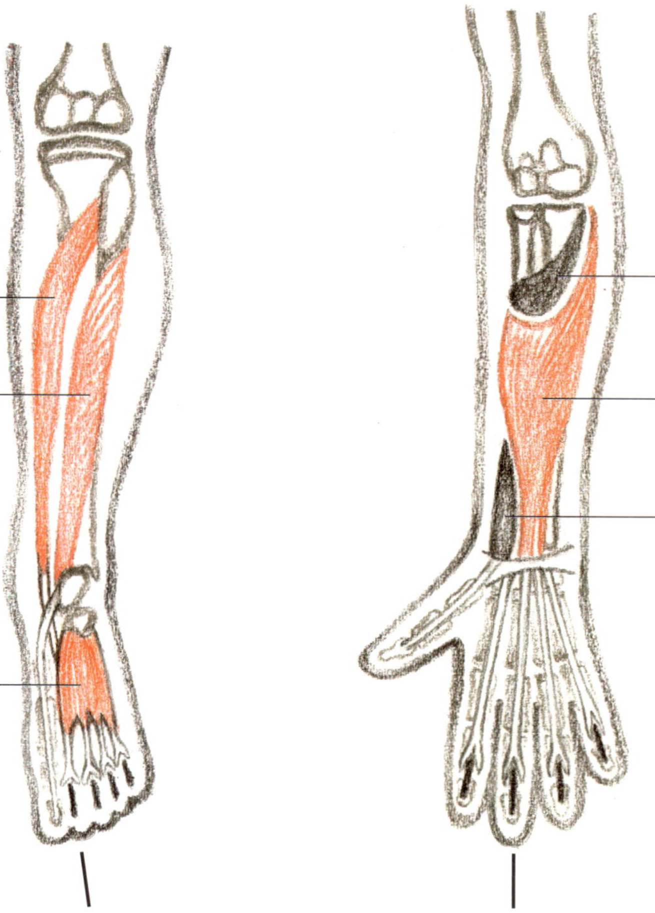

Abb. 64. ***Vergleich der Zehen- und Fingerbeuger.*** *Die beiden Fingerbeuger liegen am Unterarm, so dass die Handfläche von Muskeln frei ist. Der kleine Zehenbeuger liegt jedoch in der Fußsohle, um die Gewölbekonstruktion des Fußes zu unterstützen. Die dynamische Achse läuft am Fuß durch den zweiten, bei der Hand durch den dritten Strahl.*

geworden. Die Einwärtsdrehung des Unterarms (Pronation), für die sich spezielle Drehmuskeln herausgebildet haben, ermöglicht der Hand eine Arbeitsstellung für Zupacken, Festhalten, Abtasten usw., die Auswärtsdrehung (durch supinatorisch wirkende Muskeln) eine solche für das Aufnehmen, Empfangen oder Tragen von Gegenständen.

Durch die Verschiebemöglichkeiten des Schultergürtels erweitert sich der Aktionsbereich der Hand beträchtlich. Die Hand kann jetzt nahezu an jeden Punkt im Sichtbereich herangeführt werden (Abb. 65). Diese Möglichkeiten entstehen dadurch, dass das Schulterblatt nur noch durch das Schlüsselbein mit dem Rumpf (d.h. Brustkorb) verbunden ist und durch kräftige Muskelschlingen in alle Raumesrichtungen bewegt werden kann. Hierbei spielen vor allem der Sägemuskel (M. serratus ant.) und der Trapezmuskel (M. trapezius) eine wichtige Rolle (Abb. 66).

Eine Besonderheit der oberen Gliedmaßen ist auch, dass ihre Muskeln teilweise weit auf den Rumpf übergreifen (z.B. M. latissimus dorsi, M. pectoralis major), während beim Bein die Muskulatur am Beckenkamm endet. Die Schultermuskulatur ist daher funktionell eng mit dem mittleren Bereich des Rumpfes (Brustkorb, Wirbelsäule) verknüpft, so dass sie auch die Atmungsprozesse mit unterstützen kann (Hilfsatemmuskulatur).

Noch einen Schritt weiter in der «Befreiung» von

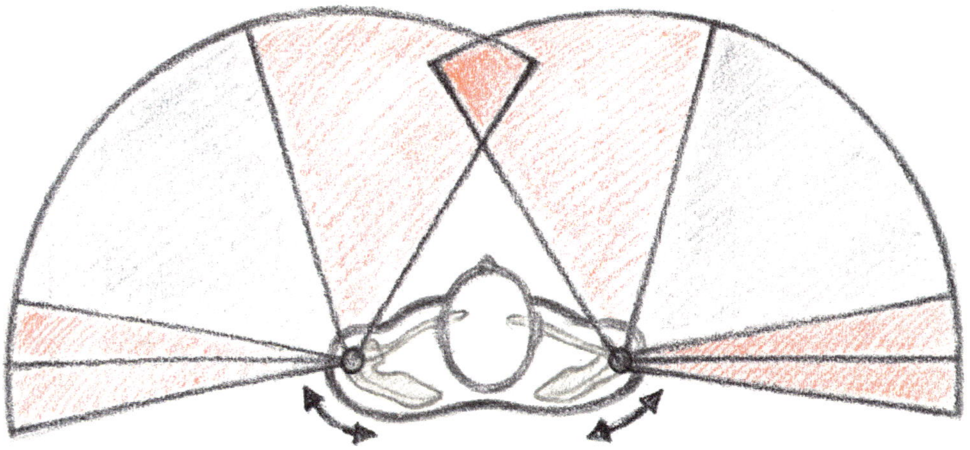

Abb. 65. ***Das Bewegungsfeld des Armes im Schultergelenk*** *(graue Fläche) kann durch Verschiebungen des Schultergürtels (Pfeile) wesentlich erweitert werden (rote Flächen). Man sieht, dass der «Greifraum» weitgehend dem Sehraum entspricht.*

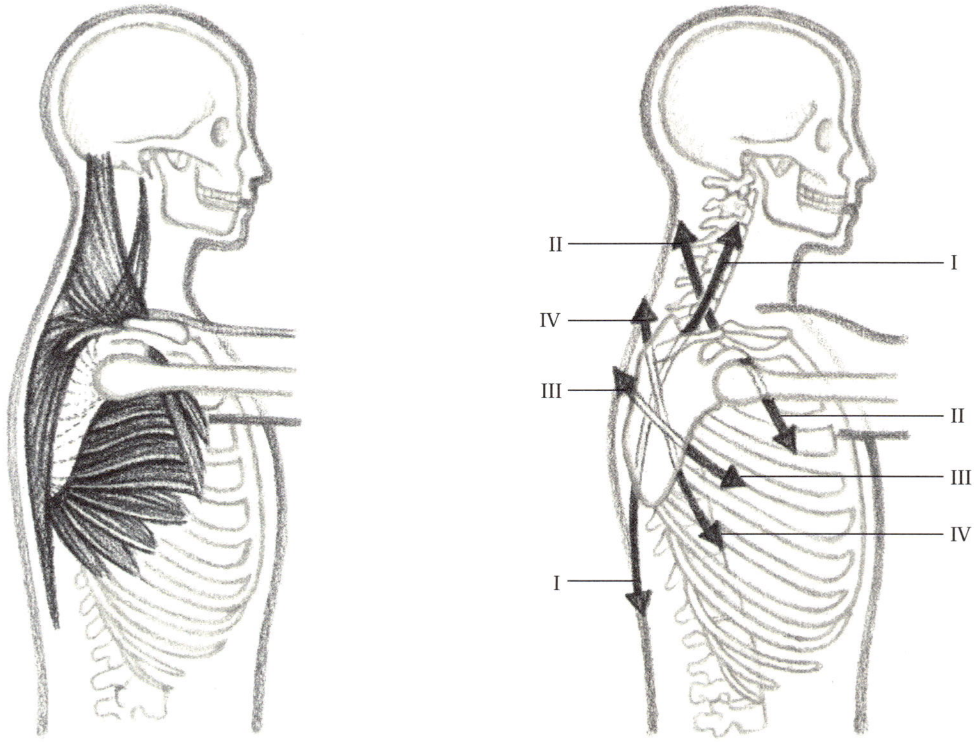

Abb. 66. ***Die Muskelschlingen des Schultergürtels*** *können das Schulterblatt sowohl in horizontaler als auch in vertikaler Richtung auf dem Brustkorb verschieben. Dadurch bekommt die Schultergelenkpfanne jeweils eine andere Ausgangsbasis für die Armbewegungen; beispielsweise muss das Schulterblatt nach vorne gezogen und gedreht werden, wenn man den Arm über die Horizontale ganz nach oben bewegen will (sog. Elevation).*
I = Levator-Trapezius-Schlinge;
II = Pektoralis-Trapezius-Schlinge;
III = Serratus-Trapezius-Schlinge;
IV = Serratus-Rhomboideus-Schlinge (nach Rohen, 15).

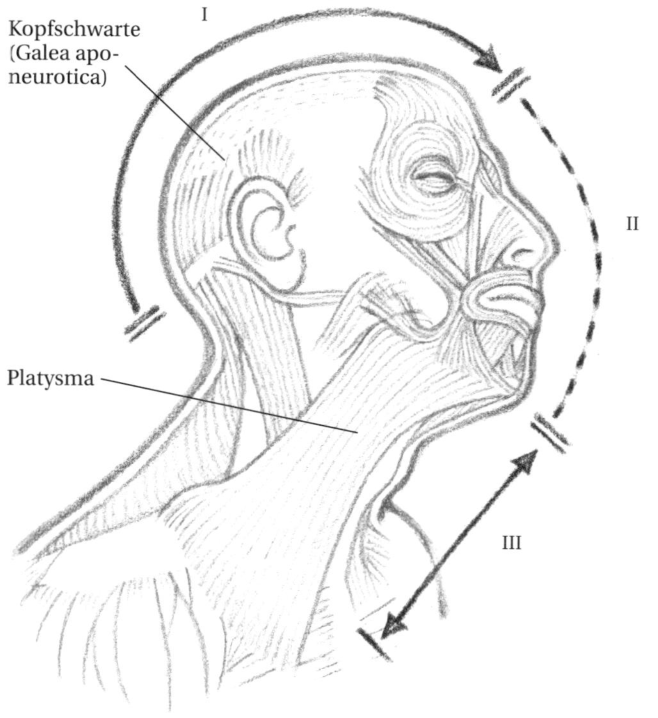

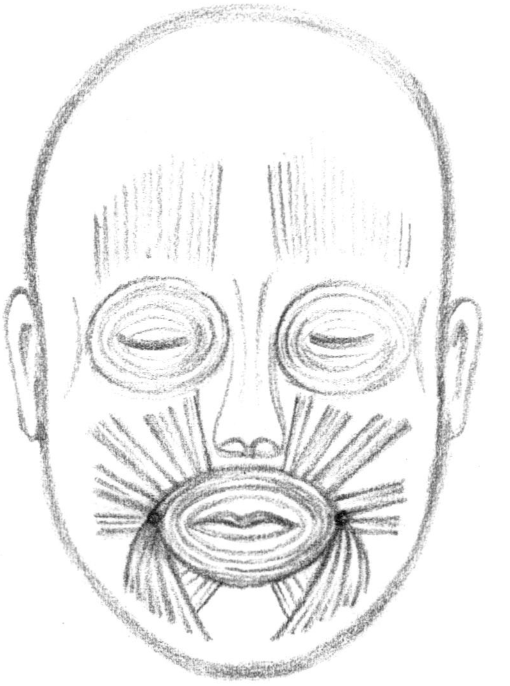

Abb. 67. ***Strukturprinzipien der mimischen Muskulatur*** *(II) zwischen Platysma (III) und Kopfschwarte (Galea aponeurotica und M. epicranius, I). Durch ausgleichende Kontraktionen der Kopfschwartenmuskeln und des Platysmas kann die Gesichtshaut von Hautverschiebungen, die zwangsläufig bei allen Körperbewegungen auftreten, «freigestellt» werden, so dass eine Mimik möglich wird.*

Abb. 68. ***Die Körperöffnungen, hauptsächlich Mund- und Lidöffnung*** *sind von zirkulären Muskelringen und radiär einstrahlenden Muskelzügen umgeben. Öffnungs- und Schließbewegungen können dadurch vielfach variiert und zu einer seelischen Ausdrucksbewegung umfunktioniert werden.*

den statisch-mechanischen Notwendigkeiten des dreidimensionalen Raumes ist die **Kopfmuskulatur** gegangen. Die mimische Muskulatur bildet um die sieben Körperöffnungen des Kopfes einerseits ringartige Schließmuskeln (Sphinkteren), andererseits radiär verlaufende Öffner (Dilatatoren) aus. Am deutlichsten ist dies bei der Mundöffnung zu erkennen. Dem ringförmigen Schließmuskel (M. orbicularis oris) stehen mehrere an der Unterlippe oder am Mundwinkel angreifende, radiäre Muskelgruppen gegenüber, die erweiternd oder öffnend wirken (Abb. 67 u. 68). Eine ähnliche Konstruktion ist auch im Lidbereich erkennbar, weniger deutlich bei den Ohr- und Nasenflügelmuskeln, da hier beim Menschen kaum noch Bewegungen stattfinden.

Die **mimischen Muskeln** stellen Hautmuskeln dar, die relativ selbstständig agieren können. Diese Unabhängigkeit von den Körperbewegungen kommt dadurch zustande, dass die bei jeder Rumpf- oder Gliedmaßenbewegung zwangsläufig mit auftretenden Hautverschiebungen dadurch abgefangen werden, dass sich am Hals eine eigene Hautmuskelplatte (Platysma) differenziert (Abb. 67). Die im Nackenbereich auftretenden Hautverschiebungen werden dadurch abgefangen, dass am Hinterhaupt die Nackenmuskulatur endet und eine den Kopf überziehende Hautmuskelplatte ausgebildet werden kann, die gegenüber dem Schädelknochen frei verschieblich ist (M. epicranius mit Galea aponeurotica; s. Abb. 67). Kopf- und Gesichtshaut sind daher aus dem Verspannungssystem

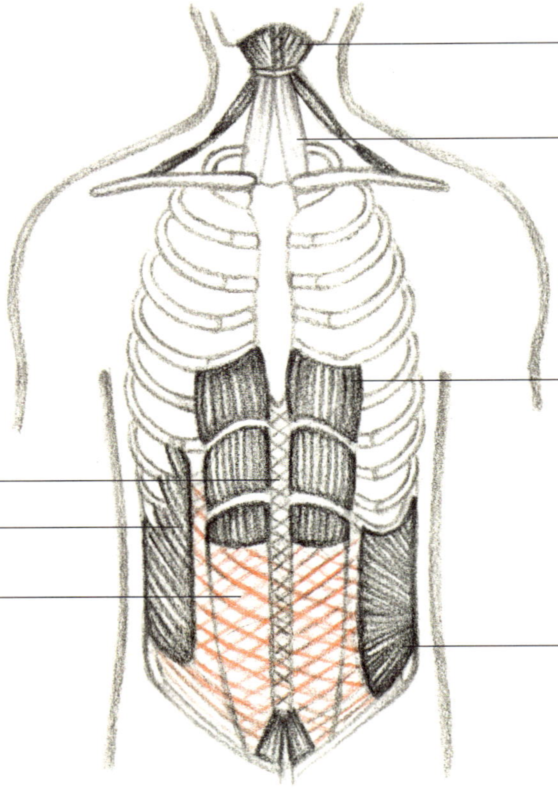

Abb. 69. ***Das Rektussystem an der vorderen Rumpfwand.*** *Vom Hals bis zum Becken zieht ein Band von geraden Muskeln zur Längsverspannung des Rumpfes herunter. Der gerade Bauchmuskel (M. rectus abdominis) wird von einer Sehnenplatte eingescheidet, die von den Sehnen der schrägen Bauchmuskeln gebildet wird (sog. Rektusscheide). Die Sehnenfasern bilden eine doppelt spiralige Gurtung und kreuzen sich in der Mittellinie (Linea alba).*

der übrigen Körperhaut ausgegliedert und relativ frei beweglich. So kann die Gesichtshaut, neben den physischen Notwendigkeiten für Öffnen und Schließen der Körperöffnungen selbst (z.B. im Zusammenhang mit der Nahrungsaufnahme oder den Augenbewegungen) zum Organ psychischen Ausdrucks werden. Es ist interessant, zu beobachten, auf welche Weise diese funktionelle Umstellung erfolgt.

Dadurch, dass z.B. eine Öffnungsbewegung nicht notwendigerweise mehr zweckgebunden ist, kann sie zum Symbol für eine seelische Bewegung, z.B. Hinwendung nach außen (Aufmerksamkeit, Extrovertiertheit usw.), werden. Verschließen der Körperöffnung bedeutet dann umgekehrt Introvertiertheit, Abwendung von der Außenwelt, Depression usw. Hierbei muss man aber die allgemeine Dreigliederung des Gesichtes berücksichtigen. Im Stirn- und Augenbereich herrschen die Prozesse des «oberen Menschen» vor (Denken, Wahrnehmen usw.), im Nasenbereich die des mittleren, rhythmischen Systems (Fühlen, Atmen, Empfinden), im unteren Bereich (Mundöffnung, Wangen) die des Wollens (Stoffwechselbereich).

Seelische Prozesse, die im Willensbereich ihre Wurzeln haben, finden daher ihren psychologischen Ausdruck in der zur Mundöffnung gehörigen mimischen Muskulatur. Die zusammengekniffenen Lippen des Verzweifelten oder Depressiven, das breite Lachen des lebensfrohen Sanguinikers (Öffnung des Mundes) sind Beispiele für diese Zusammenhänge. Andererseits sagen die Bewegungen der Augenlider viel über die augenblicklichen Denkbewegungen aus, die Hinwendung oder Abwehr von der Umwelt, z. B. Traurigkeit oder Fröhlichkeit, soweit sie dem aktuellen Vorstellen entspringen, oder Aufmerksamkeit und

Konzentration. Das Gesicht ist ein Spiegel der Seele, aber nur dadurch, dass sich hier ein Muskelsystem entwickelt hat, das – von den Naturnotwendigkeiten weitgehend befreit – seine Bewegungen in symbolhafter (signalartiger) Weise zum Ausdruck bringen kann.

Während im Bereich der unteren Gliedmaßen die Bewegungskräfte (d.h. Willenskräfte) weitgehend an die Mechanik der Bewegungselemente gebunden sind, werden diese kopfwärts zunehmend unabhängiger, d.h. frei. Das zeigt sich schon bei den oberen Gliedmaßen ganz deutlich. Auch hier werden Bewegungen zunehmend mehr Ausdruck für seelische Vorgänge. Das Erheben der Hände kann Flehen, Bitten oder Anbeten, das Ballen der Faust Drohen oder Zorn, das Falten der Hände Konzentration, Andacht oder Hinwendung zu sich selbst bedeuten. Es gibt unendlich viele Handstellungen oder Armbewegungen, die symbolhaft psychologischen Ausdruckswert besitzen. Man studiere z.B. die Handstellungen der Buddha-Statuen.

Prinzipiell liegt bei allen Umdeutungen der Gliedmaßenbewegungen der gleiche Vorgang zugrunde. Dadurch, dass Bewegungskräfte frei werden, können sie in den Dienst seelischer Vorgänge gestellt werden, ändern aber dadurch nicht ihren Charakter, sondern werden zum Symbol bzw. zum Zeichen für ein ähnliches oder verwandtes seelisches Geschehen. Besonders eindrucksvoll kann man diesen Vorgang im Kopfbereich bei der Kaumuskulatur, bei den Mund- und Kehlkopfmuskeln erkennen. Hier wird die durch die menschliche Aufrichtung errungene Freiheit für die Entwicklung der Sprache genutzt. Die Worte werden zum Symbol seelischer Ausdrucksbewegungen, die Kehlkopf und Mundhöhle mit dem Atemstrom gemeinsam hervorbringen.

Die drei großen Bereiche des menschlichen Bewegungssystems, unten Becken und Bein, in der Mitte die Arme mit dem Schultergürtel und oben der Kopf mit Kiefergelenk, Kaumuskulatur und mimischer Muskulatur, die von unten nach oben ein zunehmendes Freiwerden von Bewegungskräften für seelische Ausdrucksbewegungen zeigen, werden nun durch den Rumpf und die **Rumpfmuskulatur** zu einer funktionsfähigen Ganzheit verbunden. Wirbelsäule und Brustkorb sind die verbindenden Elemente, die andererseits auch als Basis für die jeweiligen Bewegungen im unteren, mittleren oder oberen Bereich dienen. Jede Gliedmaßenbewegung geht primär von der

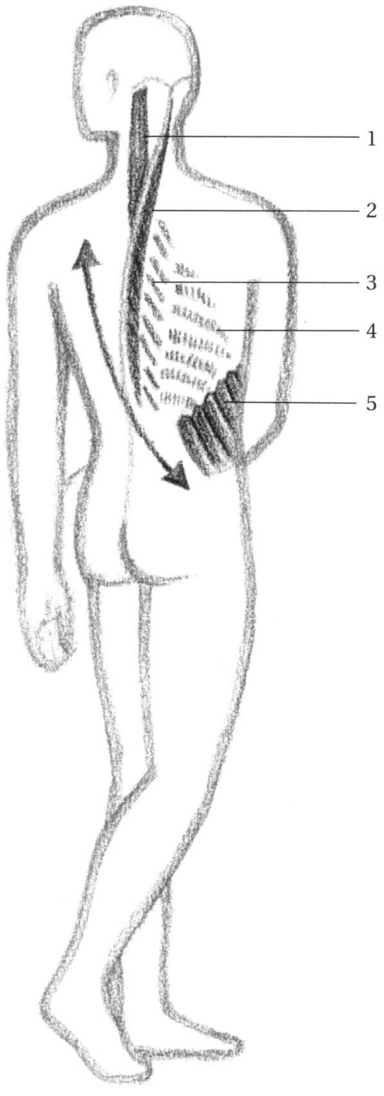

Abb. 70. ***Spiralige Muskelschlingen um den Rumpf.*** *Durch Aneinanderreihung mehrerer Muskelsysteme in gleicher Verlaufsrichtung entsteht eine lang gezogene Muskelspirale. Die gegenläufige Spirale wurde nicht gezeichnet.*
1 = Nackenmuskeln (Mm. splenii);
2 = Transversospinales System der autochthonen Rückenmuskulatur;
3 = Rippenheber (Mm. levatores costarum);
4 = Äußere Zwischenrippenmuskeln (Mm. intercostales externi);
5 = Äußerer schräger Bauchmuskel (M. obliquus externus abdominis; nach Rohen, 15).

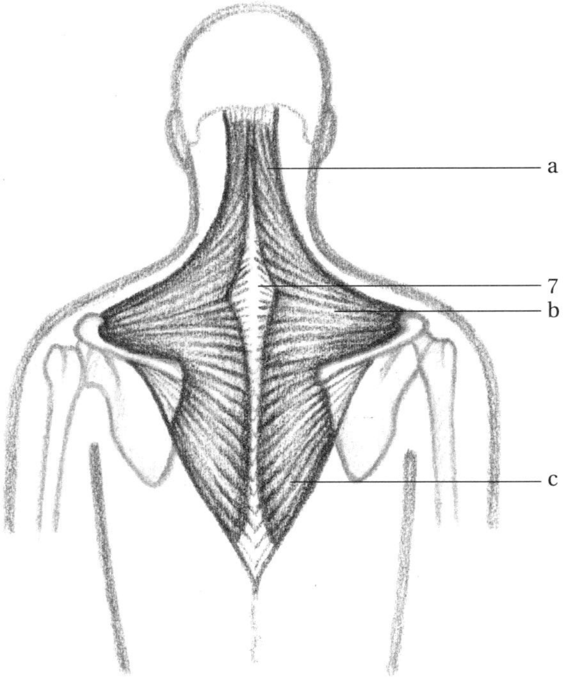

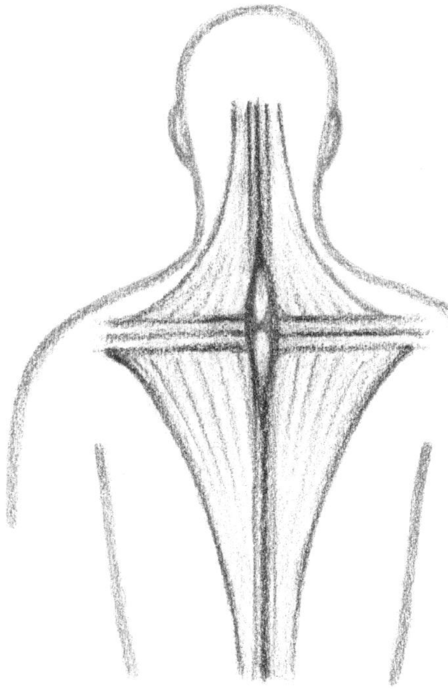

Abb. 71. ***Der Trapezmuskel*** *(M. trapezius) verbindet Schultergürtel, Kopf und Wirbelsäule miteinander. Die drei großen Muskelportionen (a, b, c), deren Sehnenplatte in Höhe des Dornfortsatzes des 7. Halswirbels (7) lokalisiert ist, zeigen in gewisser Hinsicht das Bild eines Kreuzes (untere Abbildung).*

Wirbelsäule, d.h. vom Rumpf aus. Hier ist die sichere Plattform, von der aus wir agieren. An der Wirbelsäule wirken sich daher auch leicht die Fehler peripherer Bewegungsformen aus.

Der Rumpf besitzt zwei große Muskelsysteme, die für die Grundverspannung unseres gesamten Bewegungssystems verantwortlich sind; einmal ein hinteres und vorderes Rektussystem, d.h. längsverlaufende Muskelzüge, die die Segmente untereinander, oft in vielfältiger und komplizierter Weise verbinden (Abb. 69); und zweitens ein Spiralsystem, das aus zwei sich überkreuzenden, großen und ebenfalls mehrgliedrigen Muskelketten besteht und vom Becken bis zum Kopf den ganzen Rumpf umspannt (Abb. 70). Zum letzteren gehören die schrägen Bauchmuskeln, die transversospinalen Muskelgruppen des Rückens und die schrägen Nackenmuskeln (Mm. splenii). Zum Rektussystem gehören vorne der gerade Bauchmuskel (M. rectus abdominis) sowie die geraden Halsmuskeln von Mundboden, Zungenbein und Kehlkopf (Abb. 69), sowie hinten die vielfach gegliederte, ortsständige (autochthone) Rückenmuskulatur.

Die Alten haben die Wirbelsäule und ihre spiraligen Muskelschlingen als «Schlange» empfunden (Kundalini), die sich aus dem Becken- und Genitalbereich erheben und mit ihrem Kopf bis zur Stirnregion gelangen kann, wo sie dem Menschen dann entweder übernatürliche Bewusstseinskräfte verleiht oder ihn in den dunklen Abgrund emotionaler Verwirrung stürzt.

Die genannten Muskelspiralen werden im Brustbereich vom Schultergürtel überlagert, der hier erstaunlich frei hin- und hergleiten kann. Das Schultergelenk kann dadurch in viele verschiedene Stellungen gebracht werden, so dass der Arm, für den ja die Schultergelenkpfanne die Ausgangsbasis für die Bewegungen ist, fast überallhin, z.B. auch über die Horizontale hinaus ganz nach oben, bewegt werden kann. Für die Fixation und Führung des Schultergürtels am Rumpf ist nun der Trapezmuskel (M. trapezius) von entscheidender Bedeutung. Betrachtet man diesen Muskel von hinten, so erscheint er fast wie ein an die Wirbelsäule angehefteter Engelsflügel (Abb. 71). Durch die Fixation der Muskelbündel an der horizontal verlaufenden Schultergräte und die vertikal auf- bzw. absteigenden Faserzüge, die um den 7. Halswirbeldornfortsatz herum einen rhombischen Sehnenspiegel offen lassen, ergibt sich eine Kreuzform. Sollte hier (kräftemäßig) das «Kreuz» liegen, das wir mit der Menschwerdung zu tragen übernommen haben und das noch in seiner Mitte das Lindenblatt zeigt, d. h. die Stelle, wo Siegfried, der die Geburt des höheren Menschen in sich unvollendet ließ, verwundbar geblieben ist? Jedenfalls liegt der Schultergürtel in jenem mittleren Bereich, wo der Umschlag erfolgt, d.h. die unten (im Stoffwechsel) gebundenen Bewegungskräfte für den oberen Bereich frei werden, um dort zu seelischen Ausdrucksgesten oder zu Vorstellungskräften transformiert zu werden.

3. Der Muskel zwischen Blut und Nerv

Das eigentliche Bewegungsgeschehen vollzieht sich im Unbewussten. Wir können die Bewegungen der Gliedmaßen willkürlich in Gang setzen und mit den Sinnesorganen (von außen) beobachten, wie sich unsere Glieder bewegen. Was aber im Muskel selbst geschieht, bleibt unbewusst. Dennoch können wir das Bewegungssystem «trainieren», bestimmte Bewegungsformen erlernen, einüben oder gestalten. Wir können die jeweils eingesetzten Kräfte verändern, das Zusammenspiel bestimmter Muskelgruppen für spezielle Bewegungsformen (z.B. beim Sport oder beim Spielen eines Instrumentes) bewusst einüben und später bis zur Perfektion handhaben. Alles dies wäre ohne ein Nervensystem, das mit dem Bewegungssystem funktionell aufs Engste verknüpft ist, nicht denkbar. Dabei laufen auch dort viele Vorgänge unbewusst («reflektorisch») ab. Es gibt nur einen kleinen Bereich, in dem wir wirklich voll bewusst sind, z.B. wenn wir neue Bewegungsformen erfinden. Solche Bewegungsvorstellungen werden dann lange und oft mühsam dem Bewegungssystem «eingeprägt» (man denke nur an das Spielen eines Musikinstrumentes). Die Bewegungen laufen aber nach dem Lernprozess dann wieder weitgehend automatisch ab. Wie geht das vor sich? Wie können Nervensystem und Muskulatur so eng zusammenwirken? «Weiß» das Nervensystem überhaupt etwas von dem, was in den Muskeln vorgeht? Und welche Rolle spielt der Wille dabei?

Diese Fragen sind für unser Menschenbild von zentraler Bedeutung. Auch für das soziale Zusammenleben sind die Anschauungen über diese Prozesse grundlegend, denn ob man den Menschen als eine zentral (vom Nervensystem) gesteuerte Bewegungsmaschine oder eine über einen freien Willen verfügende, geistige Wesenheit betrachtet, macht für das Zusammenleben in einer Gesellschaft einen grundlegenden, bis in die Gesetzgebung hineinwirkenden Unterschied aus.

Dass das Nervensystem engstens mit der Muskulatur verknüpft ist, ist lange bekannt. Die Skelettmuskeln sind nicht nur Bewegungsorgane, sondern auch Sinnesorgane, die uns über die Lage der Gliedmaßen im Raum und die jeweilige Muskelspannung im Zusammenhang mit den einwirkenden Kräften (Schwerkraft, Gewichte usw.) informieren (sog. Muskel- und Lagesinn). Wir können z.B. das Gewicht von Gegenständen, die wir in Händen halten, erstaunlich genau abschätzen. Wir wissen, welche Stellung die Gliedmaßen haben, z.B. gestreckte oder gebeugte Finger, auch wenn wir die betreffenden Körperteile nicht sehen. Die Skelettmuskeln enthalten nämlich spezielle Sinnesorgane, die **Muskelspindeln**, die uns über die jeweilige Spannung der Muskelfasern informieren. Sie sind hauptsächlich Dehnungsrezeptoren. Ein Schlag auf eine Sehne führt z.B. zu einer kurzzeitigen Kontraktion des zugehörigen Muskels (monosynaptischer Dehnungsreflex), weil die Muskelspindeln dadurch ruckartig gedehnt werden und die entstehenden afferenten, nervösen Erregungen über einen (sensiblen) Nerven an das Rückenmark weitergeleitet werden. Von dort geht dann eine efferente Erregung aus, die über einen «motorischen» Nerven wiederum den Muskel erreicht (Eigenreflex).

Die über die afferenten Nerven ins Rückenmark gelangenden «Informationen» können aber auch über lange, afferente Bahnsysteme bis zum Gehirn weitergegeben werden, wodurch uns dann das jeweilige Geschehen im Bewegungssystem zum Bewusstsein kommt.

Die langen afferenten Bahnen leiten aber nicht nur Informationen zur Großhirnrinde, sondern auch zu tiefer gelegenen, subkortikalen Zentren, die dann für die erlernten, automatisierten oder unbewussten Bewegungsformen von Bedeutung sind.

Der Muskel braucht aber für seine Tätigkeit nicht nur eine intakte Verbindung mit dem Nervensystem, sondern auch mit dem Kreislauf- und Atmungssystem. Über die Blutgefäße werden Sauerstoff und Nährstoffe (vor allem Glukose) zum Muskel transportiert sowie Kohlensäure und Stoffwechselendprodukte (z.B. Milchsäure) abgeführt. Nicht nur, wenn die Nerven intakt sind, sondern auch, wenn die Atmungs- und Stoffwechselprozesse geordnet ablaufen, können Muskelbewegungen ausgeführt werden. Es sind also letztlich dabei immer drei Systeme involviert, das Stoffwechselsystem innerhalb der Muskelfaser (zytoplasmatische Prozesse), das Kreislaufsystem, das den Austausch der Atemgase und Stoffe ermöglicht (rhythmische Prozesse) und schließlich das Nervensystem, das über Membranveränderungen die informativen Prozesse steuert. In der Vergangenheit wurde der nervöse Anteil am Gesamtgeschehen meist einseitig überschätzt.

Die Bewegung als dreigliedriger psychophysischer Prozess

Jede Muskelfaser (eine vielkernige Riesenzelle) enthält kontraktile Fibrillen (Myofibrillen), die aus zwei unterschiedlichen, gegeneinander verschieblichen Filamenten (Myosin- und Actinfilamenten) bestehen. Die Verschiebungen dieser Filamente führen zu den Kontraktions- bzw. Relaxationsbewegungen der Muskelfaser. Der zentrale Vorgang bei der Kontraktionsbewegung ist die von der «motorischen» Endplatte induzierte Freisetzung von Ca^{++}-Ionen innerhalb des Zytoplasmas der Muskelfaser und die Spaltung energiereicher Phosphate (ATP in ADP), wodurch Energie verfügbar wird. Die Kalzium-Konzentration steigt schlagartig auf das Hundertfache an, die Myofibrillen verkürzen sich, der Muskel wird hart (Abb. 72 B). Dasselbe passiert auch nach dem Tode, wenn die Muskeln zunächst starr und unbeweglich werden (sog. Totenstarre). Die Muskelkontraktion ist also, qualitativ gesehen, zunächst ein Erstarrungs- und Absterbevorgang, d.h. ein Formprozess. Es wundert daher nicht, dass dieser von Nervenvorgängen ausgelöst wird, wie sie auch sonst im Nervensystem bei Informations- bzw. Erregungsprozessen ablaufen. Aktionspotentiale entstehen ja immer dann (vereinfacht ausgedrückt), wenn Na^+-Ionen in die Nervenfasern ein- und K^+-Ionen ausströmen, d.h. wenn das negative Membranpotential lokal kurzfristig zusammenbricht. Dieselben Ionenverschiebungen finden auch nach dem Tode statt, wodurch – wenn keine energiefordernde Wiederaufladung erfolgt – die Nerven dann unerregbar werden und absterben.

Bei der quer gestreiften Skelettmuskelfaser besteht ein enger Membrankontakt zwischen Nerven- und Muskelfaser, ähnlich wie bei einer Synapse, so dass die ebenfalls negativ aufgeladene Muskelfasermembran durch die efferente («motorische») Nervenfaser im Bereich der sog. motorischen Endplatte rasch depolarisiert werden kann, d.h. Na^+-Ionen in die Muskelzelle ein- und K^+-Ionen ausströmen. Hierdurch werden die in der Muskelfaser vorhandenen Ca^{++}-Ionen mobilisiert und in das Zytoplasma eingeschleust, so dass durch Spaltung von energiereichem Phosphat (ATP in ADP) Energie freigesetzt wird und die Myofibrillen sich verkürzen (Abb. 72 B).

Soll nun der Muskel wieder erschlaffen, muss diesem «Absterbevorgang» eine Art Wiederbelebung durch Energiezufuhr entgegengesetzt werden. In der Tat kann die «Erstarrung» nur dadurch rückgängig gemacht werden, dass Energie aufgewendet wird und die Muskelfibrillen wieder gleitfähig werden. Für den Wiederaufbau von ATP ist Energie erforderlich, die in der Hauptsache aus der «Verbrennung» von Zuckern (Glukose) nach Zufuhr von Sauerstoff (aerobe Glykolyse) gewonnen wird. Obwohl die Muskelfasern meist einen großen Vorrat an Glykogen (tierische Stärke, aus der dann Glukose gebildet wird) besitzen, braucht der Muskel doch immer eine ausreichende Zufuhr von Zuckern und Sauerstoff, um nach der Kontraktion wieder dehnbar und plastisch werden zu können. Das Blutgefäßsystem, das auch die bei der intrazellulären «Verbrennung» auftretenden Abbauprodukte (Kohlensäure, Laktat usw.) abführen muss, steht also als Wiederbelebungs- und Regenerationselement dem abbauenden Nervensystem funktionell polar gegenüber. Man muss ja auch berücksichtigen, dass Bewegungen immer nur dann zustande kommen können, wenn den kontrahierenden Muskeln **gleichzeitig** relaxierende Muskeln gegenübertreten. Die Antagonisten müssen gleichzeitig um denselben Betrag gedehnt werden, um den die Agonisten sich verkürzen. Dieses Ordnungsgeschehen vollzieht das Nervensystem.

Der Kontraktion und Relaxation liegen also in erster Linie intrazelluläre Stoffwechselvorgänge

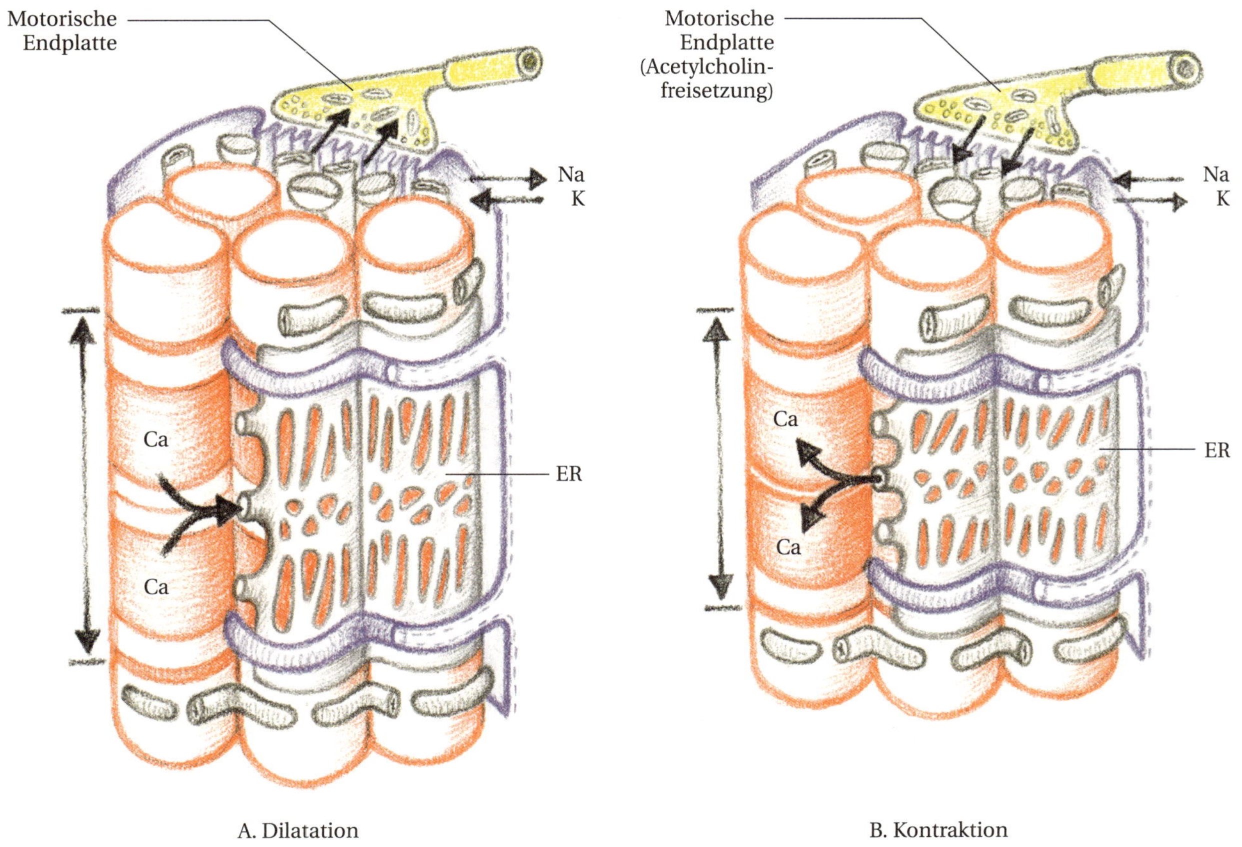

Abb. 72. ***Elementarvorgänge bei der Muskelkontraktion*** *(aus J.W. Rohen und E. Lütjen-Drecoll, 17). Bei der Kontraktion (B) kommt es, von der «motorischen» Endplatte ausgehend, zum Einstrom von Na^+-Ionen und Ausstrom von K^+-Ionen und damit zur Membrandepolarisation an der Zellmembran der Muskelfaser. Dadurch werden die Ca-Ionen aus den Säckchen des endoplasmatischen Retikulums (ER) freigesetzt (dicke Pfeile) und die kontraktilen Muskelfibrillen (Myofibrillen) zur Kontraktion gebracht. Bei der Dilatation (A) müssen die Ca-Ionen (unter Energieverbrauch) wieder in die Säckchen zurückgepumpt werden (dicke Pfeile), so dass die Kalziumkonzentration im Zytoplasma sinkt und die Muskelfibrillen gedehnt werden.*

zugrunde (Ca^{++}-Konzentrationsänderungen, Energieumsatz usw.). Die Bewegungsgestaltung (das Bewegungsbild als Informationselement) vollzieht sich dagegen durch die vom Nervensystem ausgelösten Membranprozesse (Na^+-, K^+-Ionenaustausch usw.). Für den Ausgleich dieser in sich polaren Prozesse ist schließlich die durch das Blutgefäßsystem vermittelte Atmung und der zugehörige Stoffaustausch verantwortlich. Somit ergibt sich ein dreigliedriger Prozess, der die allgemeine Dreigliederung der Funktionssysteme des menschlichen Körpers widerspiegelt.

Die Muskelbewegungen sind primär Äußerungen unseres Willens, der bis in die Stoffwechselvorgänge der Muskelfasern hineinwirkt. Die Ordnung der Kraftströme, d.h. die Harmonisierung der einzelnen Kontraktionsabläufe und deren Abstimmung mit dem Schwerefeld der Erde (Ausgleichsbewegungen zur Erhaltung des Gleichgewichts usw.) sind Aufgaben des Nervensystems, das damit auch die Realisierung einer «Bewegungsvorstellung» ermöglicht. Eine dritte, in der Regel nicht beachtete Komponente liefert das rhythmische System, das die physische

Grundlage des Fühlens darstellt. Über Atmungs- und Zirkulationsvorgänge können seelische Empfindungen in das Bewegungsgeschehen ausgleichend und modifizierend eingreifen. Jeder Künstler, aber auch Sportler, weiß, wie stark seine Leistungen von der jeweiligen emotionalen Situation abhängen. Die natürlich im Unbewussten ablaufenden, respiratorischen und zirkulatorischen Vorgänge an und in den Muskelfasern sind für das Bewegungsgeschehen von zentraler Bedeutung; handelt es sich doch um nichts Geringeres als um das rhythmische Hin- und Herpendeln zwischen Erstarrung (Kontraktion) und Wiederbelebung (Dilatation), das durch den innergeweblichen Stoff- und Gasaustausch ermöglicht wird. Die im Bewusstsein auftauchenden Empfindungen («ich fühle mich in einer guten bzw. schlechten Form») sind letztlich nur Begleitphänomene. Damit sind bei den Bewegungen die Willensprozesse am meisten unbewusst, die rhythmischen Prozesse sozusagen halbbewusst («fühlend»), die nervösen Vorgänge mehr oder weniger bewusst erlebbar, soweit es sich bei der sog. «Willkürmotorik» um diejenigen Vorstellungen handelt, die wir uns von den Bewegungen machen. Der organische Ablauf im Gewebe ist selbstverständlich bei allen drei Komponenten ein unbewusstes Geschehen.

Sieht man unter diesem Gesichtspunkt das Bewegungsgeschehen als einen dreigliedrigen psychophysischen Prozess an, darf man die sog. somatomotorischen Nerven natürlich nicht als «Willensnerven» oder Willensimpulse leitende Nerven betrachten, was besonders von R. Steiner immer wieder mit Nachdruck betont worden ist (18, 27 u. 60). Die mit den Skelettmuskeln durch motorische Endplatten verbundenen Nerven sind efferent leitende Nerven, die das intraplasmatisch ablaufende Kontraktionsgeschehen ordnen und im Gesamtverbund des Muskelsystems harmonisierend regeln können, aber mit dem Willensvorgang selbst haben sie nichts zu tun. Wir kommen bei der Besprechung der sog. sensomotorischen Systeme des Nervensystems auf diese Problematik nochmals zurück (s. S. 248 ff.).

Stoffwechselsystem und Verdauungsorgane

Keine der modernen Vorstellungen über den Menschen hat so viele Kontroversen ausgelöst wie die über das Stoffwechselsystem als Verbrennungsmaschine. Man denkt sich die Nahrungsmittel als Energielieferanten, die im Organismus «verbrannt» werden, um Energie für Arbeit und Zellleistungen zu gewinnen. Der Wert der Nahrungsmittel wird in «Brennwerten» (Kalorien) gemessen, die angeben, wie viel Wärme pro Zeiteinheit beim Verbrennen der betreffenden Substanz im Reagenzglas entsteht.

Das Stoffwechsel- und Verdauungssystem hat andererseits aber auch immer wieder Anlass zu Spekulationen, ja Mystifizierungen gegeben. Abgesehen von kommerziellen Interessen ist die Ernährung häufig Gegenstand heftiger Diskussionen gewesen, z.B. über Wert oder Unwert bestimmter Nahrungsmittel für die Gesundheit oder die spirituelle Entwicklung des Menschen. Man denke nur an die Vegetarier, die Mazdaznanen u.a.m. Auf der anderen Seite gibt es erstaunliche und mit der «Verbrennungstheorie» kaum zu erklärende Phänomene, z.B. die (relative) Unabhängigkeit des Körpers von Art und Menge der Nahrung. Es gibt Heilige, die jahrelang gar keine oder nur sehr geringe Mengen an Nahrung zu sich genommen haben, wie z.B. der Nationalheilige der Schweiz, Nikolaus von der Flüe. Es gibt Menschen, die viel essen und schlank bleiben ebenso wie solche, die wenig essen und doch dick werden. Das Stoffwechselgeschehen ist ein Mysterium, das ebenso viele Rätsel aufgibt wie das Sinnes- und Vorstellungsleben im Bereich des Nervensystems.

1. Elementarvorgänge des Stoffwechselgeschehens

Betrachten wir zunächst einige Elementarvorgänge bei der Stoffaufnahme und Stoffverarbeitung (Abb. 73). Man sollte nach den gängigen Vorstellungen eigentlich erwarten, dass die Nahrungsmittel als solche in den Körper aufgenommen werden und dort direkt umgesetzt («verbrannt») werden. Das ist aber nicht der Fall! Die Nahrungsmittel werden nicht nur zerkaut und in Flüssigkeit aufgelöst, sondern im Darmtrakt **vollständig** abgebaut und in ihre Elementarbausteine zerlegt. Dies ist das erste Urphänomen der Verdauung! Eiweißkörper werden in ihre Bausteine, d.h. in Aminosäuren, Fette in Glyzerin und Fettsäuren, Polysaccharide in Monosaccharide (Glukose, Fruktose usw.) zerlegt, bevor diese dann durch die Darmwand geschleust und in den Körper aufgenommen werden. Was aber bedeutet dieser Abbau eigentlich? Die Stoffe, die aus der Natur stammen und sich als Nahrungsmittel eignen (aufbereitet oder nicht), haben selbstverständlich bestimmte Eigenschaften (Qualitäten). Eiweißkörper z.B. können als Enzyme wirken, sie können Wirkstoffe, Hormone oder Signalstoffe sein. Alle Stoffe der Außenwelt besitzen ein spezifisches («energetisches», vitales, ja geistiges) Potential, das sie befähigt, in ihrem Bereich etwas zu bewirken. Durch den digestiven Abbau (Digestion = Verdauung) wird dieses Potential zerstört! Die nach der Nahrungsaufnahme stattfindende Verdauung beseitigt also die immanenten Qualitäten und erzeugt lediglich «nichtssagende», wirkungslose Bausteine, aus denen der Körper dann **seine** Stoffe aufbaut. Diese Resynthese, die innerhalb

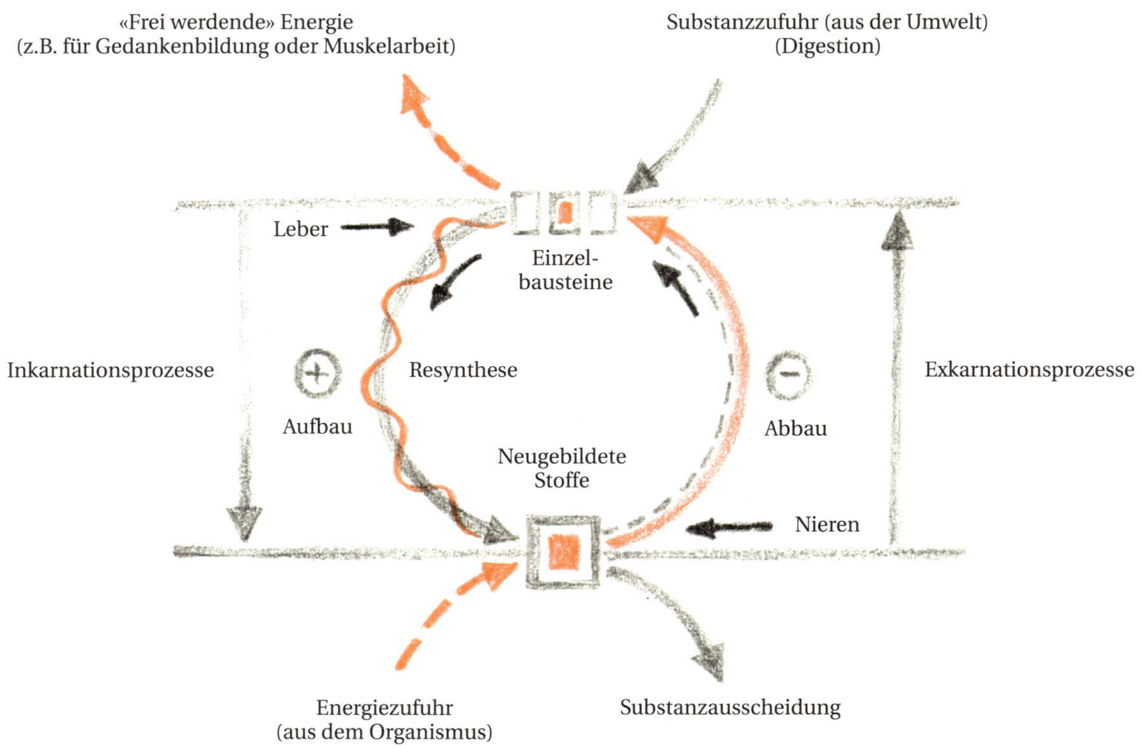

Abb. 73. ***Elementarvorgänge des Stoffwechsels.*** *Aufbauvorgänge (+) und Abbauvorgänge (-) sind in einem Kreisprozess zusammengeschlossen.*

des Körpers stattfindet, bedeutet aber zugleich, dass die neu gebildeten Stoffe diejenigen Qualitäten bekommen, die ihnen der Organismus selbst gegeben hat und **nicht** diejenigen, die sie ursprünglich hatten.

Ein ähnlicher Abbau und Wiederaufbau von Stoffen findet ständig auch in allen Zellen und Geweben statt, so dass der Organismus sich – in stofflicher Hinsicht – ununterbrochen umbaut und erneuert. **Dies ist der eigentliche Stoffwechsel.** Im Blut ist z.B. eine bestimmte Aminosäurenkonzentration vorhanden (3 mmol/l), die immer konstant bleibt. Fließen aus dem Darm (z.B. bei einer eiweißreichen Ernährung) zu viel Aminosäuren ins Blut, werden diese in der Leber oder in anderen Geweben zu Proteinen synthetisiert und gespeichert, so dass der Blutspiegel konstant bleibt. Werden umgekehrt, z.B. durch Fasten, vermehrt Aminosäuren verbraucht, so dass der Blutspiegel sinkt, werden in den Geweben Proteine abgebaut und die freiwerdenden Aminosäuren ins Blut abgegeben. Man sieht, dass der Organismus bestrebt ist, die stofflichen Aufbau- und Abbauprozesse im Gleichgewicht zu halten und Fremdeinflüsse, nicht zuletzt auch durch immunologische Abwehrreaktionen, auszuschließen.

Innerhalb des Körpers findet damit ein kontinuierlicher Auf- und Abbau von Stoffen in einem sich selbst im Gleichgewicht haltenden Kreisprozess statt (Abb. 73). So gesehen, bedürfte es eigentlich keiner Nahrungsaufnahme, denn z.B. die erwähnten körpereigenen Aminosäuren werden ja immer wieder als Bausteine für die Proteinsynthese verwendet. Merkwürdigerweise – und das ist das zweite Urphänomen des Stoffwechsels – fallen immer wieder einige Stoffe aus diesem Kreisprozess heraus und können nicht wieder verwendet werden. Diese (und nur diese) Substanzen werden dann ausgeschieden und müssen aus der Nahrung ersetzt werden. Wenn dieses für das Leben auf der Erde so charakteristische Phänomen nicht existieren würde, hätten wir in der Tat ein «Perpetuum mobile», das es bisher aber im Irdischen nicht gibt.

Zum Stoffwechselgeschehen gehören also immer

zwei Elementarprozesse: 1. die Aufnahme von «eigenschaftslosen» Bausteinen, aus denen körpereigene Stoffe mit spezifischen (vitalen und geistigen) Eigenschaften («Qualitäten») entstehen (das sind anabole Prozesse, bei denen sich das Geistig/Seelische in die Stoffeswelt «inkarniert»); und 2. der Abbau von körpereigenen Stoffen, durch den wiederum Bausteine für den Neuaufbau gewonnen werden (das sind dann katabole Prozesse, bei denen die «Qualitäten» wiederum frei werden und sich aus der Verbindung mit dem Substanziellen lösen; «Exkarnationsprozesse»). Werden die bei den katabolen Prozessen entstehenden Stoffbausteine im Kreisprozess des Lebens wiederverwendet, engagieren sich die Lebenskräfte und die damit verbundenen geistig-seelischen Kräfte erneut in der Stoffeswelt. Werden die Stoffe jedoch als unbrauchbar ausgeschieden, wird das zugehörige Kräftepotential frei. Exkretion bedeutet daher – wo immer sie im Körper auftritt (vornehmlich natürlich in den Nieren) – ein Freiwerden von Lebenskräften für geistig-seelische Prozesse. Letztlich basiert die Verfügbarkeit von Kräften für unsere Gedanken- und Sinneswelt auf solchen Ausscheidungsvorgängen.

Energieumsatz. Innerhalb des Körpers vollziehen sich aber nicht nur die geschilderten Kreisprozesse von Stoffaufbau und -abbau (sonst gäbe es ja nur Gleichgewichte und keine Veränderungen), sondern auch Energieumsätze, bei denen «Energie» gebunden oder freigesetzt, Arbeit geleistet und stofflich etwas bewegt wird. Energie ist ja etwas anderes als tote Substanz. Das, was die Energie einsetzt (umsetzt, betätigt), ist letztlich der Wille. Über die Energiefreisetzung kann der Wille in den Stoffwechsel eingreifen, kann Entwicklung stattfinden und Neues entstehen. Durch den Energieumsatz können Muskelarbeit geleistet und Willensimpulse verwirklicht werden. Die dabei auf der stofflichen Seite ablaufenden Prozesse sind interessanterweise immer die gleichen. Die aus dem Darm resorbierten Bausteine der Nahrungsstoffe werden in der Leber resynthetisiert und in den Fettdepots oder auch in der Leber selbst gespeichert. Keine der drei Grundsubstanzen der Nahrung (Eiweiße, Fette und Kohlenhydrate) kann direkt für den Energieumsatz verwendet werden. Dies ist das dritte Urphänomen des Stoffwechselgeschehens! Es wird nämlich aus allen drei Quellen durch komplizierte Abbauvorgänge nur ein (ganz unspezifischer) Elementarbaustein erzeugt (Acetyl-CoA), der dann über den sog. Zitratzyklus, die große «Drehscheibe des Stoffwechsels», H^+-Ionen freisetzt. Diese kommen schließlich in der sog. biologischen Oxydation in vielen kleinen Einzelschritten mit Hilfe der Atmungsenzyme (Cytochrome) mit Sauerstoff (O_2) in Kontakt, ein Vorgang, der sich hauptsächlich in bestimmten Organellen der Zellen (Mitochondrien) abspielt. Indem sich Wasserstoff und Sauerstoff miteinander verbinden, entsteht Wasser (H_2O) und frei verfügbare Energie (vergleichsweise eine Art Knallgasreaktion). Diese Energie wird aber nicht – wie bei einer Wärmemaschine – als Ganzes freigesetzt, sondern in kleine «Paketchen», nämlich ATP-Moleküle (Adenosintriphosphat) «abgepackt» und gespeichert (Abb. 74).

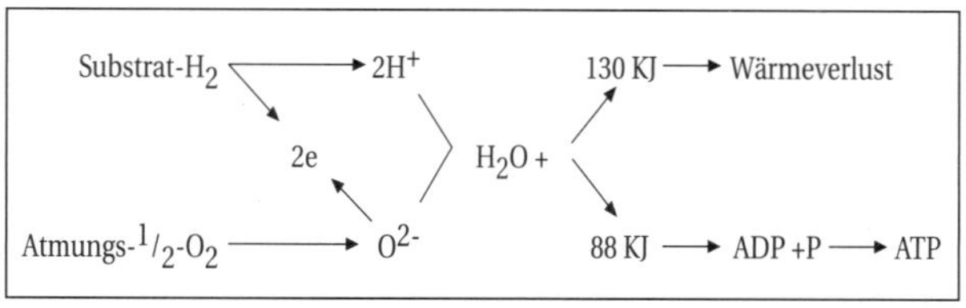

Das Erstaunlichste bei diesen Vorgängen ist aber nun, dass 1. die Ausgangssubstanz (Acetyl-CoA) immer dieselbe ist, ganz gleich aus welcher Stoffklasse (Eiweißkörper, Fette oder Kohlenhydrate) sie hervorgegangen ist; und dass 2. auch die am Ende der Atmungsvorgänge ablaufende Reaktion, nämlich die Verbindung von Wasserstoff- und Sauerstoffmolekülen zu Wasser, ganz unspezifisch ist und lediglich «Energie» freisetzt, die in einem energiereichen Phosphat (ATP) gespeichert wird und dadurch ubiquitär im Organismus, wo immer Energie gebraucht wird, zur Verfügung steht. Interessanterweise ist auch hier wieder eine «Unreinheit» im System. Bei der «inneren Knallgasreaktion» geht nämlich immer auch ein Teil der frei gewordenen Energie als Wärme verloren.

Zusammenfassend können wir also feststellen, dass der Stoffwechsel insgesamt in drei untereinander verbundenen Ebenen abläuft (Abb. 74): 1. der reine Stoffumsatz, das sind Kreisprozesse aus anabolen und katabolen Auf- und Abbauprozessen, bei denen die Leber im Mittelpunkt steht und durch den Darmtrakt eine Verbindung mit der Umwelt vorhanden ist; 2. die Zellatmung, bei der über Acetyl-CoA Wasserstoff-Ionen gebildet werden und über Atmungsenzyme Sauerstoff verfügbar gemacht wird, so dass Wasser und Energie entstehen. Hier spielt die Lunge als Atmungsorgan eine Rolle. Dies sind im Grunde rhythmische

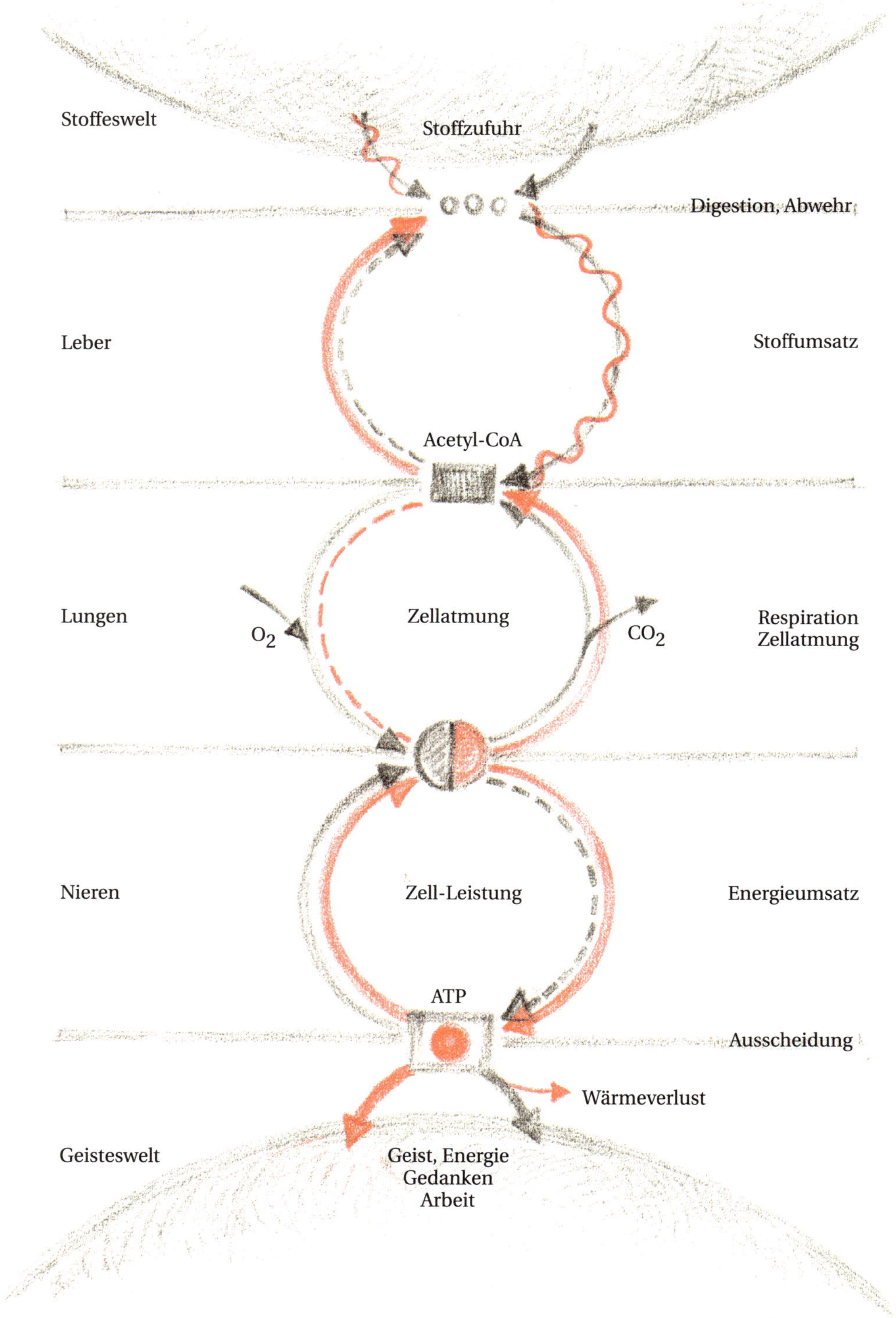

Abb. 74. ***Dreistufigkeit der Stoffwechselprozesse innerhalb des Organismus*** *und deren Beziehungen zu den drei großen Organen Leber, Lungen und Nieren.*

Prozesse. Die 3. Ebene betrifft schließlich den innerzellulären Kreisprozess von ADP+P und ATP, wobei durch entsprechende Enzyme (ATP-asen) jederzeit und überall im Körper aus ATP unter Abspaltung eines Phosphoratoms Energie in der Zelle verfügbar gemacht oder durch Umwandlung von ADP in ATP wieder neue Energie gespeichert werden kann. Das ist dann die eigentliche Willensebene. Die umgesetzte Energie kann Wärme, Licht, chemische oder Lebensenergie sein. Die Spezifität der Prozesse hängt von den Organen ab, in denen die Prozesse ablaufen (61 u. 62).

Funktionelle Bedeutung des Stoffwechsels

Vom rein stofflichen Gesichtspunkt aus scheint es zunächst gleichgültig zu sein, welche Nahrungsstoffe man als Ausgangssubstanzen für den Energieumsatz verwendet, die Endprodukte (Wasserstoff-Ionen, ATP) sind ja immer die gleichen. An dieser Stelle ist aber entscheidend, dass man sich vom rein quantitativen (chemisch-physikalisch orientierten) Denken löst und zu einem prozessualen, d.h. funktionalen Denken übergeht. Zwar gehen beim Verdauungsprozess die «Qualitäten» der Nahrungsstoffe, d.h. ihr eigentliches Wesen, ihre (lebendigen) Eigenschaften verloren, aber durch den Abbau dieser Qualitäten, durch die dabei aufzuwendenden Kräfte und durch den Widerstand des «Fremdartigen», aus einem anderen Organismus Stammenden lernt der Mensch die stoffliche Seite der Welt kennen. Der Stoffabbau wird zu einer «inneren Erfahrung» über das, was an Qualitäten in den aufgenommenen Stoffen lebt. Indem der Organismus jenseits der Darmwand einen ähnlichen Stoff wieder aufbaut, kann er gewissermaßen den «Kraftaufwand» abmessen, der erforderlich ist, aus den Bausteinen der fremden Substanz eine eigene zu machen – d.h. sie auf die Höhe der menschlichen Existenz anzuheben. Er kann (unbewusst) erleben, welche Kräftebereiche des eigenen Wesens für den Wiederaufbau mobilisiert werden müssen. Stoffe aus dem Mineralreich müssen über die Pflanzen- und Tierstufe bis zur menschlichen Substanz umgewandelt werden (drei Stufen), was den größten «Kraftaufwand» erfordert. Pflanzliches erfordert nur zwei Stufen, Tierisches nur eine und Menschliches schließlich gar keine mehr. Kannibalen, die Menschenfleisch verzehren, sind stoffwechselmäßig am «faulsten». Auch bei tierischer Nahrung kann der Mensch verdauungsmäßig seiner Bequemlichkeit frönen. Pflanzliches und Mineralisches spornt die inneren Kräfte am meisten an und wirkt daher besonders verlebendigend und anregend für die organismuseigenen Lebensprozesse. Wir nehmen die Welt in uns hinein und erleben dabei am Abbau der Stoffe das Qualitative der uns umgebenden Naturstoffe und damit das Wesenhafte selbst.

Die unendliche Vielzahl der Nahrungsstoffe lässt sich nun interessanterweise auf drei, qualitativ sehr unterschiedliche **Stoffklassen** reduzieren, nämlich Eiweißkörper (Proteine), Fette und Kohlenhydrate; hinzu kommen noch Wasser und Salze. Für den Energieumsatz spielen die Kohlenhydrate die Hauptrolle. Glukose kann jederzeit schnell verfügbar gemacht und bei der Zellatmung umgesetzt werden. Sie ist die eigentliche «Willenssubstanz». Die Eiweißkörper dagegen haben hauptsächlich regelnde, strukturbildende und strukturerhaltende Funktionen, stellen also ein informatives Element im Stoffbereich dar (vergleichbar dem Nervenelement im Gesamtorganismus). Die Fette dagegen repräsentieren ein mittleres Element. Sie können einerseits strukturbildend sein, z.B. als Baufette bei den Gelenken oder als stabilisierende Komponenten in den Zellmembranen (Cholesterin), andererseits aber auch als Energielieferanten dienen. Fettgewebe entsteht aus retikulärem Bindegewebe, das sich als Bindegewebe differenzieren und wieder entdifferenzieren kann, also in beiden Richtungen Entwicklungspotenzen besitzt. Fette spielen als «vermittelnde Substanzen» an vielen Stellen des Stoffwechsels eine Rolle, so dass man sie generell dem mittleren (rhythmischen) System des Körpers zuordnen kann (vgl. a. 62).

2.
Funktionelle Gliederung des Verdauungstraktes

In der frühen Embryonalentwicklung faltet sich das Darmrohr als ein vorne und hinten blind endender Schlauch vom Dottersack ab (Abb. 75). Je mehr die Bildung eines dreidimensionalen Körpers voranschreitet (vgl. Abb. 27), umso mehr streckt sich dieser Schlauch und gliedert sich vom Dottersack ab, der schließlich nur noch mit einem kleinen Kanal (Ductus omphaloentericus) mit dem schrumpfenden Dottersack zusammenhängt. Das Vorderende des embryonalen Darmrohres ist anfangs noch durch die Rachenmembran, das hintere durch die Kloakenmembran verschlossen. Beide Membranen reißen auf und verschwinden, so dass der Darm dann (sekundär) mit der Außenwelt in Verbindung kommt. Dies ist der polar entgegengesetzte Prozess zur Bildung des Nervenrohres (Neuralrohres), das zuerst vorne und hinten offen ist, sich dann aber sekundär verschließt.

Schon frühzeitig lassen sich **fünf Abschnitte am Darmrohr** erkennen: 1. der Schlunddarm mit den zum Kiemenapparat gehörenden Schlundtaschen, der zur Ausbildung von Mundhöhle und Schlund (Pharynx) beiträgt; 2. die Speiseröhre (Oesophagus) als Überbrückung des Brustraumes, 3. der Magen, 4. u. 5. die Nabelschleife, deren unterer Schenkel später die Dickdarmgirlande (5.) ausbildet. Der obere Schenkel (4.) bildet den Dünndarm, dessen Anfangsteil die großen Verdauungsdrüsen Leber und Pankreas hervorbringt (Abb. 75).

Beim Erwachsenen bildet der Darm ein vielfach gewundenes Rohr, das mit der Mundhöhle beginnt und mit dem Mastdarm (Rektum) endet (Gesamtlänge durchschnittlich 4 – 5 m; s. Abb. 76). Da es von vorne bis hinten durchgängig ist, ist es eigentlich ein Stück Außenwelt, das in den Menschen hineinragt. Man könnte theoretisch eine Sonde von außen durch den ganzen Darm bis zum Anus hindurchführen. Die Darmwand ist die Grenze zwischen Innen- und Außenwelt. Sie wird daher durch immunologische Barrieren mehrfach gesichert. Der wichtigste Abschnitt ist der Dünndarm, in dem hauptsächlich der Übertritt der abgebauten Nahrungsstoffe ins Blut vonstatten geht. Dieser kritische Moment muss aber sorgfältig vorbereitet werden und in einem nicht ganz sterilen, aber sehr keimarmen Milieu liegen. Daher ist dem Dünndarm der Magen vorgeschaltet, der Salzsäure produziert und dadurch Keime-abtötend (bakterizid) wirkt. Auch am Ende des Dünndarms befinden sich in der Darmwand zahlreiche Abwehrorgane, nämlich Anhäufungen von Lymphfollikeln (Peyer-Plaques), so dass vom Dickdarm aufsteigende Keime durch Immunreaktionen abgewehrt werden können.

Funktionell gesehen, ergeben sich daher am Magen-Darm-Kanal fünf verschiedene Abschnitte (Abb. 76).

1. In der **Mundhöhle**, die embryonal zum größten Teil aus der ektodermalen Mundbucht, also der von außen eingestülpten Vertiefung der Hautanlage, hervorgeht, vollzieht sich die erste Aufschließung der Nahrungsstoffe, das Zerkauen, Einspeicheln und Schmecken, d.h. die sensorische Eingangskontrolle.

2. Der anschließende **Schlund** (Pharynx) und in dessen Fortsetzung die **Speiseröhre** (Oesophagus) führen den geschluckten Bissen durch Hals und Brustraum zum Magen. Dies ist der eigentliche Übergang von der Außenwelt in den Bereich der körperlichen Innenwelt. Im Schlundbereich überkreuzen sich Luft- und Speiseweg – eine entscheidende Voraussetzung für die Entwicklung der Sprache, was oben schon in anderem Zusammenhang besprochen worden ist (vgl. Abb. 45).

Diese ersten beiden Abschnitte des Verdauungstraktes werden auch als Kopfdarm dem Dünndarm (Mitteldarm) und Dickdarm (Enddarm) gegenübergestellt. Durch das Ergreifen der Nahrung, das Tasten und Schmecken sowie schließlich durch die Verbindung mit dem Atmungssystem durch Sprach- und Lautbildung bekommen diese Abschnitte funktionell mehr einen «informativen», dem «Oberen» zuzurechnenden Charakter. Eigentliche Verdauungsprozesse vollziehen sich hier noch nicht, obwohl die Speicheldrüsen schon kohlenhydratabbauende Enzyme (Amylasen) absondern.

3. Die Verdauung (Digestion) beginnt eigentlich erst im **Magen**, der einerseits nach außen (Oesophagus, Mundhöhle), andererseits nach innen (Duodenum) orientiert ist. Er hat also eine Mittelstellung. Im Gesamtsystem repräsentiert er ein rhythmisches Element. Das zeigt schon seine Motorik. Der Magenkörper (Fundus, Corpus) besitzt drei statt zwei Muskelschichten und entwickelt keine echte Peristaltik. Er dient als Reservoir, das sich dehnen und vergrö-

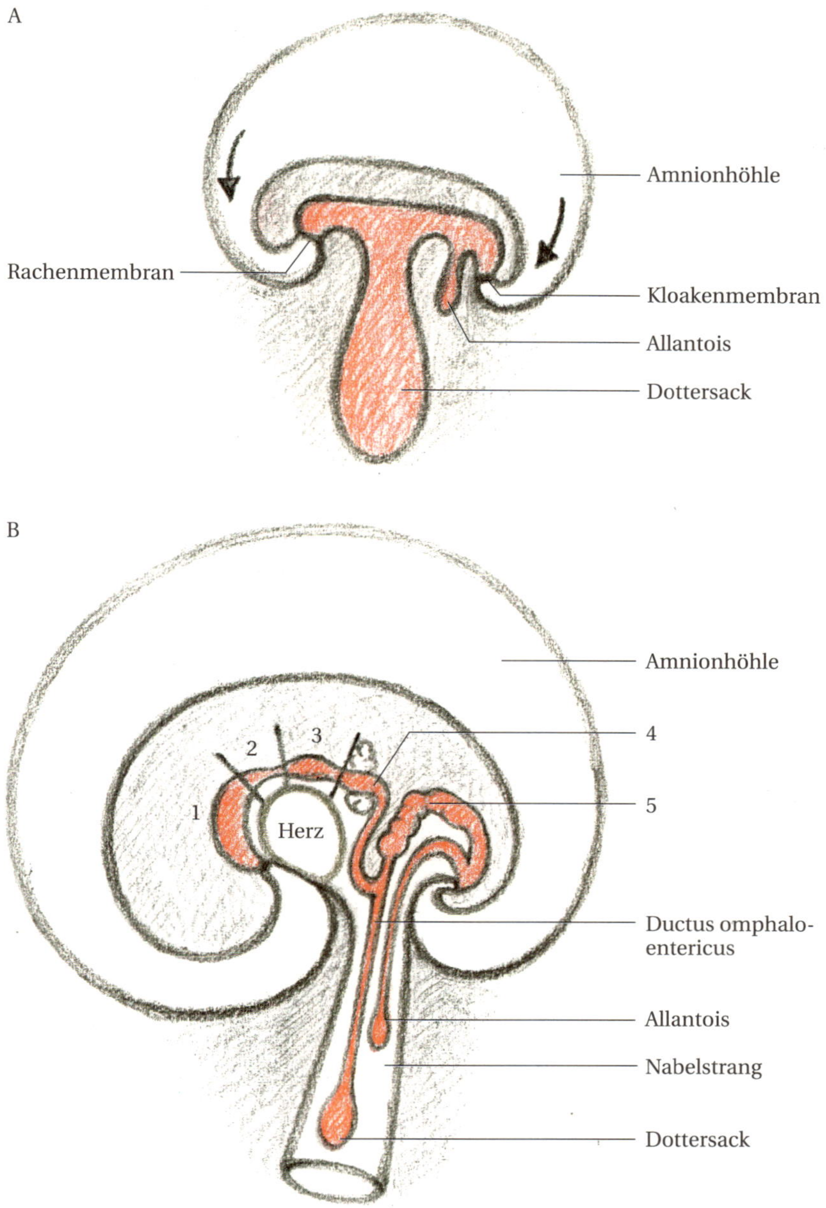

Abb. 75. ***Embryonalentwicklung des Darmrohres***
(A = 26. Tag; B = 35. Tag). Das Darmrohr faltet sich vom Dottersack ab und ist anfangs vorne und hinten durch die Rachen- bzw. Kloakenmembran verschlossen. Durch die Abfaltung der Keimscheibe (Pfeile) und die Embryonalkörperbildung wird das Darmrohr nach innen verlagert und durch Rückbildung der beiden Membranen nach außen geöffnet. Der Dottersack bildet sich zurück, ebenso die Allantois, die nur innerhalb des Embryos als Anlage der Harnblase erhalten bleibt. Die fünf funktionellen Abschnitte des Verdauungskanals (1 – 5) sind frühzeitig erkennbar.
1 = Mundhöhle, Kiemendarm;
2 = Speiseröhre;
3 = Magen;
4 = Dünndarm (oberer Teil der Nabelschleife);
5 = Dickdarm (unterer Teil der Nabelschleife), Enddarm.

ßern kann, ohne schon die eigentliche peristaltische Darmmotorik zu entwickeln. Diese setzt erst im Pylorusabschnitt des Magens ein, der die normale zweischichtige Muskulatur besitzt und dadurch den Nahrungsbrei schubweise in das Duodenum befördern kann. Der Magenkörper produziert Salzsäure und eiweißspaltende Enzyme (Pepsin), wodurch der Abbau der Proteine eingeleitet wird. Durch das Fehlen einer peristaltischen Durchmischung kann der Magensaft hier ruhig einwirken. Ständig neu zufließende Nahrungsbrocken (Boli) werden von innen angeschichtet, so dass sich der Magenfundus zunehmend ausdehnt.

Die Eigenrhythmik des Verdauungstraktes setzt erst im 2. Magenabschnitt ein, dem Pylorusteil (Antrum), der keine Salzsäure mehr produziert, den Nahrungsbrei neutralisiert und danach in kleinen Portionen durch den Pylorus in den Zwölffingerdarm (Duodenum) befördert. Der Magen gleicht damit auch die unrhythmische (willkürliche) Nahrungsaufnahme aus und leitet zu den weitgehend Eigengesetzen fol-

Funktionelle Gliederung		Nahrungsstoffe		
Hauptabschnitte	Allg. Funktionen	Kohlenhydrate	Proteine	Fette
1. Mundhöhle Pharynx	Vorbereitung, Schmecken	0/+	0	0
2. Oesophagus	Überleitung	–	–	–
3. Magen	Reservoir, Digestionseinleitung	+	++	0
4. Dünndarm mit Leber u. Pankreas	Sekretion und Resorption	+++	+++	+++
5. Dickdarm	Rückresorption Ausscheidung	–	–	–

Tab. 13. Funktionelle Gliederung des Verdauungskanals in Bezug zu den Nahrungsstoffen

genden, unbewussten Digestions- und Resorptionsprozessen des Dünndarms über. Durch die hohe Salzsäurekonzentration des Magensaftes werden zudem Bakterien und Keime oder schädliche Stoffe der Nahrung zerstört.

4. Erst im **Dünndarm** vollzieht sich dann der eigentliche Abbauprozess. Vor allem im Anfangsteil des Dünndarms, im **Duodenum**, werden alle drei Stoffkategorien durch entsprechende Enzyme (Amylasen, Peptidasen und Lipasen) bis auf die Elementarbausteine abgebaut. Die Enzyme kommen hauptsächlich aus der Bauchspeicheldrüse (Pankreas), deren Hauptausführungsgang auf der Duodenalpapille mündet. An der Fettverdauung beteiligt sich die Leber durch Sekretion der Galle, die ebenfalls von der Duodenalpapille aus in den Dünndarm fließt. Die Gallensäuren emulgieren die Fette, wodurch sie für die Enzyme angreifbar werden (Tab. 13).

Erst nach der vollständigen «Zerstörung» der Nahrungsstoffe (digestiver Abbau) beginnen die Resorptionsvorgänge, die durch die riesige Vergrößerung der Schleimhautoberfläche durch Falten, Zotten und Mikrozotten (Gesamtoberfläche rund 200 m^2) erleichtert und beschleunigt wird. Um den Nahrungsbrei (Chymus) verdauen und resorbieren zu können, werden vom Dünndarm beträchtliche Flüssigkeitsmengen abgesondert. Diese Flüssigkeit wird aber dann zusammen mit wichtigen Stoffen des Körpers (Gallensäuren, Gallenfarbstoffen, Spurenelementen, Salzen usw.) nahezu vollständig in den anschließenden Darmabschnitten, vor allem im unteren Dünndarm (Ileum) und Dickdarm zurückresorbiert.

5. Der **Dickdarm** (Colon) hat einerseits die Aufgabe, den Darminhalt zu speichern und einzudicken, andererseits aber auch, daraus wieder wichtige Stoffe und Wasser zurückzuabsorbieren, wobei überraschenderweise Fremdorganismen (Bakterien) entscheidend mitwirken (30 – 50% der ausgeschiedenen Stuhltrockenmasse sind Bakterien!).

Die Speicherung und Aufarbeitung des Darminhalts erfolgt hauptsächlich im aufsteigenden Kolonabschnitt [Blinddarm (Caecum), Colon ascendens], wo der Nahrungsbrei (Chymus) bis zu 12 Stunden und länger verweilen kann und häufig durch antiperistaltische Kontraktionswellen, die vom Querkolon ausgehen, festgehalten wird. Dieses «Anhalten» der Darmbewegungen ermöglicht sozusagen ein «inneres Anschauen» des im Dünndarm abgelaufenen Verdauungsgeschehens und eine auf die Notwendigkeiten des Körpers abgestimmte Rückresorption wichtiger Stoffe (z.B. richtet sich die jeweilige K^+-Resorption ganz nach den Bedürfnissen des Körpers). Meist werden 80 – 90% des Wassers und 95% der Salze im Dickdarm reabsorbiert.

Eine staunenswerte Besonderheit des Dickdarms ist die riesige Zahl von Bakterien, die den Dickdarm besiedeln (an die 400 verschiedene Arten) und bei der Aufarbeitung der Nahrungsreste bzw. bei der

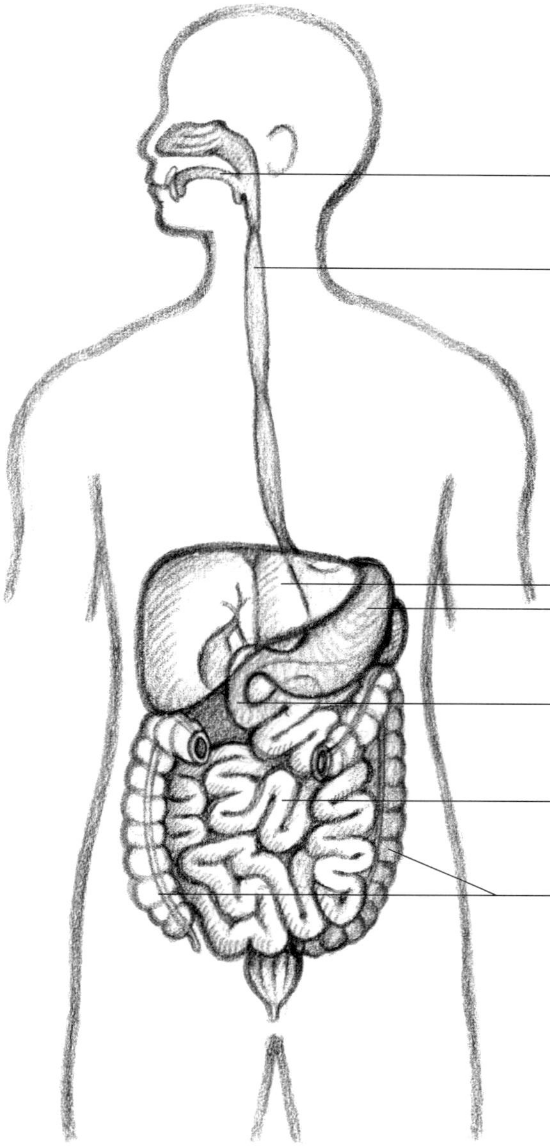

Abb. 76. ***Übersicht über die funktionelle Gliederung des Verdauungskanals in fünf große Abschnitte*** *(1–5). Die Länge des Dünndarms beträgt 2,5–4 m, die des Dickdarms 1,2–1,65 m. Der Dickdarm bildet eine girlandenartige Umrahmung des Dünndarmkonvolutes. Die Leber gehört funktionell zum Zwölffingerdarm (Duodenum).*

Spaltung der in den Dünndarm z.B. mit der Galle ausgeschiedenen Stoffe mitwirken. Dadurch können dem Organismus wichtige Stoffe (Gallenfarbstoffe, Vitamine usw.), die sonst ausgeschieden würden, erhalten bleiben. Einige Bakterien synthetisieren auch wichtige Stoffe, wie z.B. Vitamin K, das bei der Bildung bestimmter Blutgerinnungsfaktoren eine Rolle spielt. Die Coli-Bakterien wirken bei der Bildung von Cobalamin (Vitamin B_{12}) mit. Viele Bakterien produzieren aus Ballaststoffen (Cellulose usw.) kurzkettige Fettsäuren, aus denen teilweise auch der Energiebedarf des Kolons selbst gedeckt wird. Man sieht, dass im Dickdarm ein ausbalanciertes, stabiles mikrobielles Ökosystem vorhanden ist, das für das

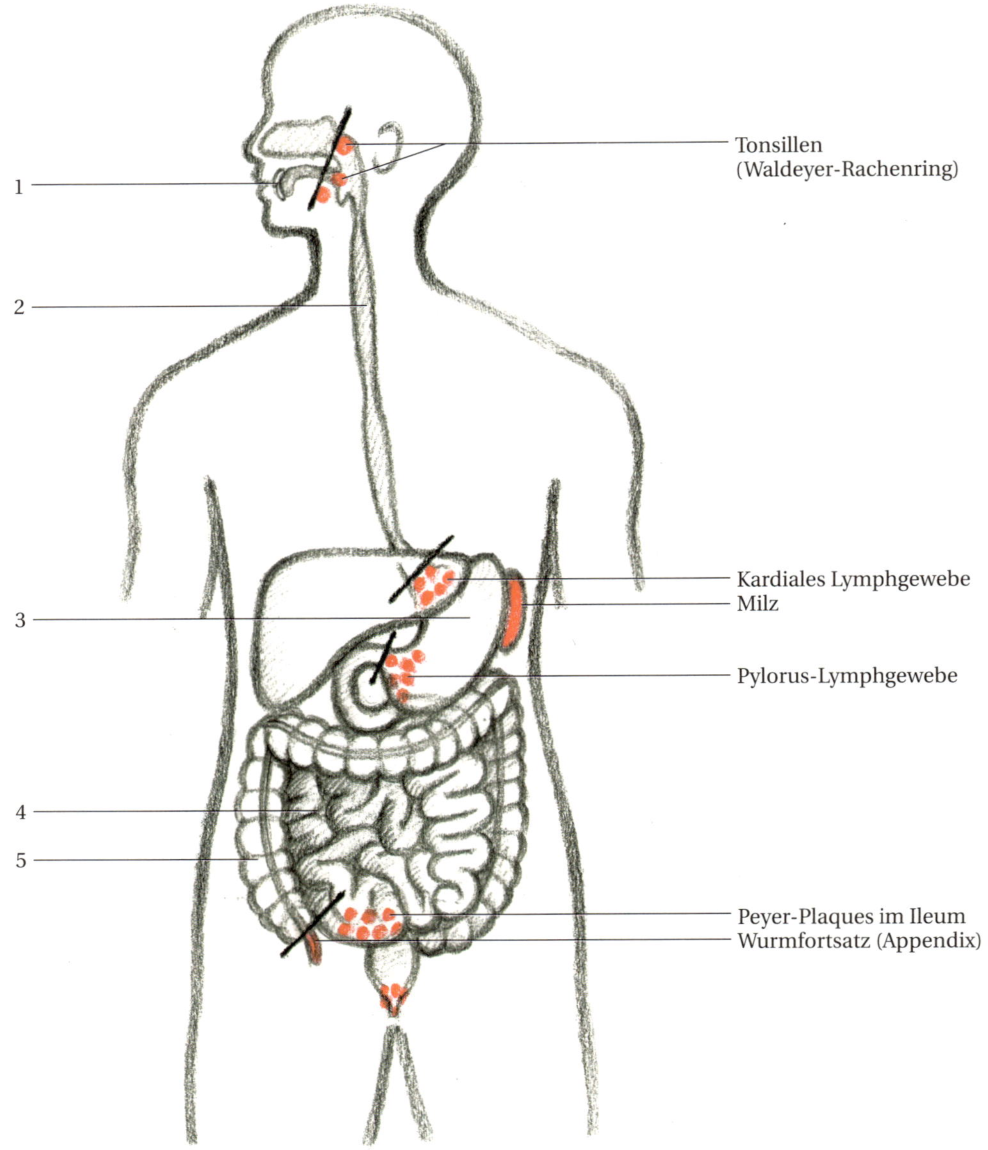

Abb. 77. ***Magen-Darmkanal und lymphatische Organe.*** *An den Übergangsstellen der fünf großen funktionellen Abschnitte des Verdauungskanals (1 – 5) findet sich jeweils eine starke Konzentration von Lymphgewebe und lymphatischen Organen (rot). 1 = Mundhöhle, Pharynx; 2 = Oesophagus; 3 = Magen; 4 = Dünndarm; 5 = Dickdarm*

Stoffwechselsystem insgesamt von großer Bedeutung ist und sich wesentlich von den Stoffprozessen im Dünndarmbereich unterscheidet.

Die **Fünfgliedrigkeit des Darmtraktes** ist nicht zufällig. Jedem der fünf Abschnitte kann eine spezielle Funktion zugeordnet werden. In konsequenter Weise folgen die großen Funktionsprozesse: Vorbereitung, Rhythmisierung, Sekretion, Resorption und Exkretion aufeinander. Der Digestionsprozess ist ein Geschehen, das sich schrittweise in einem **Nacheinander** in der Auseinandersetzung mit der Außenwelt vollzieht. Die Darmwand ist die Grenze zwischen Innen- und Außenwelt. Das unkontrollierte Eindringen von Fremdelementen wird mit großem Aufwand und unter mehrfachen Sicherungen verhindert. Nicht nur in der Darmwand selbst werden Fremdstoffe (Antigene) durch komplizierte Immunreaktionen abgewehrt, sondern auch am Übergang von einem Darmabschnitt zum anderen tritt vermehrt lymphatisches Gewebe auf, so dass der Zugang zu jedem der fünf Abschnitte des Digestionstraktes durch eine besondere immunologische Schutzzone gesichert ist. Am Übergang von der Mundhöhle zum Pharynx liegt der sog. Waldeyer'sche lymphatische Rachenring mit vier großen Mandelorganen (Tonsillen: Tonsilla palatina, pharyngealis, tubalis und lingualis) (Abb. 77). Am Mageneingang (Cardia) treten zahlreiche Lymphfollikel in der Schleimhaut auf, ebenso am Magenausgang (Pylorusabschnitt). Am Dünndarmende, vor dem Übergang in den Dickdarm, liegen riesige Lymphfollikel-Aggregate, die schon erwähnten Peyer-Plaques, und am Anfang des Dickdarms entwickelt sich der Wurmfortsatz (Appendix vermiformis), der auch als «Mandel des Darmes» bezeichnet worden ist (Abb. 77). Diese Immunbarrieren unterstützen die Abwehrkräfte der Darmschleimhaut insgesamt und sichern darüber hinaus den funktionsgerechten Ablauf der Digestionsprozesse in den jeweiligen Darmabschnitten. Etwa 50 % des gesamten Lymphgewebes befindet sich im Darmbereich. Interessanterweise wird der Darm bei allen Immunreaktionen immer als Ganzes involviert. Dringt z.B. an einer bestimmten Stelle ein Antigen in die Darmschleimhaut ein, so beginnen die B-Lymphozyten nach Umwandlung in Plasmazellen nicht hier (lokal) mit der Produktion von Antikörpern, sondern wandern erst über die Lymphgefäße und Lymphknoten des Darmes und den Brustmilchgang (Ductus thoracicus) ins Blut und verteilen sich dann über den Blutkreislauf im gesamten Darmgebiet. Dadurch wird erreicht, dass die Abwehrreaktionen nicht eng lokalisiert bleiben, sondern auf den gesamten Darm ausgedehnt werden können, denn ein aus der Außenwelt stammendes Antigen könnte ja möglicherweise an vielen Stellen des Darmes vorhanden sein.

3. Leber-Gallensystem

Die aus der Nahrung stammenden Elementarbausteine der Substanzwelt gehen nun nicht, wie man erwarten könnte, direkt ins zirkulierende Blut und damit in den Körper über, sondern gelangen zunächst über ein großes Sondergefäß, die Pfortader (V. portae), in die Leber (Abb. 78). Die Leber wird dadurch zum Tor für den Organismus, soweit er einen den Raum ausfüllenden Körper darstellt. In der Leber werden die Stoffe aus der Nahrung resynthetisiert; aus Aminosäuren entstehen Eiweißkörper und aus Monosacchariden Polysaccharide, vor allem Glykogen. Die Fette nehmen auch hier wieder eine Sonderstellung ein. Die Substanzen, aus denen der Körper zusammengesetzt ist, entstehen fast alle in der Leber. Hier dominiert der Aufbau. In der Leber erhalten die Stoffe (z.B. Proteine) die zum Organismus gehörenden Qualitäten, werden verlebendigt und durchseelt. Hier werden sie zu körpereigenen Stoffen; hier bekommen sie die zum Organismus gehörenden Eigenschaften. Im Darmsystem werden die Nahrungsstoffe «zerhackt» und dadurch «abgetötet», in der Leber werden sie wieder verlebendigt und für das Seelisch-Geistige des eigenen Körpers verwendbar gemacht – ein Inkarnationsprozess eigener Art (vgl. Abb. 73 u. 74).

Daraus wird verständlich, dass die **Leber** zeitlebens einen gewissen embryonalen Status beibehalten hat. Sie wird – wie beim Embryo der ganze Körper – von gemischtem Blut (venös/arteriell) durchströmt und hat weitgehend offene Kapillaren (Sinusoide), aus denen das Blutplasma austreten und die Leberzellen umspülen kann. Zwischen den Leberzellbalken und den Sinusoiden befindet sich eine Art Lymphspalt (sog. Dissé-Raum), der das ausgetretene Blutplasma aufnimmt, das dann nach peripher zu den Lymphgefäßen der Leber abfließt. Diese «Leberlymphe» gelangt in das große Sammelbecken der Lymphe des Bauchraumes, in die Cisterna chyli, und damit in die Lymphzirkulation (Abb. 78 u. 79).

Die Leber besteht aus polygonalen (im Querschnitt sechseckigen) Läppchen (Lobuli), die von peripher nach zentral vom Pfortaderblut (mit den «Nährstoffen» des Darmes) durchströmt werden (zentripetal) (Abb. 79). Das dabei in den Dissé-Raum ausgesonderte Plasma fließt gegenläufig von zentral nach peripher

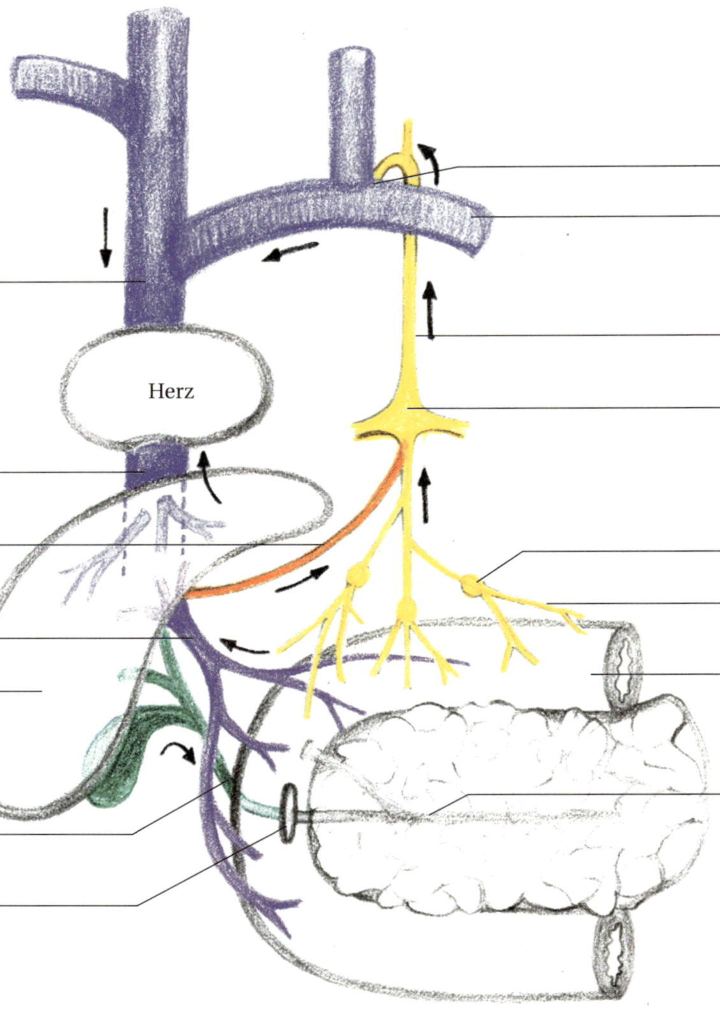

Abb. 78. ***Pfortadersystem, Leber und Gallensystem in ihrer Beziehung zum Dünndarm.*** *Die Pfortader (V. portae) bringt das mit Nährstoffen angereicherte Blut aus dem Darm (vor allem Kohlenhydrate und Aminosäuren) zur Leber. Die im Darm resorbierten Fette gelangen jedoch nicht in die Pfortader, sondern hauptsächlich über die Lymphgefäße und Lymphknoten des Darmes in die Cisterna chyli und den Ductus thoracicus, der im linken Venenwinkel in die V. subclavia einmündet. Die in der Leber gebildete Galle fließt über den großen Gallengang (Ductus choledochus) ins Duodenum, während die Leberlymphe über spezielle Lymphgefäße in die Cisterna chyli gelangt.*

zu den Lymphgefäßen der Leber. Das sind die Strömungen, die mit den Aufbauprozessen zusammenhängen und zur Verlebendigung und Erneuerung des Körpers führen.

Der zweite große Funktionsprozess der Leber hängt mit der **Gallebildung** zusammen. Hier funktioniert die Leber mehr als Drüse. Die Gallenströmung geht innerhalb der Läppchen von zentral nach peripher, also zentrifugal (Abb. 80). Sie beginnt (fernab vom Blutstrom) **zwischen** den Leberzellen in kleinen Spalträumen (Gallenkapillaren), die peripher weiter werden und am Läppchenrand dann in die Gallengänge übergehen. Diese schließen sich zum Lebergallengang (Ductus hepaticus) und nach Vereinigung mit dem Gallenblasengang (Ductus cysticus) zum großen Gallengang (Ductus choledochus) zusammen, der im Duodenum (auf der Duodenalpapille) zusammen mit dem Pankreasgang ausmündet (Abb. 78). Hier ist also

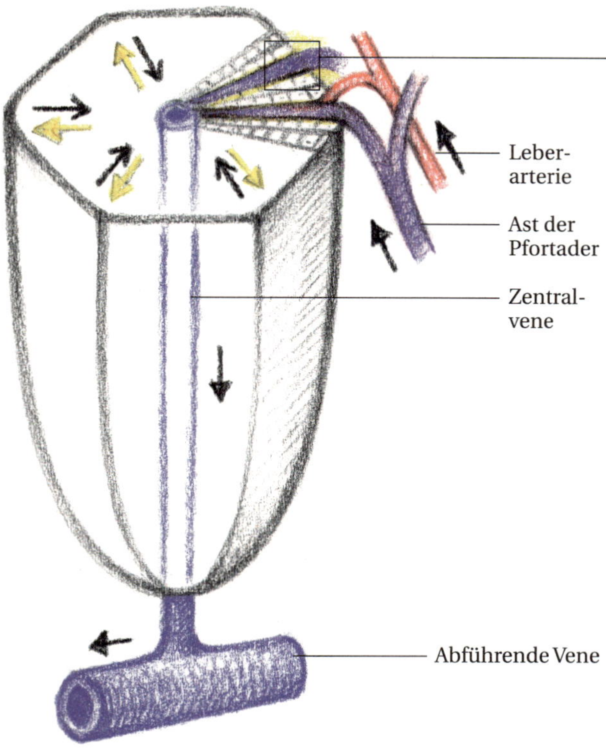

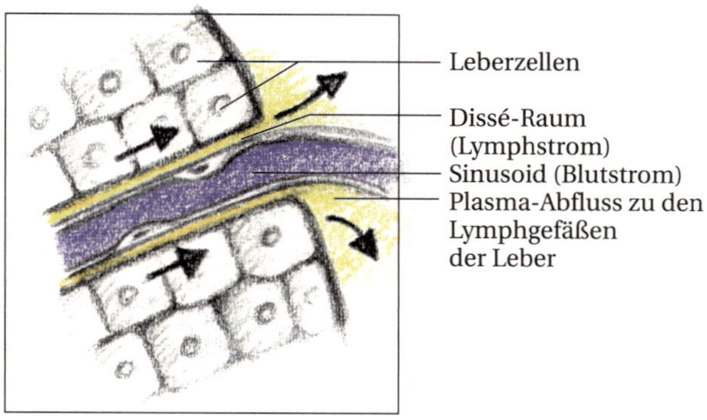

Abb. 79. ***Funktionelle Struktur der Leber I. Blutstrom.*** *Das Bauelement der Leber ist das Leberläppchen mit radiär angeordneten Zellsträngen. Das Blut der Pfortaderäste fließt von peripher nach zentral (Pfeile) zur Zentralvene. Das in den Dissé-Raum übergetretene Blutplasma fließt umgekehrt von zentral nach peripher und über die Lymphgefäße ab («Leberlymphe»).*

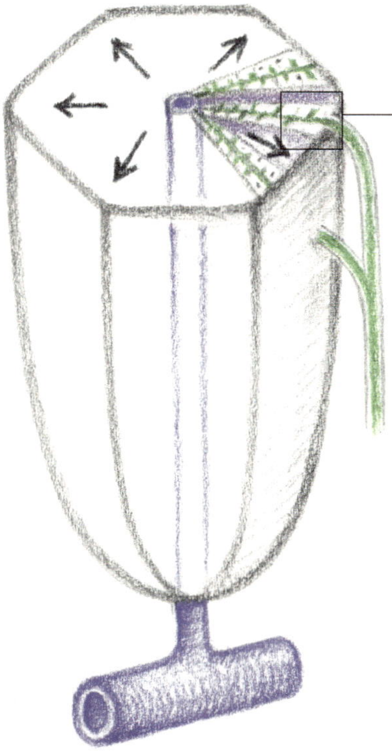

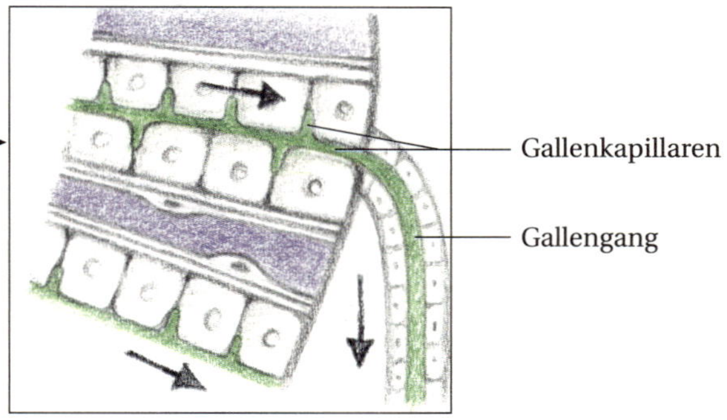

Abb. 80. ***Funktionelle Struktur der Leber II. Gallenstrom.*** *Zwischen den Leberzellen verlaufen die Gallenkapillaren, die am Läppchenrand in die Gallengänge übergehen. Der Gallenabfluss erfolgt von zentral nach peripher (Pfeile).*

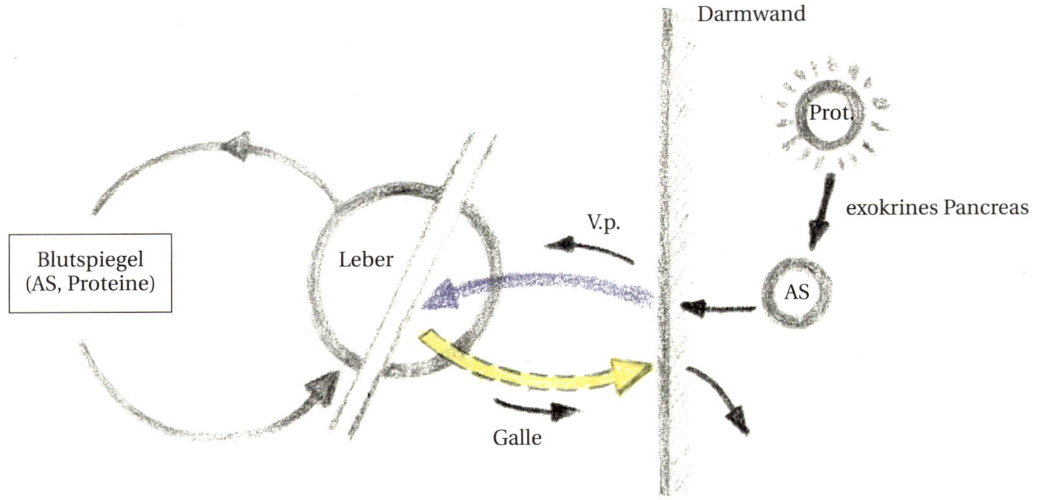

Abb. 81. ***Elementarfunktionen der Leber I. – Aufbau der Körpersubstanz – Proteinstoffwechsel.*** *AS = Aminosäuren; Prot. = Proteine; V.p. = Pfortader (V. portae). Mit der Galle werden auch Stoffwechselendprodukte und entgiftete Substanzen in den Darm ausgeschieden.*

ein regelrechtes Drüsenausführungsgangsystem vorhanden, das das Sekret der Leber, die Galle, in den Dünndarm (Duodenum) ableitet.

Diese beiden großen Stoffströmungen in der Leber, der zentripetale Blutstrom und der zentrifugale Gallenstrom spielen nun bei der Verarbeitung der drei großen Stoffklassen der Nahrung (Eiweiß, Fette, Zucker) eine jeweils ganz verschiedene Rolle. Die Leber zeigt bei jedem dieser drei Grundstoffe funktionell ein anderes Verhalten und wirkt dabei jeweils mit einem anderen Organ zusammen.

Betrachten wir zunächst den **Eiweißstoffwechsel** (Abb. 81). Durch die Enzyme der Bauchspeicheldrüse und der Darmschleimhaut werden – wie gesagt – die Eiweißkörper der Nahrung bis auf ihre Elementarbausteine, die Aminosäuren, abgebaut. Diese («eigenschaftslosen») Bausteine passieren die Darmwand und strömen mit dem Pfortaderblut in die Leber (Abb. 78).

Das aus dem Darmtrakt anflutende Blut ist noch nicht das eigentliche Blut des Menschen, es ist gewissermaßen «verunreinigt» mit den von außen eingedrungenen Stoffen, eine Art «Vorblut», das erst in der Leber und durch die Leber so umgestaltet wird, dass es im Gesamtorganismus als die ihm zugehörige, Individuum-spezifische «reine Lebensflüssigkeit» zirkulieren kann. Die Leber stellt also eine Schwelle dar mit Wächterfunktion. Körperfremde Stoffe, Gifte usw. können die Leber nicht passieren. Die Leber hat eine riesige **Entgiftungskapazität**. Dafür stehen drei verschiedene Mechanismen zur Verfügung. Der erste bezieht sich auf die Stoffe selbst. Mit dem Pfortaderblut in die Leber gelangte Fremdstoffe (Gifte usw.) werden in den Leberzellen verstoffwechselt, d.h. meist an Glukuronsäure gekoppelt, und dadurch entgiftet. Diese Produkte werden dann mit der Galle in den Darm ausgeschieden. Gegen Fremdeiweiße (Antigene) Antikörper zu bilden, vermag die Leber nicht. Dies ist eine spezifische Funktion des Immunsystems. Die Leber hat aber die bemerkenswerte Fähigkeit, Antikörper, die in den lymphatischen Geweben der Darmwand bei Abwehrreaktionen entstanden sind (vornehmlich IgA), aus dem Blut aufzunehmen, zu konzentrieren und mit der Gallenflüssigkeit in den Darm abzusondern. Durch diesen zweiten Mechanismus wird also die Darmoberfläche als Ganzes immunologisch überwacht und «rein» gehalten, um frühzeitig zu verhindern, dass Fremdstoffe in den Organismus eindringen können. Sollten jedoch dennoch solche Stoffe die Darmwand passiert haben, steht noch ein dritter Abwehrmechanismus zur Verfügung. Die Leber selbst besitzt nämlich an ihren Gefäßwänden zahlreiche, sternförmige Zellen (v. Kupffer-Zellen), die die Fähigkeit haben, Fremdstoffe «aufzufressen» (phagozytieren) und abzubauen. Erst wenn auch diese Barriere

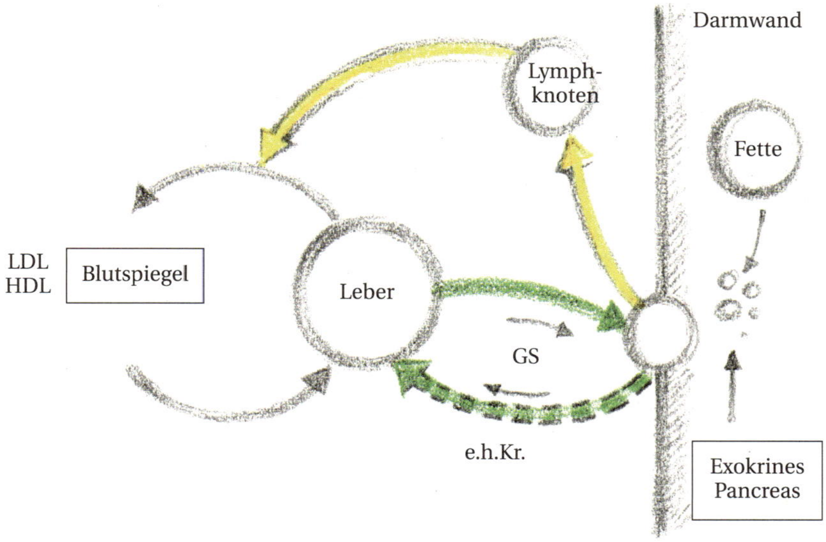

Abb. 82. ***Elementarfunktionen der Leber II. – Fettstoffwechsel.*** *Die Leber hat die Fettverdauung durch die Absonderung der Gallensalze (Gallensäuren) gewissermaßen aus sich heraus in den Darm verlagert. Die Gallensäuren (GS) werden zu 80 % rückresorbiert und wieder verwendet (enterohepatischer Kreislauf, e.h.Kr.). Die im Darm resorbierten Fette fließen über die Lymphgefäße und Lymphknoten ins Blut (LDL, HDL = Blutfette).*

durchbrochen ist, kommt das Immunsystem selbst ins Spiel. Da ist es dann die Milz, die das Blut «filtriert» und Fremdstoffe eliminieren oder durch Antigen-Antikörperreaktionen unschädlich machen kann (s.u.).

Die Leber stellt damit ein mächtiges Bollwerk gegenüber der stofflichen Außenwelt dar (Gesamtgewicht 1.500 – 2.000 g). Unter diesem Schutzdach kann sich dann auch der Aufbau der körpereigenen Eiweiße, vor allem auch der Bluteiweißkörper (Albumine usw.) vollziehen. In der Leber werden die im Darm aus dem Leben ausgegliederten («toten») Bausteine (Aminosäuren) wieder verlebendigt und für die vom Seelisch/Geistigen gesteuerten Prozesse verwendbar gemacht. Hier erhalten sie gewissermaßen ihre Qualitäten und Eigenschaften zurück, die aber nun organismuseigene Qualitäten und nicht solche der Außenwelt darstellen. Beim Proteinstoffwechsel befinden wir uns sozusagen in einer «oberen Welt», wo Form- und Gestaltungsprozesse zu Hause sind, die im Stoffwechselbereich eine Art «informatives» Element repräsentieren (Abb. 81).

Ganz anders liegen die Verhältnisse beim **Fettstoffwechsel** (Abb. 82). Die Leber hat die Fettverdauung gewissermaßen aus sich heraus in die Darmwand verlagert. Die Fette werden nämlich erst für die Pankreasenzyme (Lipasen usw.) angreifbar, wenn sie vorher durch die in den Leberzellen gebildeten Gallensäuren emulgiert worden sind. Erst danach können sie so weit abgebaut werden, dass sie in das Darmepithel eingeschleust werden können. Hier werden sie dann bereits wieder zu Fetten resynthetisiert, also nicht erst in der Leber, wie bei den anderen Stoffen. Die im Darmepithel entstandenen mikroskopischen Fetttröpfchen werden mit einer Eiweißhülle versehen (Chylomikronen) und dann direkt in die Lymphgefäße des Darmes transportiert. Damit stehen wir vor der erstaunlichen Tatsache, dass die Stoffströme schon in der Darmwand in zwei Wege getrennt werden, die Fette gehen in die Lymphbahnen, die Kohlenhydrat- und Eiweißbausteine in die Blutgefäße (Pfortader) und damit in die Leber. Die Fette überschwemmen also das Blut nicht, sondern werden (bei Überangebot) in den Lymphknoten des Bauchraumes abgefangen und phagozytiert. Von den Lymphknoten aus können sie dann schubweise über den Brustmilchgang (Ductus thoracicus) ins Blut eingeschleust und danach in die Leber gebracht werden, wo sie dann weiterverarbeitet werden können.

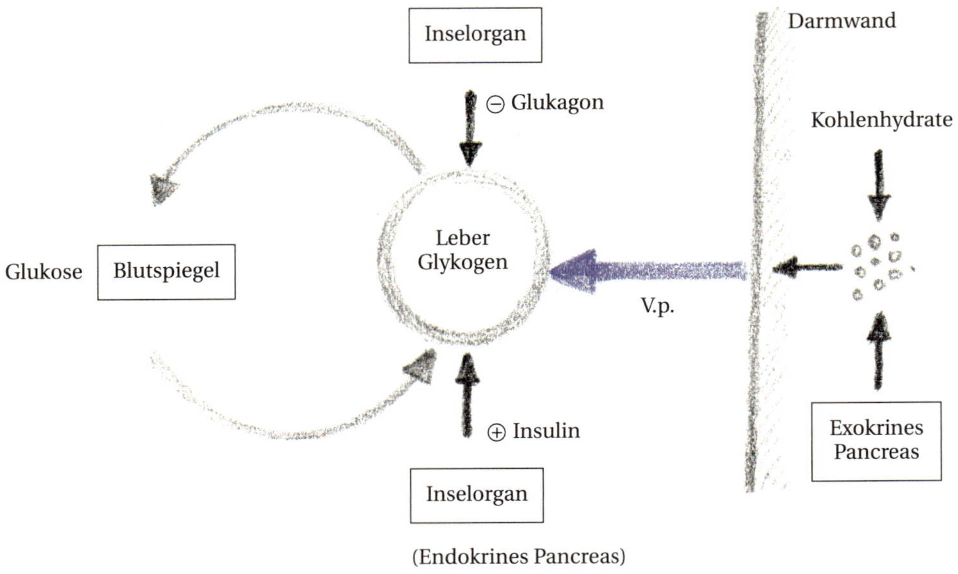

Abb. 83. ***Elementarfunktionen der Leber III. – Zuckerstoffwechsel.*** *Jenseits und diesseits der Darmwand greift das Pancreas mit dem exokrinen bzw. endokrinen Teil (Inselorgan) regelnd in den Zuckerstoffwechsel ein. V.p. = Pfortader (V. portae). Glukagon führt zum Abbau (-), Insulin zum Aufbau (+) des Leberglykogens.*

Die **Gallensalze** (**Gallensäuren**) werden zu 90 % im unteren Dünndarm (Ileum) und vor allem im Dickdarm (hier mit Hilfe der Kolibakterien) ins Blut reabsorbiert und dann erneut von der Leber über die Gallenwege in den Darm sezerniert. Nach einer fettreichen Nahrung können die von der Leber gebildeten Gallensalze 10 – 12 x rezirkulieren und immer wieder neu als Vehikel funktionieren (sog. **enterohepatischer Kreislauf**). Am Ende werden allerdings etwa 10 % der Gallensalze nicht wiederverwendet und mit den Faeces ausgeschieden. Hier haben wir wieder dasselbe Phänomen vor uns, das oben diskutiert worden ist, nämlich dass immer ein kleiner Prozentsatz von Stoffen, die bei den kreisförmigen Stoffumsätzen rezirkulieren, unbrauchbar wird und dann ausgeschieden werden muss. Wir kommen im Schlusskapitel auf dieses Phänomen nochmals zurück.

Dass die Leber sich durch die Bildung der Gallensäuren an der Resorption der Fette in der Darmwand beteiligt, bedeutet aber nicht, dass sie mit dem Fettstoffwechsel nichts zu tun hat. Ebenso wie sie beim Aminosäurenstoffwechsel ein Gleichgewicht zwischen Blutspiegel, Zustrom aus dem Darm und Umsatz im Körper aufrechterhält, vermag sie auch bei den Fetten die Blutspiegel konstant zu halten und in das Stoffwechselgeschehen dieser energiereichen Substanzen einzugreifen. Da die Fette einerseits in den Fettdepots gespeichert oder als Strukturelement in den Bauplan des Körpers eingefügt werden können (Baufett), andererseits aber auch jederzeit mobilisiert und als Energielieferanten verwendet werden können, haben die Fette eine Mittelstellung unter den Nahrungsstoffen, die sich auch in ihrem ganzen Verhalten innerhalb des Stoffwechselsystems ausdrückt (vgl. 62).

Der dritte Funktionskomplex betrifft nun die eigentlich «untere» Ebene, den Energieumsatz, d.h. den **Kohlenhydratstoffwechsel** (Abb. 83). Hier wirkt die Leber nicht mehr als selbstständiges Organ, sondern ist vom endokrinen Teil der Bauchspeicheldrüse, dem Inselorgan, abhängig. Die Enzyme der Darmschleimhaut und des exokrinen Pankreasteils bauen im Darm die Kohlenhydrate der Nahrung bis zu den Elementarbausteinen (Monosacchariden) ab, die dann nach Passieren der Darmwand mit dem Pfortaderblut in die Leber strömen. Dort werden sie zu höhermolekularen Zuckern, vor allem Glykogen, synthetisiert. Während die Leber Eiweiße und Fette nicht speichert, lagert sie

Glykogen in ihren Zellen ab, das je nach Bedarf zu Glukose abgebaut und in den Kreislauf eingeschleust oder aus Glukose resynthetisiert und dem Kreislauf entzogen wird. Dieser Auf- und Abbau wird vom Inselorgan hormonell gesteuert, das durch Insulin die Glykogensynthese und durch Glukagon die Glukosefreisetzung stimuliert (Abb. 83). Dadurch kann der **Blutzuckerspiegel** konstant gehalten werden. Da Zucker der Hauptenergielieferant für alle Stoffwechselvorgänge im Körper ist und auch die Energie für die Muskelkontraktion und die Gehirntätigkeit liefert, ist die Leber das für alle unsere Willens- und Denkaktivitäten wichtigste Organ. Sinkt bzw. steigt der Blutzucker über die Normwerte, tritt Bewusstlosigkeit ein (z.B. das diabetische Koma bei der Zuckerkrankheit). Leberfunktionsstörungen können mit einer Willenslähmung oder Depression einhergehen. Die Leber verfügt gewissermaßen über unser «Bankkonto», dessen Ressourcen jederzeit, z.B. bei plötzlichen Aktivitätssteigerungen, mobilisiert werden können.

Arbeitsrhythmus der Leber. Der Ausscheidungsstrom (Gallensekretion) ist innerhalb des Leberläppchens zentrifugal, der Stoffbildungsstrom (von der Blutströmung unterhalten) zentripetal gerichtet. Der eine geht mit einer Verkleinerung der Leberzellen (Exkretion der Gallenflüssigkeit), der andere mit einer Vergrößerung der Zellen (Stoffsynthese) einher. Anschwellen und Abschwellen des Organs sind aber zwei gegensätzliche Prozesse, die nicht gleichzeitig stattfinden können. Daraus resultiert ein Arbeitsrhythmus, ein zirkadianer oder 24-Stunden-Rhythmus, der sich bezeichnenderweise nach dem lokalen Sonnenstand (Ortszeit) richtet und relativ unabhängig von der Nahrungsaufnahme ist. Die substanzbildende (assimilatorische) Phase erreicht nachts (gegen 2–3 h) ihren Höhepunkt, wobei das Lebergewicht rund 15–20 % zunimmt. Die sekretorische (dissimilatorische) Phase hat dagegen zwischen 14 und 15 h ihr Maximum, wobei das Lebergewicht wieder abnimmt. Nachts dominieren die Aufbauprozesse, tags mehr die exkretorischen Abbauprozesse. Die Leber schwingt also in dem allgemeinen, von der Sonne bestimmten Lebensrhythmus mit. Durch die Leber nehmen wir teil an den Wachstumsrhythmen der Natur und besitzen gewissermaßen eine innere Sonne, durch die wir in die Stoffeswelt eingegliedert werden. So wird es auch verständlich, dass die Leber über eine verhältnismäßig große Regenerationskraft verfügt. Bei Labortieren hat man $^{3}/_{4}$ des Organs entfernt und anschließend eine fast vollständige Regeneration der Leber beobachtet.

Das **arterielle System**. Die Leber wird nicht nur von der Pfortader versorgt, die das (venöse) Blut aus dem Darm bringt, sondern auch von einer eigenen Leberarterie, die den Anschluss an das rhythmische System (Herz/Kreislauf) vermittelt (Abb. 79). Die Leberarterie bringt den Sauerstoff in das Organ. Ihre Äste münden entweder in der Läppchenperipherie oder mehr im Zentrum. Durch sphinkterartige Drosseleinrichtungen kann wechselweise mehr das Läppchenzentrum oder mehr die Peripherie mit sauerstoffreichem Blut versorgt werden, so dass entweder vorwiegend Aufbau- oder vorwiegend Abbauprozesse in den Leberzellen gefördert werden. Durch die Leberarterien kommt also ein rhythmisierendes (mittleres) Element, ein inneres Atmen in das Stoffgeschehen der Leber hinein.

Dieser Rhythmus von Abbau- und Aufbauprozessen in der Leber kommt in bildhafter Form z.B. in der **Prometheus-Sage** der Griechen deutlich zum Ausdruck. Prometheus hatte den Göttern das Feuer geraubt und wurde zur Strafe an einen Felsen gekettet, wo ihm ein Adler tagsüber die Leber zerfraß, die aber nachts wieder regenerierte. Der Felsen symbolisiert die Stoffeswelt, an die der Mensch als Erdenwesen gekettet ist, und der Adler das intellektuelle Denken, das die Lebenskräfte verbraucht. Die Kräfte der Stoffeswelt können aber die Leber nachts, wenn das Bewusstsein erloschen ist, durch ihre Wachstumskräfte wieder regenerieren, so dass Prometheus überleben konnte, bis Herkules, der Repräsentant des höheren Ich, ihn schließlich erlöst hat.

4. Gallensystem und Hämoglobinstoffwechsel

Mit dem Gallensystem hängen noch tiefere Probleme zusammen, in die außer der Leber auch die Milz involviert ist.. Die aus dem Darm mit der Pfortader in die Leber einströmenden Bausteine der Nahrungsstoffe werden, wie dargestellt, in der Leber resynthetisiert, d.h. mit den Kräften des eigenen Organismus

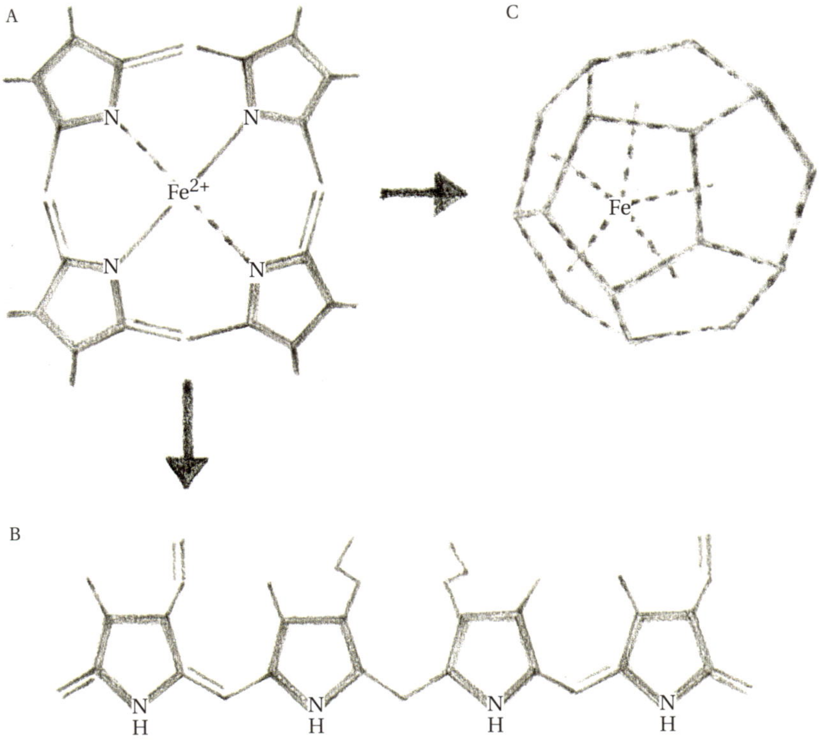

Abb. 84. ***Struktur des Häm** (A)* ***und eines Gallenfarbstoffes*** *(Bilirubin; B). Der rote Blutfarbstoff (Hämoglobin) ist ein Chromoprotein, das sich aus 4 Polypeptidketten (Globin) mit je einer Farbstoffkomponente (Häm) zusammensetzt. Jedes Hämmolekül (A) besteht aus 4 Pyrrolringen, die in der Mitte das Eisenatom binden. Beim Abbau des Haemoglobins entstehen die Gallenfarbstoffe (z.B. Bilirubin; B). Das Fe-Atom wird in einem Pentagondodekaeder-ähnlichen Eiweißkörper transportiert (Transferrin) oder gespeichert (Ferritin; C).*

neu belebt und dem Körper eingegliedert. Mit Hilfe der Leber inkarnieren wir uns stofflich ständig neu in unseren Körper. Dieser Stoffstrom erfolgt über das Blut und hängt entscheidend von der Transportfunktion des Blutes für die Atemgase ab. Mit Hilfe des Sauerstoffs können wir Kräfte binden und den Stoffwechsel anfachen (Inkarnation) und mit der CO_2-Ausscheidung diese wieder aus der Stoffeswelt lösen (Exkarnation). Das Blut ermöglicht diese Prozesse letztlich durch den eisenhaltigen Blutfarbstoff (Hämoglobin), der in den roten Blutkörperchen (Erythrozyten) konzentriert ist. Das eisenhaltige Hämoglobin wird damit zu einem Schlüsselmolekül für die Verankerung des Ich-Wesens in seiner Körperlichkeit.

Das Hämoglobin ist ein Chromoprotein, das aus vier Hämmolekülen und einem Eiweißkörper (Globin) besteht. Das im Porphyrinring verankerte Eisenmolekül kann Sauerstoff binden und im Gewebe wieder frei setzen (Abb. 84). Der Transport der Atemgase durch das Eisenmolekül der roten Blutkörperchen wird dadurch zur entscheidenden körperlichen Grundlage für die Realisierung der Willensaktivitäten der Individualität innerhalb des Organismus oder in der Welt.

In eindrucksvoller Weise hat Novalis diesen Zusammenhang in seinem Märchen von Fabel und Eros bildhaft zum Ausdruck gebracht (63). Die Ich-Geburt des in der Wiege liegenden Knaben Eros beginnt in dem Augenblick, als ein Eisensplitter vom Himmel fällt und in seinen Besitz gelangt. Er wächst dadurch in kurzer Zeit zu einem stattlichen Jüngling heran, der tatendurstig in die Welt hinausstürmt, wobei der Eisensplitter als Kompassnadel zur Raumorientierung dient.

Die roten Blutkörperchen, die das eisenhaltige Hämoglobin in großer Konzentration enthalten, haben allerdings nur eine Lebensdauer von 100 – 120 Tagen. Das bedeutet, dass etwa 2,5 Millionen roter Blutkörperchen pro Sekunde (150 Mio/Min) neu gebildet werden müssen, ein gewaltiger Umsatz, der hauptsächlich im Knochenmark stattfindet. Ein Umsatz in dieser Größenordnung lässt sich nur aufrechterhalten, wenn nicht die Bausteine dieser Zellen, vor allem die des Hämoglobins sowie auch das Eisen, immer wieder neu verwendet würden. Tatsächlich wird das beim Hämoglobin-Abbau frei werdende Eisen im Körper sorgfältig «gehütet». Es wird in ein Eiweißmolekül

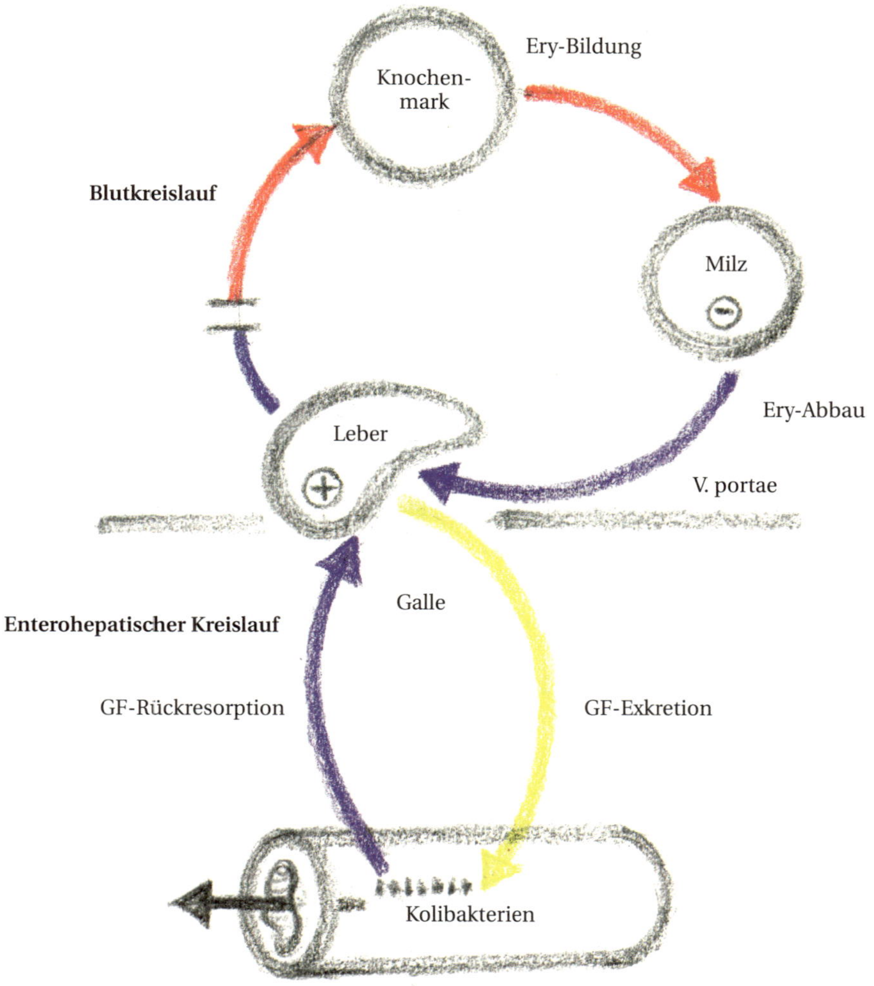

Abb. 85. ***Gallensystem und Hämoglobinstoffwechsel.*** *In der Milz werden die Erythrozyten (Ery) abgebaut (-). Die beim Hämoglobin-Abbau entstehenden Gallenfarbstoffe (GF) werden in der Leber zu Hämoglobin resynthetisiert (+) und im Knochenmark in neugebildete Erythrozyten eingebaut. Die Gallenfarbstoffe (GF) werden aber auch mit der Galle in den Darm ausgeschieden und zum Teil reabsorbiert, so dass sie dann in der Leber wiederverwendet werden können (enterohepatischer Kreislauf).*

eingeschleust, das aus 24 identischen Peptidketten besteht, die Form eines Pentagondodekaeders besitzt (Transferrin), und das Eisenmolekül zum Knochenmark transportiert, wo es wieder in die sich bildenden Erythrozyten eingebaut wird (Abb. 84). Das bei der Geburt vorhandene Eisendepot reicht fast das ganze Leben aus. Nur ganz geringe Mengen müssen aus der Nahrung ergänzt werden (61)!

Bei Abbau und Regeneration der roten Blutkörperchen und des Hämoglobins wirken Leber und Milz zusammen. In speziellen Zellen der Leber (von Kupffer-Zellen) und vor allem in der Milz erfolgt der Abbau des Hämoglobins (Abb. 85). Die Milz «erkennt» sozusagen die gealterten, nicht mehr verformbaren Erythrozyten und löst sie auf. Dabei wird das Hämoglobin in seine Bestandteile (Eisen, Porphyrin und Globin) zerlegt. Das Eisen kann in der Leber, aber auch im Gewebe selbst, in einem großen Eiweißmolekül (Ferritin), das bis zu 4300 Eisenmoleküle beherbergen kann, gespeichert werden, bevor es erneut in ein Hämoglobinmolekül eingebaut wird. Der Eiweißanteil (Globin) wird abgebaut und später resynthetisiert. Aus dem Porphyrin entstehen die **Gallenfarbstoffe** (Biliverdin, Bilirubin usw.). Bilirubin wird in den Leberzellen an Glukuronsäure gekoppelt und mit der Gallenflüssigkeit über die Gallenwege in den Dünndarm ausgeschieden. Mit dem Darminhalt wird es dann bis in den Dickdarm transportiert und dort ausgeschieden. Etwa 10 – 20 % werden jedoch rückresorbiert und durch die Pfortadergefäße zur Leber zurückgebracht. Hier existiert also wiederum (wie bei den Gallensalzen) ein enterohepatischer Kreislauf, dessen funktionelle Bedeutung jedoch nicht restlos geklärt ist, außer dass man weiß, dass Bilirubin einen wirksamen Schutz vor wasserlöslichen Peroxiden (Sauerstoffradikalen), d.h. ein Antioxidans, darstellt. Interessanterweise bedarf die Rückresorption der Gallenfarbstoffe im Dickdarm aber der Mitwirkung der Darmbakterien (Coli-Bakterien), die normalerweise als harmlose Saprophyten den Dickdarm besiedeln (Abb. 85).

Die Spannbreite des Wirkungskreises des Leber-Gallensystems ist also bei dem mit der Verankerung des Ich-Wesens in der Körperlichkeit zusammenhängenden Prozessen außerordentlich groß. Sie reicht von der Lunge, wo der Sauerstoff eingeatmet wird, über die Milz, wo die roten Blutkörperchen abgebaut werden, bis zu dem im Knochen eingeschlossenen Knochenmark, wo die neuen Blutkörperchen entstehen und wo der rote Blutfarbstoff mit dem Eisenmolekül wieder in die Zellen eingebaut wird. Der Kreislauf des eisenhaltigen Hämoglobins und der Gallenfarbstoffe, in den auch die Außenwelt durch die Darmbakterien mit eingeschlossen ist, nimmt in diesem Zusammenhang eine zentrale Stellung ein.

Immunsystem, lymphatische Organe und Milz

1. Allgemeine Organisation des Immunsystems

Das Immunsystem garantiert die stoffliche Integrität des Körpers, sorgt also dafür, dass die von der Leber geschaffenen Stoffe (vor allem Proteine) ihren individuellen Charakter bewahren können. Beim Immunsystem muss man zwei Grundvorgänge unterscheiden, nämlich die zelluläre und die humorale Abwehr (Abb. 86). Zwischen beiden bilden die Makrophagen ein mittleres (vermittelndes oder Brücke schlagendes) Element. Gelangt ein körperfremder Stoff (Antigen) ins Gewebe, wird er zunächst von Makrophagen oder verwandten Zellen phagozytiert und in Bruchstücke zerlegt. Die für das Antigen typischen Bruchstücke werden dann den sog. T-Lymphozyten (d.h. den im Thymus immunkompetent gewordenen Zellen) präsentiert. Diese zerstören die Stoffe oder, wenn es sich um Fremdzellen handelt, auch die Zellen als Ganzes (z.B. T-Lymphozyten als «Killerzellen» – **zelluläre Abwehr**). Andererseits stimulieren die Antigen-präsentierenden Zellen aber auch die andere große Zellpopulation des lymphatischen Systems, die B-Lymphozyten, die wahrscheinlich im Knochenmark ihre immunologische Reife erlangen («bone marrow derived cells»). Die B-Lymphozyten entwickeln sich nach einer solchen Stimulation zu Plasmazellen, die dann spezifische «Abwehrproteine» (Antikörper) synthetisieren. Die Antikörper verbinden sich mit den Antigenen zu unschädlichen Antigen-Antikörper-Komplexen. Da die Antikörper (meist γ-Globuline oder Immunglobuline) im Blut zirkulieren, spricht man von **humoraler Abwehr**. Die B-Zellen und ihre Abkömmlinge, die Plasmazellen, agieren nicht selbst, sondern schicken in der Hauptsache ihre Abwehrstoffe, eben die Antikörper, zur Bekämpfung der Antigene «ins Feld». Die T-Lymphozyten zirkulieren dagegen im Blut und wandern zu den Fremdelementen selbst hin. Die T-Lymphozyten machen sozusagen in regelmäßigen Abständen «Patrouillefahrten» durch den Körper, um eingedrungene Fremdelemente ausfindig zu machen und diese dann an Ort und Stelle zu zerstören (zelluläre Abwehr; Abb. 86).

Fremdelemente oder Mikroorganismen müssen aber, bevor sie ins Innerste und Ureigenste des menschlichen Organismus, nämlich das Blut, gelangen können, mehrere, stufenweise hintereinander geschaltete Barrieren (wie bei einem militärischen Abwehrsystem) durchbrechen. Die erste Barriere ist die Grenzfläche zur Außenwelt, nämlich die Haut oder Darmwand. Die Darmwand besitzt eine ausgedehntes System von lymphatischem Gewebe mit zahlreichen Lymphozyten, Makrophagen usw., das die erste Station des Abwehrsystems repräsentiert. Haben die Antigene jedoch diese Barriere durchbrochen, kommen sie in den Lymphstrom, d.h. in die Lymphgefäße des Darmes, in die in regelmäßigen Abständen Lymphknoten (sog. regionäre Lymphknoten) eingelagert sind. Hier liegt die zweite Ebene des Abwehrsystems (Abb. 87 u. 88).

Die **Lymphknoten** sind so gebaut, dass die Lymphe von peripher über zahlreiche zuführende Lymphgefäße einströmen und dann im Hilusgebiet, also zentral, wieder ausströmen kann (Abb. 87). Dadurch entsteht ein charakteristisches Filter- oder Reusensystem, das die Lymphe des zugehörigen Darmabschnittes filtriert und eventuell vorhandene Antigene abfangen kann. Die Rindenzone der Lymphknoten beherbergt knötchenförmige Ansammlungen von Lymphozyten, die Lymphfollikel, und zahlreiche zum Immunsystem gehörende Zellen, so dass im Lymphknoten sofort eine

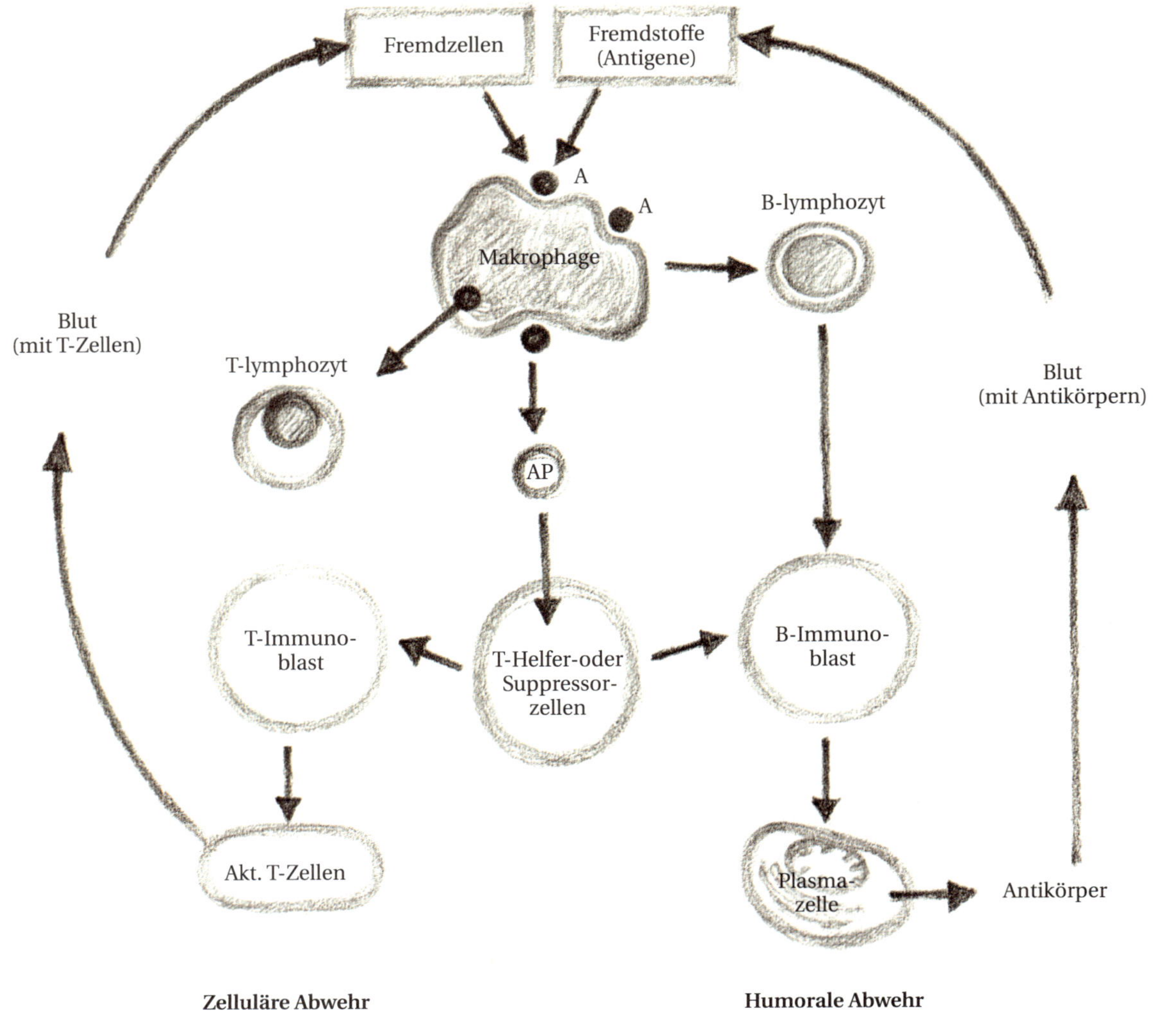

Abb. 86. ***Zellen des Immunsystems.*** *Die wichtigsten Beziehungen zwischen dem System der zellulären (T-Zellensystem) und humoralen Abwehr (B-Zellensystem) sind schematisch dargestellt. Zwischen beiden Systemen sind die Makrophagen vermittelnd eingeschaltet. A = Antigene; AP = Antigen-präsentierende Zelle.*

wirkungsvolle immunologische Abwehr in Gang gesetzt werden kann. Die in mehreren Reihen hintereinander geschalteten, jeder Darmregion zugeordneten, regionären Lymphknoten bilden eine wirkungsvolle Abwehrbarriere für Fremdelemente, die eventuell über die Darmwand in den Körper eingedrungen sind.

Wird auch diese zweite Barriere durchbrochen, kommen die Antigene mit der Lymphe über den Brustmilchgang (Ductus thoracicus) schließlich ins Blut (Abb. 89). Eine daraus resultierende «Blutvergiftung» kann gegebenenfalls tödlich sein. Das Blut ist das kostbarste und funktionell wichtigste Organsystem des Körpers, gewissermaßen seine innerste («heiligste») Region. Hier ist nun die Milz als letztes Bollwerk des Abwehrsystems eingeschaltet (Abb. 88 u. 89). Die Milz filtert nicht wie die Lymphknoten die Lymphe, sondern das Blut selbst. Sie hat eine mächtige immunologische Abwehrkraft. Dadurch, dass die Milz auf der anderen Seite auch die roten Blutkörperchen abbaut und zahlreiche andere Stoffe aus dem Blut eliminiert, bildet sie den Gegenpol zur Leber, die ganz dem Stoffaufbau, der Blutregeneration und der stoffwechselmäßigen Entgiftung dient.

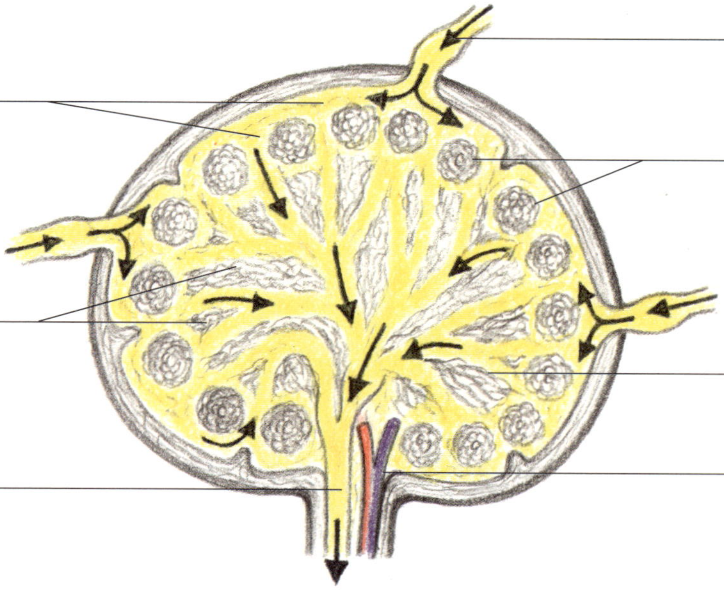

Abb. 87. ***Bau eines Lymphknotens*** *(aus J.W. Rohen und E. Lütjen-Drecoll, 17). Die Lymphe (gelb) fließt von peripher nach zentral durch den Lymphknoten durch das filtrierende Maschenwerk der Markzone hindurch (Pfeile), wobei immunologische Abwehrreaktionen ablaufen. Die dafür wichtigsten Strukturen, die Lymphfollikel (Lymphknötchen), liegen in der Rindenzone.*

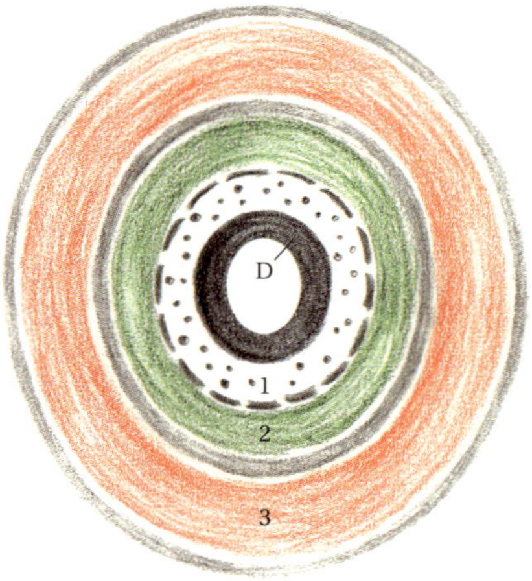

Abb. 88. ***Gliederung des Immunsystems in drei aufeinander folgenden Stufen der Abwehr.***
D = Darmwand oder Haut als Grenzfläche zur Außenwelt;
1 = Erste Zone der Abwehr; der an die epitheliale Deckschicht angrenzende Bindegewebsraum mit verstreuten Lymphozyten und Lymphfollikeln;
2 = Zweite Zone der Abwehr; Lymphgefäßsystem mit stufenweise hintereinander geschalteten (regionären) Lymphknoten;
3 = Dritte Zone der Abwehr; zirkulierendes Blut und Milz.

2. Lymphatische Organe und Lymphsystem

Das Lymphsystem nimmt zwischen Blut und Gewebe eine Zwischenstellung ein. Die Lymphe bildet sich aus der Gewebsflüssigkeit, die in den Saftspalten des interzellulären Bindegewebes strömt und in feinen Lymphgefäßen gesammelt wird. Alle Austauschprozesse zwischen Blut und Zellen müssen den interzellulären Bindegewebsraum passieren. Die zwischenzellige Matrix ist die Quelle der Lymphe, die als eine weitgehend zellfreie Flüssigkeit in einem eigenen Gefäßsystem nach eigenen Gesetzen durch den Körper strömt (Abb. 89). Die größeren Lymphgefäße sind kontraktil, besitzen zum Teil Klappen und zeigen eine eigene Rhythmik. Die Lymphgefäße des Darmes sammeln sich in einem größeren Gefäßstamm (Truncus intestinalis), der etwa in Höhe des 1. Lendenwirbels in die große Lymphzisterne des Bauchraumes (Cisterna

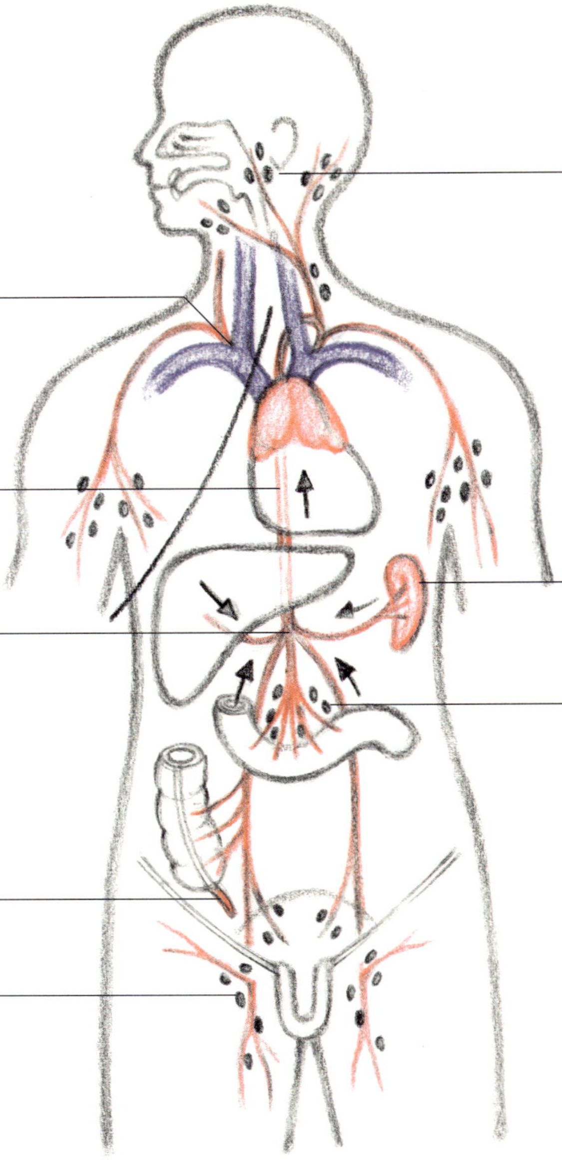

Abb. 89. ***Aufbau des Lymphgefäßsystems.*** *Das System ist nur in der oberen Körperhälfte bilateral symmetrisch angeordnet (gebogene Linie). Die Lymphe der unteren Körperhälfte (Bauchhöhle, Beine usw.) sammelt sich in der Cisterna chyli und fließt durch den Brustmilchgang (Ductus thoracicus) in den linken Venenwinkel. In die Lymphbahnen (rot) sind – regional abgestuft – überall Lymphknoten eingelagert.*

chyli) einmündet (Abb. 89). Bevor sie jedoch die Zisterne erreichen, haben sie mehrere Gruppen von Lymphknoten zu passieren, die eventuelle Fremdstoffe oder Mikroorganismen abfangen und durch immunologische Abwehrreaktionen eliminieren können. Die Darmlymphknoten filtern aber auch die aus dem Darm anflutenden Fetttropfen (Chylomikronen) aus der zirkulierenden Lymphe heraus, so dass das Blut vor einer Fettüberschwemmung geschützt wird. Wie erwähnt, nimmt die Fettresorption im Darm eine Sonderstellung ein und benützt nicht den Blut-, sondern den Lymphweg, wodurch die Leber entscheidend entlastet wird. In die Lymphzisterne münden auch die vertikalen Lymphströme aus den unteren Gliedmaßen sowie aus dem kleinen Becken und den Geschlechtsorganen ein. Einen mehr horizontalen Verlauf haben die aus der Leber (von rechts) und der Milz (von links) kommenden Lymphgefäße, die ebenfalls in die Cisterna chyli einmünden. Diese repräsentiert damit das große Sammelbecken für die Lymphe der unteren Körperhälfte, die im Bereich des Sonnengeflechtes lokalisiert ist. Der aus ihr hervorgehende Brustmilchgang (Ductus thoracicus) überbrückt den Brustraum und endet im linken Venenwinkel, wo die Lymphe in das Venenblut einströmt. Kurz vorher nimmt er noch den Lymphstamm des Halses (Truncus jugularis) auf, der die Lymphe der linken Kopf- und Halshälfte sammelt. Auch die Lymphe des linken Armes ergießt sich in die Venen des linken Venenwinkels. Interessanterweise zeigt das Lymphsystem der oberen Körperhälfte im Gegensatz zu dem der unteren eine bilaterale Symmetrie. Der rechte Venenwinkel nimmt nämlich den großen Lymphgang von der rechten Kopf- und Halshälfte sowie auch die Lymphgefäße vom Arm und der rechten Brusthälfte auf (Abb. 89).

In alle Lymphbahnen sind Lymphknoten als Filter- und Kontrollstationen eingeschaltet. Sie sind jeweils bestimmten Regionen zugeordnet (regionäre Lymphknoten) und liegen an wichtigen Knotenpunkten, wie z.B. am Kieferwinkel, am Hals, in der Achselhöhle, in der Leistenregion, gehäuft zusammen. Kommt es zu Entzündungen im Bereich der zugehörigen Organe, schwellen die Lymphknoten an.

Merkwürdigerweise breiten sich die Tumorzellen bevorzugt über die Lymphwege im Körper aus. Ein Befall der regionären Lymphknoten mit Krebszellen kann daher ein wichtiger Hinweis auf den Primärtumor in dem zugehörigen Organ sein. Wird die Barriere des Lymphsystems durchbrochen und das Blutgefäßsystem erreicht, ist meist das Endstadium der Metastasierung des Krebses gekommen. Entzündungen können wesensgemäß mehr dem Blutgefäßsystem, Tumoren mehr dem Zell- und Lymphsystem zugeordnet werden.

Die Lymphströme und Stoffbewegungen im zwischenzelligen Raum, der sog. interzellulären Matrix, hängen eng mit den eigentlichen Lebensprozessen des Organismus zusammen. Das Volumen der **intra**zellulären Flüssigkeit, die an das Zellplasma gebunden ist, beträgt (bei einem 70 kg schweren Menschen) rund 30 l und das der **inter**zellulären Flüssigkeit etwa 10 – 12 l. Wenn man bedenkt, dass das Blutvolumen nur 4 – 5 l beträgt, erkennt man die große Bedeutung der zwischenzelligen Flüssigkeitsströme für die Lebensprozesse der Organe, die von ihnen gewissermaßen umspült und durchsetzt werden. Alle Austauschvorgänge müssen durch den Extrazellulärraum hindurchgehen. Die Erhaltung des «inneren Milieus», die Konstanz der Stoffkonzentration, das Säure/Basengleichgewicht u.v.a.m. hängen von den Flüssigkeitsbewegungen in diesem Raum ab. Die Tumoren, die als «egoistische» Zellwucherungen aus den organismischen Lebensprozessen herausfallen, breiten sich in erster Linie in dieser Dimension aus, d.h. im Grenzbereich zwischen Fest und Flüssig, gewissermaßen zwischen Tod und Leben.

Fasst man den Lymphraum als zwischenzelligen Bindegewebsraum mit Matrix, Interzellularflüssigkeit und Lymphe als ein Ganzes auf, so ergeben sich zwei ausgezeichnete Stellen, durch die dieser Raum mit anderen verbunden ist, nämlich 1. mit der Außenwelt durch die lymphoepithelialen Organe, z.B. der Mundhöhle (Mandeln usw.) und 2. mit der Innenwelt durch die Milz. Die Milz filtert das Blutplasma in die periarteriellen Lymphgefäße ab und kontrolliert es auf mögliche Antigene, die dabei eliminiert werden können. Von der Milz fließt daher ständig «saubere Lymphe» dem System wieder zu.

In der Übergangsregion der Mundhöhle zum Rachen findet dagegen ein anderer Prozess statt. Hier liegen mehrere **Tonsillen** (Mandeln) auf engem Raum zusammen, die reichlich lymphatisches Gewebe enthalten und immunologische Abwehrprozesse in Gang setzen können. Im Bereich der Tonsillen ist das Oberflächenepithel der Mundschleimhaut aufgelockert, so dass Keime aus der Mundhöhle und dem Speisebrei ins Gewebe eindringen können. Der Organismus hat also hier am Anfang des Verdauungstraktes eine Öffnung installiert, um dem Lymphsystem Kontakte mit der Außenwelt zu ermöglichen und dadurch «Lernmöglichkeiten» für das Immunsystem zu eröffnen. Natürlich sind solche Kontaktmöglichkeiten anschließend auch noch im Darmtrakt an verschiedenen Stellen (unterer Dünndarm, Appendix usw.) vorhanden, aber in der Mundhöhle, wo das Epithel tatsächlich den geschlossenen Zellverband aufgibt und mit dem lymphoretikulären Gewebe eine enge funktionelle

Verbindung eingeht (daher die Bezeichnung lymphoepitheliale Organe), sind sie besonders gut ausdifferenziert.

Das Gehirn und die großen Sinnesorgane besitzen kein Lymphsystem dieser Art. Auch immunologisch ist das Gehirn, ebenso wie das Auge und einige wenige andere Organe ein «immun-privilegiertes» Organ, d.h. die normalen Abwehrmechanismen werden hier unterdrückt. Lymphgefäße gibt es hier nicht. Das Gehirn schwimmt zwar in einer lymphartigen, zell- und eiweißfreien Flüssigkeit (Liquor cerebrospinalis), die in das Venensystem des Kopfes abfließt. Diese Flüssigkeit drainiert aber nicht, wie die Körperlymphe, den Extrazellulärraum, denn ein Extrazellulärraum in dieser Form existiert im Gehirn nicht, sondern schützt das empfindliche Organ und verschafft ihm durch den Auftrieb, den das Gehirn dadurch erfährt, dass es in einer wasserähnlichen Flüssigkeit schwimmt, das «Gefühl der Leichte», was beim aufrecht gehenden Menschen für die Entwicklung des Gedankenlebens psychologisch von außerordentlicher Bedeutung ist, wie besonders R. Steiner (64) betont hat.

Auch im Hinblick auf das Lymphsystem nimmt also der Kopf eine Sonderstellung ein. Wir kommen darauf noch zurück.

3. Milz

Die Milz ist das letzte große Bollwerk gegen die möglicherweise von außen eingedrungenen Fremdstoffe, sollten diese die Blutzirkulation erreicht haben. Sie liegt versteckt links-oben unter dem Zwerchfell hinter dem Magen und ist funktionell nicht nur dem Blut, sondern auch dem Magen-Darm-Kanal zugeordnet. Zwischen Milz und Leber besteht in vieler Hinsicht eine Polarität. Während die Leber primär von venösem Blut, eben dem aus dem Darm kommenden Pfortaderblut, durchströmt wird, ist die Milz ganz auf das arterielle System hin orientiert. In der Milz liegt der einzigartige Fall vor, dass der Blutkreislauf nicht geschlossen ist. Die Äste der Milzarterie splittern sich innerhalb des Organs vielfach auf und münden dann offen in das Maschenwerk der Milz aus (Milzretikulum). Es existiert hier also ein offener Blutkreislauf (Abb. 90). Es gibt daneben aber noch ein geschlossenes System, indem die Kapillaren direkt in die Venen übergehen, so dass das Blut einerseits frei durch die Milz hindurchströmen, andererseits aber auch aus der Zirkulation austreten und ins Organgewebe ausfließen kann (Abb. 91). Hier bestehen also Regulationsmöglichkeiten.

1. Was bedeutet nun eigentlich dieses Austreten des Blutes aus der Zirkulation? Nachdem die Blutzellen aus der Zirkulation ausgetreten sind, können sie gewissermaßen «von außen» angeschaut und überprüft werden. Die Milz wird dadurch zum Ort, wo die überalterten oder geschädigten Erythrozyten (aber auch andere Zellen wie weiße Blutkörperchen (Leukozyten) oder Blutplättchen (Thrombozyten)) ausgeschieden und abgebaut werden können. Dieser Abbau findet hauptsächlich in der **roten Pulpa** statt.

Die Milzarterie spaltet sich in der Milz in viele kleine Äste auf, die sich zuletzt pinselartig aufzweigen (Pinselarterien) (Abb. 90). Am Ende einer jeden Pinselarterie findet sich eine hülsenartige Wandverdickung (Hülsenarterie), die kontraktil ist. Die anschließende Kapillare geht dann direkt ins Milzretikulum über. Von dort kann das Blut in kleine, etwas erweiterte venöse Gefäßabschnitte, die sog. Milzsinus, übergehen. Diese besitzen aber keine geschlossene Gefäßwand, sondern sind reusenartig offen (Abb. 90). Erythrozyten haben normalerweise eine große Flexibilität, so dass sie sich auch noch durch sehr enge Kapillaren hindurchquetschen können. Ihre Lebensdauer beträgt etwa 100 Tage. Gegen Ende ihrer Lebenszeit werden sie zunehmend weniger flexibel und verändern die Struktur ihrer Zellmembran. Gealterte, unflexible Erythrozyten können sich daher nicht mehr durch die Reusenschlitze der Milzsinus hindurchzwängen und bleiben im Milzretikulum hängen, wo sie von «Fresszellen» (Makrophagen) oder Sinusendothelien phagozytiert und abgebaut werden. Der Blutaustritt ins Organgewebe ermöglicht damit das «Erkennen» gealterter oder unbrauchbarer Blutzellen, die dann auch sofort aus dem Blutstrom eliminiert werden. Dies ist ein großartiger Reinigungsprozess, der auf der anderen Seite aber sofort wieder in eine Verjüngung einmündet.

2. Ein zweiter großer Funktionskomplex, der auch mit einer Art «Reinigung» des Blutes zusammenhängt, betrifft das **Immunsystem der Milz**. Bevor die Milzarterienäste in die oben erwähnten Pinselarterien

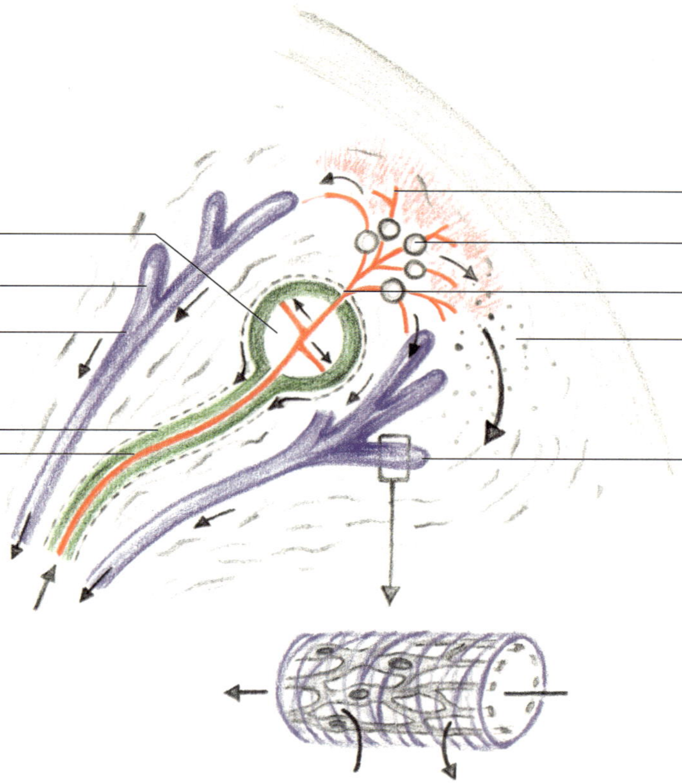

*Abb. 90. **Struktur der Milz. Offene Zirkulation.** Dabei strömt das Blut von den Pinselarterien über die Kapillaren frei in das Milzretikulum (rote Pulpa) ein. Um von dort in die Zirkulation zurückzugelangen, müssen die Blutzellen (vor allem Erythrozyten) die Maschen der Milzsinus passieren (Pfeile in der Ausschnittvergrößerung), wobei eine Kontrolle ihrer Flexibilität und Membranstruktur (Alter) möglich ist. Die **Lymphfollikel** bilden in ihrer Gesamtheit die weiße Pulpa. Hier wird das Blutplasma abfiltriert, das dann als Milzlymphe zunächst in den periarteriellen Lymphscheiden (Pfeile) und dann in geschlossenen Lymphgefäßen zum Milzhilus fließt.*

übergehen, entwickeln sich in ihrer Wand Lymphfollikel. Die Gesamtheit dieser Knötchen bezeichnet man als **weiße Pulpa**, im Gegensatz zu dem vom Blut durchströmten Milzretikulum mit seinen Sinus, das die rote Pulpa darstellt. Innerhalb der Lymphfollikel kann nun durch die Art der Anordnung ihrer Gefäße das Blutplasma abfiltriert und über die Randzone der Follikel, wo dann die Immunreaktionen ablaufen, in die Lymphgefäße abgeführt werden. Diese bilden sich in den Gewebsspalten, die um die Arterien herumliegen (periarterielle Lymphscheiden), so dass die Arterien von einem zentripetal gerichteten Lymphstrom umgeben sind (Abb. 90 u. 91). Afferente Lymphgefäße besitzt die Milz nicht.

Zusammenfassend zeichnet sich daher ein doppeltes Bild ab: auf der einen Seite der zentrifugale Blutstrom (rote Pulpa) für den Blutzellenabbau, und auf der anderen Seite der zentripetale Lymphstrom für die Abwehr körperfremder Stoffe (Antigene), die die letzte der großen Körperbarrieren durchbrochen haben und ins Blut gelangt sind.

3. Die dritte Gruppe von Funktionen betrifft schließlich **Regulationsvorgänge**. Durch den Blutaustritt, der verstärkt oder abgeschwächt werden kann, ist die Milz in der Lage, dem Kreislauf Blut zu entziehen oder auch zuzuführen, d.h. das zirkulierende Blutvolumen zu regulieren (**Blutspeicherfunktion**). Die Milz ist von Muskulatur durchsetzt. Auch die Kapsel ist muskulös, so dass sich die Milz kontrahieren und wechselnden Füllungen anpassen kann. Man hat die Milz auch als das Herz des Pfortaderkreislaufs bezeichnet, da man röntgenologisch rhythmische Kontraktionen

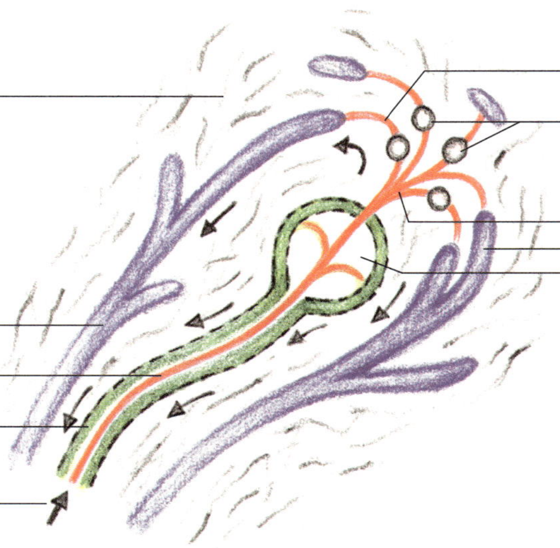

Abb. 91. ***Struktur der Milz. Geschlossene Zirkulation.*** *Dabei zweigen sich die Äste der Milzarterie nach Passage der Lymphfollikel pinselartig auf (Pinselarterien) und bilden Kapillaren, die direkt in die Milzsinus und die abführenden Venen übergehen.*

beobachtet hat. Die Milzvene geht ja in die Pfortader und nicht in die untere Hohlvene über, so dass die Milz funktionell zum Pfortadersystem gehört.

Dadurch könnte die Milz auch regulative Funktionen für die Durchblutungsverhältnisse im Oberbauchbereich gewinnen, vielleicht auch eine harmonisierende Funktion in Bezug auf den Rhythmus der Nahrungsaufnahme. Auf der gegenwärtigen Zivilisationsstufe nehmen wir unsere Mahlzeiten nicht nur relativ formlos, sondern auch zeitlich sehr unregelmäßig ein. Das Stoffwechselsystem wird dadurch stark belastet. Zwar öffnet sich der Magenpförtner unabhängig von der Magenfüllung in einem regelmäßigen Rhythmus, um den Nahrungsbrei (Chymus) in kleinen Portionen an das Duodenum abzugeben; außerdem gehen auch vom Duodenum in regelmäßigen Zeitabständen peristaltische Kontraktionswellen aus, die über den ganzen Dünndarm hinweglaufen und mit Sekretionssalven der Darmdrüsen gekoppelt sind (sog. interdigestiver Komplex); dennoch werden aber diese normalen Rhythmen immer wieder gestört durch die zeitlich völlig unregelmäßigen Nahrungs- und Flüssigkeitsaufnahmen. Hier könnte die Milz eine rhythmisierende und harmonisierende Funktion erfüllen (vgl. 65).

4.
Leber, Gallensystem und Milz, die Organdreiheit des Oberbauches

Die Leber ist das größte Stoffwechselorgan des Körpers. Die aus dem Darm über die Pfortader in die Leber einströmenden Bausteine der Nahrungsstoffe werden hier zu körpereigenen Substanzen ausgeformt. Hier ist auch der Quell des Blutes. Die Blutzellen entstehen weitgehend im Knochenmark, aber die Blutflüssigkeit und die meisten Bestandteile des Blutplasmas stammen aus der Leber. Diesem großartigen Regenerationsprozess steht der nicht weniger bewundernswürdige Abbauprozess in der Milz gegenüber. Die Milz kontrolliert nicht nur die Blutzellen, deren überalterte Elemente ausgesondert und abgebaut werden, sie filtriert in der weißen Pulpa auch das Blutplasma vom strömenden Blut ab und «reinigt» es von Antigenen und Fremdelementen. Das Blut kommt daher in der Milz an eine Grenze, wo es seine Eigennatur wahren, andererseits aber auch wieder neu gewinnen kann. Die Alchemisten früherer Jahrhunderte haben

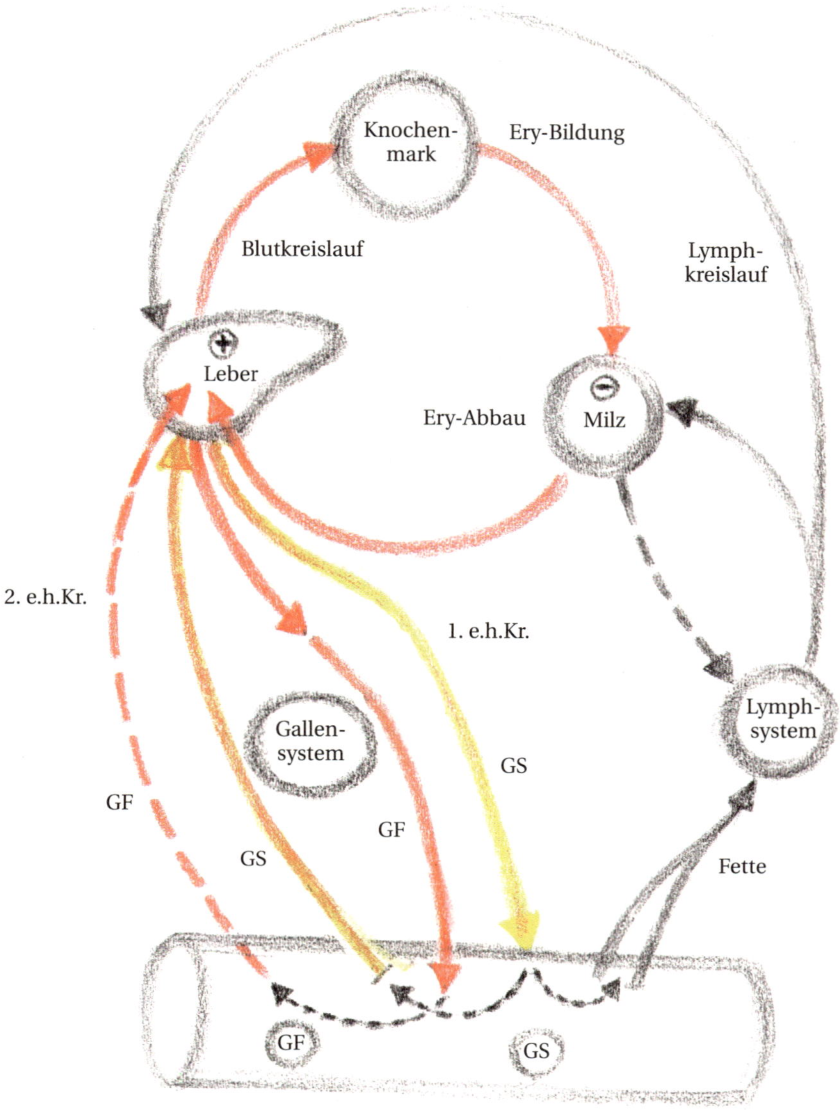

Abb. 92. ***Funktionelles Zusammenspiel von Leber, Milz und Gallensystem.*** *Gallensäuren und Gallenfarbstoffe zirkulieren zwischen Leber und Darm im sog. entero-hepatischen Kreislauf (e.h.Kr.).* *GF = Gallenfarbstoffe; GS = Gallensalze (Näheres s. Text).*

die Milz daher ein saturnisches Organ genannt, wobei der Saturn als äußerster Planet unseres Sonnensystems als grenzziehende und das Individuelle bewahrende Kraft vorgestellt wurde. Die Leber hat demgegenüber nicht die Fähigkeit, Fremdelemente immunologisch durch Abwehrstoffe (Antikörper) abzuwehren. Sie kann Fremdstoffe oder Gifte nur verstoffwechseln und dadurch unschädlich machen. Sie kann aber – und damit kommt ein drittes System ins Spiel – vom Körper gebildete Antikörper in den Leberzellen konzentrieren und mit der Galle ausscheiden. Zwischen den aufbauenden Prozessen der Leber und den abbauenden der Milz existiert daher noch ein drittes System, nämlich das **Gallensystem**, das in dreifacher Weise in die geschilderten Kreisprozesse als ein vornehmlich exkretorisches System eingeschaltet ist. Einmal spielt es, wie dargestellt, durch die Exkretion der in der Leber konzentrierten Antikörper im Immunsystem eine wichtige Rolle, d.h. es unterstützt damit gewissermaßen die Milz, die an der anderen Seite des Immunsystems, an der Blutseite, wirkt. Zum anderen wird die Leber durch die Sekretion der Gallensalze, die im enterohepatischen Kreislauf zwischen Darm und Leber zirkulieren, von der Aufgabe der Fettverdauung entlastet (Abb. 92). Die Gallensalze verhindern zusammen mit den Stoffwechselaktivitäten der Darmwand den Einstrom der Fette in das Blut, die – wie dargestellt – hauptsächlich über die Lymphgefäße des Darmes in die Darmlymphknoten und das Lymphgefäßsystem des Körpers einströmen. Der dritte Prozess hängt schließlich mit dem Kreislauf der Gallenfarbstoffe zusammen, die beim Abbau des Hämoglobins in der Milz entstehen und mit der Galle in den Darm abgesondert werden, wo sie vom Dickdarm aus unter Mitwirkung von Kolibakterien teilweise wieder reabsorbiert werden. Hier existiert also ein zweiter enterohepatischer Kreislauf (Abb. 92).

Das Gallensystem der Leber ist also letztlich ein drittes funktionelles Element zwischen der stoffwechselaktiven Leber und der abbauenden Milz. Dadurch, dass es mit Absonderungsprozessen zu tun hat und für die Blutregeneration von zentraler Bedeutung ist, stellt gerade dieses System für den Menschen eine wichtige Basis für das Ich-Erleben dar. Überall, wo Ausscheidungsvorgänge ablaufen, werden geistige Kräfte frei, die entweder neu in Stoffwechsel- bzw. Gestaltungsprozesse übergehen oder für ein bewusstes Erleben zur Verfügung stehen. Da die besprochenen Funktionsprozesse wahrscheinlich in ganz besonderer Weise mit dem Ich-Erleben zu tun haben, wird es verständlich, dass man in der Psychologie die Gallensekretion immer mit dem cholerischen Temperament in Zusammenhang gebracht hat. Man denke daran, wie einem «die Galle überlaufen» oder wie man sich «grün und gelb ärgern» kann. Die temperamentvolle Individualität, die, wenn sie bei ihrer überschäumenden Aktivität auf Widerstand stößt, leicht zornig wird, aufbraust und «überkocht», ist oft mit ihrem Gallensystem nicht im Gleichgewicht. Auch im Seelischen können damit den drei Organsystemen des Oberbauches besondere Kräftebereiche zugeordnet werden.

Die Alchemisten früherer Zeiten haben das Gallensystem daher dem Mars und die Leber mit ihrer sonnenhaft strahlenden Kraft dem Jupiter zugeordnet, zusammen mit der Milz als dem saturnischen Organ wären damit in der Oberbauchregion gewissermaßen alle drei obersonnigen Planeten repräsentiert.

Ausscheidungs- und Fortpflanzungsorgane (Urogenitalsystem)

Bei dem Leber-Gallensystem stehen die mit dem Darmsystem zusammenhängenden Aufbauprozesse im Vordergrund. Wir können uns stofflich in den Raum inkarnieren und Erdensubstanz bilden. Das ist ein Prozess, der aus dem Flüssigen bis ins Feste (Knochen, Knorpel) oder Halbfeste (Grundsubstanz mit Eiweißkörpern, Blut) hineinführt. Bei den Ausscheidungsorganen (Nieren usw.) liegt ein umgekehrter Prozess vor. Die Nieren sondern aus dem Flüssigen die Salze bzw. die aus dem Stoffwechsel herausfallenden Stoffe aus (z.B. Harnstoff als Endprodukt des Eiweißstoffwechsels) und verlebendigen damit das Flüssige wieder. Jede Absonderung ist zugleich ein Prozess der Exkarnation. Bei allen Ausscheidungsvorgängen werden Kräfte frei, die dann für neue Aufgaben zur Verfügung stehen. Die größte Ausscheidung ist der Tod, bei der sich das Geistig-Seelische von dem (jetzt unbrauchbar gewordenen und ausgeschiedenen) Körper löst. In kleinsten Portionen vollzieht sich dieser Ausscheidungsprozess schon während des Lebens und bildet die Grundlage für unser Lebensgefühl und Selbstbewusstsein. Der Tod ist der Kunstgriff der Natur, viel Leben zu haben, hat Goethe einmal gesagt. Es wundert daher nicht, dass die Ausscheidungsorgane zugleich auch Fortpflanzungsorgane sind. Die Reproduktion ist ein Sonderfall der Exkretion. Dient diese der Erhaltung des Individuums, so jene der Erhaltung der Art. Für die Ausscheidung der Geschlechtszellen (Gameten) werden im Tierreich vielfach dieselben Gangsysteme benützt wie für die Absonderung der Harnflüssigkeit. Harnbildungs- und Fortpflanzungssystem werden daher auch unter dem Begriff des Urogenitalsystems zusammengefasst.

Die Fortpflanzungsorgane spielen für die Lebensprozesse des Organismus selbst kaum eine Rolle. Sie dienen in erster Linie der Erhaltung der Art. Die Geschlechtszellen samt der dazugehörigen Elemente werden ausgeschieden, nicht um den Körper von Stoffwechselendprodukten zu befreien, sondern um einem neuen Wesen (Embryo, Fetus) Lebensraum zu geben. Wie bei dem Nierensystem ist der Primärvorgang hier auch ein Ausscheidungsprozess, nur dass die ausgeschiedenen Elemente nicht in die Natur zurückfließen, sondern der Inkarnation eines neuen Menschenwesens dienen.

1. Morphologie der harnbildenden Organe, Nierensystem

Die Milz verfügt über die immunologische Kontrolle des Blutes und garantiert damit als letzte Instanz des Immunsystems die stoffliche Eigenheit des Organismus gegenüber der Umwelt. Sie zieht gewissermaßen einen Ring um den Körper, der dadurch einen geschützten Innenraum erhält, indem er (stofflich) sein Eigenleben entfalten kann. Die in diesem Innenraum ablaufenden Prozesse, vor allem die Flüssigkeitsbewegungen im Extrazellulärraum und die Zusammensetzung der Elektrolyte in diesem Raum, werden von den Nieren kontrolliert. Die Milz «schaut» gewissermaßen nach außen, die Niere nach innen. Die gesamte extrazelluläre Flüssigkeit des Körpers wird 10 – 15 x pro Tag durch die Nieren hindurchgeschleust und auf ihre Stoffkonzentrationen hin (Salze, Harnstoff, usw.) überprüft. Das sind gewaltige Flüssigkeitsbewegungen, ohne die das Leben des Organismus nicht aufrechterhalten werden könnte.

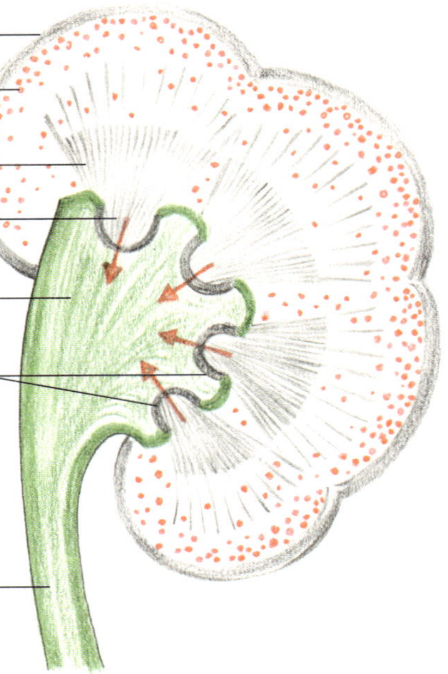

Abb. 93. ***Funktionelle Dreigliederung der Niere.*** *Die Rinde (1) beherbergt ca. 1,2 Mio. Nierenkörperchen mit Gefäßschlingen (Glomeruli) (rote Punkte). Das Mark (2) enthält die Nierenkanälchen, die Henle-Schleifen und die Sammelrohre. Das Nierenbecken (3) bildet die Nierenkelche aus, die die Nierenpapillen aufnehmen, in die der Harn hineinträufelt (Pfeile).*

Am **Nierensystem** lassen sich daher drei große Funktionsprozesse unterscheiden, die letztlich wiederum die funktionelle Dreigliederung des Gesamtorganismus widerspiegeln (Abb. 93). Die außerordentlich stark durchblutete Nierenrinde übernimmt die Kontrolle der Körperflüssigkeit. Hier findet die Ultrafiltration in den insgesamt etwa 2,5 Mio. Nierenkörperchen statt. Im weniger durchbluteten und blasser erscheinenden Nierenmark, das eine radiär-strahlige Struktur hat, vollzieht sich die Konzentration des Primärharns zum Endharn. Dies ist ein rhythmischer Prozess, ein mehrfaches Austauschen zwischen Innen und Außen. Der dritte Vorgang ist schließlich die Harnableitung, die in den Nierenpapillen beginnt und über die Nierenkelche, das Nierenbecken und die ableitenden Harnwege nach außen geht. Hier kommen saugend-aufnehmende und aktiv-bewegungsdynamische Prozesse ins Spiel.

Die **Nierenrinde** enthält die Nierenkörperchen (in jeder Niere etwa 1,2 Millionen) und die geknäuelten Abschnitte der Nierenkanälchen (Tubuli). Die **Nierenkörperchen** (Malpighi-Körperchen) entstehen aus becherförmigen Einstülpungen der blinden Kanälchenenden, die ein dichtes Knäuel von Kapillarschlingen aufnehmen (Abb. 94 u. 95). Die dem Kapillarknäuel (Glomerulus) anliegende Zellschicht wird sehr dünn und bildet ein äußerst feines Filter aus, indem sich die Zellfortsätze ineinander verzahnen und dadurch Schlitze bilden, deren Durchmesser nicht mehr als 4 x 14 nm betragen, so dass Blutzellen und größere Eiweißkörper nicht passieren können. Auch die Endothelzellen der Glomeruluskapillaren bilden zusammen mit ihrer Basalmembran ein Porenfilter mit einer Porengröße von 50 – 100 nm (Abb. 95). Somit existiert hier ein differenziertes Filtersystem, das in den Glomeruluskapillaren die Blutzellen zurückhält, aber die Blutflüssigkeit (Blutplasma) austreten lässt – ein Prozess, den man als Ultrafiltration bezeichnet. Dieser Prozess hat eine ungeheure Dynamik. Täglich passieren 1.500 – 1.800 Liter Blut die Nierenkörperchen (20 – 25 % des gesamten Herzzeitvolumens). Davon werden 150 – 180 l/Tag aus den Glomeruli in die Nierenkanälchen ultrafiltriert, aber letztlich nur 1,5 l/Tag Harn ausgeschieden. Man hat errechnet, dass in den beiden Nieren an einem Tag etwa 4 x das gesamte Körperwasser, 10 – 15 x die gesamte Extrazellulärflüssigkeit und 60 x das Volumen des Blutplasmas durch die Nierenkörperchen hindurch filtriert werden. Nahezu die gesamte Ultrafiltratmenge wird aber dann wieder vom Kanälchensystem aus ins Blut zurückresorbiert. Die Ausscheidung des Harns ist daher nicht ein einfacher Exkretionsvorgang, sondern ein **Nicht-Zurücknehmen** von bereits ausgeschiedener Flüssigkeit. Um ein Bild zu haben, könnte man folgenden Vergleich heranziehen. In einem Vortragssaal stehen 100 Stühle, einer davon ist defekt. Die Beseitigung dieses Stuhles erfolgt nun aber nicht einfach dadurch, dass dieser Stuhl von seinem «Besitzer» herausgetragen und entfernt wird, sondern dadurch, dass **alle** Stühle herausgetragen und nach entsprechender Kontrolle wieder hereingetragen werden, nur der defekte Stuhl wird zurückgelassen und entfernt. Dieses Bild macht zweierlei deutlich. Das Ausscheiden und Wieder-Zurücknehmen ist eine Art Sinnesprozess. Die in die Kanälchen ausgetretene Körperflüssigkeit kann gewissermaßen «von außen angeschaut» werden, so dass «harnpflichtige Substanzen wahrgenommen» und nicht ins Blut zurückgenommen werden

A

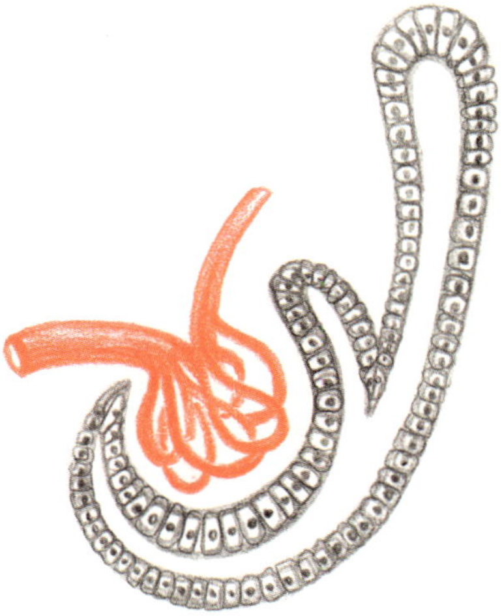

B

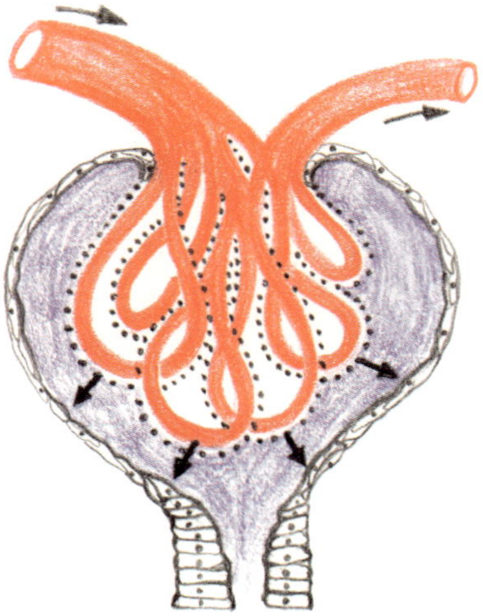

Abb. 94. ***Entstehung eines Nierenkörperchens.*** *In eine löffelartige Vertiefung des blinden Endes eines embryonalen Nierenkanälchens stülpt sich ein Gefäßknäuel (Glomerulus) ein (Bild A), so dass ein becherförmiges Gebilde entsteht, die sog. Bowman-Kapsel, die mit dem Glomerulus zusammen das Nierenkörperchen (Malpighi-Körperchen) bildet (Bild B). Die den Gefäßen anliegenden Epithelzellen (inneres Blatt der Bowman-Kapsel) bilden ein zelluläres Filter (Podozytenfilter) aus, während die übrigen Zellen der Bowman-Kapsel einen Becher formen, in den der Primärharn (blau), der aus den Glomeruluskapillaren abfiltriert wird (Ultrafiltrat) (Pfeile), gesammelt werden kann. Obere Pfeile: Richtung des Blutstromes.*

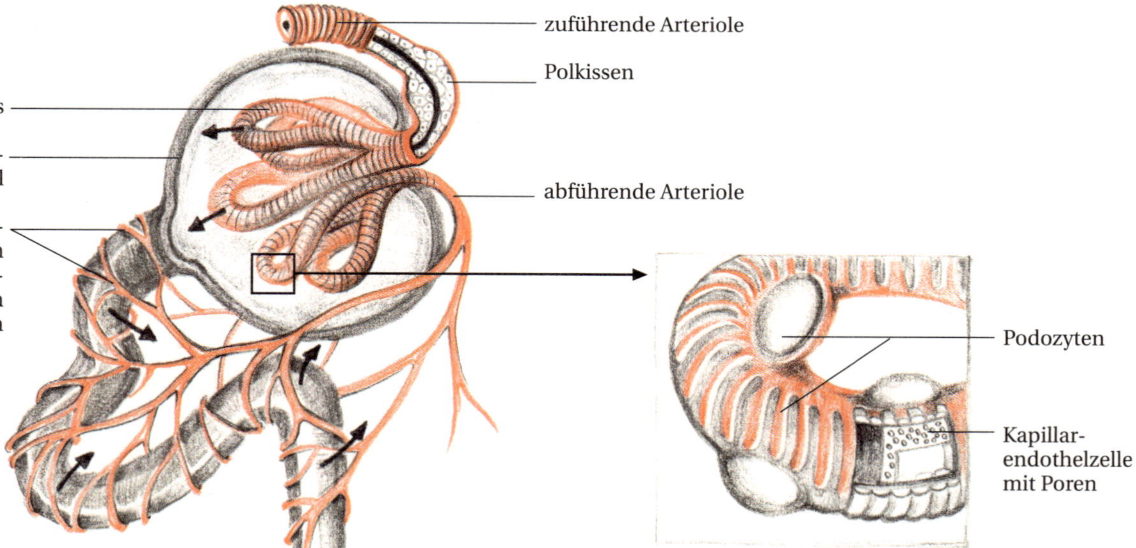

Abb. 95. ***Struktur eines Nierenkörperchens.*** *Die Haargefäße (Kapillaren) des Nierenkörperchens (Glomerulus) werden von Zellen (Podozyten) umschlossen, deren Fortsätze eng ineinander verzahnt sind, so dass Schlitze entstehen, die einen wesentlichen Teil des Nierenfilters darstellen (siehe Ausschnittvergrößerung). Das aus dem Glomerulus abgepresste Ultrafiltrat (Pfeile) wird in der Bowman-Kapsel gesammelt und in das anschließende Nierenkanälchen transportiert. Die das Nierenkanälchen umgebenden Kapillaren nehmen dann das im Kanälchen reabsorbierte Filtrat wieder auf (Pfeile), so dass der Harn im Kanälchensystem zunehmend konzentriert wird.*

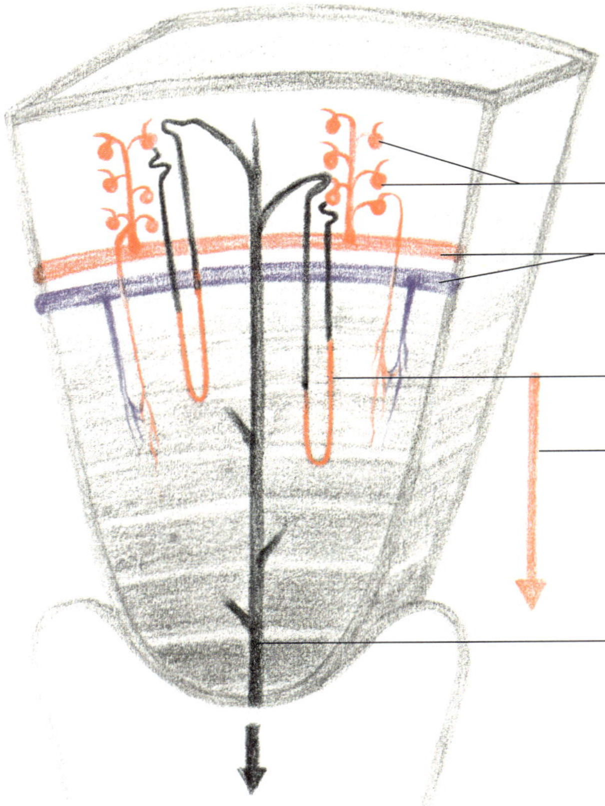

Abb. 96. ***Architektur der Niere.*** *Die Rinde enthält die Nierenkörperchen mit ihren Gefäßschlingen (Glomeruli), das Mark die langgestreckten Abschnitte der Nierenkanälchen (Tubuli) und die Henle-Schleifen. Diese tauchen papillenwärts in immer salzreichere Zonen ein (dargestellt durch unterschiedliche Grautöne) – eine wichtige Voraussetzung für die Konzentrationsleistung der Niere.*

können. Zum zweiten lässt sich durch das gewählte Bild auch verdeutlichen, dass dadurch, dass Stoffe ausgeschieden werden, Kräfte frei werden. Die mit den defekten Stühlen befassten Personen haben nach deren Eliminierung «nichts mehr zu tun» und sind sozusagen «frei». In den Nieren werden durch diese Form der Ausscheidung innerliche Kräfte freigesetzt. R. Steiner (67) hat diesen Vorgang als Nierenstrahlung bezeichnet.

Die an das Nierenkörperchen anschließenden Kanälchenabschnitte (proximaler Tubulus) sind aber auch in der Lage, Stoffe direkt auszuscheiden. Gifte, Abbauprodukte von Medikamenten, Fremdstoffe u.a. können hier vom Blut in die Harnflüssigkeit ausgeschieden und auf diese Weise aus dem Körper eliminiert werden. Die Niere hat damit – ähnlich wie die Leber – auch eine Entgiftungsfunktion.

Nierenmark. Der zweite große Funktionsprozess betrifft die Konzentration des Ultrafiltrats und die Gewinnung des Endharns. Dies vollzieht sich im Nierenmark (Abb. 93). Die **Nierenkanälchen** (Tubuli) bilden in Richtung der Nierenpapillen eine haarnadelförmige Schlinge aus (Henle-Schleife), die in der Nierenrinde dann wieder in einen geknäuelten Kanälchenabschnitt (distaler Tubulus) übergeht und dann erst mit dem Sammelrohr verschmilzt (Abb. 96). Durch die zahlreichen, eng zusammenliegenden Henle-Schleifen und Sammelrohre entstehen die charakteristische radiäre Streifung des Nierenmarkes und die bis in die

Rinde vordringenden Markstrahlen. Die Salzkonzentration (NaCl) im Extrazellulärraum des Nierenmarkes wird papillenwärts immer größer, so dass die Henle-Schleifen wie in einen Salzsee eintauchen (Abb. 96). Die Tubulusflüssigkeit wird dadurch papillenwärts zunehmend konzentriert, verdünnt sich aber rindenwärts wieder. Erst in den Sammelrohren, die das Mark durchsetzen und auf den Nierenpapillen ausmünden, erfolgt dann die definitive Konzentration zum Endharn, der in die Nierenkelche abträufelt. Dieses mehrfache Austauschen besonders von Na-, Cl-, K-Ionen und Harnstoff zwischen Nierenkanälchen und interstitieller Flüssigkeit innerhalb des Nierenmarks ist also ein rhythmischer Prozess, der die Feinabstimmung der Salzausscheidung zwischen Körperflüssigkeit und Harn ermöglicht. Diese Feinabstimmung erfolgt vor allem im distalen Tubulusabschnitt und wird u.a. von Nebennierenrindenhormonen (Aldosteron) geregelt. Die endgültige Konzentration des Endharns findet jedoch erst in den Sammelrohren, d.h. im Bereich der Nierenpapillen, statt, woran das Hypophysenhinterlappenhormon Adiuretin (ADH) entscheidend beteiligt ist. In diesem mittleren (rhythmischen) Funktionsgeschehen, einem Atmungsprozess vergleichbar, kann die Niere Anpassungs- und Ausgleichsvorgänge vollziehen, wie sie z.B. durch Belastungen von der Umwelt aus (z.B. Hitze), durch Fehlverhalten bei Flüssigkeits- und Salzaufnahme, oder bei Stoffwechselstörungen auftreten können.

Die Niere wacht also darüber (wie mit einem hochsensiblen «Auge»), dass die im Körper zirkulierenden Flüssigkeiten (Lymphe, Blut) und die Gewebsflüssigkeit des Extrazellulärraumes «rein» bleiben, d.h. nicht «versalzen», und dass die für die Organfunktionen notwendige Konzentration der einzelnen Elektrolyte, vor allem Na^+, Ca^{++}, K^+ und Cl^- konstant bleibt.

Harnableitende Organe. Der hochkonzentrierte und etwas saure Endharn wird von den Nierenkelchen aufgenommen, im Nierenbecken gesammelt und dann durch den Harnleiter (Ureter) in die Harnblase transportiert. Am Harnleiter laufen regelmäßige Kontraktionswellen ab, die kleine Volumina von Harn portionsweise zur Blase befördern (sog. Spindelperistaltik). Da die Harnblasenmuskulatur im Tonus um so mehr nachgibt, je mehr Flüssigkeit durch die Harnleiter hereingespritzt wird, und die peristaltischen Bewegungen der Harnleiter eine Art Pumpeffekt hervorrufen, entstehen Saugwirkungen, die den Harn nach außen entleeren helfen. Die ableitenden Harnwege sind gewissermaßen Hohlräume im Körper, die bereits als solche saugend wirken, und dadurch die Nierenfunktion als Ganzes unterstützen. Bei den ableitenden Harnwegen kommt eine aktive Bewegungskomponente zu den sonst nur zellulären Transportvorgängen hinzu. Am Beginn des Harnleiters, d.h. am Übergang vom Nierenbecken zum Harnleiter, hat man eine Art Schrittmachersystem mit Spontanrhythmik gefunden, von dem in regelmäßigen Abständen peristaltische Kontraktionswellen ausgehen, die immer nur 3 – 5 ml Endharn (Spindelvolumen) aus dem Nierenbecken absaugen und harnblasenwärts verschieben. Das ist eine Art Melkbewegung, die vom autonomen Nervensystem gesteuert wird.

Die Entleerung selbst, die dann durch die Harnröhre vonstatten geht, ist ein teils unwillkürlicher (autonom geregelter), teils willkürlicher Akt. Der unwillkürliche Blasensphinkter liegt am Blasengrund und untersteht dem autonomen Nervensystem, der quergestreifte Schließmuskel liegt im Beckenboden und ist willkürlich beeinflussbar. Das bewusste Ingangsetzen der Entleerungsmechanismen muss allerdings erst mühsam nach der Geburt erlernt werden. Dieser Lernprozess geht etwa mit dem ersten Erwachen der Ich-Kräfte einher.

2. Ontogenetische und evolutive Entwicklungsprozesse

Sowohl in der ontogenetischen Entwicklung als auch in der Phylogenese sind Ausscheidungs- und Fortpflanzungsorgane eng miteinander verknüpft. In dem Maße, in dem sich die Lebensräume (Meer, Süßwasser, Land) ändern, verändern sich auch Stoffwechsel, Körpergröße, Innenorganisation und Fortpflanzungsprozesse. Bei den Wirbeltieren kann man im Laufe der Evolution, wie F. A. Kipp (54) sich ausgedrückt hat, eine zunehmende Individuation, d.h. eine Abgrenzung von der Umwelt und eine Verselbstständigung der organismusbezogenen Lebensprozesse beobachten. Das wird schon bei der Entwicklung der Gliedmaßen und deren Stellung zum dreidimensionalen

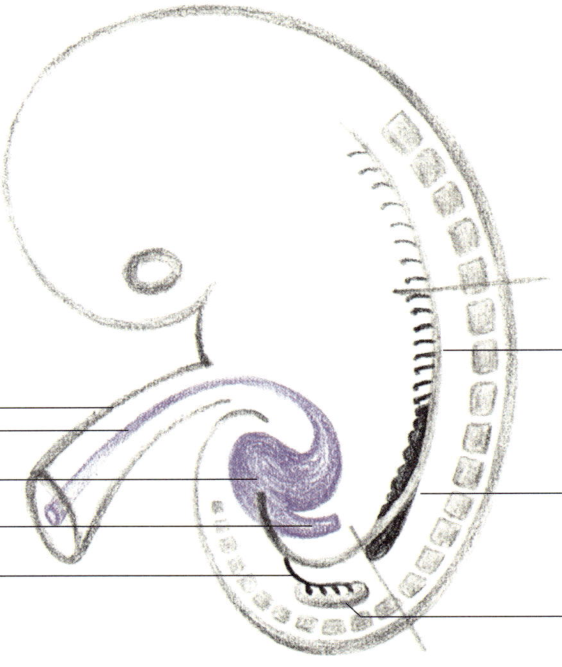

Abb. 97. ***Schema der drei Nierengenerationen*** *in der frühen Embryonalentwicklung des Menschen. Der Urnierengang (Wolff-Gang), aus dem die Ureterknospe hervorgeht, mündet zusammen mit dem Enddarm noch in die Kloake ein.*

Raum (s. S. 76) deutlich. Das zeigt sich auch in der Intensivierung des Stoffwechsels und der erstmals bei Vögeln erreichten Homöothermie, d.h. der Fähigkeit, die Körpertemperatur unabhängig von der Umwelt konstant zu halten. Das zeigt sich schließlich auch im Fortpflanzungsverhalten. Fische und Amphibien legen ihre Eier im Wasser ab und überlassen der Natur deren weitere Entwicklung. Sie sind noch ganz in das Umweltgeschehen eingebettet. Wasser, Licht, Luft und Wärme des umgebenden Milieus bilden gewissermaßen die Hüllen für die sich entwickelnden Eizellen. Bei Reptilien und Vögeln tritt eine Absonderung vom Umfeld ein, indem eigene Eihüllen (z.B. das Amnion) gebildet werden (daher die Bezeichnung Amnioten). Die Eizellen werden mit einer Kalkschale umgeben, die auch den Nahrungsvorrat (Dotter, Eiweiß usw.) einschließt. Dadurch werden die sich entwickelnden Organismen unabhängiger von der Umwelt und die embryonale Entwicklungszeit kann verlängert werden. Allerdings müssen die Eier jetzt bebrütet werden, was auch den Stoffwechsel beeinflusst. In den Vordergrund tritt der Fettstoffwechsel, da die Fette die energiereichste Nahrungsquelle sind, und die Harnsäure, die wegen ihrer Unlöslichkeit während der Embryonalentwicklung gefahrlos in einer eigenen extraembryonalen Blase (Allantois) gesammelt und angereichert werden kann.

Nur konsequent ist der nächste Schritt bei den Säugern, indem diese auf die in der Außenwelt stattfindende Eientwicklung ganz verzichten und die Embryonalentwicklung in den mütterlichen Organismus verlagern. Tendenzen zu einer mehr innerlichen Entwicklung finden sich schon bei verschiedenen Vogelarten, wie z.B. den Webervögeln in Afrika, die geschlossene Nester mit röhrenförmigen, nur von unten zugänglichen Eingängen bauen, die schon äußerlich an einen Uterus erinnern. Bei der intrauterinen Entwicklung der Säuger sind alle ursprünglich in der Außenwelt befindlichen Hüllen (Wasser, Wärme, Luft für die Atmungsprozesse) in das Körperinnere verlagert und bilden mit dem Chorion (Trophoblast usw.) einen ersten Lebensbereich für den sich inkarnierenden neuen Organismus (s. S. 68). Dieser entscheidende Schritt zur Individuation hat zwei wichtige Konse-

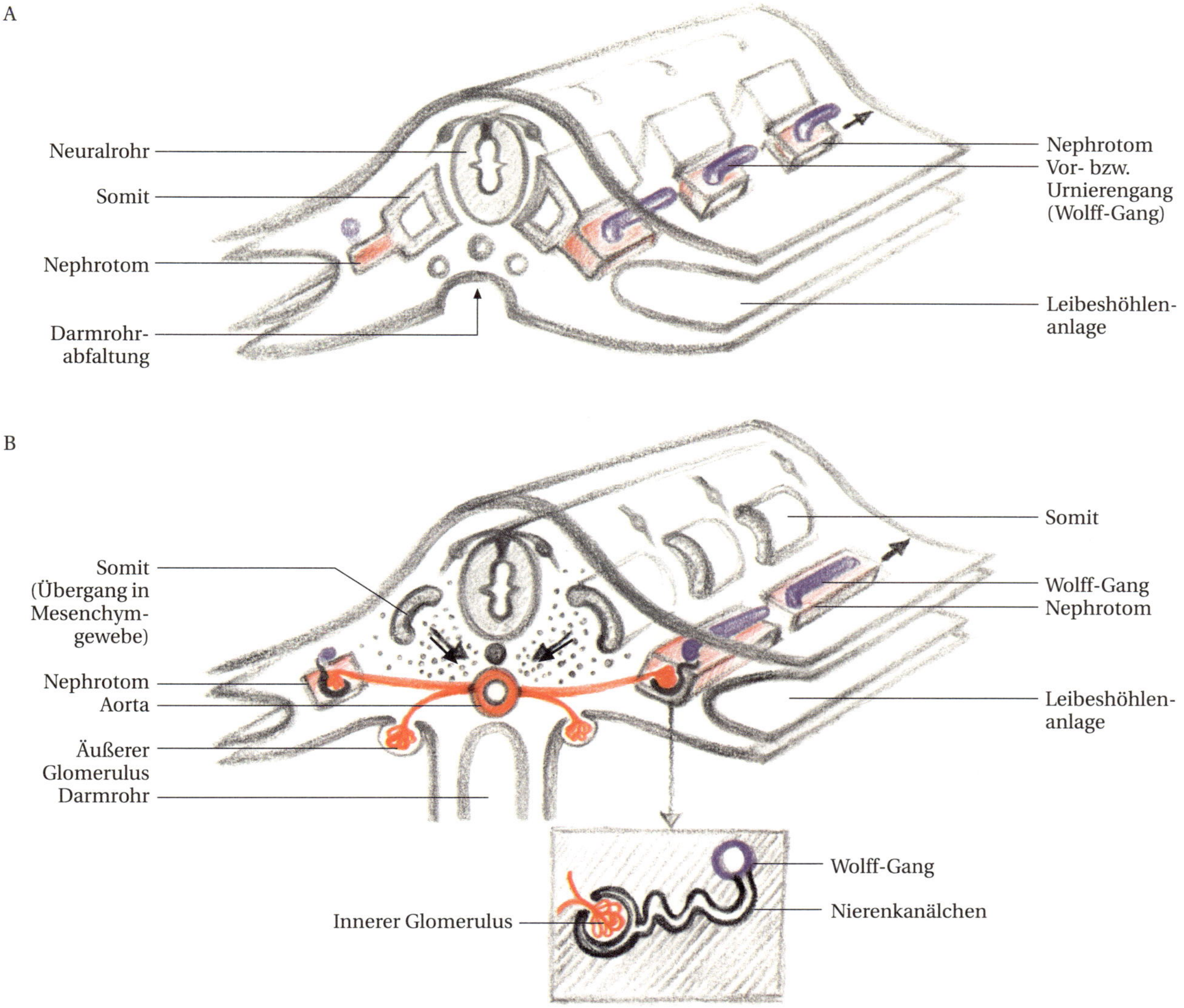

Abb. 98. ***Entwicklung der Vor- und Urnierenanlage aus den Nephrotomen*** *(rot). Jedes Nephrotom bildet einen Gang aus (blau), der nach unten auswächst (Pfeile) und sich mit dem entsprechenden Gang des nächsten Nephrotomsegmentes vereinigt. Dadurch entsteht ein langer Gang (Vor- bzw. Urnierengang oder Wolff-Gang), der dann unten in die Kloake einmündet.*
A = Frühes Stadium;
B = Späteres Stadium (Somiten in Auflösung begriffen; Pfeile).

quenzen: 1. kann der Stoffwechsel intensiviert und auf andere Exkretionsstoffe (nämlich Harnstoff statt Harnsäure) umgestellt werden, und 2. kann die Tragzeit und damit die zur Entwicklung wichtiger Organsysteme (Gehirn usw.) zur Verfügung stehende Zeit erheblich verlängert werden. Wie Portmann (56, 66) nachgewiesen hat, ist die sog. Zerebralisation (Größe und Differenzierung des ZNS) mit der Länge der Tragzeit sowie auch der nach der Geburt bei «Nesthockern» noch erfolgenden «verlängerten» Tragzeit korreliert. Mit der langen postnatalen Säuglingszeit, die der Mensch nach der Geburt noch durchmacht, wird gerade bei diesem jetzt hochgradig individualisierten Organismus eine besonders lange und intensive Reifungszeit für das Nervensystem und die Sinnesorgane erreicht (54).

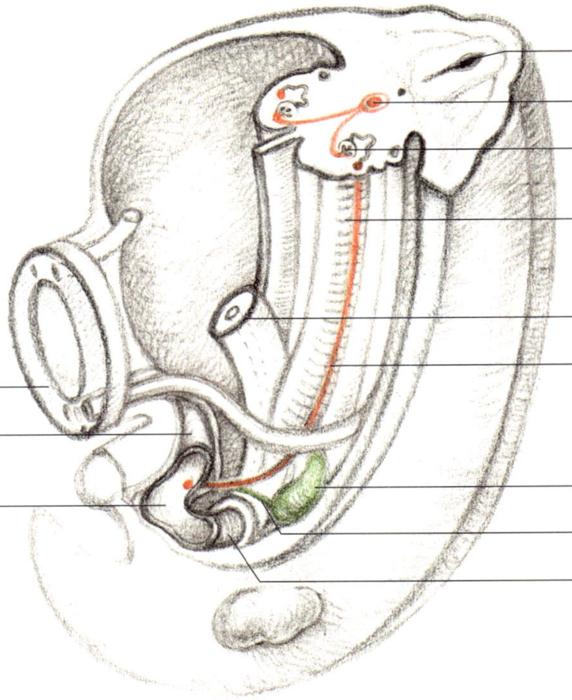

Abb. 99. ***Untere Körperhälfte eines 5 Wochen alten menschlichen Embryos*** *(unter Verwendung einer Abb. von Hamilton, Boyd and Mossman). An der hinteren Bauchwand wölbt sich eine Längsfalte vor, die die Urnierenanlage (Mesonephros) enthält. Der Urnierengang (Wolff-Gang; rot) mündet in die Kloake ein. Vom Wolff-Gang sprosst unten die Ureterknospe (grün) aus, die sich mit dem Nephrotommaterial der Sakralsegmente verbindet und so die Nachnierenanlage (Metanephros) bildet.*

Mit dem geschilderten evolutiven Individuationsprozess geht auch – zusammen mit der Größenzunahme der Organismen selbst – ein gewaltiger Ausbau der Innenorganisation, d.h. der verschiedenen Organsysteme, vonstatten, was insbesondere bei der Herzentwicklung noch zur Sprache kommen wird.

Ähnlich wie beim Herz/Kreislaufsystem evolutiv ein Übergang von einer segmentalen, bilateral-symmetrischen Organisation durch einen Konzentrationsprozess eine höher differenzierte, leistungsstärkere Struktur zustande kommt, wird beim **Nierensystem** die zuerst bei den niederen Wirbeltieren (Anamniern) gebildete segmentale Organisation aufgegeben und im Zuge eines gewaltigen Konzentrationsprozesses ein leistungsfähiges, isoliertes Organ, die sog. Nachniere, entwickelt. Eine Nachniere (Metanephros) bilden nur die Amnioten (Sauropsiden und Säuger) aus.

Ontogenetisch werden aber zunächst – wie bei den anderen Organsystemen auch – die vorangegangenen evolutiven Entwicklungsschritte wiederholt, so dass in der menschlichen Embryonalentwicklung nacheinander **drei Nierengenerationen** entstehen, nämlich die Vorniere, die Urniere und die Nachniere (Pro-, Meso- und Metanephros) (Abb. 97). Die Vorniere (Pronephros), die zeitlebens bei den niederen Wirbeltieren (Cyclostomen, Amphioxus, Knochenfische) persistiert, entsteht bei menschlichen Embryonen hauptsächlich in den Halssegmenten (C_6-Th_2); die Urniere (Mesonephros), die bei den Anamniern (Knorpelfische, Amphibien) zum Nierenorgan wird, entwickelt sich beim Menschen in den Brust- und Lendensegmenten (Th_2- L_4). Die Nachniere (Metanephros) (L_4-S_5), die sich erst bei den Amnioten (Reptilien, Vögel, Säuger) ausbildet, wird nach Rückbildung der beiden vorhergehenden Generationen zum bleibenden Nierenorgan (Abb. 97), wobei die segmentale Organisation aufgegeben wird und ein Konzentrationsvorgang ins Spiel kommt. Ursprünglich entsteht in jedem Segment nur ein Nierenkanälchen. Aber schon die Urniere bildet in jedem Segment mehrere Kanälchen aus (insgesamt etwa 18 – 20). Erst bei der Nachnierenentwicklung vermehrt sich die Zahl der Nierenkanälchen und Nierenkörperchen (Malpighi-Körper) beträchtlich (Tab. 14).

Die **Nierenanlagen** entstehen aus dem mittleren Keimblatt, dem Mesoderm, und zwar aus den Verbindungsstücken zwischen den Ursegmenten (Somiten) und den die primitive Leibeshöhle umschließenden Seitenplatten (Somato- und Splanchnopleura), den sog. Ursegmentstielen oder Nephrotomen (Abb. 96). Nachdem sich diese von den Somiten und Seitenplatten abgelöst haben, bilden sie segmentweise ein kleines schlauchförmiges Kanälchen aus, von dem ein Gang aussprosst, der kaudalwärts vorwächst und sich dann jeweils mit dem Spross des nächsten Segmentes vereinigt. Auf diese Weise wird ein langer Gang gebildet, der schließlich mit den Harnkanälchen aller Segmente verbunden ist und unten das Ende des Darmkanals, die sog. Kloake, erreicht (Abb. 97). Dieser «primäre Harnleiter» oder Wolff-Gang entwickelt an seinem unteren Ende eine Aussprossung (Ureterknospe), die gegen das Nierenblastem der Sakralsegmente vorwächst und sich mit diesem zur Nachnierenanlage (Metanephros) vereinigt (Abb. 97). Das Nachnierengewebe entsteht in den Sakralsegmenten (S_2– S_5) aus den Ursegmentstielen, die aber rasch ihre segmentale Organisation aufgeben und eine zusammenhängende embryonale Gewebsmasse bilden, d.h. ein Blastem (metanephrogenes Blastem). Diese Nierenanlage verschiebt sich durch das embryonale Körperwachstum später mehr und mehr nach oben (also nicht aktiv) aus dem Beckenbereich in die obere Lendenregion (Nieren-Aszensus), während sich die Urnierenreste, die nicht wie die Vorniere ganz zurückgebildet werden, sondern eine Beziehung zu den Fortpflanzungsorganen bekommen, nach unten verlagern.

Im Bereich der Vor- und Urnierenanlage bilden sich aus dem nephrogenen Gewebe segmentweise Kanälchen aus, die einerseits den Urnieren- oder Wolff-Gang, andererseits aber auch eine offene Verbindung mit der Leibeshöhle (Coelom) und eine weitere mit den Blutgefäßen, woraus die Nierenknäuel (Glomeruli) hervorgehen, entwickeln (Abb. 98 u. 99). Gelegentlich können aber auch in der Leibeshöhlenwand selbst solche Gefäßknäuel auftreten, die ebenso wie die Gangverbindungen mit der Bauchhöhle Relikte aus der Stammesgeschichte sind (Abb. 98).

Phylogenetische Entwicklung der Nieren

Um die merkwürdig umständliche ontogenetische Nierenentwicklung besser zu verstehen, muss man den dramatischen Umbau der verschiedenen Nierengenerationen während der evolutiven Entwicklung etwas genauer ins Auge fassen, zumal auch Bau und Funktion der Niere selbst erst auf diesem Hintergrund verständlich werden. Die einfachsten Formen der Nierenorganisation, wie wir sie bei niederen Wirbeltieren finden, die noch keine Eihüllen in Form des Amnions besitzen (Anamnier, Fische, Amphibien), bestehen nur aus segmental angeordneten Nierenkanälchen, die ihren Inhalt über den primären Harnleiter in die Kloake des Enddarms entleeren und meist eine offene Verbindung mit der Leibeshöhle (Nephrostom) besitzen. Die Kanälchen sind etwas geschlängelt und in ein dichtes Venennetz eingebettet, das von einer afferenten Vene gespeist und einer efferenten Vene drainiert wird, d.h. es existiert hier (wie auch bei allen anderen Wirbeltieren mit Ausnahme der Säuger) ein **renales Pfortadersystem** (Abb. 100 A). Die arteriellen Gefäßknäuel (Glomeruli), die entweder frei in der Leibeshöhlenwandung oder an den Nierenkanälchen selbst auftreten oder auch ganz fehlen können (sog. aglomeruläre Nieren) haben funktionell eine untergeordnete Bedeutung. Die Ausscheidung von Stoffwechselendprodukten geschieht hauptsächlich in den oberen Abschnitten der Nierenkanälchen vom Venensystem aus, wobei die Glomeruli nur die Flüssigkeitsströmung aus dem Blut oder, gegebenenfalls auch die in der Bauchhöhle, fördern. Die über ein Nephrostom mit der Bauchhöhle in Verbindung stehenden Gangabschnitte der Harnkanälchen besitzen vielfach sogar zilientragende Zellen, die die aus der Bauchhöhle stammende Flüssigkeit zu den Harnkanälchen hinstrudeln (Abb. 100 A).

Bei der nächsthöheren Gruppe der Wirbeltiere, den Sauropsiden (Reptilien und Vögel), die nun Eihüllen (Amnion und Allantois) ausgebildet haben, also Amnioten sind, werden die Verbindungen mit der

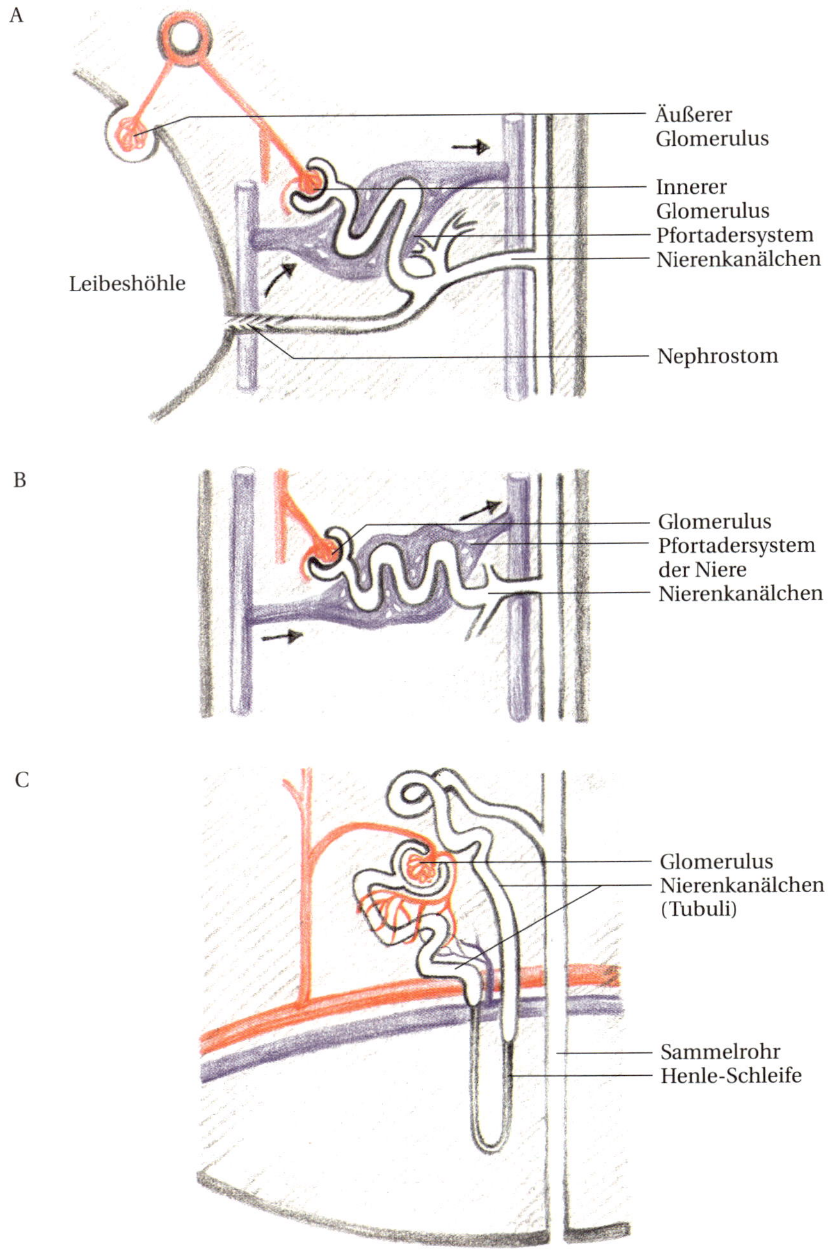

Abb. 100. ***Phylogenetische Entwicklungsreihe der Nieren.*** *Das Pfortadersystem der Niere wird bei Säugern und Primaten nicht mehr entwickelt, stattdessen werden das glomeruläre System und das Kanälchensystem (Henle-Schleife, Sammelrohre) weiter ausdifferenziert.*

A = Fische, Amphibien,
B = Reptilien, Vögel;
C = Säuger, Primaten, Mensch

Species	Zahl der Glomeruli pro Niere (nach Kohda 1934)
Acanthogobius (Sägefisch)	450 – 490
Frosch (Rana)	~ 2.000
Taube	~ 50.000
Meerschweinchen	~ 30.000
Kaninchen	~ 140.000
Mensch	1.200.000

Tab. 14. Konzentrationsprozess der Nierenentwicklung bei verschiedenen Wirbeltieren, verdeutlicht durch die Zahl der Nierenkörperchen (Glomeruli).

Bauchhöhle aufgegeben. Die Zahl der Harnkanälchen wird vermehrt und das Pfortadersystem ausgebaut (Abb. 100 B). Die Nierenkörperchen gewinnen funktionell an Bedeutung. Da das Stoffwechselendprodukt jetzt hauptsächlich die Harnsäure ist, spielen sich die Exkretionsvorgänge vor allem zwischen dem venösen Pfortadersystem und den Nierenkanälchen ab. Die Bauchhöhle ist zwar ausgeschaltet, das Körpergewebe selbst mit seiner Zwischengewebsflüssigkeit, d.h. die eigentliche Innenwelt, spielt aber für die Nierenfunktion noch keine größere Rolle.

Säuger und Primaten, die natürlich auch Amnioten sind, bilden ein venöses Pfortadersystem nicht mehr aus. Die Nieren werden zu einem hauptsächlich arteriell bestimmten Organ, in dem nun die Nierenknäuel (Glomeruli) und Nierenkanälchen die Hauptrolle spielen. Die segmentale Organisation wird aufgegeben, die Zahl der Nierenkörperchen und Nierenkanälchen enorm vergrößert und die Kanälchen selbst, u.a. durch die Ausbildung langer, haarnadelförmiger Schleifen (Henle-Schleifen) in hochgradiger Form ausdifferenziert (Abb. 100 C). Die neuen Aufgaben, die für das Organ in den Vordergrund getreten sind, beziehen sich auf die Konstanterhaltung des inneren Milieus, die Kontrolle des Wasserhaushaltes und die Konstanterhaltung der ionalen Zusammensetzung der Körperflüssigkeiten und des Blutes. Jetzt wird durch die zahlreichen Nierenknäuel das gesamte Blutplasma mehrfach pro Tag filtriert und seine stoffliche (ionale) Zusammensetzung kontrolliert. Die Nierenkanälchen gewinnen die Fähigkeit der Rückresorption und der Konzentration harnpflichtiger Stoffwechselendprodukte, vor allem Salze und Harnstoff (der Harnsäurestoffwechsel ist überwunden).

Wieder geht, wie man deutlich erkennen kann, die evolutive Entwicklung zielstrebig auf einen funktionell höherwertigen Zustand zu (orthogenetisches Evolutionsprinzip). In der ersten Stufe spielen die Leibeshöhle als Austauschfläche und das Nierenpfortadersystem noch eine Rolle. Die Oberflächen sind aber sehr klein und die Druckverhältnisse im Venensystem gering. Die Effektivität dieses Ausscheidungssystems ist sehr begrenzt. Bei der zweiten Gruppe (Sauropsiden) tritt das arterielle System (Glomeruli usw.) schon etwas mehr in den Vordergrund. Die Windungen der Harnkanälchen und damit die inneren Oberflächen werden größer, aber wegen der Unlöslichkeit der Harnsäure und der geringen Drucke im Pfortadersystem ist die Leistungsfähigkeit dieser Ausscheidungsorgane relativ gering. Eine effektive Kontrolle des Wasser- und Mineralhaushaltes ist noch nicht möglich.

So, als ob die Natur aus diesen «Erfahrungen» gelernt hätte, und vor allem auch, um einen Organismus entstehen zu lassen, der durch eine effektive Kontrolle des Wasser- und Mineralhaushaltes die Funktion hoch differenzierter innerer Organe sichern kann, so dass letztlich auch eine «Nierenstrahlung» und Bewusstseinsentwicklung möglich wird, wird nun bei Säugern und Primaten (dritte Gruppe dieser Reihe) das Pfortadersystem ganz abgebaut, das arterielle System (Nierenkörperchen usw.) stark ausgebaut und die Konzentrationsleistung durch eine konsequente Weiterdifferenzierung des Nierenkanälchensystems (Verlängerung der Henle-Schleifen usw.) außerordentlich gesteigert.

Damit wird ein drittes, elementares Evolutionsprinzip erkennbar, dass man, da es vornehmlich auf Erfahrungen oder Informationen beruht, als **empirisches Prinzip** bezeichnen könnte.

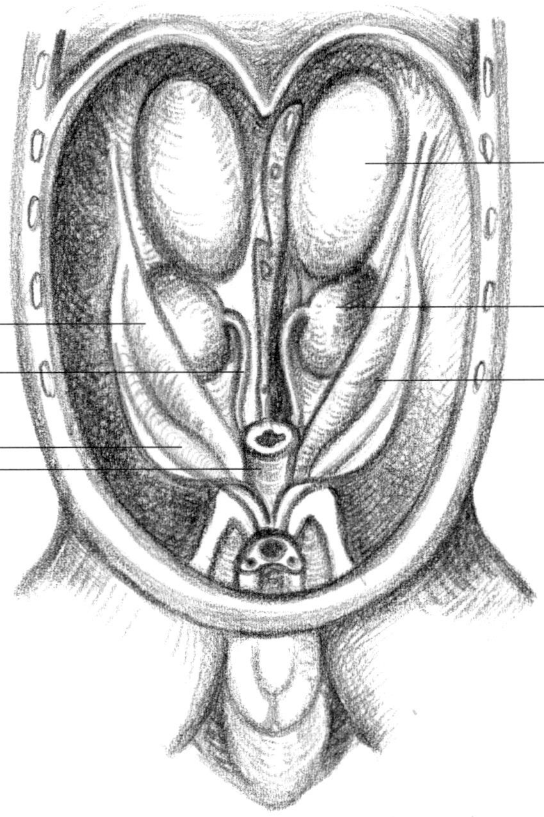

Abb. 101. ***Entwicklung und Gliederung des Ausscheidungssystems*** *in seiner elementaren dreifachen Grundgestaltung (Aufsicht auf die hintere Bauchwand eines 26 mm langen, menschlichen Embryos in der 8. Woche (unter Verwendung einer Abb. von Hamilton, Boyd und Mossman). Die drei über- und nebeneinander gelegenen Wülste stellen die Anlagen der drei großen Organbereiche des Ausscheidungssystems dar («Ober-, Mittel- und Unterniere»). Näheres s. Text.*

3.
Morphologie und Entwicklung der Fortpflanzungsorgane

Die besondere Stellung der Fortpflanzungsorgane wird sofort erkennbar, wenn man diese im Zusammenhang mit dem gesamten Ausscheidungssystem betrachtet. Wenn man die Nieren als einen mittleren Bereich ansieht, nehmen die Nebennieren einen oberen («Obernieren») und die Fortpflanzungsorgane einen unteren Bereich («Unternieren») ein. Die Nebennieren mit ihren zwei Anteilen (Mark und Rinde) sind sozusagen der «Kopf» des Ganzen. Sie haben informativen Charakter, übernehmen Steuerungsfunktionen im Gesamtsystem und vollziehen den Anschluss an das Nervensystem (Nebennierenmark). Die Fortpflanzungsorgane als «unterer Bereich» stellen für den Organismus eine Region dar, wo gewissermaßen Raum ausgespart bleibt, um fremde Kräfte, d.h. zu einem neuen, sich inkarnierenden Wesen gehörende Kräfte, einlassen zu können.

Diese **Dreigliederung** des **Ausscheidungssystems** im weitesten Sinne zeigt sich bildhaft bereits während der menschlichen Embryonalentwicklung in der hinteren Körperregion der Bauchhöhle (Abb. 101). Im oberen Bereich, direkt unter dem Zwerchfell, liegen die (embryonal noch stark vergrößerten) Nebennieren, in einer mittleren Zone die Nierenanlagen (Meta-

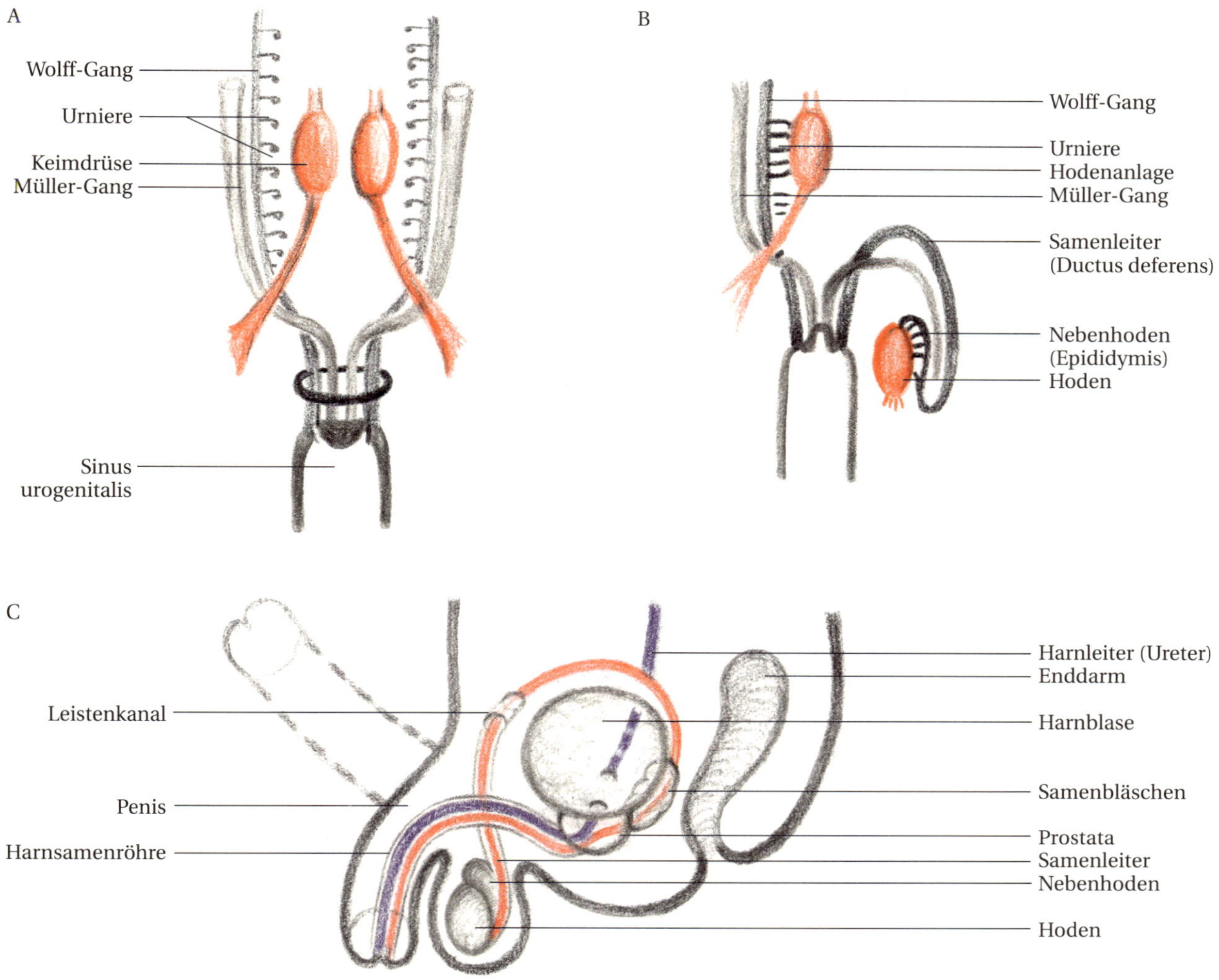

Abb. 102. ***Entwicklung der männlichen Geschlechtsorgane.*** *Ausgehend von einem Indifferenzzustand (A) wird die Keimdrüsenanlage zum Hoden, der durch den Leistenkanal in den Hodensack nach außen wandert (Descensus testis; B). Aus der Urnierenanlage entwickelt sich der Nebenhoden. Der Urnierengang (Wolff-Gang) wird zum Samenleiter (Ductus deferens), der durch den Leistenkanal zum Harnblasengrund verläuft, durch die Prostata zieht und dann in die Harnröhre mündet, die dadurch zur Harnsamenröhre (im Penis gelegen) geworden ist (C).*

nephros) und weiter unten, bis ins kleine Becken reichend, die Urnieren sowie die Anlagen der Fortpflanzungsorgane.

Diese Anlagen sind zunächst für beide Geschlechter gleich. Die erst später erfolgende Differenzierung in männliche und weibliche Organe geht von einem Zustand aus, der beide Möglichkeiten enthält (Abb. 102 u. 103). Die gemeinsame Anlage besteht aus den zunächst noch ganz indifferenten Keimdrüsen, die sich als längliche Wülste an der hinteren Bauchwand vorwölben und zunächst nur aus lockerem embryonalen Bindegewebe (Mesenchym) bestehen. Diese «Drüsen», die sich dann mehr und mehr auf einen zentralen Bereich des Längswulstes organbildend konzentrieren, stellen keine Drüsen im echten Sinne dar, d.h. sie produzieren keine Geschlechtszellen, wie z.B. Speicheldrüsen ihr Sekret, sondern ermöglichen nur deren Entwicklung innerhalb ihres Gewebes. Die benachbarten Gangsysteme (Urniere, Müller-Gänge usw.) übernehmen die Funktion der Ableitung bzw. Weiterentwicklung der Geschlechtszellen und differenzieren sich zu den inneren Geschlechtsorganen. Dabei werden wiederum ganz gegensätzliche Gestaltungsprinzipien erkennbar. Beim Mann dominiert ein radiäres, bei der Frau jedoch mehr ein sphärisches Formprinzip.

Männliche Geschlechtsorgane. Bei männlichen Embryonen bilden sich die Vornierenkanälchen rasch zurück. Nur der primäre Harnleiter (Wolff-Gang) bleibt eine Zeit lang erhalten, insofern er sich in den Urnierengang fortsetzt. Die Urniere gewinnt beim Mann in ihrem mittleren Abschnitt Anschluss an die benachbarte Keimdrüsenanlage und macht dabei einen Funktionswechsel durch. Urnierenkanälchen und Urnierengang werden nämlich zu den Samenwegen und differenzieren sich zum Nebenhoden sowie zum Samenleiter (Ductus deferens) aus (Abb. 102). Die Keimdrüse (Hoden, Testis) wandert durch den Leistenkanal in den Hodensack nach außen, so dass der Samenleiter beim Erwachsenen dann auch rückläufig durch den Leistenkanal zum Blasengrund ziehen muss, um die Harnröhre zu erreichen (Abb. 102 C). Die Harnröhre, die in den Penis eingeschlossen ist, wird nach der Einmündung des Samenleiters zur Harnsamenröhre. Durch die Entwicklung ausgedehnter Schwellkörper kann der Penis erigieren und bei der Kohabitation die Samenzellen in die weibliche Scheide entleeren (Abb. 102 C). Hier zeigt sich deutlich das gliedmaßenartige Radiärprinzip.

Die Verlagerung des Hodens durch den Leistenkanal nach außen in den Hodensack, die in der Regel vor der Geburt vollzogen ist (dies gilt als sog. Reifezeichen beim Neugeborenen), ist ein rätselhafter Vorgang. Bei verschiedenen Tierarten erfolgt diese Auswärtsverlagerung (Descensus testis) nur in der Brunftzeit. Bleibt beim Menschen die Verschiebung aus oder bleibt der Hoden im Leistenkanal stecken, können sich bösartige Tumoren entwickeln (Seminome). Man kann den Eindruck gewinnen, dass mit der Samenzellbildung ein gewaltiger Zellvermehrungsprozess in Gang gesetzt worden ist (bei einer Ejakulation können bis zu 3 Mio. Spermien ausgeschieden werden), der – wenn er nicht in den Befruchtungsvorgang ausläuft (d.h. gewissermaßen «erstirbt») – in einen tumorösen Wachstumsprozess umschlagen und damit entarten kann. Dabei spielt offenbar auch die Körperwärme eine Rolle. Der nach außen verlagerte Hoden bleibt in einem kühleren Milieu als der in der Bauchhöhle verbleibende Hoden. Doch sind diese Zusammenhänge heute noch weitgehend ungeklärt.

Weibliche Geschlechtsorgane. Bei weiblichen Embryonen bilden sich Vorniere und Urniere bis auf funktionslose Kanälchenrudimente vollständig zurück. Statt dessen entstehen hier aus den neben den Urnieren gelegenen, mit der Bauchhöhle in Verbindung stehenden beiden Geschlechtsgängen (Müller-Gänge) die Eileiter und durch Verschmelzung in deren unteren Abschnitten die Gebärmutter (Uterus; Abb. 103 B). Interessanterweise werden diese Gänge beim männlichen Geschlecht ebenfalls angelegt, bilden sich aber später bis auf einen kleinen, in die Vorsteherdrüse (Prostata) eingeschlossenen Kanal (Utriculus prostaticus) und andere kleine Gangrudimente vollständig zurück.

Wir stehen hier also vor der bemerkenswerten Tatsache, dass die Ausgangssituation für die embryonale Entwicklung der Fortpflanzungsorgane bei beiden Geschlechtern gleich ist und dass die Spezialisierung von einem beiden Geschlechtern gemeinsamen Indifferenzzustand ausgeht. Weder die Keimdrüsen (Gonaden) noch die inneren und äußeren Geschlechtsorgane weisen von vorne herein eine Differenzierung auf. Diese ergibt sich vielmehr erst im weiteren Verlauf der Embryonalentwicklung. Daraus versteht man auch die zahlreichen Fälle von Zwischenformen (sog. Intersexe), die in der einen oder anderen Richtung die Differenzierung nicht zu Ende führen.

Auch bei weiblichen Embryonen machen die Keimdrüsen eine Abwärtswanderung durch, die allerdings nicht wie beim Mann bis nach außen, sondern nur bis zum kleinen Becken geht (Abb. 103 B). Die Eierstöcke bleiben also in der schützenden und wärmenden Umhüllung der Bauchhöhle liegen, so dass auch der Eileiter, der sich mit einer weit ausholenden («liebevollen») Geste um das Ovar herumlegt, keinen großen Umweg (etwa durch den Leistenkanal) zu machen braucht, um zur Gebärmutter zu gelangen. Der Uterus wird zu einem Hohlorgan, dessen Schleimhaut sich in rhythmischen Abständen (Menstruationszyklus) auf die Aufnahme eines Keimes vorbereitet, d.h. als Keimbett dienen kann. Hier ist also im Organismus ein «Freiraum» geschaffen worden, der über den relativ langen Zeitraum von rund 280 Tagen (10 Mondmonate) einem fremden Organismus die ersten Entwick-

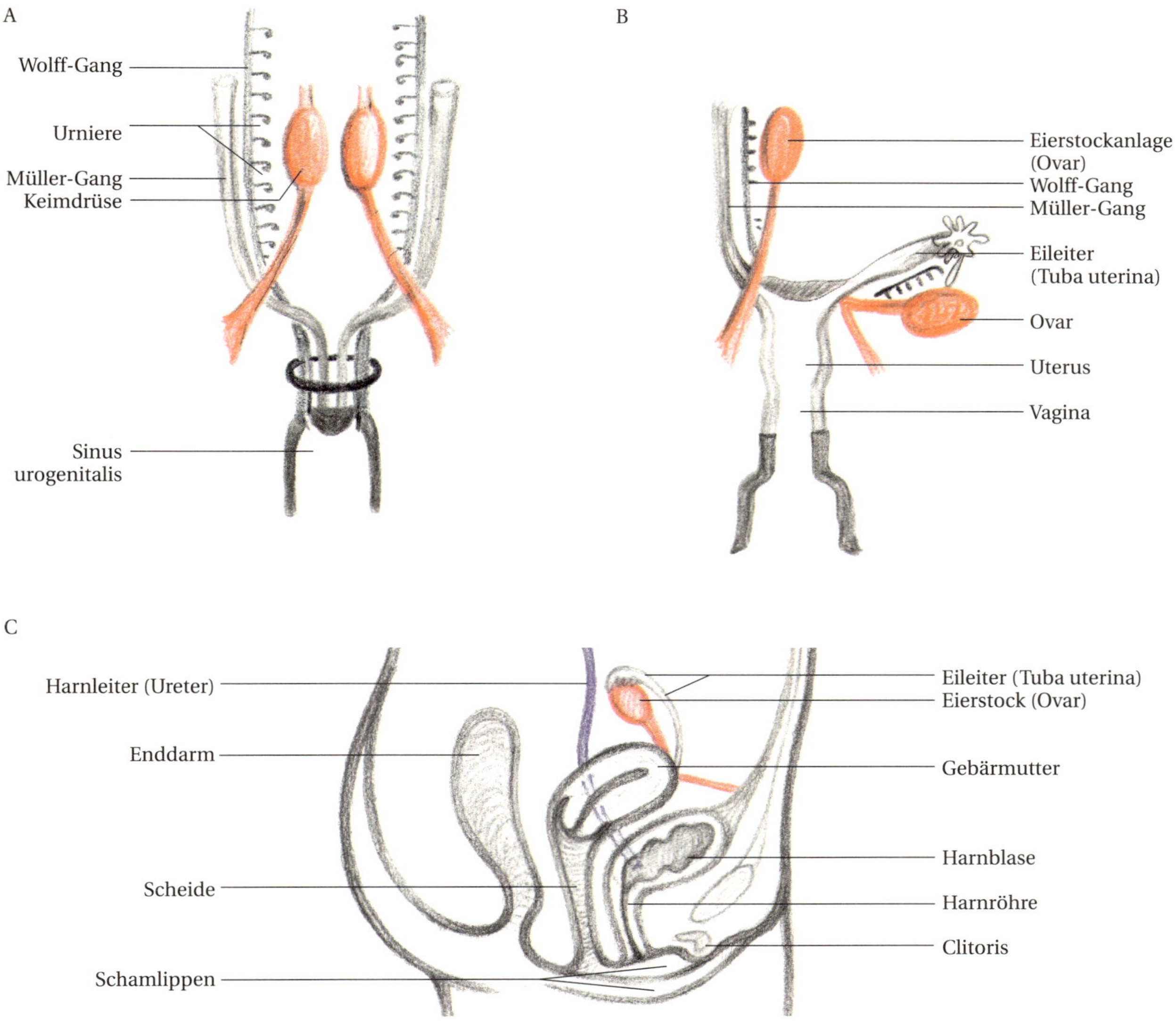

Abb. 103. ***Entwicklung der weiblichen Geschlechtsorgane.*** *Ausgehend von einem Indifferenzzustand (A) wird die Keimdrüsenanlage hier zum Eierstock, der aber bei seiner Abwärtswanderung nur bis zum kleinen Becken kommt (B). Die Urnierenanlage bildet sich zurück. Die beiden Müller-Gänge verschmelzen im unteren Bereich und bilden die Gebärmutter (Uterus) sowie die Eileiter (Tuben). Bei der Frau bleiben daher Harn-und Geschlechtswege getrennt (C).*

lungsschritte ins irdische Dasein ermöglicht. Hier wird in besonders eindrucksvoller Weise deutlich, dass der Organismus im Bereich der Geschlechtsorgane einen Raum schafft, in dem nicht das, was er für sich selbst braucht, die Lebensprozesse bestimmt, sondern das Andere, Zukünftige, das «Über-die-eigene-Art-Hinausgehende». Es ist das «Sich-Leer-Machen» für ein anderes Wesen, das die Prozesse in diesem Bereich bestimmt. Das gilt insbesondere auch für Keimdrüsen und die in ihnen zur Entwicklung kommenden Keimzellen.

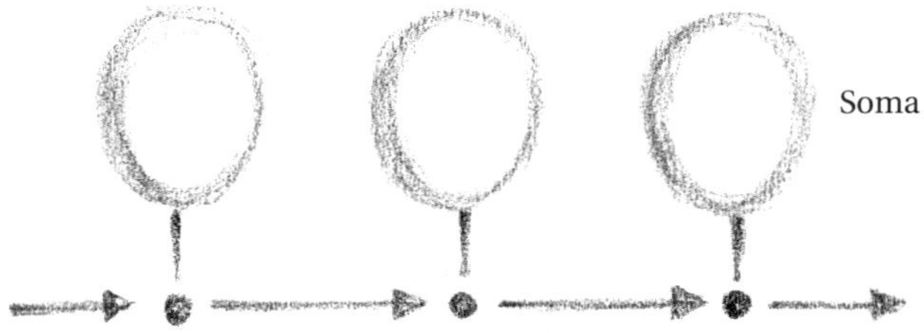

Abb. 104. ***Schema der Keimbahn.*** *Das Keimplasma (Idioplasma) wird von Generation zu Generation weitergegeben, während der daraus hervorgehende Körper (Soma) am Lebensende abstirbt.*

Entwicklung der Keimdrüsen

Hier stoßen wir auf ein elementares Geheimnis der gesamten Fortpflanzungsbiologie. Die undifferenzierten Urgeschlechtszellen wandern nämlich von außen in das Keimdrüsenblastem ein, wo sie dann später ihre Entwicklung zu den männlichen und weiblichen Geschlechtszellen (Spermien, Oozyten) durchmachen. Die Keimdrüsen liefern damit nur den Raum, in dem diese Differenzierung vonstatten gehen kann. Die Zellen selbst stammen von Zellen der frühesten Stadien der Embryonalentwicklung ab, und zwar von Furchungszellen der frühen Morula. Schon nach den ersten Furchungsteilungen (s. S. 57) bleiben Zellen in der Entwicklung zurück und machen die übrigen Entwicklungsschritte zum Embryo nicht mit. Sie werden zu den Vorläufern der Urgeschlechtszellen, die später dann, wenn sich ein Embryonalkörper gebildet hat, über den Haftstiel (also von außen) an der hinteren Bauchwand entlang zur Keimdrüsenanlage wandern, – ein Vorgang, den man als **Keimbahn** bezeichnet (Abb. 104).

In der Keimdrüse liegen die Urgeschlechtszellen zunächst im Oberflächenepithel (ein modifiziertes Bauchfell) und werden von dort aus ins Innere verlagert, wo sie ihre weitere Ausreifung erfahren (Abb. 105). Dabei werden sie von den Epithelzellen umhüllt und stoffwechselmäßig erhalten. Die Ausreifung ist nämlich ein Spezialisierungsprozess, bei dem die Lebensfähigkeit der Geschlechtszellen (Gameten) mehr und mehr verloren geht. Die umgebenden Epithelzellen erfüllen sozusagen «Hebammenfunktionen». Sie sorgen nicht nur für die notwendigen Verlagerungen innerhalb der Keimdrüse, sondern ernähren und unterstützen diese Zellen, die – wie oben beschrieben (s. S. 52) – mehr und mehr eine extrem einseitige Differenzierungsrichtung einschlagen und dadurch fast abzusterben drohen. Verlieren doch die männlichen Gameten auf dem Wege zum Spermium nicht nur die Hälfte des Chromosomensatzes, sondern auch den größten Teil des Zytoplasmas mit seinen Organellen, während umgekehrt die weiblichen Gameten an der einseitigen Vermehrung ihres Zytoplasmas fast zu ersticken drohen. Es wurde oben geschildert, wie gerade durch diese Vereinseitigung und «Entvitalisierung» sowie die bei der Befruchtung einsetzende Wiederzusammenführung der «Fragmente» die Voraussetzung für eine neue Ganzheit, d.h. einen neuen Organismus, geschaffen wird. Dieser aber braucht seinen eigenen, vom Mutterorganismus möglichst unabhängigen Lebensraum.

Bei weiblichen Embryonen wandern die Urgeschlechtszellen über das Oberflächenepithel (Keimepithel) in das embryonale Bindegewebe (Stroma) der Keimdrüse ein und bilden dort zusammen mit den Epithelzellen kugelartige Zellhaufen (Primordialfollikel), die jeweils eine Urgeschlechtszelle in ihrer Mitte beherbergen (Abb. 105 B). Dies ist wiederum die Signatur des sphärischen Formprinzipes. Auch bei der weiteren Entwicklung der Eizelle bleibt diese Hülle der Epithelzellen (Follikelepithelzellen, Corona radiata) erhalten und bildet bis zur Ovulation und Befruchtung die schützende und ernährende Sphäre um die schließlich fast absterbende Eizelle.

Bei der männlichen Keimdrüse ergibt sich ein ganz anderes Bild. Auch hier wandern die Urgeschlechtszellen über die Keimbahn bis zur Keimdrüsenanlage, wo sie zunächst im Oberflächenepithel (Keimepithel) liegen bleiben. Von hier sprossen aber dann radiäre Schläuche ins Innere der Drüse, die die Urgeschlechtszellen mitnehmen und zu den Samenkanälchen werden, in deren Wandung später dann die wei-

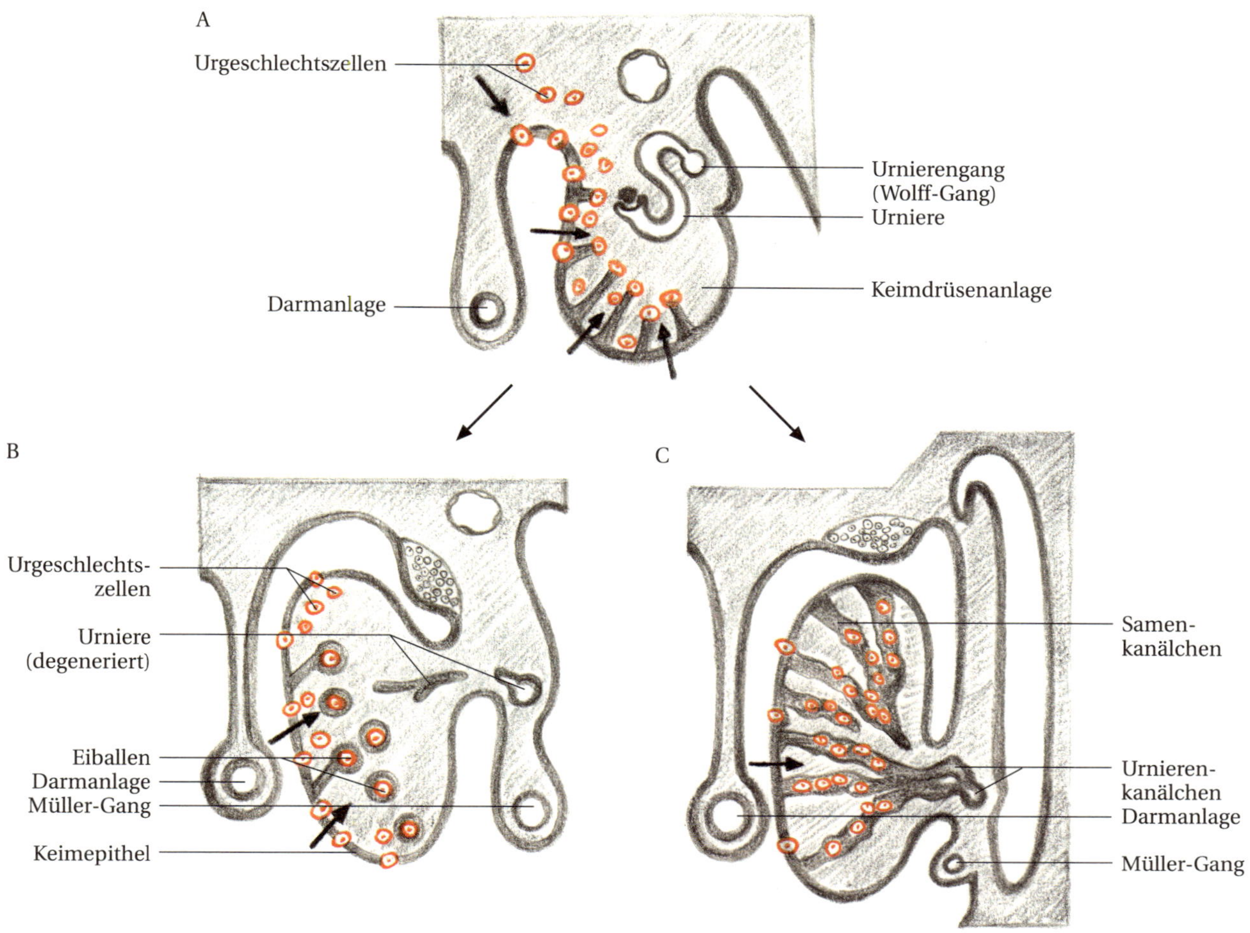

Abb. 105. ***Embryonalentwicklung der Keimdrüsen aus einer indifferenten Anlage.***
A = In die Keimdrüsenanlage wandern die Urgeschlechtszellen auf dem Wege der Keimbahn ein (Pfeil);
B = Bei der weiblichen Keimdrüse bleiben die Urgeschlechtszellen, die sich vom Keimepithel ins Innere der Anlage verlagert haben (Pfeile), in der Rindenzone liegen. Die miteingewanderten Keimepithelzellen werden zu den Follikelepithelzellen der Eizellen (Eiballen, Primordialfollikel; sphärisches Strukturprinzip);
C = Bei der männlichen Keimdrüse bilden sich Zellstränge (radiäres Strukturprinzip), die zu den Samenkanälchen werden und die Urgeschlechtszellen beherbergen. Diese Stränge bekommen Anschluss an die Urnierenkanälchen, die sich zu den ableitenden Samenwegen differenzieren.

tere Differenzierung der Samenzellen (Spermien) erfolgt (Abb. 105 C). Da die Samenzellstränge, die radiär in das Stroma hineingewachsen sind, innen als blinde Gänge enden, müssen sie Anschluss an ein ableitendes Kanälchensystem gewinnen, das der Organismus aus dem Urnierensystem rekrutiert. Die Urnierenkanälchen und der Wolff-Gang werden zum Nebenhoden und Samenleiter (Ductus deferens), der die Samenzellen dann über die Harnröhre und den gleichfalls radiär gestalteten Penis nach außen befördern kann.

Äußere Geschlechtsorgane. Auch bei der Entwicklung der äußeren Geschlechtsorgane kann man dieselben polaren Gestaltungsprinzipien, nämlich das radiäre und das sphärische Prinzip wiederfinden. Wiederum ist die Ausgangssituation bei beiden Geschlechtern dieselbe. Am Anfang bilden sich im Genitalbereich zwei Geschlechtswülste, zwei Ge-

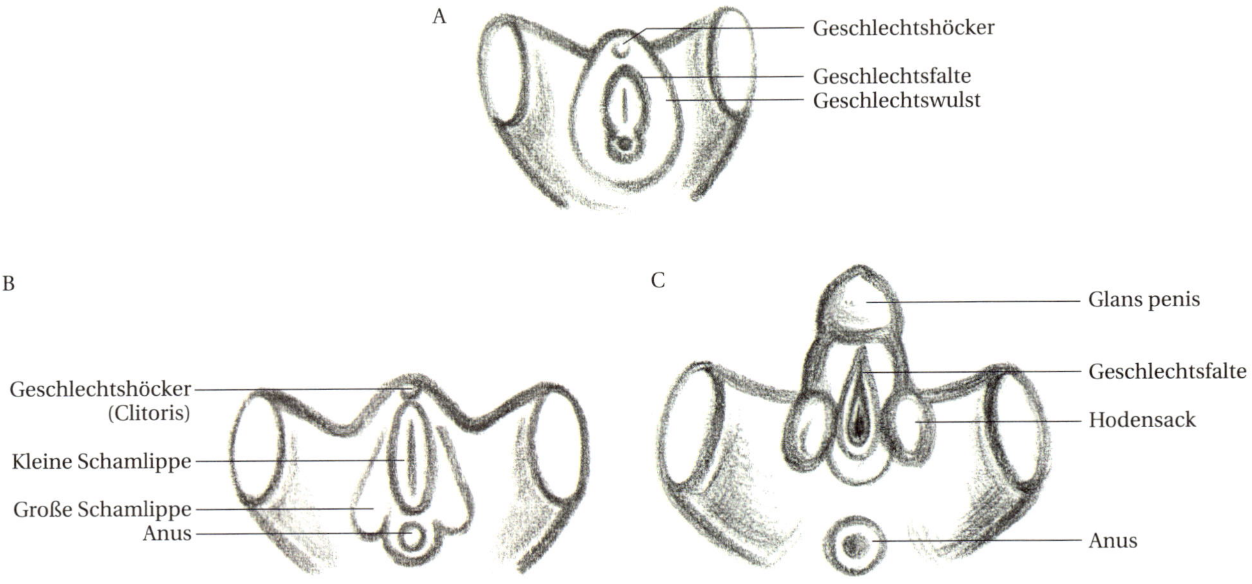

Abb. 106. ***Entwicklung der äußeren Geschlechtsorgane.*** *A = Entwicklung der äußeren Geschlechtsorgane aus einer gemeinsamen indifferenten Anlage, die aus einem unpaaren Geschlechtshöcker und jeweils zwei Geschlechtsfalten und Geschlechtswülsten besteht;*
B = Weibliche Geschlechtsorgane. Die Falten und Wülste werden zu den Schamlippen, der Höcker zur Clitoris;
C = Männliche Geschlechtsorgane. Die Geschlechtsfalten wachsen zusammen und bilden mit dem Geschlechtshöcker zusammen den Penis, während die Wülste zum Hodensack werden.

schlechtsfalten und ein Geschlechtshöcker (Abb. 106). Bei der Frau werden die Geschlechtsfalten und -wülste zu den kleinen und großen Schamlippen und der Höcker zur Clitoris differenziert. Beim Mann wachsen die Geschlechtsfalten zusammen und bilden mit dem sich radiär stark verlängernden Geschlechtshöcker den Penis, während die Geschlechtswülste den Hodensack bilden, der den durch den Leistenkanal abwärts wandernden Hoden aufnehmen kann. Das bei männlichen Feten so stark progrediente, zur Phallusbildung führende Wachstum, wird bei den weiblichen zurückgehalten. Dort bleibt der ursprüngliche Zustand länger erhalten, so dass diese Organe im Zusammenhang mit der Ausbildung eines entsprechenden Hohlorgans, der weiblichen Scheide (Vagina), der Aufnahme des Spermas in den vom Mutterorganismus ausgesparten («heiligen») Bezirk und damit der Entwicklung eines neuen menschlichen Wesens dienen können.

Organe des rhythmischen Systems

Blut und Kreislauforgane

1. Funktionelle Dreigliederung des Kreislaufsystems

Der mittlere Bereich des dreigliedrigen Organismus (rhythmisches System, «Brustmensch») hat ausgleichende, vermittelnde und harmonisierende Funktionen zwischen dem oberen (Nervensystem) und unteren Bereich (Stoffwechselsystem). Er zeichnet sich durch eine rhythmische oder periodische Arbeitsweise aus, wie sie vor allem im Herz- und Atemrhythmus zum Ausdruck kommt. Das rhythmische System gliedert sich in zwei große Funktionsgruppen, nämlich das Atmungssystem, das mehr nach oben (kopfwärts), und das Blut-Kreislaufsystem, das mehr nach unten (zum Stoffwechselsystem hin) orientiert ist. Das Kreislaufsystem ist auch in sich wieder dreigegliedert. Es besteht aus: 1. dem Blut, das sich in ständiger Bewegung befindet und mit allen Organen einen lebendigen Stoffaustausch unterhält; 2. dem Gefäßsystem, das dem strömenden Blut gewissermaßen einen festen Halt bietet, aber auch anpassungsfähig und beweglich ist, und 3. dem Herzen als dem ordnenden Zentrum in der Mitte des ganzen Systems (Tab. 15).

Herz	Oberes	Formpol (Struktur, Ordnung, Sinnesfunktion)
Gefäße (Arterien, Venen)	Mittleres	Rhythmus Ausgleich
Blut	Unteres	Stoffpol (Stoffaustausch)

Tab. 15. Dreigliederung des Kreislaufsystems

Die **Gefäße** besitzen einen Drei-Schichtenbau. Die innerste Lamelle (Intima) wird von einer einschichtigen, äußerst dünnen Zellschicht (Endothel) ausgekleidet, die mit dem strömenden Blut Kontakt hat und die Austauschvorgänge zwischen Blut und Gewebe regelt (Abb. 107). Die mittlere Schicht (Media) besteht aus glatter Muskulatur und bestimmt durch ihren jeweiligen Kontraktionszustand die Gefäßweite und damit die Durchströmungsverhältnisse in den Organen. Die Pulswelle pflanzt sich über die Muskelwand fort. Auch der Blutdruck ist wesentlich vom Kontraktionszustand der Media bestimmter Gefäßstrecken (vor allem der Arteriolen) abhängig. Durch die äußere Schicht (Adventitia), die hauptsächlich aus Bindegewebe besteht und besonders bei den Venen gut ausgebildet ist, wird das Gefäßsystem in seine Umgebung eingebaut (Abb. 107).

Kreislaufsystem. Das Blut strömt vom Herzen durch muskelkräftige Gefäße (Arterien) in die Peripherie zu den Organen, wo sich ein Netz feinster Gefäße (Haargefäße oder Kapillaren) ausbildet. Die große Oberfläche der Kapillarnetze innerhalb der Organe ermöglicht einen intensiven Stoffaustausch. Im Herzen, das embryonal aus einem Gefäßrohr hervorgegangen ist, werden die Blutströme geordnet und neu verteilt, so dass sich letztlich drei große Kreislaufgebiete ergeben (Abb. 108). Der Körperkreislauf versorgt die inneren Organe und Gliedmaßen, also vor allem das Stoffwechselsystem. Der Hauptzufluss erfolgt über die Aorta aus dem linken Herzen. Der Blutrückfluss geht über die untere Hohlvene (V. cava inf.) in den rechten Vorhof. Der Gehirnkreislauf versorgt den Kopf, d.h. Gehirn und Sinnesorgane, hauptsächlich über die großen Halsschlagadern (A. carotis ext. und int., A. vertebralis). Der Rückfluss erfolgt über die Jugularvenen des Halses (V. jugularis int.) zur oberen Hohlvene

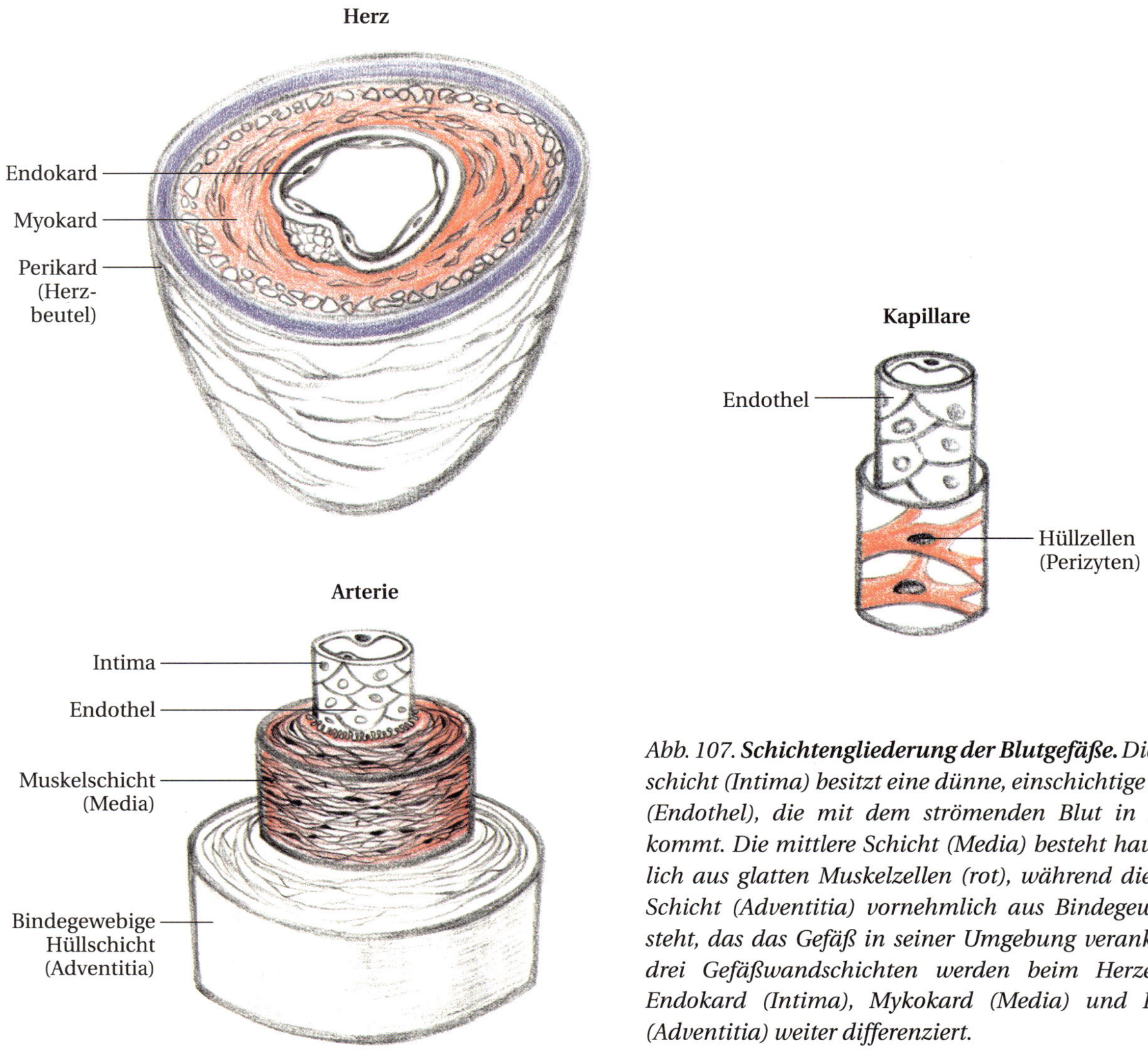

Abb. 107. ***Schichtengliederung der Blutgefäße.*** *Die Innenschicht (Intima) besitzt eine dünne, einschichtige Zelllage (Endothel), die mit dem strömenden Blut in Kontakt kommt. Die mittlere Schicht (Media) besteht hauptsächlich aus glatten Muskelzellen (rot), während die äußere Schicht (Adventitia) vornehmlich aus Bindegewebe besteht, das das Gefäß in seiner Umgebung verankert. Die drei Gefäßwandschichten werden beim Herzen zum Endokard (Intima), Mykokard (Media) und Perikard (Adventitia) weiter differenziert.*

(V. cava sup.), d.h. ebenfalls zum rechten Vorhof des Herzens. Körper- und Kopfkreislauf sind mehr oder weniger vertikal, der Lungenkreislauf (auch kleiner Kreislauf genannt) dagegen horizontal orientiert. In den Lungenkreislauf ist das rechte Herz eingeschaltet, aus dem die Lungenarterie (Truncus pulmonalis) entspringt. Die Lungenvenen münden dann in den linken Vorhof ein (Abb. 108).

Diese funktionelle Gliederung des Kreislaufsystems spiegelt eindrucksvoll die Dreigliederung des Gesamtorganismus wider. Im Körperkreislauf (unterer Bereich) bestimmen die Stoffwechselvorgänge der Organe das Zirkulationsgeschehen. Die Kapillaren sind häufig durchlöchert (fenestriert) oder durch breite Spalten zwischen den Endothelzellen durchlässig, so dass ein ausgiebiger Stoffaustausch zwischen Gefäßen und Organgeweben stattfinden kann (Abb. 109 B u. C).

Im Gehirn dagegen (oberer Bereich) sind die Kapillaren nicht durchlässig. Die Gefäßwand wird gegenüber dem empfindlichen Nervengewebe abgedichtet (Abb. 109 A). Der Stoffaustausch mit den Nervenzellen erfolgt über nichtnervöse Spezialzellen (Gliazellen), so dass im Gehirn kein flüssigkeitsgefülltes Zwischengewebe («Interstitium») wie in den übrigen Organen des Körpers existiert. Nur dadurch, dass das Gehirn von der direkten Einwirkung der «Blutprozesse» und einem eventuellen «Durchschlagen» der Stoffwechselprozesse geschützt ist, kann es die hohe Sensibilität für die nervösen Erregungsprozesse aufrechterhalten.

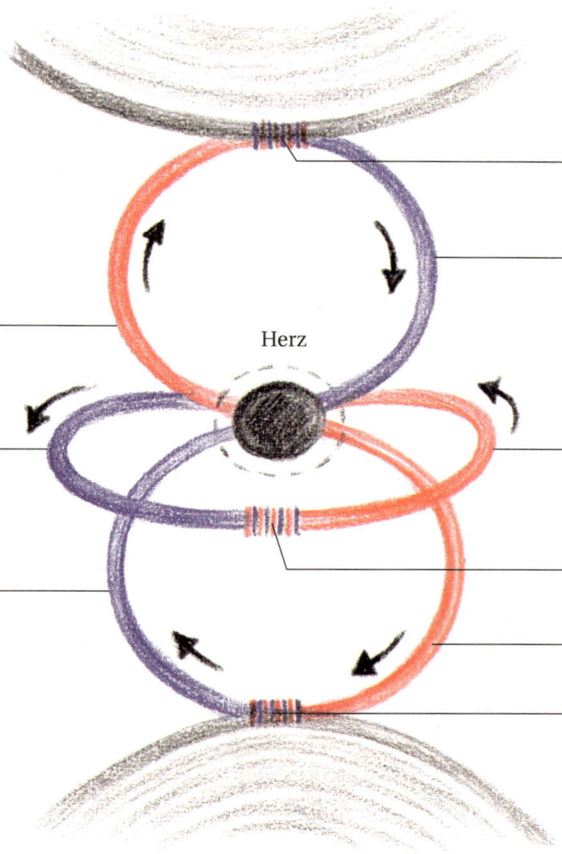

Abb. 108. ***Dreigliederung des Kreislaufsystems.*** *Zwischen Stoffeswelt (unterer Bereich) und Geistwelt (Nerven-Sinnessystem, oberer Bereich) ist das Kreislaufsystem ausgleichend und harmonisierend eingeschaltet. Das Herz bildet das Zentralorgan des Kreislaufsystems.*

Es braucht gewissermaßen «Ruhe», um dem Bewusstsein als «Spiegel» für die vielfältigen Sinnes- und Informationsprozesse dienen zu können.

Dazwischen steht dann der Lungenkreislauf, der dem Gaswechsel dient und durch O_2-Aufnahme, bzw. CO_2-Abgabe den Stoffwechsel unterhält. Einatmung und Ausatmung haben aber auch noch eine Bewusstseinskomponente und bedeuten in gewisser Hinsicht immer auch ein wenig Aufwachen bzw. Einschlafen. Der Tod ist letztlich ein großes Ausatmen, ein körperliches Einschlafen und geistiges Aufwachen.

So herrscht also zwischen dem «oberen» und «unteren» Kreislauf (zwischen Kopf- und Körperkreislauf) bis in die Feinstruktur der Gefäße hinein eine Polarität, in die der Lungenkreislauf mit den Atmungsprozessen harmonisierend und ausgleichend eingeschaltet ist (Abb. 108). Prozessual bestehen zwischen «oberem» und «unterem» Kreislauf die denkbar größten Gegensätze.

In früheren Zeiten wurde der Mensch häufig als Abbild der Welt, als mikrokosmisches Spiegelbild des Makrokosmos, angesehen, wobei man die inneren Organe mit den Planeten in Beziehung brachte. Wenn die Außenwelt auf unser Sinnes-Nervensystem einwirkt, «erlebt» das Blut, sozusagen von außen, die im makrokosmischen Bereich lebenden Kräfte. Wenn das Blut durch die Organe strömt, erlebt es, sozusagen von innen, die Welt der mikrokosmischen Kräfte. Die «Bluttafel», wie Steiner das einmal formuliert hat (65), wird einmal von außen, einmal von innen «beschrieben». Im Herzen treffen diese Strömungen zusammen. Im Herzen ändern diese Strömungen ihre Richtung von außen nach innen – von innen nach außen. Das Herz ist der Umkehrpunkt zwischen «oberem» und «unterem» Kreislauf, zwischen außen und innen, zwischen Welt und Ich. Das Herz ist daher das Zentrum des Kreislaufs, der dynamische Mittelpunkt des ganzen Systems, ja der Individualität.

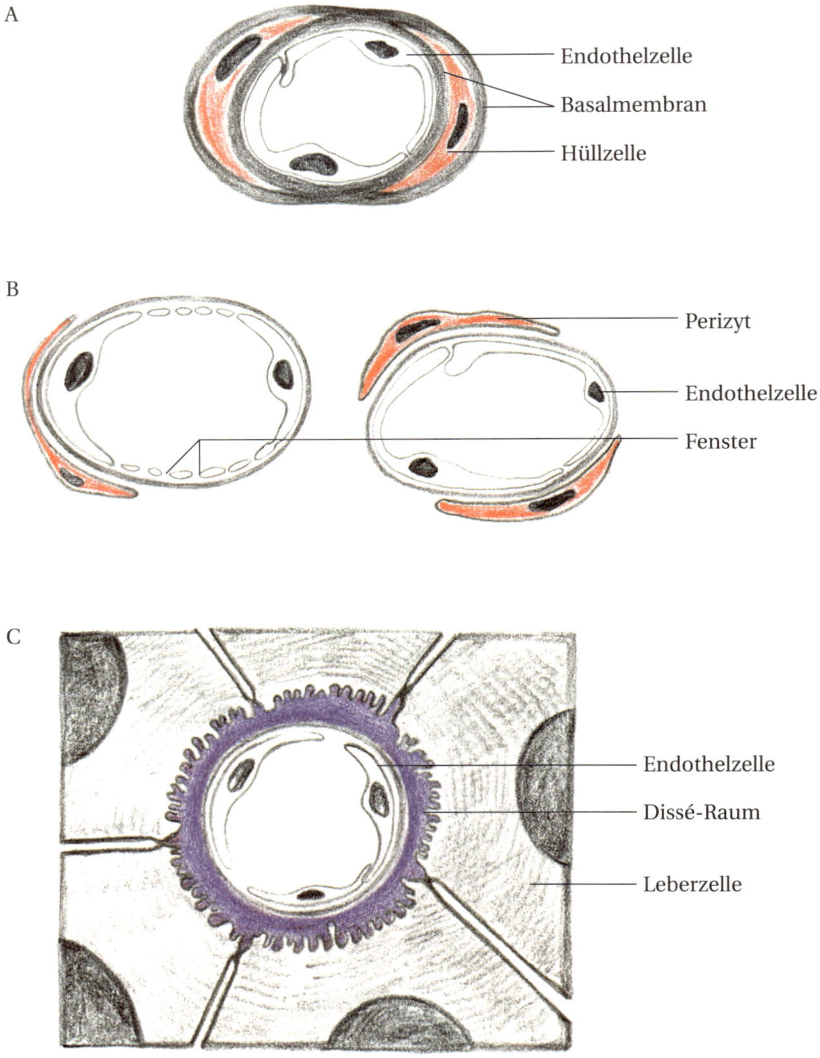

*Abb. 109. **Verschiedene Kapillarformen.***
A = Gehirnkapillaren. Die Gefäßwand wird sorgfältig abgedichtet und zwar sowohl durch Zellen als auch durch eine mehrschichtige Basalmembran. Die Endothelzellen bilden die Blut-Hirnschranke;
B = Organkapillaren. Diese können entweder offen sein und Fenster (Fenestrationen) besitzen oder einen geschlossenen Zellbelag aufweisen;
C = Leberkapillaren (Sinusoide). Diese Gefäße sind breit offen, so dass das Blutplasma in den umgebenden Dissé-Raum übertreten kann.

Lymphgefäßsystem und Flüssigkeitssystem des Körpers

Der Quell des Blutes liegt im Knochenmark, der Quell der Lymphflüssigkeit dagegen im Gewebe selbst. Die interstitielle Flüssigkeit sammelt sich in den Lymphgefäßen, die innerhalb der Organe oder im Bindegewebe beginnen und sich zu größeren Gefäßen zusammenschließen. Der größte Teil der Lymphflüssigkeit sammelt sich dann im Brustmilchgang (Ductus thoracicus), der am Hals im linken Venenwinkel in die große Schlüsselbeinvene (V. subclavia) mündet (Abb. 89). Das Lymphgefäßsystem ist damit an den venösen Kreislauf angeschlossen. Die interstitielle Flüssigkeit stammt letztlich aus dem Blut oder aus dem Gewebe selbst. Da sie wieder in das venöse Blut zurückgeführt wird, ist die Lymphzirkulation eigentlich nur dem Blutkreislauf beigeordnet und als Ganzes «unvollständig». Es ist ein Teil des Immunsystems. Durch die überall eingelagerten Lymphknoten wird die zirkulierende Lymphe ständig kontrolliert und «gereinigt», um das Blut vor Fremdelementen zu schützen. Im Lymphsystem wirken mächtige Lebenskräfte, die noch aus einer archaischen Zeit stammen und das Blut, das das wichtigste Organ der «Ich-Organisation» des Menschen darstellt (65), vor dem Eindringen «unsauberer» Elemente bewahren (Abb. 89). Die Lymphe ist damit eine Art Vorstufe des Blutes, die noch nicht die Höhe erreicht hat, die das rascher zirkulierende und wärmere Blut besitzt. Die Lymphgefäße zeigen zwar auch rhythmische Pulsationen, diese sind aber langsamer und unregelmäßiger als die der Blutgefäße und fehlen oft ganz. Die Zirkulationsverhältnisse der Lymphe sind in jedem Organ verschieden und vielfach noch gar nicht genügend erforscht. Die Zugehörigkeit zum Immunsystem offenbart nur eine Seite dieses rätselhaften Systems.

Die andere Seite betrifft die Beziehungen zum Flüssigkeitssystem des Körpers. Alle Zellen sind ja gewissermaßen von einem Flüssigkeitsmantel umgeben, der letztlich vom Lymphsystem drainiert wird. Das Flüssigkeitsvolumen des Körpers beträgt beim Kind noch 25% des Körpergewichtes, was gegenüber dem Blutplasmavolumen (5%) sehr viel ist. Beim Erwachsenen umfasst es immer noch 15–20% (bei Fettleibigen weniger, bei Schlanken mehr, da Fettgewebe nur wenig Wasser speichert). Die in den Zellen vorhandene (intrazelluläre) Flüssigkeit (etwa 40% des Körpergewichtes) ist relativ konstant, während die zwischenzellige (interzelluläre) Flüssigkeit in Abhängigkeit von den jeweiligen funktionellen Prozessen innerhalb der Organe variiert. Die Zellen sind sehr proteinreich und enthalten viel Kalium, die Zwischengewebsflüssigkeit ist dagegen proteinarm und natriumreich. Die ersten Lebewesen entstanden im salzreichen, eiweißarmen Meer. Bei der Höherentwicklung haben sich die Organismen aus der marinen Umwelt herausgelöst, aber sozusagen das «Meerwasser» als inneres Milieu in den Körper hereingenommen. Die eiweißreichen Zellen müssen jetzt durch energieverbrauchende Pumpen das Eindringen von salzreicher Flüssigkeit (vor allem Natrium) aus dem Zwischengewebe verhindern. Wenn diese Pumpen aufhören zu arbeiten, dringt Natrium und Wasser in die Zellen ein, bringt sie zum Quellen und damit zum Absterben. Die Lebensfähigkeit der Zellen und Organe hängt damit entscheidend von der Konstanz der Ionen und Salze in der Zwischengewebsflüssigkeit ab. Da alle Stoffaustauschvorgänge vom Blut zu den Organen durch diesen Flüssigkeitsraum gehen müssen, liegt hier der eigentliche lebensspendende und lebenserhaltende Bereich des Körpers. Dasjenige Organ, das eine «Versalzung» dieses Bereiches verhindern, d.h. vor allem die Natrium-Konzentration konstant halten kann, ist die Niere. Sie beobachtet sozusagen mit «wachem Auge» alle Stoffbewegungen in diesem Flüssigkeitsraum und reguliert, vor allem durch eine vermehrte bzw. verminderte Natriumausscheidung, die Lebensströme in diesem Bereich.

Da die Lymphgefäße im flüssigkeitsgefüllten Zwischengewebe beginnen und dann im Venensystem enden, stellen sie ein Bindeglied zwischen Blut und Organwelt dar. Man muss sich vorstellen, dass, da die Stoffaustauschvorgänge zwischen Blut und Organen (mit Ausnahme des Nervensystems) immer über diesen Zwischengewebsraum (d.h. das interstitielle Gewebe) gehen, müssen die eigentlichen Lebensströmungen in diesem Flüssigkeitsraum vor sich gehen. Diese Kräfteströmungen werden dann sozusagen in den Lymphbahnen manifest und erkennbar. Über die Lymphe wird der interstitielle Bindegewebsraum drainiert. Indem sich die Organprozesse auf die Flüssigkeitsbewegungen in diesem Raum auswirken, wirken sie sich letztlich auch auf den ganzen Organismus aus. Der «Flüssigkeitsmensch» hat seine eigene Dynamik, über die aber heute noch relativ wenig bekannt ist.

2.
Blut und Knochenmark

Das Blut kann als ein verflüssigtes Organsystem angesehen werden, das durch die Blutgefäße seine Form erhält. Die Anordnung der Gefäße ermöglicht es, dass das Blut im oberen Menschen mit den durch die Sinne vermittelten Eindrücken, im unteren mit den durch die inneren Organe hervorgerufenen Einflüssen und im mittleren mit den durch die Atmung zustande gekommenen Wirkungen in Berührung kommt. Das Blut hat die erstaunliche Fähigkeit trotz dieser äußerst verschiedenen Einflüsse seine Zusammensetzung und Struktur konstant zu halten und alle Einseitigkeiten rasch wieder ins Gleichgewicht zu bringen. Es ist das Harmonisierungsorgan schlechthin.

Knochenmark. Der Quell des Blutes liegt im Knochenmark. Es ist ein Urphänomen allergrößter Bedeutung, das immer wieder zu tiefem Staunen anregen kann, dass das Blut im Inneren der «finsteren Knochenhöhlen», d.h. im Markgewebe der Spongiosa der langen Röhrenknochen, der Wirbelkörper, der Rippen, des Brustbeins usw. gebildet wird. Die Compacta des Knochens geht mit der Muskulatur eine

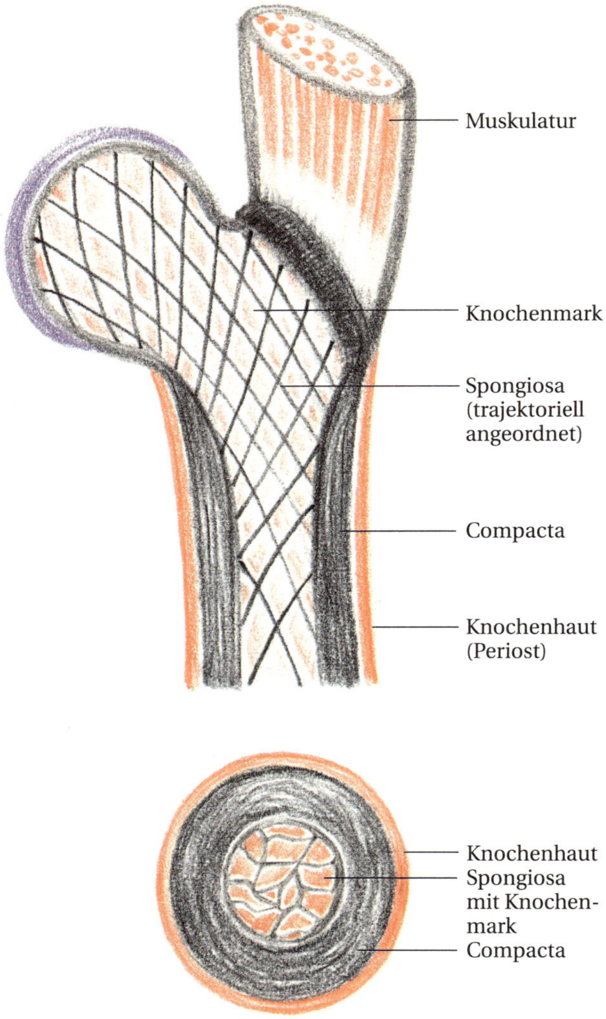

Abb. 110. ***Oberschenkelkopf als Beispiel für die Lokalisation des Knochenmarks.*** *Funktionelle Beziehungen zwischen Spongiosa und blutbildendem Knochenmark auf der einen Seite und Compacta und Muskulatur auf der anderen Seite.*

funktionelle Verbindung ein und ermöglicht über die Gelenke die Bewegungen der Gliedmaßen im dreidimensionalen Raum. Durch ihre kompakte Struktur und die Anordnung der Muskelzüge kann das Prinzip der Zuggurtung zur Geltung kommen und der Knochenbau insgesamt relativ grazil bleiben. Die Compacta wird von außen (desmal), – d.h. direkt von der periostalen Bindegewebshülle aus – dem Spongiosakern aufgelagert, so dass man – trotz der radiären Grundstruktur – von einer zirkulären Bildungstendenz sprechen kann (Compacta-«Mantel»). Durch das Zusammenwirken mit der Muskulatur, die sich ja im Bewegungsspiel eigentlich immer von der Erde lösen will, d.h. aus dem dreidimensionalen Raum befreien will, bzw. den Raum überwinden will, um das Individuelle, Persönliche und bewegungsmäßig Neue verwirklichen zu können, öffnet sich die Compacta, obwohl radiäre Knochen bildend, den kosmischen Kräften innerhalb des Irdischen.

Demgegenüber ist der von innen (enchondral) gebildete Spongiosateil des Röhrenknochens für die vom Erdmittelpunkt ausgehenden, radiären Kräfte ganz offen. Die Knochenbildung vollzieht sich in radiärer Richtung. Die Knochenbälkchen ordnen sich entsprechend den aktuellen Spannungslinien (Trajektorien) an. Der Spongiosaknochen ist daher voll und ganz funktionsgerecht strukturiert, so wie es die Statik im Schwerefeld der Erde erfordert. Hier gibt es keine Muskulatur, die als Antischwerkraft wirken und die Wirkungen der irdischen (tellurischen) Kräfte wieder aufheben könnte. Hier gibt es aber in den Zwischenräumen der Spongiosabälkchen ein aus dem embryonalen Bindegewebe (Mesenchym) hervorgegangenes, juveniles, wachstumsaktives Gewebe, das von höchster Potenz ist und das Blut bildet, nämlich das Knochenmark. Dieselben Zellen (Mesenchymzellen, bzw. Retikulumzellen), die auf der einen Seite unter dem Einfluss der Erdkräfte Knochengewebe bilden können, differenzieren sich auf der anderen Seite zu Blutzellen und bilden insgesamt das Blutorgan, das sich in der Zirkulation den irdischen Kräften wieder entzieht (Abb. 110).

Betrachtet man an dieser Stelle die Kopfbildung, so wird deutlich, dass die beiden Elementarprozesse auch am Kopf erkennbar sind. Das Schädeldach wird von außen gebildet (desmal) und tendiert zur Kugelform. Prozessual liegt hier etwas Ähnliches vor wie bei der Compactabildung der Gliedmaßenknochen. In der Knochencompacta herrscht gewissermaßen eine «Säulentendenz», die im Kopfbereich zur Kugeltendenz wird. Das, was in den Bewegungen lebt, die Kraft oder Stärke, erscheint im Kopfbereich metamorphosiert als Gedanken. Der Gesichtsschädel zeigt dagegen ansatzweise radiäre Bildungstendenzen (Kinnbildung, Nase usw.). Er weicht von der Kugelform ab und entsteht mehr von innen heraus, der Spongiosa vergleichbar. Hier wird die Individualität erkennbar. In der Spongiosa des Knochens, die sich ganz den irdischen Kräften öffnet, liegt die Quelle des Blutes und

A

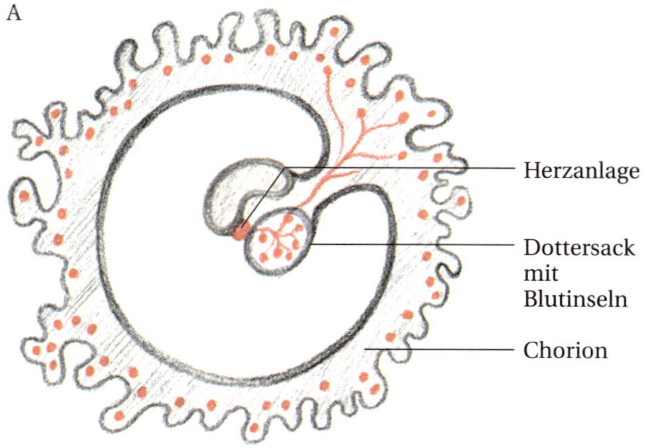

B

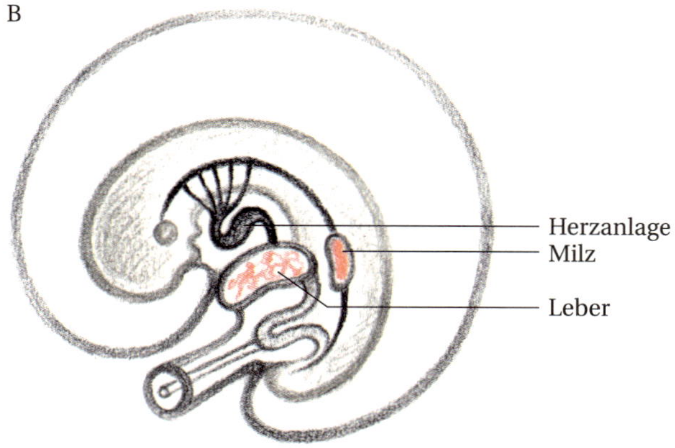

Abb. 111. ***Die drei großen Stufen der Blut- und Gefäßentwicklung.***
A = ***Extraembryonale Phase.*** *Von der 3. Woche an treten auf dem Dottersack und im Chorion überall Blutinseln und Gefäße auf, die sich zu einem primitiven Gefäßnetz zusammenschließen.*
B = ***Hepatolienale Phase.*** *Die Blutbildung findet jetzt in Leber und Milz, also intraembryonal statt (etwa 3. – 8. Monat).*
C = ***Medulläre Phase.*** *Vom 5. Monat an übernimmt das Knochenmark der langen Röhrenknochen, der Gliedmaßengürtel und des Schädeldaches die Blutbildung.*
D = Beim ***Erwachsenen*** *ziehen sich die Blutbildungszentren auf den Rumpf (Wirbelkörper, Rippen, Sternum) und die Gelenkbereiche zurück.*

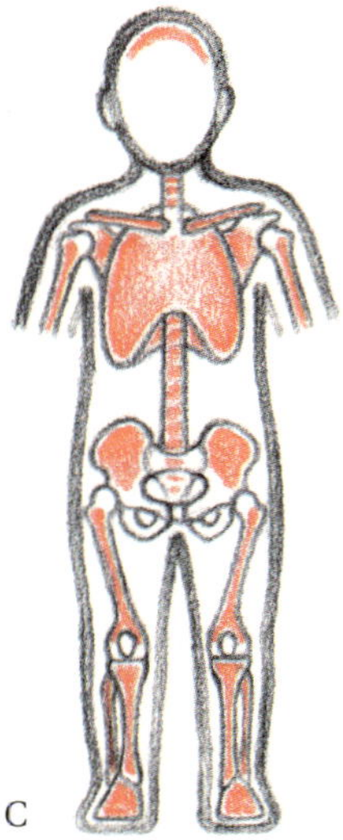

C

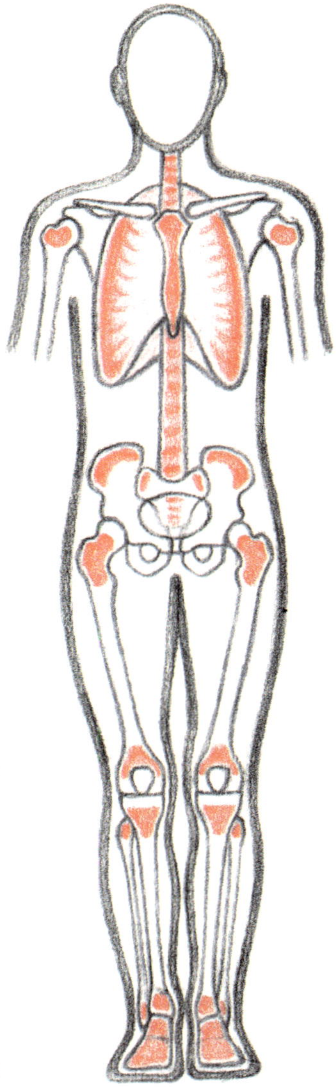

D

die Grundlage des Ich-Erlebens. Zwischen Kopf und Gliedmaßen liegt nun der Rumpf, wo kosmische und irdische Kräfte sich ausgleichend die Waage halten. Hier befindet sich das Zentrum des Kreislaufs, das Herz.

Das Blut als Organ. Die Blutbildung beginnt im Embryonalleben bereits in der 3. Woche in den sog. Blutinseln von Dottersack und Chorion, also extraembryonal (megaloblastische Phase). Sie wird im 2. Monat dann in die Leber, im 3. zusätzlich in die Milz, also in den Embryonalkörper hineinverlagert (hepatolienale Periode; s. Abb. 111). Erst von der Mitte der Schwangerschaft an (etwa 5. Monat) beginnt die medulläre Blutbildung innerhalb des Knochenmarks fast aller Knochenelemente über die organgebundene, in Leber und Milz ablaufende Blutbildung zu dominieren. Nach der Geburt findet in Leber und Milz keine Blutbildung mehr statt. Im Wachstumsalter zieht sich der Blutbildungsprozess mehr und mehr aus den

	Zellen	Blutplasmabestandteile	Funktionen
Gerinnungssystem	Thrombozyten, basophile Leukozyten	Fibrinogen	Formprozesse
Transportsystem	Erythrozyten	Albumine	Atmungs- und Ausgleichsprozesse
Abwehrsystem	Leukozyten, Lymphozyten	γ-Globuline	Stoffprozesse

Tab. 16. Funktionelle Dreigliederung des Blutes

Gliedmaßen zurück und konzentriert sich auf den Brustkorb, also auf die Mitte des Rumpfes (Abb. 111), wo auch die Organe des «mittleren Systems» (Herz und Lungen) untergebracht sind. Wir haben hier also einen eindrucksvollen Verinnerlichungsprozess vor uns – eine Verlagerung von der Peripherie, d.h. den Hüllenorganen des Embryos, bis in das Innere des Knochensystems hinein.

Der Knochen ist das härteste Gewebe des Körpers. Er enthält Kalziumsalze in Form von Hydroxylapatit und ein dichtes, eng gepacktes Gefüge von kollagenen (leimgebenden) Fasern. Hier überlässt sich der Körper ganz den Schwerekräften der Erde. Aber der Knochen ist kein totes Gewebe. Er wird von einem dichten Netzwerk verzweigter Zellen (Knochenzellen, Osteozyten) durchsetzt, die alle untereinander zusammenhängen und die Fähigkeit besitzen, die Kalksalze jederzeit wieder aufzulösen oder umgekehrt auch neu einzulagern. Da der Knochen (im Gegensatz zum Knorpel) stark durchblutet ist, können vom Blut aus jederzeit Mineralstoffe (Ca^{++}-Ionen, Phosphat-Ionen usw.) aus dem Knochen mobilisiert oder umgekehrt in den Knochen eingebaut werden. Der Knochen stellt also das große Mineraldepot des Körpers dar. Das Blut ist der Gegenpol des Knochens. Es entzieht sich den im Knochen wirkenden tellurischen Kräften und bringt das Mineralische immer wieder in die lebendige Strömung hinein.

Die Gesamtmasse des **Knochenmarks** (etwa 2600 g) enthält rund 400 g blutbildende Zellen. Wenn man bedenkt, dass die Zahl der roten Blutkörperchen, die wichtigsten Zellelemente des Blutes, etwa 25×10^{12} beträgt und diese nur eine Lebensdauer von 100 – 120 Tagen besitzen, d.h. dass pro Minute rund 150×10^{6} rote Blutzellen neu gebildet werden, dann ahnt man, welch gewaltiger Zellerneuerungsprozess in den Bildungszentren des Knochenmarks vonstatten geht. Hier befindet sich also ein ständiger, schier unerschöpflicher Quell neuen Lebens – im Grunde der Ursprung der Zirkulation selbst.

Das Blut durchströmt alle Organe, kommt also mit allen Organprozessen in Berührung und wird dadurch zu einem Spiegel sämtlicher, im Körper ablaufender Vorgänge. Wie das Nervensystem ein Spiegel der Außenwelt ist, so das Blut ein solcher der Innenwelt. Der Arzt kann am «Blutbild» nahezu alle Krankheitsprozesse des Körpers ablesen.

Das Blut ist ein verflüssigtes Organ oder besser Organsystem, das einzige neben dem Nervensystem, das den Gesamtorganismus repräsentiert. Daher finden sich im Blut auch alle Elementarprozesse des dreigliedrigen Organismus wieder. Das Blutorgan ist selbst funktionell dreigegliedert (Tab. 16).

Die Grundfunktion des Blutes ist die Erhaltung der Homöostase im Körper, d.h. der Konstanterhaltung des inneren Milieus und der **Transport der Atemgase** (O_2 und CO_2). Hier liegt eine urrhythmische Funktion vor, der die zwei Hauptelemente des Blutes, nämlich die roten Blutkörperchen (Erythrozyten) und die kleinmolekularen Plasmaeiweißkörper (Albumine) zugeordnet werden können. Die Albumine besitzen eine große Oberfläche mit zahlreichen hydrophilen und lipophilen Haftstellen, so dass sie wasserlösliche, aber auch wasserunlösliche, fettartige Substanzen binden und transportieren können (Vehikelfunktion). Sie haben daher für die Konstanterhaltung des onkotischen Druckes eine große Bedeutung. Die aus kernhaltigen Zellen des Knochenmarks gebildeten, kernlosen roten Blutkörperchen, die in der Mitte etwas eingedellte, rundliche Scheibchen darstellen, sind mit

Hämoglobin angefüllt und durch ihren Eisengehalt zum Sauerstofftransport befähigt.

Wie die Apatitkristalle im Knochen den Erdkräften als Angriffsort für das Physische dienen, so das Eisen in den Blutkörperchen als Haltepunkt für das Geistwesen des Menschen, das Ich. Ist es nicht ein Urphänomen, dass diejenigen Zellen, die dem Ich das Eingreifen in das Physische ermöglichen, den Träger des genetischen Materials, den Zellkern, der sonst jede Zelle an die durch Vererbung tradierte Vergangenheit bindet, ausstößt und dass der Transport des eisentragenden Farbstoffs (Häm), der beim Abbau der Erythrozyten in der Milz frei wird, in einem Eiweißmolekül (Ferritin) erfolgt, das die Form eines Pentagondodekaeders besitzt?

Mit dem ersten Atemzug wird der Mensch Erdenbürger. Mit Hilfe des Sauerstoffs kann er sich in seinem physischen Leib inkarnieren und sein irdisches Karma erfüllen. Das Eisen ist das Werkzeug des Ich, durch das es in der physischen Welt aktiv werden kann, denn alle Lebensprozesse basieren letztlich auf der Energiegewinnung durch molekulare «Verbrennungsprozesse» (von Zuckern u.a. Substanzen) durch Sauerstoffzufuhr. Damit wird der Sauerstoff zum eigentlichen Erdenstoff (vgl. a. O. Wolff, 62). Die innere Atmung (Gewebsatmung) ist der zentrale Vorgang des Lebens unseres Organismus auf der Erde. Im Tode erlischt die Atmung und damit das Leben. Die rein physikalisch-chemischen Prozesse der äußeren Welt bekommen wieder die Oberhand und der Körper zerfällt.

Damit das Blut diese seine Hauptaufgabe (Transport der Atemgase usw.) ungestört erfüllen kann, sind zwei weitere, sozusagen flankierende Funktionen notwendig, nämlich 1. die Formerhaltung des Gefäßsystems und 2. die Abwehr störender Einflüsse. Die Formerhaltung wird durch das Gerinnungssystem garantiert, die Abwehrfunktionen übernimmt das Immunsystem. Auch bei diesen beiden Systemen kann man wieder eine zelluläre und eine plasmatische Komponente unterscheiden.

Das **Gerinnungssystem** verhindert den Austritt von Blut aus der Gefäßbahn, wenn diese verletzt wird oder Löcher bekommt. Durch den Zerfall spezieller Zellen (Thrombozyten) wird die Umwandlung eines hochmolekularen Plasma-Eiweißkörpers des Fibrinogens in Fibrin in Gang gesetzt und damit ein Gerinnungspfropf (Thrombus) erzeugt, der die Gefäßwand abdichtet. Bei weitergehenden Verletzungen kann auch eine Gewebsproliferation ausgelöst werden. Letztlich wird der Thrombus aufgelöst (organisiert) und die Zirkulation wieder in Gang gesetzt. Es versteht sich, dass in einem so hoch komplexen Geschehen zahlreiche Faktoren beteiligt sind und dass nicht nur gerinnungsfördernde Zellen (Thrombozyten), sondern auch gerinnungshemmende Zellen (basophile Leukozyten) im Blute vorhanden sind, die sich gegenseitig die Waage halten. Dasselbe gilt natürlich auch für die entsprechenden Plasmafaktoren.

Das Gerinnungssystem ist das formgebende Element des Kreislaufsystems, das die Gestalt des Ganzen garantiert und letztlich auch das Gefäßsystem in seiner gestaltlichen Gliederung und Differenzierung in den einzelnen Organen erhält. Darin steckt also ein informatives Element wie es im Gesamtorganismus vom Nerven-Sinnessystem repräsentiert wird.

Demgegenüber dominieren beim **Abwehrsystem** die Stoffwechselfunktionen. Zwar sind die einleitenden Prozesse bei den Immunvorgängen durchaus mit Informationsprozessen vergleichbar, am Ende läuft es aber immer auf einen stofflichen Abbau, d.h. Verdauungsprozess, hinaus. Man unterscheidet heute – wie oben dargestellt – ein zelluläres Abwehrsystem, bei dem die Fremd- oder Schadstoffe von Spezialzellen des Blutes, den weißen Blutkörperchen (Leukozyten), intrazellulär aufgenommen (phagozytiert) und verdaut werden, und ein humorales Abwehrsystem, bei dem Spezialzellen (Lymphozyten) Abwehrstoffe (Antikörper) bilden und durch diese die Fremdstoffe unschädlich machen. Die Antikörper, die im Blut zirkulieren, sind hochmolekulare Eiweißkörper (γ-Globuline, Immunglobuline), die sich mit dem Fremdstoff (Antigen) verbinden und dadurch einen Komplex bilden, der dann von bestimmten «Fresszellen» (Makrophagen) aufgenommen und verdaut werden kann.

Das Immun- oder Abwehrsystem stellt also ein hoch differenziertes Stoffwechselsystem innerhalb des Blutes dar, das die Aufgabe hat, das zirkulierende Blut von Fremdelementen rein zu erhalten. Jeder Entzündung liegt letztlich ein Abwehrvorgang zugrunde, an dem primär immer das Blutkreislaufsystem beteiligt ist.

Entzündungen sind Ausdruck überschießender Stoffwechselfunktionen, Sklerosen dagegen überwiegender Formprozesse.

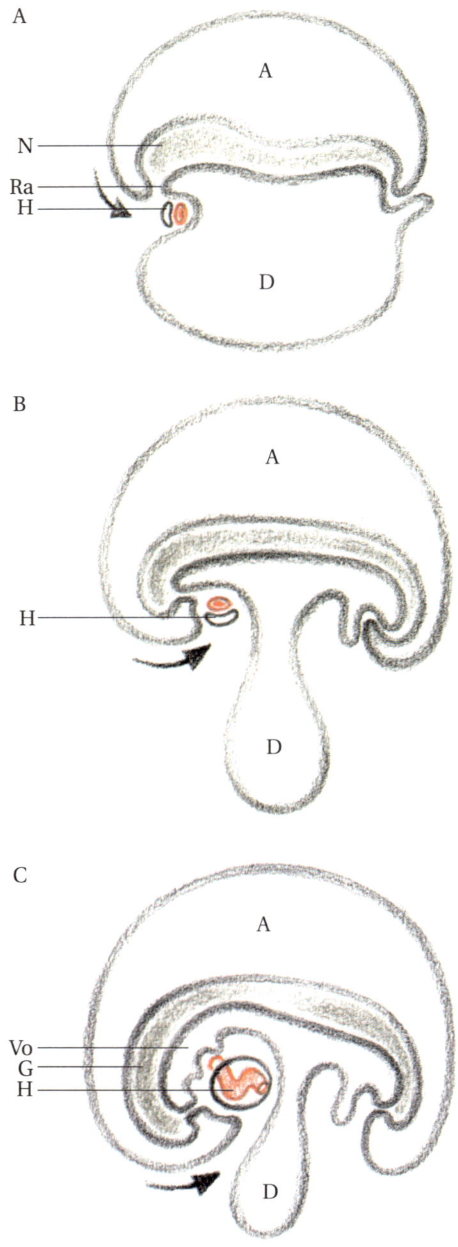

Abb. 112. ***Frühe Entwicklungsstadien und Descensus des Herzens.***

A = Die erste Anlage des Herzens (H) wird bei etwa 21 Tage alten Keimen vor der Rachenmembran (Ra) und der Neuralplatte (N) sichtbar;

B = 26. Tag, beginnende Rotation des Herzschlauches (H) nach innen (Pfeil);

C = 28. Tag. Verschiebung der Herzanlage unter die Gehirnanlage (G) und den Vorderdarm (Vo; Pfeil).

A = Amnionhöhle
D = Dottersack
H = Herzanlage

3.
Das Herzorgan

Das Herz ist eines der geheimnisvollsten Organe des menschlichen Körpers. Überwiegend als mechanisches Werkzeug (Pumpe) des Kreislaufs betrachtet, wird seine Bedeutung für die menschliche Existenz heute völlig unterschätzt. Nur der Volksmund bringt noch – in dumpfer Ahnung höherer Zusammenhänge – in manchen Redewendungen zum Ausdruck, dass das Herz mehr ist als nur eine Pumpe, wie z.B.: «dies oder das kommt von Herzen», er war ein «herzensguter» Mensch, er hatte sie «herzlich» gern, man bewegt etwas «in seinem Herzen» usw. Das Herz wurde immer als ein Organ empfunden, dass mit dem seelisch-geistigen Wesen des Menschen in einer ganz besonderen Weise verbunden ist. Versuchen wir dem Geheimnis dieses Organs phänomenologisch zunächst von der Entwicklungsgeschichte her näher zu kommen.

3.1.
Die ontogenetische Entwicklung des Herzens und die Dimensionen des Raumes

Frühentwicklung des menschlichen Herzens. Die Herzanlage ist die erste Organanlage, die sich beim Menschen entwickelt. Gegen Ende der 3. Woche (19. – 21. Tag) entsteht zwischen Ento- und Ektoderm ein kleiner Spaltraum, die Perikardhöhle, in deren Bereich sich mesenchymale Gefäßinseln geflechtartig zusammenlagern und später einen dünnwandigen Endokardschlauch bilden. Die in der Umgebung des Dottersacks auftretenden Gefäßinseln und die geschilderte frühe Herzanlage befinden sich also eigentlich außerhalb des späteren Embryos (extraembryonal). Am vorderen Ende des späteren Kopfes tritt die Perikardhöhle auf, verlagert sich aber mit dem Endokardschlauch zunehmend nach unten. Mit der Abfaltung des Kopfes, vor allem des Neuralrohres, von der Keimscheibe und der Verschiebung der Darmpforte nach kaudal, verlagert sich auch die Herzanlage nach kaudal und kommt so unter die Gehirnanlage zu liegen (Abb. 112). Dieser Abstieg

A B C

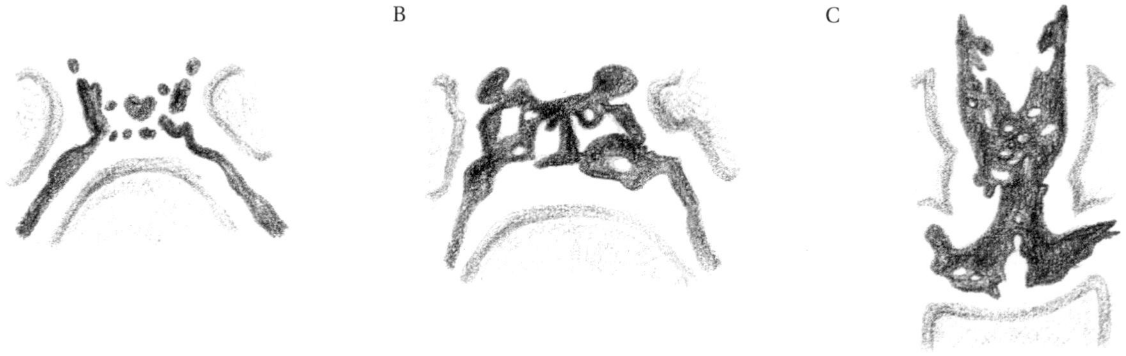

Abb. 113. ***Erste Herzanlagen bei Embryonen im Stadium 10** (etwa 21. Tag). Schwarz markiert sind die Lumina der zunächst paarigen Gefäße, die sich dann zum Endokardschlauch zusammenschließen (nach Hinrichsen, 38).*

(Descensus) des Herzens setzt sich später fort, so dass das Herz schließlich bis in den Brustkorb «heruntersinkt» und nach der Geburt bis zum Zwerchfell reicht. (Der Herzspitzenstoß liegt noch beim Neugeborenen im 3. – 4., beim Erwachsenen dann im 5. Zwischenknochenraum, dem Interkostalraum.)

Insgesamt hat die Herzanlage damit eine beträchtliche Einwärts- und Abwärtswanderung von außen nach innen, d.h. vom Umkreis der Keimscheibe bis zur Mitte des Embryos durchgemacht. Das Gefäßsystem, das ja auch den ganzen Strahlenkranz der Chorionzotten (der späteren Plazenta) mit umfasst, also einen großen peripheren Funktionsbereich mit einschließt (Abb. 111 A) und nun mit der Bildung des Embryonalkörpers auch nach und nach diesen durchsetzt, das Gefäßsystem mit dem bald schon schlagenden Herzen in der Mitte, ist die einzige Brücke zwischen den organischen Funktionsprozessen in der Peripherie (Chorion, Plazenta usw.) und dem sich bildenden Embryonalkörper. Der Mensch als Geistwesen steigt sozusagen vom Umkreis der embryonalen Hüllen, wo sich zunächst das gesamte organische Geschehen abspielt, über die Brücke des Nabelstranges mit Hilfe von Blut und Gefäßen in das Innere des Embryonalkörpers hinein (vgl. Abb. 31). Die Herzanlage, die diese Zirkulation von peripher (Embryonalhüllen) nach zentral (Embryo) und umgekehrt unterhält und schon in der 8. Woche weitgehend ausdifferenziert ist, wird damit zum Tor, das der Individualität die Inkarnation in seinen Körper ermöglicht – sozusagen die Schwelle, die der menschliche Geist überschreiten muss, um vom «Jenseits» der Hüllenorgane in das «Diesseits» des sich bildenden Körpers zu gelangen.

Herzentwicklung und Raumdimensionen

In der kugelförmigen Sphäre der Hüllenorgane (Chorion usw.) gelten die Gesetze des Raumes noch nicht. «Irdisch» wird der Mensch erst nach Ergreifen und Ausgestalten des Embryonalkörpers selbst. Die neue (räumliche) Dimensionalität des Körpers spiegelt sich überraschenderweise in der Herzentwicklung selbst auch wider. Wir wollen das schrittweise zu verstehen suchen.

Früher dachte man, dass sich nach der Mesoderm- und Somitenbildung beiderseits der Darmpforte je ein Endokardschlauch differenzieren würde, und diese beiden «Herzschläuche» dann median zu einem einheitlichen Herzschlauch verschmelzen würden. Dies ist auch bei niederen Wirbeltieren der Fall. Beim Menschen jedoch tritt frühzeitig im «Herzfeld» ein unregelmäßiges Geflecht von Bläschen und Strängen auf, aus denen sich dann bei Keimen mit 2 – 4 Urwirbeln (Somiten; Stadium 9 und 10) ein einheitlicher Herzschlauch formt. Obwohl hier anfangs nur isolierte, einzelne Bläschen oder Inseln vorliegen, kann man doch – schon wegen der bereits ausgeformten Dottersackvenen und der bilateral symmetrischen Keimscheibe mit ihren Urwirbeln, Seitenplatten usw. – von einer paarigen Anlage sprechen (Abb. 113). Hat sich dann ein einheitlicher, unpaarer Herzschlauch gebildet, beginnt sich dieser wieder durch Septen aufzuteilen, so dass am Ende aus einem einheitlichen

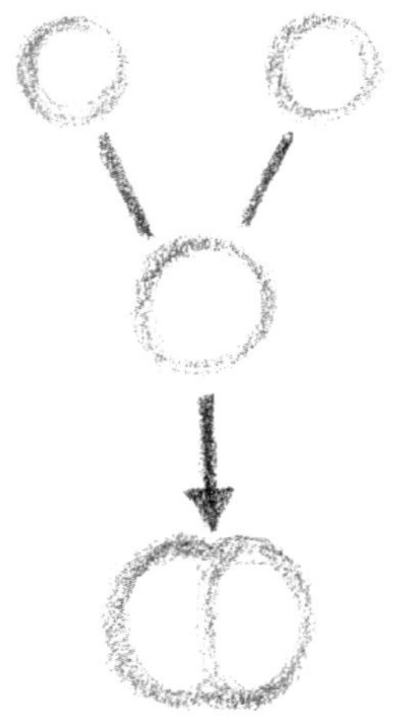

Abb. 114. ***Drei Phasen der Herzentwicklung.***
1. Phase (Frühphase) – Paarige Endokardschläuche vereinigen sich zu einem einheitlichen Herzschlauch;
2. Phase – Bildung eines einheitlichen Herzschlauches;
3. Phase – Septierung des Herzschlauches und Bildung des rechten und linken Herzens.

Schlauch wieder ein doppelter geworden ist. Die flüchtig angelegte Paarigkeit geht in die Unpaarigkeit und später erneut wieder in eine Zweiheit über, die allerdings dann in eine neue Einheit eingefügt ist (Abb. 114). Diese neue Einheit wird jedoch erst nach der Geburt ganz funktionsfähig.

Somit ergeben sich drei Phasen bei der Herzentwicklung (Abb. 114). 1. Die geschilderte, mehr oder weniger symmetrische Frühphase, 2. die Phase des einheitlichen Herzschlauches, der dem «Kiemenkreislauf» vorgelagert ist und zu einem bilateral symmetrischen Kreislaufsystem gehört und 3. die Phase der Herzseptierung, in der die Umgestaltung des embryonalen Kreislaufs in ein asymmetrisches System erfolgt.

Entwicklung des Herzschlauches

Sofort nachdem sich der Herzschlauch gebildet hat, treten Krümmungen und Verformungen auf, die vielfach mit dem etwas zu engen Raum in der Perikardhöhle zu erklären versucht worden sind. Aber die charakteristische Schleifenbildung ergibt sich auch, wenn die Herzanlage außerhalb des Embryos wächst, ist also dem Organ immanent. Der wesentliche Vorgang dieser Umbildungen ist die Verlagerung der oberen Schlauchabschnitte nach unten und der unteren nach oben (Abb. 115). Der zuerst leicht S-förmig gekrümmte Herzschlauch besitzt vier aufeinander folgende Räume, und zwar von unten nach oben: 1. den Sinus venosus, in den die Dottersackvenen, die Körpervenen und die Nabelvenen einmünden; 2. den primitiven Vorhof (Atrium); 3. die primitive Kammer (Ventriculus) und 4. schließlich den Bulbus cordis, aus dem der große Arterienstamm des Körpers (Truncus arteriosus) hervorgeht. Aus diesem entspringen dann die beiden paarig angelegten Aorten und die Gefäßstämme für die Kiemenbogenarterien (Pharyngealarterien), so dass das ganze System anfangs bilateral symmetrisch gebaut ist.

Der Zufluss von unten, sozusagen die «venöse Seite» des Herzschlauches verschiebt sich nun nach oben, weitet sich aus und umgibt schließlich mit horizontalen Ausbuchtungen (die späteren «Herzohren») beiderseits den «arteriellen» Abschnitt des Schlauches. Dieser, anfangs ganz oben gelegen, verschiebt sich nun nach unten und bildet die Herzspitze und den Kammerteil aus (Abb. 115 u. 116).

Was ist hier passiert? Der anfangs nur wenig S-förmig gekrümmte Schlauch differenziert sich wie ein muskelstarkes Gefäßrohr, das von unten nach oben (die Dimensionen werden hier wie im Folgenden immer auf den Kopf bezogen, exakter also auf die kranial-kaudale Richtung) vom Blut durchströmt wird, wobei eine Art peristaltischer Kontraktionswelle von unten nach oben über den Herzschlauch hinwegläuft. Nun beginnt sich der «arterielle» Ausstromabschnitt nach unten und der «venöse» Zuflussabschnitt nach oben zu verlagern, d.h. das was unten war, kommt nach oben zu liegen und das, was oben war, verschiebt sich nach unten.

Die Dimension des Oben-Unten ist also vertauscht worden. Ist das auch qualitativ ein Umkehrvorgang? Der nach oben verlagerte Abschnitt (Sinus venosus, Atrium comm.) wird später zu den Vorhöfen, die das aus dem Körper und den Lungen anflutende Blut aufnehmen und an die Ventrikelräume weitergeben. Die Vorhöfe sammeln Blut aus den verschiedensten Regionen des Körpers, das die verschiedenartigsten Prozesse der Peripherie widerspiegelt. So mischt sich hier z.B. das nährstoffreiche Blut der Leber mit dem liquorhaltigen Blut des Gehirns usw. Vom Blut aus

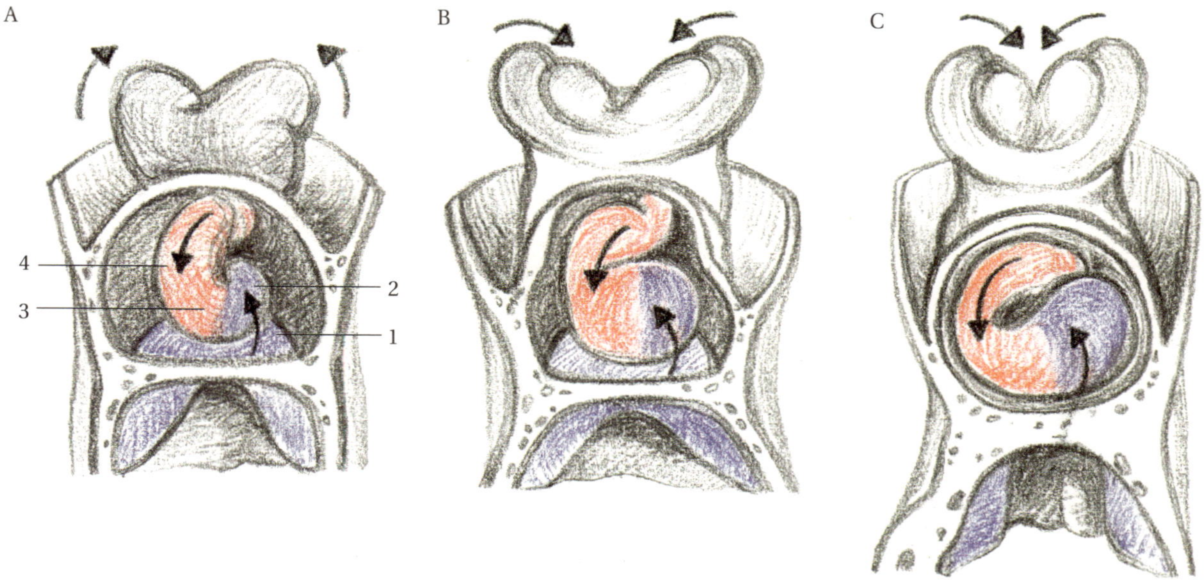

Abb. 115. ***Schleifenbildung des embryonalen Herzschlauches,*** *die zu einer Verlagerung der oberen Abschnitte nach unten und der unteren nach oben führt (von vorne gesehen). Der Herzbeutel wurde vorne eröffnet (nach Hinrichsen, 38).*
A = 9-Somiten-Stadium (etwa 22. Tag);
B = 11-Somiten-Stadium (22./23. Tag);
C = 11-12-Somiten-Stadium (etwa 23. Tag).
Herzräume in der Reihenfolge des Blutstromes: 1 = Sinus venosus; 2 = primitiver Vorhof; 3 = primitive Kammer; 4 = Bulbus cordis; Pfeile = Wachstumsrichtungen.

beurteilt, stehen im Vorhofbereich die Stoffprozesse im Vordergrund, obwohl es natürlich nicht zu einem echten Stoffwechsel wie im unteren Bereich des dreigliedrigen Organismus kommt.

Qualitativ gänzlich andersartige Prozesse spielen sich im Kammerbereich ab. Durch die Verlagerung des ursprünglich oben gelegenen «arteriellen» Abschnittes des Herzschlauches nach unten entsteht eine scharfe Abknickung im Kammerteil, die spätere Herzspitze. Damit ändert sich die Kontraktionsform des Herzens: aus der peristaltischen Welle wird die sakkadierte rhythmische Bewegung mit Systole und Diastole. Der zunächst kontinuierliche Blutstrom wird unterbrochen. Für einen Bruchteil einer Sekunde kommt die Strömung zum Stillstand, die Strömungsrichtung wird umgekehrt und das jeweilige, in den Kammern befindliche Blutquantum durch die Muskelkontraktion unter Druck gesetzt und wieder «in die

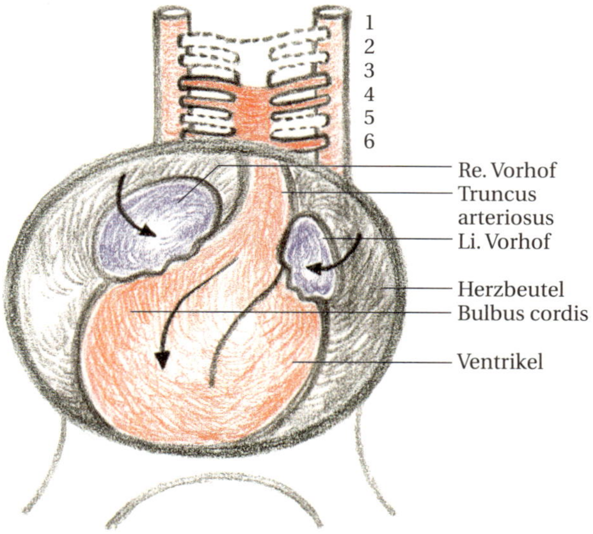

Abb. 116. ***Embryonale Herzanlage*** *(etwa 35. Tag). Herzbeutel eröffnet, Ansicht von vorne. 1 – 6 = Kiemenbogenarterien (schematisch). 1., 2. und 5. Arterie sind bereits in Rückbildung begriffen. Die Vorhöfe wachsen in einer horizontalen Bewegung von hinten nach vorne (Pfeile) um den abwärts wandernden Bulbus cordis herum und bilden vorne später die Herzohren aus. Mit der gleichzeitig ablaufenden Septierung entsteht dann ein rechtes und linkes Herz.*

Peripherie» entlassen. Damit wird der Kammerteil zu demjenigen Herzabschnitt, der die rhythmische Pulswelle erzeugt, der die sonst kontinuierliche Strömung unterbricht und das Blut kurzzeitig zusammenpresst. Rhythmisierung, Herzfrequenz, Blutdruck usw. richten sich aber nach den Verhältnissen in der Peripherie. Die Kammertätigkeit ist gewissermaßen der Spiegel dessen, was in der Peripherie des Kreislaufs passiert. Damit wird das Herz für den Organismus zu einem Organ, das die Kreislaufsituation insgesamt widerspiegeln, d.h. (unbewusst) «wahrnehmen» und durch sinnvolle Antwortreaktionen die Zirkulationsverhältnisse insgesamt ordnen kann. Wahrnehmen, Ordnen, Regeln usw. sind aber sonst Funktionen des «oberen Menschen», d.h. des Informationssystems. Das Herz ist in gewisser Hinsicht damit auch ein Sinnesorgan, d.h. es hat im erwachsenen Organismus nicht nur motorische, sondern auch Sinnesfunktionen. Wir kommen darauf noch zurück. Halten wir hier zunächst fest, dass die Qualität der Raumdimension Oben-Unten, wie sie für den aufrecht stehenden Menschen gilt, im Herzen umgekehrt wird. Der Mensch steht – bildlich gesprochen – im Herzen auf dem Kopf.

Ein bemerkenswertes Phänomen ist auch, dass dieser «Umkehrprozess» während der Embryonalentwicklung den ersten Schritt zur Organbildung des Herzens überhaupt darstellt.

Die Septierung des Herzschlauches und die Rechts-Links-Dimension

Der zunächst einheitliche Herzschlauch beginnt sich nun unmittelbar nach der geschilderten Umkehrbewegung durch Septen in ein rechtes und linkes Herz zu gliedern. Diese Septierung ist ein komplizierter Vorgang. Sie erfolgt im Vorhofbereich **mit dem Strom**, dagegen im Bulbus/Kammerbereich **gegen den Strom** des Blutes. Die von beiden Enden des Herzschlauches zur Mitte hin vorwachsenden Septen vereinigen sich dort mit den Endokardpolstern, aus denen dann später die Segelklappen hervorgehen (Abb. 117).

Im Vorhofbereich entsteht zugleich mit der Septierung eine Asymmetrie der einmündenden Venen. Bei den U-förmigen Sinushörnern und Kardinalvenen verkümmert das linke Sinushorn, während sich das rechte zu den vertikal verlaufenden Hohlvenen

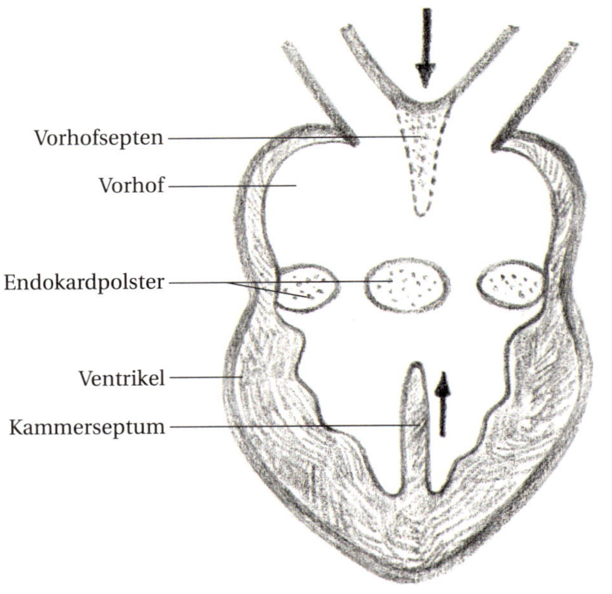

Abb. 117. ***Septierung des embryonalen Herzschlauches.*** *Im Vorhofbereich bilden sich die Vorhofsepten mit dem Blutstrom; im Kammerbereich wächst das Kammerseptum gegen den Blutstrom auf die Endokardpolster zu (Pfeile).*

(V. cava sup. und inf.) ausweitet. Gleichzeitig vergrößern sich links die Lungenvenen und bereiten damit die spätere Trennung von Körper- und Lungenkreislauf vor (Abb. 118).

An der Ausstrombahn erfolgt die Septierung gegen den Strom durch Bildung eines Septums, das durch Verwachsung von vier Bulbuswülsten entsteht. Die Verwachsungszone schiebt sich von peripher nach zentral vor, so dass der Bulbus in zwei große Gefäße (Aorta und Truncus pulmonalis) getrennt wird. Die Verwachsungszone bleibt aber nicht in der gleichen Ebene, sondern dreht sich im Sinne einer Rechtsspirale fast um 300°, wodurch die Aorta in die linke, die Lungenarterie in die rechte Kammer eingepflanzt wird (Abb. 119). Auf diese Weise wird das rechte Herz an den Lungenkreislauf, das linke an den Körperkreislauf angeschlossen. Die Blutströme können sich im Herzen lemniskatisch überkreuzen. Die Septierung führt zu einer Trennung der Blutsorten, die aber erst nach der Geburt vollkommen wird. Während des Fetallebens bleibt das Blut trotz der Septierung noch weitgehend gemischt, da in den Lungen eine Arterialisierung des

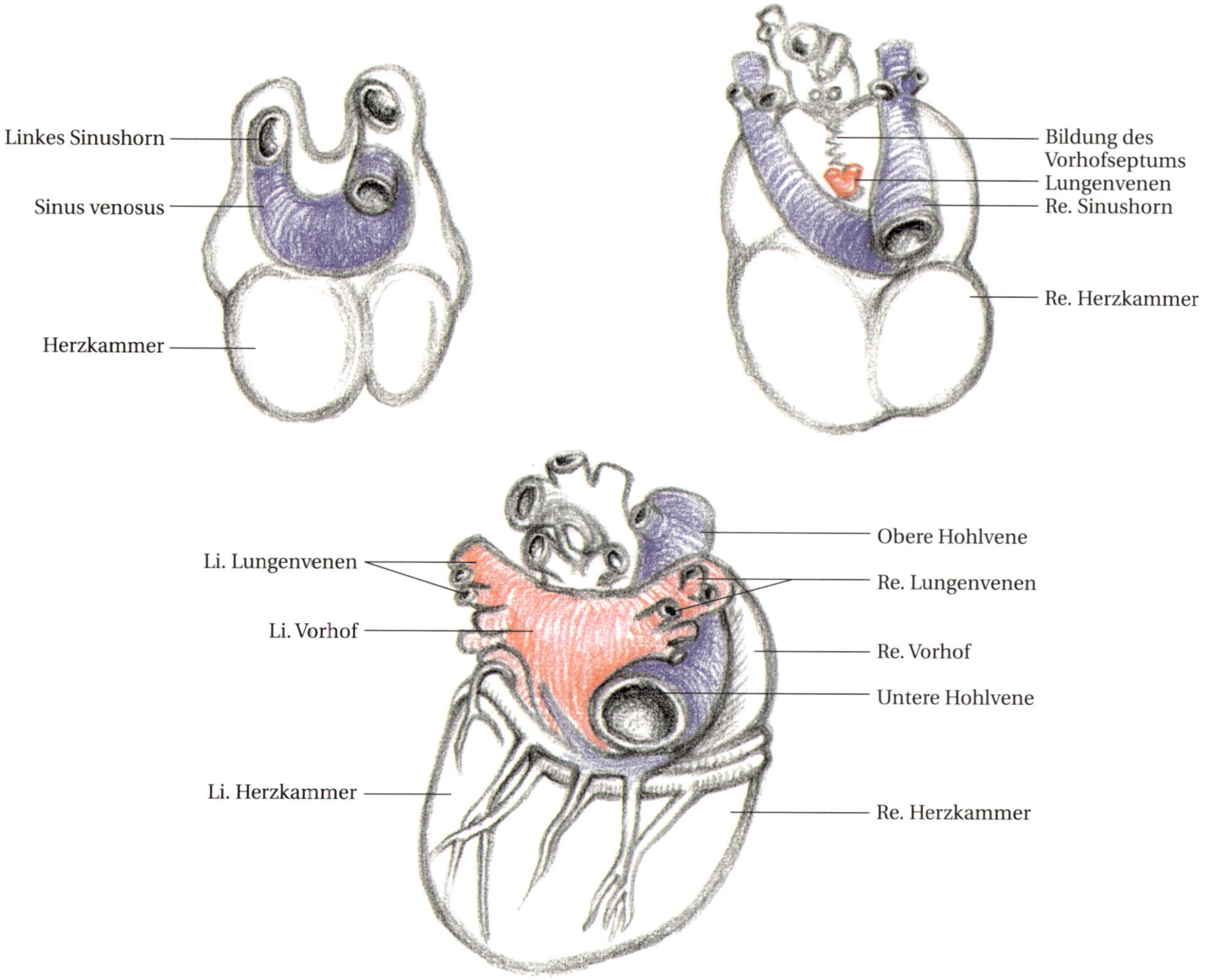

Abb. 118. ***Embryonale Herzanlage*** *(von hinten).* ***Entstehung der Asymmetrie der Vorhöfe*** *im Zusammenhang mit der Septierung. Der anfangs symmetrische Sinus venosus (u-förmig) wird links zurückgebildet, stattdessen werden links die Lungenvenen stark ausgeweitet und in den linken Vorhof einbezogen (nach Clara).*

Blutes noch nicht erfolgen kann, vielmehr muss diese in der Plazenta, d.h. außerhalb des Embryonalkörpers, vonstatten gehen, so dass innerhalb des Embryos das Blut durch Kurzschlüsse zur Umgehung des Lungenkreislaufes umgeleitet werden muss (For. ovale, Ductus arteriosus Botalli). Die Rechts-Links-Differenzierung wird also erst nach der Geburt vollendet. Was bedeutet dies aber, wenn man die qualitativen Begriffe der Dimensionalität, die wir uns oben erarbeitet haben, zur Geltung kommen lässt?

Die rechte Seite ist unsere aktive Seite, jedenfalls bei Rechtshändern. Mit der rechten Hand vollführen wir alle wichtigen, mit dem Erdenleben zusammenhängenden Arbeiten. Die rechte Seite ist mehr der Erde zugewandt, aktiv, gebend; die linke mehr zurückhaltend, Hilfestellungen leistend, passiv. Auf die Stoffprozesse bezogen, könnte man sagen: rechts liegt der Hauptteil der Leber, dasjenige Organ, das unsere Körpersubstanzen synthetisiert und dadurch die Inkarnation des Menschenwesens in die Körperlichkeit

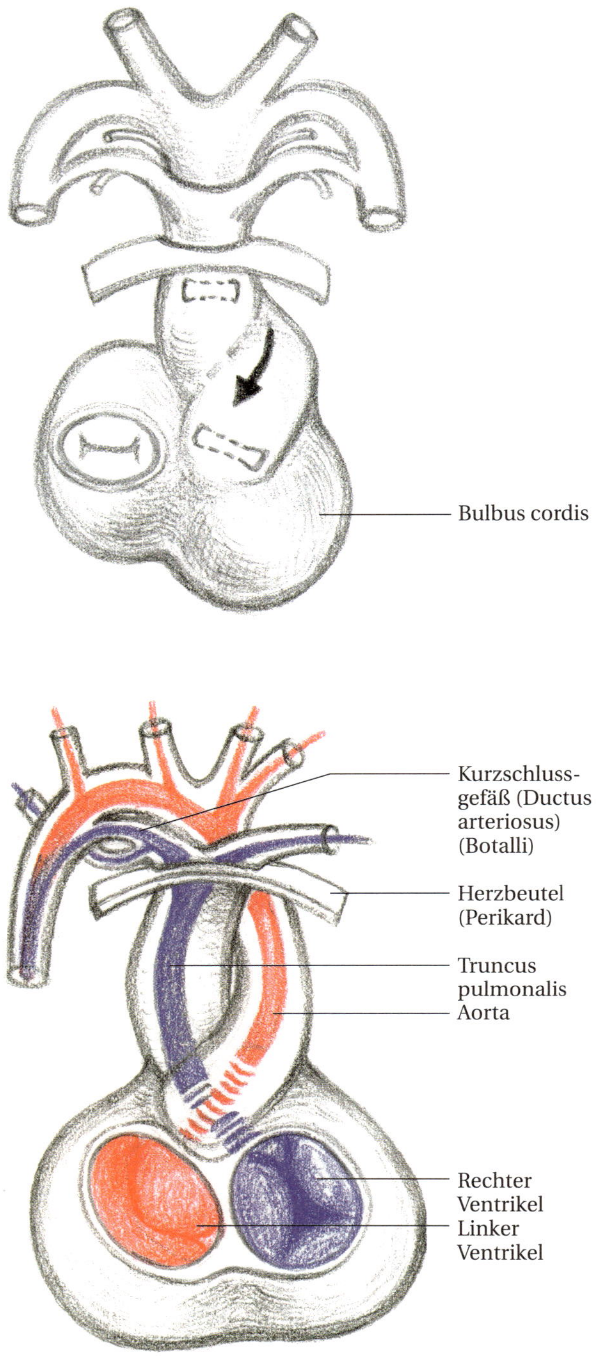

Abb. 119. ***Embryonale Herzanlage mit Gefäßen*** *nach Entfernung der Vorhöfe (Ansicht von hinten-oben). Die Septierung der Ausstrombahn vollzieht sich durch Verwachsung der Bulbuswülste zu einer Trennwand (Septum aorticopulmonale), die spiralig von peripher nach zentral vorwächst (Pfeil). Gleichzeitig wird auch der Ventrikel in die rechte und linke Herzkammer aufgeteilt.*

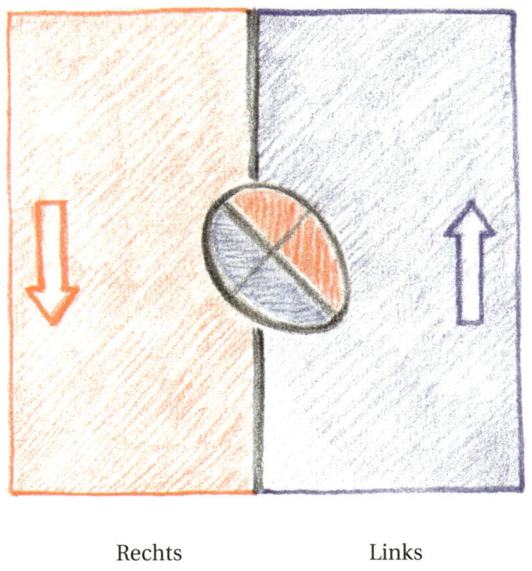

Abb. 120. ***Herzräume und Rechts-Links-Dimension.*** *Schema zur Verdeutlichung der Vertauschung der Qualitäten in der Raumdimensison des Rechts-Links in Bezug auf die unterschiedliche Differenzierung des rechten und linken Herzens.*

ermöglicht. Während sich die Leber während der Embryonalzeit nach rechts verlagert, dreht sich der Magen nach links. Im Stoffwechselsystem treten also embryonal auch Asymmetrien auf. Der Magen hat aber mehr die Aufgabe der Stoffauflösung, wenn er auch dadurch die spätere Stoffbildung jenseits des Darmes vorbereitet.

Die beiden Blutsorten arteriell und venös tendieren nun, qualitativ gesehen, zu verschiedenen Seiten. Durch die Sauerstoffaufnahme in der Lunge, d.h. durch die Arterialisierung des Blutes wird die Anreicherung von kleinen Energiequanten im Gewebe (z.B. in Form von ATP) und damit die Zellleistung ermöglicht. Jede körperliche oder zelluläre Tätigkeit setzt eine ausreichende Sauerstoffzufuhr voraus. Unsere Aktivitäten im irdischen Raum basieren also auf einem innergeweblichen Sauerstoffverbrauch. Wenn unsere rechte Seite die aktive ist, sollte man erwarten, dass das rechte Herz das arteriell, das linke das venös Durchströmte ist. Es ist aber auch hier wieder **umgekehrt**. Durch die charakterisierte Septierung werden die Lungenvenen dem linken Vorhof zugeschlagen und umgekehrt die linke Kammer mit der Aorta in

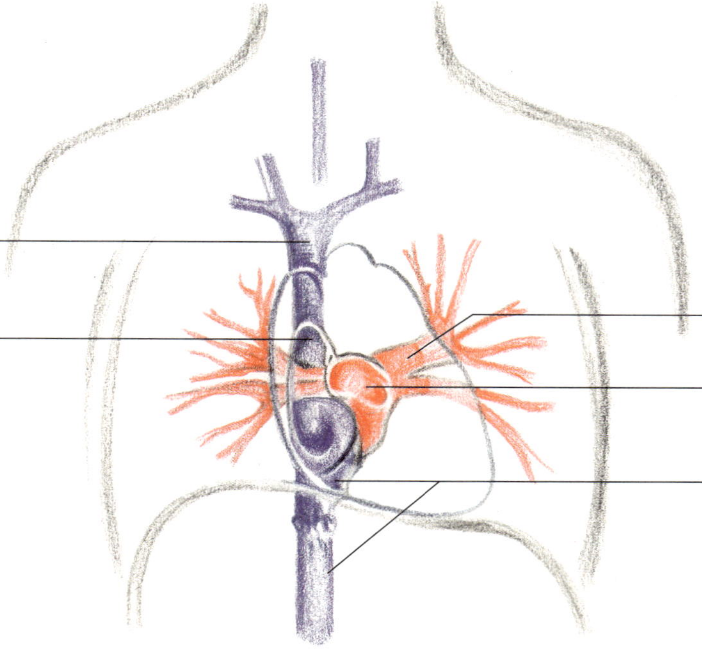

Abb. 121. ***Das Venenkreuz des Herzens.*** *Herzkammern und Vorhöfe wurden entfernt (nach Benninghoff).*

Verbindung gebracht, wodurch ein arterieller Strom von außen (Lunge) durch das Herz zum Körperinneren hin zustande kommt.

Umgekehrt wird die Lungenarterie in das rechte Herz eingepflanzt und damit das rechte Herz in den Lungenkreislauf eingeschaltet und nur noch von venösem Blut durchströmt. Hier geht die Strömung von innen nach außen. Das venöse Blut aber hat die Tendenz, zur Ruhe zu kommen, inaktiv zu werden und das im Arteriellen gebundene Geistige wieder freizugeben. Das sind aber die Tendenzen der linken Körperseite. Somit ist die linke Herzhälfte in ihrer funktionellen Tendenz mehr der rechten, und die rechte mehr der linken Körperseite verwandt – wiederum also im Herzorgan umgekehrt wie im Körper (Abb. 120). Von der Umkehrung der Dimensionalität im Kopfbereich (Lateralisation des Gehirns usw.) sehen wir hier noch ab.

Das Herzorgan und die Vorne-Hinten-Dimension

Die Trennung des ursprünglich einheitlichen Herzschlauches in zwei funktionell unterschiedliche «Herzen» wird erst nach der Geburt effektiv. Erst dann kommt es zur «Entmischung» des Blutes, erst dann sind wir richtige Erdenbürger mit einem funktionierenden Lungenkreislauf und zwei vollständig getrennten Blutsorten. Diese Trennung wird durch den Verschluss des Foramen ovale innerhalb der Vorhofscheidewand und durch die Rückbildung des Ductus arteriosus (Botalli) zwischen Lungenarterie und Aorta erreicht (Abb. 119 u. 141). Jetzt erst kann das Blut in der Vorne-Hinten-Dimension getrennt durch die beiden Herzhälften fließen. Betrachten wir diese Strömungen etwas genauer.

Hinten liegen die großen venösen Zuflüsse: in der Vertikalen die beiden Hohlvenen (V. cava sup. und inf.) mit venösem Blut; in der Horizontalen die beiden Lungenvenenstämme (Vv. pulmonales) mit arteriellem Blut. Zusammen bilden sie ein Kreuz, das sog.

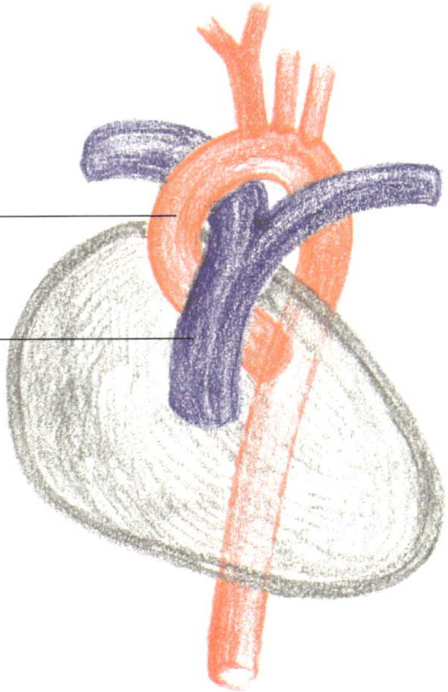

Abb. 122. ***Umschlingung der großen Gefäße, die aus den Ventrikeln austreten.*** *Aus der linken Kammer kommt die Aorta (1), die einen großen spiraligen Bogen beschreibt (rot); aus der rechten der Lungenarterienstamm (2), der sich um die Aortenwurzel herumschlingt.*

Venenkreuz (Abb. 121). Da diese Venen mit ihrer relativ großen elastischen Wandspannung fest in die Umgebung eingebaut sind, können sie als Fixationspunkt für das Herz dienen. Bei den Kontraktionsbewegungen (Systole, Diastole) verschiebt sich die nicht fixierte Herzspitze rhythmisch vom Venenkreuz nach vorne und wieder zurück. Das Herzorgan als Ganzes ist also an das Venenkreuz fixiert, von dem es sich rhythmisch entfernt und elastisch wieder zurückschnellt. Ein merkwürdiges Bild, das einen mit ehrfürchtigem Staunen erfüllen kann.

Der Ausstrom des Blutes aus dem Herzen erfolgt dann aber unter einem ganz anderen Zeichen. Wenn der Kurzschluss des Ductus Botalli nach dem ersten Atemzug des Neugeborenen geschlossen ist, geht der venöse Strom aus dem rechten Herzen über die Lungenarterien horizontal in die Lungen, wobei die aufsteigende Aorta spiralig «umschlungen» wird (Abb. 122). Der arterielle Strom geht dann vollständig über den fast in der Sagittalen von vorne nach hinten verlaufenden Aortenbogen in die Senkrechte über zur absteigenden, unpaaren Aorta. Embryonal waren zwei Aorten vorhanden, von denen die rechte rückgebildet wurde und nur die linke übrig geblieben ist. Mit der Septierung des embryonalen Herzens und der Rückbildung des «Kiemenkreislaufes» ist also die bilaterale Symmetrie aufgegeben worden und eine Asymmetrie zwischen rechts und links entstanden. In der Vorne-Hinten-Dimension hat sich dabei der Gegensatz zwischen Venenkreuz hinten und Gefäßumschlingungen vorne ergeben (Abb. 121 u. 122). Es ist, als ob das Blut bei der Passage der beiden Herzinnenräume von hinten nach vorne etwas «erlebt» hätte. Die Richtung des Ausstroms durch die großen Arterien entspricht aber nicht der Richtung unserer körperlichen Aktivitäten. Wir bewegen uns vornehmlich nach vorne. Das Blut, das aus dem Herzen kommt, strömt dagegen nach hinten. Wiederum sind beim Herzen die Dimensionen des Vorne und Hinten vertauscht.

Zusammenfassend kommen wir also zu dem Schluss, dass das Herz als Organ sich so entwickelt hat, dass es alle drei Dimensionen des Raumes, in denen sich der Körper bewegt, (qualitativ gesehen) umkehrt. Das Herz ist also ein Ort , in dem die Tendenzen des Raumes umgekehrt oder «umgestülpt» werden – ein Urphänomen, das noch deutlicher wird, wenn wir die phylogenetische Entwicklung des Herzorgans kennen gelernt haben.

3.2.
Funktion des Herzens

Das Blut strömt unter dem Zeichen des Kreuzes in die Vorhöfe des Herzens (Venenkreuz). Die verschiedensten Elemente des Blutes mischen sich im Vorhofbereich und treten dann durch die Segelklappen gewissermaßen ins «Allerheiligste», in den Kammerraum, über. Dieser Raum erinnert mit seinen säulenartigen Papillarmuskelpfeilern und den zugehörigen Sehnenfäden tatsächlich sehr an eine Kathedrale (Abb. 123). Bei der Muskelkontraktion (Systole) schließen sich die Segelklappen, so dass aus der kontinuierlichen Blutströmung ein bestimmtes Blutvolumen (Quantum) «herausgeschnitten» wird. Im Herzen vollzieht sich damit eine Quantelung des Blutes. Da diese Blutvolumina dann durch die Kammerkontraktion unter Druck gesetzt werden, springen die Taschenklappen

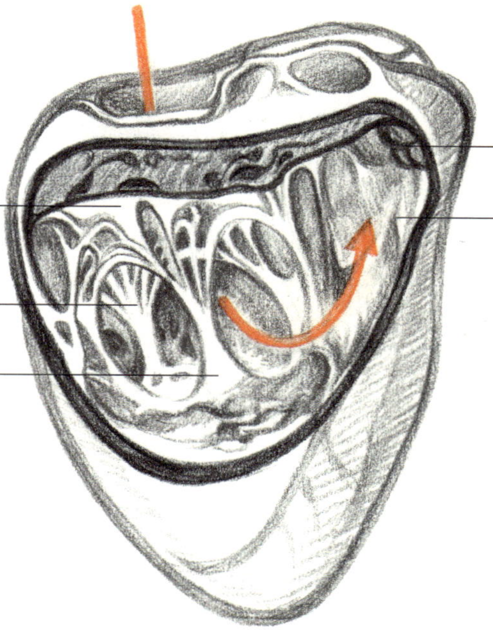

Abb. 123. ***Rechte Herzkammer, von vorne eröffnet.*** *Der Vorhof wurde entfernt. Man erkennt die an den Innenraum einer Kathedrale erinnernde Struktur der Papillarmuskeln mit ihren arkadenförmig gebogenen Sehnenfäden (Chordae tendineae). Die Ausstrombahn geht in Richtung der Pulmonalklappe. Der Pfeil deutet die Umkehr der Stromrichtung an.*

auf, und das jeweilige Blutquantum tritt in die großen Gefäße über. Die Ausstrombahn liegt aber nicht in derselben Richtung wie die Einstrombahn, so dass eine Strömungsumkehr erfolgt (Abb. 123). Das Herz ist also der Ort, wo sich die Blutströme neu ordnen (von außen nach innen, von innen nach außen usw.). Zieht man nun in Betracht, dass nicht das gesamte Blutquantum ausgestoßen wird, sondern immer ein Teil zurückbleibt und sich mit dem neuen Quantum mischt, so kann man den ganzen Vorgang mit einem Homöopathisierungsprozess vergleichen. Dieser Vergleich hat aber nur einen Wert, wenn man annimmt, dass im Kammerraum bei der Kontraktion und Blutmischung prozessual wirklich etwas passiert ist.

Gehen wir nochmals auf die Beziehungen der Herzgestalt zu den Dimensionen des Raumes ein. Wenn das Herz, wie dargestellt – qualitativ gesprochen – die Raumdimensionen umkehrt, so kann dies nur bedeuten, dass die im Blut strömenden Lebens- und Seelenkräfte hier aus der «Fesselung an den Raum» gelöst, also frei werden können. Tatsächlich beobachten wir ja, dass durch die rhythmischen Herzkontraktionen und die Quantelung des Blutstromes (Puls) ein rhythmisches Element, d.h. ein **Zeitelement**, in diesen elementaren Lebensstrom eingebracht wird. In der Peripherie der Organe «verbraucht» sich das Blut. Es kommt mit den Erden- oder Stoffprozessen, d.h. dem Raum, in Berührung. Die Strömung wird kontinuierlich, gewissermaßen «zeitlos». Im Herzen kann das Blut sich gleichsam wieder aus dem Raum lösen und in die Zeit übertreten, d.h. Zeitstrukturen aufnehmen, die für den Gesamtorganismus ein gesundendes Element darstellen. Der Rhythmus passt sich den jeweiligen Arbeitsverhältnissen an. Er wird nicht vom Herzen vorgegeben. Das Herz ist nur der Ort, wo rhythmische Ordnung in Anpassung an die jeweilige Gesamtsituation des Körpers entsteht.

Zeitstrukturen sind aber Lebenskräftestrukturen. Nach Steiner (67) gehen beim wachenden Menschen ständig Lebenskräfte-Ströme vom Herzen zum Kopf, die die Grundlage für Vorstellen und Wahrnehmen sind. Wenn es letztlich Raumeskräfte sind, die sich im Herzen aus dem Blute lösen, um für das Denken zur Verfügung zu stehen, wird es auch verständlich, dass wir im Wahrnehmen, z.B. im Sehen, wieder den Raum hervorbringen oder im bildhaften Vorstellen ideell das Räumliche vor die Seele treten lassen können. Rudolf Steiner (67) hat diesen Prozess als Ätherisation des Blutes bezeichnet.

Diese Überlegungen können auch bekannte physiologische Tatsachen in einem anderen Licht erscheinen lassen. Durch die Herzmuskelkontraktion wird der Blutdruck von nahezu 0 auf 80 – 120 mm Hg gesteigert. Angesichts dieser Tatsache hat man das Herz immer als eine mechanische Pumpe beschrieben. Diese Ansicht wird aber der Herzfunktion nicht voll gerecht (vgl. a. 68). Was ist eigentlich Blutdruck? Weist nicht der Blutdruck auf unsere seelische Aktivität, unser Tätigsein-Wollen in der Welt des Raumes und unsere Auseinandersetzung mit der Erdenwelt hin? Im Herzen entsteht letztlich eine Willensaktivität, die in den ganzen Körper ausstrahlt und die in der Hauptsache von der Individualität selbst ausgeht. Sie löst in der Peripherie Stoffwechselvorgänge aus, die wiederum – durch die Atmungskapazität des Blutes – feinste «Verbrennungsprozesse», d.h. letztlich Wärmevorgänge und damit Lebensprozesse unterhalten. Die Wärme ist aber wiederum etwas, was den Übergang zum Seelischen ermöglicht. An dieser Stelle müssen wir etwas ausholen. Unter normalen Bedingungen wird im Rumpfbereich, mit dem Herzen im Zentrum, die Kerntemperatur konstant gehalten. Im Bereich von Haut und Gliedmaßen kann dagegen die Körpertemperatur erheblich schwanken. Es gibt also Wärmeströmungen innerhalb des Organismus, die in der Regel den Blutwegen folgen. Fasst man die Qualitäten der vier «Elemente» (Erde, Wasser, Luft und Feuer) ins Auge, so kann man sagen, dass Zellen und Organe (vor allem Knochen) das am stärksten Festgewordene (Erdige) darstellen. An der Grenze zum Zwischengewebsraum (interstitieller oder extrazellulärer Raum), der rund 10 – 12 l umfasst, geht das (relativ) Feste in das Flüssige über. Das zirkulierende Blut (etwa 4 – 6 l) transportiert schließlich die Atemgase (O_2, CO_2 usw.), so dass der ganze Körper mit «Luftförmigem» durchsetzt wird. Das Blut ist aber auch das wärmetransportierende Organ schlechthin.

Bei den Stoffwechselprozessen in den Organen, vor allem auch in der Muskulatur, finden ständig Energieumsätze statt, die bis zu einem gewissen Grad temperaturabhängig sind. Durch Wärme kann die Stoffwechselintensität erhöht, durch Kälte erniedrigt werden, wofür Fieberzustände bzw. Erfrierungen eindrucksvolle Beispiele darstellen. Es ist denkbar, dass sich der Wille, der ja die eigentliche Kraft für die Stoffwechselvorgänge darstellt, der Wärme bedient, um seine auf Bewegungen im Physischen abzielenden Intentionen zu verwirklichen. Damit wäre die durch das Blut transportierte Wärme die eigentliche Brücke zwischen leiblichen und seelischen Vorgängen.

Umgekehrt könnte die im Stoffwechsel freiwerdende Wärmeenergie vom Seelischen ergriffen und als Liebe, Anteilnahme, Mitleid oder Hingabe an die Umgebung «abgestrahlt» werden. Das wäre dann nicht nur eine (tote) Wärmeregulation über Blut und Kreislauf, sondern auch eine echte Umwandlung von physischen in geistige Kräfte, wie sie R. Steiner (65) als eigentliche Erdenaufgabe charakterisiert hat. Dabei könnte das Herzorgan, im Zentrum des Kreislaufsystems liegend, der Ort sein, wo physische Wärme in Seelenwärme bzw. seelische Wärme in physische Prozesse übergeht. Spricht nicht der «Sprachgenius» von der «Herzenswärme» oder von einem warmherzigen Menschen? Durch das Blut kommen nicht nur die Luftelemente (Sauerstoff usw.), die ja die «Verbrennung» der Energieträger im Gewebe ermöglichen, in das Innere des Organismus, sondern möglicherweise auch die intentionalen Kräfte selbst – vermittels der Wärme. Damit wäre letztlich auch ein Verständnis der psychosomatischen Vorgänge gewonnen, durch die ja gegebenenfalls, vom Seelischen ausgehend, sogar Krankheitsprozesse entstehen können.

4.
Die phylogenetische Entwicklung von Herz und Kreislaufsystem

Die oben geschilderte ontogenetische Entwicklung des Herzens wird erst verständlich, wenn man sie auf dem Hintergrund der phylogenetischen Entwicklung sieht (vgl. dazu bes. 69 u.70).

4.1.
Der Prozess der Zentralisation

Bei den **Fischen** hat das Herz noch die Form eines einheitlichen, nicht septierten Gefäßschlauches, der sehr weit kranial liegt und dem Kiemenkreislauf unmittelbar vorgeschaltet ist. Da es noch keine Lungenatmung gibt, wird der S-förmig gekrümmte Herzschlauch der Fische nur von venösem Blut durchströmt. Wie bei der menschlichen Herzanlage besteht dieser Schlauch aus vier hintereinander geschalteten Abschnitten (Sinus venosus, Atrium, Ventrikel, Bulbus cordis), zwischen denen jeweils Einschnürungen, z.T. auch klappenartige Bildungen lokalisiert sind. Der Körperkreislauf hat keinen «motorischen Antrieb». Der Kreislauf ist im wahrsten Sinne des Wortes ein «Kreis-Lauf», in dem das Herz in den venösen Schenkel, unmittelbar vor den Kiemengefäßen eingefügt ist (Abb. 124). Das Herz hat noch keine zentrale Stellung innerhalb des Kreislaufsystems. Die kapillare Oberfläche, die Gesamtblutmenge, die Stromgeschwindigkeit und der Blutdruck sind bei den Fischen noch sehr gering. Der Herzbeutel ist noch offen mit der Bauchhöhle verbunden, so dass das Herz praktisch in einer Aussackung der Bauchhöhle liegt. Der Herzschlauch kontrahiert sich fortlaufend, vom Sinus venosus beginnend bis zum Bulbus cordis, in Form einer peristaltischen Welle, wobei die Klappen, wenn sie überhaupt vorhanden sind, eine stromregulierende Funktion erfüllen.

Eine grundsätzliche Änderung dieser Strukturen ergibt sich erst, wenn die Kiemenatmung durch die **Lungenatmung** ersetzt wird. Dadurch, dass das Blut aus der Lunge nun nicht einfach in den Körperkreislauf weiterströmen kann wie bei allen anderen Organen, sondern zum Herzen zurückfließen muss, stellt sich die Lunge in Opposition zu den übrigen Organen. Der Lungenkreislauf erhält eine Sonderstellung im Gesamtsystem. Das Herz wird nun plötzlich von zwei verschiedenen Blutsorten durchströmt, nämlich dem arterialisierten Blut aus der Lunge und dem venösen Blut aus dem Körper. Die Folge ist die Septierung des Herzens und damit der Übergang vom kreisförmigen zum lemniskatischen Kreislauf (Abb. 125). Die dadurch eingeleitete Herztrennung ist ein dramatischer Prozess, der im Laufe der Stammesgeschichte erst über mehrere Zwischenschritte und «Fehlkonstruktionen» erreicht wird und hier als **Zentralisation** bezeichnet werden soll, da er dazu führt, dass das Herz – nach vollständiger Septierung – seine periphere Lage aufgegeben hat, in den Brustkorb deszendiert und dann im Zentrum des gesamten Kreislaufsystems liegt.

Die Zentralisation des Kreislaufs beginnt bei den **Dipnoern** oder Lungenfischen (Abb. 125 u. 126). Diese Tiere, die im Übergangsbereich von Wasser und Land, z.T. im Schlamm oder in wasserfreiem Milieu leben, haben außer den Kiemen noch ihre Schwimmblase oder ein verwandtes Organ zu einem Atmungsorgan umgestaltet, so dass – zumindest zeitweilig – arterialisiertes Blut ins Herz einströmt. Die aus dem Luftatmungsorgan kommenden Venen sind noch Äste der Pfortader. Die Mischung der Blutsorten erfolgt also bereits im Kreislaufgebiet und nicht erst im Herzen, das aber bereits durch Ansätze von Septenbildungen versucht, der neuen Aufgabe, nämlich der Trennung der Blutarten, gerecht zu werden. Es ist wichtig

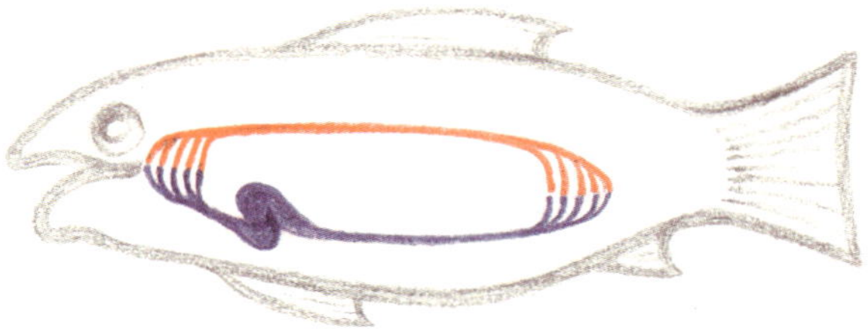

*Abb. 124. **Kreislaufsystem der Fische** (schematisiert nach A. Portmann, 48). Der S-förmig gekrümmte Herzschlauch liegt im venösen Schenkel des Kreislaufs und ist dem Kiemenkreislauf unmittelbar vorgeschaltet.*

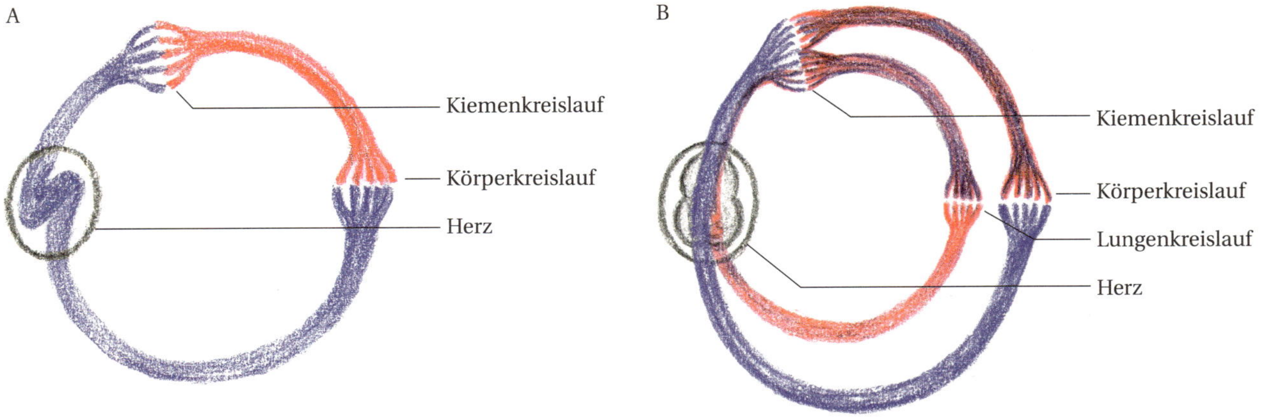

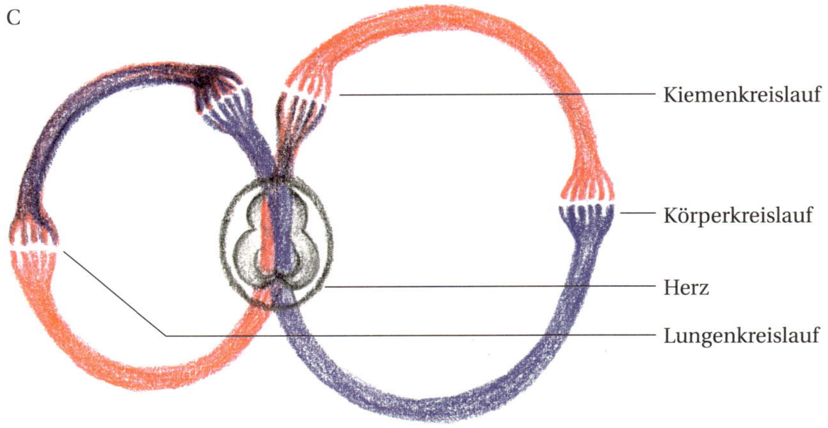

Abb. 125. ***Kreislaufsystem bei Fischen (A) und Lungenfischen*** *(Dipnoer) (B und C), die bereits ein lungenartiges Organ entwickelt haben. Damit beginnt der Prozess der Zentralisation.*
A = Fischkreislauf;
B = Lungenfische, bei denen der Kiemenkreislauf dominiert;
C = Lungenfische, bei denen der Lungenkreislauf dominiert.

hervorzuheben, dass die Umgestaltung des Herzens von der Peripherie ausgelöst wird; das Herz also nur auf das reagiert, was von außen auf das Organ zugekommen ist. Dies ist überhaupt eine Grundeigenschaft dieses wunderbaren Organs, dass es immer nur der Spiegel peripherer Prozesse ist – immer bestrebt, gewissermaßen «selbstlos» – die Funktion des Gesamtsystems zu optimieren.

Amphibien. Ein entscheidender Fortschritt in Richtung Zentralisation wird bei den Amphibien erzielt. Diese sind ausgesprochene Doppelwesen zwischen Land und Wasser. Die Larven sind «Fische» mit Schwanz und Kiemenatmung und einem rein venösen Herzen. Die adulten Tiere werfen den Schwanz ab und entwickeln Gliedmaßen, ein entscheidender Schritt zur Eroberung des Landlebens, das erst durch die Ausbildung einer Lunge möglich geworden ist. Aber die Lunge ist noch nicht alleiniges Atmungsorgan. Sie «konkurriert» mit der Haut, die ein potentes Atmungsorgan darstellt und die Lunge unter bestimmten Bedingungen vollständig ersetzen kann (Abb. 127). Die Amphibien haben daher den Atmungsprozess noch nicht restlos «verinnerlicht», obwohl die Lunge noch nicht das für den Atmungsprozess allein maßgebende Organ darstellt, haben die Lungengefäße doch schon den Anschluss an das Herz gefunden und damit den Grundstein für einen selbstständigen Lungenkreislauf gelegt. Die Mündung der Lungenvenen ist nämlich bereits in den Vorhof eingewandert. Bei Embryonen von Salamandern liegt die Mündung noch unten an der Einmündungsstelle der unteren Hohlvene. Die Gefäße des Hautkreislaufs bleiben dagegen zeitlebens peripher liegen. Haut- und Lungenkreislauf sind in gewisser Weise polar (Abb. 127). Je nachdem, welches System dominiert, ist das Herz gestaltet. Hat die Lunge Vorrang, ist das Herz in Richtung Septierung weiter entwickelt, dominiert der Hautkreislauf, ist die Septierung des Herzens

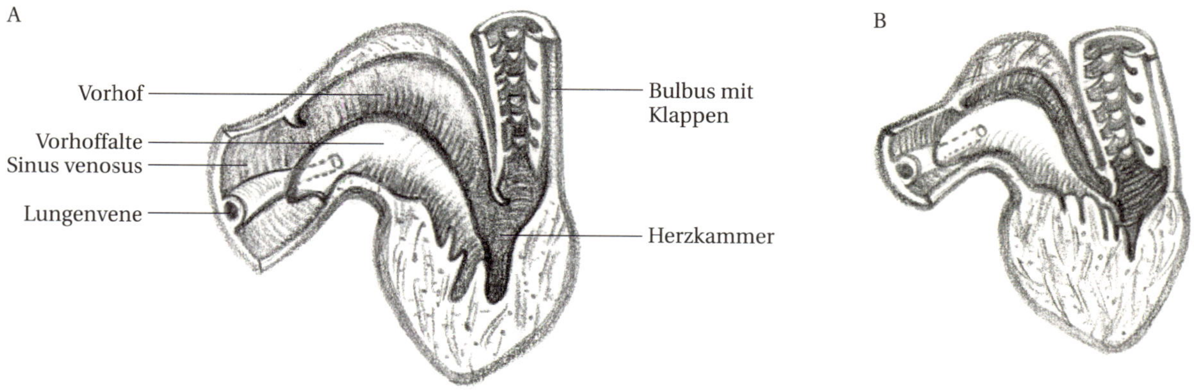

Abb. 126. ***Bau des Herzens eines Lungenfisches*** *(Neoceratodus) (nach A. Portmann, 48). A = Der Vorhof ist dilatiert. Der Kiemenkreislauf dominiert, das im Herzen fließende Blut ist vornehmlich venös; B = Der Vorhof ist kontrahiert. Der Lungenkreislauf dominiert. Die Vorhoffalte ermöglicht eine gewisse Trennung von venösem und arteriellem Blut. Das im Herzen strömende Blut ist mehr gemischt.*

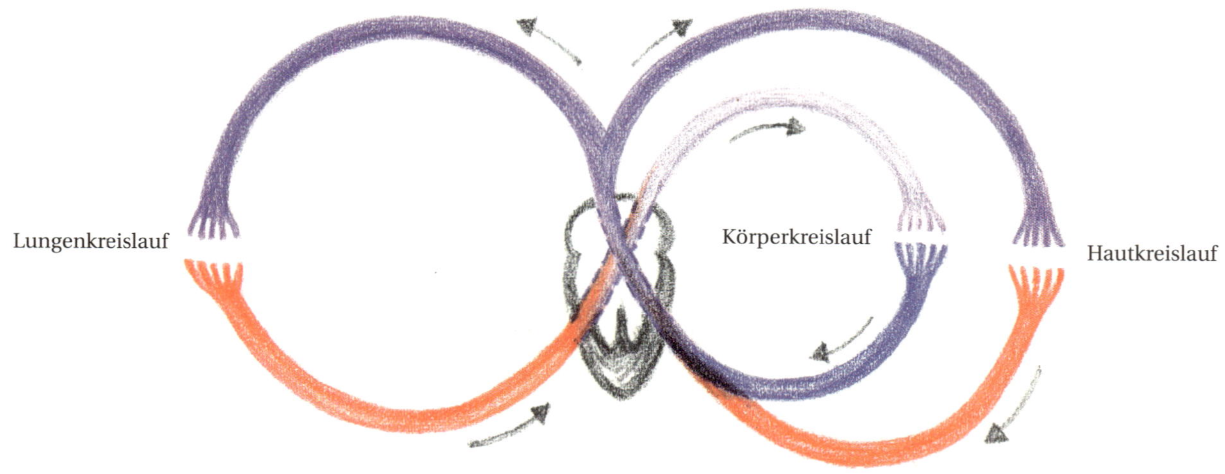

Abb. 127. ***Organisation des Kreislaufsystems bei Amphibien.*** *Der Vorhof beginnt sich durch ein Septum in zwei Abschnitte zu untergliedern, um die Blutsorten zu trennen, was jedoch nur unvollkommen gelingt. Der Hautkreislauf wirkt als retardierendes Element.*

gering. Die Lunge schickt das arterialisierte Blut in den linken Vorhof, die Haut jedoch über die Armvene (V. subclavia) in den rechten Vorhof. Der Hautkreislauf hat also wenig Einfluss auf die Herzgestaltung; er ist eher als ein retardierendes Element anzusehen.

Durch die bei den Amphibien beginnende Konzentration der Atmungsprozesse auf ein inneres Organ (Lunge), und später die Entwicklung der Homöothermie, d.h. der Fähigkeit, die Körpertemperatur konstant zu halten, werden die Organismen in steigendem Maße unabhängig von der Umwelt. Durch den Ausbau der Innenorganisation des Körpers, der ja auch mit einer Vermehrung der kapillaren Oberflächen einhergeht, wird ein Verselbstständigungsprozess gegenüber der Umwelt eingeleitet, der schließlich beim Menschen seinen Höhepunkt erreicht und die körperliche Basis für die Ich-Entwicklung abgibt. Dieser evolutive Prozess, der sich besonders ein-

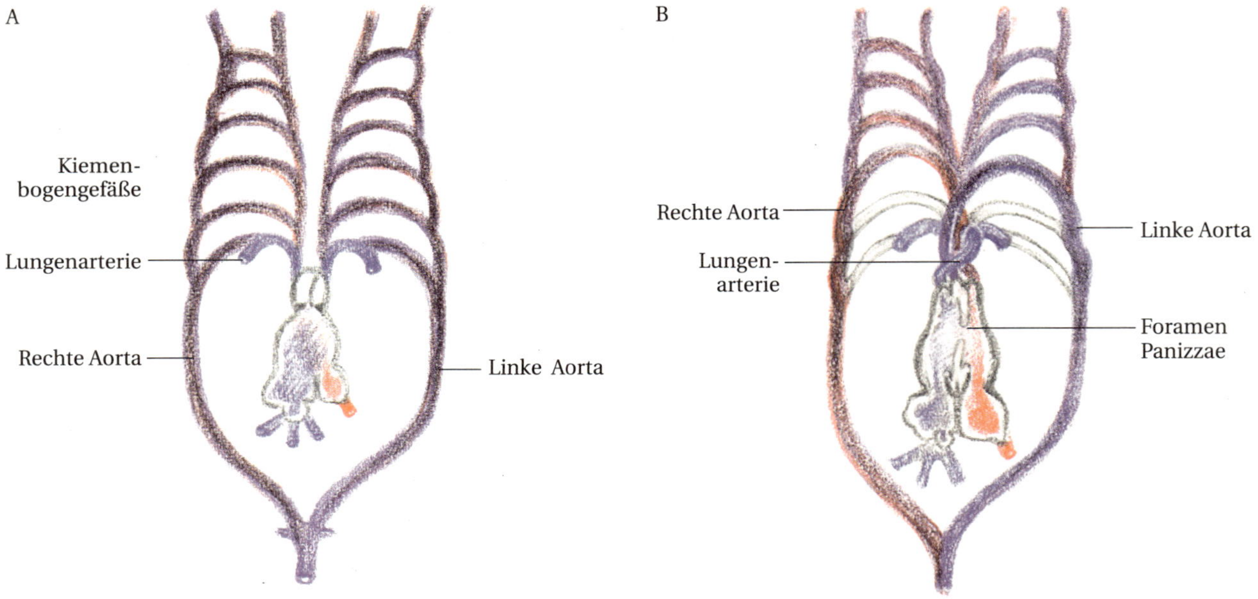

Abb. 128. ***Gegenüberstellung der Kreislauforganisation bei Amphibien** (A)* ***und primitiven Reptilien*** *(z.B. Eidechsen; B). Der Kreislauf ist noch bilateral symmetrisch strukturiert. Die Trennung der Blutsorten im Herzen wird bei Reptilien durch eine verbesserte Septierung vervollkommnet. Da aber die linke Aorta im rechten und die rechte im linken Ventrikel entspringt, muss diese Trennung durch das Foramen Panizzae teilweise wieder rückgängig gemacht werden.*

drucksvoll an der Kreislaufentwicklung ablesen lässt, könnte daher auch als **Individuation** bezeichnet werden, d.h. als ein Entwicklungsprozess in Richtung auf ein von der Umwelt unabhängiges, selbstständiges Individuum, wie es der Mensch als Ich-Wesen darstellt (vgl. bes. 54).

Die ersten Ansätze zur Individuation ergeben sich bei den Amphibien durch die Entwicklung einer allerdings noch unvollkommenen **Zentralisation des Kreislaufs** und die Ansätze zu einem selbstständigen Lungenkreislauf.

Reptilien. Interessanterweise kommt bei den Reptilien (Krokodile, Schildkröten, Schlangen, Eidechsen) generell die Hautatmung zum Erliegen, da die Hautoberfläche verhornt. Damit kommt die Zentralisation des Kreislaufs einen großen Schritt voran. Die Septierung des Herzens wäre, wenn sich nicht wieder andere «Fehler» oder Unvollkommenheiten eingeschlichen hätten, nahezu vollständig. Noch immer sind die Tiere stark von der Umwelt abhängig: Sie können ihre Körpertemperatur nicht konstant halten. Die bilaterale Symmetrie der herznahen großen Gefäßstämme (z.B. rechte und linke Aorta) wird noch nicht aufgegeben. Bei den Amphibien sind die Vorhöfe durch ein Septum getrennt, die Kammern noch einheitlich. Bei den Reptilien entwickelt sich jetzt erstmalig ein Kammerseptum. Bei den niederen Formen (z.B. Eidechsen) bleibt die Trennung der Herzkammern aber noch unvollständig, bei den höheren Formen (z.B. Krokodilen) erreicht das Kammerseptum jedoch schon die Aortenwurzeln. Dies würde eine vollständige Trennung der beiden Kreisläufe ermöglichen, wenn gleichzeitig auch die bilaterale Symmetrie der großen, herznahen Gefäße aufgegeben würde. So aber wird durch das Kammerseptum die linke Aorta dem rechten (venösen) Herzen und die rechte Aorta dem linken (arteriellen) Herzen zugeschlagen. Da dies funktionell nicht tragbar ist, wird das Septum sekundär wieder durchlöchert, so dass dann arterielles Blut von der linken Kammer auch in die rechte Kammer und damit in die linke Aorta übertreten kann (sog. Foramen Panizzae; s. Abb. 128 u. 129). Die Reptilien sind noch nicht fähig, eine eigene Temperaturregulation aufzubauen, und damit stark von der Umwelt ab-

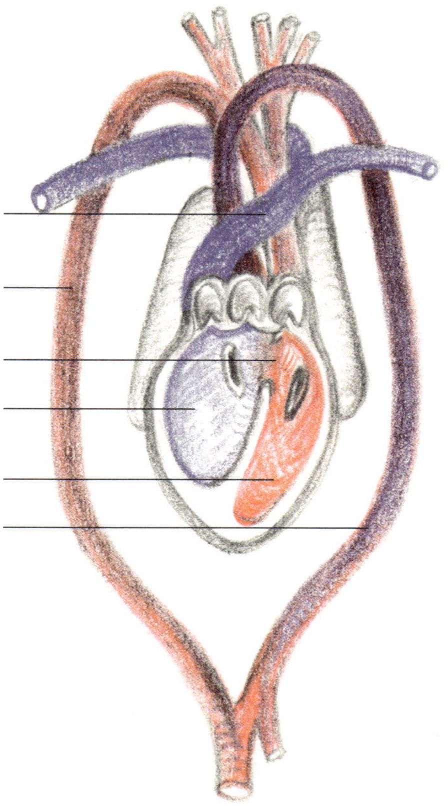

Abb. 129. ***Struktur des Herzens bei höher entwickelten Reptilien*** *(z.B. Krokodilen; aus A. Benninghoff, 70). Das Kammerseptum ist fast vollständig, wird aber partiell wieder rückgebildet (Foramen Panizzae), da die linke Aorta, aus der rechten Herzkammer kommend, sonst nur venöses Blut erhalten würde.*

hängig. Sie leben zum Teil im Wasser und zum Teil am Land. Je nachdem sind die Zirkulationsverhältnisse verschieden. Befinden sich die Tiere am Land, dominiert die Lungenatmung. Der Blutdruck in der linken (muskelstärkeren) Kammer und damit in der rechten Aorta steigt an, so dass dann mehr arterialisiertes Blut über das Panizza-Loch auch in die linke Aorta übertritt, und der Körper, vor allem Gehirn und Sinnesorgane, mehr mit **sauerstoffreichem** Blut durchströmt wird. Die Körpertemperatur steigt an, die Tiere werden wacher und aktiver. Tauchen sie ins Wasser, wie z.B. Krokodile, so atmen sie gewöhnlich vorher tief ein, blähen die Lungen auf und verharren oft längere Zeit relativ ruhig in einer Inspirationsstellung. Durch die dadurch eintretende Lungenstauung steigt der Druck im Lungenkreislauf an, die rechte Herzkammer beginnt stärker zu arbeiten, so dass nun der Druck in der (rechtsentspringenden) linken Aorta ansteigt und mehr **venöses** Blut in den Körperkreislauf gelangt. Die Tiere beginnen inaktiver und weniger sinneswach zu werden. Sie dösen sozusagen vor sich hin. Auch wenn die Reptilien durch den Verzicht auf die Hautatmung und die ausschließliche Betätigung der Lungenatmung im Hinblick auf die lemniskatische Umstrukturierung des Kreislaufes evolutiv einen großen Fortschritt erzielt haben, haben sie generell doch noch nicht einen vollständig getrennten Kreislauf erreicht, so dass das zirkulierende Blut, je nach Aktivität und Umgebungstemperatur, immer noch mehr oder weniger gemischt bleibt.

Vögel. Erst bei den Vögeln kommt es zu einer vollständigen Herztrennung und zwar – interessanterweise – dadurch, dass sie die «störende» linke Aorta, die bei den Reptilien die sekundäre Perforation des Kammerseptums notwendig gemacht hatte, nicht mehr ausbilden und nur noch die rechte, aus der linken Kammer kommende Aorta beibehalten. Damit wird erstmalig in der Evolution die bilaterale Symmetrie der großen herznahen Gefäße und des Kiemenkreislaufes aufgegeben und die Asymmetrie als Strukturprinzip verwirklicht. Die Reduktion der linken Aorta erfolgt aber bei den Vögeln nicht durch eine sekundäre Rückbildung, sondern vielmehr so – «als ob sie etwas gelernt hätten» – nämlich direkt und zielstrebig durch Unterdrückung der Entwicklung eines Aortenseptums (Septum interaorticum), so dass sich von vorneherein nur **eine** Aorta ausbildet. Somit entspricht «also die proximale Aorta der Vögel dem ungeteilten Aortenfach im Truncus und Bulbus cordis niederer Wirbeltiere» (A. Benninghoff, 70).

Bei den Vögeln sind die Lungen nun alleiniges Atmungsorgan und hoch differenziert, so dass sie das zirkulierende Blut ganz arterialisieren können. Der Kreislauf ist vollständig getrennt. Eine Blutmischung im Herzen kommt nicht mehr zustande.

Dennoch ist die Entwicklung des Kreislaufsystems noch nicht zu der erst bei Säugern und Primaten erreichten Höhe herangereift. Die Asymmetrie ist gewissermaßen in die falsche Richtung gegangen (Abb. 130). Wir hatten oben gesehen (vgl. Abb. 120), dass das rechte Herz, das von venösem Blut durchströmt wird, qualitativ zur linken Körperseite, das linke (arterielle) Herz dagegen mehr zur rechten Körperseite gehört.

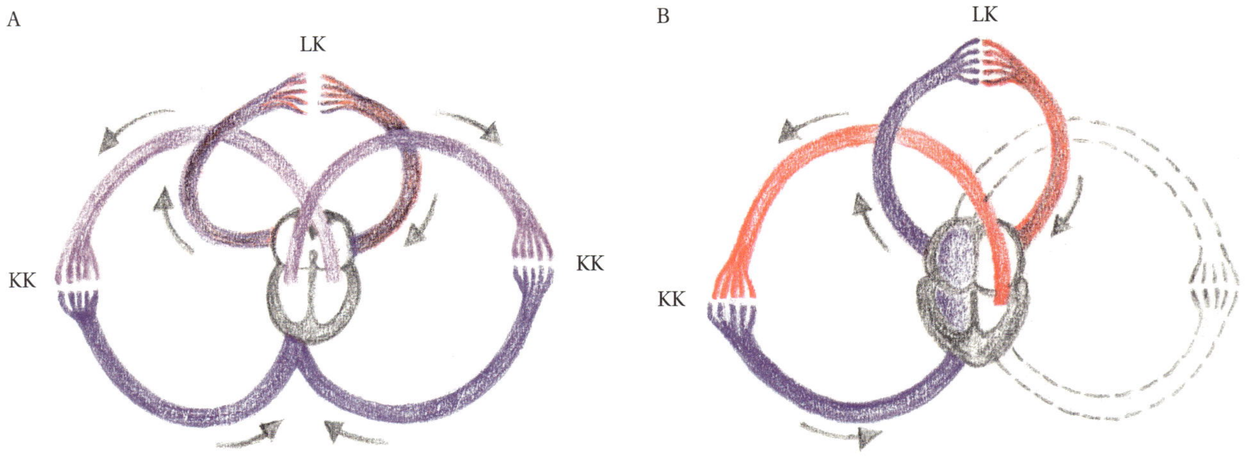

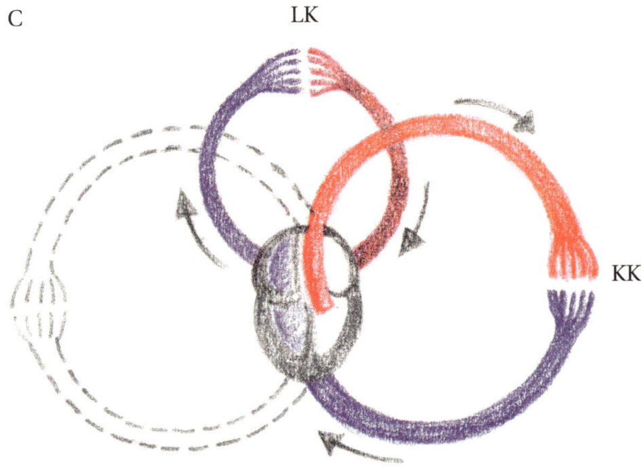

Abb. 130. ***Unterschiedliche Wege der Kreislaufentwicklung bei Vögeln und Säugern.*** *Die bei Reptilien (A) noch vorhandene bilaterale Symmetrie wird aufgegeben und entweder die linke Aorta (Vögel; B) oder die rechte Aorta (Säuger; C) rückgebildet.*
KK = Körperkreislauf; LK = Lungenkreislauf.

Indem sich aber bei den Vögeln die **rechte** Aorta, die aus dem linken Herzen kommt und von arteriellem Blut durchströmt wird, ausbildet, bleibt die Rechts-Links-Umkehrung unvollständig, die Asymmetrie wird nicht «wesensgerecht» vollzogen. Erst bei den Säugern wird die rechte Aorta nicht mehr angelegt und die linke bleibt erhalten, so dass die Seiten-Verkehrung im Herzen erst jetzt «richtig» vollzogen ist (Abb. 130).

Vom funktionellen Standpunkt aus ist das Herz der Vögel in der Wirbeltierreihe das am höchsten organisierte Organ. Dem hohen Stoffwechsel der Tiere entsprechen die hohe Körpertemperatur, die große Pulszahl, der relativ hohe Blutdruck und das große relative Herzgewicht. Die Vögel sind sinneswache, hochaktive Tiere, die sich weitgehend von der Erde gelöst und den Luftraum erobert haben. Man könnte sie als «Kopftiere» bezeichnen, d.h. Wesen, bei denen funktionell die im Kopfbereich des Menschen ablaufenden Prozesse dominieren. Sie leben weitgehend in der Sinneswelt, der Stoffwechsel als solcher tritt zurück. Dem entspricht die schlechte stoffwechselmäßige Ausnützung des Vogelblutes in den Geweben und die damit erhöhte «Belastung» des Herzens. Die Herzhöhlen sind stark ausgeweitet, glattwandig und weitgehend ohne netzförmige (trabekuläre) Innenstrukturen. Die Muskulatur ist kräftig und das relative Herzgewicht 1,4 mal größer als bei gleich großen Säugern. Es kommt noch nicht zu einer «Verinnerlichung der Lebensprozesse» im Herzorgan wie beim Menschen. Die Tiere leben wie «im Fieber», voller Aktivität in und mit der Umwelt, so dass der innere Ruhepol des zentralisierten Kreislaufs, das Herz, d.h. der Ort, wo sich die Dimensionen umkehren, sich noch nicht vollständig ausbilden kann. Die Vögel sind sozusagen übers Ziel hinausgeschossen. Sie haben zwar die vollständige

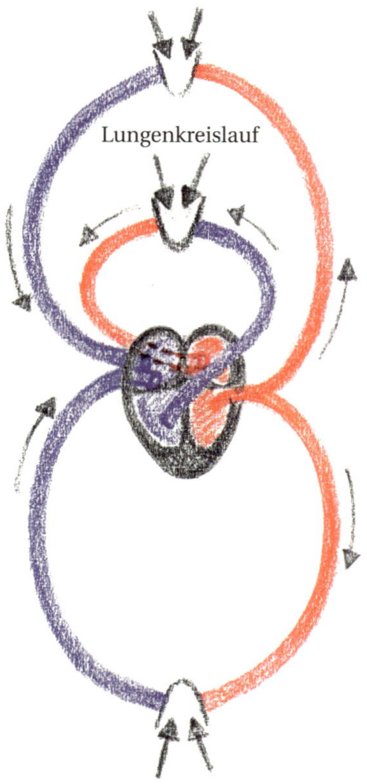

Abb. 131. ***Organisation des Kreislaufsystems bei Säugern und Mensch.*** *Die paarigen Aorten sind verschwunden; das System ist asymmetrisch geworden. Es hat sich (vollgültig erst beim Menschen) eine funktionelle Dreigliederung entwickelt.*

Septierung des Herzens, d.h. die Zentralisation, die Homöothermie und die Asymmetrie der herznahen Gefäße erreicht, aber noch nicht die vollständige Umkehrung der Dimensionen und vor allem nicht die letzten Stufen des Innenausbaus des Herzens.

Säuger und Mensch. Erst bei den Säugern vollzieht sich der letzte Schritt im Übergang vom bilateral symmetrischen Gefäßsystem mit den paarigen Aorten zu einem vollständig asymmetrischen System, und zwar in der Weise, dass nur noch die linke Aorta erhalten bleibt und damit die dimensionale Umkehrung vollendet wird (Abb. 130 u. 131).

4.2. Der Prozess der Konzentration

Um aber die endgültige, erst beim Menschen voll erreichte Herz-Kreislaufsituation zu verstehen, müssen wir noch einen zweiten großen Entwicklungsprozess ins Auge fassen, nämlich den der **Konzentration.** Führt die Zentralisation zur Septenbildung und Herztrennung (vertikale Gliederung in ein rechtes und linkes Herz), so die Konzentration zur Neugliederung der Herzräume, zur Klappenbildung in der Horizontalen, d.h. zur Ausbildung einer Ventilebene und zur Entwicklung zweier funktionell verschiedener Herzabschnitte, nämlich der Vorhöfe und Kammern.

Bei den **Fischen** existiert noch ein Herzschlauch mit vier hintereinander liegenden Räumen (Sinus venosus, Vorhof, Kammer, Bulbus). Der Kammerabschnitt ist nur ein lockermaschiger Schwamm (Abb. 132).

Bei den **Amphibien** bilden sich dann blattartige Septen im Kammerbereich aus. Damit beginnt die evolutive Tendenz zur Konzentration der vier Herzräume auf zwei Abschnitte, indem der Sinus venosus in den Vorhof, der Bulbus cordis in die Kammer aufgenommen wird (Abb. 133). Dieser Prozess geht gleichzeitig mit der Zentralisation einher und wird erst bei den Säugern ganz vollendet. Am Säugerherzen kann man daher im Vorhofbereich immer noch zwei Abschnitte unterscheiden, den glattwandigen Teil des ehemaligen

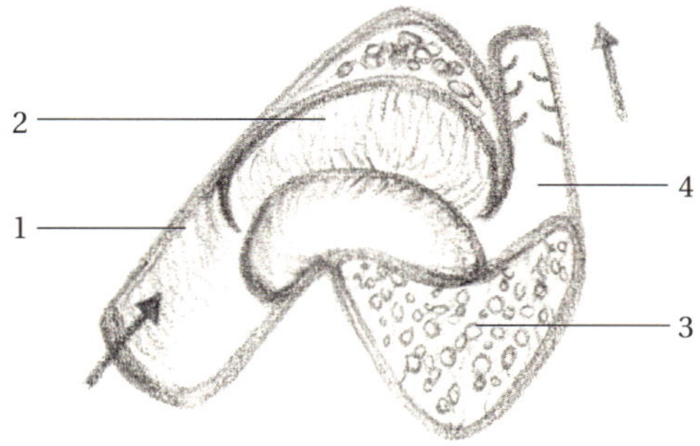

Abb. 132. ***Struktur eines Fischherzens*** *(aus A. Benninghoff, 70). Das Herz besteht aus einem lockermaschigen Muskelschwamm und stellt einen S-förmig gekrümmten Schlauch mit vier aufeinander folgenden Räumen dar.*
1 = Sinus venosus, 2 = Vorhof, 3 = Herzkammer, 4 = Bulbus cordis.

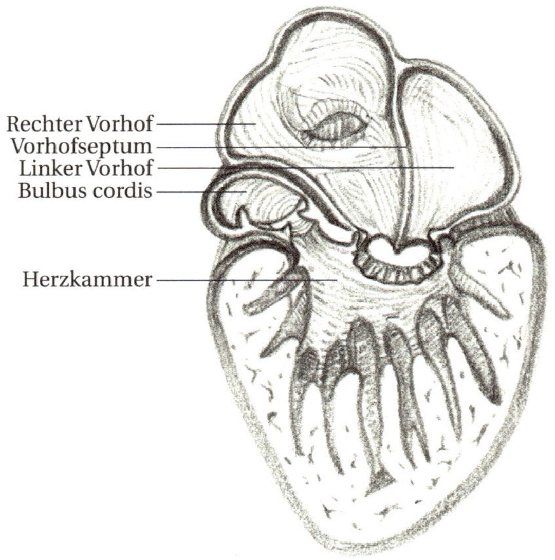

Abb. 133. ***Bau eines Amphibienherzens*** *(Anuren; nach A. Portmann, 48). Die blattartigen Septen der Herzkammer sind deutlich zu erkennen.*

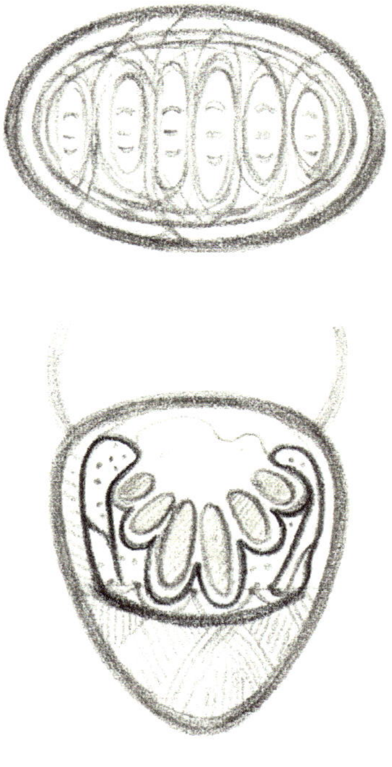

Abb. 134. ***Muskelstruktur des Amphibienherzens*** *(Anuren; nach A. Benninghoff, 70). Die Herzkammer wird durch blattartige Septen in viele kleine, spaltförmige Räume unterteilt. Die Muskulatur ist entsprechend in senkrecht zueinander verlaufenden, zirkulären und longitudinalen Faserbündeln angeordnet.*

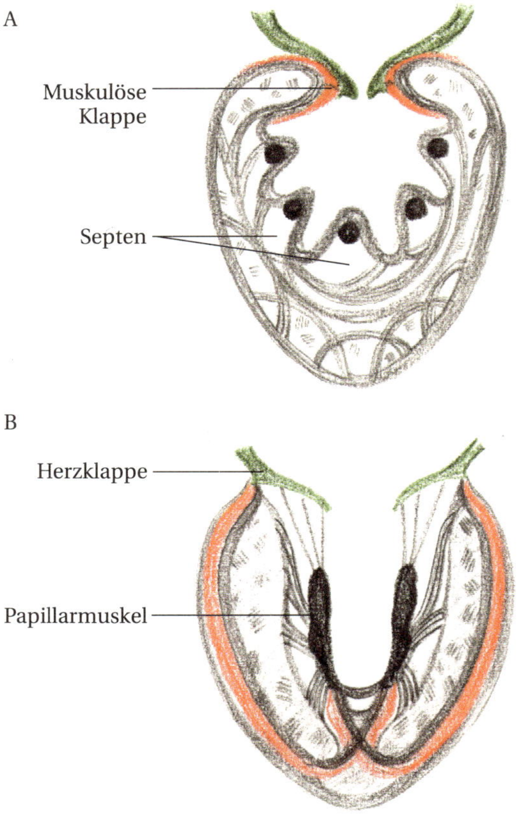

Abb. 135. ***Vergleich der Muskelstruktur der Herzkammer bei Amphibien und Säugern.*** *A = Bei Amphibien (Kaltblüter) ist die Kammer durch Septen unterteilt und die Muskulatur dreidimensional angeordnet. Die Klappen sind noch muskulös. B = Bei Säugern wird daraus ein lemniskatisches Muskelsystem mit sehnig umgewandelten Klappen, Papillarmuskeln und kompakter Herzmuskulatur.*

Venensinus (Sinus venosus) und den netzförmigen (trabekulären) Abschnitt des Herzohres, den ehemaligen Vorhof. Im Kammerbereich entspricht die glattwandige Ausstrombahn dem ehemaligen Bulbus und die trabekuläre Einstrombahn mit den Papillarmuskeln dem ehemaligen Kammerabschnitt.

Im Zuge dieser Konzentration bildet sich auch die **Herzmuskulatur** um. Bei den Amphibien und **Reptilien** wird aus der schwammigen, ungegliederten Kammermuskulatur ein durch blattartige Septen gegliedertes Hohlraumsystem, dessen Wandung von Muskelzügen geformt wird, die rechtwinklig in den drei Dimensionen des Raumes verlaufen (Abb. 134).

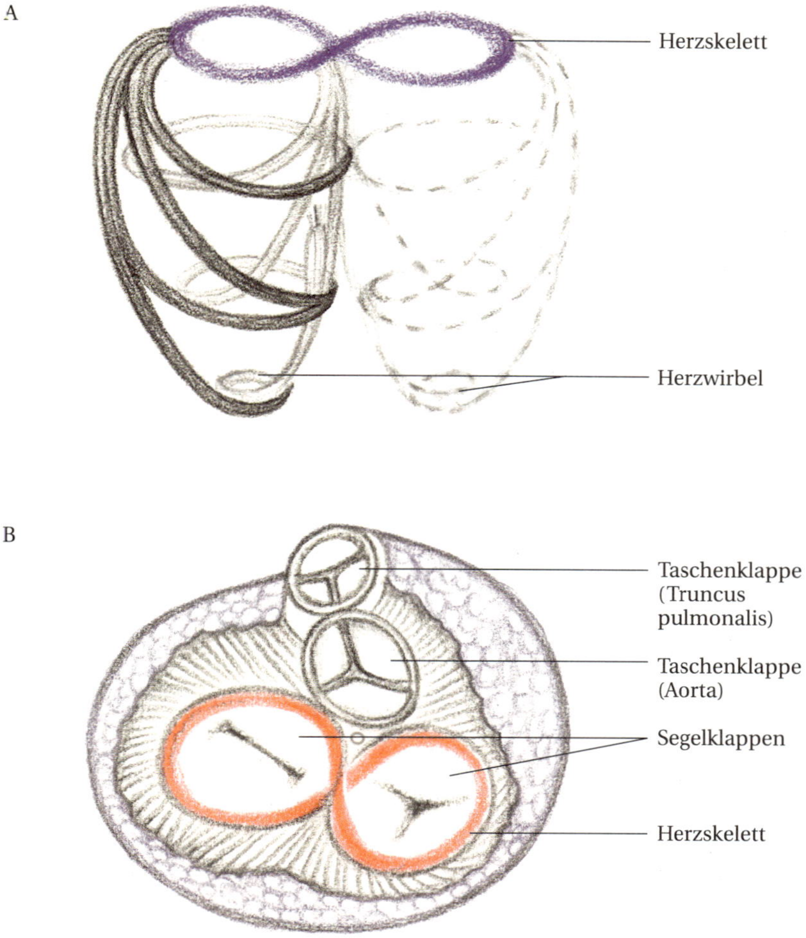

Abb. 136. ***Spiralige Anordnung der Herzkammermuskulatur und Struktur des Herzskeletts*** *(nach A. Benninghoff, 70). Die rechte Kammer bildet einen links-spiraligen, die linke einen rechts-spiraligen Wirbel aus. Die Segelklappen sind in einem lemniskatischen Sehnenring verankert (Herzskelett), der auch der Vorhof- und Kammermuskulatur als Ansatz dient.*
A = Anordnung der Muskelzüge der linken und rechten Herzkammer;
B = Aufsicht auf die Ventilebene des menschlichen Herzen mit Herzskelett (rot).

Äußere und innere Längsmuskelbündel werden durch eine mittlere Schicht senkrecht dazu verlaufender Bündel getrennt. Neben dem Septensystem hat sich so aus dem ursprünglichen Schwammwerk ein gegliedertes Muskelsystem mit einer Compacta (außen) und einem blattartigen Septensystem (innen) entwikkelt. Erst bei **Vögeln** und **Säugern** werden durch die Konzentration der Herzräume die ursprünglich nacheinander angeordneten Klappen in eine Ebene (Ventilebene) verlagert. Die dreidimensional verlaufenden Muskelzüge werden lemniskatisch zu Spiralen verbunden und die ursprünglichen Muskelwülste an den Übergängen der Herzräume zu Segel- bzw. Taschenklappen umgeformt. Die Kammermuskulatur besteht jetzt aus Muskelspiralen (rechts und links gegenläufig), die zusammen eine große Lemniskate ausbilden (Abb. 135). Die Papillarmuskeln sind die ehemaligen Konturfasern der vielen kleinen Septen, die nicht «an die Wand gedrückt» worden, sondern stehen geblieben sind. Durch das Verschwinden der Septen hat sich der Innenraum der Herzkammern vergrößert und eine kompakte Muskelwandung ausgebildet (Abb. 135 u. 136).

Im Zuge der Evolution haben sich mit dem Ausbau der Innenorganisation des Körpers auch die kapillaren Oberflächen innerhalb der Organe stark vergrößert. Der periphere Gefäßwiderstand hat sich entsprechend erhöht. Als Reaktion darauf hat sich der Herzmuskel verdickt, der jeweilige Innenraum ausgeweitet (erhöhtes Fassungsvermögen) und die Herzarbeit ökonomisiert. Auch die Mechanisierung der Klappen hängt damit zusammen; an Stelle der Muskelfalten sind jetzt bindegewebig-sehnige Platten entstanden (Segel- und Taschenklappen).

A

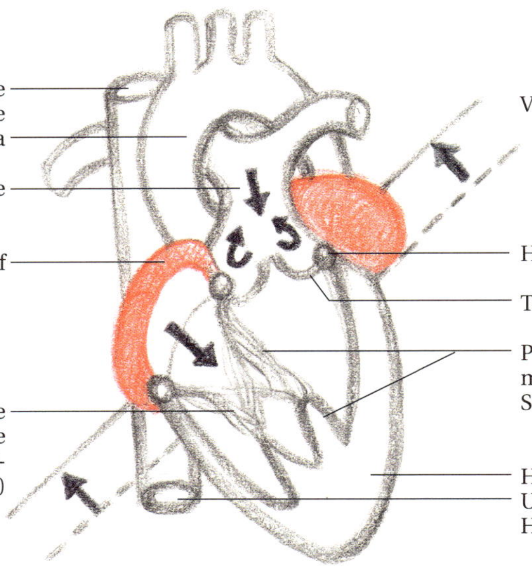

B

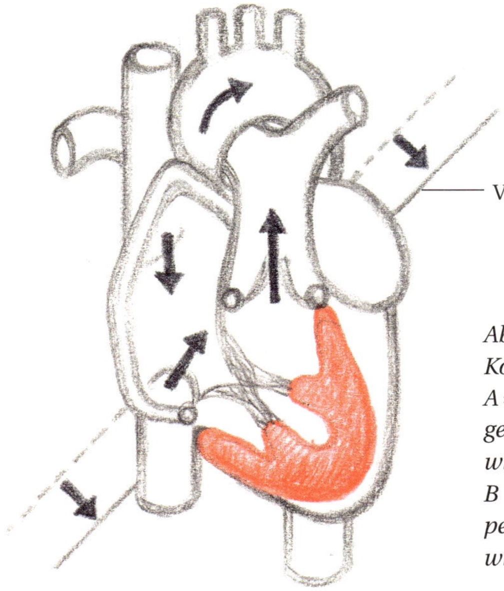

Abb. 137. ***Arbeitsweise des menschlichen Herzens.*** *Kontrahierte Herzabschnitte rot.*
A = Diastole. Vorhofmuskulatur kontrahiert, Segelklappen geöffnet, Taschenklappen geschlossen. Die Ventilebene wird vorhofwärts gezogen;
B = Systole. Kammermuskulatur kontrahiert. Segelklappen geschlossen, Taschenklappen geöffnet. Die Ventilebene wird herzspitzenwärts gezogen.

Bei niederen Wirbeltieren hatte die **Herzaktion** noch die Form einer peristaltischen Welle, die von einem Ende des S-förmig gekrümmten Herzschlauches zum anderen lief. Mit der im Zuge des Konzentrationsprozesses vollzogenen Ausweitung der Innenräume und der Umgestaltung der Herzmuskulatur von rechtwinklig kreuzenden, Septen-bildenden Bändern zu spiralig angeordneten Muskelzügen (Abb. 136), hat sich auch die Kontraktionsform des Herzens geändert. Aus der peristaltischen Kontraktionswelle ist die sakkadierte, rhythmische Kontraktionsweise mit Systole und Diastole geworden. Diese setzt aber die Entwicklung eines **Herzskelettes** voraus. Zwischen Vorhof- und Kammermuskulatur entsteht ein lemniskatisch geformter Sehnenring um die Segelklappen herum (Abb. 136), an dem sowohl die Kammer- als auch die Vorhofmuskulatur wie an einer Sehne ansetzt. Bei vielen Säugern werden sogar Knorpel- oder Knochenstücke in diesen Sehnenring eingelagert. Das Herzskelett bildet mit den Segelklappen zusammen

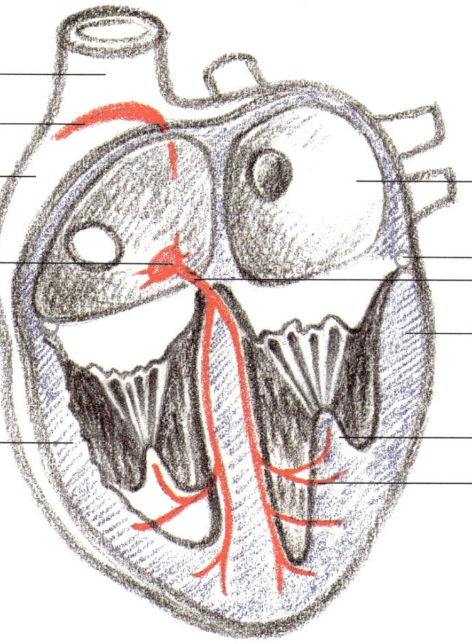

Abb. 138. ***Erregungsleitungssystem des Herzens*** *(auch Reizleitungssystem genannt, RLS). Spontane rhythmische Erregungen gehen vom Sinusknoten des rechten Vorhofs aus (sog. Schrittmacher). Die Erregungen breiten sich dann in der Vorhofmuskulatur aus und erreichen schließlich den Atrioventrikularknoten (AV-Knoten), der den eigentlichen Kammerrhythmus bestimmt. Durch ein Loch im Herzskelett dringt das His-Bündel in die Kammer ein und teilt sich in zwei Schenkel, die entlang des Kammerseptums bis zur Kammermuskulatur und zu den Papillarmuskeln (Purkinje-Fasern) verlaufen.*

die Ventilebene, die bei der rhythmischen Kontraktion entweder herzspitzenwärts (Systole) oder in Richtung Vorhöfe (Diastole) verlagert wird (Abb. 137). Durch die Entwicklung des Herzskeletts und der Herzklappen, die ja eine Grundvoraussetzung für die Funktionsweise des menschlichen Herzens darstellen, ist aber nun der Zusammenhang zwischen Vorhof- und Kammermuskulatur unterbrochen. Um die beiden unterschiedlichen Bereiche, nämlich Vorhöfe und Kammern, funktionell doch miteinander zu verbinden, bleibt ein kleiner Teil von den ursprünglichen Muskelverbindungen erhalten und differenziert sich zum sog. **Erregungsleitungssystem**, das es bei niederen Wirbeltieren nicht gibt. Dieses System besteht aus speziellen Muskelfasern, die die Fähigkeit haben, spontan in rhythmischer Folge Erregungen auszusenden, die dann die Vorhof- bzw. Kammermuskulatur zur Kontraktion bringen (Abb. 138). Die Erregungen gehen vom Sinusknoten (Keith-Flack) aus, der den eigentlichen «Schrittmacher» darstellt (ca. 70–80/Min). Sie verteilen sich über die Vorhofmuskulatur und erreichen dann den Atrioventrikularknoten (Aschoff-Tawara), der am Boden des rechten Vorhofs liegt (Abb. 138). Hier entstehen schließlich die die Kammerrhythmik bestimmenden Erregungswellen (ca. 40 – 50/Min), die sich über das His-Bündel und die beiden am Kammerseptum gelegenen Schenkel in der Kammermuskulatur und den Papillarmuskeln ausbreiten.

Erst durch das autonom arbeitende Erregungsleitungssystem wird also das durch den Umbau der Muskulatur und die Verlagerung der Klappen in zwei Funktionsbereiche aufgegliederte Organ wieder zu einer Ganzheit. Die Konzentration der Herzräume und die rhythmische Herzbewegung erfordern eine herzeigene Automatie. Durch die Unterbrechung des Blutstromes im Kammerbereich und die zugehörigen Klappenmechanismen kommt die Rhythmisierung der in der Peripherie mehr oder weniger kontinuierlichen Blutströmung zustande. **Die Pulswelle entsteht im Herzen**! Durch die rhythmische Herztätigkeit kommt das Zeitelement in das den Raum ausfüllende Blutgefäßsystem hinein. Indem bei Säugern und Mensch der Stoffwechsel stärker als bei den Vögeln zur Geltung kommt, wird die Rhythmisierung des

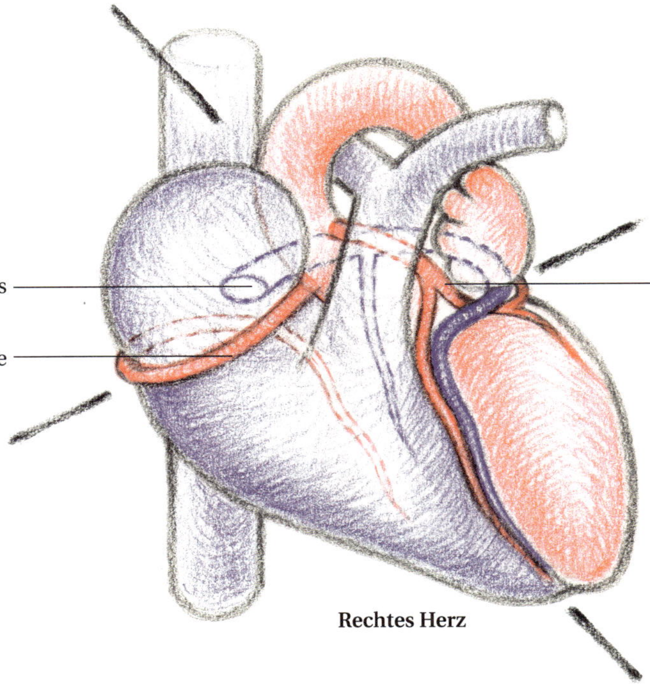

Abb. 139. ***Architektur der Herzkranzgefäße.*** *Arterien und Venen zeigen am rechten und linken Herzen eine unterschiedliche Signatur (Näheres s. Text).*

Blutstromes im Herzen harmonischer. Blutdruck, Blutströmung und Atmungsintensität pendeln sich – im Vergleich zu den Vögeln – auf eine mittlere Ebene ein. Raum und Zeit kommen bei den höheren Wirbeltieren, vor allem aber beim Menschen, im Zentrum des rhythmischen Systems, eben im Herzorgan, zu einem harmonischen Zusammenwirken, das beim Menschen letztlich die Grundlage für die Individuumbildung, d.h. die Inkarnation des «Ich» bildet. Dazu ist aber die «systemgerechte» Einordnung in die Dimensionalität des Raumes, d.h. die aufrechte Körperhaltung erforderlich. Indem sich bei den Primaten schließlich die Aufrichtung des Körpers vollzieht, kann sich das Herzorgan des Menschen «richtig» in die drei Dimensionen einordnen und letztlich auch in der Dimension des Vorne-Hinten die oben charakterisierte dimensionale Umkehrung vollziehen. Anstelle der glattwandigen Innenräume des Vogelherzens treten beim Menschen die an eine Kathedrale erinnernden Strukturen im Kammerbereich auf, wo sich ja die Umkehrung des Blutstromes und die Rhythmisierung und Neuordnung der Strömungen letztlich vollzieht (Abb. 123).

Aus dem evolutiven Konzentrationsvorgang lässt sich aber noch ein weiteres Phänomen verstehen, nämlich das der Entwicklung der **Herzkranzgefäße**, die es – ebenso wie die Muskulatur des Erregungsleitungssystems – bei niederen Wirbeltieren nicht gibt. Die schwammartige Muskulatur des Fischherzens (Abb. 132) kann noch aus dem strömenden Blut selbst versorgt werden. Mit der zunehmenden Verdickung der Kammermuskulatur bei den höheren Wirbeltieren wird ein eigenes vaskuläres Versorgungssystem für das Herz erforderlich, nämlich das Kranzgefäßsystem. An der Wurzel der Aorta entspringen zwei Kranzarterien, von denen die rechte in der Kranzfurche mehr horizontal nach rechts, die linke mit ihrem Hauptast mehr vertikal in der Furche zwischen rechtem und linkem Ventrikel abwärts zieht (Abb. 139). Die Venen sammeln sich in einem größeren Venensinus an der Rückseite des Herzens in der hinteren Kranzfurche (Sinus coronarius; s. Abb. 139). Die Signatur dieser Gefäßarchitektur ist überraschend! Das rechte Herz ist das venöse, das linke das arterielle – eine Umkehrung der bilateralen Symmetrie des Gesamtorganismus (vgl. Abb. 120). Die Kranzgefäße, die nun beide Kammern miteinander verbinden, zeigen wiederum die umgekehrte Geste. So schlingt sich das große, **venöse**

Gefäß (V. cardiaca magna, Sinus coronarius) um das **arterielle**, linke Herz, während das große Gefäß, das sich um das rechte, **venöse** Herz schlingt, **arterielles** Blut führt (A. coronaria dextra). Am linken Herzen betont das venöse System die Horizontale und das arterielle die Vertikale, am rechten Herzen dagegen das arterielle die Horizontale und das venöse die Vertikale (Abb. 139). Es ist, als ob das herzeigene Versorgungssystem die reziproke Dimensionalität, die das Herz im Laufe der Evolution eingegangen ist, in «liebevoller Umschlingung» der Kammern zur funktionellen Harmonisierung des Ganzen wieder ausgleichen wollte. Die Sonderstellung der Herzkranzgefäße gegenüber den übrigen Gefäßen des Körpers und ihre bevorzugte Erkrankung bei psychischen Belastungen infolge Stress und rhythmischen Disharmonien (Herzinfarkt usw.) mag vielleicht auch aus dieser Sicht heraus ein wenig verständlicher werden.

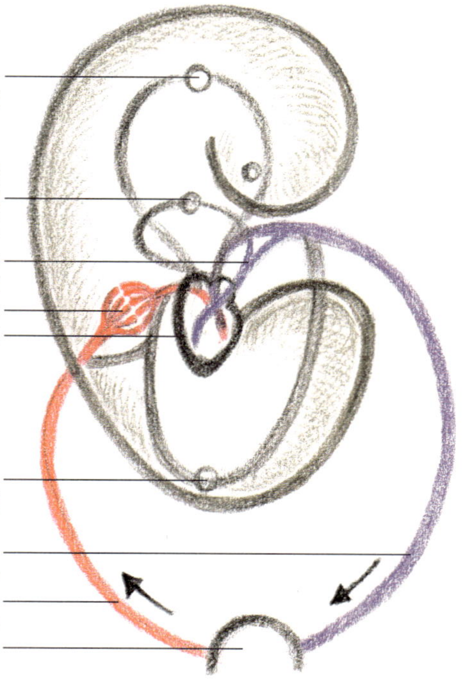

Abb. 140. ***Schema des Fetalkreislaufs.*** *Der embryonale Kreislauf innerhalb des Embryos «schläft noch» und ist als dreigliedriges System noch nicht konstituiert. Der Gasaustausch findet ausschließlich in der Plazenta statt, also außerhalb des Embryonalkörpers. Das arterialisierte Blut strömt durch die Nabelschnurvene (V. umbilicalis) über die Leber in den rechten Vorhof, wo es sich mit dem Körpervenenblut mischt. Durch das ovale Fenster (Foramen ovale) wird der rechte Ventrikel umgangen und das Blut in den linken Vorhof geleitet, von wo es über die Aorta in den Körper gelangt. Das venöse Blut des rechten Ventrikels wird durch die Lungenarterie zum größten Teil nicht in die Lungen geführt, die ja noch nicht arbeiten, sondern durch einen zweiten Kurzschluss, den sog. Ductus arteriosus Botalli, in die Aorta umgeleitet, die daher hauptsächlich gemischtes Blut führt. Erst nach der Geburt kommt es zu einer vollständigen Trennung der Blutsorten.*

4.3. Fetalkreislauf

Der Kreislauf des Erwachsenen lebt aus den Polaritäten zwischen dem «oberen» und «unteren» Menschen, zwischen Nerven-Sinnessystem auf der einen und Stoffwechsel-Gliedmaßensystem auf der anderen Seite sowie der die Polaritäten ausgleichenden Mitte (Lungenkreislauf usw.; s. Abb. 108). Während des Fetallebens sind diese Polaritäten noch nicht ausgebildet. Der Fetus wird durch die Plazenta, gewissermaßen von außen, aus der umhüllenden Sphäre versorgt. Durch die Nabelschnurgefäße entsteht zwischen Plazenta und Fetus ein «Kreis»lauf, der noch keine polaren Differenzierungen kennt, da die großen Organsysteme, vor allem die Lungen als Atmungssystem, noch nicht funktionstüchtig sind. Das Herz wird noch, wie bei niederen Wirbeltieren, von gemischtem Blut durchströmt (Abb. 140 u. 141). Erst nach der Geburt trennen sich die Blutströme im Herzen, das Loch in der Vorhofscheidewand (Foramen ovale) und der Kurzschluss zur Umgehung des Lungenkreislaufs, der sog. Botalli-Gang (Ductus arteriosus), werden geschlossen. Mit dem ersten Atemzug tritt die funktionelle Dreigliederung des Kreislaufsystems mit all ihren inneren Spannungen, sozusagen «von heute auf morgen», schlagartig in Kraft (Abb. 140 u. 141). Die große, einheitliche Geborgenheit im Schoße der Mutter wird aufgegeben. Von nun an muss die menschliche Individualität – stufenweise – die funktionellen Spannungen, die sich durch die verschiedenen Organtätigkeiten ergeben, selbst in die Hand zu bekommen versuchen. Nach der Lungenatmung kommt als Erstes das Nerven-Sinnessystem ins Spiel, dessen reflektorische Steuerungen für das Neugebo-

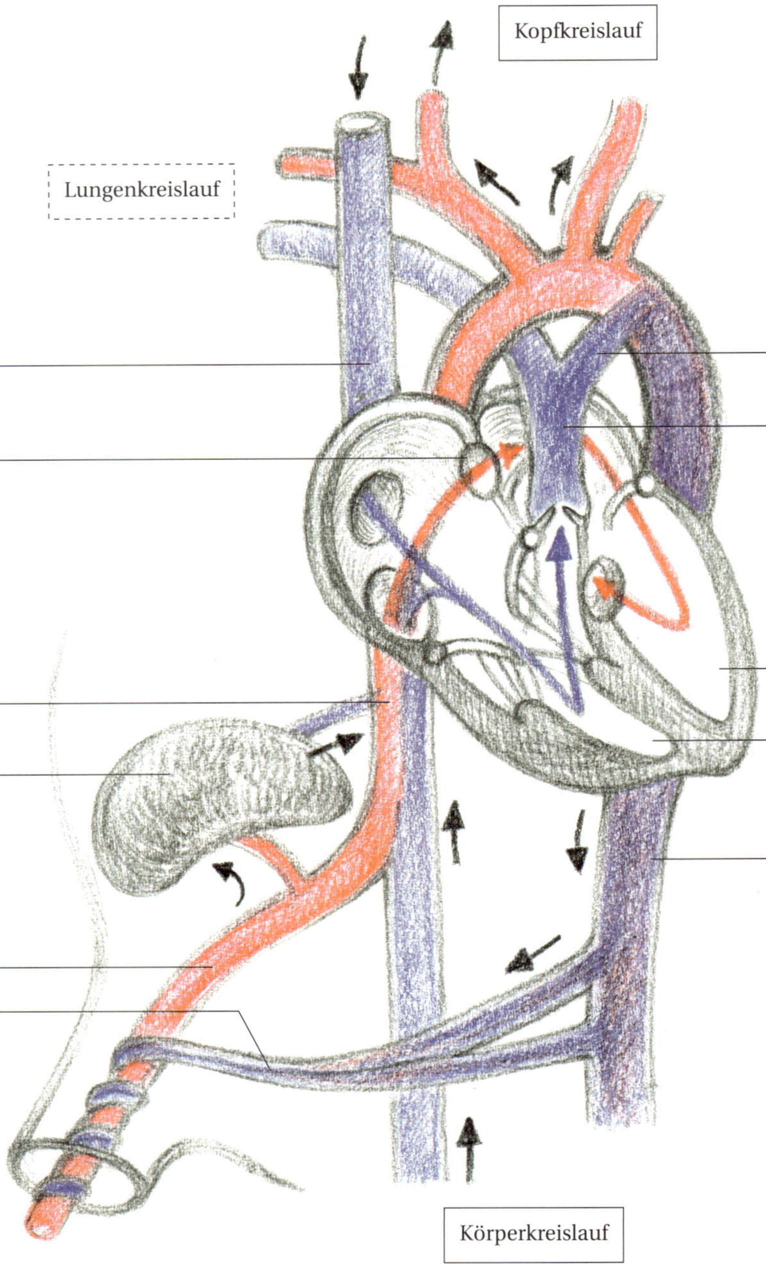

Abb. 141. ***Stellung des Herzens im Fetalkreislauf.*** *Die Führung der Blutströme erfolgt so, dass Gehirn und Sinnesorgane das sauerstoffreichste, Lunge und Körperorgane das sauerstoffärmere Blut erhalten, also ein Sauerstoffgradient zwischen der oberen und unteren Körperhälfte vorhanden ist. Vom Lungenarterienstamm fließt das aus der rechten Herzkammer (hauptsächlich vom Gehirn) kommende, stark venöse Blut durch den Botalli Gang (Ductus arteriosus) erst nach dem Abgang der Arterien für den Kopfkreislauf in die Aorta, die danach nur noch sauerstoffarmes, gemischtes Blut führt.*

Alter	Herzgewicht in g/kg Körpergewicht
Neugeborenes	7,6
1. Monat	5,1
2. Monat	4,8
3. Monat	3,8
4. – 15. Monat	5,0

Tab. 17. Postnatale Entwicklung des Herzgewichtes

rene lebensentscheidend sind (Saug- und Klammerreflexe usw.). Nach und nach gewöhnt sich das Stoffwechselsystem auch an die «Erdennahrung». Wie labil anfangs noch die Wärmeregulation ist, bei der ja auch das Kreislaufsystem eine zentrale Rolle spielt, zeigt die Tatsache, dass Säuglinge in den ersten Lebenswochen noch nicht schwitzen können. Auch das Herz beginnt sich erst langsam an die neuen funktionellen Verhältnisse anzupassen. Das embryonale Herz ist relativ groß. Nach der Geburt kommt es zu einer raschen Abnahme des relativen Herzgewichtes und erst nach dem dritten Lebensmonat zu einer langsam steigenden Gewichtszunahme (Tab. 17). Auch dieses zeigt, wie dramatisch die funktionellen Umstellungen beim Übergang vom Embryonalleben zum «Erdenleben» für Herz- und Kreislauforgane sind. Es dauert bis zum 20./21. Lebensjahr, bis dieses System vollständig ausgereift und zur sicheren Grundlage der Individualität geworden ist.

4.4. Das empirische Prinzip in der Evolution des Kreislaufsystems

Betrachtet man vorurteilslos die geschilderten phylogenetischen Entwicklungsstufen, so fällt die innere Konsequenz auf, mit der das Kreislaufsystem (z.B. die Herzseptierung) von Stufe zu Stufe «verbessert» wird. Diese zielstrebige (orthogenetische) Entwicklungstendenz wird allerdings erst erkennbar, wenn man die Endstufe – Herz und Kreislauf des Menschen – vor Augen hat. Wir haben oben gesehen, dass das menschliche Herz sich so in die Dimensionalität des Raumes einordnet, dass es diese Dimensionen, qualitativ gesehen, gewissermaßen umkehrt; dass das Herz ein Ort ist, wo der Raum in die Zeit übergeht, die Raumeskräfte mit Zeitstrukturen (Rhythmus, Puls) durchsetzt werden. Diese für die Inkarnation des menschlichen Ich und seine Existenz im Erdenraum entscheidende Funktion des Herzorgans kann sich jedoch nur dann reibungslos vollziehen, wenn das Herz tatsächlich der Mittelpunkt des Organismus ist, d.h. der Kreislauf voll zentralisiert ist und die Dimensionen (rechts-links; oben-unten usw.) hier umgekehrt – besser umgestülpt werden. Diese Sonderstellung innerhalb des Organismus erreicht in der Wirbeltierreihe aber nur der Mensch, denn nur der Mensch besitzt einen vollkommen aufrechten Gang, und nur beim Menschen ist der Himmel oben (kopfwärts) und die Erde unten (kaudalwärts). Die phylogenetische Entwicklung des Herz-Kreislaufsystems ist also auf das Intimste mit der Individuum-Bildung oder **Individuation** verknüpft. Erst der voll aufgerichtete Organismus, der sich nicht nur in die Raumdimensionen «funktionsgerecht» einordnet, sondern auch durch sein Herzorgan und dessen reziproke Beziehungen zu den Dimensionen die Möglichkeit hat, wieder aus dem Raum auszutreten, erst ein solcher Organismus kann schließlich ein die individuelle Freiheit realisierendes Ich-Wesen aufnehmen.

Hier liegt das **Ziel der Evolution**. Die Tierformen sind Vorstufen auf diesem Weg. Das «hohe» Ziel wird keineswegs schon im ersten Anlauf erreicht. Jede Bauplanstufe stellt einen weiteren Schritt vorwärts auf dieses Ziel hin dar. Wir vergleichen hier nicht einzelne Spezies oder Tiergruppen, die immer Anpassungen an bestimmte Lebens- und Umweltbereiche darstellen, sondern nur die Baupläne der großen Wirbeltierklassen (Fische, Amphibien, Reptilien usw.), zwischen denen es keine Übergänge gibt – ein Faktum, um das keine Evolutionstheorie letztlich herumkommt. Es wird zwar oft gesagt: Die Natur lernt nicht durch ihre Fehler, sondern nur durch ihre Erfolge (49). Dieses ist für die Adaptations- und Selektionsprozesse zweifellos richtig, nicht jedoch für die oben erwähnten Prozesse der Antiadaptation (vgl. Abb. 48) und ebenfalls nicht für das jetzt zu schildernde empirische Prinzip. Es ist letztlich doch unübersehbar, dass von Bauplanstufe zu Bauplanstufe Fortschritte erzielt werden, die so aufeinander aufbauen, als hätte die Natur aus den

Fehlern oder Unvollkommenheiten der vorangegangenen Stufe etwas «gelernt».

Bei den Amphibien beginnt sich mit dem Übergang zum Landleben (dem «Betreten der Erde») ein Lungenkreislauf – zunächst noch ganz unvollkommen – zu entwickeln. Damit beginnt erstmalig eine Zentralisation des Kreislaufs, der eine lemniskatische Form annimmt und in dessen Zentrum das Herz liegt. Der Schnittpunkt der Lemniskate ist ja bekanntlich ein Umkehrpunkt. Durch die Lemniskatenform des Kreislaufs wurde damit bei den Amphibien die Grundvoraussetzung für die späteren dimensionalen Umkehrungen geschaffen. Aber die Amphibien haben noch eine z.T. beträchtliche Hautatmung, die die Zentralisation «stört».

Wiederum so, als ob die Reptilien – die nächsthöhere Bauplanstufe – daraus etwas «gelernt» hätten, bringen sie den Hautatmungskreislauf zum Erliegen und entwickeln eine verhornende Körperbedeckung. Das ist zugleich auch ein weiterer Schritt zur Individuation. Die Herzseptierung und damit die Umkehrung der Rechts-Links-Dimension könnte jetzt vollzogen werden. Aber wiederum stellen sich «Fehler» ein. Die bilaterale Symmetrie der herznahen Gefäße (rechter und linker Aortenbogen usw.) wird noch nicht aufgegeben, also muss das Kammerseptum wieder (sekundär!!) perforiert werden (Foramen Panizzae).

Konsequenterweise, als ob auch aus dieser Bauplanstufe etwas gelernt worden wäre, wird dann bei der nächsten Stufe, nämlich den Vögeln, primär(!) die bilaterale Struktur des herznahen Gefäßsystems aufgegeben und die Asymmetrie der großen Gefäße (Aorta usw.) eingeführt. Auch die Vorhofvenen werden asymmetrisch. Die Konzentration der Herzräume wird vorangetrieben, aber noch nicht ganz vollendet. Jetzt wird erstmalig eine vollkommene Herztrennung erreicht, Lungen- und Körperkreislauf vollständig getrennt und die Konstanz der Körpertemperatur – unabhängig von den jeweiligen Umweltbedingungen – verwirklicht.

Aber wiederum sind «Fehler» entstanden! Die Vögel sind einseitige Sinneswesen geworden; ihre Stoffwechselorgane sind wenig entwickelt; sie haben den Kontakt mit der Erde und den Raumdimensionen weitestgehend gelöst. Die dimensionalen Umkehrungen innerhalb des Herzens wurden «falsch herum» vollzogen, die rechte Aorta (statt der linken) ist erhalten geblieben und die Umformung des Herzorgans (Konzentration der Herzräume usw.) wurde noch nicht zu Ende geführt. Die rechte Segelklappe ist noch muskulös. Die Vögel sind also gewissermaßen über das Ziel hinausgeschossen und einseitig «antidimensional» (erdenflüchtig) geworden.

Wiederum so, als ob für die nächste Bauplanstufe Konsequenzen daraus gezogen worden wären, entwickelt sich bei den Säugern, die nun auch den Stoffwechsel voll mit einbeziehen, eine «systemgerechte» Asymmetrie, indem die linke Aorta zum Hauptgefäß wird, die Konzentration des Herzens zu Ende geführt und die Homöothermie auf ein harmonisches Gleichgewicht zwischen Sinnes- und Stoffwechselprozessen eingestellt wird. Diese Harmonisierung, die zugleich mit einer weitgehenden Unabhängigkeit von Umweltbedingungen einhergeht und die Endstufe des Individuationsprozesses darstellt, wird allerdings erst beim Menschen im vollen Umfang erreicht.

Damit soll nicht gesagt werden, dass die Vorfahren des Menschen Säuger, Vögel oder Reptilien gewesen sind. Wir müssen vielmehr einen zentralen, stets plastisch und entwicklungsfähig bleibenden, evolutiven Strom postulieren, der paläontologisch (wegen seiner Bildsamkeit) kaum Spuren hinterlassen hat. Hier müssen die unfertigen, plastisch bleibenden, vielleicht «primitiven» Organismen gesucht werden, von denen die in der physischen Welt ablaufenden Evolutionsprozesse ausgegangen sind (vgl. 52). Hier ist gewissermaßen der Mutterboden, aus dem immer neue Organisationsformen mit jeweils vervollkommneten Bauplänen hervorgegangen sind. An solchen plastisch gebliebenen Organisationsformen konnten die aus den Adaptationsprozessen gewonnenen «Erfahrungen» (empirisches Prinzip) wirksam werden und von Stufe zu Stufe jeweils neue Baupläne, die die Grundlage für die Vielfalt neuer Organismen und Spezies bildeten, geschaffen werden. Die neu entstandenen Arten haben sich dann nach und nach an spezifische Umwelten angepasst, wobei dann natürlich auch die Prinzipien der Adaptation und Selektion zur Wirkung gekommen sind.

Atmungssystem

Neben dem Herzen mit seinen großen Gefäßen birgt der Brustraum noch ein weiteres großes Organ des rhythmischen Systems, die Lunge. Wie das Herz das Zentrum des Kreislaufs darstellt, ist die Lunge das Zentrum des Atmungssystems. Das rhythmische Atmungsgeschehen birgt viele Geheimnisse, die zutiefst mit dem Wesen des Menschen und seinem Leben auf der Erde zu tun haben und die sich nur sehr schwer dem Verständnis erschließen, wenn man sich nicht mit dem oberflächlichen Aspekt des Gasaustausches begnügen will.

Wie wir gesehen haben, gewinnt in der Wirbeltierreihe die Lungenatmung erst mit dem Übergang von Wasser- zum Landleben eine Bedeutung. Bei der phylogenetischen Entwicklung der Atmungsorgane fallen drei Besonderheiten auf, die gewissermaßen Urphänomene darstellen: Erstens entstehen Lunge und Atemwege nicht selbstständig, sondern als Teil des Verdauungskanals, und zwar als eine ventrale, drüsenartige Aussprossung; zweitens entwickelt die Lunge nur ein einheitliches Gangsystem, so dass Ein- und Ausatmung durch dieselben Luftwege erfolgen müssen; dies wird zur Grundlage der Atemrhythmik; und drittens – und dies ist besonders erstaunlich – entsteht der äußere Zugang zu den Atemwegen nicht dort, wo die Atemwege beginnen, sondern oberhalb der Mundhöhle im Bereich der späteren Nasenöffnungen, so dass sich Atem- und Speisewege überkreuzen, was viele Komplikationen mit sich bringt (Verschlucken, Verlegung der Atemwege durch Nahrungselemente usw.), letztlich aber die Grundlagen für die Entwicklung der Sprachfähigkeit liefert.

1.
Der Zusammenhang zwischen Atmungs- und Verdauungssystem (erstes Urphänomen)

Entwicklungsgeschichtlich gliedert sich das Respirationssystem (Lungen, Atemwege usw.) vom Verdauungskanal ab und wird vielfach ausschließlich als Teil des Stoffwechselsystems angesehen. Es lässt sich funktionell in drei Abschnitte gliedern, nämlich 1. die Lungen, in denen der Gasaustausch und die Begegnung mit dem Blut (Innenwelt) stattfindet; 2. die Atemwege, die der Ventilation der Luft dienen und das System mit der Außenwelt in Verbindung bringen; und 3. die Sprachorgane (Kehlkopf usw.), die der Sprach- und Tonbildung dienen. Das erste Urphänomen, nämlich der Zusammenhang mit dem Verdauungskanal wird verständlich, wenn man die Prozesse des Gasaustausches genauer ins Auge fasst. Die Lunge dient zwar vordergründig durch Sauerstoffaufnahme und Kohlensäureausscheidung dem Gasaustausch, ist aber in viel umfassenderem Sinne in die Lebensprozesse des Gesamtorganismus eingegliedert. Die Atmung ist nämlich keineswegs auf das Respirationssystem beschränkt, sondern durchzieht den ganzen Körper. Jede Zelle atmet, d.h. sie benötigt Sauerstoff zur Erfüllung ihrer Aufgaben und gibt Kohlensäure ab. So wie sich die Pulswelle vom Herzen aus bis in die Peripherie des Körpers fortsetzt, durchsetzt auch der Atmungsprozess den ganzen Organismus, so dass man eine innere Atmung (Atmungsprozesse

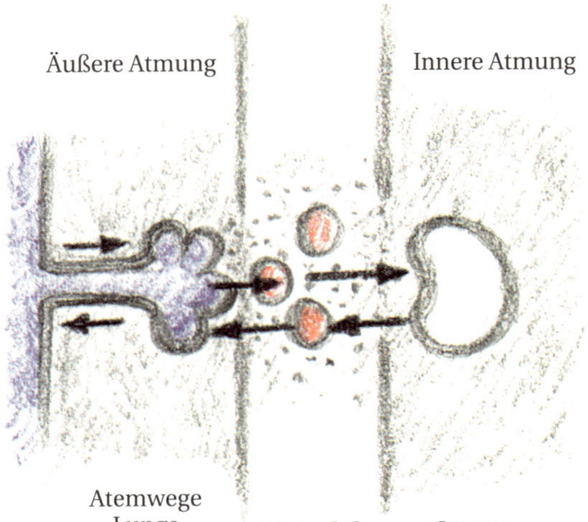

Abb. 142. ***Grundvorgänge bei der Atmung.*** *Die äußere Atmung (durch Atemwege und Lunge) wird ergänzt durch die innere Atmung, d.h. den Gasaustausch zwischen Blut und Gewebe (Organe, Zellen usw.). Zwischen beiden Prozessen steht vermittelnd und ausgleichend das Blut-Gefäßsystem.*

der Zellen und Gewebe) und eine äußere Atmung (Gasaustausch in der Lunge oder Ventilation) unterscheiden muss. Beide sind durch das Blutgefäßsystem miteinander verbunden (Abb. 142).

Äußere und innere Atmung bilden zusammen die Voraussetzung dafür, dass wir überhaupt auf der Erde leben können. Hört die Atmung auf, tritt der Tod ein. Mit dem ersten Atemzug nach der Geburt beginnt das irdische Leben, beginnt die Nahrungsaufnahme, der Energieumsatz und die innere Atmung in den Geweben. Der aus der Luft aufgenommene Sauerstoff ist gewissermaßen der «Lebensstoff» des Körpers schlechthin.

Was aber bedeutet dieser **Atmungsprozess** im Inneren des Körpers eigentlich? In den Zellen des Körpers spielen sich generell drei Grundvorgänge ab, nämlich

1. energiefordernde Prozesse, die lediglich der Erhaltung der mit dem Leben verbundenen «Ungleichgewichte» dienen, d.h. gegen die physikalischen Tendenzen der reinen Stoffeswelt ankämpfen (z.B. Ionenpumpen zur Erhaltung der Zellkompartimente usw. – **Lebenserhaltung**);

2. energiefordernde Prozesse zur Erhaltung der zellulären und geweblichen Strukturen, die sich in einem ständigen Erneuerungsumsatz befinden (**Strukturerhaltung**); und

3. energiefordernde Prozesse, die mit den spezifischen Zellleistungen zusammenhängen (Muskelkontraktion, Sekretion usw. – **Funktionserhaltung**).

Für die Erfüllung dieser drei Elementarvorgänge benötigt die Zelle Energie, die sie aus dem Abbau der drei Grundnahrungsstoffe (Eiweiße, Kohlenhydrate und Fette) gewinnt. Wie bereits oben dargestellt, werden jedoch diese Stoffe im Organismus nicht einfach mit Hilfe des Sauerstoffs zwecks Energiegewinnung «verbrannt» (vgl. Abb. 73 u. 74). Vielmehr stellen wir mit Erstaunen fest, dass die Abbauvorgänge, gleichgültig welcher Ausgangsstoff vorliegt, immer zur selben Substanz, nämlich zum Acetyl-CoA, hinführen. Dieses liefert dann über den Zitratzyklus (die große «Drehscheibe des Stoffwechsels») H_2-Ionen. Diese Ionen kommen schließlich in der sog. biologischen Oxydation in vielen kleinen Einzelschritten mit Hilfe der in der Zelle vorhandenen Atmungsenzyme (Cytochrome) mit dem Sauerstoff aus der Atmung in Kontakt, so dass aus $2\ H^+ + 1\ O_2 = 2\ H_2O$ (Wasser) entsteht und dabei Energie frei bzw. verfügbar wird (Abb. 143).

Die Hauptaufgabe des Sauerstoffs, den wir einatmen, ist daher nicht, die Oxydation der aufgenommenen Nahrungsstoffe («Verbrennung») zu vollziehen, sondern den Kreisprozess der Cytochrome in der Zelle in Gang zu halten und dafür zu sorgen, dass der Transport von H_2-Ionen (Protonen) bei der Zellatmung nicht zum Stillstand kommt. Die bei der Wasserbildung entstehende Energie wird aber nicht freigesetzt, sondern in Form von ATP gespeichert. Wenn ATP in ADP gespalten wird, kann die frei werdende Energie dann für die jeweiligen Zellleistungen verwendet werden. Die aus ATP gewonnene Energie wird aber auch zum Wiederaufbau der Körperstoffe (Proteine, Fette

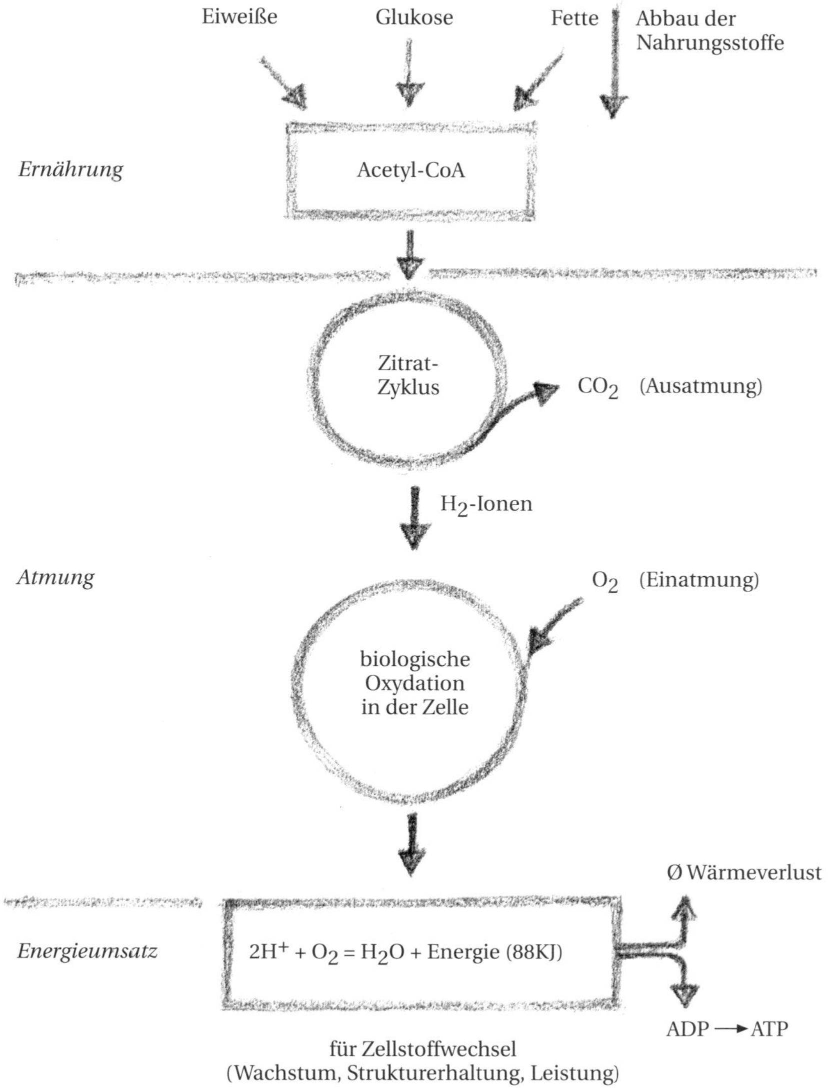

Abb. 143. ***Grundvorgänge bei der Energiegewinnung im Gewebe und bei der Zellatmung.***

usw.) verwendet, so dass in den Zellen ein Kreisprozess aus Abbau- und Aufbauvorgängen entsteht, in dem nicht nur Stoffe zirkulieren, sondern auch Energie umgesetzt wird (Stoffwechsel = Energiewechsel). Dieses System wäre im Gleichgewicht und würde quasi ein Perpetuum mobile darstellen, wenn nicht immer ein Teil der Energie in Form von Wärme verloren ginge. Dieser Energieverlust muss durch die Aufnahme der Nahrungsstoffe dann wieder ausgeglichen werden. Der eingeatmete Sauerstoff, der über das Blut ins Gewebe gelangt ist, sorgt also letztlich dafür, dass der aus den geschilderten Kreisprozessen austretende Wasserstoff zu Wasser gebunden wird und damit Energie verfügbar wird. Alles, was schließlich von den Zellen geleistet wird, erhält seinen energetischen Anstoß durch den aus der Atmung stammenden Sauerstoff. Nicht nur die Strukturerhaltung des Körpers, sondern auch die spezifischen Leistungen der Organe hängen damit letztlich von den Atmungsprozessen ab. Damit aber die Atemgase in den Körper gelangen können, ist ein Organ notwendig, das sich der Luft gegenüber aufschließt. Dieses Organ ist die Lunge.

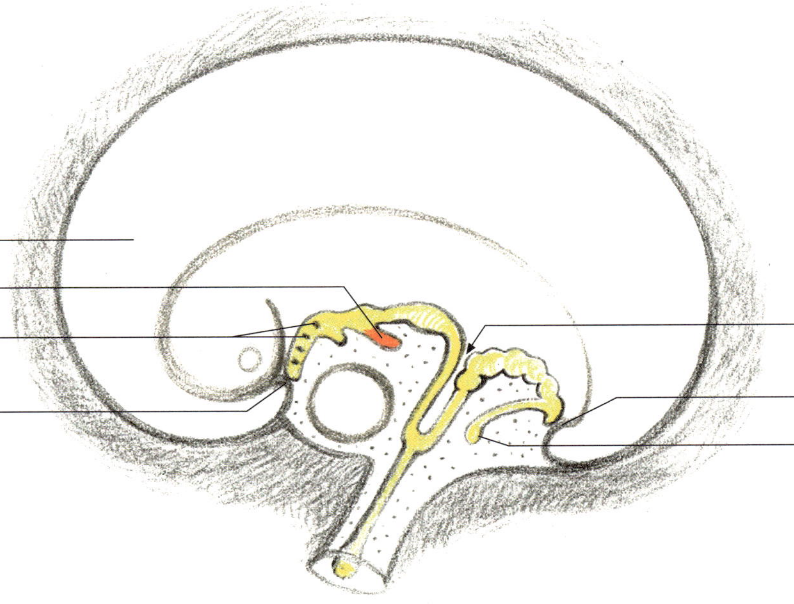

Abb. 144. ***Lungenanlage bei einem 28 Tage alten Embryo.*** *Die Lungenknospe (rot) wächst vom Kiemendarm aus in das umgebende Mesenchym ein und teilt sich rasch in zwei und dann (dichotom) in immer weitere Knospen auf (vgl. Abb. 145).*

Lungenentwicklung und Atmungsfunktion

Die erste Anlage der Lungen tritt schon Ende der 3. Embryonalwoche in Erscheinung, und zwar in Form einer kleinen ventralen Knospe des embryonalen Darmrohres, nicht weit vom Kiemendarm entfernt, also noch im Halsbereich (Abb. 144). Diese Knospe beginnt unter ständigen dichotomen Teilungen rasch auszusprossen, so dass ein «Bäumchen» entsteht, dessen kolbenförmige Endknospen (die späteren Lungenalveolen) peripherwärts weiterwachsen, während die Stiele («Zweige») zurückbleiben und zu den Luftwegen (Bronchien) werden (Abb. 145). Die Lunge wächst also wie eine Pflanze in ihre Endorgane hinein, wobei das Astgerüst, der spätere Bronchialbaum, stufenweise zurückgelassen wird. Die Lunge entwickelt sich daher ganz ähnlich wie eine Drüse. Auch die großen Speicheldrüsen des Verdauungstraktes (Ohrspeicheldrüse, Bauchspeicheldrüse) bilden wachstumsaktive, sich dichotom teilende Drüsenendstücke aus, während die Teilungssporne und «Stiele» im Wachstum zurückbleiben und die späteren Drüsengänge liefern. Auch die Lungenanlage zeigt eine solche gegensätzliche Wachstumsdynamik zwischen aktivem Aussprossen von innen und differenzierendem Gestalten (Teilen, Aufgliedern) von außen (Abb. 145). Im Gegensatz zu den Speicheldrüsen, die ein reines dichotomes Wachstum zeigen, kommt es aber bei der Lungenentwicklung von vorne herein zu einer Asymmetrie in Form des auch bei Pflanzen bekannten sympodialdichotomen Wachstums. Nach der ersten Teilung wächst die rechte Lungenknospe etwas schneller und teilt sich bereits wieder, während die linke Knospe noch im Prozess der Volumenzunahme steckt. So entstehen drei und anschließend fünf Knospen, die Anlagen der späteren fünf Lungenlappen (rechts drei, links zwei). Diese Asymmetrie wird auch später beibehalten, woraus sich die Struktur- und Größenunterschiede zwischen linker und rechter Lunge ergeben (Abb. 145).

Was liegt hier eigentlich vor? Betrachten wir kurz nochmals die großen Drüsen des Verdauungskanals. Sie übernehmen wichtige Funktionen im Verdauungsgeschehen. Um die Resorption der Elementarbausteine der Nahrungsstoffe vorzubereiten, sondern

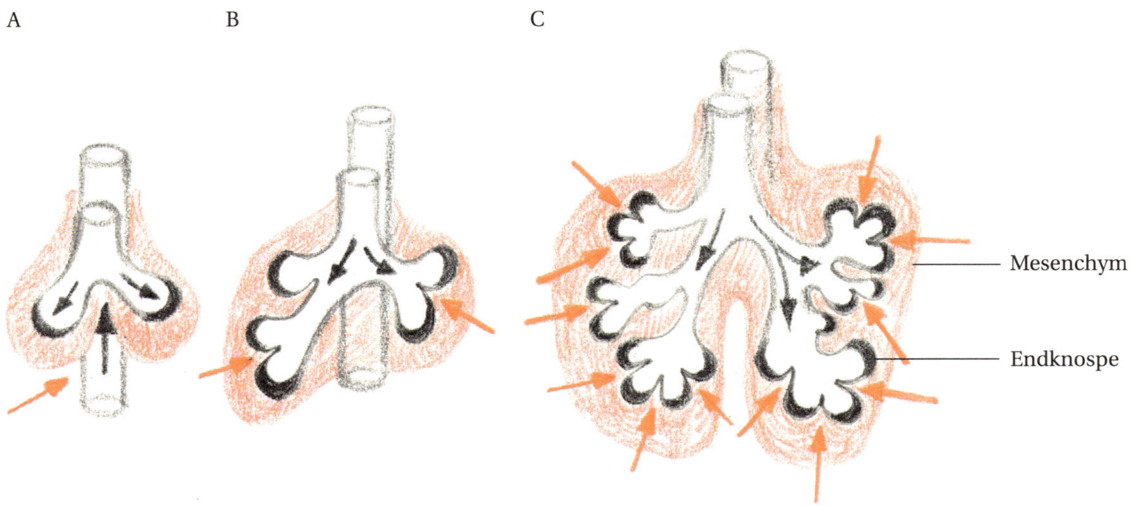

Abb. 145. ***Drei aufeinanderfolgende Stadien der Lungenentwicklung.*** *A = 4 Wochen; B = 5 Wochen; C = 6 Wochen alter Embryo. Die Asymmetrie zwischen rechter und linker Lunge wird schon früh erkennbar. Die Lungenanlage wächst wie eine Drüse von den Endstücken unter stetiger dichotomer Teilung ins umgebende, embryonale Bindegewebe (Mesenchym) (rot) vor. Dem Wachstumsprozess der Endknospen (schwarz) von innen wirkt ein Differenzierungsprozess von außen entgegen (rote Pfeile). Durch Hemmung der Zellvermehrung an den Endknospen kommt es zur Spaltung der Endknospen und nachfolgend zur Entwicklung des Gangsystems.*

sie Wirkstoffe (Enzyme, Fermente) ab, die die komplexen Nahrungsstoffe (Eiweiße, Fette, Kohlenhydrate) auflösen und abbauen, so dass diese ihre Eigennatur verlieren. Sie sondern ihr Sekret in den Darm ab und helfen so, zusammen mit der Darmtätigkeit selbst, die Stoffe zu verflüssigen, also aus der Raumeswelt, aus der sie stammen, herauszulösen und für den neuen «Raumkörper Mensch» nach Überschreiten der «Schwelle» (Darmwand) verwendbar zu machen.

Zu diesem erneuten Eintritt ins Räumliche benötigt jedoch der Organismus die Atmung. Interessanterweise wird diese durch ein Organ vermittelt, das sich selbst wie eine Drüse entwickelt, dann aber hohl wird (quasi eine «negative» Drüse darstellt). Lunge und Bronchialbaum stellen also eine Art Darmdrüse dar, die hohl geworden ist, d.h. den Raum in ihrem Inneren eliminiert hat, um die Außenwelt in Form der Luft in sich hineinzulassen. Im Brustbereich hat der Organismus, der sonst überall das Auftreten von Luftblasen oder Gasen im Gewebe peinlichst vermeidet («Horror vacui»), ein Organ entwickelt, das weitgehend aus Hohlräumen besteht, das heißt, das sich leer gemacht und die Raumerfüllung weggenommen hat, um das Luftförmige der Außenwelt in sich hineinnehmen zu können. Dieses «Raum-negierende» Organ ist nun ausgerechnet dasjenige, das durch die innergeweblichen Atmungsprozesse den Energie- und Substanzaufbau im Körper und damit dessen «Verräumlichung» ermöglicht, wobei das Blut als Vermittler fungiert.

Noch vor der Geburt setzt bei der embryonalen Lunge ein Wachstumsschub ein, der die Wand der Lungenbläschen so stark verdünnt, dass sie für die nach der Geburt einsetzende Atmung geeignet sind. Embryonal ist die Lunge noch mit Fruchtwasser gefüllt. Dies wird nach der Geburt sofort aufgesaugt. Durch die Absonderung eines die Oberflächenspannung herabsetzenden Stoffes (Surfactant) entfalten sich dann die Lungenbläschen so sehr, dass sie den Gasaustausch mit dem Blut vollziehen können. Die roten Blutkörperchen nehmen den Sauerstoff auf und transportieren ihn mit dem Blutstrom zu den Zellen und Organen, wo dann der substantielle Aufbau vonstatten geht. Die beim Substanzabbau frei werdende Kohlensäure wird dann wieder durch das Blut abtransportiert und durch die Lungen ausgeschieden.

Es ist nun nicht nur das «Raum-Werden», das letztlich durch die Atmungsprozesse ausgelöst und unterhalten wird, sondern auch die Betätigung des Körpers im Raum (Zellleistungen, Gliedmaßenbewegungen, usw.), denn jede dieser Aktivitäten hängt ja wieder von der Sauerstoffzufuhr ab. Der Organismus ist durchsetzt von den Atemgasen, die sich – unabhängig von der stofflichen Zusammensetzung der Gewebe – entsprechend den jeweiligen Konzentrationsverhältnissen im Körper ausbreiten. Wir haben sozusagen einen Luftorganismus, einen «Luftmenschen», in uns, der seinen eigenen Gesetzen folgt und von der Lunge als einem «Raum-negativen» Hohlorgan belebt und geregelt wird.

2. Die Atemrhythmik (zweites Urphänomen)

Der Atemstrom wird nun nicht einfach gradlinig durch den Körper geleitet, etwa wie der Nahrungsstrom durch den Magen-Darm-Kanal, mit einer Eingangsöffnung vorne und einer Ausgangsöffnung hinten, sondern Einatmung und Ausatmung erfolgen durch dasselbe Kanalsystem, nämlich die Atemwege (Nasenhöhle, Luftröhre, Bronchialbaum; s. Abb. 146). Dadurch entsteht der **Atemrhythmus**. Durch die rhythmischen Funktionen löst sich das Atemsystem aus dem Stoffwechselzusammenhang heraus und wird ein Teil des rhythmischen (mittleren) Systems.

Der Atemrhythmus ist ein staunenswertes Urphänomen. So wie das Herz sich spontan in regelmäßigem Rhythmus zusammenzieht und wieder erschlafft, wird auch die Lunge durch regelmäßige rhythmische Bewegungen des Brustkorbes und des Zwerchfells ventiliert. Hebung und Vergrößerung des Brustkorbes bedeuten Einatmung, Senkung bedeutet Ausatmung. Durch Kontraktion des Zwerchfells vergrößert sich der Brustraum, so dass Luft durch die Atemwege (Trachea, Bronchien) in die Lunge gesaugt wird (Einatmung). Erschlaffung des Zwerchfells führt zur Verkleinerung des Brustraums und damit zur Ausatmung (Abb. 146). Die Kontraktionen des Zwerchfells können sich jedoch nur dann auf die Ventilation der Lungen auswirken, wenn die Lungen an der Wand des Brustkorbes beweglich befestigt sind und genügend Elastizität besitzen. Die gleitfähige Fixation der Lungen an der Brustwand kommt durch die Konstruktion der beiden Pleurablätter (Lungen- und Brustfell) zustande, die Elastizität rührt von dem ausgedehnten elastischen Netz her, das in der Lunge differenziert ist. Damit kann im Brustraum ein Sog (negativer Druck) entstehen, der die Einatmung ermöglicht. Betrachtet man die drei großen Körperhöhlen unter dem Gesichtspunkt der Eingliederung in das Schwerefeld der Erde (Raumaspekt, Schwere), so erkennt man eine charakteristische Dreigliederung. Die Druckverhältnisse in der Bauchhöhle entsprechen den äußeren Verhältnissen (der Druck auf dem Beckenboden entspricht dem Gewicht der darüber stehenden Wassersäule); der Druck in der Brusthöhle wechselt rhythmisch zwischen positiven und negativen Werten; in der Schädelhöhle erfährt das Gehirn dadurch, dass es im Gehirnwasser (Liquor) schwimmt, entsprechend dem Archimedischen Prinzip einen Auftrieb, der das Hirngewicht (durchschnittlich 1.500 g) auf 20 – 40 g reduziert, so dass wir uns im Kopf immer «leicht fühlen» und das tatsächliche Gewicht des Kopfes bewusst gar nicht erleben (64).

Dieses innere «Leicht-Werden» und «Sich-Befreien» vom Schwerefeld der Erde setzt aber schon im Brustbereich mit den Atemvorgängen ein. Die Besonderheiten des Erlebens bei der Atmung hat Goethe wunderbar in dem kleinen Gedicht ausgedrückt:

> Im Atemholen sind zweierlei Gnaden:
> die Luft einziehen, sich ihrer entladen;
> jenes bedrängt, dieses erfrischt;
> so wunderbar ist das Leben gemischt.
> Du danke Gott, wenn er dich presst,
> und dank ihm, wenn er dich wieder entlässt.

Der Atemrhythmus wird von spezifischen Zentren im Hirnstamm koordinierend geregelt (Inspirations- und Exspirationszentrum, pneumotaktisches Zentrum usw.). In diesen Zentren liegen Nervenzellen, deren Spontanaktivitäten dem Atemrhythmus entsprechen (normalerweise 18/Min.). Im Gegensatz zum Herzrhythmus, der mehr zum «unteren» Menschen hin orientiert (Stoffwechsel usw.) und schneller ist (72/ Min.), ist der wesentlich langsamere Atemrhythmus mehr zum «oberen» Menschen, d.h. zur Gedanken- und Empfindungswelt hin orientiert.

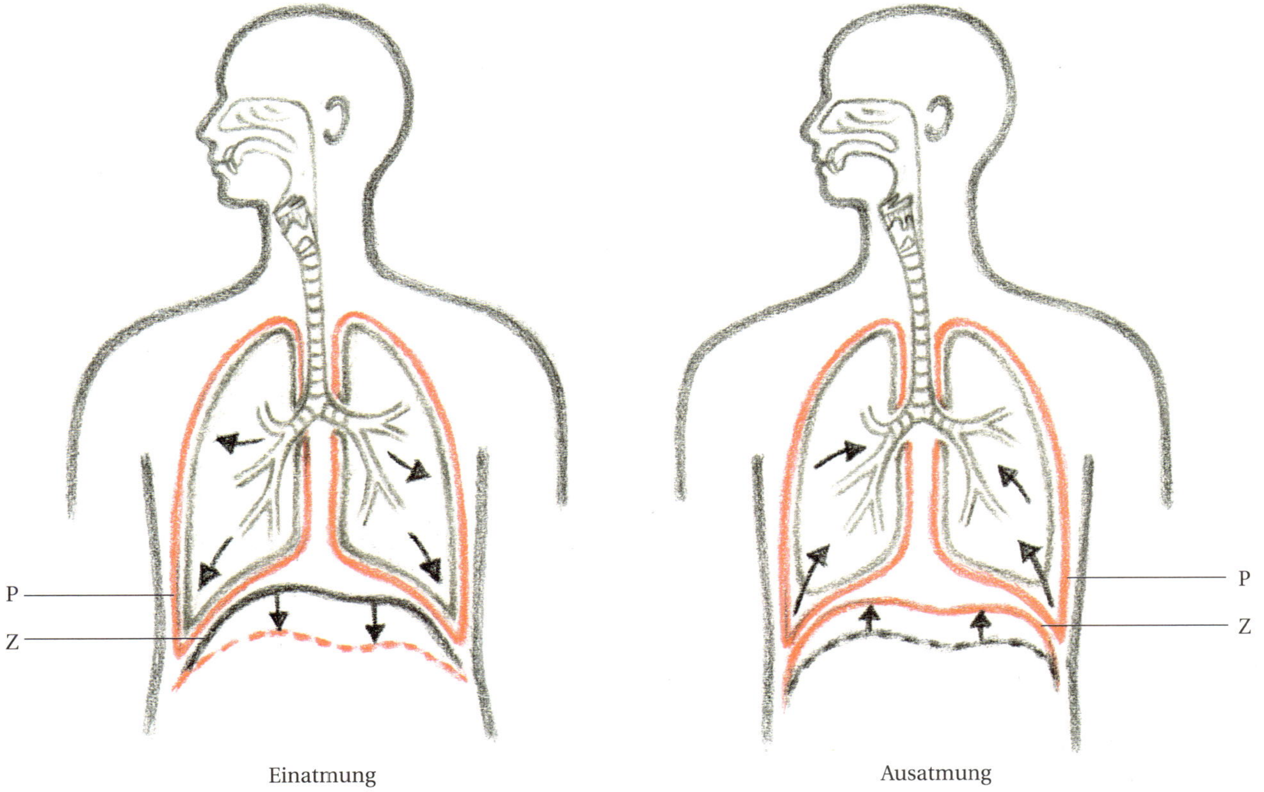

Abb. 146. ***Zusammenwirken von Zwerchfell und Lungen bei der Atmung.*** *Durch Kontraktion des Zwerchfells (Z) vergrößert sich der Brustraum, so dass Luft über die Atemwege (Nasenhöhle, Luftröhre und Bronchialbaum) in die Lungen gesaugt wird (Einatmung). Erschlafft der Zwerchfellmuskel, drückt der Brustkorb die Luft wieder aus der Lunge heraus (Ausatmung). P = Brustfell (Pleura).*

Durch die Atmung sind wir auch in die kosmischen Rhythmen mit eingegliedert. Wenn wir normalerweise etwa 18 x/Min. aus- und einatmen, dann sind das pro Stunde 1.080 und pro Tag (1.080 x 24 Stunden) 25.920 Atemzüge. Dieser Rhythmus entspricht überraschenderweise dem makrokosmischen Zyklus des platonischen Weltenjahres. Bekanntlich bleibt der Punkt, an dem die Sonne am 21. März aufgeht (sog. Frühlingspunkt) jedes Jahr etwas gegenüber dem des Vorjahres zurück (sog. Präzession, die astronomisch heute mit annähernd 25.700 Jahren angegeben wird). Der Frühlingspunkt, d.h. der Schnittpunkt der Sonnenbahn (Ekliptik) mit dem Himmelsäquator wandert dadurch einmal in etwa 25.920 Jahren durch den gesamten Tierkreis. Das nennt man ein Weltenjahr. Der Sonnenrhythmus des Weltenjahres stimmt also mit dem Atemrhythmus des Menschen überein. Die Zahl 25.920 birgt aber noch weitere Geheimnisse. Rechnet man das Jahr (wie das altbabylonische Rundjahr) mit 360 Tagen und die durchschnittliche Lebensdauer eines Menschen mit 72 Jahren, so kommt man auf 25.920 Tage. Jeden Tag vollzieht sich normalerweise einmal ein Wechsel zwischen Wachen und Schlafen. Der Schlaf/Wachrhythmus im Laufe eines Lebens (360 Tage x 72 Jahre) entspricht also wiederum in etwa dem großen Sonnenrhythmus des Weltenjahres von 25.920 Jahren (71). Unsere Lebensspanne entspricht also dem 360. Teil eines platonischen Weltenjahres, d.h. einem platonischen Weltentag.

Die «kosmische Zahl» von 25.920 hat aber noch zahlreiche andere Merkwürdigkeiten. Fragt man sich z.B., durch wie viele ganze Zahlen die Zahl 25.920 teilbar ist, so kommt man wiederum auf 70. Die Teiler lassen sich in zwei Reihen zu je 35 anordnen, die

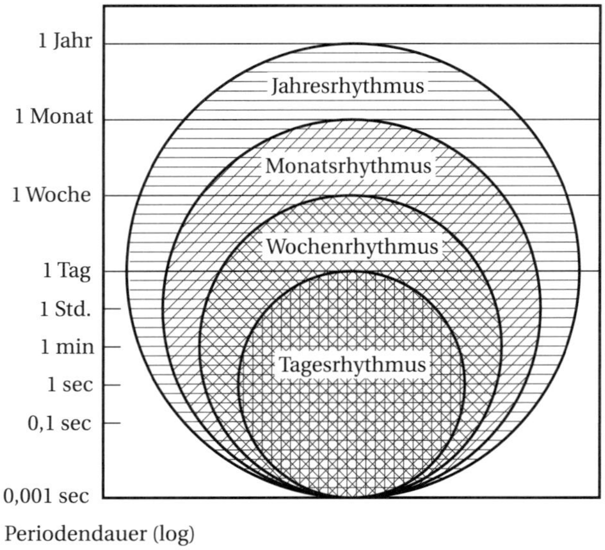

Abb. 147. ***Schematische Darstellung des Ineinanderwirkens der kosmisch bestimmten langwelligen Rhythmen im Menschen.*** *Im Bereich unterhalb des Tagesrhythmus werden alle Funktionen von allen vier Rhythmen beeinflusst (aus G. Hildebrandt, 73).*

einmal bei 160 und einmal bei 162 enden. Diese beiden Zahlenreihen spiegeln sich nach G. u. M. Glöckler (72) im Hinblick auf Multiplikation und Division in Bezug auf die Zahl 25.920. Sie zeigen aber auch interessante Zahlenverhältnisse untereinander. So entsprechen die Zahlenverhältnisse 24 : 27 : 30 : 32 : 36 : 40 : 45 : 48 den Intervallen der Durtonleiter, diejenigen 360 : 405 : 432 : 480 : 540 : 576 : 648 : 720 der Molltonleiter. Man ahnt die tiefe Weisheit, die Goethe im Faust den Erzengel Raphael aussprechen lässt: «Die Sonne tönt nach alter Weise in Brudersphären Wettgesang und ihre vorgeschriebene Reise vollendet sie mit Donnergang».

Von der Sonne kommt nicht nur die Zeitordnung unserer Welt, sondern auch die rhythmische Struktur des Raumes, die durch das Atmungs- und Zirkulationssystem bis tief in unseren Organismus hereinragt und durch die Sinnesorgane (Auge – Licht; Ohr – Ton) sogar bewusst erlebbar wird (Abb. 147).

Die rhythmischen Funktionsordnungen des menschlichen Organismus

Außer den erwähnten Rhythmen im Herz-, Kreislauf- und Atmungssystem existiert im Organismus ein weites Spektrum rhythmischer Funktionen. Es reicht von den höchstfrequenten rhythmischen Vorgängen im Bereich des Nervensystems, die dem Informationswechsel dienen, bis zu den langsamen Rhythmen im autonomen Bereich des Stoffwechselsystems. Sie umfassen insgesamt einen Bereich von 2 x 12 Oktaven.

«Während die Informationsrhythmen streng an die höchst differenzierten Raumstrukturen des Nervensystems gebunden sind, betreffen die Stoffwechselrhythmen mehr oder weniger alle Gewebe und Organe, sind also weniger spezifiziert ... Zwischen diesen beiden so gegensätzlichen Polen vermittelt nun gleichsam das Zentrum des autonomen rhythmischen Systems, vornehmlich mit den Rhythmen von Kreislauf und Atmung ... Hier handelt es sich um den zentralen Bereich der rhythmischen Organisation.» (G. Hildebrandt, 73)

Somit ergibt sich eine funktionelle Dreigliederung, die sich auch im Leistungsverhalten der einzelnen rhythmischen Vorgänge widerspiegelt (Abb. 148).

«So äußern sich die Leistungen des Informationssystems in gleitenden Frequenzmodulationen der nervalen Aktionsrhythmik, wobei die jeweilige Frequenz den Erregungsgrad der nervösen Elemente wiedergibt, im wesentlichen also die Einflüsse der Außenwelt widerspiegelt ... Demgegenüber sind die Rhythmen des Stoffwechselsystems in ihrer Frequenz nur unbedeutend modulierbar. Vielmehr verfügt jeder Funktionsbereich über eine Reihe von verschiedenen, präformierten Frequenzbanden, die je nach Leistungsbeanspruchung sprunghaft gewechselt werden. Alle diese Frequenzbanden stehen aber untereinander in einfachen ganzzahligen Beziehungen als Ausdruck einer harmonisch-musikalischen Ordnung. So steht z.B. der Rhythmus der Verdauungsbewegung des Magens (Magenperistaltik) zum Ein-Minuten-Grundrhythmus der Fundusmuskulatur des Magens im Frequenzverhältnis von 3:1, der Rhythmus des Zwölffingerdarmes zur Magenperistaltik im Verhältnis 4:1. Schon ein isoliertes Stückchen glatter Darmmuskulatur zeigt spontan-rhythmische Kontraktionen, deren

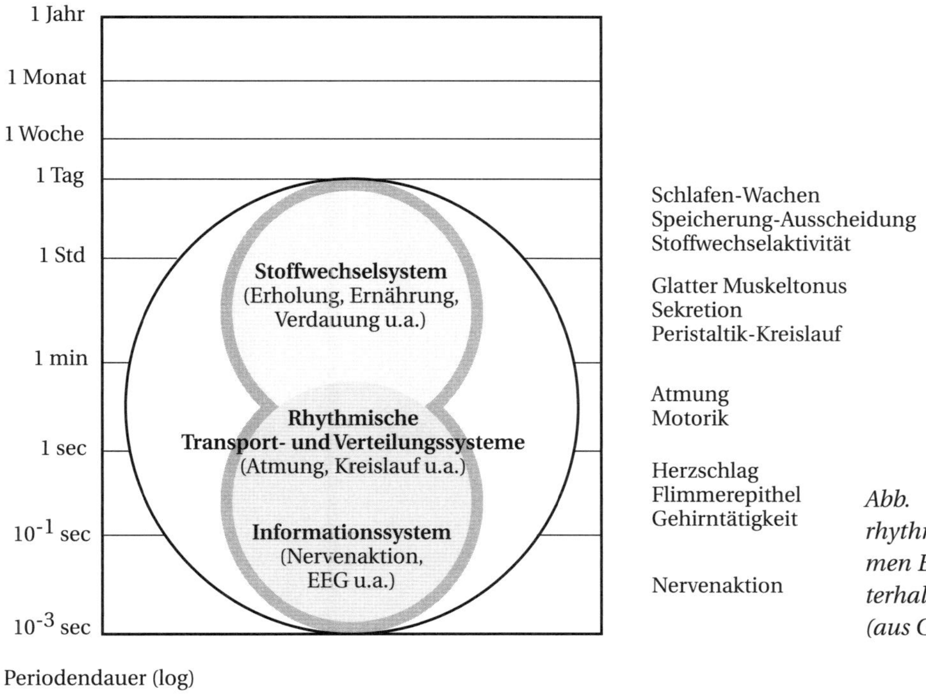

Abb. 148. Die Dreigliederung der rhythmischen Funktionen im autonomen Bereich mit Periodendauern unterhalb des Tages. (Näheres s. Text) (aus G. Hildebrandt, 73).

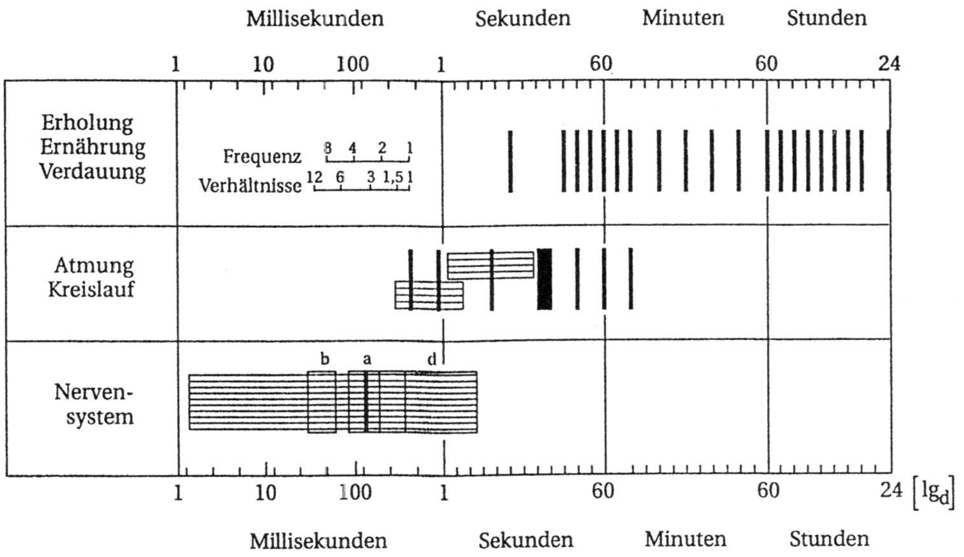

Tab. 18. Frequenzbereiche der endogen-autonomen Rhythmen innerhalb der drei großen Funktionssysteme des menschlichen Organismus (vgl. Abb. 147 u. 148). Periodendauer auf der Abszisse duallogarithmisch aufgetragen. Vertikale Balken = bevorzugte Frequenzen (aus G. Hildebrandt, 73).

Periodendauer ständig in ganzzahligen Sprüngen wechseln.» (G. Hildebrandt, 73)

Das Zentrum des rhythmischen Systems, also des Herz-Kreislauf- und Atmungssystems, muss daher die polare funktionelle Spannung zwischen dem Nerven-Sinnessystem, das umweltorientiert ist und willkürlich beeinflusst werden kann, und dem Stoffwechselsystem, das autonom und vom Willen unabhängig arbeitet, harmonisieren und ausgleichen. Es muss «zwischen einer Zeitstruktur, die von den einfließenden Informationen ständig frequenzmoduliert wird, und einer anderen, deren Rhythmen in ihrer Frequenz streng an die vorgebildete und letztlich kosmisch verankerte, harmonisch-musikalische Ordnung ge-

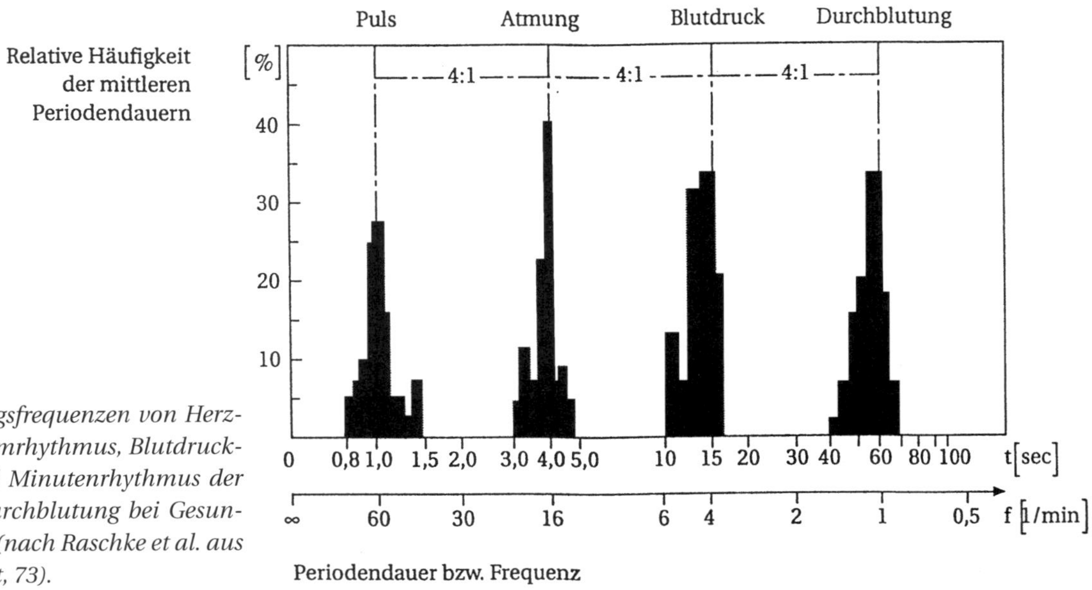

Tab. 19. Vorzugsfrequenzen von Herzrhythmus, Atemrhythmus, Blutdruckrhythmus und Minutenrhythmus der peripheren Durchblutung bei Gesunden im Schlaf (nach Raschke et al. aus G. Hildebrandt, 73).

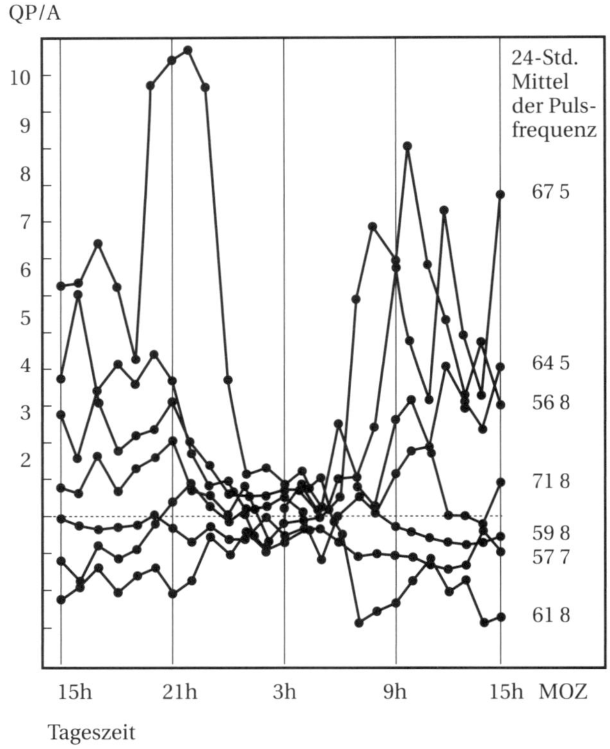

Abb. 149. ***Individuelle Tagesgänge des Quotienten aus Puls- und Atemfrequenz*** *(QP/A) bei gesunden Versuchspersonen unter gleichmäßigen Ruhebedingungen. Am rechten Bildrand sind die zugehörigen 24-Stunden-Mittelwerte der Pulsfrequenz angegeben, die zeigen, dass die nächtliche Normalisierung weitgehend unabhängig vom Frequenzniveau ist (aus G. Hildebrandt, 73).*

bunden sind», vermitteln. «Die rhythmischen Funktionen des mittleren Systems vereinen also beide in sich polaren Ordnungsprinzipien miteinander, indem sie einerseits eine relativ große Variationsbreite der Frequenzen aufweisen und z.B. bei Leistungsanforderungen mit Frequenzmodulationen antworten (z.B. Herz- und Atembeschleunigung bei Arbeit), andererseits aber – besonders unter Ruhebedingungen – Vorzugsfrequenzen bzw. Frequenznormen, die wiederum in einem ganzzahligen Verhältnis zueinander stehen, aufsuchen ...» (Hildebrandt, 73)

So sind z.B. Puls- und Atemfrequenz im Schlaf im Verhältnis 4:1 aufeinander abgestimmt. Aber auch Atem- und Blutdruckrhythmus sowie Blutdruck- und Minutenrhythmus der peripheren Durchblutung stehen im Verhältnis 4:1 zueinander (Tab. 19).

Puls-Atemquotient. Eine zentrale Rolle innerhalb der dargestellten rhythmischen Funktionsordnung spielen zweifellos die Herz- und Atemrhythmen, die unter Ruhebedingungen im Verhältnis 4:1 aufeinander abgestimmt sind (Puls-Atemquotient).

Atemrhythmus und Herzfrequenz variieren tagsüber allerdings oft beträchtlich. Bei Gesunden normalisiert sich aber der Puls-Atemquotient in der Nacht zwischen 24.00 und 3.00 Uhr immer ziemlich genau auf das Verhältnis 4:1 (Abb. 149). Die Fähigkeit zu dieser Normalisierung existiert interessanterweise bei Kindern noch nicht. Erst ab dem 12. Lebensjahr tritt diese nächtliche Normalisierung in Erscheinung (74).

Auch bei Patienten mit Kreislaufstörungen oder Herzerkrankungen (auch wenn sie klinisch noch nicht manifest geworden sind) fehlt die Koordination der Herz- und Atemrhythmik. Andererseits kann sich nach längeren Kuraufenthalten oder körperlicher Gesundung die nächtliche Normalisierung der Puls-Atemrhythmik auf 4:1 wieder einstellen.

Zusammenfassend lässt sich also feststellen: Im mittleren (rhythmischen) System des Organismus treffen zwei (polare) Bereiche aufeinander. Der untere ist unserer Willkür und unserem Bewusstsein entzogen. Ihm muss der Herz-Kreislaufrhythmus zugeordnet werden. Den Herzrhythmus können wir nicht direkt beeinflussen. Der obere Bereich, der sich der Außenwelt öffnet und bewusst erlebbar wird, steht mehr mit dem Atmungssystem in Zusammenhang. Im Gegensatz zum Herzrhythmus können wir in den Atemrhythmus willkürlich vom Bewusstsein aus eingreifen. Wir können den Atem anhalten, die Atmung vertiefen oder abflachen, die Atemphasen zeitlich (bis zu einem gewissen Grade) verändern. Seelische Erregungen wirken sich (unbewusst) meist unmittelbar auf die Atmung aus. Durch ein bewusstes Eingreifen in die Atmungsrhythmen lässt sich umgekehrt aber auch das Bewusstsein verändern, was besonders bei der Yoga-Schulung eine Rolle spielt.

3. Sprachorgane und Sprachvermögen (drittes Urphänomen)

Das Wesen des Atmungsvorganges wird erst voll verständlich, wenn man die Lautbildung mit einbezieht. Das «Wort» (Logos) war den Griechen von jeher heilig. Sie sahen in der Fähigkeit des Menschen, Worte und Töne hervorzubringen, einen Beweis für seine Geistnatur und Gottverwandtschaft.

3.1. Evolutive Entwicklungsprozesse

In der Tat ist das menschliche Sprachvermögen eine einzigartige Besonderheit des menschlichen Wesens. Nur der Mensch verfügt über die Fähigkeit, mit Hilfe der Mundhöhle Sprachlaute hervorzubringen. Töne, Signale usw. können Tiere mit dem Kehlkopf oder mit anderen Organen ebenfalls erzeugen, nicht jedoch eine sinnvolle, hoch differenzierte, inhaltsreiche und gedankenerfüllte Sprache.

Die Sprachfähigkeit hat sich in der Evolution erst mit dem Landleben und der Luftatmung entwickelt. Bei **Fischen** gehen Atmung (durch den Kiemenapparat) und Nahrungsaufnahme (durch Mundhöhle und Schlund) noch parallel (Abb. 45 u. 150). Bei den **Amphibien** entwickelt sich dann die vom Darmrohr ausgehende ventrale Lungenanlage sowie an der gegenüberliegenden Seite des Kopfes die primäre Nasenhöhle, wodurch sich erstmalig die Überkreuzung von Luft- und Nahrungsweg im Bereich des Schlundes (Pharynx) ergibt. Bei den **Reptilien** wird die Überkreuzung dieser beiden Wege durch die Verlängerung des Gaumens auf einen kleineren Raum begrenzt und der Eingang zu den Luftwegen durch Ringmuskeln und reflektorische Schutzmechanismen gesichert. Erst bei **Säugetieren** und nichthumanen **Primaten** entsteht ein gegliederter Kehlkopf, der aber noch nicht zu einer differenzierteren Lautbildung, wie sie für die Sprachentwicklung benötigt wird, fähig ist. Anatomische Voraussetzungen für die Entwicklung von Sprache und Gesang ergeben sich erst beim Menschen durch

A

B

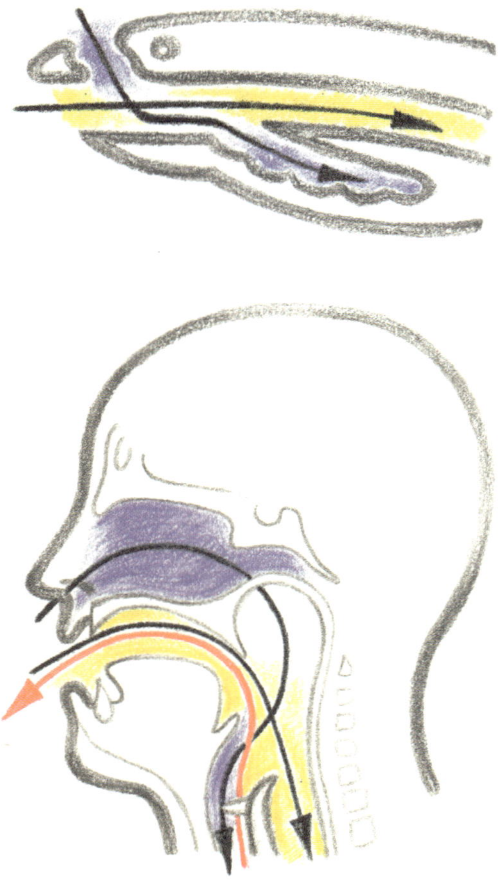

Abb. 150. ***Bedeutung der Überkreuzung von Luft- und Speiseweg für die Lautbildung.***
A = In der phylogenetischen Entwicklung entsteht eine Überkreuzung von Luft- und Nahrungsweg erstmalig bei den Amphibien.
B = Beim aufrechten Menschen ergibt sich durch die Überkreuzung von Luft- und Speiseweg im Bereich des Schlundes die Möglichkeit der Sprachbildung, da die Luft nun vom Kehlkopf durch den Schlund (Pharynx) in die Mundhöhle, die damit zum Ansatzrohr für die Sprache wird, gestoßen werden kann (rote Linie).

die Aufrichtung des Körpers und die damit zusammenhängende Senkung des Kehlkopfes (Descensus laryngis). Bei höheren Affen wird der Kehlkopf zwar ähnlich wie beim Menschen angelegt, jedoch bildet der Gesichtsschädel postnatal rasch einen mächtig vorspringenden (prognathen) Kauapparat aus, so dass der Kehlkopf seinen fetalen Hochstand beibehält, der Kehldeckel bis zum Gaumen reicht, und die Mundhöhle nicht in den Dienst der Sprache gestellt werden kann.

Wenn der **Mensch** sich etwa ein Jahr nach der Geburt aufzurichten beginnt, tritt der Kehlkopf seinen Descensus an, so dass die Distanz zwischen Kehldeckel (Epiglottis) und Gaumensegel allmählich so groß wird, dass kleine Luftportionen (Quanten) aus Lunge und Luftwegen in die Mundhöhle gestoßen und Sprachlaute erzeugt werden können. Jetzt erhält die bei den Amphibien eingeleitete, zunächst ganz problematisch erscheinende Überkreuzung von Luft- und Speiseweg ihren Sinn, denn erst durch die Konstituierung eines offenen Schlundabschnittes wird die Weichenstellung für den Ausatmungsstrom zur Mundhöhle hin und damit Sprache möglich (Abb. 150).

Hier liegt wieder ein eindrucksvolles Beispiel für die **zielgerichtete, orthogenetische Evolutionstendenz** vor, wie sie auch bei der Herzentwicklung charakterisiert worden ist. Wiederum ist der Mensch das Ziel und die Vollendung des phylogenetischen Entwicklungsstromes, und wiederum wird das Ziel nicht im ersten Anlauf erreicht, sondern stufenweise nach «Auswertung spezifischer Erfahrungen» (empirisches Prinzip), deren Ergebnisse jeweils in die nächste Bauplanstufe einfließen.

3.2.
Die menschlichen Sprachorgane

Bei der Entstehung der Sprache müssen wir zwei verschiedene, voneinander unabhängige Komponenten unterscheiden: **Artikulation** und **Phonation.** Phonation oder Stimmbildung beruht auf den Schwingungen der Stimmbänder, deren Schwingungsfrequenz die Tonhöhe bestimmt. Die ausgeatmete Luft wird unter Druck gegen die mehr oder weniger geschlossene Stimmritze gepresst, so dass der vorher kontinuierliche Luftstrom unterbrochen wird und in rhythmische Schwingungen übergeht (Abb. 151). Die in Schwingungen versetzte Luft wird nun in die Mundhöhle geblasen, deren unterschiedliche Gestaltung dann die Art der erzeugten Laute bestimmt (Artikulation). So ist z.B. beim Sprechen des Vokals «A» die Mundhöhle weit und einheitlich. Beim Sprechen von «I» ist dagegen die Mundhöhle durch Anheben der Zunge unterteilt

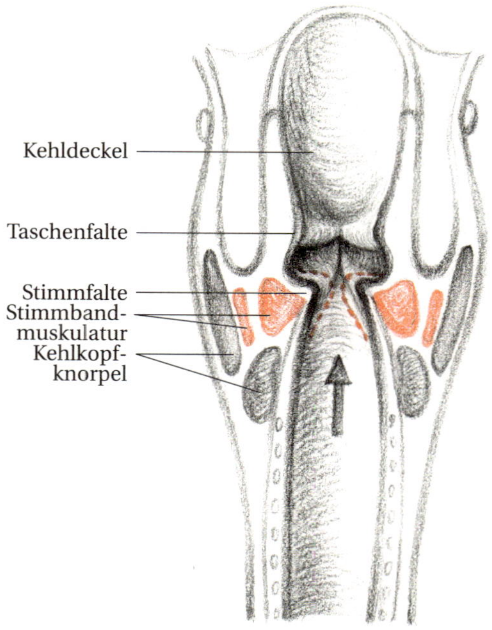

Abb. 151. ***Querschnitt durch den menschlichen Kehlkopf.*** *Die beiden Stimmlippen ragen so weit in die Luftröhre hinein, dass ein Spalt entsteht, die Stimmritze (Glottis). Die Stimmfalten geraten durch Anblasen von unten (Pfeil) in horizontale Schwingungen (rote, punktierte Linien). Die Frequenz dieser Schwingungen macht den Grundton oder Klang der Stimme aus (Phonation).*

(Abb. 152). Durch Änderungen der Stellung bzw. durch Bewegungen von Lippen, Zähnen, Zunge, Gaumensegel oder anderen Elementen des Mundraumes können die verschiedensten Konsonanten hervorgebracht werden (Labial-, Gutturallaute usw.). Eventuell kann auch der Nasenrachenraum als lautprägender Resonanzraum mit hinzugenommen werden.

Was passiert hier eigentlich? Die Atmung als solche ist bereits ein rhythmisches Geschehen, nicht innerhalb des Flüssigen (Blut), sondern innerhalb des Luftelementes. In den Sprachorganen wird aber nun diese Rhythmik gesteigert und auf ein höheres und zugleich individuell (willkürlich) gestaltetes Niveau heraufgehoben. Der Ausatmungsstrom wird unterbrochen (wie der Blutstrom im Herzen) und in Form kleiner «Quanten» in eine «Gussform», nämlich in das Ansatzrohr Mundhöhle, gegossen und dadurch zum Laut geformt. Diesem Luftelement wird aber nun noch ein Geistiges, nämlich der Wortinhalt, eingeprägt, so dass das Wort ein Eigenleben bekommt. Es ist also in der Mundhöhle – wie das Kind im Uterus – «geboren» worden. Damit die neu erzeugten Wortelemente einen geistigen Inhalt bekommen können, bedarf es der Mitwirkung des Nervensystems, d.h. des Bewusstseins. Erst durch die bewusste Tätigkeit unseres Geistes, der sich auf die Gehirnfunktionen stützt,

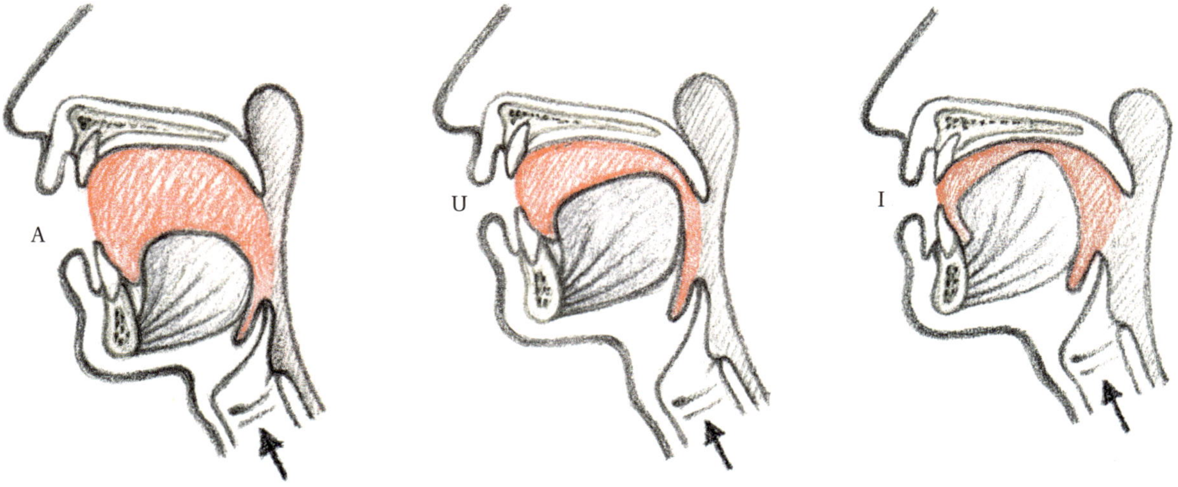

Abb. 152. ***Die Mundhöhle als Resonanzraum für die Sprache.*** *Die Mundhöhle fungiert als «Ansatzrohr» für den Kehlkopf (Vorgang der Artikulation). Durch die unterschiedliche Form von Zunge, Gaumen, Zähnen, Lippen usw. kann der Resonanzraum und damit die Lautbildung verändert werden. Dargestellt ist die Zungenstellung beim Sprechen der Vokale A, U und I.*

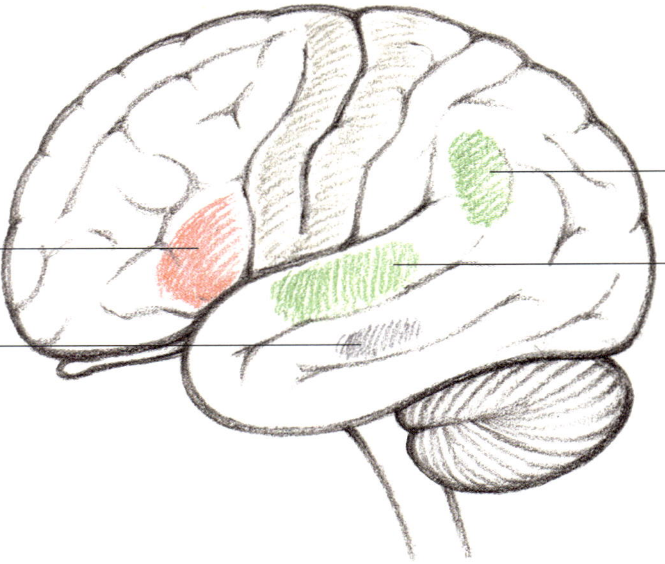

Abb. 153. ***Lokalisation der drei großen Sprachzentren.*** *Das «optische Sprachzentrum» im Scheitellappen wird auch als Lesezentrum bezeichnet, da es mit der Erkennung von visuellen Formen (Buchstaben, Zeichen) zu tun hat. An das Wernicke-Zentrum im Schläfenlappen schließen sich Rindenfelder an, die für Sprachverständnis, Musikalität und auditive Gedächtnisleistungen verantwortlich sind. Das motorische Sprachzentrum (Broca) im Stirnlappen ist nur auf einer Hirnhälfte lokalisiert (in der Regel bei Rechtshändern links).*

wird die Lautbildung in den beschriebenen Organen zur Sprache.

Dass die Sprache nicht automatisch von den «Sprachzentren» des Gehirns organisiert und gesteuert wird, ohne Beteiligung eines übergeordneten Ich-Wesens, wie es der Materialismus gerne darstellt, kann man leicht daran erkennen, dass das Gehirn mehrere verschiedenartige «Sprachzentren» besitzt, die an verschiedenen Orten lokalisiert sind und nur durch komplizierte, heute noch hypothetische assoziative Netzverbindungen miteinander verknüpft werden können (Abb. 153). Die Einheit des Geschehens urständet also im menschlichen Ich, das Sprache erlernen, verändern, schöpferisch gestalten und inhaltlich prägen will, wobei die nervösen und organischen Prozesse lediglich als physische Grundlage dienen.

Man unterscheidet z.B. ein «motorisches Sprachzentrum» (Broca), das im linken Stirnhirn, ein sensorisches Sprachzentrum (Wernicke), das in der oberen Schläfenlappenwindung im Anschluss an die Hörzentren lokalisiert ist, und schließlich ein «optisches Sprachzentrum» (auch Lesezentrum genannt), das im Scheitellappen des Großhirns liegt, in der Nachbarschaft der höheren Sehzentren (Abb. 153). Das «motorische» Sprachzentrum hängt mit der Koordination der Bewegungsprozesse zusammen, die bei der Sprachbildung eine Rolle spielen. Es bildet sich bei Rechtshändern im Bereich der linken Großhirnhemisphäre, und zwar in der unteren Stirnwindung (Gyrus triangularis), gleichzeitig mit der Entwicklung der Händigkeit aus (sog. Broca-Sprachzentrum). Die linke Hirnrinde ist, wegen der Überkreuzung der Nervenbahnen, bei Rechtshändern die dominante Hirnhälfte und für die Gliedmaßenmotorik der rechten Seite zuständig. Das «motorische» Sprachzentrum ist nur einseitig entwickelt, und zwar bei Rechtshändern links und bei Linkshändern (in der Regel, nicht immer) rechts. Dies weist darauf hin, dass die Entwicklung der Körpermotorik, des aufrechten Ganges und der Händigkeit in den ersten Lebensjahren die entscheidenden Impulse für die Differenzierung der Hirnrinde und der Sprachfähigkeit gibt und nicht umgekehrt das Gehirn primär die Sprachmotorik initiiert.

Das sensorische Sprachzentrum, das in mehrere

Stufen gegliedert ist, ermöglicht das Sprachverständnis, während das optische «Sprachzentrum» dem Erkennen sprachrelevanter Zeichen (Buchstaben, Lippenbewegungen usw.) dient. Jeder Künstler weiß, dass das Hervorbringen von Worten oder Tönen nicht nur eine Funktion des Gehirns ist, sondern alles, was in der Mundhöhle «geboren» wird, letztlich aus dem gesamten Organismus kommt und das Gehirn nur die Grundlage dafür liefert, dass sich in die von unten kommende Substanz (die «geopferten» Luftelemente) von oben das Geistige inkorporieren und dann als «Wort» zur Erscheinung kommen kann.

Physisch besteht das Wort («Logos») aus rhythmisierter Luft, durchsetzt mit Flüssigkeitströpfchen und Wärmeelementen. Darüber hinaus enthält es immer auch etwas vom Seelisch-Geistigen des Menschen, das sich häufig schon in der Tonqualität ausdrückt. Geistig lebt im Wort die vom Menschen erfasste und schöpferisch gestaltete Idee, die den ganzen Kosmos umfassen kann. Zeigt doch die Kulturgeschichte, dass sich letztlich alle Ideen eines Zeitalters, ja die gesamte Bewusstseinsentwicklung der Menschheit in der Sprache, d.h. in der jeweiligen Form der Wörter widerspiegelt.

In drei Ebenen wird der Mensch schöpferisch: In der Zeugung von Kindern, in der Zeugung von Worten und Tönen, und in der Hervorbringung von Gedanken und Ideen («Über-Zeugung»). Nur im mittleren Bereich, im schöpferischen Gestalten von Sprache und Gesang, ist der Mensch wirklich frei, wie das Friedrich Schiller in seinen ästhetischen Briefen so überzeugend dargelegt hat (75).

Nervensystem und Sinnesorgane

A

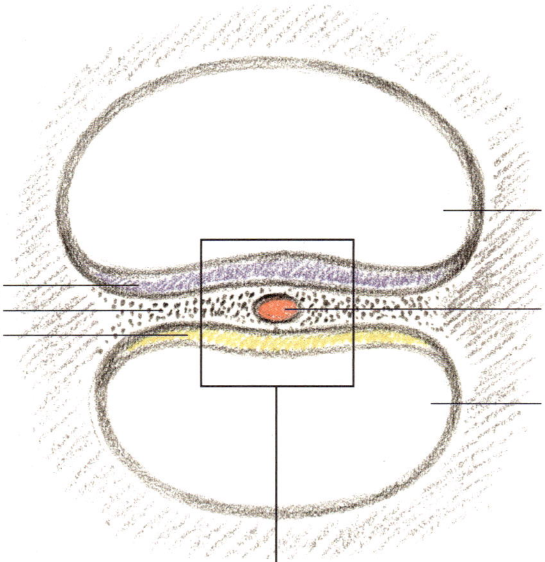

B

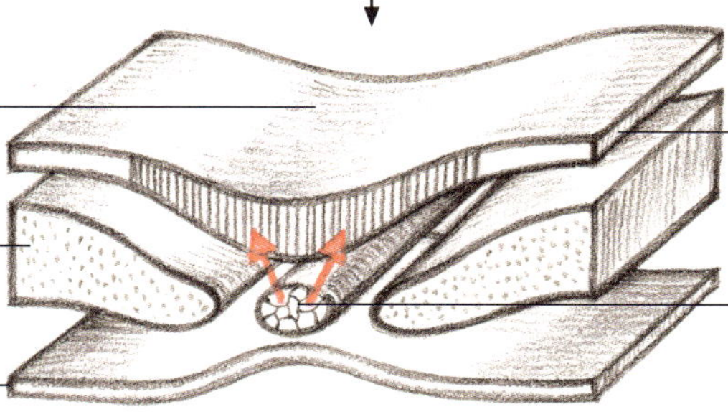

Abb. 154. ***Embryonalentwicklung des Nervensystems.***
A = Die Keimscheibe eines 17 Tage alten Embryos besteht aus drei Keimblättern (Ektoderm, Mesoderm und Entoderm). Die Körperachse wird bestimmt durch den Kopffortsatz des Mesoderms, aus dem die Chorda dorsalis hervorgeht.
B = Die Chorda dorsalis sendet Induktionsreize aus (rote Pfeile), wodurch die Entwicklung des Nervensystems, zunächst als flächenhafte Neuralplatte innerhalb des Ektoderms, eingeleitet wird.

Funktionelle Dreigliederung des Nervensystems

In vielfacher Hinsicht nimmt das Nervensystem innerhalb der übrigen Organsysteme eine Sonderstellung ein. So ist es z.B. ein durch und durch zellulär gegliedertes Organsystem, das eigentlich keinen als Austauschbereich funktionierenden, flüssigkeitsgefüllten Extrazellulärraum mit Bindegewebe und Blutgefäßen besitzt. Alle übrigen Organe bestehen aus spezifischen Zellgruppen (Parenchym), die von einem flüssigkeitsreichen, gut durchbluteten, extrazellulären Zwischengewebe umgeben sind, in dem sich alle stoffwechselmäßigen Austauschvorgänge vollziehen. Hier kann es zu Schwellungen oder Schrumpfungen kommen. Hier können Entzündungs- oder immunologische Abwehrvorgänge ablaufen. Hier können Blut- oder Bindegewebszellen vom Gefäßsystem zum Organgewebe oder zurück wandern. Hier spielt sich nicht nur der Gasaustausch zwischen Organgewebe und Blut, sondern auch der Stoffaustausch selbst ab. Der Extrazellulärraum, der beim erwachsenen Menschen ein Flüssigkeitsvolumen von rund 10 – 12 l hat (das Blut hat nur 4 – 5 l), und auch für die Regenerations- und Formbildungsvorgänge von großer Bedeutung ist, repräsentiert also für den Organismus die eigentliche Innenwelt. Er tritt in dieser Form erst bei den Tieren auf. In der Organisation der Pflanzen existiert ein Extrazellulärraum in diesem Sinne nicht. Die Pflanzen wachsen durch Vermehrung und Angliederung neuer Zellen vom Vegetationspunkt aus in den Raum hinein. Ihre Einzelorgane (Blätter, Blüten usw.) sind als solche nicht regenerationsfähig und werden abgeworfen.

Ähnlich wie die Pflanzen besteht auch das Nervensystem aus dicht zusammenliegenden, allerdings kompliziert gestalteten Zellen, zwischen denen zwar feinste Spalträume (Ø 100–200 nm), aber nicht größere, volumenmäßig variable Bindegewebsräume vorhanden sind. Der notwendige Flüssigkeits- und Stofftransport erfolgt statt dessen über Hilfszellen (Gliazellen), die sich auf verschiedene Transport- und Austauschprozesse spezialisiert haben. Natürlich gibt es im Nervensystem auch Blutgefäße. Aber diese sind erst sekundär in das Organsystem eingewachsen und werden – eben von jenen gliösen Hilfszellen – durch eine den Gefäßen eng anliegende Membran (Gliagrenzmembran) gegenüber dem Nervengewebe abgegrenzt. Die Gefäßwand selbst bildet sogar eine für viele Stoffe unpassierbare Schranke aus (Blut-Hirnschranke).

1. Entwicklung des Nervensystems

Der rein zelluläre Charakter des Nervensystems geht am deutlichsten aus der Entwicklungsgeschichte hervor. In der menschlichen Embryonalentwicklung ist das Nervensystem eines der ersten Organsysteme, die sich ausbilden, und zwar durch Abfaltung vom äußeren Keimblatt (Ektoderm; s. Abb. 154). Nachdem sich durch den oben charakterisierten Einstülpungsvorgang zwischen Epi- und Hypoblast (dem späteren Ekto- und Entoderm) der Kopffortsatz eingeschoben hat, beginnt – vom Kopffortsatz induziert – im Ektoderm ein Abfaltungsprozess, in dem zwei Längswülste (Neuralwülste) auftreten, die aufeinander zuwachsen, miteinander verschmelzen und dadurch ein Rohr (Neuralrohr) bilden, das dann unter dem Ektoderm liegt (Abb. 155 B). Da die Verschmelzung der Neuralwülste in der Mitte beginnt, ist das Neuralrohr an-

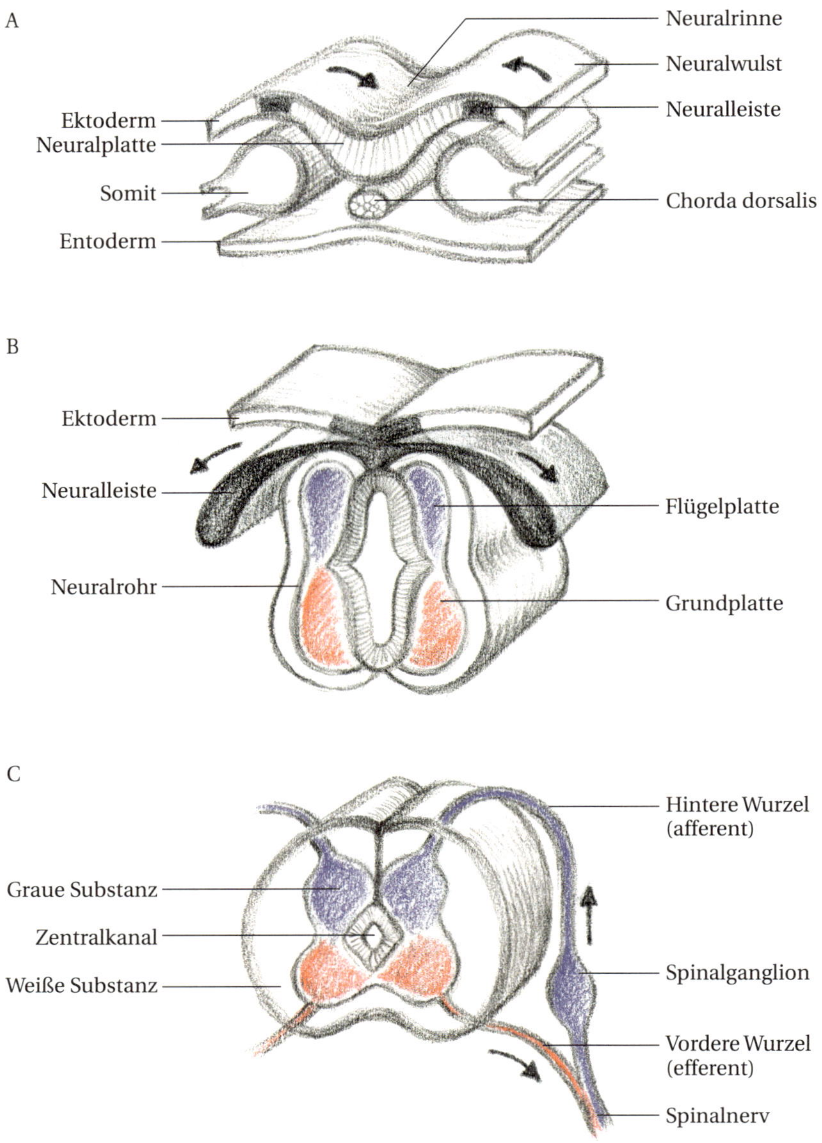

Abb. 155. ***Entwicklung des Rückenmarks.***

A = Die Neuralplatte bildet in der Mitte die Neuralrinne und seitlich die beiden Neuralwülste, die sich aufeinander zubewegen und dadurch ein Rohr ausbilden (Neuralrohr; Bild B).

B = Die Verschmelzungszone der Neuralwülste ist besonders wachstumsaktiv. Hier entsteht die Neuralleiste (schwarz), aus der diejenigen Zellen hervorgehen, die in die Körperperipherie vorwachsen (Pfeile) und dort die peripheren Ganglien und Nervengeflechte bilden. Das Neuralrohr gliedert sich in eine hintere Flügelplatte (blau) für hauptsächlich afferente (sensible) Systeme und eine vordere Grundplatte (rot) mit vorwiegend efferenten («motorischen») Funktionen (Pfeile in Bild C).

C = Embryonales Rückenmark mit vorderer und hinterer Wurzel. Beide schließen sich zum Spinalnerven zusammen. In der hinteren Wurzel liegt das Spinalganglion. Die graue Substanz des Rückenmarks besteht hauptsächlich aus Nervenzellen, die weiße Substanz aus Nervenfasern.

fangs vorne und hinten offen (Neuroporus ant. und post.). Diese Öffnungen schließen sich aber bald, so dass dann ein blindes, zunächst nur aus epithelartig zusammenliegenden Zellen bestehendes Rohr als Anlage des gesamten Nervensystems vorhanden ist. Dieser zelluläre Charakter, der sonst nur noch bei den die inneren oder äußeren Oberflächen bedeckenden Epithelien vorkommt, bleibt im Nervensystem zeitlebens erhalten, auch wenn sich die Zellen durch die Bildung von komplizierten Fortsätzen und Kontaktstellen (Synapsen) außerordentlich vielgestaltig ausdifferenzieren. Nervöse Funktionen übernehmen nur die Nervenzellen, die aus zunächst undifferenzierten, embryonalen Vorläuferzellen (Neuroblasten) hervorgehen. Die zweite große Zellgruppe, die Gliazellen, übernehmen nur Hilfsfunktionen, wie z.B. Flüssigkeits- und Stofftransporte, die für die Ernährung und Funktionserhaltung der Nervenzellen notwendig sind. Blutgefäße wandern erst sekundär in das Nervengewebe ein, bleiben aber – wie oben dargestellt – räumlich und funktionell davon weitgehend getrennt.

Vom **Neuralrohr** aus wird nun während der Embryonalentwicklung der ganze Körper mit Nervengewebe durchsetzt, und zwar wächst aus dem Neural-

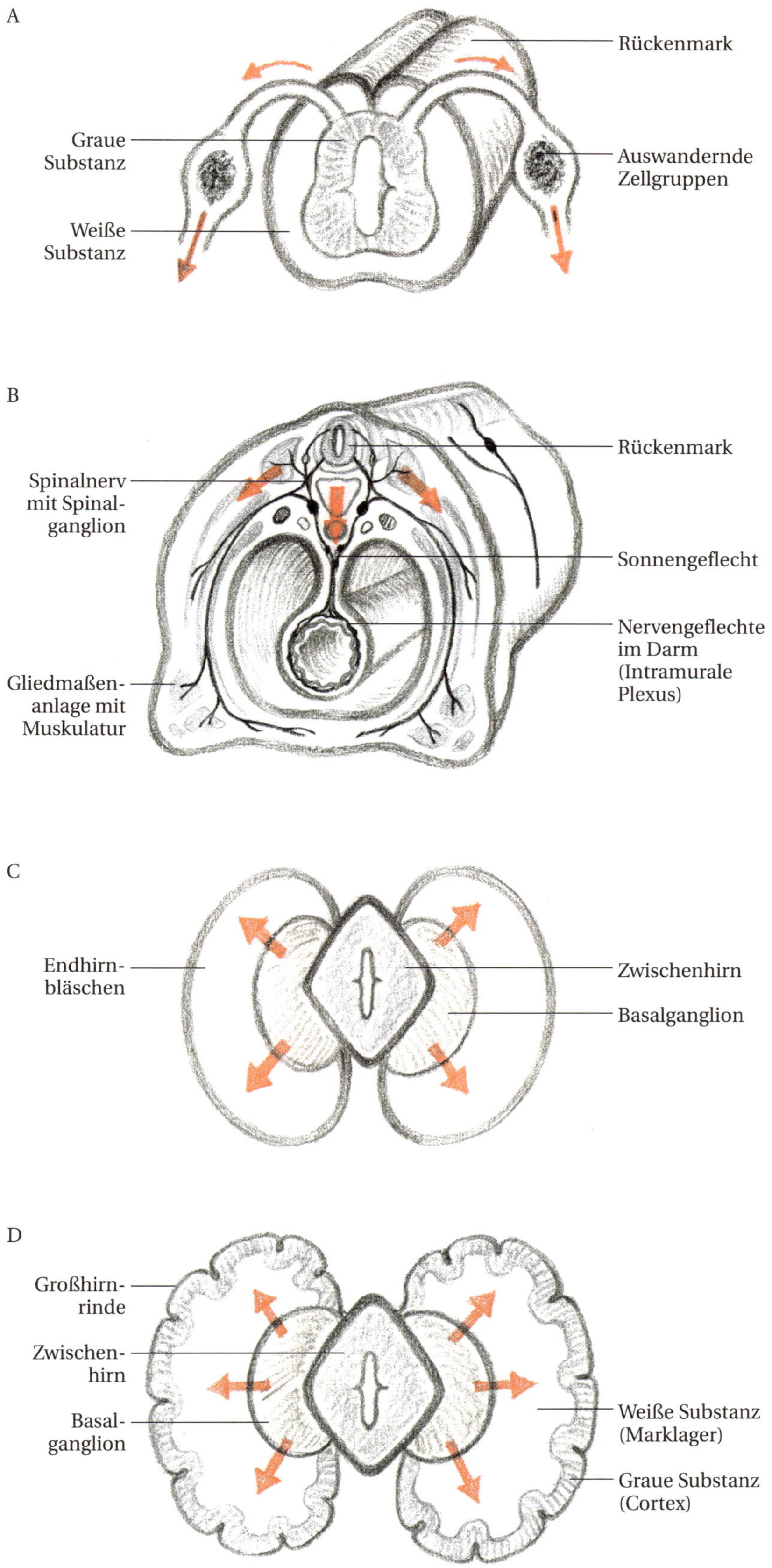

Abb. 156. ***Die Umkehrung der zellulären Auswanderungsprozesse im peripheren und zentralen Bereich des Nervensystems.*** *Das Auswandern geht in beiden Fällen vom Neuralrohr aus.*
A u. B = Auswanderung vom embryonalen Rückenmark (A) in die Peripherie (B) und Besiedelung des Körpers (Rumpf und Gliedmaßen) mit Nervenzellen (Ganglien) und Nervenfasern (Plexus, Geflechte; Pfeile). Beim Rückenmark liegt die graue Substanz innen, die weiße außen.
C u. D = Embryonales Gehirn. Von einer basal gelegenen Zellmasse (Basalganglion) wandern Zellen nach außen und bilden die Großhirnrinde (Ausschwärmvorgang; Pfeile). Beim Gehirn liegt dann der größte Teil der grauen Substanz außen (Hirnrinde oder Cortex), die weiße Substanz (Marklager) innen – umgekehrt wie beim Rückenmark.

rohr die sog. **Neuralleiste** (Abb. 155 B) aus, deren Zellen in die Peripherie auswandern und sich an verschiedenen Stellen des Körpers ansiedeln, wobei oft mächtige Zellansammlungen (sog. Ganglien) entstehen (Abb. 156 A u. B). So ist z.B. das sog. Sonnengeflecht (Plexus solaris) vor der Bauchaorta durch einen solchen Auswanderungsprozess entstanden. Selbst innerhalb der Organe, in Lunge,

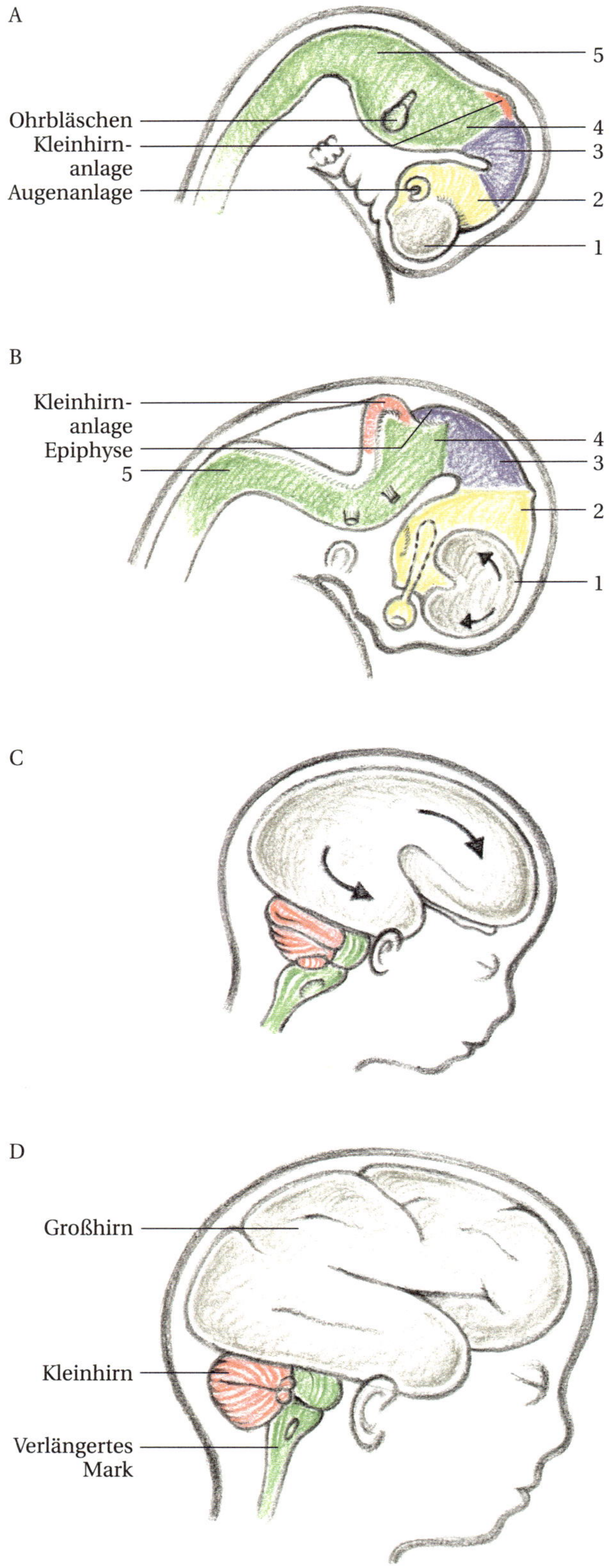

Abb. 157. ***Entwicklung des Neuralrohres im Kopfbereich*** *(nach J.W. Rohen, 16). Vier Stadien der menschlichen Gehirnentwicklung in der Seitenansicht.*
Alter der Feten:
A = 35. Tag; B = 44. Tag; C = 5. Monat; D = 6. Monat.
Die fünf Hirmbläschen (1 – 5) entwickeln sich in ganz unterschiedlicher Weise: Das Endhirn (1), das zum Großhirn wird, überwuchert alle nachfolgenden Hirnabschnitte (Pfeile) und faltet sich mehr und mehr auf (Ausbildung der Hirnwindungen, Gyri und Sulci).

1 = Endhirn (Telencephalon)
2 = Zwischenhirn (Diencephalon)
3 = Mittelhirn (Mesencephalon)
4 = Nachhirn (Metencephalon)
5 = Verlängertes Mark (Myelencephalon)
4+5 = Rautenhirn mit Kleinhirn.

Niere, Darmwand usw. siedeln sich Nervenzellen an und bilden dort ausgedehnte, zellreiche Nervengeflechte (intramurale Plexus). Man muss sich also vorstellen, dass durch diesen gewaltigen Auswanderungsprozess schließlich der ganze Körper mit Nervengewebe durchsetzt wird, d.h. dass das Nervensystem also letztlich mit jedem Zellsystem des Körpers in Kontakt kommt. Die Gesamtheit des in die Welt der Organe eingedrungenen Nervengewebes wird als vegetatives oder **autonomes Nervensystem** bezeichnet, da es vom Willen nicht beeinflussbar und unserem Bewusstsein weitgehend entzogen ist, d.h. ganz selbstständig (autonom) arbeitet.

Ein völlig polarer Entwicklungsprozess vollzieht sich im **Kopfbereich**. Hier findet zwar auch ein Auswanderungsprozess von Zellen statt, aber diese wandern nicht nach peripher, sondern schieben sich von innen an die Gehirnoberfläche vor (Abb. 156 C u. D). Im Kopfbereich bilden sich aus dem Neuralrohr fünf bläschenförmige Aussackungen (Hirnbläschen), aus denen die späteren Hirnabschnitte hervorgehen (Abb. 157). Das größte dieser Bläschen, das Endhirnbläschen (Telencephalon), vergrößert sich embryonal sehr stark und wird zum Großhirn, das in einer halbspiraligen (widderhornartigen) Wachstumsbewegung allmählich alle anderen Hirnabschnitte überlagert (Abb. 157). Die Wand der Großhirnbläschen ist zunächst sehr dünn und glatt. Aber dadurch, dass Zellen in großem Umfang an die Oberfläche wandern (von innen nach

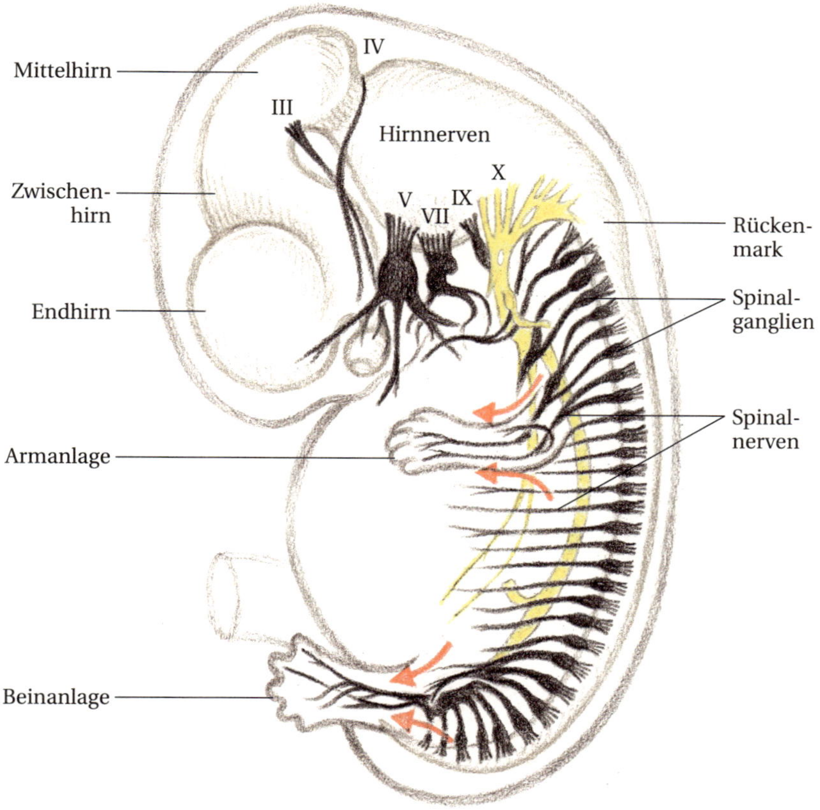

Abb. 158. ***Menschlicher Embryo*** *(Ende 2. Monat). Die aus dem Neuralrohr, dem späteren Rückenmark ausgewachsenen Nerven und Nervenzellen besiedeln den Körper, bilden die segmental angeordneten Spinalnerven und wachsen in die Gliedmaßenanlagen ein (Pfeile), wobei sie ihre segmentale Gliederung aufgeben und größere Nervengeflechte ausbilden (Armgeflecht (Plexus brachialis), Beingeflecht (Plexus lumbosacralis)). Im Kopfbereich entstehen die Anlagen der Hirnnerven (III, IV, V, VII, IX und X. Hirnnerv).*

außen «ausschwärmen») verdickt sich die Bläschenwandung so sehr, dass Wülste (Gyri) und Furchen (Sulci) entstehen (Faltung oder Gyrifizierung der Hirnoberfläche; s. Abb. 156 D). Die Zellansammlungen in den Wülsten stellen funktionell zusammengehörige Zellgruppen dar, die zu den späteren «Hirnzentren» werden. Die Zahl der an die Oberfläche ausgeschwärmten Zellen ist nicht kleiner als diejenige der nach peripher in die Organe ausgewanderten Zellen. Auch in den anderen Hirnbläschen finden solche Zellvermehrungen statt, so dass z. T. mächtige Kerngebiete (Nuclei) entstehen. Auch bei der Entwicklung des Kleinhirns spielt ein solcher «Ausschwärmvorgang» eine Rolle. Durch das «Ausschwärmen» der embryonalen Nervenzellen nach außen (d.h. oberflächenwärts) hat sich also das Verhältnis der grauen zur weißen Substanz im Vergleich zum Rückenmark umgekehrt («umgestülpt»). Im Rückenmark liegt die weiße Substanz außen, die graue innen; beim Großhirn liegt die Masse der Nervenzellen (graue Substanz) außen, die weiße Substanz innen (Abb. 156).

2. Morphologische Grundgliederung des Nervensystems

Im Kopfbereich hat sich also ein gewaltiger Konzentrationsprozess von Nervengewebe auf engstem Raum abgespielt, während in der Peripherie – polar dazu – eine Ausbreitungs- und Dezentralisierungstendenz bestimmend geworden ist. Die Hirnzentren im Kopfbereich (Großhirnrinde usw.), die auch mit den großen Sinnesorganen Verbindungen eingehen, werden zur Grundlage unseres bewussten Erlebens, während die nervösen Zentren des peripheren, autonomen Nervensystems unserem Bewusstsein entzogen sind.

Zwischen diesen beiden Extremen liegt nun noch ein dritter Bereich, der z.T. unbewusst («reflektorisch») arbeitet, z.T. aber auch willkürlich beeinflusst

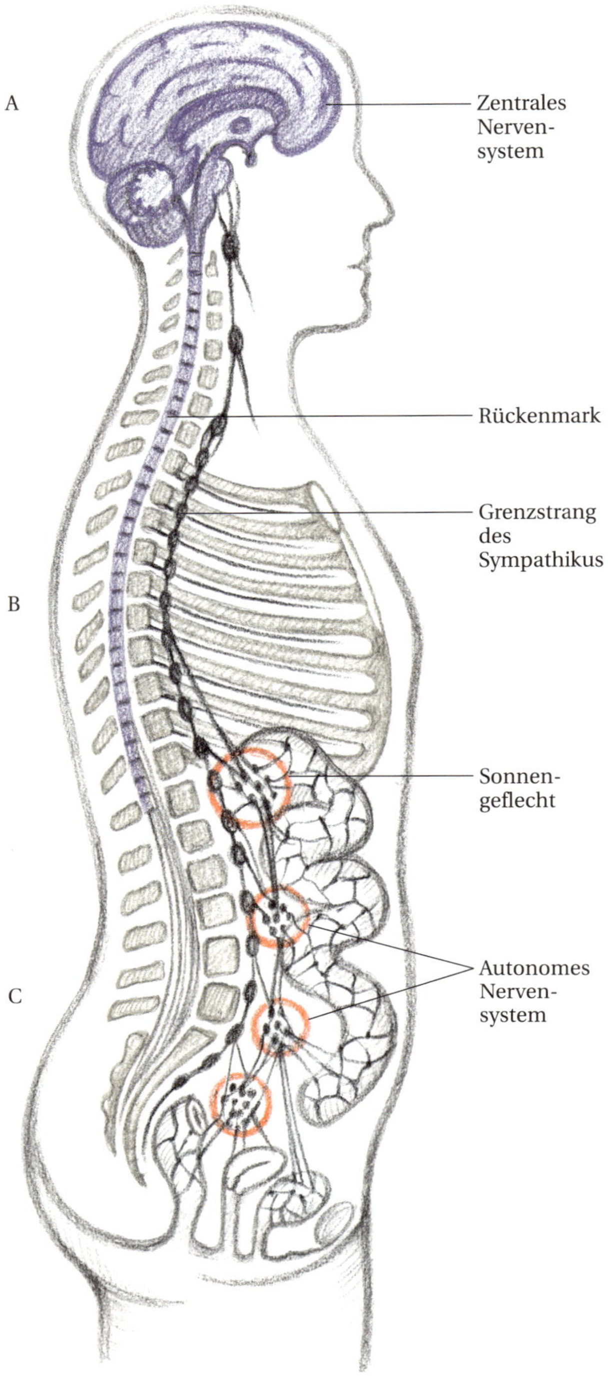

Abb. 159. ***Dreigliederung des Nervensystems.*** *A = Kopfbereich (starke Konzentration der nervösen Masse, Gehirn und große Sinnesorgane); B = Rückenmarksbereich (segmentale Ordnung, Spinalnerven für Körperwand und Gliedmaßen). C = Eingeweidebereich (autonomes Nervensystem, Dezentralisation der nervösen Masse, Bildung von Nervengeflechten (Plexus) und Ganglien).*

werden kann. Es handelt sich um das **Rückenmark** und dessen Verbindungen mit der Muskulatur und Körperoberfläche. Dieser «mittlere Abschnitt» des Nervensystems (spinales Nervensystem) ist funktionell Rumpf und Extremitäten zugeordnet; morphologisch zeigt er – wie der Rumpf auch – eine segmentale Gliederung, wodurch sich sein rhythmischer Charakter auch schon gestaltlich offenbart (Abb. 158). Jedem Rippenpaar ist ein Nervenpaar zugeordnet, das die Zwischenrippenmuskeln und die zugehörigen Hautsegmente (Dermatome) versorgt. Die Zahl der aus dem Rückenmark entspringenden Nerven (sog. Spinalnerven, Nn. spinales) entspricht also der Zahl der Rumpfsegmente bzw. Wirbel. Da auch die Gliedmaßen als Ausstülpungen der vorderen Rumpfwand entstehen, werden die Spinalnerven in die Gliedmaßenanlagen hineingezogen, so dass beim Erwachsenen die Innervation der Gliedmaßen von den ventralen Ästen der Spinalnerven bestritten wird. Allerdings verschiebt sich dabei die segmentale Gliederung mehr in die radiäre Richtung und die Nerven verflechten sich zu den Extremitätenplexus (Plexus brachialis, Plexus lumbosacralis usw.), ohne jedoch den jeweiligen Segmentbezug ganz aufzugeben.

Somit lässt sich schon rein morphologisch eine **Dreigliederung des Nervensystems** erkennen (Abb. 159). Im Kopf ist die Nervenmasse auf engem Raum konzentriert. Die Großhirnrinde stellt das oberste Zentrum unseres Bewusstseins dar und gliedert sich in eine Vielzahl von funktionell verschiedenen Feldern und Regionen. Hier sind rund 16 Milliarden Nervenzellen angehäuft. Die Rindenfelder stehen hauptsächlich mit den großen Sinnesorganen in Verbindung, aus denen ein großer Teil der Informationen stammt, die in der Hirnrinde verarbeitet werden (sensorischer Teil des Nervensystems, Sensorium).

Demgegenüber breitet sich das Nervengewebe in den Eingeweiden auf eine riesige Oberfläche aus. Hier herrscht nicht Konzentration, sondern Dezentralisation und Ausbreitung vor. Die nervösen Prozesse laufen unbewusst und automatisch ab (autonomes Nervensystem). Sie dienen der Regulation und Steuerung der Stoffwechsel- und Lebensprozesse in den Organen [daher stammt auch die Bezeichnung «Lebensnerven» (L.R. Müller); vgl. 16].

Der zwischen beiden eingeschaltete Bereich des spinalen Nervensystems (Rückenmark usw.) zeigt eine segmentale Gliederung und ist funktionell der

Innervation von Rumpfwand und Extremitäten zugeordnet. Da die Spinalnerven auch die Haut innervieren, vermittelt dieser «mittlere» Teil des Nervensystems auch die Wahrnehmungen der Hautsinne (Druck- und Berührungsempfindungen, Temperaturempfindungen usw.). Das spinale System ist aber besonders für die unserer Willkür unterstehende Skelettmuskulatur und damit für das gesamte willkürliche Bewegungssystem verantwortlich. Ist das Gehirn der Außenwelt, so das autonome Nervensystem der Innenwelt und das spinal-segmentale System des Rückenmarks teils der Innen-, teils der Außenwelt zugewandt. So können wir z.B. die Spannung unserer Muskeln wahrnehmen, gewissermaßen nach innen hineinhorchen (sog. Tiefensensibilität) oder durch die Atemmuskulatur den Atmungsrhythmus verändern. Wir können aber auch durch unsere Bewegungsorgane in die Außenwelt hineinwirken (sensomotorischer Teil des Nervensystems).

Das Nervensystem ist damit in alle Organfunktionen des Organismus mit eingeschaltet. Es spielt bei den Organprozessen, bei den Bewegungen, bei den rhythmischen Prozessen des Herz-Kreislaufsystems, bei der Atmung und natürlich auch bei den Sinnesprozessen selbst eine entscheidende Rolle. Nirgends aber führt es die Organprozesse selbst aus, es steht sozusagen immer «abseits», was sich schon morphologisch dadurch ausdrückt, dass sich das Nervengewebe, wo immer es innerhalb der Organe zu finden ist, vom übrigen Gewebe isoliert und durch gliöses Gewebe abgrenzt. Es folgt seinen eigenen Gesetzen, die wesentlich anders sind als die der übrigen Organsysteme. Das wird besonders deutlich, wenn wir die Strukturbesonderheiten des Nervengewebes selbst ins Auge fassen. Dann wird nämlich klar, dass das Nervensystem lediglich dem Informationswechsel dient, d.h. die Organprozesse «spiegelt», nicht aber diese selbst bewirkt.

3. Elementarprozesse des Nervengewebes

Die nervöse Masse besteht aus dicht aneinander grenzenden Nervenzellen, deren Zellkörper hauptsächlich in der grauen Substanz der Hirnrinde oder in den zentralen Kernkomplexen des Gehirns liegen und deren Fortsätze (Axone) im Wesentlichen in der weißen Substanz (Marklager) verlaufen. Die Dichte des Zellgefüges hatte frühere Forscher veranlasst, von einem nicht zellulär gegliederten, synzytialen Nervennetz (Neurenzytium) zu sprechen. Die elektronenmikroskopische Analyse hat aber gezeigt, dass das Nervensystem aus vielen einzelnen Zellelementen besteht, also ein diskontinuierliches, weitgehend zellulär gegliedertes Gewebe darstellt, dessen Zellen nur so dicht gepackt zusammenliegen, dass in der lichtmikroskopischen Dimension der Eindruck eines Kontinuums entsteht. Jede Nervenzelle besteht aus einem Zellkörper mit in der Regel zahlreichen Fortsätzen (Dendriten) und einem längeren Fortsatz (Neurit oder Axon), der der eigentlichen Erregungsleitung dient. Die Nervenzelle mit all ihren Fortsätzen wird als Neuron bezeichnet (Abb. 160 A). Ihre Verbindung mit anderen Nervenzellen wird durch Membrankontakte oder Synapsen hergestellt, die sowohl an den Dendriten als auch an den Zellkörpern oder Axonen entstehen können (Abb. 160 C). Der Neurit endet unter Bildung unterschiedlichster Synapsenformen entweder an den Dendriten anderer Nervenzellen oder direkt an den Nervenzellkörpern, aber auch an anderen Strukturen, wie z.B. den Muskelzellen (Abb. 160 A).

Bei allen Nervenzellen lassen sich trotz ihrer unterschiedlichen Form und Größe drei funktionelle **Elementarprozesse** unterscheiden. Der Zellkörper ist das Stoffwechselorgan des Neurons, das die Zelle als Ganzes am Leben erhält; die Zellfortsätze (Nervenfasern) stellen das erregungsleitende Element dar. Die Zellverbindungen bzw. Membrankontakte (Synapsen) dienen der Erregungsübertragung und damit dem Informationsaustausch und der nervösen Steuerung.

Nervenfasern. Die nervöse Erregung ist ein Membranprozess, der sich an den Oberflächen der Nervenzellen abspielt – im Gegensatz zu den Funktionsprozessen anderer Körperzellen, die sich hauptsächlich

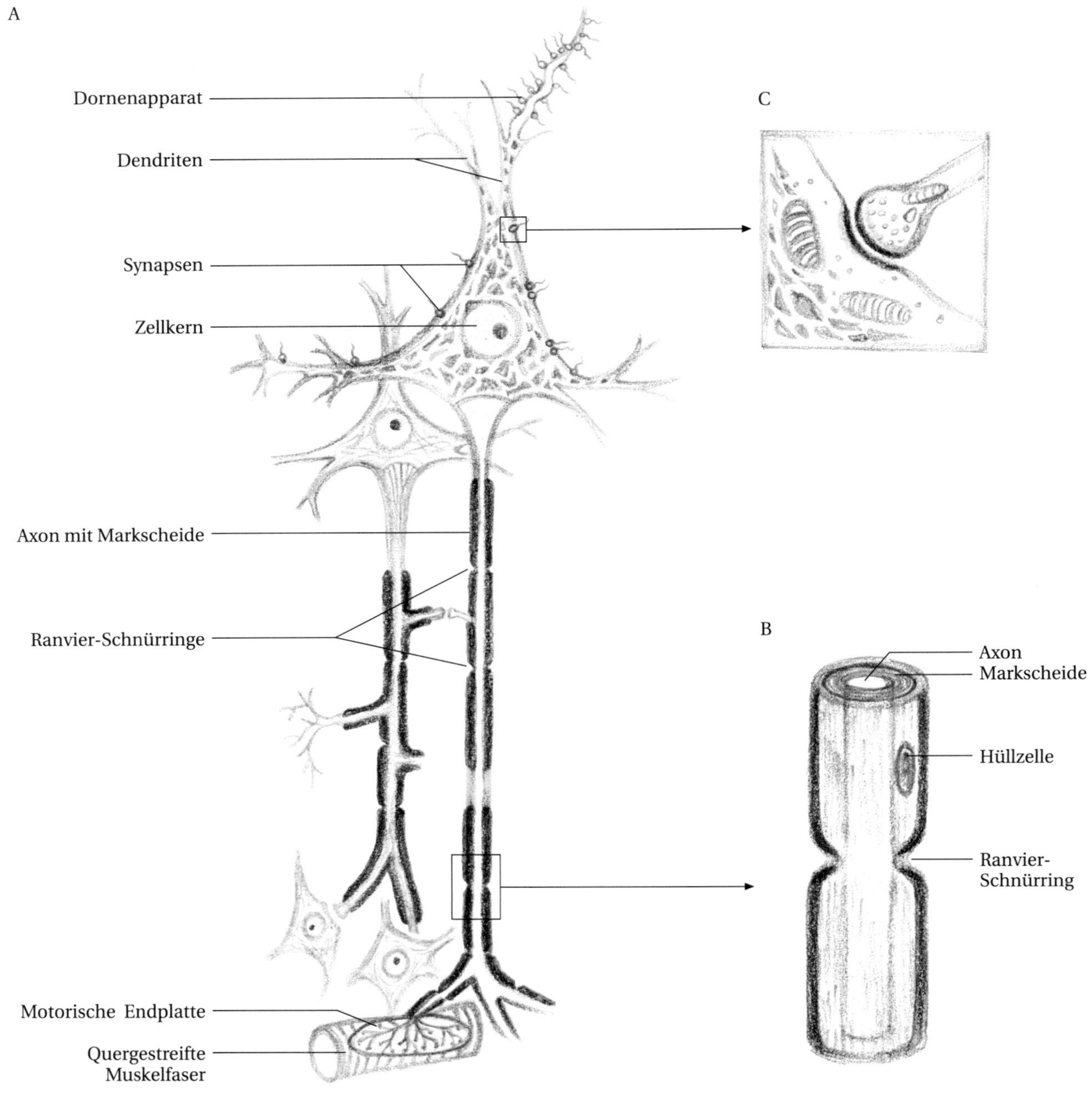

Abb. 160. ***Struktur eines Neurons****, d.h. einer Nervenzelle mit allen Fortsätzen und Spezialstrukturen.*

A = Schema einer Nervenzelle mit allen Fortsätzen (sog. Motoneuron);
B = Ausschnittvergrößerung. Axon mit Markscheide und Ranvier-Schnürring;
C = Ausschnittvergrößerung. Synapse am Zellkörper (axo-somatische Synapse).

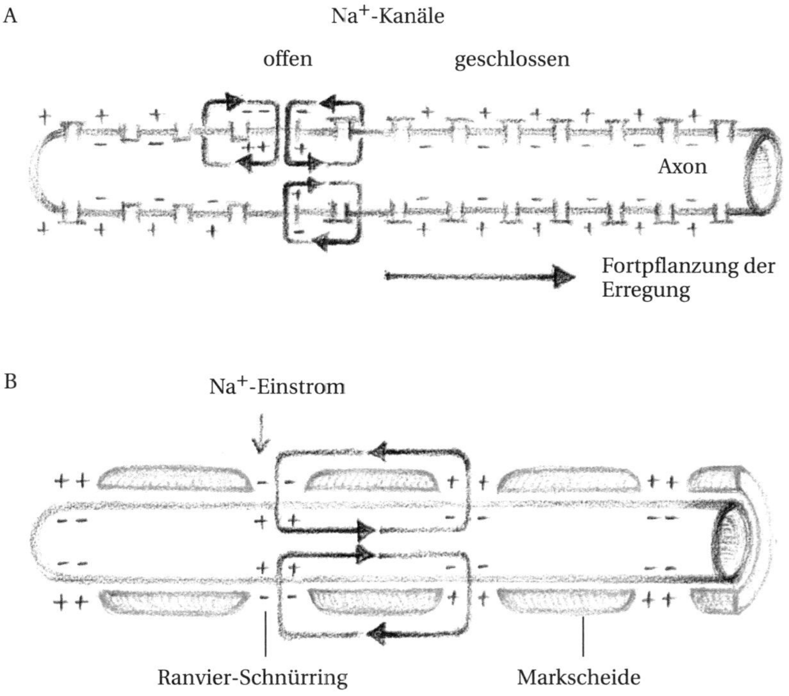

Abb. 161. ***Membranprozesse bei der nervösen Erregung von marklosen** (A) **und markhaltigen** (B) **Nervenfasern.*** *Durch die Existenz der Ranvier-Schnürringe (B) kommt eine saltatorische Erregungsleitung zustande. Bei der marklosen Nervenfaser (A) läuft die Erregung kontinuierlich (hier von links nach rechts), bei der markhaltigen Nervenfaser «springend» (saltatorisch) von Schnürring zu Schnürring (B). Wenn die Na^+-Kanäle geöffnet werden und Na^+-Ionen in das Axon einströmen, bricht das negative Membranpotentsal an dieser Stelle zusammen (Depolarisation). Durch aktives Herauspumpen der Na^+-Ionen kann die Membran dann wieder aufgeladen werden.*

innerhalb des Zellplasmas abspielen. Die Membranen der Nervenzellen sind in Ruhe durch unterschiedliche Verteilung von Na- und K-Ionen negativ geladen (Na^+ befindet sich außen, K^+ innen), d.h. die Membranen besitzen ein negatives Membranpotential von – 80 bis – 90 mV. Bei der Erregung dringen Na-Ionen in das Zytoplasma ein, während K-Ionen nach außen wandern. Dadurch bricht das Membranpotential an dieser Stelle zusammen (Abb. 161). Diese Potentialveränderung breitet sich nun entlang der Zellmembran bis zur Synapse nach peripher weiter aus, wo entweder ein neues Aktionspotential ausgelöst wird oder der Prozess erlischt. Um das negative Membranpotential wieder aufzubauen und damit neue Erregungsprozesse möglich zu machen, muss die Zelle die Na-Ionen wieder aus dem Zytoplasma herauspumpen, was Energie erfordert.

Bei Nervenfasern, die eine aus Lipoproteinlamellen bestehende Markscheide besitzen (sog. markhaltige Nervenfasern), pflanzt sich die Erregung wesentlich schneller fort, da die Membranprozesse mit ihren Ionenverschiebungen nur an den ringförmigen Unterbrechungen der Markscheiden, den sog. Ranvier-Schnürringen (Abb. 160 B), erfolgen und daher von Schnürring zu Schnürring weiterspringen (saltatorische Erregungsleitung; s. Abb. 161). Je dicker die Markscheide, je länger die Abstände zwischen den Schnürringen, umso schneller die Erregungsleitung. Im Gehirn bilden die markhaltigen Nervenfasern die weiße Substanz, z.B. das Marklager unter der Hirnrinde, die selbst mehr grau erscheint, weil sie vornehmlich aus den Zellkörpern der Nervenzellen besteht und daher als graue Substanz bezeichnet wird.

Betrachten wir nun das **Erregungsgeschehen** noch einmal etwas mehr unter qualitativen Gesichtspunkten. Die Nervenzelle muss mit ihren Fortsätzen ständig ein negatives Membranpotential aufbauen, um erregbar zu bleiben (Abb. 161). Dies kostet Energie, die vom Zellkörper kommt und über das Zytoplasma den Membranen zufließt. Im Tode hören diese energetischen Transportprozesse auf. Na^+-Ionen dringen ins Zytoplasma ein und die Konzentrationsdifferenzen gleichen sich aus. Die Zelle quillt und stirbt. Überall, wo Konzentrationsunterschiede und Ionengradienten zusammenbrechen, d.h. die rein physikalisch-chemischen Gesetze der äußeren Natur die Oberhand gewinnen, sterben die Zellen ab; ein Prozess, der im großen Maßstab beim Tod stattfindet. Im Tode löst sich aber auch das Geistig-Seelische des Menschen von seinem Körper ab, d.h. es wird wieder frei.

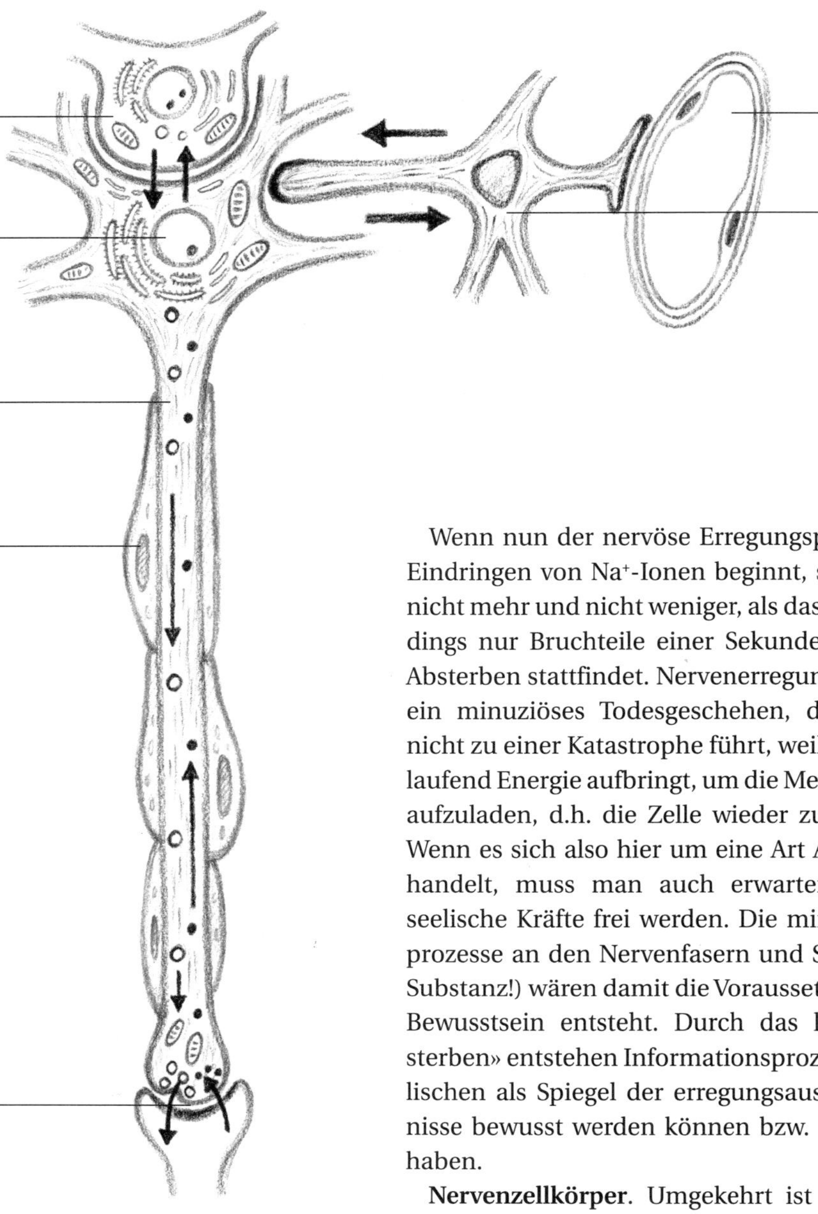

Abb. 162. ***Nervenzelle mit Schwann-Zelle und Gliazelle für den Stoffaustausch.*** *Innerhalb der Nervenfaser laufen Plasmaströmungen in beiden Richtungen ab, sog. axoplasmatischer Fluss (Pfeile), wodurch der Zellkörper mit den Endorganen (z.B. Synapsen) stoffwechselmäßig in Verbindung steht.*

Wenn nun der nervöse Erregungsprozess mit dem Eindringen von Na^+-Ionen beginnt, so bedeutet dies nicht mehr und nicht weniger, als dass hier ein – allerdings nur Bruchteile einer Sekunde andauerndes – Absterben stattfindet. Nervenerregung ist also immer ein minuziöses Todesgeschehen, das nur deshalb nicht zu einer Katastrophe führt, weil die Nervenzelle laufend Energie aufbringt, um die Membranen wieder aufzuladen, d.h. die Zelle wieder zu verlebendigen. Wenn es sich also hier um eine Art Absterbevorgang handelt, muss man auch erwarten, dass geistig-seelische Kräfte frei werden. Die minuziösen Todesprozesse an den Nervenfasern und Synapsen (weiße Substanz!) wären damit die Voraussetzung dafür, dass Bewusstsein entsteht. Durch das lokalisierte «Absterben» entstehen Informationsprozesse, die im Seelischen als Spiegel der erregungsauslösenden Ereignisse bewusst werden können bzw. darin ihr Abbild haben.

Nervenzellkörper. Umgekehrt ist der energieverbrauchende, regenerierende und verlebendigende Stoffwechselprozess, der vom Zellkörper ausgeht, ein bewusstseinslähmendes, «Schlaf erzeugendes» Geschehen. Der Nervenzellkörper (Perikaryon) ist im Vergleich zu anderen Zellen außerordentlich groß (Abb. 160). Nach histologischen Kriterien sieht er wie eine Drüsenzelle aus, die ungeheure Mengen von Proteinen produziert. Die neugebildeten Stoffe werden aber nicht nach außen abgesondert, sondern wandern innerhalb des Zytoplasmas in den Zellfortsätzen peripherwärts. In den Nervenfasern (Axonen) herrscht also ein lebhafter Plasmastrom (übrigens ähnlich wie in Pflanzenzellen auch), der beim

Menschen für Proteine Geschwindigkeiten von 25 – 40 cm/Tag, bei Zellorganellen (z.B. Zytoskelettelementen) Geschwindigkeiten von 1mm/Tag erreicht. Im gesamten Nervensystem herrscht also ständig ein gewaltiger Stoffstrom, der nicht nur die Membranproteine regeneriert (Erhaltungsstoffwechsel), sondern auch neu synthetisierte Zellorganellen, Überträgerstoffe u.a. peripherwärts zu den Synapsen und Endformationen der Nerven hintransportiert (sog. **axoplasmatischer Fluss**, Abb. 162). Die an den Endorganen abgebauten Überträgerstoffe werden dort größtenteils wieder «rückresorbiert» und zum Teil mit Hilfe eines retrograden axoplasmatischen Stromes innerhalb der Nervenfasern wieder zum Zellkörper, also zentripetal, zurücktransportiert. Dort erfolgt dann ihre Resynthese. Die Überträgerstoffe (Transmitter) machen also innerhalb der Nervenfasern eine Rezirkulation durch und werden immer wieder verwendet. Wiederum fällt ein kleiner Teil der Stoffe aus diesem Kreis heraus und muss dann durch neu aufgenommene Substanzen ersetzt werden. Innerhalb der Nervenfasern besteht damit nebeneinander ein zentrifugaler und ein zentripetaler Plasmastrom (Abb. 162). Erst durch diese **intra**zellulären Erneuerungs- und Verlebendigungsprozesse kann die Nervenzelle als solche ihre äußere Form ein Leben lang bewahren und damit den Informationswechsel an den Nervenfasern und Synapsen langfristig überhaupt aufrechterhalten.

Eine Zelle, die ständig ihre Form ändern würde, könnte nicht als informationsvermittelndes Organ fungieren, so wie z.B. eine Wasseroberfläche nur Spiegelbilder erzeugen kann, wenn sie in Ruhe ist. Die relativ konstante Struktur des Nervengewebes (Prinzip der Ruhe) wäre damit eine wichtige Voraussetzung für die bewusstseinsbildende, Außen- oder Innenwelt abbildende («spiegelnde») Funktion des Nervensystems.

Der dritte Elementarprozess der Nervenzellen betrifft die Kontaktstellen (Synapsen). Die **Synapsen** sind diejenigen Orte, an denen Nervenzellen miteinander zu Funktionsgruppen (Leitungsbögen, Neuronenketten oder Leitungsbahnen) reversibel zusammengeschlossen werden (Abb. 160 C). Der Reichtum an interneuronalen Verknüpfungen macht letztlich die Höhe der funktionellen Differenzierungen des Nervensystem aus. Je mehr solche Verbindungen geknüpft bzw. wieder gelöst werden können, umso höher entwickelt ist das Nervensystem und umso größer ist seine Plastizität.

Diese Dreiheit der elementaren Funktionsprozesse der Nervenzellen spiegelt auch die Dreigliederung des Gesamtorganismus wider. Die Zellkörper und das Plasma stellen in gewissem Sinne das «Stoffwechselsystem» des Neurons dar, das die stoffliche Erneuerung, die Regeneration und den Energieumsatz besorgt. Da die graue Substanz der Hirnrinde oder des Rückenmarks hauptsächlich die Nervenzellkörper (Perikaryen) beherbergt, dominieren hier die Stoffwechselvorgänge. Da Stoffwechselvorgänge im Seelischen immer mit Willensprozessen zu tun haben, spielt über den Stoffwechsel auch das Willenselement in das Vorstellungsleben hinein. Dies spielt besonders beim Erinnern eine Rolle. Beim angestrengten Denken oder intensiven Sich-Konzentrieren lässt sich mit modernen Methoden (z.B. PET) tatsächlich eine Stoffwechselerhöhung in bestimmten Gehirnzentren nachweisen.

Die eigentliche Erregungsleitung läuft dagegen an den Membranen der Nervenfasern und Nervenzellen ab (Abb. 161). Das sind Oberflächenprozesse, keine («innerlichen») Plasmavorgänge. Dieses partielle, zum Signal werdende «Absterben» und Wiederbeleben repräsentiert den eigentlichen nervösen, d.h. informativen Prozess, der in der Hirnrinde jenen «Spiegelungsprozess» bewirkt, der im Seelischen das Bewusstwerden der Außenweltvorgänge, d.h. das Vorstellen, ermöglicht.

Ein drittes, funktionell entscheidendes Element bildet dann das System der neuronalen Verknüpfungen durch **synaptische Membrankontakte**. Hier erfolgt die Erregungsübertragung, die entweder Hemmung oder Erregung bedeuten kann. Dieses Plus oder Minus, Ja oder Nein, Exzitation oder Inhibition stellt das Grundprinzip nervöser Schaltungen dar. Das Zusammenfügen oder Trennen verschiedener neuronaler Einheiten durch Synapsen macht letztlich die Vielfalt der funktionellen Möglichkeiten des Nervensystems aus. Damit repräsentieren die Synapsen insgesamt das «mittlere» (rhythmische) Element des Nervengewebes, dessen Hauptaufgabe das Lösen und Wiederverbinden (wie Aus- und Einatmen im rhythmischen System), d.h. das harmonisierende Ausgleichen und Umgestalten, das eigentlich nervöse Geschehen ist.

Im Seelischen bedeutet Verbinden und Lösen Sympathie und Antipathie, d.h. Fühlen. In jedem Realitäts-durchtränkten Vorstellen lebt immer auch ein Gefühlselement. «Wenn ihrs nicht fühlt, ihr werdets nie erlangen», sagte Goethe einmal. Einfühlungsvermögen, inneres Abtasten und Sich-Anpassen ermöglichen im Grunde erst das wirkliche Verstehen. Und letztlich beruht darauf auch das Lernen. Das Erlernen neuer Fähigkeiten setzt das Knüpfen neuer und Lösen alter neuronaler Verbindungen voraus. Das menschliche Gehirn zeichnet sich dadurch aus, dass es bis ins hohe Alter plastisch und anpassungsfähig bleibt, d.h. immer wieder neue synaptische Verbindungen aufbauen kann. Beim Tier sind nach der initialen Prägungsphase diese Verbindungen weitgehend fixiert und unbeweglich geworden. Periodische Bewegungsfähigkeit und Wandelbarkeit sind aber Eigenschaften des rhythmischen Systems, das bei allen evolutiven Prozessen eine zentrale Rolle spielt.

4. Neuronale Gliederungen im Nervensystem

Um die Vorgänge der Außenwelt oder auch die der Innenwelt innerhalb des Nervensystems abbilden («spiegeln») zu können, müssen leitungsartige Verbindungen existieren. Diese werden von den Nervenzellen aufgebaut, deren Fortsätze untereinander durch Synapsen zu längeren oder kürzeren Bahnsystemen verknüpft sind. Das Nervensystem besteht also letztlich aus einer Fülle von Zelleinheiten (Neuronen), bei denen die Richtung der Erregungsleitung durch die Stellung innerhalb des jeweiligen Bahnsystems bestimmt wird. Hat ein solches System z.B. die Aufgabe, Informationen von den Sinnesorganen zum Gehirn, also zentripetal, zu leiten, spricht man von **afferenten** Systemen, leitet es dagegen von zentral nach peripher, z.B. zur Muskulatur, d.h. in zentrifugaler Richtung, spricht man von **efferenten** Neuronen. Am leichtesten überschaubar wird dieser Zusammenhang im Rückenmarksbereich, wo jeweils afferente und efferente Neurone zu einem funktionellen System zusammengeschlossen sind, daher die Bezeichnung sensomotorische Systeme.

Zum besseren Verständnis dieser grundlegenden Tatsache gehen wir kurz noch einmal auf die **Embryonalentwicklung des Rückenmarks** ein. Während der Embryonalzeit wandern Neurone der hinteren Hälfte der Rückenmarksanlage, d.h. aus der sog. Flügelplatte, über die Nerven der hinteren Rückenmarkswurzel in die Peripherie aus, während die Zellen der vorderen Hälfte (Grundplatte) im Rückenmarksgrau liegen bleiben (Abb. 163). Die hinten ausgewanderten Neurone bleiben zunächst in der hinteren Wurzel liegen und bilden dort das Spinalganglion, die vorne in der Grundplatte gelegenen Zellen bilden große Zellkörper mit vielen Fortsätzen, die einerseits innerhalb des Rückenmarks Kontakte mit anderen Nervenzellen aufnehmen (Dendriten), andererseits aber einen langen Fortsatz (Neuriten) in die Peripherie schicken, der mit den Muskelfasern des Rumpfes oder der Extremitätenanlagen Kontakte eingeht. Diejenigen Nervenzellen, die dann mit den Muskelfasern Kontakt bekommen, nennt man «motorische» Neurone oder Motoneurone. Da die Erregungsleitung vom Rückenmark zur Muskulatur geht, also zentrifugal, spricht man von efferenten Neuronen. Die in den Spinalganglien liegenden Nervenzellen werden bipolar, d.h. sie senden einen Fortsatz in die Peripherie und einen rückläufig zum Rückenmark. Da diese Zellen von der Peripherie zum Rückenmark leiten, nennt man sie sensorische oder afferente Neurone. Somit hat sich – schon embryonal – ein funktionelles System zwischen der Muskulatur und dem Rückenmark herausgebildet, das (im einfachsten Fall) aus zwei Neuronen besteht, nämlich einem afferenten Neuron, das die hintere Wurzel des Spinalnerven benutzt, um ins Rückenmark zu gelangen, und einem efferenten Neuron, dessen Neuriten (oder Axone) über die vordere Rückenmarkswurzel zur Muskulatur verlaufen (Abb. 164). Beide Neurone sind zu einem Leitungsbogen oder «Reflexbogen» zusammengeschlossen.

Funktionelle Dreigliedrigkeit der Leitungssysteme im Nervensystem. Leitungsbögen, die aus afferenten und efferenten Neuronen zusammengesetzt sind, gibt es außer im Rückenmark auch in den anderen Bereichen des Nervensystems, jedoch in den drei großen Funktionsbereichen, die die Dreigliedrigkeit des Nervensystems charakterisieren, in ganz verschiedener Form (Abb. 165). In der unterschiedlichen Ausgestaltung dieser Leitungsbögen offenbart sich das Wesen der drei großen Funktionsbereiche des Nervensystems besonders eindrucksvoll. Die prinzipielle neuronale Gliederung kann geradezu zu einem Schlüssel für das Verständnis der Dreigliederung des Nervensystems selbst werden.

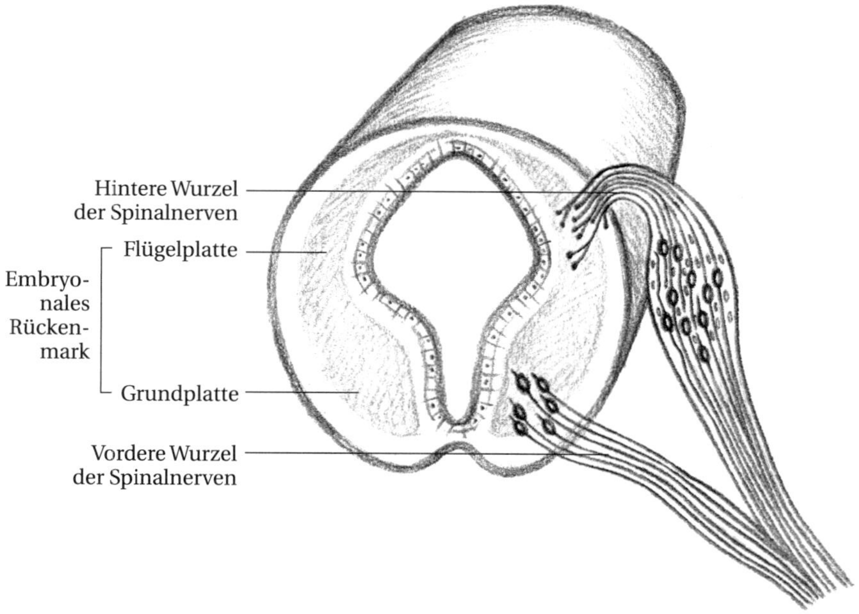

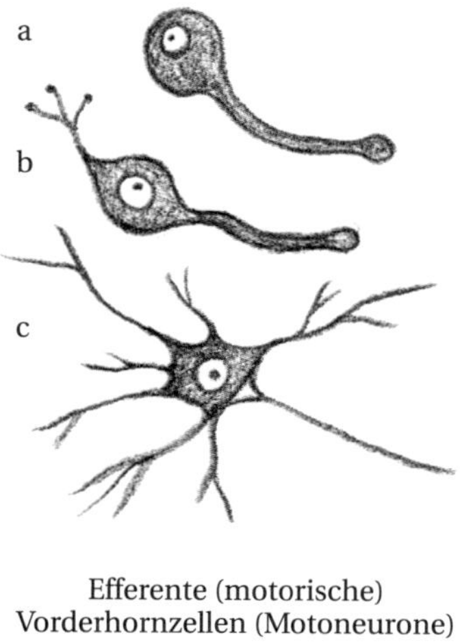

Abb. 163. ***Unterschiedliche Entwicklung der afferent und efferent leitenden Neurone des Rückenmarks.*** *Die in der Grundplatte liegenden Zellen senden Fortsätze aus, die mit den Muskelfasern Kontakt bekommen. Sie werden zu multipolaren, efferenten («motorischen») Vorderhornzellen (a, b, c = drei aufeinander folgende Entwicklungsstadien). Die von der Flügelplatte in das Spinalganglion ausgewanderten Zellen senden rückläufige Fortsätze zum Rückenmark sowie auch periphere Fortsätze zur Haut oder zu sensiblen Organen der Muskulatur aus. Sie werden daher zu bipolaren (bzw. pseudounipolaren), afferenten («sensiblen») Neuronen (a`, b`, c` = drei aufeinander folgende Entwicklungsstadien).*

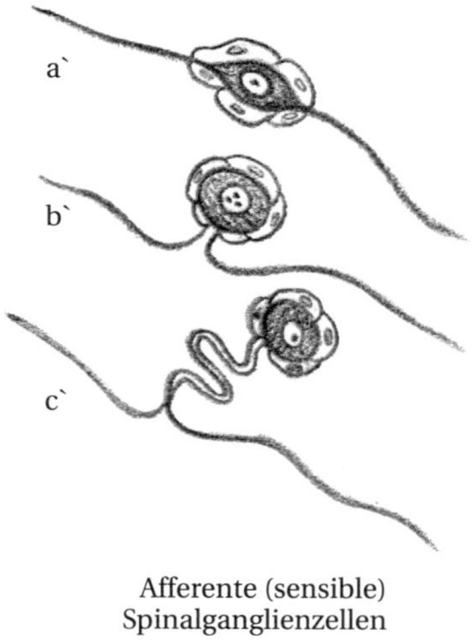

Im **Kopfbereich** (Gehirn) dominieren funktionell die Sinnessysteme. Die großen Sinnesorgane (Auge, Ohr, Riechorgan usw.) liefern dem zentralen Nervensystem die Informationen, die der Mensch für seine Orientierung in der Umwelt braucht. Hier stehen funktionell die Afferenzen im Vordergrund. Das bedeutet aber nicht, dass efferente Neurone nicht vorhanden wären (in Abb. 165 A wurden sie gestrichelt dargestellt). Auch die Sinnessysteme sind nach dem Modell der Leitungsbögen aufgebaut, nur sind beide Schenkel nicht gleichwertig. Die efferenten Neurone treten zurück. Sie regeln meist die Höhe der Reizschwelle der Sinneszellen, tragen also zur Optimierung des (afferenten) Sinnesprozesses bei, beeinflussen diesen selbst aber nicht.

Umgekehrt dominiert im Bereich des **autonomen Nervensystems** innerhalb der Leitungsbögen nicht das afferente, sondern das efferente Segment. Der efferente Schenkel besteht hier im Gegensatz zu den spinalen Systemen aus zwei Neuronen (sog. prä- und postganglionäres Neuron), die meist in den Eingeweideganglien umgeschaltet werden. Darüber hinaus sind die efferenten Neurone noch in zwei große Funktionsgruppen (Sympathikus und Parasympathikus) mit unterschiedlicher, meist gegensätzlicher Funktion aufgespalten. Natürlich ist auch im autonomen Nervensystem ein afferenter Schenkel vorhanden. Er hat hier aber nur eine funktionsoptimierende, nicht funktionsbestimmende Bedeutung (daher in Abb. 165 C wiederum nur gestrichelt gezeichnet).

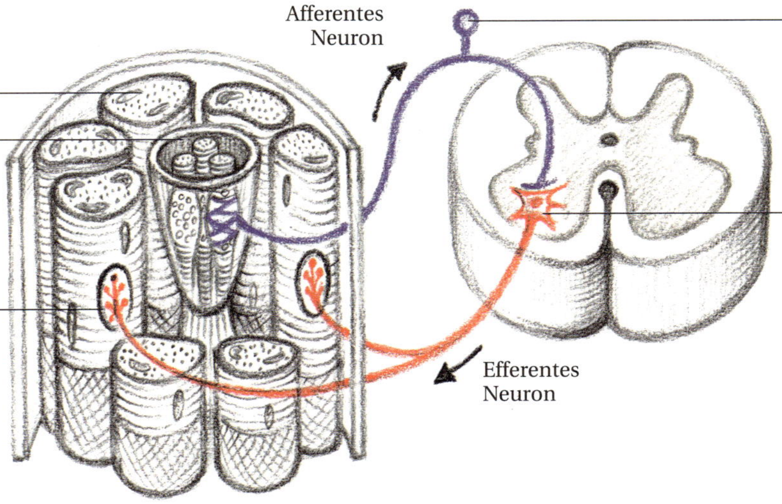

Abb. 164. ***Verbindung des Rückenmarks mit der Muskulatur.*** *Einfachste Form eines Leitungs- oder Reflexbogens, der zwischen Rückenmark und Skelettmuskulatur ausgebildet ist. Er besteht aus einem afferent leitenden («sensiblen») Neuron, das durch die hintere Wurzel des Spinalnerven ins Rückenmark eintritt, und einem efferent leitenden («motorischen») Neuron oder Motoneuron, dessen Axon das Rückenmark durch die vordere Wurzel verlässt und durch motorische Endplatten mit den quer gestreiften Muskelfasern Kontakt hat (sensomotorisches System). Das afferente Neuron leitet Erregungen, die aus kleinen Sinnesorganen der Muskulatur, nämlich den Muskelspindeln, stammen und an das Motoneuron weitergegeben werden. Dadurch schließt sich der Kreis.*

Es besteht also nur im **Rückenmarksbereich** ein relativ «harmonisches Gleichgewicht» zwischen afferenten und efferenten Neuronen (Abb. 165 B). Dieser mittlere Bereich des Nervensystems, der Bereich der sog. sensomotorischen Systeme, hat vornehmlich mit der Körpermotorik zu tun; ist aber nicht auf das Rükkenmark beschränkt, sondern reicht weit bis in das Gehirn hinein, denn die afferenten Schenkel der sensomotorischen Systeme erreichen letztlich sogar die Großhirnrinde, ebenso wie die zugehörigen efferenten Schenkel von der Hirnrinde ausgehen. Das Gehirn enthält also auch einen «mittleren» Bereich, der die Architektur der sensomotorischen Leitungsbögen aufweist, aber in den verschiedenen Etagen des Gehirns unterschiedlich funktioniert.

Gegenüber dem «mittleren» Bereich stellen die Sinnessysteme (oberer Bereich) und die autonomen Systeme (unterer Bereich) polare Strukturen dar. Die Tätigkeit der höheren Sinnessysteme, die funktionell zum Großhirn gehören, kommt uns zum Bewusstsein, die der autonomen Systeme vollzieht sich im Unbewussten. Der zur Wahrnehmung führende Sinnesprozess beginnt an den Sinneszellen, wobei häufig spezifische Stoffe (z.B. Sehpigmente wie das Rhodopsin) eine Rolle spielen. Umgekehrt endet der unbewusst ablaufende Erregungsprozess im autonomen Nervensystem mit der Freisetzung spezifischer Überträgerstoffe an den Endorganen, durch die die Aktivität der Organe (z.B. Drüsen, Gefäß- oder Darmmuskulatur) geregelt werden kann. Das bedeutet aber nicht, dass die Tätigkeit der inneren Organe von den autonomen Nerven verursacht wird. Die Blutzirkulation, die Sekretion der Drüsen, die Darmtätigkeit und vieles andere vollziehen sich weitgehend selbstständig, auch ohne das Nervensystem. Das autonome Nervensystem hat hauptsächlich die Aufgabe, durch einen Informationsaustausch **zwischen** den Organen dafür zu sorgen, dass die Lebensprozesse aufeinander abgestimmt werden können, d.h., dass die Organe sozusagen «voneinander wissen», wodurch dann eine Harmonisierung der verschiedenen Zellleistungen innerhalb des Organismus sowie eine Anpassung an die jeweiligen funktionellen Erfordernisse, z.B. bei Umweltbelastungen (Hitze, Kälte, körperliche Leistungen, «Stress» usw.) erreicht werden kann.

Prinzipiell ist die Situation beim «mittleren» (spinalen) System (Abb. 165 B) auch nicht anders, nur dass die efferenten Neurone (Motoneurone) mit dem Erfolgsorgan, der quer gestreiften Muskulatur, einen direkten Kontakt bekommen haben und willkürlich beeinflussbar sind. Im autonomen Nervensystem haben die efferenten Neuronen meist keinen Kontakt mit den (hier glatten) Muskelzellen. Eine direkte, vom Bewusstsein gesteuerte Einflussnahme ist dort nicht möglich. Bei der quer gestreiften oder Skelettmuskulatur kann der Bewegungsprozess zwar vom Bewusstsein aus in Gang gesetzt werden, aber der Kontraktionsvorgang selbst ist primär ein vom Stoff- bzw. Energieumsatz abhängiges Geschehen (Abb. 166). Die Energie ist innerhalb der Zelle in Form von Adenosintriphosphat (ATP) gespeichert. Beim Übergang in Adenosindiphosphat (ADP) wird Energie freigesetzt bzw. verfügbar gemacht, durch die die Verkürzung der kontraktilen Elemente (Myofibrillen) zustande kommt. Dieser Prozess ist abhängig von einer plötzlichen, mehr als hundertfachen Erhöhung der Ca-Ionen-Konzentration im Zellplasma (Abb. 72). Da die «Überschwemmung» mit Ca-Ionen durch den Einstrom von Na-Ionen in die Zelle ausgelöst wird, muss man diesen Vorgang, der ja letztlich zur Kontraktion, d.h. zum Hart- oder Festwerden des Muskels führt, ähnlich wie beim Erregungsvorgang der Nerven, mit einem minuziösen Verhärtungs- oder «Absterbevorgang» vergleichen. Da aber die Muskelzelle durch das Gefäßsystem oder eigene Energievorräte (z.B. Glykogen) diese Verfestigung sofort wieder aufhebt, die Ca-Ionen in ihre «Behälter» (endoplasmatisches Retikulum) zurücktransportiert, das Natrium wieder aus der Zelle eliminiert und neue, energiereiche Phosphate (ATP) aufbaut, kann der Muskel wieder erschlaffen und weich werden.

Im Tod, wenn dieser regenerierende Energieumsatz erlischt, kommt es daher sofort zur sog. Totenstarre. Erst später, wenn die Zellen selbst sich auflösen, wird die Muskulatur wieder weich. Beim Lebenden ist die Erschlaffung des Muskels nicht ein Zeichen für Auflösung, sondern für einen erfolgten Energieaufwand, der den Muskel wieder weich macht.

Daher muss der Muskel immer gut durchblutet sein, denn über die Blutgefäße kommen die energieliefernden Stoffe, vor allem Glukose, sowie der nötige Sauerstoff an den Muskel heran. Die Gefäße transportieren auch die Stoffwechselendprodukte (Milchsäure, Kohlensäure usw.) wieder ab. Die Zirkulation ist also der dritte funktionelle Bereich, der bei der Muskelbewegung von Bedeutung ist.

Die efferenten Nerven (Motoneurone), die über die motorischen Endplatten direkt mit der Muskelmembran verbunden sind, können durch Überträgerstoffe

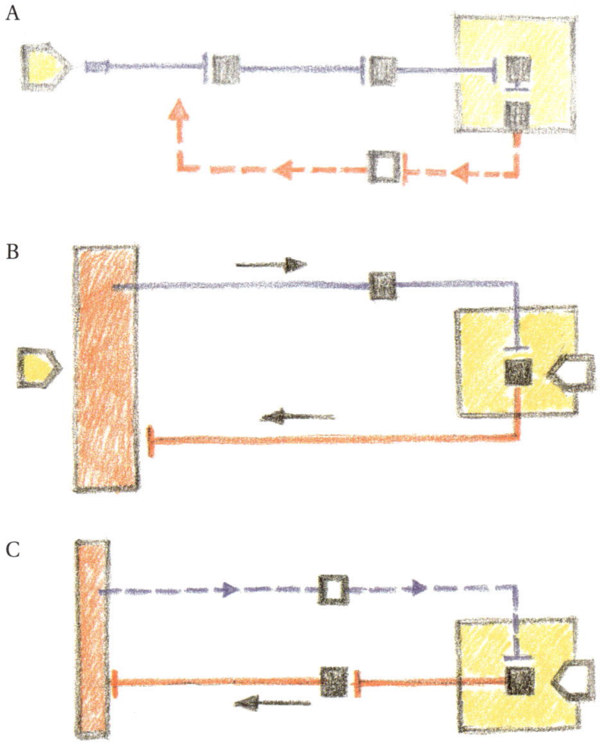

Abb. 165. ***Neuronaler Aufbau des Nervensystems.*** *Die drei Grundformen neuronaler Schaltungen im Nervensystem spiegeln die funktionelle Dreigliederung des Nervensystems wieder.*
A = Kopfbereich (Sensorium, zentrales Nervensystem). Afferente Neuronenketten dominieren;
B = Rückenmark (spinotegmentaler Bereich des Nervensystems). Afferente und efferente Schaltungen befinden sich im Gleichgewicht;
C = Eingeweidebereich (autonomes Nervensystem, peripheres Nervensystem). Funktionell dominieren die efferenten Neurone.

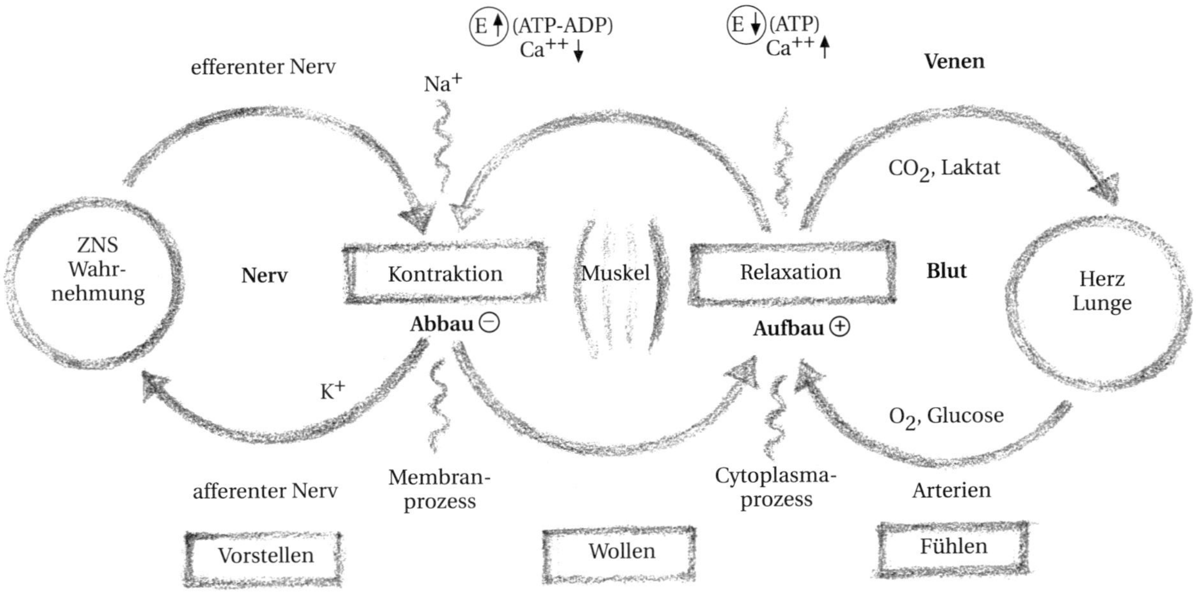

Abb. 166. ***Elementarprozesse bei der Muskelkontraktion*** *und ihre Beziehung zu den zellulären und psychologischen Vorgängen (Näheres s. Text).*

(Acetylcholin usw.) den Natrium-Einstrom und damit die intrazelluläre «Überschwemmung» mit Ca-Ionen und nachfolgend die Kontraktion auslösen, sind damit aber nicht die Ursache der Bewegung. Diese ist vielmehr eine von den Stoffwechselvorgängen innerhalb der Muskelzellen abhängige, eigenständige Leistung, die vom Nervensystem geregelt und mit den Aktivitäten des gesamten Bewegungssystems harmonisierend in Einklang gebracht werden muss. Wenn z.B. eine Muskelgruppe sich kontrahiert, muss eine andere dilatiert werden, wenn es nicht zu Verkrampfungen oder Bewegungsstörungen kommen soll. Das Nervensystem hat in diesem Zusammenhang die Aufgabe, den Fluss der Bewegungsenergien zu steuern und zu harmonisieren, gewissermaßen Ordnung in das System zu bringen, ähnlich wie beim Straßenverkehr die Signallampen die Bewegungen der Verkehrsteilnehmer auslösen, aber natürlich nicht verursachen. Die Ursache der Bewegungen ist der Wille der Verkehrsteilnehmer, ein bestimmtes Ziel zu erreichen; die Verkehrsregeln und Signale dienen lediglich der Ordnung und Strukturierung des Gesamtgeschehens.

Entsprechend unseren obigen Betrachtungen (S. 123) muss man daher den der Bewegung zugrunde liegenden Stoffwechselprozess als den eigentlichen Willensprozess, den von den «motorischen» (efferenten) Motoneuronen ausgelösten Vorgang jedoch als einen originär nervösen, d.h. informativen Prozess ansehen. Mit Hilfe der efferenten, direkt mit der Muskulatur verbundenen Nerven können wir unsere **Bewegungsvorstellungen** in relativ großem Umfang willkürlich verwirklichen, nicht jedoch die Bewegung selbst ausführen. Natürlich ist der Muskel gelähmt, wenn der Nerv durchtrennt oder geschädigt wird, aber Bewegungsstörungen oder Lähmungen können auch auftreten, wenn die Stoffwechselprozesse innerhalb der Muskelzellen Funktionsstörungen aufweisen.

Zwischen der «Willensseite» und der nervalen oder «Vorstellungsseite» des Bewegungsgeschehens ist als drittes, harmonisierendes und ausgleichendes Element das Gefäßsystem, d.h. das rhythmische System (Atmung und Kreislauf) eingeschaltet, wodurch seelisch das Fühlen mit ins Spiel kommt. Jede Bewegung enthält daher nicht nur eine informative oder Vorstellungskomponente (Bewegungsbild) und ein Willenselement (Kraft- und Energieeinsatz), sondern auch eine Gefühlskomponente, durch die die Bewegung erst im eigentlichen Sinne menschlich wird (Abb. 166).

Von diesen Gesichtspunkten aus wird vielleicht auch verständlich, warum Rudolf Steiner sich wiederholt scharf gegen die Vorstellung von den motorischen Nerven als Organen des Willens («Willensnerven») gewandt hat (27 u. 65). Wenn das Stoffwechselsystem die physische Grundlage unseres Willenslebens ist, kann das Nervensystem nicht Willensimpulse in die Peripherie schicken, sondern nur ordnende und regelnde Funktionen erfüllen bzw. auf der Bewusstseinsebene Vorstellungen und Sinneserlebnisse vermitteln (vgl. dazu bes. 60).

Der ganze im Folgenden zu besprechende Bereich der sensomotorischen Systeme hat also primär nichts mit dem Willensleben des Menschen zu tun, sondern nur mit den informativen Prozessen sowie – wenn es sich um Willkürbewegungen handelt – mit den Bewegungsvorstellungen, für deren Realisierung wir aber außer der nervösen Koordination und Regelung immer auch ein funktionierendes Stoffwechsel- und Kreislaufsystem benötigen.

Die großen sensomotorischen Systeme

Die sensomotorischen Systeme stellen den mittleren Funktionsbereich des Nervensystems dar, der zwischen den Sinnessystemen (Sensorium) auf der einen und dem autonomen Nervensystem (Vegetativum) auf der anderen Seite liegt und hauptsächlich im Rückenmark lokalisiert ist (Abb. 159). Er ist funktionell in der Hauptsache dem Bewegungsapparat zugeordnet, hat also mit den Willkürbewegungen zu tun.

Der menschliche Organismus verfügt über eine unendliche Fülle von Bewegungsformen, die – wie dargestellt – primär **nicht** vom Nervensystem, sondern von Willensintentionen ausgehen. Die innervierenden Nerven spielen als auslösende Faktoren nur bei den zugehörigen (und notwendigen) Informationsprozessen eine Rolle. Von der informativen Seite aus gesehen, lässt sich die Vielzahl der Bewegungsformen auf fünf große Gruppen reduzieren, für die sich im Nervensystem jeweils eigene funktionelle Systeme herausgebildet haben.

Sensomotorische Systeme des Nervensystems			
	Art der Motorik	**Übergeordnetes Zentralorgan des Nervensystems**	**Funktionelle Systeme**
1.	Muskellängen- und Spannungskontrolle	Rückenmark (Einzelsegment)	Basales spinales Elementarsystem (Eigenreflexapparat)
2.	Isolierte, zweckbezogene Einzelbewegungen (Abwehr-, Fluchtreaktionen), primitive, rhythmische Fortbewegung	Rückenmark (mehrere Segmente)	Komplexes, spinales sensomotorisches System (Fremdreflexapparat)
3.	Gleichgewichtsregulationen, Muskeltonus im Dienste der Gleichgewichtserhaltung, zeitliche Bewegungskoordinationen	Rautenhirn, Kleinhirn, Mittelhirn	Vestibulozerebellares System, Hirnstammreflexe
4.	Subkortikale Motorik, erlernte Bewegungen, Haltungskontrolle, Mimik, Angewohnheiten	Hirnstamm, Basalganglien (Linsenkern, Streifenkörper, Pallidum)	Subkortikal-motorische Systeme
5.	Bewusste Willkürmotorik, Zielmotorik, Geschicklichkeitsbewegungen	Großhirnrinde	Kortikal-motorisches System (pyramidales System)

Tab. 20. Übersicht über die fünf großen sensomotorischen Systeme des Menschen

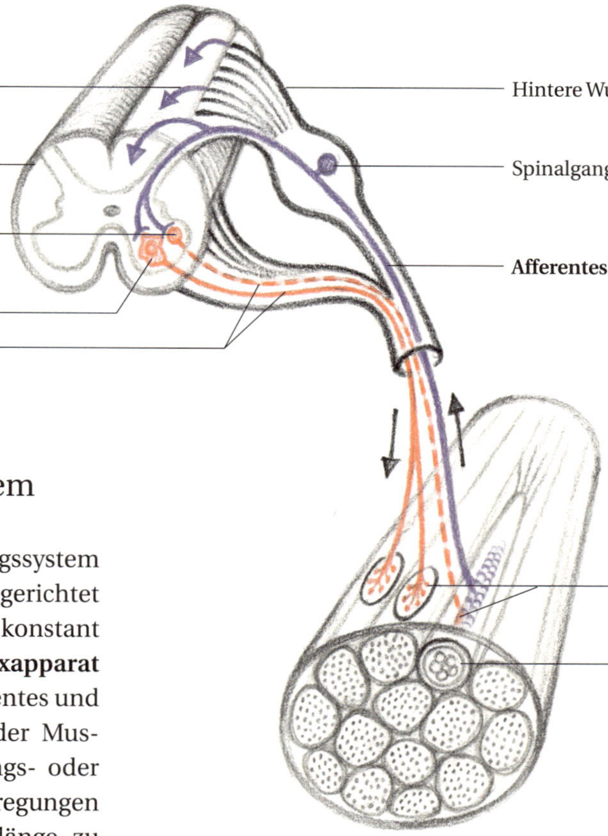

Abb. 167. ***Neuronaler Aufbau des ersten sensomotorischen Systems*** *(Eigenreflexapparat). Die Pfeile deuten die Richtung der Erregungsabläufe von und zum Rückenmark an. (Näheres s. Text)*

Erstes sensomotorisches System

Dieses System ist eigentlich kein Bewegungssystem im engeren Sinne, da es lediglich darauf ausgerichtet ist, Länge und Spannung der Muskelfasern konstant zu halten. Man spricht auch vom **Eigenreflexapparat** (Abb. 167). Im einfachsten Fall sind ein afferentes und ein efferentes Neuron (Motoneuron) mit der Muskulatur verknüpft und bilden einen Leitungs- oder Reflexbogen, in dem ständig nervöse Erregungen zirkulieren, um die Konstanz der Muskellänge zu gewährleisten. Die Afferenzen kommen von kleinen Sinnesorganen (Muskelspindeln), die innerhalb der Muskulatur liegen und die Längenänderungen der Muskelfasern registrieren können (Abb. 167). Drohen z.B. die Kniegelenke – etwa durch eine Traglast auf dem Kopf – einzuknicken, erhöht sich automatisch die Muskelspannung. Die Muskulatur ist also immer der Schwerkraft des Erdenraumes so angepasst, dass die aufrechte Körperhaltung erhalten bleibt. Das erste sensomotorische System ist also gewissermaßen «bewegungsfeindlich» und wird daher vielfach auch als myostatisches System bezeichnet.

Zweites sensomotorisches System

Gezielte Einzelbewegungen setzen komplexere nervöse Schaltungen voraus, bei denen aber immer das erste System die Basis abgibt. Hierbei spielen nicht nur im Rückenmark liegende Schaltneurone zwischen rechts und links (Kommissurenbahnen), sondern auch zwischen oben und unten (Assoziationsbahnen) eine Rolle (Abb. 168). Wenn man z.B. auf einen Insektenstich in die Hand diese «reflexartig» wegzieht oder das stechende Insekt wegwischt, laufen zwischen Rückenmark und Muskulatur komplizierte Erregungsmuster ab, wodurch dann mehrere Muskelgruppen für eine gerichtete, reflektorische Einzelbewegung zusammengefasst und koordiniert werden. Dabei muss z.B. die Länge einzelner Beugemuskeln verkürzt (Kontraktion), diejenige der zugehörigen Streckmuskeln aber (um den gleichen Betrag!) erniedrigt werden. Man nennt solche Schaltungen, die uns in der Regel kaum bewusst werden, **Fremdreflexe**, da sie nicht von der Muskulatur selbst kommen wie bei den Eigenreflexen, sondern von einer «fremden» Stelle (Haut, Schleimhaut usw.) ausgelöst werden.

Beim Gehen oder Laufen kommen nun beide Systeme zusammen; einerseits muss die Streckmuskulatur

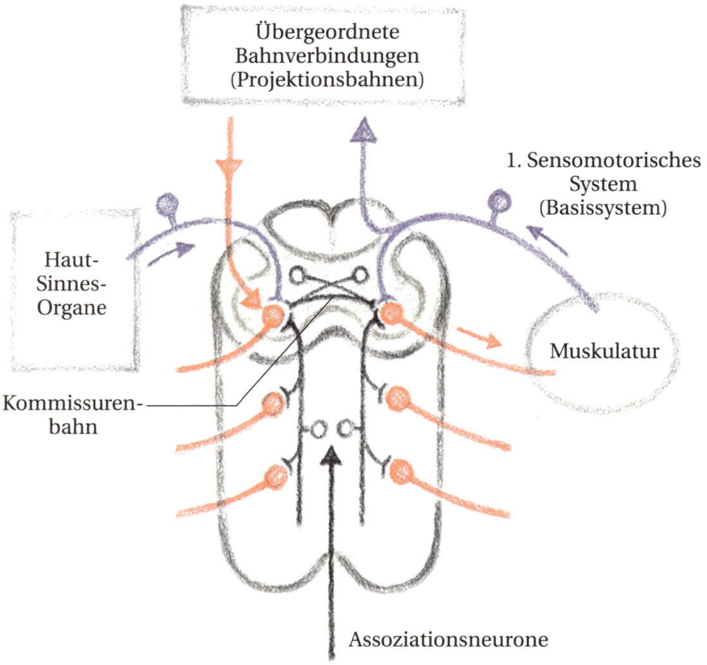

Abb. 168. ***Struktur des zweiten sensomotorischen Systems*** *(Fremdreflexapparat). Von den Sinnesorganen der Haut fließen Erregungen ins Rückenmark, die von dessen Schaltsystemen (Kommissuren- und Assoziationsbahnen) so verarbeitet werden, dass koordinierte, zielgerichtete Einzelbewegungen möglich werden. Durch auf- und absteigende Projektionsbahnen bestehen Verbindungen mit übergeordneten Zentren des Gehirns.*

immer wieder die aufrechte Haltung gegen die Schwerkraft durchsetzen und den Muskeltonus erhalten, andererseits muss die Beugemuskulatur eine Einzelbewegung durchführen, einen Schritt oder Sprung nach vorne machen und damit die gleichförmige Gehbewegung als Ganzes unterhalten.

Von der nervösen Seite aus gesehen, spielen für diese einfachen Geh- oder Laufbewegungen übergeordnete Zentren, die im Hirnstamm untergebracht sind, eine wichtige Rolle (supraspinale Systeme). Die dafür zuständigen absteigenden (retikulären) Bahnen, die sich in zwei Gruppen mit unterschiedlicher Wirkung auf Beuge- bzw. Streckmuskulatur gliedern lassen (Tractus reticulospinales med. und lat.), greifen an den Motoneuronen des Rückenmarks oder an Zwischenneuronen an und beeinflussen damit wiederum das Basissystem des Eigenreflexapparates, das direkt mit der Muskulatur verbunden ist (Abb. 168).

Damit lernen wir hier ein generelles Strukturprinzip kennen. Alle übergeordneten sensomotorischen Systeme benützen das Basissystem als gemeinsame «Endstrecke» bzw. «Anfangsstrecke». Keines der übergeordneten Systeme ist direkt mit der Muskulatur verbunden. Alle höheren nervösen Regulationen wirken sich letztlich immer nur über das erste, mit der Muskulatur selbst verknüpfte System auf die Muskulatur aus. Die übergeordneten (supraspinalen) Systeme zeigen eine hierarchische Gliederung, insofern als ihre Kerngebiete jeweils übereinander im Rauten-, Mittel-, Zwischen- oder Endhirn lokalisiert und durch Rückkoppelungskreise miteinander verbunden sind. Betrachten wir zunächst die mit dem Endhirn (Großhirnrinde usw.) zusammenhängenden Systeme.

Kortikale motorische Systeme

Die höchstentwickelte Bewegungsform ist die zielgerichtete, bewusst intendierte Willkürbewegung, die immer eine funktionierende Großhirnrinde voraussetzt. Von der sog. somatomotorischen Rindenregion, die vor der Zentralfurche liegt (Gyrus praecentralis), geht eine lange, efferente Bahn aus (**Pyramidenbahn**), die im verlängerten Mark (Medulla) auf die Gegenseite kreuzt und dann direkt bis zu den Motoneuronen des Rückenmarks zieht (Abb. 169). Von den afferenten Neuronen des Rückenmarks gehen umgekehrt afferente Nervenfasern aus, die bis zur Großhirnrinde verlaufen, ebenfalls im Hirnstamm auf die Gegenseite kreuzen, aber zweimal umgeschaltet werden. Diese langen afferenten Bahnen (sog. Hinterstrangbahnen) bilden also zusammen mit der Pyramidenbahn einen langen, über die Großhirnrinde gezogenen Leitungsbogen, der dem ersten, basalen Funktionssystem übergeordnet ist und die ganze Körpermuskulatur, entsprechend der funktionellen Wertigkeit der einzelnen Muskelgruppen bzw. der zugehörigen Hautareale widerspiegelt (sog. sensorischer und motorischer Homunkulus; Abb. 169).

Die Aufgabe dieses (pyramidalen) sensomotorischen Systems liegt in der Regulation und Ordnung der typisch menschlichen Geschicklichkeits- und Willkürbewegungen. Die vielfältigen handwerklichen

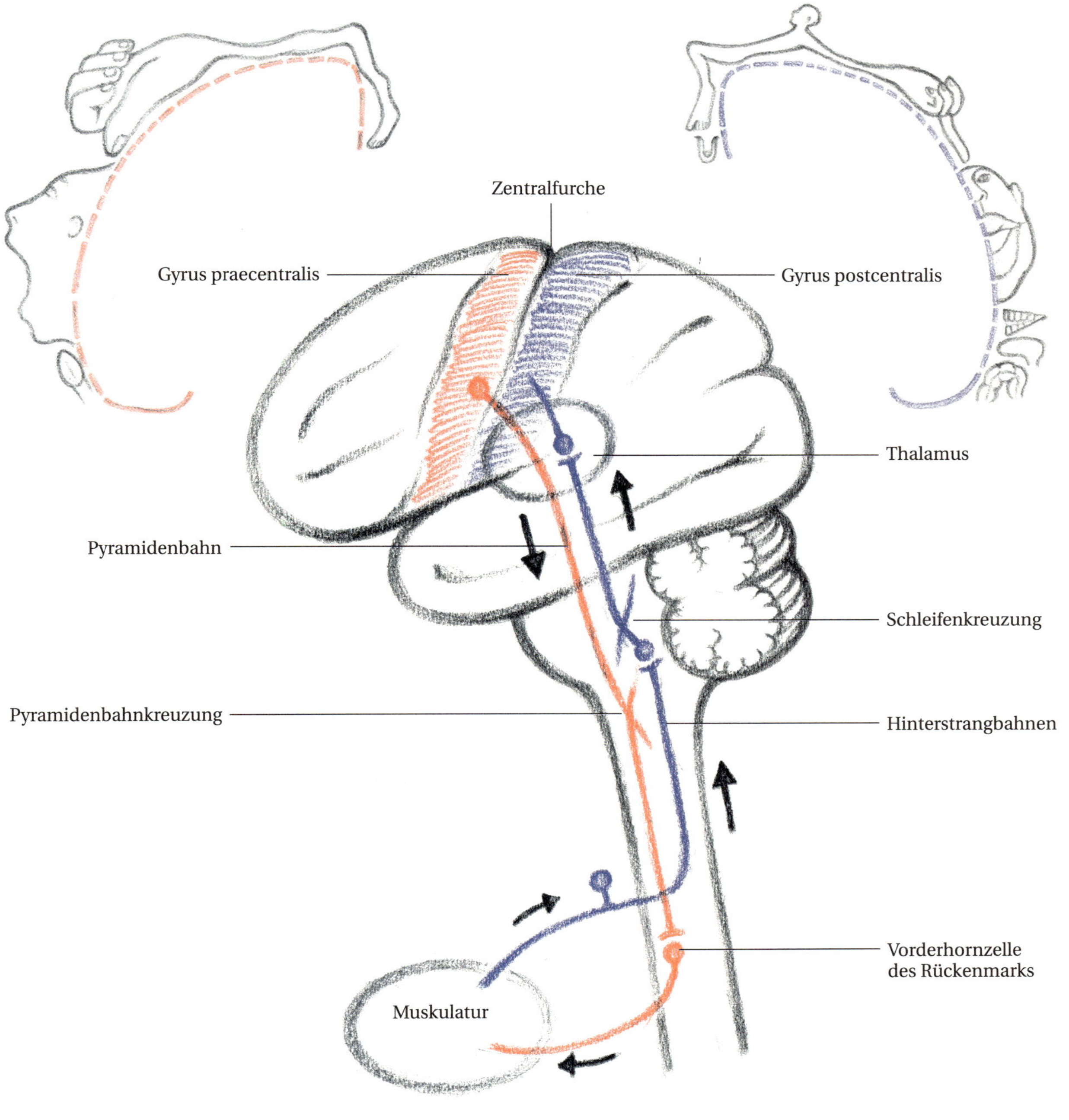

Abb. 169. ***Neuronale Struktur des fünften sensomotorischen Systems*** *(pyramidales System).*
Die ***efferente Bahn*** *geht vom sog. somatomotorischen Kortex (Gyrus praecentralis) aus und läuft als Pyramidenbahn ohne Unterbrechung bis zu den Vorderhornzellen des Rückenmarks (Kreuzung im verlängerten Mark auf die andere Seite). Die zugehörige* ***afferente Bahn*** *verläuft im Hinterstrang des Rückenmarks (sog. Hinterstrangbahn) und erreicht nach zwei Umschaltungen und Kreuzung im Hirnstamm (sog. Schleifenkreuzung) den somatosensorischen Kortex (Gyrus postcentralis). Auf beiden Rindenarealen wird das Körperschema spiegelbildlich (auf dem Kopf stehend) und je nach funktioneller Wertigkeit verzerrt (wichtige Bereiche sind größer, unwichtige kleiner) projiziert (sog. sensorischer und motorischer Homunkulus).*

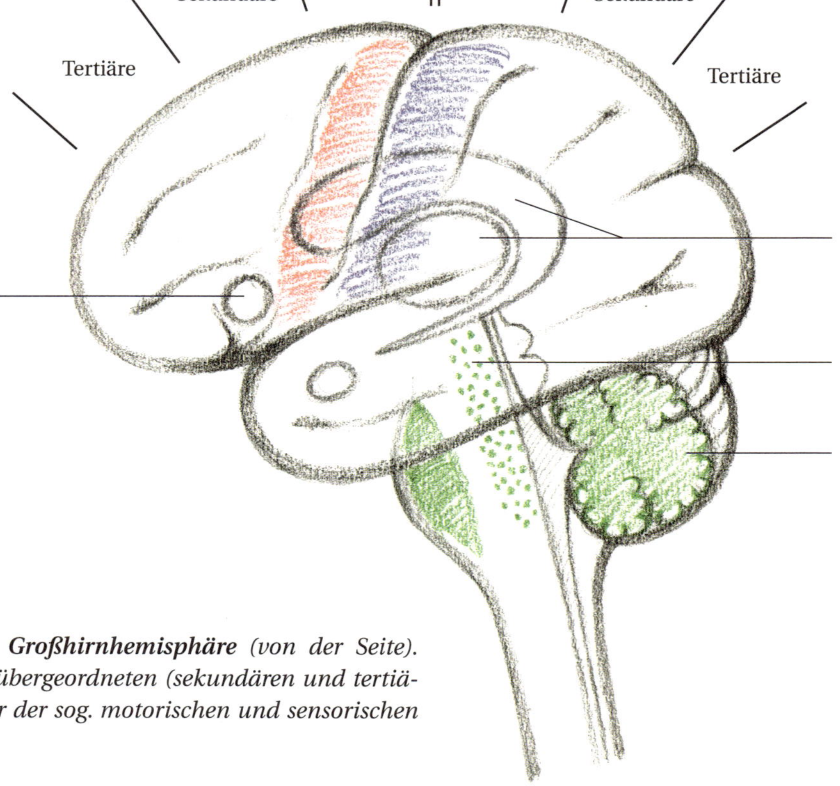

Abb. 170. ***Linke Großhirnhemisphäre*** *(von der Seite). Darstellung der übergeordneten (sekundären und tertiären) Rindenfelder der sog. motorischen und sensorischen Systeme.*

und künstlerischen Leistungen des Menschen wären nicht ohne die präzisen, informativen «Strukturprogramme» dieses Systems möglich. Wenn dann die gezielten Willensintentionen dazukommen, können bewundernswerte Einzelleistungen, zu denen nur der Mensch fähig ist, entstehen, wie z.B. bei handwerklichen, künstlerischen oder sportlichen Tätigkeiten.

Subkortikal-motorische Systeme

Die differenzierte, bewusst intendierte Willkürmotorik wäre jedoch ohne die Mitwirkung der großen, unter der Großhirnrinde gelegenen (subkortikalen) Kerngruppen nicht möglich. Dabei handelt es sich einmal um den Streifenkörper (Corpus striatum), der sich aus dem Schweifkern (Nucleus caudatus) und dem Putamen zusammensetzt und der entwicklungsgeschichtlich zum Endhirn gehört, sowie um den sog. blassen Kern (Pallidum), der zum Zwischenhirn gehört und mit dem Putamen zusammen den Linsenkern bildet. Außerdem spielt bei diesen Verbindungen auch der Thalamus, der ebenfalls zum Zwischenhirn gehört, eine wichtige Rolle. Im Mittelhirn sind der rote Kern (Nucleus ruber) und der schwarze Kern (Substantia nigra) in die subkortikal-motorischen Systeme mit eingegliedert (Abb. 170). Früher nannte man dieses System extrapyramidal, weil man glaubte, dass es sich um ein außerhalb des Pyramidensystems gelegenes, zusätzliches Funktionssystem handelte. Inzwischen hat sich aber herausgestellt, dass es engstens mit dem pyramidalen System verknüpft ist. Die großen subkortikalen Kerne bilden unter sich Rückkoppelungskreise aus, die mit der Großhirnrinde in Verbindung stehen und als gemeinsamen Ausgang das Pyramidenbahnsystem benützen (Abb. 171).

Die subkortikalen Kerngruppen sind besonders für die Organisation und das Erlernen neuartiger Bewegungsformen wichtig. Jede schöpferisch neu entwickelte Bewegungsform muss ja erst (oft langdauernd und mühevoll) erlernt werden. Sie wird mit

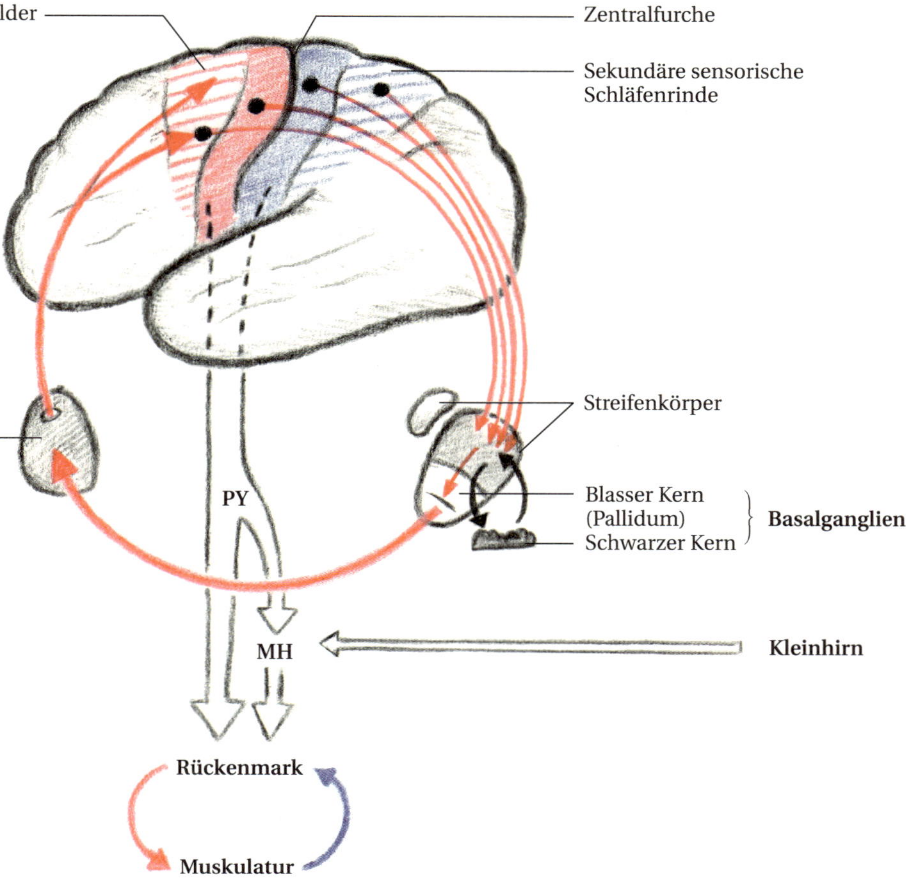

Abb. 171. ***Verbindungen der subkortikalen Kerngebiete*** *(Basalganglien, Thalamus usw.) mit den motorischen Zentren des Großhirns (morphologische Grundlagen für das 4. sensomotorische System). Die subkortikalen Kerne besitzen keine direkten Verbindungen mit dem Rückenmark, sondern wirken durch einen großangelegten, sog. motorischen Schaltkreis (rot) auf die Großhirnrinde zurück und erst von dort indirekt über das Pyramidenbahnsystem (PY) auf die motorischen Systeme des Rückenmarks ein, wobei Hirnstamm- und Mittelhirnkerne (MH), die zusätzliche korrigierende und harmonisierende Impulse aus dem Kleinhirn erhalten, als Zwischenstation dienen.*

Hilfe der kortikalen motorischen und prämotorischen Rindenzentren geplant und eingeübt – anfangs noch unbeholfen, langsam und ungeschickt. Man denke etwa an das Spielen eines Musikinstruments. Hat man aber die speziellen Bewegungen erlernt, dann laufen sie schließlich automatisch ab, halb unbewusst und «wie von selbst» – d.h. das System der subkortikalen Kerne, die mit der Großhirnrinde zusammen eine große Rückkoppelungsschleife bilden («motor circuit»; s. Abb. 171), hat das Programm übernommen und erlernt.

Die Lernfähigkeit des Menschen im motorischen Bereich ist außerordentlich groß. Sie beruht – von nervöser Seite aus gesehen vor allem darauf, dass sich beim Menschen diese Zweiheit der beiden kortikalen Systeme herausdifferenziert hat. Durch die mächtige Entwicklung der übrigen Abschnitte des Großhirns haben sich außerdem Möglichkeiten ergeben, dass diese Lernprozesse auch von anderen Systemen (Sinnessysteme usw.) mitgestaltet werden können. So kann z.B. von den Rindengebieten aus, die vor dem Gyrus praecentralis liegen, die Kehlkopfmuskulatur so beeinflusst werden, dass Sprachbewegungen möglich werden (sog. motorisches Sprachzentrum; s. Abb. 170). Fällt dieses Zentrum, das nur auf der linken Hirnhälfte vorhanden ist, aus, kann man nicht mehr sprechen (motorische Aphasie). Die Kehlkopfmuskulatur ist aber nicht gelähmt. Die übergeordneten (sekundären und tertiären) motorischen Zentren des

Stirnhirns haben also mit Spezialfunktionen (Sprechen, Schreiben usw.) zu tun, durch die die Bewegungen der einzelnen Muskelgruppen zu Bewegungskomplexen im Dienste einer übergeordneten Gesamtfunktion koordiniert werden.

Eine ähnliche funktionelle Ordnung mit übergeordneten, sekundären und tertiären Zentren existiert auch auf der sensorischen Seite, d.h. im Scheitellappen des Großhirns (Abb. 170). Hier handelt es sich aber dann mehr um die sensorische Auswertung von Afferenzen aus dem Bewegungssystem, also um das Erleben der Körperstellung und der Lage des Körpers im Raum. Hier kommt uns die Stellung, Spannung und Lage der Muskulatur im Raum zum Bewusstsein (Stellungs- und Lagesinn). Diese Zentren sind wichtig für das Körpergefühl und die kinaesthetischen Empfindungen. Auch die optische Raumorientierung und das Erkennen von Zeichen und Buchstaben (sog. optisches Lesezentrum) sind hier zu lokalisieren.

Die Sinnesorgane für die kortikalen Funktionen der Sensomotorik liegen in der Muskulatur (Muskelspindeln), in den Sehnen der Muskeln (Sehnenspindeln) und im Bereich der Gelenke. Die aus diesen Sinnesorganen stammenden Afferenzen werden nicht nur im Rückenmark im Rahmen des ersten und zweiten sensomotorischen Systems reflektorisch verarbeitet, sondern auch, hauptsächlich über die Hinterstrangbahnen, dem Großhirn zugeleitet. Hier stellen sie für die kortikal- und subkortikal-motorischen Systeme die wichtigsten Informationsquellen dar. Aber durch die an den Gyrus postcentralis angrenzenden, übergeordneten sensorischen Rindenfelder des Scheitellappens können diese aus dem Bewegungsapparat stammenden afferenten Erregungen dann auch bewusst werden. Dies ist für das Raum- und Körpererleben sowie für die Orientierung im dreidimensionalen Raum von zentraler Bedeutung.

Zusammenfassend lässt sich über die nervösen Grundlagen der Willkürmotorik heute etwa Folgendes sagen: Die Pyramidenbahn, die von der motorischen Hirnrinde (Gyrus praecentralis) direkt zum Rückenmark zieht, ist die gemeinsame, ausführende Bahn (output) für alle motorischen Systeme des Gehirns. Die einzelnen Muskelgruppen haben eine genaue funktionelle Repräsentation auf der Hirnrinde (sog. motorischer Homunculus). Für die Planung und «Programmierung» komplizierter Bewegungsfolgen sind jedoch übergeordnete Hirnzentren erforderlich, und zwar vor allem diejenigen, die **vor** der primär-motorischen Rinde gelegen sind, die sog. prämotorischen und suplementär-motorischen Areale (sekundäre motorische Zentren, Abb. 170 u. 171). Diese Gebiete haben beim Menschen evolutiv eine exzessive Vergrößerung erfahren. Zusammen mit den assoziativen Systemen des Gehirns nehmen sie beim Menschen im Vergleich zu Affen einen sechsmal größeren Raum ein. Aus experimentellen Untersuchungen weiß man, dass diese Zentren bereits vor Ausführung einer bewusst intendierten Willkürbewegung aktiv werden, also mit der Planung der jeweiligen Bewegungsprogramme beschäftigt sind. Da man die Aktivität einer Hirnregion – auch beim Menschen – heute mit Hilfe bildgebender Verfahren (PET) anhand von Durchblutungsänderungen gut messen kann, hat man festgestellt, dass die prämotorischen Hirnareale tatsächlich jeweils **vor** der eigentlichen Willkürbewegung schon aktiv werden. Eine solche Aktivitätssteigerung tritt aber interessanterweise auch dann ein, wenn die betreffende Bewegung (z.B. Hand schließen und öffnen) nur vorgestellt wird (sog. «mental rehearsal»). Damit ist gezeigt, dass die sekundären und tertiären motorischen Rindengebiete (Abb. 170) mit der Planung und der Erstellung der speziellen Bewegungsprogramme bei der Willkürmotorik zu tun haben. Die große motorische Schleife, die durch die Rückkoppelung mit den großen subkortikalen Kerngruppen zustande kommt (Abb. 171), ermöglicht dann schließlich eine stabile und längerfristige Fixation dieser Programme, wodurch das Erlernen von Bewegungsfolgen, die spezifische Haltungskontrolle bei komplexen Ziel- oder Geschicklichkeitsbewegungen sowie auch «unwillkürliche», automatisierte Begleitbewegungen (Mimik, Gesten usw.) zustande kommen. Hierfür ist aber letztlich noch ein mittleres, ausgleichendes und harmonisierendes System nötig, nämlich das Gleichgewichtssystem und das Kleinhirn, dem auch eine Bedeutung für das Erlernen von willkürmotorischen Programmen zugesprochen wird.

Gleichgewichtssystem und Kleinhirn

Die beiden oberen (höheren) sensomotorischen Systeme des Gehirns und die beiden unteren, mehr reflektorisch arbeitenden Systeme des Rückenmarks werden nun durch das Gleichgewichtssystem

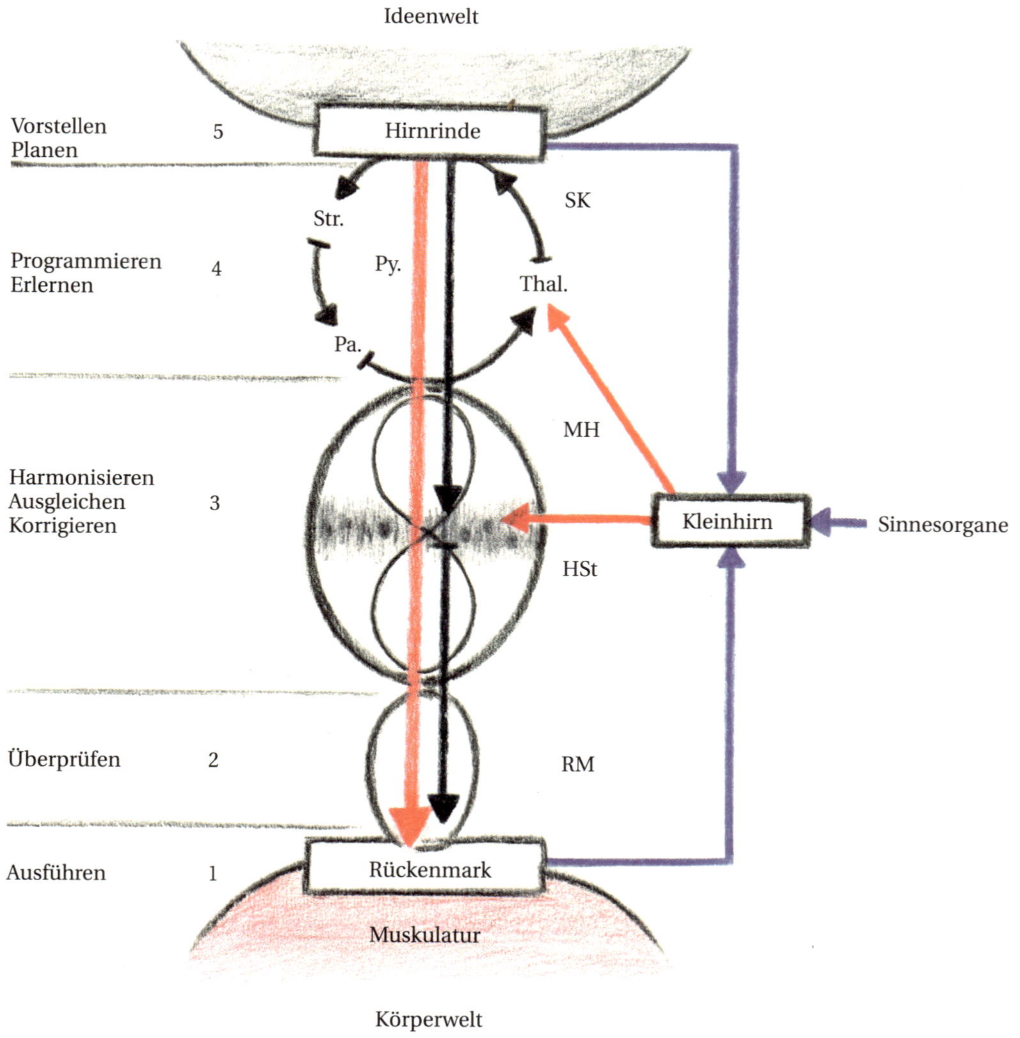

Abb. 172. ***Funktionelles Zusammenspiel der fünf großen sensomotorischen Systeme*** *(1 – 5)* ***in Verbindung mit dem Kleinhirn.*** *Das Kleinhirn erhält Zuflüsse (blau) von der Großhirnrinde, vom Rückenmark (RM) und von den großen Sinnesorganen (Auge, Ohr, Labyrinthorgan) und greift durch efferente Bahnen (rot) zum Thalamus (Thal.), zum Mittelhirn (MH, z.B. Nucleus ruber) und Hirnstamm (HSt, z.B. Retikularisformation und Vestibulariskerne) korrigierend und harmonisierend in die Motorik ein. Dadurch wird das 3. sensomotorische System zu einem mittleren, Gleichgewicht erhaltenden Element zwischen den beiden oberen (kortikalen 5, 4) und den beiden unteren (spinalen 1, 2) Systemen.*

Die Realisierung der Bewegungsvorstellungen erfolgt über verschiedene Stufen (Planen, Programmieren, Kontrollieren bzw. Korrigieren und Realisieren), wobei nur das Basissystem des Rückenmarks (1) Kontakt mit der Muskulatur, d.h. der Willensseite des Bewegungsvorgangs hat. Durch das Pyramidensystem (Py.) kann jedoch unter Überspringen dieser Stufen direkt in die Rückenmarksmotorik eingegriffen werden, wodurch z.B. die Feinmotorik der Finger oder des Stimmbandes (z.B. beim Schreiben oder Sprechen) möglich geworden ist.

Pa. = Pallidum; Str. = Streifenkörper; SK = Subkortikale Kerne.

(Vestibularissystem und Kleinhirn) miteinander verbunden. Willkürmotorik und Reflexgeschehen wären nicht nebeneinander realisierbar, wenn es dazwischen nicht ein ausgleichendes und harmonisierendes Gleichgewichtssystem gäbe. Dabei handelt es sich keineswegs nur um ein System, das allein der Erhaltung des Körpergleichgewichts im dreidimensionalen Raum dient, sondern auch um ein System, das die Tätigkeiten der vier anderen großen sensomotorischen Systeme untereinander ausgleichend und harmonisierend beeinflusst.

Das Zentralorgan für diese Funktionen ist das **Kleinhirn**. Es erhält aus allen anderen Hirnabschnitten durch afferente Bahnen die erforderlichen Informationen: 1. aus dem Großhirn über die Brücke (kortikopontozerebellare Bahnen), 2. aus dem Rückenmark (Kleinhirnseitenstrangbahnen) und damit aus Muskulatur und Gelenken und 3. aus einem speziellen Sinnesorgan, das im Felsenbein untergebracht ist, nämlich aus dem Gleichgewichtsorgan, dem Labyrinthorgan (Vestibularisbahnen, Abb. 172).

Das **Gleichgewichtsorgan** besteht aus drei halbkreisförmigen Kanälen, die rechtwinklig aufeinander stoßen, also die drei Raumebenen wie bei einer Raumecke abbilden. Sie gehen von zwei kleinen Säckchen aus (Utriculus und Sacculus), die zusammen das Vestibulum bilden (daher der Name Vestibularapparat). In diesen flüssigkeitsgefüllten Kanälen liegen die Sinnesorgane, die uns die Lage des Körpers (genauer des Kopfes) im Raum zum Bewusstsein bringen, aber auch dem Kleinhirn die Bewegungen des Körpers im Raum «mitteilen», so dass das Kleinhirn entsprechende, gleichgewichtserhaltende «Reflexprogramme» ausarbeiten kann.

Die aus dem Labyrinthorgan stammenden Informationen werden im Kleinhirn mit den aus der Großhirnrinde und den aus dem Bewegungsapparat selbst stammenden, über das Rückenmark zentralwärts geleiteten Informationen verglichen und – ohne Beteiligung unseres Bewusstseins – unmittelbar beantwortet. Die vom Kleinhirn ausgehenden efferenten Bahnen greifen einerseits über den Thalamus und den roten Kern (Nucleus ruber) in die kortikale und subkortikale Motorik und andererseits über die im Hirnstamm gelegenen Vestibulariskerne und die Retikularisformation des Mittelhirns (Abb. 171) in die Rückenmarkssysteme ein. Auch hier ist das Basissystem (erstes sensomotorisches System) wieder die gemeinsame Endstrecke für alle diese Regulationen (Abb. 172).

Das **Kleinhirn** wird damit sozusagen zu einem kleinen Computer (Komparator), der mit ungeheurer Schnelligkeit alle im Gehirn entstehenden Bewegungs«programme» überprüft und korrigiert, was dann innerhalb der Bewegungsorgane eine Harmonisierung der Bewegungen, eine Sicherung des Gleichgewichts und eine Verfeinerung (Glättung) der Einzelbewegungen zur Folge hat. Ohne das Gleichgewichtssystem wären selbst einfachere Zielbewegungen, wie z.B. das Ergreifen eines Gegenstandes, das zielgerichtete Werfen eines Balles oder das Spielen eines Instrumentes nicht möglich.

Somit schälen sich innerhalb der Sensomotorik fünf große nervöse Systeme heraus, die jeweils bestimmten Bewegungsformen zugeordnet werden können und sich nicht nur hinsichtlich der Kompliziertheit der neuronalen Schaltungen, sondern auch hinsichtlich der Bewusstseinsgrade wesentlich voneinander unterscheiden (Tab. 20).

Griechische Gymnastik. Es ist möglich, dass im Griechenland der Antike bei den olympischen Spielen die dargestellten fünf großen Systeme der Sensomotorik aus dem Mysterienwissen heraus bereits eine Rolle gespielt haben (16). Die klassischen fünf olympischen Bewegungsformen, nämlich Laufen, Springen, Ringen, Diskuswerfen und Speerwerfen, entsprechen nämlich weitgehend diesen fünf sensomotorischen Systemen. Beim Springen und Laufen sind vornehmlich die Rückenmarkssysteme, bei denen reflektorische Mechanismen dominieren, gefordert (erstes und zweites sensomotorisches System). Bei der dritten Übung, dem Ringen, spielt vor allem das Gleichgewicht, und zwar das Erhalten des Gleichgewichts in der Horizontalen eine entscheidende Rolle – vom Nervenstandpunkt aus also das Vestibularissystem. Beim Diskuswerfen muss eine komplizierte, erlernte und weitgehend automatisierte Willkürbewegung ausgeführt werden. Hier steht vor allem das System der subkortikalen Kerngebiete (Nr. 4 in Abb. 172) im Vordergrund. Bei der fünften und letzten Übung schließlich, dem Speerwerfen, spielt zwar auch die erlernte Dynamik eine Rolle; das Wesentliche ist jedoch die Zielgerichtetheit und der hohe Bewusstseinsgrad dieser willkürmotorischen Bewegung, alles Charakteristika für die pyramidale Motorik des Nervensystems (Nr. 5 in Abb. 172).

Die Sinnessysteme

1. Funktionelle Gliederung und Arbeitsweise der Sinnessysteme

Die Welt der Sinne stellt innerhalb des Nervensystems einen oberen Bereich dar (Abb. 165 A). Die Funktionen der höheren Sinne (Auge, Ohr usw.) kommen uns zum größten Teil voll zum Bewusstsein. Der Bewusstseinsgrad ist jedoch in jedem Sinnessystem verschieden. Die Tätigkeit der in den Eingeweiden liegenden Sinnesorgane bleibt ganz im Unbewussten. Nur bei Krankheitsprozessen können auch Organprozesse (meist schmerzhaft) bewusst werden. Im Allgemeinen vermitteln die (zahlreichen und ganz verschiedenen) Sinnesorgane der inneren Organe nur ein dumpfes Lebensgefühl wie z.B. Wohlbefinden (bei Gesundheit) oder Unbehagen (bei Störungen der Gesundheit).

Man kann also eine Skala von Sinnesorganen aufstellen, die auf dem Umfang der spezifischen Leistungen und dem jeweiligen Bewusstseinsgrad basiert: An oberster Stelle dieser Reihe würden dann das Seh- und das Gehörorgan stehen. Etwas weniger differenziert sind dann schon Geruchs- und Geschmacksorgan, wie auch die verschiedenen Hautsinnesorgane, die neben Tast-, Druck- und Vibrationsempfindungen auch Temperaturunterschiede und Schmerzsensationen vermitteln. Am unteren Ende der Skala würden die Sinnesorgane des Körperinneren stehen, die ganz unbewusst arbeiten und nur für die Regulation elementarer Lebensprozesse, wie z.B. Osmo-, Chemo- oder Blutdruckregulationen verantwortlich sind (Abb. 173).

Zwischen der oberen und der unteren Gruppe liegen Gleichgewichtssinn und Muskelsensibilität, sog. Tiefensensibilität, deren Sinnesorgane im Innenohr bzw. innerhalb der Muskulatur (z.B. als Muskelspindeln), in Sehnen (Sehnenspindeln) oder in Gelenknähe untergebracht sind. Vermittelt die obere Gruppe der Sinnesorgane hauptsächlich Empfindungen von Außenweltprozessen, so die untere Gruppe («Eingeweidesinne») solche der Innenwelt. Zwischen beiden Gruppen vermittelnd würden dann Muskel- und Gleichgewichtssinn stehen. Die muskulären Sinnesorgane sind entscheidend für das Bewegungsgeschehen im dreidimensionalen Raum; können sie doch nicht nur die Spannung und Länge der Muskeln als solche registrieren, sondern dadurch (indirekt) auch die Wirkung der Schwerkraft auf die Bewegungsorgane wahrnehmen (Stellungs- und Lagesinn). Das Gleichgewichtsorgan registriert dagegen die Bewegungen des Körpers im dreidimensionalen Raum direkt und vermittelt dadurch zwischen dem, was in der Außenwelt vorgeht, und dem, was mit dem Körper selbst zusammenhängt, z.B. seine Bewegungsintentionen, seine Lage oder Lageveränderungen im Raum.

Wir können daher die Vielzahl der Sinnessysteme in drei große Gruppen unterteilen, wobei die obere Gruppe mehr Außenwelt-orientiert, die untere mehr Innenwelt-bezogen und die mittlere sowohl Außen- als Innenwelt-orientiert ist, so dass die letzte Gruppe vermittelnd zwischen den beiden anderen steht (Tab. 21).

Nun bilden aber für den Menschen alle Sinnessysteme zusammen funktionell eine Einheit, da der Wesenskern der Persönlichkeit, das Ich, die Sinneseindrücke aus den verschiedenen Systemen immer zu einem einheitlichen Bild der Welt zusammenfasst. Man sollte daher die jetzt genannten Sinne besser in Form eines Kreises anordnen, wobei der Schmerzsinn als eine Art «Ursinn», der als solcher noch wenig differenziert ist, sich aber potentiell in alle anderen Sinne

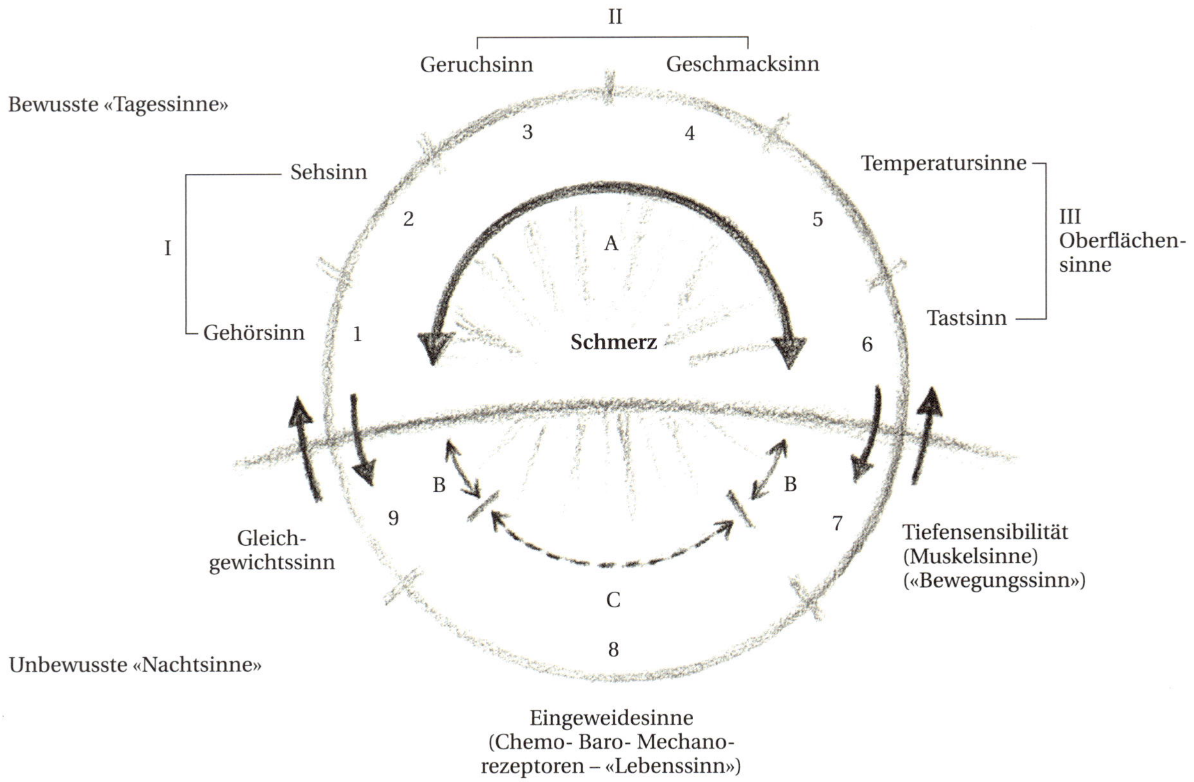

Abb. 173. ***Die Sinnessysteme des Menschen.*** *In dieser Anordnung erscheint der Schmerz als eine Art undifferenzierter «Ursinn» in der Mitte. Die zur bewussten Wahrnehmungswelt gehörenden Sinne («Tagessinne»; A) lassen sich in drei Gruppen mit unterschiedlicher Differenzierungshöhe und Bewusstseinsstufe gliedern (I, II und III). Sie sind jeweils in sich nochmals polar strukturiert (z.B. Auge-Ohr). Die mehr im Unbewussten arbeitenden Sinne («Nachtsinne»; B und C) haben mit den Lebens- und Bewegungsprozessen im Inneren des Menschen zu tun. (Näheres s. Text).*

verwandeln kann, in der Mitte des Kreises anzuordnen wäre (Abb. 173).

Noch ein anderes Phänomen kann das Bild des Kreises verständlich machen. Fällt ein Sinnessystem aus, schließt sich die Lücke wieder. Andere Sinnesorgane gewinnen an Bedeutung, wobei z.T. unglaubliche Leistungssteigerungen bei den anderen Sinnessystemen beobachtet werden können. Die Welt der Sinne bleibt für die einzelne Persönlichkeit eine Ganzheit, auch wenn z.B. Sehsinn (Blindheit), Gehörsinn (Taubheit) oder andere Sinne ausgefallen sind. Zwar kann die Spezifität der ausgefallenen Sinnesempfindungen nicht ersetzt werden, aber die Ganzheit des Systems bleibt dennoch erhalten, indem andere Sinne ihren Bereich erweitern und das Ich aus den anderen Sinnesempfindungen das Fehlende (oft sehr weitgehend) ergänzt. Welche erstaunlichen Sinneserweiterungen hier möglich sind, kann man z.B. aus den Darstellungen von Jacques Lusseyran (77) oder Helen Keller (78) eindrucksvoll ersehen.

1.1. Allgemeine Arbeitsweise der Sinnessysteme

Die elementaren Funktionsprozesse sind bei allen Sinnessystemen, so einfach oder kompliziert sie auch strukturiert sein mögen, weitgehend gleich. Ähnlich wie wir bei der Muskeltätigkeit, d.h. bei den sensomotorischen Systemen, nicht nur nervöse Prozesse,

	Sinnessysteme	Sinnesmodalitäten	Zugehörige Nerven- u. Hirnbereiche	Bewusstseinsgrad	
A Höhere Sinne	Auditives System	Hören (Ton- und Lautwahrnehmung)	N. VIII, Schläfenlappen, (Heschl-Windungen, Wernicke Zentrum)	voll bewusst	Gehörsinn
(außenwelt-orientiert)	Visuelles System	Sehen (Form-, Farben- und Raumsehen)	N. II, Hinterhauptslappen (Area striata, usw.)	voll bewusst	Sehsinn
	Olfaktorisches System	Riechen	N. I, Riechlappen u. Temporallappen (Area piriformis)	bewusst	Geruchsinn
	Gustatorisches System	Schmecken	N. IX (u.a. N. X) Schläfenlappen	bewusst	Geschmacksinn
	Hautsinne	Oberflächensensibilität (Temperatur, Druck, Berührung, Vibration,Schmerz)	Spinalnerven, N.V., Schläfenlappen (Gyrus postcentralis)	große Spanne unterschiedlicher Bewusstseinsgrade	Wärmesinn Tastsinne
B Mittlere Sinne	Vestibularissystem	Gleichgewichts- und Raumerleben	N. VIII, Kleinhirn	unbewusst, halbbewusst	Gleichgewichtssinn
(außen- und innenwelt-orientiert)	Muskelsinne	Tiefensensibilität	Spinal- u.Hirnnerven, Kleinhirn, Schläfenlappen	teils unbewusst, teils bewusst	«Bewegungssinn» (Muskel- und Kraftsinn)
C Niedere Sinne (innenwelt-orientiert)	Eingeweidesinne	Osmo-, Baro-, Chemo- und Mechanorezeption	Autonomes Nervensystem	unbewusst	«Lebenssinn»

Tab. 21. Übersicht über die Sinnessysteme, die zugehörigen Hirnnerven und Hirnzentren und die entsprechenden Bewusstseinsgrade. Bewegungs- und Lebenssinn sind von R. Steiner geprägte Begriffe (76).

sondern auch Stoffwechsel- und rhythmische Vorgänge mit berücksichtigen mussten, um den Bewegungsvorgang als Ganzes wirklichkeitsgemäß zu verstehen, dürfen wir auch bei den Sinnessystemen nicht nur die nervösen Vorgänge ins Auge fassen, sondern müssen die rhythmischen Prozesse (Kreislauf, Atmung) als Grundlage des Empfindungs- und Gefühlslebens und den Stoffwechsel als Grundlage der Willensprozesse mit berücksichtigen, um ein vollgültiges Bild der Sinnesvorgänge zu gewinnen (Abb. 174). Wie bei der

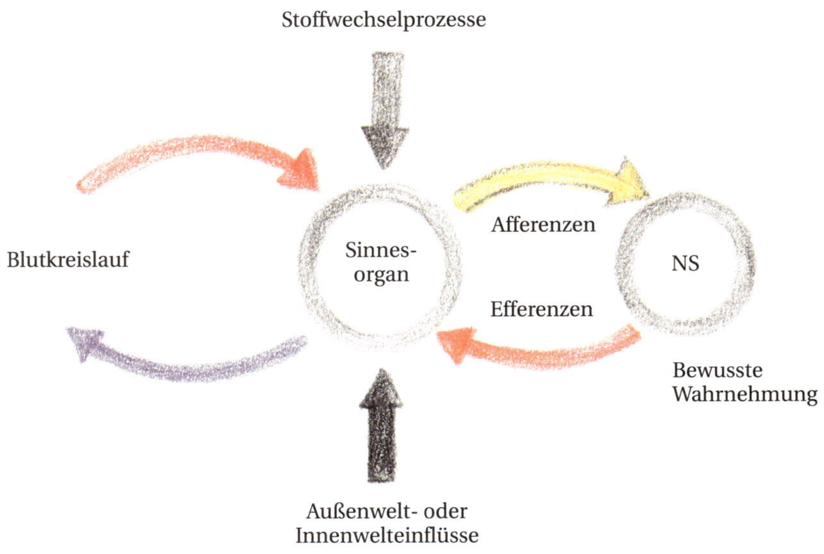

Abb. 174. ***Elementare Lebensprozesse innerhalb der Sinnessysteme.*** *Die nervösen Prozesse werden ergänzt durch zirkulatorische und metabolische Prozesse, ohne die eine Sinneswahrnehmung ebenso wenig möglich ist, wie ohne Sinneszellen und neuronale Verknüpfungen.*
NS = Nervensystem

Muskulatur kann der seelische Vorgang, d.h. unser Sinneserleben, nicht ausschließlich auf nervöse Prozesse zurückgeführt werden. Die Nervenprozesse vermitteln das **Bewusstsein** von den in der Außenwelt (oder Innenwelt) ablaufenden Vorgängen, repräsentieren aber keinesfalls den Gesamtumfang des Geschehens. Im Sinneserleben sind wesentlich mehr Elemente enthalten als nur nervöse. Die Außenwelt ragt durch die Sinnesorgane gewissermaßen wie durch Kanäle oder «Golfe» in den Körper herein (79). Oft werden Elemente der Außenwelt sogar in den Körper hereingenommen, um daran Wahrnehmungserlebnisse entwickeln zu können, wie z.B. die Ohrsteinchen (Otolithen), auf die die Schwerkraft direkt einwirken kann, so dass man weiß, wo unten (Erdmittelpunkt) und oben (Himmel) ist.

Die Sinne vermitteln aber nicht nur ein Bewusstsein von den jeweiligen Kräften der Außen- oder Innenwelt, sondern erschließen uns auch eine Erlebniswelt, die ebenso differenziert ist wie das Bewusstseinsgeschehen im Gliedmaßenbereich. Jeder Sinn zeigt nur einen Ausschnitt der Welt, ist also, wie Johannes Müller es Mitte des 19. Jahrhunderts formuliert hat, **spezifisch** (Gesetz von den spezifischen Sinnesenergien), d.h. das Auge z.B. nimmt nur Licht, das Ohr nur Töne und das Geruchsorgan nur Riechstoffe wahr. Jedes Sinnessystem ist also auf bestimmte Elemente (**Modalitäten**) spezialisiert. Entsprechend sind auch die Gefühls- und Willenserlebnisse, die mit dem Sinnesgeschehen verbunden sind, differenziert. Diese basieren aber nicht allein auf den nervösen Vorgängen, sondern hängen ebenso mit rhythmischen und Stoffwechselprozessen innerhalb der Sinnessysteme zusammen. Wir kommen also erst dann zu einem Verständnis der Gesamtheit eines Sinnessystems, wenn wir diese meist nur als Hilfselemente betrachteten Prozesse (Atmung, Stoffwechsel usw.) mit einbeziehen (Abb. 174). Dann verschwindet auch das Problem der psychischen Korrelate von Sinnesvorgängen. Üblicherweise denkt man sich doch die Welt als einen dunklen, geräuschlosen Kasten, angefüllt mit «zitternden Materieteilchen», die auf unsere Sinnesorgane treffen und dann im Gehirn subjektive Erlebnisse hervorrufen. Die zur Hirnrinde verlaufenden nervösen Prozesse kann man detailliert beschreiben; wie aber «anschließend» das Sinneserlebnis (Farbe, Ton usw.) zustande kommt, gilt als ein unlösbares Rätsel. Ähnlich wie bei der Frage nach den Ursachen der Bewegungsvorgänge, muss auch hier grundsätzlich umgedacht werden, um den bisherigen erkenntnistheoretischen Reduktionismus zu überwinden. Wir kommen bei der Besprechung der einzelnen Sinnessysteme darauf noch zurück.

Betrachten wir zunächst **die nervöse Seite der Sinnessysteme**. Wie gesagt, ist der Grad der Bewusstheit sehr verschieden, entsprechend unterschiedlich

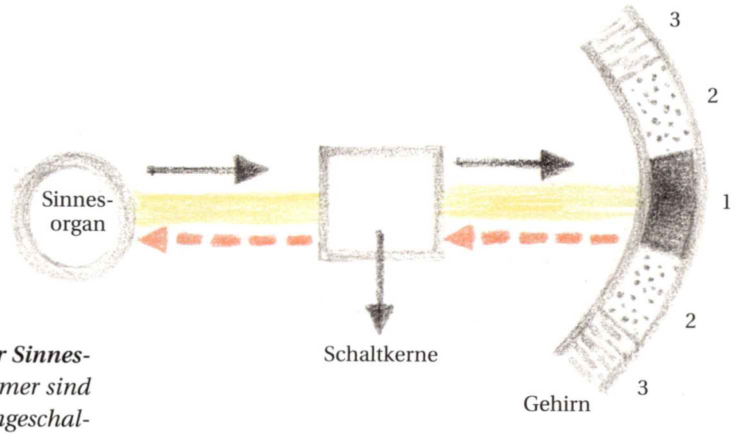

Abb. 175. ***Elementare, neuronale Gliederung der Sinnessysteme.*** *Generell dominieren die Afferenzen. Immer sind subkortikale Schaltkerne in die Bahnsysteme eingeschaltet. Die Großhirnrinde besitzt (primäre) Projektionsfelder (1), übergeordnete Verarbeitungszentren (2) und oft noch höhere Areale (3) für «Verständnis» und Erinnerung.*

sind auch die Verbindungen der einzelnen Sinnesorgane mit dem Nervensystem. Die differenziertesten und bewusstseinsmäßig dominierenden Systeme (Seh- und Hörsystem) projizieren auf die Großhirnrinde, wo sie große Areale einnehmen. Die Sinnessysteme der Eingeweide und des Körpers selbst (unsere dritte oder «untere» Gruppe, s. Tab. 21), haben mit der Großhirnrinde kaum Verbindungen. Schaltzentren liegen z.T. im Hirnstamm und im verlängerten Mark. Ihre meist reflektorische Tätigkeit kommt uns nicht zum Bewusstsein, es sei denn als allgemeines Lebensgefühl («Lebenssinn»; 76).

Die Sinnessysteme, die zur Muskulatur und zum Gleichgewichtsapparat gehören (mittlere Gruppe, in Tab. 21), nehmen eine Mittelstellung ein. Sie haben hauptsächlich zum Rückenmark, das ja auch segmental (rhythmisch) gegliedert ist, Beziehungen. Dem Gleichgewichtsorgan ist das Kleinhirn zugeordnet, dessen Tätigkeit ganz im Unbewussten bleibt. Die Muskelsinne projizieren z.T. aber auch auf die Großhirnrinde. Die Funktionsabläufe werden uns dadurch bewusst, nicht jedoch die reflektorischen Prozesse, die im Rückenmark und Hirnstamm ablaufen.

Es lässt sich nun – zumindest bei den höheren Sinnessystemen – eine charakteristische funktionelle **Dreistufigkeit** im nervösen Bereich dieser Systeme erkennen (Abb. 175). Die erste Stufe stellt das Sinnesorgan selbst dar. Hier liegen die Sinneszellen (meist hoch spezialisierte Elemente) sowie die zugehörigen Hilfsorgane (Linse, Mittelohr usw.). Die zweite Stufe liegt im Bereich der Schaltzentren im Zwischen- und Mittelhirn, deren Tätigkeit unbewusst, meist reflektorisch, abläuft. Die dritte Stufe umfasst die Funktionen der Hirnrinde, die uns zum Bewusstsein kommen. In der Regel lassen sich hier drei funktionell einander übergeordnete Rindenfelder unterscheiden. Auf die primären Rindenfelder projizieren die Sinnesorgane selbst. Die daran anschließenden, sekundären Rindenfelder haben mit der «Verarbeitung» der Sinneseindrücke zu tun, meist im Sinne übergeordneter Einzelfunktionen (z.B. Bild- oder Wortverständnis). Die tertiären Felder, die noch weiter von den primären Projektionsfeldern entfernt sind, dienen – wie die Neurophysiologie sagt – hauptsächlich der Erinnerung des Wahrgenommenen (Speicherung), wobei in der Regel ein Kurzzeit- und ein Langzeitgedächtnis unterschieden wird. Dass diese Funktionen jedoch nicht so einseitig nerval aufgefasst werden dürfen, wird weiter unten noch zur Darstellung kommen.

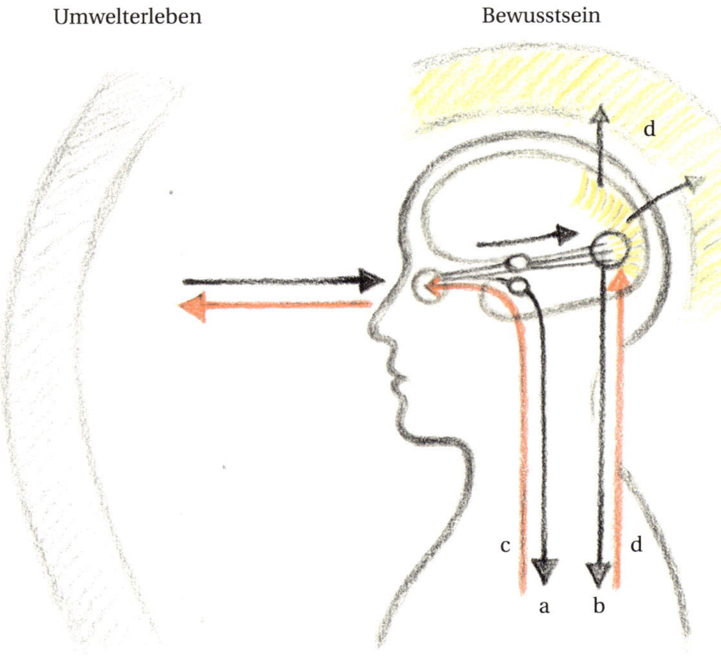

Abb. 176. ***Der Sinnesprozess als gesamtmenschlicher Vorgang.*** *Der Wahrnehmungsprozess besteht nicht nur in der Projektion von afferenten Erregungen auf die zugehörigen Hirnzentren, sondern setzt die Mitwirkung des Gesamtorganismus voraus, d.h. Stoffwechsel-, Kreislauf- und Atmungsvorgänge (a – d) müssen mitberücksichtigt werden (Näheres s. Text).*

1.2. Asymmetrie der sensorischen Leitungsbögen

Bei allen Sinnessystemen ist nun – wie auch bei den sensomotorischen Systemen – ein Reflex- oder Leitungsbogen ausgebildet, der – wie dort – aus einem afferenten und einem efferenten Schenkel besteht (Abb. 165 A u. 175). Allerdings ist dieser Leitungsbogen immer stark asymmetrisch strukturiert. Der afferente Schenkel des Systems steht ganz einseitig im Vordergrund, der efferente tritt zurück und hat mit dem projektiven Sinnesgeschehen selbst nichts mehr zu tun. Er dient lediglich der Optimierung der Reizaufnahme, z.B. durch Beeinflussung der Reizschwelle, Dämpfung oder Stimulation der Wahrnehmungsprozesse usw. Wir werden noch sehen, dass im Bereich des autonomen Nervensystems eine umgekehrte Asymmetrie vorherrscht (Abb. 165 C).

Das Sinnesgeschehen ist nun, wie dargestellt, keineswegs allein auf die nervösen Prozesse in den Sinnesorganen und im Nervensystem beschränkt (Abb. 176). Wir erleben ja z.B. nicht das Bild der Welt auf unserer Gehirnoberfläche – etwa wie die Bilder auf einem Fernsehschirm. Vielmehr erscheint uns die Welt außerhalb unseres Körpers als farbige oder tönende Umwelt. Hier liegen tiefere Probleme, die heute noch weitgehend ungelöst sind. An jedem Sinneserleben ist nicht nur das Nervensystem, sondern immer der **gesamte** Mensch beteiligt. Wir nehmen mit dem Sinneseindruck nicht nur das tote Abbild der Natur in uns auf, sondern auch die in der Natur wirkenden Lebens- und Seelenkräfte, die aber nicht das Großhirn erreichen, sondern gewissermaßen herausgefiltert werden und nur auf das Unterbewusste des Menschen, d.h. seine in ihm schlummernden Lebens- und Seelenkräfte wirken (a in Abb. 176). Auch das Bewusst-Wahrgenommene, d.h. das zur Abstraktion reduzierte Bild der Außenwelt, sinkt in den unterbewussten Bereich des Körpers ab (b in Abb. 176) und entfaltet hier seine verlebendigenden oder schädigenden, evtl. sogar krank machenden Wirkungen. Aus dem Inneren muss dann das Bild wieder heraufgeholt werden, was nur möglich ist, wenn sich die Lebens- und Seelenkräfte wiederum daran beteiligen, d.h. wenn auch Stoffwechsel-, Atmungs- und Kreislaufvorgänge mit beteiligt werden (c in Abb. 176). Dann kann die Hirnrinde mit den höheren Zentren (sekundäre und tertiäre Rindenfelder) die «gespeicherten» Bilder der Vergangenheit wieder **verlebendigen** und zu Erinnerungsvorstellungen werden lassen (d in Abb. 176).

Aber auch bei jeder aktuellen Sinneswahrnehmung

spielt der gesamte Organismus mit in das Geschehen hinein. Wir «projizieren» – zumindest bei den höheren Sinnen – die Sinneseindrücke in die Umwelt zurück, so dass wir die Welt als Umwelt erleben. Die dafür notwendigen Lebens- und Seelenkräfte stammen ebenfalls aus dem Gesamtorganismus und erreichen auf dem Blutwege die Sinnesorgane (c in Abb. 176). Platon z.B. hatte diesen Lebensstrom, der beispielsweise aus dem Auge austritt, noch unmittelbar wahrgenommen. In der Gegenwart hat Lusseyran, der im Alter von 8 Jahren erblindet ist, diesen Teil des Wahrnehmungsprozesses aufgrund eigener Erlebnisse klar und überzeugend beschrieben (77).

Die Asymmetrie des Sinnesgeschehens liegt also nicht nur im nervösen Teil der Systeme, sondern auch in den zugehörigen Prozessen der Lebens- und Seelenwelt, die auf der funktionellen Aktivität der Organe des rhythmischen Systems und des Stoffwechsels basieren. Dadurch kommt nicht nur die für den Gegenwartsmenschen charakteristische Form der Sinneswahrnehmung zustande, sondern auch die Art unseres Vorstellens und Denkens. Im Alten Testament wird das erste Auftreten dieser Asymmetrie im Wahrnehmungsbereich (sog. «Sündenfall») mit den Worten geschildert «Es wurden ihre Augen aufgetan». Der Satz «Ihr werdet sein wie Gott» bezieht sich wahrscheinlich auf dadurch eingetretene Verschiebungen in den Gehirnzentren der Sinnessysteme, die zur Entwicklung von Vorstellungen und Erinnerungsbildern geführt und damit unser übersteigertes Persönlichkeitserleben hervorgerufen haben.

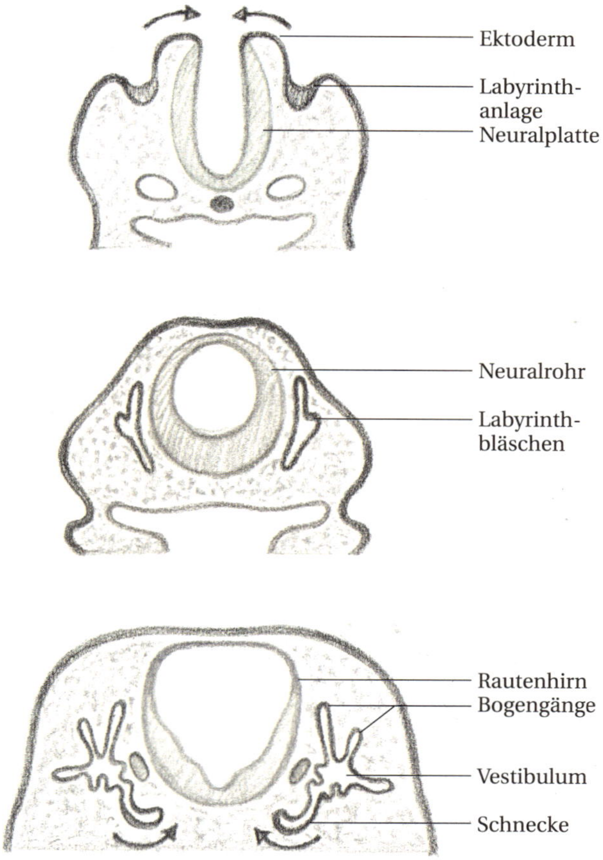

*Abb. 177. **Entwicklung des Labyrinthorgans durch Abschnürung aus dem Ektoderm** (nach Clara). Dargestellt sind drei aufeinander folgende Stadien der Labyrinthentwicklung an einem Querschnitt durch den embryonalen Kopf in Höhe des Rautenhirns, mit dem das Labyrinth später neuronale Verbindungen bekommt.*

2. Gehör- und Gleichgewichtsorgan

Das Gehörorgan gliedert sich funktionell in drei Abschnitte: das Innenohr mit den Sinneszellen, das Mittelohr mit dem schallleitenden Apparat und das äußere Ohr als schallaufnehmender Teil. Während beim Sehsystem hauptsächlich die Längsrichtung des Kopfes (vorne-hinten) dominiert, liegt das Hörsystem mehr in der quer dazu verlaufenden Ebene (rechts-links), wobei in der Gestaltung – beginnend mit dem leicht spiralig gewundenen, äußeren Gehörgang – eine deutliche Spiraltendenz zu erkennen ist. Das Innenohr liegt tief im Felsenbein, dem härtesten Knochen des Körpers; hat sich aber während der Embryonalentwicklung vom äußeren Keimblatt (Ektoderm) abgegliedert. Das Ohr- oder Labyrinthbläschen entsteht also durch einen Verinnerlichungsprozess von außen nach innen. Demgegenüber entsteht das Augenbläschen aus dem Zwischenhirn und schiebt sich umgekehrt von innen nach außen an die Haut. Auch in ihren Entwicklungsgesten sind die beiden großen Sinnesorgane einander polar.

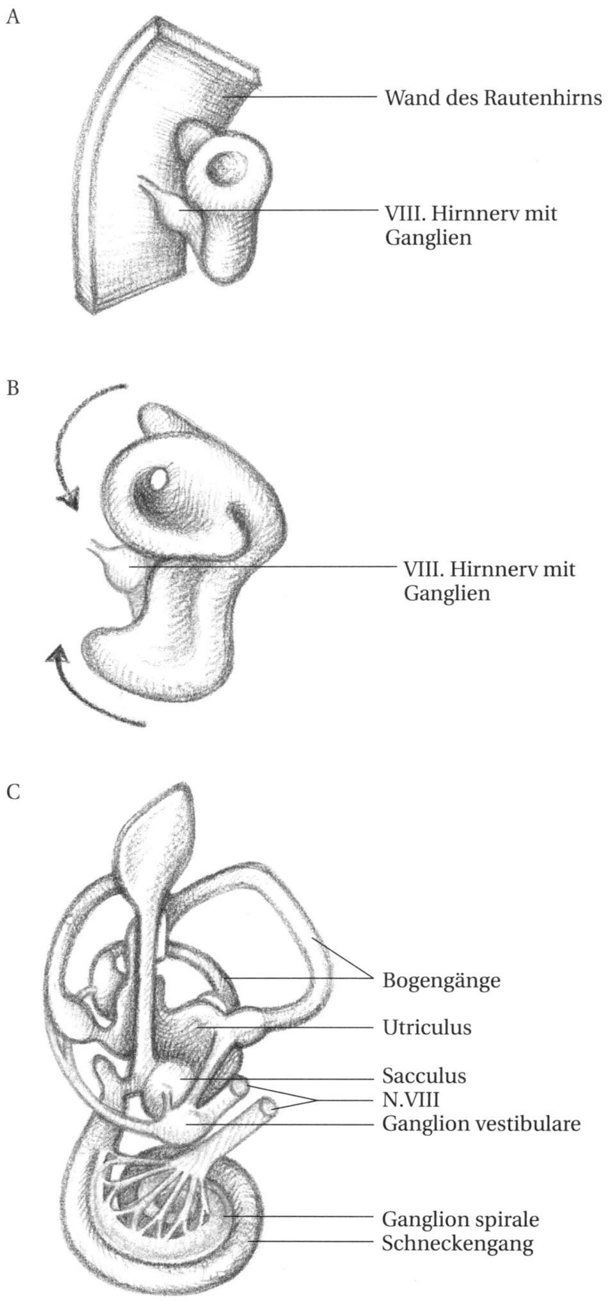

Abb. 178. ***Plastische Rekonstruktion des embryonalen Labyrinthbläschens in drei aufeinander folgenden Entwicklungsstadien.*** *Die Pfeile deuten die polare Gestaltungsgeste bei der Entstehung der Bogengänge und der Schnecke an. Aus dem Labyrinthorgan wächst auch der VIII. Hirnnerv aus und bekommt Kontakt mit dem Rautenhirn. Er bildet dabei das Ganglion spirale für die Schnecke und das Ganglion vestibulare für Bogengänge und Vestibulum (Utriculus und Sacculus).*
A = etwa 31. Tag; B = etwa 40. Tag; C = etwa 56. Tag

Embryonalentwicklung des Innenohres. Das Labyrinthbläschen schnürt sich vom Ektoderm ab und verlagert sich nach innen (Abb. 177), wobei sich schon frühzeitig ein oberer und ein unterer Abschnitt unterscheiden lassen, die durch zwei Säckchen (Utriculus und Sacculus) miteinander verbunden sind. Der obere Abschnitt bildet eine spiralig gewundene Platte, deren zentrale Teile verkleben und zugrunde gehen, so dass nur die Ränder als kleine Schläuche übrig bleiben. Daraus werden dann die drei Bogengänge des Gleichgewichtsorgans, die aber mit dem Utriculus verbunden bleiben. In einer polar entgegengesetzten Entwicklungsbewegung entsteht die dem Gehör dienende Schnecke (Cochlea), die als schlauchartige Knospe vom Sacculus auswächst und sich dann zu einem spiraligen Gang verlängert (Abb. 178).

Es ist erstaunlich, wie sich bereits in einer solchen Entwicklungsgeste die spätere Funktion abzeichnet. Das Gehör ermöglicht die bewusste Wahrnehmung der Innenwelt eines anderen Wesens. Durch das Wort erfahren wir die Ideenwelt anderer Menschen. Der Ton offenbart immer den Charakter anderer Elemente oder Wesen. Das Ohr kann man nicht so leicht täuschen wie das Auge. Ein goldbemalter Tontopf klingt wie Ton, sieht aber wie Gold aus. Kommt das Materielle in Schwingung, wird es seinem Wesen nach erlebbar.

Anders das Gleichgewichtsorgan! Dieses «schaut» sozusagen auf das Äußere, auf die Materie selbst. Nicht das Innere eines Wesens oder Gegenstandes wird hier zum (unbewussten) Erlebnis, sondern lediglich seine Masse, seine Beziehung zum Raum. Die Bogengänge, die die äußeren Teile des Labyrinthbläschens ausmachen und in ihrer Form die drei Raumebenen abbilden, ermöglichen die Wahrnehmung des materiebedingten Raumes – sie «sehen» die Raumeswelt von außen an, die Schnecke dagegen erschließt uns das Innere der Raumeswelt, das Wesenhafte ihrer Kräfte, was Goethe in dem wundervollen Vers zum Ausdruck gebracht hat: «Die Sonne tönt nach alter Weise …»

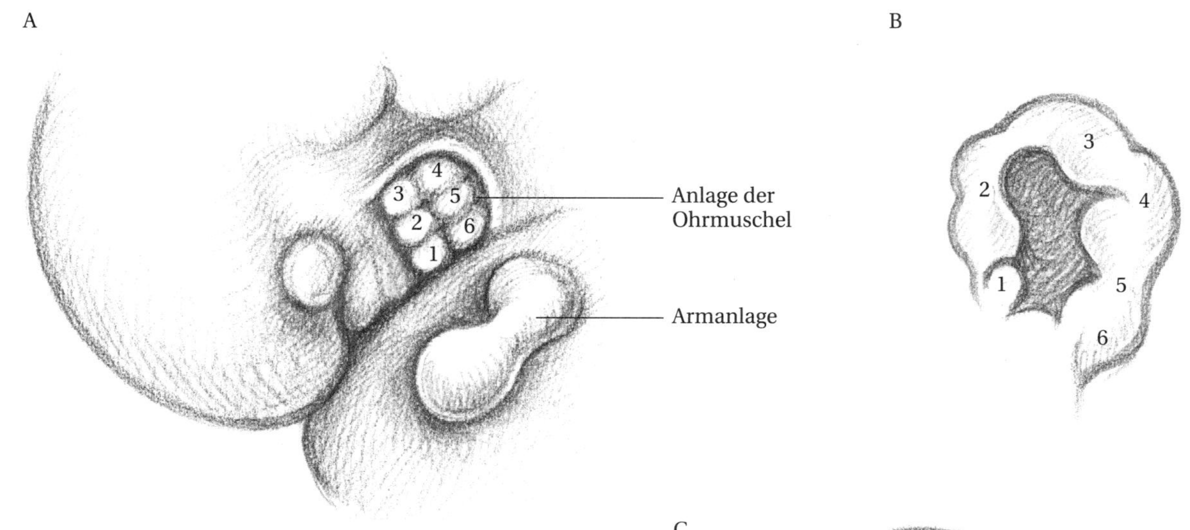

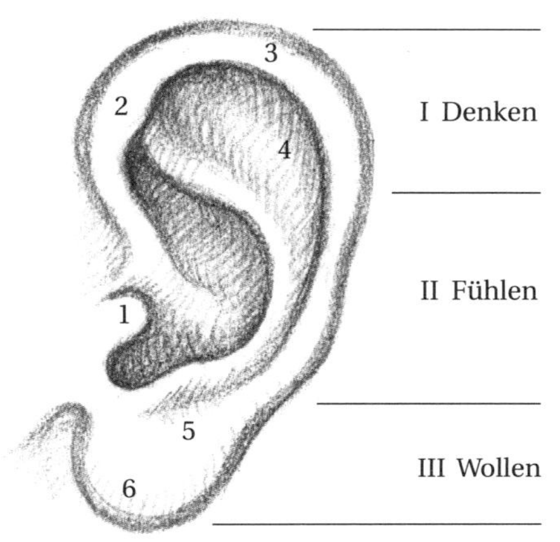

Abb. 179. ***Entwicklung des äußeren Ohres.*** *Vier Stadien der Entwicklung aus zunächst sechs höckerartigen Wülsten, die nach und nach vollständig miteinander verschmelzen (A = etwa 5. Woche; B = etwa 8. Woche, C = etwa 32. Woche). Die äußere Form der Ohrmuschel zeigt schließlich eine dreigliedrige Grundgestalt, die die Dreigliederung des Gesamtorganismus in ein «Oberes» (I), «Mittleres» (II) und «Unteres» (III) widerspiegelt. Denkfähigkeit (I), Empfindungsfähigkeit (II) und Willenskraft bzw. Stoffwechselintensität (III) lassen sich bis zu einem gewissen Grad an der Ohrgestaltung ablesen.*

2.1
Äußeres Ohr

Die Polarität zwischen Außen- und Innen-Orientierung, zwischen sphärischer und linear-spiraliger Gestaltung oder – allgemeiner gesprochen – zwischen «Form» und «Stoff» ist schon am äußeren Ohr ablesbar. Auch das Schläfenbein, das das Innenohr beherbergt, zeigt gestaltlich die gleiche Polarität.

Embryonalentwicklung des äußeren Ohres. Das äußere Ohr bildet sich bereits in der fünften Embryonalwoche aus sechs, zunächst gleich großen Wülsten (Abb. 179). Diese verschmelzen dann zur Ohrmuschel. Der große, flächenhafte Bogen der Ohrmuschel gleicht dem oberen Abschnitt des embryonalen Labyrinthbläschens, aus dem die Bogengänge hervorgehen, während das Ohrläppchen, dem keine versteifende Knorpelplatte zugrunde liegt, mehr mit der Schnecke vergleichbar ist. In der Kunst wird dem Ohrläppchen nicht selten eine spiralige Form und der Ohrmuschel selbst eine radiär ausstrahlende, bogenförmig geschwungene Form gegeben. Vor allem in der antiken Kunst, wo man noch die Wesenszusammenhänge solcher Formen instinktiv richtig empfunden hat, findet man häufig solche symbolhaften Darstellungen (Abb. 180).

Auch für die **Physiognomie des Ohres** lassen sich daraus neue Gesichtspunkte gewinnen. Die Form der oberen Ohrmuschelschwingung spiegelt vornehmlich die Denkfähigkeit, die des Ohrläppchens die Willenskraft und der mittlere Bereich die Erlebnisfähigkeiten eines Menschen wider (Abb. 179). Aus den Proportionen dieser drei Gebiete zueinander, aus der gestaltlichen Ausprägung der Einzelstrukturen oder den Größenverhältnissen lassen sich oft erstaunlich

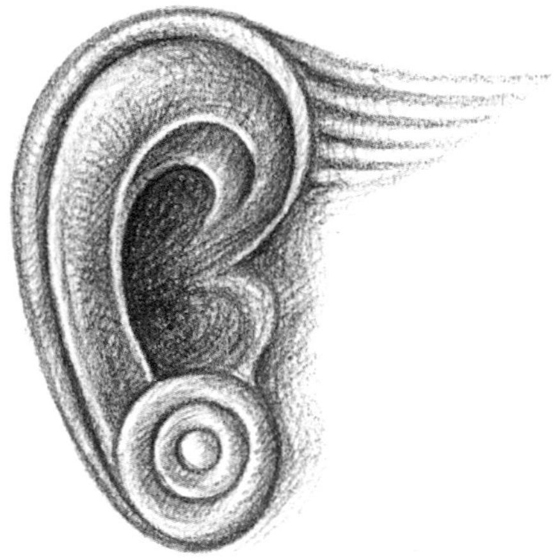

*Abb. 180. **Das Ohr vom Kuros** von Kap Sunion, Griechenland (Nationalmuseum von Athen, Nr. 2720) (um 600 v. Chr.).*

genaue Erkenntnisse über das Wesen eines Menschen gewinnen, wobei wiederum die Form des Ohrläppchens viel über die Beziehungen zur Stoffeswelt (Willensstärke, Aktivitäten oder Schwächen, Geiz usw.) und die Form der Ohrmuschel über die Fähigkeit, Vorstellungen (Abstraktionen oder schöpferische Gedanken) zu entwickeln, aussagen kann. Das äußere Ohr hat damit eine Physiognomie ähnlich wie das Gesicht auch.

2.2. Schläfenbein, Mittelohr und Pneumatisation

Eine gestaltliche Polarität findet sich auch im Aufbau des **Schläfenbeins** (Os temporale). Obwohl es sich hier um einen zusammengesetzten Knochen handelt, der aus verschiedenen entwicklungsgeschichtlichen Elementen besteht, ist die Gesamtform doch phänomenologisch sehr sprechend. Die große, strahlenartig aufstrebende Schuppe gehört zu den Deckknochen des Schädeldaches und repräsentiert – ähnlich wie die große, bogenförmige Ohrmuschel – den «Formpol», der plumpe, tropfenförmige Warzenfortsatz, vergleichbar dem Ohrläppchen, dagegen mehr den «Stoffpol» (Abb. 181). Der Jochbeinfortsatz erscheint dann wie ein horizontaler Waagebalken, der zwischen den strahlig aufwärts gerichteten Kräften der Schuppe und den schwer nach unten lastenden Kräften des Warzenfortsatzes vermittelnd dazwischen steht. Interessanterweise liegt hier das Kiefergelenk und die äußere Ohröffnung, die von einem Knochenring (Anulus tympanicus) unvollständig umschlossen wird (Abb. 182). Der Warzenfortsatz gehört zum Felsenbein, das sich pyramidenförmig nach innen bis zum Türkensattel des Keilbeins erstreckt. Ein viertes Bauelement des Schläfenbeins ist der Griffelfortsatz, der aus dem Kiemenapparat (2. Schlundbogenrest) stammt und sich erst sekundär an das Felsenbein angelagert hat. Der Kiemenapparat, der bei Fischen der Atmung dient, wird embryonal beim Menschen noch angelegt, macht aber einen entscheidenden Funktionswechsel durch, indem seine Bauelemente zu Kau- und Sprachorganen umgestaltet werden. Gleichzeitig mit der Hörfähigkeit tritt interessanterweise in diesem Bereich auch die Fähigkeit auf, Sprache zu entwickeln.

Die Fähigkeit, Laute oder Töne wahrzunehmen, hängt entscheidend von der Entwicklung eines **schallleitenden Apparates** ab. Dieser besteht aus dem Trommelfell, den drei Gehörknöchelchen (Hammer, Amboss und Steigbügel) und dem Mittelohrraum (Paukenhöhle), der luftgefüllt sein muss, also kein Binde- oder Gefäßgewebe, wie überall sonst im Körper, enthalten darf. Gegen Ende der Schwangerschaft wird der Mittelohrraum von Körpergewebe befreit und vom Rachenraum aus belüftet. Diesen Vorgang nennt man Pneumatisation. Die Paukenhöhle steht mit dem oberen Rachenraum (Pharynx) durch die Ohrtrompete (Eustachi-Röhre) in Verbindung. Von dieser wächst embryonal ein Epithelspross in den Mittelohrraum vor und drängt das lockermaschige, embryonale Bindegewebe bis an die Knochenwände zurück. Dadurch kann vom Rachen aus Luft in das Mittelohr gelangen, so dass die Gehörknöchelchen und das Trommelfell schwingungsfähig werden.

Der **Pneumatisationsprozess** macht aber nun interessanterweise nicht an den Wänden des Mittelohres Halt, sondern setzt sich in den Innenohrbereich hinein fort. Dadurch entsteht letztlich auch der Warzenfortsatz. Beim Neugeborenen ist praktisch noch kein **Warzenfortsatz** vorhanden. Erst beim zwei- und dreijährigen Kind sieht man einen deutlicheren Knochenvorsprung, der dann bis zum fünften Lebensjahr seine endgültige Ausgestaltung erfährt (Abb. 182). Dieses

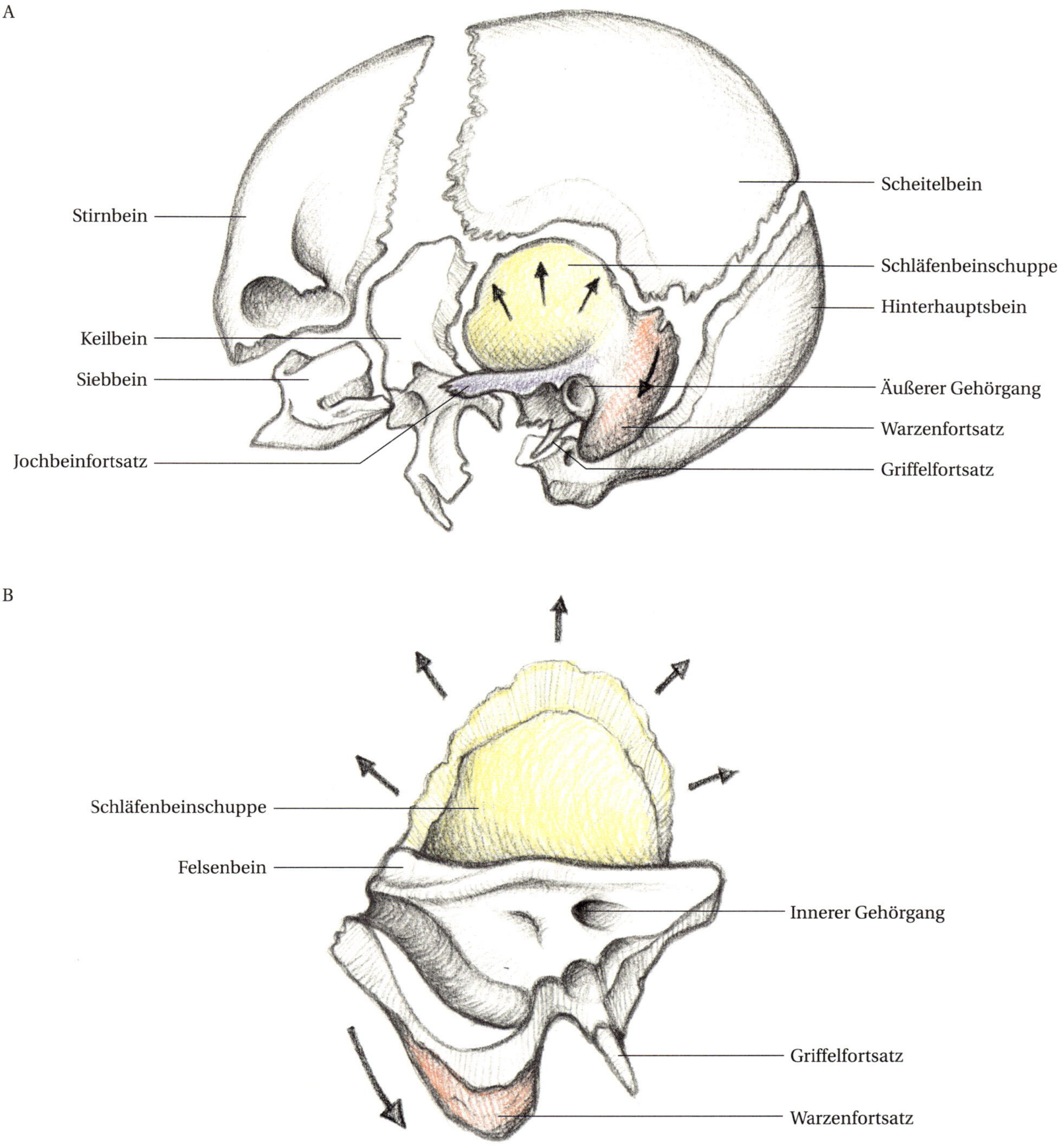

Abb. 181. ***Das Schläfenbein*** *(Os temporale)* ***und seine gestaltliche Signatur****. Einerseits bildet das Schläfenbein eine radiär ausstrahlende Schuppe (gelb, s. Pfeile), die das Mosaik der Schädeldachknochen vervollständigt, andererseits entsteht nach unten der schwer herunterfallende Warzenfortsatz (rot, Pfeil). Der horizontale Jochbeinfortsatz (blau) erscheint dazwischen wie eine Waage.*

A = Linkes Schläfenbein im Mosaik der Schädelknochen (von außen); B = Linkes Schläfenbein (von innen). Das Felsenbein liegt wie ein Waagebalken zwischen den beiden gestaltlichen Polen des Schläfenbeins (Schuppe und Warzenfortsatz). Es enthält das Gehör- und das Gleichgewichtsorgan, deren Nerven durch den inneren Gehörgang austreten.

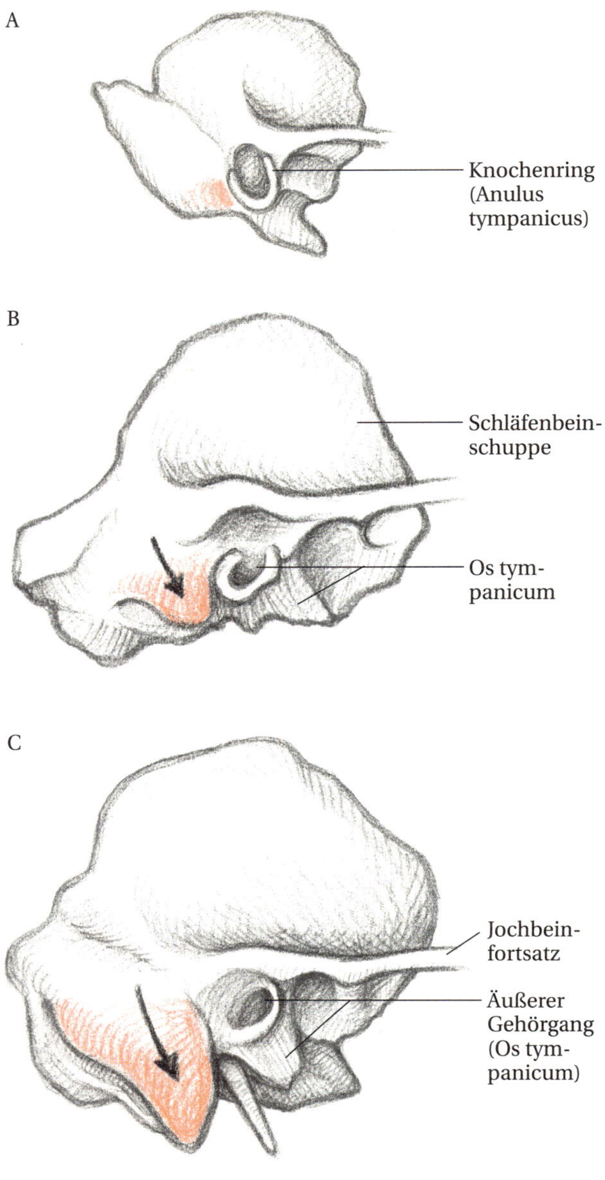

Abb. 182. ***Entwicklung des Warzenfortsatzes des Schläfenbeins*** *(rot) in den ersten fünf Jahren nach der Geburt durch zunehmende Pneumatisation.*
A = Neugeborenes; B = 3-jähriges Kind;
C = 5-jähriges Kind.

Vorwachsen des Warzenfortsatzes ist das Ergebnis einer zunehmenden Pneumatisation im Inneren, bei der die knochenmarksgefüllten Räume des spongiösen Knochens durch Lufträume (pneumatisierte Kammern oder Cellulae mastoideae) ersetzt werden (Abb. 183 A). Der Durchlüftungsprozess vollzieht sich aber hier völlig anders als im Mittelohrbereich. Charakteristischerweise beginnt die Mittelohrschleimhaut erst nach einer sog. «vorbereitenden Markumwandlung» in die Spongiosaräume des Warzenfortsatzes einzuwachsen, dieses aber ist eine Art physiologischer Tumorprozess (Abb. 183 B). Das embryonale Bindegewebe, das sich in den Markräumen des Knochens befindet, fängt nämlich kurz vor der Geburt plötzlich an zu wuchern und alle umgebenden Strukturen, auch die Knochenbälkchen – wie ein infiltrativ wachsender Tumor – «wegzufressen». In dieses verdichtete und wachstumsaktive Bindegewebe dringt dann vom Mittelohrraum aus die epithelbedeckte Schleimhaut vor und nimmt die («tumorartige») Bindegewebswucherung wieder weg, wodurch dann schließlich die luftgefüllten Hohlräume des Warzenfortsatzes entstehen (Abb. 183 C).

Im Mittelohrbereich besteht sozusagen ein Gegeneinander der Wachstumsprozesse. Das Epithel «kämpft» gegen das reich durchblutete Bindegewebe an, das schließlich bis an den Rand des Knochens zurückgedrängt wird. Siegt das Bindegewebe, bleibt eine dicke, gefäßreiche Schleimhaut im Mittelohrraum bestehen, die zu Entzündungen neigt und bei Kindern eine Disposition für Mittelohrentzündungen hervorrufen kann. Im Innenohrbereich erfolgt statt dieses prozessualen **Gegeneinanders** bei der Pneumatisation des Warzenfortsatzes, die sich schließlich auf das gesamte Schläfenbein ausdehnen kann, mehr ein **Miteinander** der Prozesse. Interessanterweise muss das Mittelohrbindegewebe erst vollständig zurückgebildet sein , bevor an der Schwelle zum Innenohr der Umschlag dieses prozessualen Geschehens erfolgen kann. Ist das geschehen, beginnt das Bindegewebe zu wuchern, um damit die nachfolgende Pneumatisation vorzubereiten (vorbereitende Markumwandlung). Wenn dieser wachstumsdynamische Umschlag des Bindegewebes in Richtung einer proliferativen Wucherung ausbleibt, wächst das Epithel nicht weiter vor und die Pneumatisation des Warzenfortsatzes kommt nicht regelrecht zustande. Man sieht, dass beide Gewebe miteinander und nicht gegeneinander arbeiten müssen.

Dies Mit- oder Ineinander charakterisiert auch den Hörvorgang als Ganzes. Wir müssen uns innerlich leer machen und etwas in uns hineinlassen, dieses aber dann mit gleichen Kräften nachschaffen, um zu einem Tonerlebnis zu kommen. Wird ein solcher

A

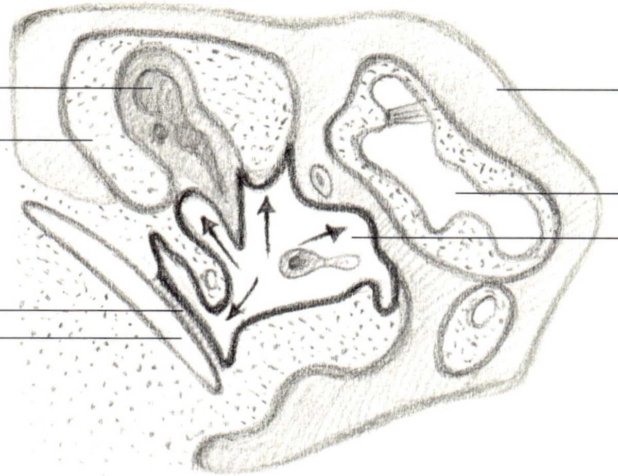

B

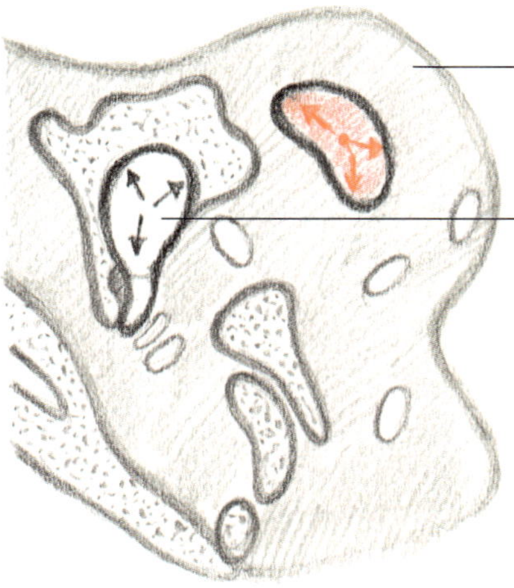

Abb. 183. ***Vorgang der Pneumatisation von Mittelohr und Warzenfortsatz*** *(nach Wittmaack).*
A = Histologischer Schnitt durch Mittel- und Innenohr eines 8–9 Monate alten Fetus (Schema). Die vom Pharynx eingewachsene Schleimhaut verdrängt das embryonale Bindegewebe des Mittelohrraumes (Pfeile) (Vergr.~7x).
B = Histologischer Schnitt durch den Warzenfortsatz eines Neugeborenen (Schema). Es beginnt die vorbereitende Markumwandlung durch «tumorartig» wucherndes Bindegewebe (rot), das vom Mittelohrraum eingesprosst ist (Vergr.~7x).
C = Histologischer Schnitt durch den Warzenfortsatz eines 2-jährigen Kindes (Schema, Vergr.~5x). Große Teile des Warzenfortsatzes sind pneumatisiert (Sternchen), die Spitze aber noch nicht. Rot = Reste des gewucherten Bindegewebes.

C

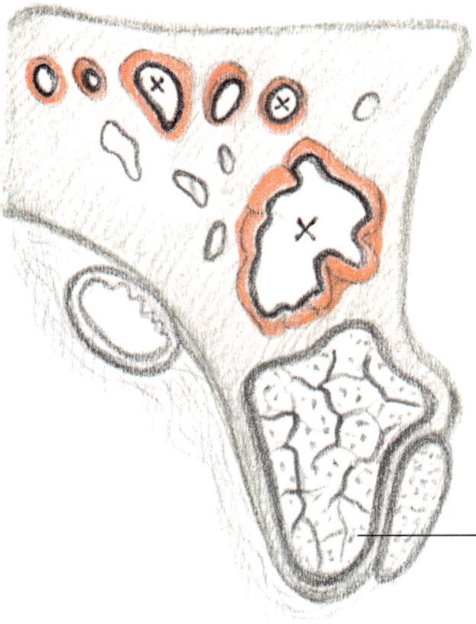

Prozess auf die physische Ebene heruntergezogen, entstehen pathologische Wachstumsprozesse, im Extremfall Tumoren (80). Die vorbereitende Markumwandlung ist in gewissem Sinne einem Tumorprozess vergleichbar; aber es kommt nicht zu destruktiven Wachstumsprozessen, da die Mittelohrschleimhaut das gewucherte Gewebe immer sofort wieder wegnimmt und statt dessen Lufträume schafft. Es können aber doch in diesem Bereich noch echte Tumoren auftreten, wie z.B. die Cholesteatome, die aber dann nicht vom Bindegewebe des Warzenfortsatzes ausgehen, sondern vom Epithel des äußeren Gehörganges. Sie wachsen über den Mittelohrraum in den Innenohrbereich hinein, so als ob sie die Pneumatisation nachholen wollten, bewirken in Wirklichkeit aber nur eine karzinomatöse Zerstörung dieser Gewebe.

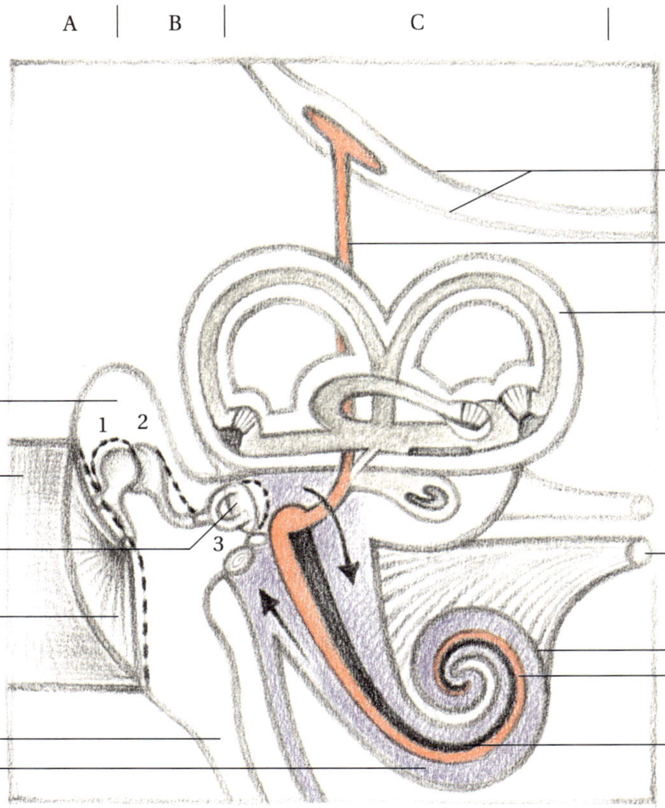

Abb. 184. ***Dreigliederung des Gehörorgans in äußeres Ohr*** *(A, Schallaufnahme),* ***Mittelohr*** *(B, Schallleitung)* ***und Innenohr*** *(C, Schallperzeption). Das Mittelohr enthält die Gehörknöchelchenbrücke (1 = Hammer (Malleus), 2 = Amboss (Incus), 3 = Steigbügel (Stapes)), die die Schwingungen des Trommelfells über das ovale Fenster zur Perilymphe des Innenohres weiterleitet (Pfeile). Der Schneckengang (Ductus cochlearis) ist mit Endolymphe gefüllt (rot) und beherbergt das Sinnesorgan (Corti-Organ) für die Hörwahrnehmung.*

2.3.
Das Gehörorgan

Tief im Felsenbein versteckt liegt das Innenohr, dessen Sinnesendstellen nicht nur das Hören, sondern auch die Raumorientierung ermöglichen. Es besteht aus einem häutigen Labyrinth, das die drei Bogengänge, das Vestibulum mit Utriculus und Sacculus und die Schnecke umfasst. Das häutige Labyrinth, das mit Endolymphe gefüllt ist, wird von einer Perilymphflüssigkeit umspült und liegt in einem ähnlich geformten knöchernen Labyrinth, das zum Felsenbein gehört (Abb. 184). Die normalerweise im Körper ablaufenden Umbauvorgänge des Knochens finden im Felsenbein nicht statt. Nach der Geburt sind die Wachstums- und Umbauvorgänge im Wesentlichen hier abgeschlossen. Knochenmarkgewebe, das im übrigen Knochensystem ein Organ der Blutbildung ist, fehlt im Felsenbein, da die Markräume bei der Pneumatisation durch lufthaltige Hohlräume ersetzt worden sind. Der Knochen des Felsenbeins ist daher besonders unlebendig und stark verkalkt, so dass das Felsenbein als der härteste Knochen des Körpers angesehen werden kann («Felsen»-bein).

In diesem extrem mineralisierten «Grab» liegt das empfindlichste Sinnesorgan des Menschen, das **Gehörorgan**. Es gliedert sich in drei Abschnitte: 1. das äußere Ohr mit Gehörgang und Trommelfell; 2. das Mittelohr mit der Gehörknöchelchenbrücke

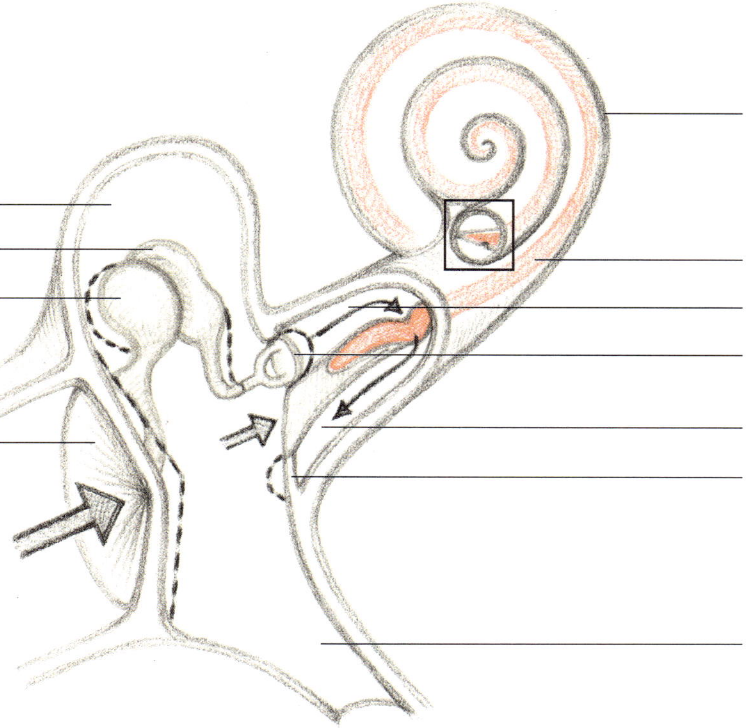

und 3. das Innenohr mit der Schnecke (Cochlea), die das Corti-Organ mit den Sinneszellen beherbergt (Abb. 184).

Wenn wir den **Hörvorgang** verstehen wollen, müssen wir immer im Bewusstsein behalten, dass wir es – gleichgültig in welcher Phase der Reiztransformation wir den Sinnesprozess betrachten – immer mit zwei Elementen zu tun haben: 1. mit dem seelisch-geistigen Inhalt des Ton- oder Lautkomplexes und 2. mit der materiellen Grundlage der «Reizübertragung» (Luftschwingungen, Wasserwellen, Potentialveränderungen an Sinneszellen und Nerven). Die Physiologie untersucht heute nur den zweiten Prozess und verweist den ersten in die subjektive Sphäre der Psychologie. Beide sind aber untrennbar miteinander verbunden und müssen in ihren gegenseitigen Beziehungen gemeinsam betrachtet werden.

Das gesprochene Wort ruft in der Luft Schallwellenbewegungen hervor, die das Trommelfell in frequenzsynchrone Schwingungen versetzt. Diese werden im **Mittelohr** durch die Gehörknöchelchenbrücke (Hammer, Amboss und Steigbügel) auf das ovale Fenster, in

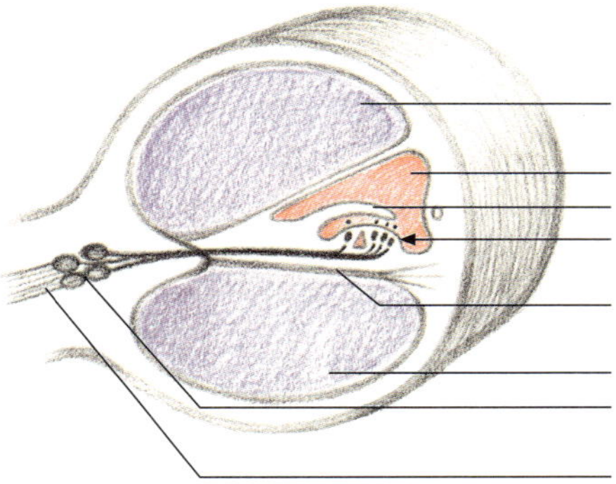

Abb. 185. ***Schema des Hörvorganges.*** *Die Schallwellen erzeugen Schwingungen des Trommelfells, die durch die Gehörknöchelchenbrücke und das ovale Fenster auf die Perilymphe der Scala vestibuli (blau) übertragen werden. Die Perilymphwellen rufen Schwingungen des mit Endolymphe gefüllten Schneckenganges (rot) hervor, so dass die Basilarmembran, auf der das Corti-Organ mit den Sinneszellen (Haarzellen) sitzt, und die Deckmembran, die mit den Haaren der Sinneszellen verbunden ist, hin- und herschwingen. Diese minuziösen Bewegungen lösen Erregungen der Hörnerven aus, die dem Gehirn zugeleitet werden. Unteres Bild = Ausschnittsvergrößerung (siehe Rechteck).*

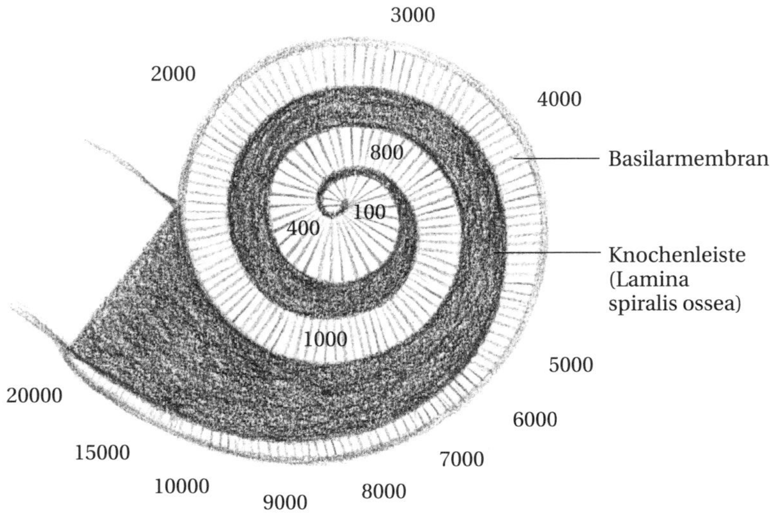

Abb. 186. ***Schnecke*** *(Cochlea; von oben). Dargestellt ist nur die Knochenleiste (Lamina spiralis ossea), an der die Basilarmembran befestigt ist. Die Länge der Fasern in der Basilarmembran (hell) wird spitzenwärts immer größer, die Knochenleiste (dunkel) entsprechend schmäler. Die hohen Töne (Frequenzen bis zu 20.000 Hertz) werden basal, die tiefen Töne (Frequenzen von 1.000 – 100 Hertz) zunehmend spitzenwärts perzipiert.*

das der Steigbügel eingefügt ist, übertragen (Abb. 184). Die Schwingungen der Steigbügelplatte erzeugen in der Perilymphflüssigkeit des Innenohres (Scala vestibuli) Druckwellen, die den Endolymphschlauch der Schnecke mit dem Corti-Organ in Schwingungen versetzen. Diese Schwingungen werden von den Sinneszellen des Corti-Organs registriert und in nervöse Erregungen transformiert, die dann über die Hörnerven dem Gehirn zugeleitet werden.

Das **Innenohr** hat nun die bemerkenswerte Eigenschaft, die komplexen Frequenzmuster, die der Sprache oder der Musik zugrunde liegen, in sich zu differenzieren, gewissermaßen auseinander zu nehmen (zu zerlegen). Das beginnt schon bei den Flüssigkeitsbewegungen der Perilymphe. Die Schwingungen des Steigbügels erzeugen nämlich Wanderwellen, die sich mit unterschiedlicher Geschwindigkeit in der perilymphgefüllten, vestibulären Skala der Schnecke (Scala vestibuli) fortbewegen. Diese Druckwellen bewirken dann entsprechende Schwingungen des endolymphgefüllten Schneckenganges, durch die das auf der Basilarmembran aufsitzende Corti-Organ in Schwingungen gerät (Abb. 185). Da die Länge der Fasern («Saiten») in der Basilarmembran, ähnlich wie beim Klavier, in den verschiedenen Bereichen der Schnecke unterschiedlich ist (in der Basiswindung sind die Fasern kurz, in der Spitzenwindung lang), ist die Auslenkung des Schneckenganges regional verschieden. Spitzenwärts werden mehr die niedrigeren Frequenzen (tiefe Töne), basiswärts mehr die hohen Frequenzen (hohe Töne) perzipiert. Das wahrnehmbare Frequenzspektrum reicht von 20.000 (basal) bis 100 Hertz (Schneckenspitze) (Abb. 186).

Jeder Klang besteht nun bekanntlich aus einer Vielzahl verschiedener Töne mit unterschiedlichen Frequenzen. Dadurch, dass die verschiedenen Frequenzen im Innenohr Druckwellen mit unterschiedlichen Laufgeschwindigkeiten hervorrufen, wird das Frequenzmuster zerlegt (sog. Wanderwellendispersion) und auf die einzelnen Ansprechbereiche der Basilarmembran (mit ihren verschieden langen «Saiten») verteilt. Das **Corti-Organ** (Abb. 185) besitzt nun erstaunlicherweise zwei verschiedene Gruppen von Sinneszellen (Haarzellen). Die äußeren Haarzellen bilden basal drei Reihen, spitzenwärts (wo die Fasern der Basilarmembran länger werden) bis zu fünf Reihen aus (Zahl insgesamt rund 12.000). Die inneren Haarzellen bilden dagegen in der ganzen Schnecke nur eine Reihe, so dass die Gesamtzahl nur etwa 3.500 beträgt. Merkwürdigerweise haben die inneren Haarzellen immer mit zahlreichen ableitenden (afferenten) Nervenfasern Kontakt (bis zu 20), während bei den äußeren Haarzellen immer mehrere Zellen (10 oder mehr) von einem Neuron innerviert werden. Man nimmt heute an, dass diese Innervationsunterschiede mit der Frequenzselektivität bei der Hörwahrnehmung zu tun haben. Fallen die äußeren Haarzellen aus, kann man zwar noch hören, aber die Worte werden nicht mehr verständlich, da man die einzelnen Frequenzbereiche nicht mehr differenzieren kann.

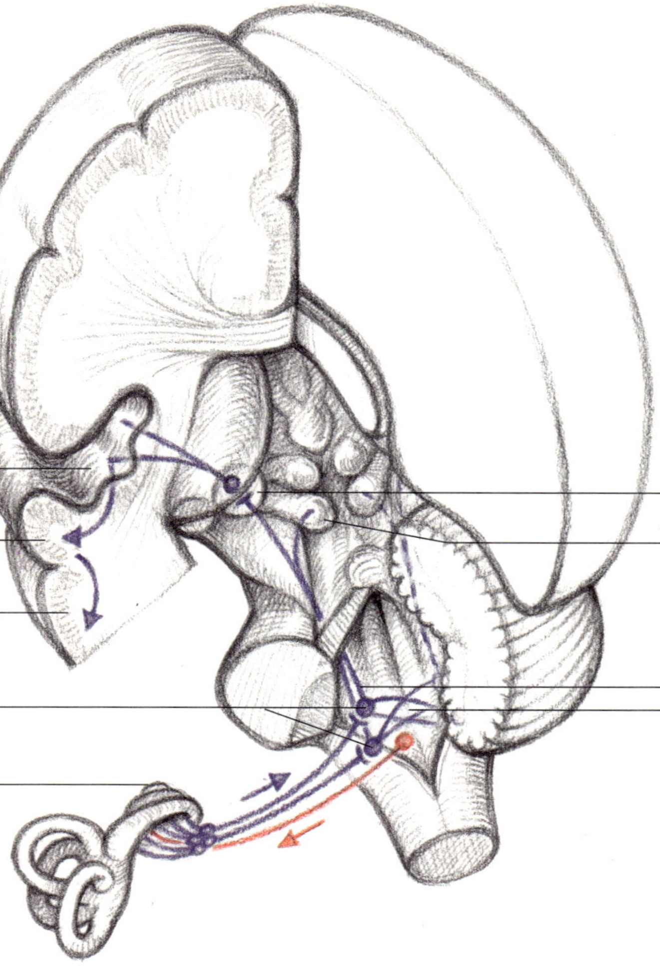

Abb. 187. ***Schema der Hörbahn.*** *Der Hörnerv (N. VIII) tritt im Bereich des sog. Trapezkörpers des Rautenhirns mit den beiden Hörkernen in Kontakt, von wo die Hörbahn ausgeht. Die Hörbahn läuft über die laterale Schleife zum medialen Kniehöcker und den unteren Vierhügeln bis zu den Heschl'schen Rindenzentren im Bereich der Inselrinde und der oberen Schläfenwindung des Gehirns (auditive Projektionszentren). Die anschließenden Rindenregionen des Schläfenlappens beherbergen die übergeordneten sekundären und tertiären Rindenzentren des Hörsystems.*

Die **Sinneszellen** besitzen nun an der Oberfläche kleine Haarbüschel (daher Haarzellen), die mit einer darüber liegenden Deckmembran Kontakt haben. Durch die von den Wanderwellen ausgelösten Schwingungen des Corti Organs kommt es zu minuziösen Verbiegungen der Sinneshaare der Haarzellen. Nun besteht zwischen den Haarzellen (–70 mV) und der Endolymphe des Schneckenganges (+85 mV) eine ungewöhnlich hohe Potentialdifferenz (+155 mV), was im Organismus einmalig ist. Die Verbiegungen der Sinneshaare führen zu frequenzsynchronen Änderungen des Zellmembranwiderstandes und damit zu kleinsten Ionenströmen, die dann eine Depolarisation der Haarzellen und durch Ausschüttung von Überträgerstoffen an der Zellbasis spezifische Erregungsmuster bei den ableitenden (afferenten) Hörnerven erzeugen.

Neuere neurophysiologische Untersuchungen weisen daraufhin, dass es bei der Weiterleitung der nervösen Erregungen zu den Hörzentren des Gehirns wahrscheinlich auch eine Art **Frequenzdispersion** gibt; ein Prinzip, das in der Technik der Telekommunikation weite Verbreitung gefunden hat. Wenn es tatsächlich so ist, dass die den Klang ausmachenden, unterschiedlichen Frequenzen durch die Sinneszellen und anschließenden Nerven mit unterschiedlicher Geschwindigkeit zum Gehirn weitergeleitet werden, dann ist das Ohr ein **Zeit-Organ**, d.h. ein Sinnesorgan, das die Proportionen des Raumes in Zeitmuster umwandeln kann (81 u. 82). Bekanntlich liegen den Tonintervallen bestimmte Zahlenverhältnisse zugrunde, die sich auch in der materiellen Welt, ja selbst in der Architektur wiederfinden lassen. Die Raumproportionen erscheinen dem Ohr als Musik.

Hörbahn und Hörvorgang. Die bewusste Hörwahrnehmung setzt nicht nur ein intaktes Innenohr, sondern auch ein funktionierendes Nervensystem voraus. Durch die Tätigkeit der Hörzentren im Bereich des Schläfenlappens des Gehirns kommen uns die Töne oder Laute zum Bewusstsein (Abb. 187). Die Schnecke ist durch den Hörnerven (N. VIII) mit dem Rautenhirn verbunden, wo in den Hörkernen am Boden der Rautengrube eine erste Umschaltung erfolgt. Die anschließende Hörbahn zieht durch den Hirnstamm (sog. laterale Schleife) zum medialen Kniehöcker (hier zweite allgemeine Umschaltung) und dann als «Hörstrahlung» durch die innere Kapsel zu den primären Hörzentren (Heschl'sche Querwindungen des Schläfenlappens; s. Abb. 187). Hier kommt es zu einer Frequenz-entsprechenden, sog. tonotopen Projektion, d.h. zu einer Art Aufsplitterung des Tonbildes. Hohe Töne werden an einer anderen Stelle «abgebildet» als tiefe usw. Die daran anschließenden, sekundären und tertiären auditiven Rindenzentren haben aber mit der Perzeption einzelner Töne oder Frequenzbereiche nichts mehr zu tun. Die sekundären Zentren spielen für das Laut- oder Musikverständnis, die tertiären für das Erinnern auditiver Wahrnehmungen eine Rolle. Bei einem Ausfall dieser Zentren kann man zwar Worte noch hören, aber inhaltlich nicht mehr verstehen («Seelentaubheit»). Es fehlt die Möglichkeit, die zugehörigen Begriffe zu bilden.

Die über den Hörnerven in das Gehirn einströmenden Erregungen erreichen aber nicht nur die Großhirnrinde als Ort höchsten Wachbewusstseins, sondern auch verschiedene Zentren im Rauten-, Mittel- und Zwischenhirn. Die Tätigkeit dieser Zentren wird uns nicht direkt bewusst, denn es handelt sich meist um Reflexe, durch die das Hörsystem mit den übrigen Systemen des Nervensystems, z.B. auch den sensomotorischen Systemen, funktionell verknüpft wird. Reflektorische Kopfbewegungen auf Geräusche, unbewusste Mitbewegungen der Glieder oder Augen, oder sogar vegetative Reflexe im Bereich der Eingeweide, Geschlechtsorgane und Drüsen können dadurch ausgelöst werden.

Das Nervensystem liefert also kein zusammenhängendes Bild von der Tonwelt, sondern verteilt die «einlaufenden Erregungen» auf verschiedene Zentren und Kerngebiete im Gehirn. Die Entstehung eines einheitlichen Wort- oder Tonerlebens bedarf daher der Mitwirkung des ganzen Menschen und des in ihm lebenden Seelisch-Geistigen (83).

Betrachten wir jetzt zusammenfassend nochmals den komplizierten **Hörvorgang als Ganzes.** Die durch Wort oder Ton erzeugten Luftschwingungen werden zunächst vom Trommelfell aufgenommen (Abb. 185). Die Gehörknöchelchen stellen gewissermaßen eine kleine Gliedmaße dar, deren Ende, der Hammergriff – ähnlich wie eine Hand oder ein Fuß – am Trommelfell befestigt ist und dadurch die Schwingungen des Trommelfells «abtasten» kann. Der Steigbügel überträgt nun die minuziösen «Gliedmaßenbewegungen» in Wasserbewegungen der Schneckenräume, die ihrerseits wieder kleinste Verbiegungen, also physische (mechanische) Veränderungen an den Sinneshaaren und anschließend Potentialveränderungen in den zugehörigen Nerven hervorrufen.

Die Schnecke (Cochlea) hat eine Spiralstruktur, wie sie auch im Darmbereich häufig vorkommt (Abb. 188). Sie ist gewissermaßen ein spiralig aufgewundenes Darmrohr, dessen blindes Ende den Übergang der Scala vestibuli in die Scala tympani (Helicotrema) beherbergt. Betrachtet man den Hörvorgang unter qualitativen Gesichtspunkten, so liegt der Vergleich mit dem Verdauungsvorgang sehr nahe. Die Doppelspirale symbolisiert im Allgemeinen einen Prozess, der zunächst mit einem Abbau von außen nach innen beginnt, dann aber nach einem Umschlag in die Gegenrichtung – vom Zentrum zur Peripherie zurückführend – wieder in einen Aufbau übergeht (Abb. 188). Abbau und Aufbau dieser Art vollzieht sich im Darmsystem gewissermaßen in einer «Stoffspirale», vom Abbau der Nahrungsstoffe bis zum Wiederaufbau der körpereigenen Substanzen, weshalb die Spirale für diese Art der Funktionsprozesse durchaus ein treffendes Bild darstellt (Abb. 188 C). Abbau und Wiederaufbau der «Wortsubstanz», d.h. des geistigen Inhaltes eines Wortes, vollzieht sich aber (nach dem Spiralprinzip) auch bei der Hörwahrnehmung, vorausgesetzt, dass wir das Geistig-Seelische mit einbeziehen. Das Wort «inkarniert» sich sozusagen in das Luftelement, dessen spezifisches Schwingungsmuster in den drei aufeinander folgenden Abschnitten des Gehörorgans stufenweise auseinander genommen, man könnte auch sagen «abgebaut», wird. Der Mensch kann nun in das «Weggenommene», sozusagen in den vom Geistigen befreiten «Hohlraum» sein eigenes Geistiges hineingießen und damit innerlich das Wort neu hervorbringen. Er hört also nicht passiv das Wort des anderen, sondern kann aufgrund eines differenzierten Abdruckes im Nervensystem, der letztlich nur noch aus feinsten nervösen Potentialdifferenzen an **verschiedenen** Stellen des Gehirns besteht, sein eigenes, schöpferisch hervorgebrachtes Wort an dessen Stelle setzen und dadurch das gesprochene Wort des anderen bzw. dessen Inhalt wahrnehmen.

Man beobachte nur einmal, wie Taube die Sprachintention eines anderen Menschen subtil beobachten und den Wortinhalt verstehen, auch wenn das Sinnessystem den geschilderten Abbauvorgang nicht mehr vollziehen kann. Ihr Sprachsinn ist noch erhalten (s. z. B. die erstaunlichen Leistungen von Helen Keller, 78).

Dieses Sich-innerlich-Leermachen und ein Anderes an die Stelle setzen, was im Hören eigentlich vor sich geht, findet im Physisch-Lebendigen im Grunde bei jedem Wachstums- und Regenerationsvorgang statt. Das Alte wird abgebaut und Neues an die Stelle gesetzt. Nur dass hier nicht ein Fremdes, wie das von außen kommende Wort oder Tonelement, strukturbestimmend wird, sondern die Lebenskräfte des eigenen Organismus. Wird jedoch nicht das eigene Architektur-bestimmende «Programm» in den Wachstumsprozessen verwirklicht, sondern ein Fremdes oder gar keines (Null-Programm), entstehen Tumoren. Dieses eigenartige Miteinander der Prozesse ist ja schon bei der Besprechung der Pneumatisation des Innenohrbereiches charakterisiert worden. Man versteht von diesen Gesichtspunkten aus vielleicht auch die auf den ersten Blick phantastisch anmutende Darstellung R. Steiners (80), dass die Ohrbildung «auf einem Prozess beruht, der dadurch normalisiert ist, dass die geschwulstbildende Kraft auf der rechten Stelle aufgehalten ist.»

A

B

C

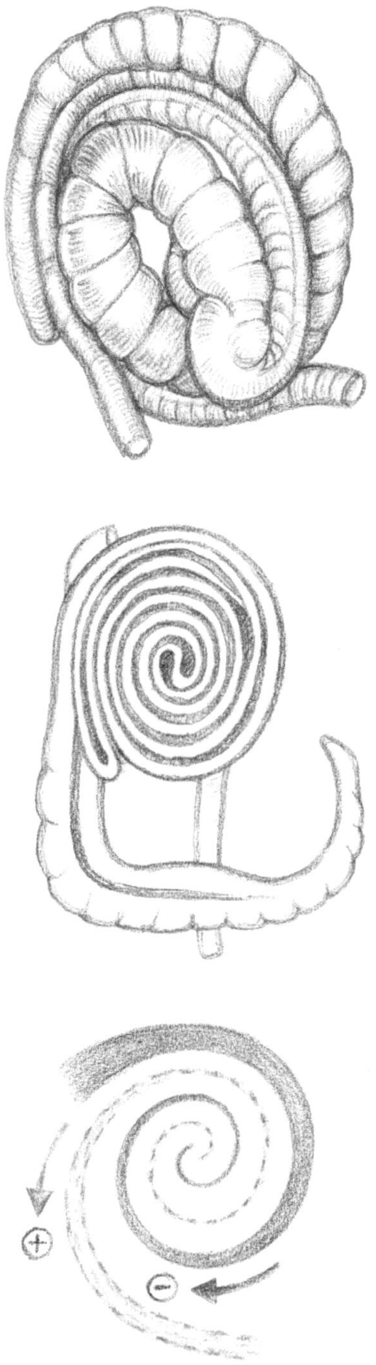

Abb. 188. ***Prinzip der Spirale im biologischen Bereich.***
A = Dickdarmspirale von einem altweltlichen Wildkaninchen (Oryctolagus; nach Muthmann);
B = Enddarmspirale bei einem indriartigen Halbaffen (Propithecus);
C = Symbolische Kräftespirale. Einwickelungsprozess (Abbau) und Auswickelungsprozess (Wiederaufbau) folgen denselben Wegen.

2.4. Das Gleichgewichtsorgan

Das Gleichgewichtsorgan, der andere Teil des Innenohres, ist sowohl seiner Entwicklung als auch seiner Struktur nach ein zum Gehör völlig polares Organ. Seine Sinneszellen werden nicht sekundär vermittels perilymphatischer Schwingungen, sondern primär direkt durch Flüssigkeitsbewegungen **in der Endolymphe** gereizt (Abb. 184 u. 189). Das Bogengangsorgan ist ein raumorientiertes Organ, das Gehörorgan dagegen ein zeitbezogenes Organ. Phylogenetisch ist das Gleichgewichtsorgan sehr alt. In der Wirbeltierreihe ist es schon bei den primitivsten Wirbeltieren zu finden, während das Gehörorgan sich erst bei den Säugern richtig ausbildet (die Vögel haben nur eine Lagena, aber noch keine richtige Schnecke).

Die drei **Bogengänge** stehen senkrecht aufeinander, – bilden also gewissermaßen die drei Dimensionen des Raumes ab (Abb. 189 A). Sie liegen aber nicht exakt in den Ebenen des Körpers, sondern sind etwa 45° dazu geneigt. Auf diese Weise liegt der linke vordere Bogengang in derselben Ebene wie der rechte hintere Bogengang. Die Bogengänge bilden also nicht das Raumfeld der Umwelt innerhalb des Körpers direkt ab, sondern verwandeln es in ein dynamisches Bild, das sich aus Bewegungsvorgängen in den Zwischendimensionen ergibt. Jeder der drei Bogengänge besitzt eine ampullenförmige Erweiterung, die ein Sinnesorgan enthält, das aus Sinnes- und Stützzellen besteht und eine pinselartige Bedeckung (Cupula) trägt. Bewegt sich der Kopf in einer der drei Ebenen des Raumes, bewegt sich die Flüssigkeit des betreffenden Bogenganges (wegen ihrer Trägheit) in der Gegenrichtung und lenkt dadurch die Cupula etwas aus (Abb. 189 B). Diese Verbiegung wird von den Sinneszellen registriert, deren Sinneshaare in die Cupula hineinragen. Die mechanischen Verbiegungen werden dann von den Sinneszellen in nervöse Erregungen transformiert und dem zentralen Nervensystem, vor allem dem Kleinhirn, das für die Gleichgewichtserhaltung sorgt, zugeleitet (Vestibularissystem).

Im Vestibulum zwischen Bogengängen und Cochlea befinden sich aber noch zwei weitere Sinnesorgane, nämlich die **statischen Sinnesendstellen** (**Maculae staticae**) (Abb. 189 C). Hier ist es nicht die Flüssigkeitsbewegung, die die nervösen Erregungen auslöst, sondern die Schwerkraft selbst. Auf den Sinneszellen liegen nämlich, in einer gallertigen Membran, kleinste Aragonit-Kristalle (Otolithen), die bei Bewegungen des Körpers im Raum auf die Sinneszellen drücken und dadurch die nervösen Gleichgewichtsregulationen in Gang setzen. Erfolgt eine Körperbewegung (genauer Kopfbewegung) in der Vertikalen, spricht die horizontal orientierte Macula utriculi an, erfolgt sie mehr in der Horizontalen, spricht die Macula sacculi an, die mehr vertikal orientiert ist. In beiden Fällen sind es die Linearbeschleunigungen in der betreffenden Dimension, die den adaequaten Reiz für diese Sinnesorgane darstellen. Bei den Sinnesorganen der Bogengänge sind es dagegen mehr die Drehwinkelbeschleunigungen in den jeweiligen Ebenen, die registriert werden.

Im Gegensatz zum Gehörorgan bleiben diese Sinneswahrnehmungen aber unbewusst. Wir haben ein allgemeines Gefühl der Sicherheit im Raum, wissen aber von der Tätigkeit dieser Sinnesorgane nichts. Nur bei pathologischen Reizungen kommt es zu Schwindel, Erbrechen und Übelkeit, wie z.B. bei der Seekrankheit.

Vergleicht man den **Sinnesprozess** im Gleichgewichtsorgan mit dem des Gehörorgans, ergibt sich eine deutliche Polarität. Das Ohr löst die Raumqualitäten, wie sie im Klang oder im Wort enthalten sind, in Zeitstrukturen auf und erschließt damit dem Menschen einen Zugang zum Geistigen, das in der Raumeswelt wirkt. Durch das Gleichgewichtsorgan verwandelt sich dagegen das statische Raumfeld, in dem der Körper sich bewegt, in eine minuziöse Flüssigkeitsbewegung, die den Raum dynamisch abbildet, aber nicht zum Ton werden lässt. Beim Hören schauen wir sozusagen auf das Innere (Geistige) des Raumes, beim Gleichgewichtserleben dagegen nur auf sein Äußeres (Physisches).

2.5. Sprachorgane und Hör-Sprachkreis

Der Hörvorgang bleibt – wie bei den anderen Sinnesorganen auch – keineswegs auf das Hörsystem beschränkt, sondern geht in den Gesamtorganismus

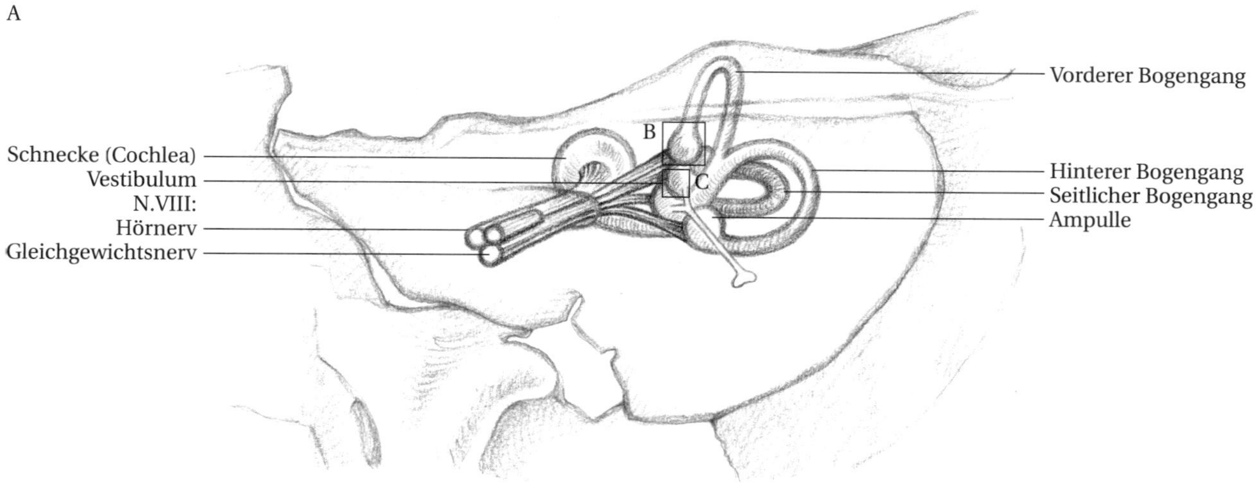

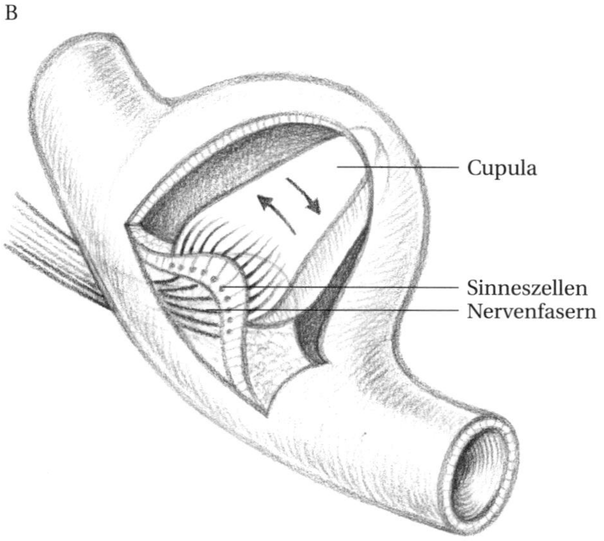

Abb. 189. ***Bau des Labyrinthorgans, das der Gleichgewichtsregulation dient.***
A = Lage des Labyrinthorgans im Felsenbein (rechte Seite, von hinten). Das mit Endolymphe gefüllte Schlauchsystem besteht aus den drei Bogengängen mit je einer Ampulle und dem Vestibulum mit den zwei Makulaorganen;
B = Ampulle des vorderen Bogengangs. Der Pinsel (Cupula), in den die «Haare» der Sinneszellen hineinragen, schwingt bei den Flüssigkeitsbewegungen im Bogengang hin und her (Pfeile), was die Erregung der Sinneszellen und Nervenfasern auslöst;
C = Statisches Sinnesorgan (Macula statica). Auf den Sinneszellen liegt eine Schicht von Ohrsteinchen (Otolithen), die bei Bewegungen im Raum auf die Sinneshaare drücken (oder ziehen) und dadurch nervöse Erregungen bewirken.

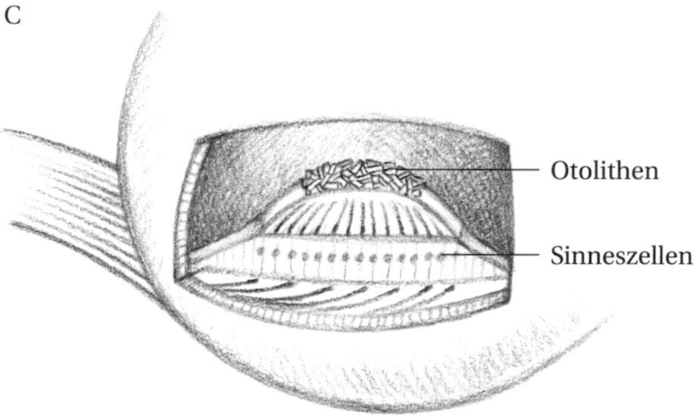

über. Das Nervensystem ermöglicht nur das Bewusstwerden des Gehörten; an der Wahrnehmung aber ist der gesamte Organismus beteiligt. Wie dargestellt, wird durch die Konstruktion des Hörsystems der geistig-seelische Inhalt des fremden Wortes gewissermaßen «herausgefiltert», so dass nur noch ein nervöser Abdruck übrig bleibt. Dadurch aber wird die in der Seele selbst vorhandene Klangnatur zu einer Art Resonanz gebracht, wodurch der geistige Inhalt des Gehörten wieder aus eigenen Kräften neu erstehen kann. Bei jedem Hörvorgang erklingt («erzittert») gewissermaßen der ganze Organismus mit, weshalb ja auch Gehörtes – vor allem bei Kindern – so tief in die Lebenskräftewelt des Organismus einwirken kann. Nur dadurch, dass wir Sprache hörend wahrnehmen, können wir selbst Sprache hervorbringen.

Beim Hervorbringen von Worten oder Klängen liegt nun genau der umgekehrte Prozess vor wie beim Hören. Aus dem Geistig-Seelischen des Menschen wird ein bestimmter Inhalt in ein Luftelement imprägniert und nach außen entlassen. Durch das Zusammenwirken von Kehlkopf und Mundhöhle (als Ansatzrohr) wird ein Wort «geboren». Dies ist wiederum ein gesamtmenschlicher Prozess, bei dem das Atmungssystem, also der Luftorganismus, die Hauptrolle spielt. Aber auch Wärmehaftes und Wässeriges sind beteiligt. Durch das Anblasen der Stimmlippen im Kehlkopf wird ein Ton erzeugt (Phonation), der dann in der Mundhöhle zu Vokalen oder Konsonanten ausgeformt wird (Artikulation). Der Mundraum ist sozusagen die Gussform für das ausgestoßene Luftquantum, in das sich die Idee inkarnieren kann. Durch unterschiedliche Lippen-Zungen-Gaumenstellungen kann der orale Hohlraum in mannigfaltiger Weise verändert werden (Abb. 152) – eine Grundvoraussetzung für das Hervorbringen verschiedener Lautbilder und Sprachen. Was also beim Hören zerlegt und «abgebaut» wird, wird beim Sprechen eigenschöpferisch aufgebaut und nach außen entlassen. Beides gehört funktionell zusammen. Hören und Sprechen bilden einen Funktionskreis, den sog. Hör-Sprachkreis, durch den der Mensch schöpferischen Anteil an den Gestaltungskräften der Welt gewinnen kann – Fähigkeiten, die der Mensch erst noch entdecken muss.

Es wurde oben bereits dargestellt, dass diese neuen Fähigkeiten in der Evolution erst möglich geworden sind, nachdem die aufrechte Körperhaltung erreicht wurde, der Kehlkopf sich nach unten verschoben und der Schädel eine sphärische Gestalt ausgebildet hat, wodurch die Mundhöhle zum Ansatzrohr des Kehlkopfes werden konnte. Überblickt man diese Entwicklungsvorgänge als Ganzes, so wird deutlich, dass bei den Sprachorganen eine progressive Entwicklungstendenz vorliegt. Vielleicht kann sich der Mensch der Zukunft, wenn er diese Möglichkeiten ergreift, neue schöpferische Lebensquellen erschließen und mittels Wort und Klang unmittelbar auf seine Umwelt einwirken, ähnlich wie es im antiken Mythos von Orpheus mit seiner Leier berichtet worden ist.

3. Auge und Sehsystem

Im Laufe der Evolution hat das Sehsystem zunehmend an Bedeutung gewonnen. Bei den meisten Säugetieren ist das Riechorgan das dominierende Sinnesorgan. Erst bei den tagaktiven, höheren Primaten wird das Auge zum führenden Sinnesorgan. Nasen- und Schnauzenregion werden nicht mehr in so mächtiger Form ausgebildet wie bei den vierfüßigen, nachtaktiven Säugern. Beim Menschen bleibt der Geruchssinn unterentwickelt; dafür bildet sich jedoch der Sehsinn zum dominanten Sinnessystem aus, das auch für Denken und Vorstellen eine führende Rolle bekommt. Für den Blinden verliert die uns so selbstverständliche Erfahrungswelt bedeutende, z.T. auch lebensnotwendige Inhalte.

3.1. Embryonalentwicklung und Gestalt des Auges

Zum Hörsystem gehört, wie wir gesehen haben, die Seelengeste der «Sympathie», zum Sehsystem dagegen die der «Antipathie». Das Gegeneinander der Funktionsprozesse lässt sich bereits aus den Gestaltbewegungen der ersten Entwicklungsprozesse ablesen. Wiederum offenbart uns die Embryonalentwicklung – wie beim Gehör- und Gleichgewichtsorgan auch – die entscheidenden Gestaltungsvorgänge, die später zu Funktionsprozessen werden. Geht die Anlage des Labyrinthorgans aus dem Ektoderm hervor (Entwicklung von außen nach innen), so die des Auges aus dem Nervensystem selbst (Entwicklung von innen nach außen). Aus demjenigen Abschnitt des Vorderhirns, der später zum Zwischenhirn wird, schiebt sich frühzeitig ein kleines Bläschen gegen die Haut vor, dessen sich verlängernder Stiel später zum Sehnerven wird (Abb. 190 A). Das Bläschen wird zur Augenanlage, die sich nach Erreichen der Haut becherartig eindellt und dadurch zum Augenbecher umformt. Die Augenblase setzt in dem angrenzenden Hautabschnitt (Ektoderm) die Entwicklung einer **Linsenanlage** in Gang (Induktion), die sich dann zusammen mit dem Augenbecher einstülpt (Abb. 190).

Wenn sich dann die Linsenanlage vom Ektoderm abgeschnürt hat, liegt ein geschlossenes Linsenbläschen innerhalb des Augenbechers und beginnt mit diesem zusammen weiterzuwachsen. Die vorderen Zellen des Linsenbläschens (Linsenepithel) teilen sich lebhaft und schieben sich über den Linsenäquator hinweg nach hinten, wobei sie sich zu Fasern umbilden, die den Hohlraum des Bläschens mehr und mehr ausfüllen. Dadurch entsteht ein kompakter Körper, der aus eng zusammen liegenden, nahezu sechseckig geformten Zellen besteht, die später durchsichtig werden (Abb. 190 D). Die Teilungsfähigkeit der Linsenepithelzellen bleibt, wenn auch immer geringer werdend, das ganze Leben über erhalten, so dass die Linse kontinuierlich größer wird – ein wesentlicher Faktor für die Entwicklung der Alterssichtigkeit (Presbyopie).

Polar zur Entwicklung des Linsenbläschens verläuft die des **Augenbechers** (Abb. 190 C u. D). Hier zeigen die im Inneren des Bechers gelegenen Zellen (inneres Blatt des Augenbechers) eine besondere Wachstumsaktivität. Sie bilden in Schüben Nervenzellpopulatio-

A

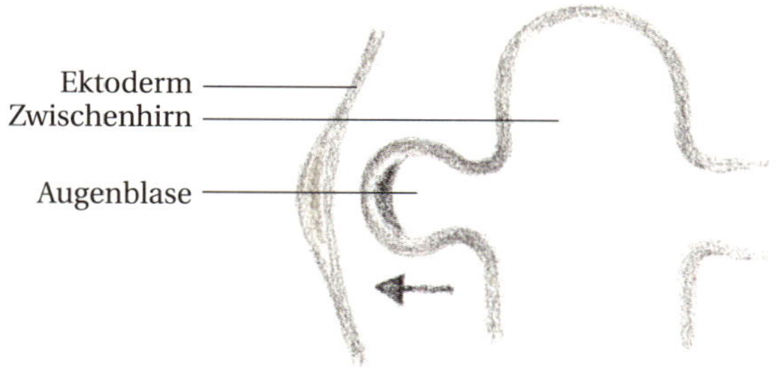

B

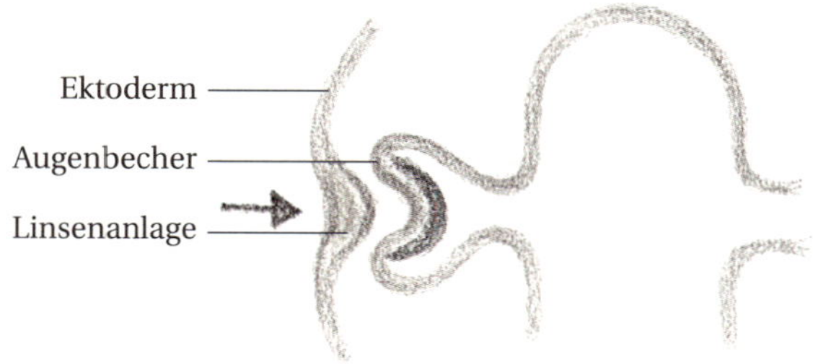

C

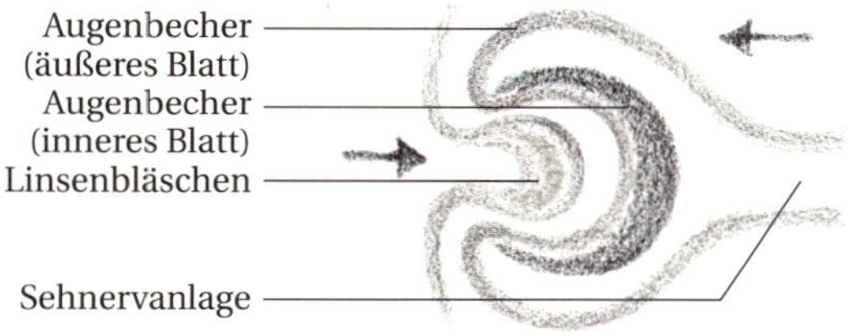

D

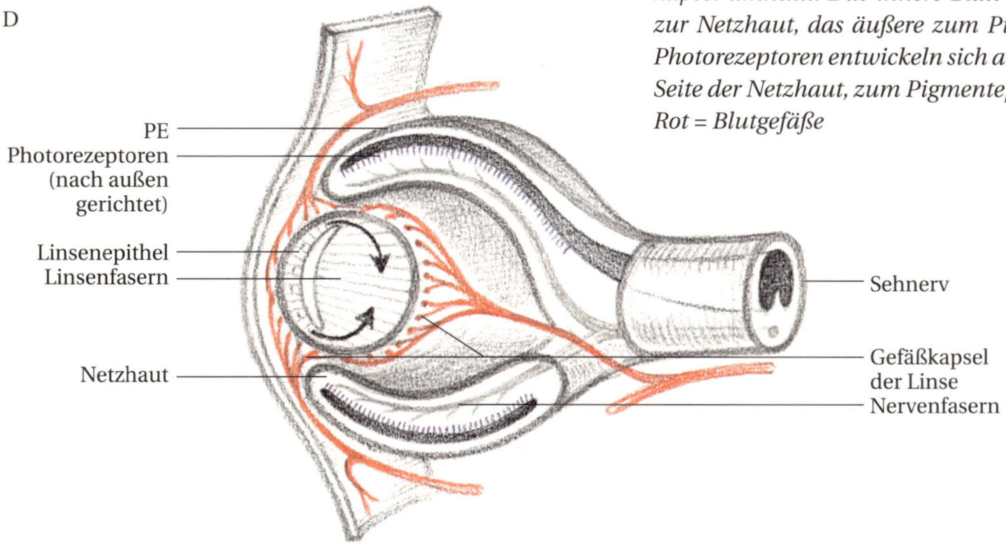

*Abb. 190. **Embryonalentwicklung des menschlichen Auges.***
A = Ausstülpung der Augenblase aus dem Zwischenhirn;
B = Beginnende Augenbecherbildung und Einstülpung der Linsenanlage (30. Tag);
C = Ausbildung von Augenbecher und Linsenbläschen (32. Tag);
D = Die Linsenanlage hat sich ganz ins Innere des Augenbechers verlagert und wird vollständig von einer Gefäßkapsel umhüllt. Das innere Blatt des Augenbechers wird zur Netzhaut, das äußere zum Pigmentepithel (PE). Die Photorezeptoren entwickeln sich an der lichtabgewandten Seite der Netzhaut, zum Pigmentepithel hin (40. Tag).
Rot = Blutgefäße

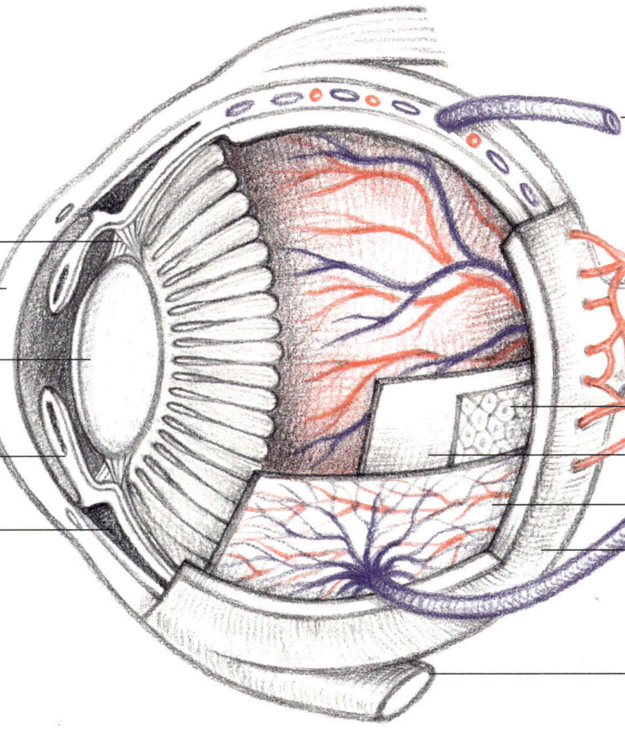

Abb. 191. ***Schichtengliederung des Auges.*** *Die inneren Schichten wurden ein Stück weit in das Fenster hineingezogen, um ihre Lagebeziehungen zueinander zu zeigen. Die hinteren Ziliararterien treten mit dem Sehnerven ins Auge ein, während die Aderhautvenen das Auge am Äquator verlassen (Wirbel- oder Vortexvenen). Die Netzhaut wird von innen durch die Zentralgefäße, die durch den Sehnerv hindurch ins Auge eintreten, versorgt. Man beachte auch die polare Gliederung in ein vorderes Augensegment (mit Linse, Akkommodationsapparat, Iris, Hornhaut usw.) und ein hinteres Augensegment (mit Sehnerv, Netzhaut, Aderhaut und Lederhaut (Sclera)).*

nen aus, die sich schichtweise nach innen verlagern und dadurch die in Schichten gegliederte Netzhaut (Retina) entwickeln. Dieses «Ausschwärmen» der Zellen erfolgt in gleicher Weise wie bei der Entwicklung der Hirnrinde. Die Netzhaut kann daher als ein vorgeschobener Hirnrindenabschnitt angesehen werden, der sich becherartig (wie eine Blüte) dem Licht der Außenwelt entgegenstreckt. Die Linse «saugt» gewissermaßen das Licht von außen herein und zentriert es auf die Netzhaut. Der Augenbecher empfängt das Licht und beantwortet die Reize mit der Bildwahrnehmung, die seelisch in die Außenwelt zurück«projiziert» wird. Die Linse entsteht durch eine becherartige Einstülpung von außen. Die Geste der Augenbecherbildung ist demgegenüber eher die eines aktiven Ergreifens. Wie eine geöffnete Hand (Abb. 190) wächst der Augenbecher von innen nach außen vor und «verleibt» sich gewissermaßen sein ihm zugehöriges Linsenbläschen ein.

Durch die Einstülpung der Augenblase zum Augenbecher ist nun aber eine merkwürdige Umkehrung der zellulären Lageverhältnisse erfolgt, die für die weitere Entwicklung von ausschlaggebender Bedeutung ist, die sog. **Inversion des Auges**. Durch diese Einstülpung kommen die ursprünglich innen gelegenen Zellen der Netzhautanlage, die später zu den Sinneszellen (Photorezeptoren) werden, außen zu liegen, d.h. sie sind **lichtabgewandt** zum äußeren Blatt des Augenbechers hin orientiert (Abb. 190 D). Das äußere Blatt des Augenbechers differenziert sich zum Pigmentepithel und geht mit den Sinneszellen eine enge, auch stoffwechselmäßig sehr intensive Verbindung

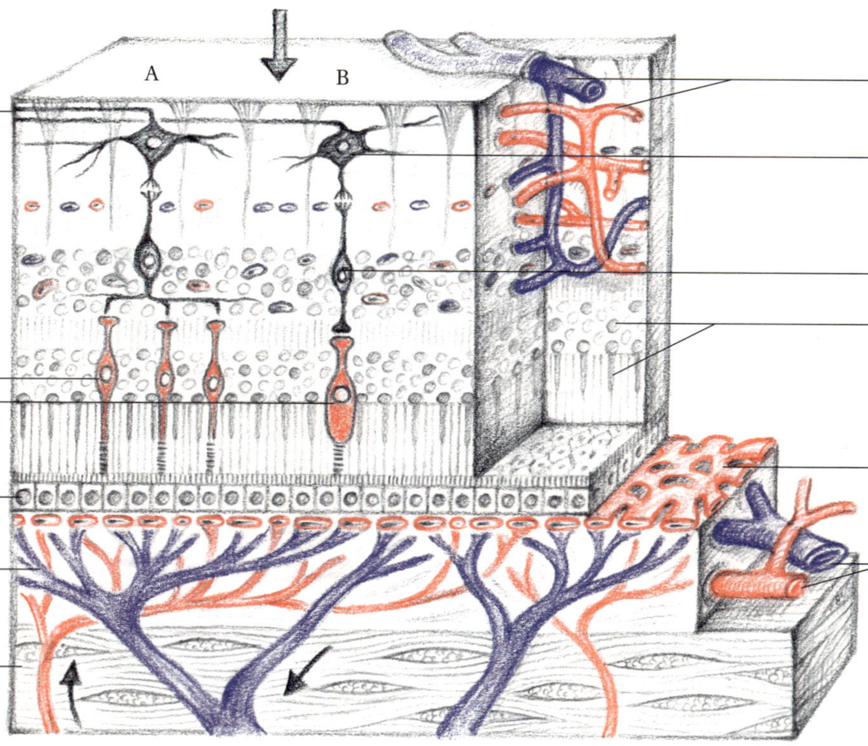

Abb. 192. ***Strukturschema der Netzhaut.*** *Die Sinneszellen (Photorezeptoren), die das 1. Neuron darstellen, sind nach außen gerichtet (lichtabgewandt), so dass sie engen Kontakt mit dem retinalen Pigmentepithel und dem angrenzenden Gefäßnetz (Choriocapillaris) haben. Die Schaltneurone (2. Neuronensystem) sind vorwiegend bipolare Nervenzellen, die Optikusganglienzellen, die das 3. Neuronensystem der Netzhaut darstellen, dagegen multipolare Nervenzellen. Ihre Axone bilden den Sehnerv. A = Stäbchenschaltung – Hell-Dunkelwahrnehmung; B = Zapfenschaltung-Farbsehen*

ein. Die lichtempfindlichen Abschnitte der Sinneszellen sind aber dann nicht, wie man erwarten sollte, dem Licht zugewandt, d.h. in Richtung Linse, sondern lichtabgewandt, d.h. in Richtung Pigmentepithel orientiert. Zudem überlagern die ausgeschwärmten Nervenzellen, die die anderen Schichten der Netzhaut ausmachen, die Sinneszellen, so dass die Lichtstrahlen in diesen Schichten gebrochen werden und ein scharfes Bild gar nicht entstehen kann. Die auf den ersten Blick äußerst unzweckmäßige Inversion ist ein Urphänomen des Wirbeltierauges, das erst verständlich wird, wenn man die Evolution wiederum (wie oben bei den anderen Organsystemen auch) als eine zielgerichtete (orthogenetische) Entwicklung zum Menschen hin betrachtet. Oberflächlich könnte die Inversion als eine «Fehlkonstruktion» der Natur angesehen werden, müsste man nicht die ungeheure Funktionssteigerung in Rechnung stellen, die schließlich durch diesen Kunstgriff beim Menschen erreicht wird.

Um den Augenbecher herum entwickelt sich nämlich frühzeitig ein ausgedehntes Gefäßnetz, die **Aderhaut** (**Choroidea**), die dem Pigmentepithel eng anliegt und die Grundlage für die außerordentlich hohe Stoffwechselaktivität des retinalen Pigmentepithels abgibt (Abb. 191 u. 192). Die Sinneszellen können daher, da sie nicht nach innen, sondern nach außen zum Pigmentepithel hin gerichtet sind, an dieser intensiven Stoffwechselaktivität teilhaben. Neuerdings hat man sogar intensive Regenerationsprozesse an den Sinneszellen nachweisen können, so dass die engen funktionellen Beziehungen zwischen

	Vorderes Augensegment	Hinteres Augensegment
Äußere Augenhaut	Hornhaut (Cornea)	Lederhaut (Sclera)
Mittlere Augenhaut (Uvea)	Iris, Ziliarkörper	Aderhaut (Choroidea)
Innere Augenhaut	Epithelschichten von Iris und Ziliarkörper	Pigmentepithel, Netzhaut (Retina)

Tab. 22. Schichtengliederung des Auges (vgl. Abb. 191 u. 192).

den Sinneszellen, dem retinalen Pigmentepithel und der Aderhaut für das Sehsystem in der Tat von entscheidender Bedeutung sind. Um den Nachteil der «störenden» Netzhautschichten auszugleichen, entwickelt sich evolutiv beim Menschen (z.T. auch schon bei höheren Primaten) in der Mitte des Auges eine Stelle schärfsten Sehens, die sog. **Fovea centralis**. Hier sind die Netzhautschichten nach der Seite verlagert worden, so dass das Licht im Bereich dieser Eindellung (Fovea) die Sinneszellen direkt erreichen kann. Das menschliche Auge ist also auf diese Stelle hin zentralisiert (Stelle schärfsten Sehens; Abb. 194). Peripherwärts nimmt die Sehschärfe rasch ab. Auf die grundlegende Bedeutung dieser Zentralisation für das menschliche Sehsystem kommen wir unten nochmals zurück.

Die Aderhaut ist ein Teil der sog. mittleren Augenhaut (Uvea), welche Linse und Augenbecher umhüllt und aus Bindegewebe, Gefäßen und Muskeln besteht. Vorne bildet die Uvea die Iris und in Höhe des Linsenäquators den Ziliarkörper aus (Abb. 191). Hier entstehen also die Hilfssysteme für den optischen Apparat. Ohne eine feste Hülle würden jedoch die empfindlichen Nerven- und Gefäßstrukturen nicht funktionieren können, und so wird um das Ganze herum noch eine äußere Augenhaut (Hornhaut und Lederhaut) gebildet, die für das Sehorgan eine Art Skelett darstellt, an dem die äußeren Augenmuskeln angreifen (Abb.191).

Das Sehorgan des Erwachsenen zeigt also eine Gliederung in drei sphärisch ineinander gefügte **Schichten,** die in gewisser Hinsicht die Dreigliederung des Gesamtorganismus widerspiegelt: 1. die innere Augenhaut mit Netzhaut und Pigmentepithel – das informative System des Auges; 2. die äußere Augenhaut mit Lederhaut, Augenmuskeln und Lidapparat – das Gliedmaßen-Bewegungssystem des Auges; und 3. die mittlere Augenhaut mit Aderhaut, Ziliarkörper, Iris und Blutgefäßen – das Zirkulationssystem des Auges, das zusammen mit dem Pigmentepithel auch Stoffwechselaufgaben übernimmt (Abb. 191).

Um dem «Augapfel» schließlich eine innere Stabilität zu geben, bildet sich im Innern der Kugel hinten der Glaskörper (ein durchsichtiger, gallertartiger Körper) und vorne das die Linse umspülende Kammerwasser aus, das sich im Gegensatz zum Glaskörper in ständiger Zirkulation befindet.

Obwohl das Auge – den Kosmos abbildend – eine sphärische Gestalt besitzt, zeigt sich in seiner funktionellen Architektur eine deutliche Polarität zwischen dem vorderen und hinteren Segment (Abb. 191 u. Tab. 22). Hinten konzentrieren sich die nervösen Prozesse, die über den Sehnerv dem Gehirn übermittelt werden, vorne finden sich die für den Sehvorgang notwendigen, zusätzlichen funktionellen Systeme, deren Zentrum die Linse ist. Im Ganzen lassen sich damit zusammen mit dem nervösen optischen System (Retina, Sehbahn und Gehirnzentren – 1. System) **fünf funktionelle Systeme** unterscheiden, durch die der Sehvorgang beim Menschen erst seine hohe Vollkommenheit erreicht, nämlich der Akkommodationsapparat (2. System), die Iris als Blende (3. System), die äußere Augenmuskulatur mit Lederhaut als Bewegungsapparat (4. System) und schließlich die Hornhaut mit Bindehaut und Lidapparat als Schutzvorrichtung (5. System). In welcher Weise diese «Hilfssysteme» in den Gesamtprozess des Sehvorgangs eingebaut sind und wie dadurch das Sehen seine Vollkommenheit erreicht, kann erst deutlich werden, wenn wir den optisch-nervösen Prozess selbst in seiner qualitativen Wertigkeit verstanden haben.

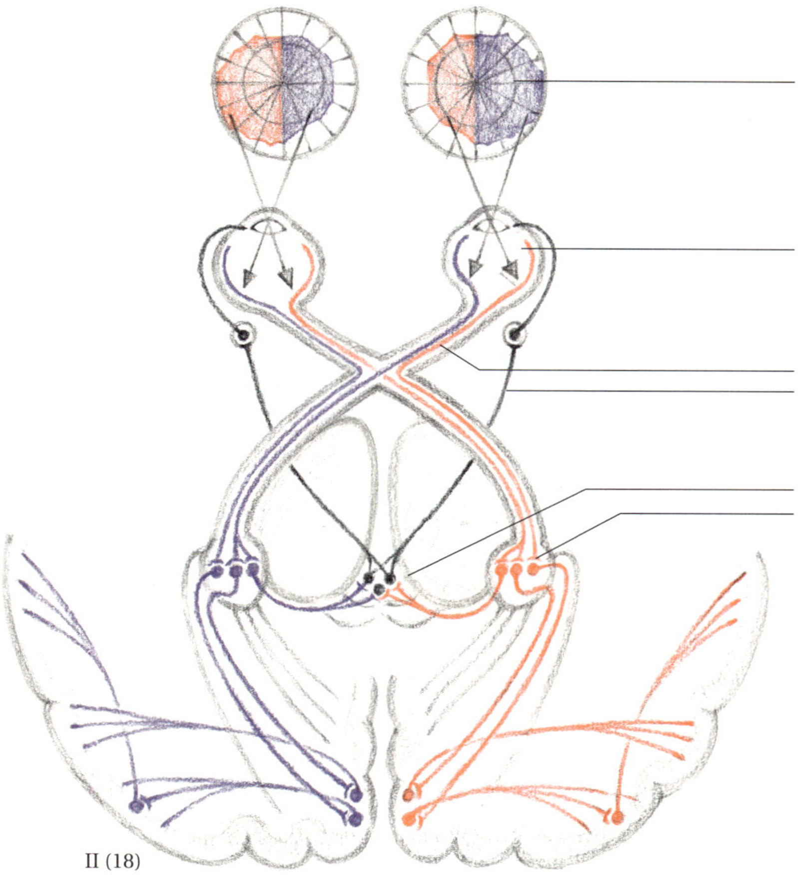

Abb. 193. ***Schema der Sehbahn.*** *Die Bilder beider Augen werden getrennt zu den primären Projektionsfeldern in der Kalkarinarinde (Area 17) geleitet. Hier liegt das «Verteilerzentrum», von dem aus die visuellen Erregungen zu den übergeordneten sekundären (II) und tertiären (III) Spezialzentren (Area 18, 19 usw.) weitergeleitet werden.*

3.2.
Sehvorgang und Sehbahn

Die neuronalen Verbindungen innerhalb des Sehsystems sind relativ leicht überschaubar, die zentralnervöse Verarbeitung der visuellen Reize ist jedoch äußerst komplex und heute noch vielfach ungeklärt.

In der Netzhaut finden sich drei hintereinander geschaltete Neuronensysteme, die in jeder der beiden Synapsenzonen horizontal durch Spezialzellen miteinander verknüpft sind (Abb.192). Als 1. Neuron können die Sinneszellen angesehen werden, von denen zwei Typen existieren, nämlich Stäbchen (skotopisches System für Dämmerungssehen) und Zapfen (photopisches System für Tages- und Farbsehen). Das 2. Neuronensystem umfasst die bipolaren Schaltzellen der Netzhaut, das 3. die Optikusganglienzellen, deren Nervenfortsätze (Axone) den Sehnerv bilden und erst im lateralen Kniehöcker des Zwischenhirns (Corpus geniculatum lat.) auf ein 4. Neuron umgeschaltet werden. Die Axone des 4. Neurons enden dann in der Sehrinde des Hinterhauptslappens im Bereich der Area calcarina (Feld 17, V_1), das als visuelles Projektionszentrum (primäre Sehrinde) betrachtet wird (Abb. 193). Von hier aus gehen Verbindungen in benachbarte Rindengebiete des Scheitel- und Schläfenlappens (Area 18 und 19, sowie auch 20 und 21), die mit der Verarbeitung visueller «Informationen» zu tun haben, also sekundäre und tertiäre Rindenzentren darstellen. Man weiß heute, dass die verschiedenen

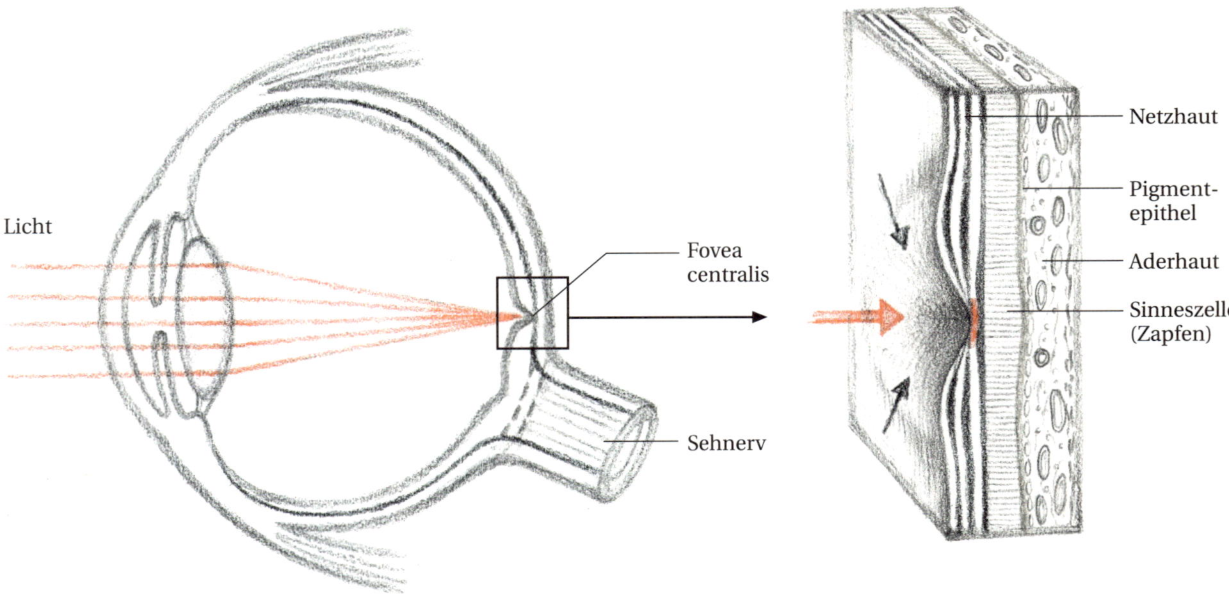

Abb. 194. ***Fovearegion in der Netzhautmitte.*** *Die Lichtstrahlen sind auf die Fovea centralis zentriert. Die Schaltneurone sind in der Fovea in die parafoveale Zone (Pfeile) verlagert worden, so dass das Licht direkt auf die Sinneszellen (hier nur Zapfen) fallen kann (siehe Ausschnittvergrößerung).*

Bildelemente (Farbe, Form, Richtung, Tiefenwahrnehmung) im Nervensystem **getrennt** weitergeleitet und verarbeitet werden, eine Tatsache, die wir oben schon im erkenntnistheoretischen Teil besprochen haben.

Hierin liegt das eigentliche Urphänomen des Sehsystems, das wir jetzt versuchen wollen, seinem Wesen nach zu verstehen. Betrachten wir das Auge und die Sehbahn einmal vom Gesichtspunkt der naiven Bildwahrnehmung aus. Wir erleben die Umwelt als ein farbiges, strukturiertes und dreidimensional geordnetes Ganzes. Dieses Ganze wird aber nirgends im nervösen Teil des Sehsystems sichtbar. Da sind zunächst zwei Augen, also zwei Bilder, die durchaus nicht zusammenpassen (wovon man sich im Selbstversuch leicht überzeugen kann). Dann wird das (erlebnismäßig doch einheitliche) Bild durch die Linse umgedreht – eine Umkehrung, die im gesamten Verlauf der Sehbahn beibehalten wird. Wir erleben aber keine Umkehrung der Wahrnehmung. Schließlich «projizieren» die beiden Augen auf getrennte, säulenartige Zonen der Sehrinde des Gehirns. Ein Drittes ist schließlich die erwähnte Zentralisation der Netzhaut mit der höherwertigen Mitte (**Fovearegion**) und der kontinuierlich abnehmenden Sehschärfe zur Peripherie hin (Abb. 194). Man stelle sich einen Fotoapparat vor, auf dessen Film ein doppeltes, umgekehrtes und zudem nur in der Mitte einigermaßen scharfes Bild aufgenommen würde. Ein brauchbares optisches Gerät wäre das nicht! Hinzu kommt beim Sehsystem, dass die der Netzhautmitte zugeordneten Bereiche der Sehrinde des Gehirns im Vergleich zu den wesentlich kleineren Arealen, auf die die Netzhautperipherie «projiziert» wird, außerordentlich groß sind. Man sieht, dass schon in der primären Sehrinde kein «echtes Bild» unserer Umwelt mehr vorhanden ist.

Untersucht man nun noch die Detailstrukturen unserer Bildwelt, wird die Auflösung in Einzelelemente noch dramatischer. Hier ist in den letzten Jahrzehnten sehr viel wissenschaftliche Arbeit geleistet worden. Man weiß daher ziemlich genau, welche Zellen auf welche Art von Reizen reagieren und in welchen Arealen der Hirnrinde diese Reize dann schließlich ankommen. Die primäre Sehrinde (Area 17 oder V_1) ist gewissermaßen ein **Verteilerzentrum** für die aus den beiden Augen einlaufenden Erregungen. Hier erfolgt

Ebenen	Mensch	Tier	Bewusstseinsgrad
1.	Formbegriffe («Denken im Sehen») z.B. optische Täuschungen	Signaleffekte	«unbewusst» – automatisch
2.	erlernte Begriffe im Sehen (z.B. Schrift)	Prägungsphase erlerntes Verhalten	anfangs bewusst → unbewusst (Grenzbereich)
3.	schöpferische Begriffe in der optischen Wahrnehmung (z.B. Kunst, Ästhetik)	fehlen	bewusst – vom (normalen) Ich ausgehend
4.	übersinnliche Wahrnehmungen (Ideen werden zu Bildern) (Imaginationen usw.)	fehlen	organfreies Überbewusstsein (vom «höheren» Ich ausgehend)

Tab. 23. Begriffselemente im Sehen und Bewusstseinsebenen

die Trennung der Form-, Farb- und Bewegungsreize. Die Farbwahrnehmung führt zur Erregung von Zellgruppen im Scheitel- und Temporallappen ($V_2 - V_4$), Bewegungen im Raum werden im oberen Temporalbereich (Area 19), Form- und Musterdetails im vorderen unteren Temporalbereich (Area 20 und 21) registriert.

Ein zusammenhängendes Bild, wie wir es de facto erleben, ist im Gehirn nirgends zu finden. Der nervöse Apparat zergliedert vielmehr das Bild und «zerpflückt» es bis in alle Einzelheiten, d.h. er trennt es auf nach Farbe, Form, Bewegung oder Lage im Raum. Wo aber entsteht dann schließlich das von uns so eindrucksvoll erlebte optische Bild, das doch eindeutig im Raum, sowohl seiner Form als auch seiner Bewegung nach, lokalisierbar ist? Man verweist hier meist auf die Psyche und erklärt das Erregungsmuster der verschiedenen Nervenzellen als das eigentlich «Objektive», unser visuelles Bilderleben aber als das Unwirkliche und Subjektive.

Diese Argumentation ist aber erkenntnistheoretisch nicht haltbar, was oben schon besprochen wurde. Wir müssen das optische Bilderleben ernst nehmen und als Realität betrachten. Die Realität hat aber verschiedene Ebenen. Man kann bekanntlich einen visuellen Eindruck als solchen gar nicht wahrnehmen. Man muss immer das Denkvermögen mit in Tätigkeit versetzen, d.h. Begriffe bilden (2). Ohne das Hinzufügen von Begriffen erscheint das Wahrnehmungsbild chaotisch (Steiner (2) bezeichnet das als «reine Wahrnehmung»). Wenn man z.B. aus einer Narkose oder einem Alkoholrausch aufwacht, kann die Umwelt als chaotisches Durcheinander von Farbflecken ohne definierbare Gegenstände erscheinen – ein Bild, das in der Regel große Angst hervorruft. Sobald der erste «ordnende» Begriff eingeschossen ist (das ist ein Bett, ein Stuhl etc.), tritt wieder seelische Ruhe ein. Das Denken ordnet die Einzelwahrnehmungen bestimmten Begriffen zu und erzeugt damit Vorstellungen, die wir für unsere Orientierung im Raum benötigen. Wie die Wahrnehmungen selbst auch, entstammen die Begriffe aber ganz verschiedenen Ebenen, die bei der Analyse des Sehvorganges berücksichtigt werden müssen.

Die unterste Ebene dieses Vorganges betrifft die einfachen Form- oder Strukturbegriffe. Ob zwei Parallelen parallel oder gebogen gesehen werden, entscheidet das Sehsystem sozusagen selbst. Wie die Vielzahl der heute bekannten optischen Täuschungen beweist, treten die optischen Strukturen nach den in ihnen selbst liegenden «begrifflichen» Zusammenhängen auf, ohne dass wir daran viel ändern können. Man kann zwar optische Täuschungen im Sehen willkürlich auch korrigieren, dies bedarf aber bewusstseinsmäßig einiger Anstrengungen. Die bei der Formwahrnehmung ablaufenden Prozesse sind normalerweise fast autonom und unbewusst. Man könnte von einem unbewussten «Denken im Sehen» sprechen. Diese einfache Art der Wahrnehmung findet sich auch bei

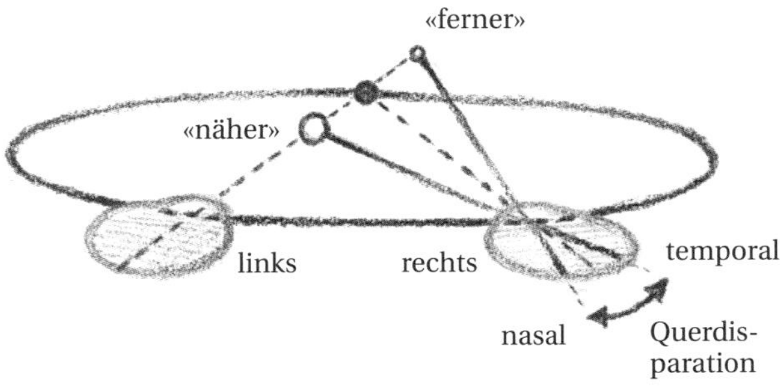

Abb. 195. ***Vorgang der Raumwahrnehmung durch «Messung» der Querdisparation auf der Netzhaut*** *(Näheres s. Text).*

Tieren, wo optische Eindrücke als Signale für reflektorische Reizbeantwortungen dienen.

Eine zweite (etwas höhere) Ebene betrifft die erlernten Begriffe, die in unser visuelles Wahrnehmen einfließen, wie z.B. bei der Deutung von Schriftzeichen. Die Bedeutung bestimmter optischer Strukturen muss zwar anfangs bewusst erlernt werden, ergibt sich aber später im System weitgehend automatisch. Diese Ebene erreichen Tiere in der Prägungsphase auch, verlieren aber später im Gegensatz zum Menschen die Fähigkeit, neue Signalkomplexe in ihre Verhaltensmuster aufzunehmen.

Die beiden folgenden Ebenen kann nur der Mensch erreichen. Es handelt sich um die schöpferischen Begriffe, die aus der Ich-Sphäre in das Wahrnehmen einfließen können. Diese ermöglichen dem Menschen im Wahrnehmungsbild die objektiv-künstlerischen, die ästhetischen oder auch moralischen Elemente herauszulesen und sich zum Bewusstsein zu bringen. Die letzte und höchste Ebene ist schließlich die des übersinnlichen Wahrnehmens, die allerdings dann nicht mehr an die physischen Werkzeuge (Auge, Gehirn usw.) gebunden ist, sondern gewissermaßen nur die im Wahrnehmungsbild selbst vorhandene, geistige Intentionalität bewusst (besser «überbewusst») werden lässt.

Auf welcher Ebene sich nun das visuelle Wahrnehmungsgeschehen abspielen mag, der Grundvorgang ist immer der gleiche: Das Sinnessystem registriert die Details eines optischen Bildes, zerlegt aber das Bild in getrennte Elemente (Form, Richtung, Farbe, Raum usw.) und verteilt diese [vom okzipitalen Hirnzentrum aus (Area 17, V_1)] auf ganz verschiedene Gehirnregionen. Das Sinnessystem zergliedert also das Bildganze, kann es aber im Nervensystem nicht wieder zusammenfügen. Der notwendigerweise auf den Abbau folgende Wiederaufbau muss daher von anderen Kräftebereichen ausgehen. Wir haben schon gesehen, dass das Denken hierbei eine entscheidende Rolle spielt. Das Denken benötigt aber dann die Seelen- und Lebenskräfte des Gesamtorganismus, um die jeweiligen Wahrnehmungsbilder erzeugen zu können – und dabei müssen auch wiederum verschiedene Bereiche unterschieden werden.

Betrachten wir zunächst das **Raumsehen**. Für das Raumsehen gibt es im Gegensatz zum Farbensehen kein eigentliches anatomisches Korrelat in der Netzhaut. Normalerweise benötigen wir beide Augen für das Raumsehen. Wenn beide Augen mit der durch die Fovea centralis laufenden Sehachse auf einen Punkt im Umfeld gerichtet sind (Fixationspunkt), kann man anhand des Abstandes der Bildpunkte auf der Netzhaut (Querdisparation) unterscheiden, ob ein anderer Punkt vor oder hinter der Fixationsebene (Horopterebene) liegt (Abb. 195). Der Raum als solcher wird also nicht auf der Netzhaut (oder im Gehirn) «abgebildet», sondern er wird gewissermaßen im Nervensystem aus den «einlaufenden Daten» errechnet. Was seelisch dabei abläuft, können uns diese «Daten» allein aber nicht sagen.

Schauen wir nochmals auf den evolutiven Prozess der Kopf- und Augenentwicklung. Die Entwicklung des Schädels zu einer kugelförmigen Gesamtgestalt hängt engstens mit der Aufrichtung des Körpers und der Änderung des Schwerpunktes für den aufrecht gehenden Menschen zusammen. Bei den höheren Säugern mit ihrem röhrenförmig gestalteten Kopf liegen die Augen meist weit seitlich. Selbst bei den niederen Primaten oder Insektivoren (z.B. Spitzhörnchen (Tupaia)) sind die Augen noch relativ weit seitlich lokalisiert (Abb. 196 A). Auch bei menschlichen Embryonen liegen die Augenanlagen noch seitlich, wandern aber dann nach vorne und beteiligen sich auf diese Weise entscheidend an der Gesichtsbildung, die ja vor allem dadurch zustande kommt, dass Stirn-, Mund- und Nasenregion in die Frontalebene gerückt sind. Lateral stehende Augen sind für die Raumwahrnehmung relativ ungeeignet. Indem der Mensch die Augen nach vorne ausrichten und durch die Entwicklung einer Fovea centralis die Sehachsen **beider** Augen auf einen Fixationspunkt richten kann,

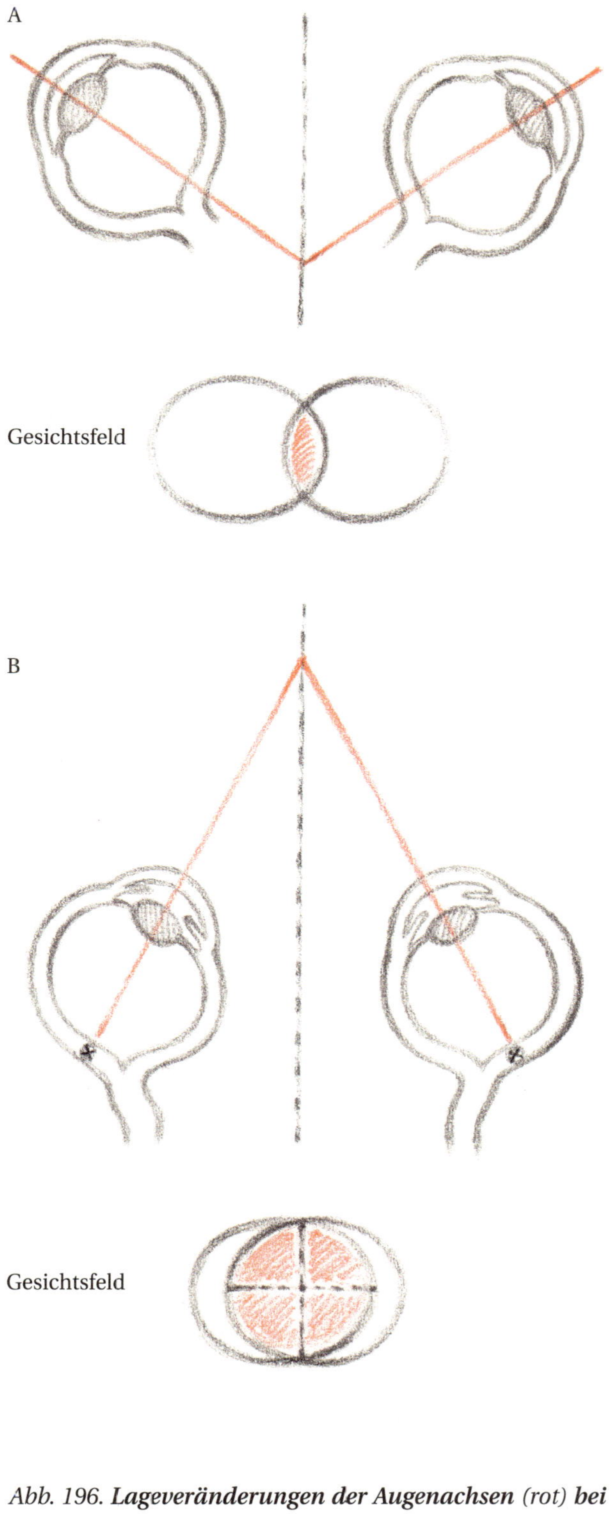

Abb. 196. ***Lageveränderungen der Augenachsen*** *(rot)* ***bei Spitzhörnchen*** *(Tupaia) (A)* ***und Mensch*** *(B). Das binokulare Gesichtsfeld (rot) wird beim Menschen durch die Verlagerung der Augen zur Mitte hin stark vergrößert. Gleichzeitig bildet sich in der Netzhautmitte (x) eine Fovea centralis aus.*

entsteht die Fähigkeit der Raumwahrnehmung (Abb. 196 B). Der Mensch kann sich dadurch von den Gegenständen des Raumes distanzieren – sich ihnen gegenüberstellen und sich diese dadurch bewusst machen. Die Sehachsen beider Augen «berühren» einander sozusagen am fixierten Gegenstand. Dieses (optische) «Berühren» ist gewissermaßen ein Abtasten und damit Bewusstmachen. Es wiederholt sich später nochmals innerhalb des Sehsystems selbst, indem die Optikusfasern der beiden rechten Netzhauthälften, die zur rechten Hirnrinde ziehen, mit denen aus den beiden linken Netzhauthälften, die zur linken Hirnrinde ziehen, innerhalb der Sehnervenkreuzung (Chiasma) miteinander in Berührung kommen (Abb. 193). Eine korrekte Raumwahrnehmung entsteht nur, wenn die Fasern aus den beiden Augen auch im Verlauf der Sehbahn immer exakt getrennt bleiben.

Dieses «Sich-Distanzieren», Sich-Gegenüberstellen, Abtasten oder Berühren ist – seelisch gesprochen – aber letztlich ein **Willenserlebnis**. Dem Raumsehen liegt damit, wie R. Steiner öfter betont hat, eigentlich ein Willenserlebnis zugrunde, das für unser Ich-Erleben von zentraler Bedeutung ist (84).

Eine andere Ebene betreten wir mit dem **Farbensehen**. Die Netzhaut enthält drei verschiedene Zapfentypen, die mit der Farbwahrnehmung in Zusammenhang gebracht werden («Blau-», «Grün-» und «Rotrezeptoren»). Testversuche haben ergeben, dass wir etwa 200 Farbtöne unterscheiden können. Nimmt man nun noch hinzu, dass wir rund 26 Sättigungsstufen sowie annähernd 500 verschiedene Helligkeitsstufen unterscheiden können, ergeben sich mehr als eine Million Unterscheidungsmöglichkeiten für das Farbensehen. Das Farberleben in dieser ungeheuren Vielfalt ist ein seelisches Phänomen, das sich mit der Linearität der Wellenlängen und den neuronalen Verschaltungen im Gehirn und in der Netzhaut allein nicht erklären lässt. Goethe hat den Farbkreis und dessen seelisch-geistige Dimension entdeckt. Er hat gezeigt, dass das Farberleben immer ein Ganzes (eben ein Kreis) ist, wobei sich zwischen den einzelnen Elementen durch Gegensätze, Ähnlichkeiten, Abwandlungen usw. unendlich viele seelische Ausdrucksmöglichkeiten ergeben. Das Ich des Menschen kann daher mit Hilfe der Farben die ganze Fülle der seelischen Erlebniswelt zur Erscheinung und sich selbst zum Bewusstsein bringen.

Bei der Wahrnehmung der reinen **Form** spielen

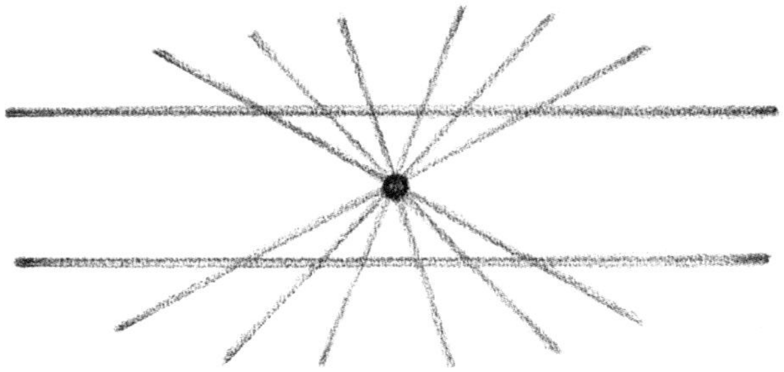

Abb. 197. ***Beispiel einer optischen Täuschung.*** *Die beiden horizontalen Linien sind parallel.*

Empfindungsqualitäten weniger eine Rolle. Hier ist die Dynamik der Linien und Strukturen das Wesentliche. Diese aber sind hauptsächlich in der Welt des Lebendigen zu Hause. Wenn zwei parallele Geraden durch eine hinzugefügte strahlige Geradenschar plötzlich gekrümmt erscheinen (Abb. 197), zeigt das, dass wir nicht die abstrahierten, geometrischen Gesetze wahrnehmen, sondern die Dynamik der Bildelemente. Die radiär von einem Punkt ausstrahlenden Linien haben eine Ausdehnungstendenz, die sich auf die Parallelen auswirkt und diese quasi auseinander biegt. Das Bild wird also vom Sehsystem immer als Ganzes, und zwar seiner formalen Dynamik nach, erfasst und nicht abstrakt ausgewertet.

Somit kommen wir beim Seherleben schließlich zu folgender prozessualer Gliederung:

	↗	Vorstellen	Formwahrnehmung	Lebenskräfte
Denken (Ich)	→	Fühlen	Farbwahrnehmung	Seelenkräfte
	↘	Wollen	Raumwahrnehmung	Willenskräfte

Tab. 24. Elementarprozesse im Sehen

Wenn aber, wie oben dargelegt, das Nervensystem nicht der physiologische Träger von Willens- oder Empfindungsprozessen sein kann, welche anatomisch-physiologischen Grundlagen haben dann die nicht-nervösen, visuellen Wahrnehmungsprozesse? Die nervösen Prozesse sind informativer Art, zergliedern («zerreißen») das Bild, bauen es aber nicht wieder auf. Sie können die Umwelt abbilden (spiegeln) und dadurch bewusst werden lassen, die Ganzheit des Erlebens erfordert aber noch weitere Prozesse, die wissenschaftlich bis heute kaum bearbeitet worden sind (vgl. bes. A. Zajonc, 85).

Wie oben besprochen, basiert der Wille auf Stoffwechselprozessen und das Fühlen auf rhythmischen (zirkulatorischen und respiratorischen) Vorgängen. Spielen solche im Auge überhaupt eine Rolle? In der Tat, ja – und zwar sehr stark.

Der Netzhaut eng anliegend findet sich eine einschichtige Epithellage, das **retinale Pigmentepithel**, das zu den stoffwechselaktivsten Geweben des Körpers zählt (Abb. 198). Angrenzend liegt die Aderhaut, die unter dem Pigmentepithel eine engmaschige Kapillarschicht ausbildet, die sog. Choriocapillaris (Abb. 191 u. 192). Die Durchblutung dieser Kapillarschicht ist ungewöhnlich hoch. Da diesem Kapillarsystem nur etwa 5% Sauerstoff entnommen wird, kann die hohe Durchblutung nicht mit dem Sauerstoffbedarf von Pigmentepithel und Netzhaut allein erklärt werden. Man vermutet daher, dass die ungewöhnlich großen Blutvolumina, die durch dieses Kapillarnetz zirkulieren, mit dem Abtransport von Wärme zu tun haben, also eine Art Kühlsystem für die durch Licht beanspruchte Netzhaut darstellen. Dies wäre vordergründig ein physikalischer Prozess. Betrachtet man aber den Menschen als seelisch-geistiges Wesen, dann kann die Wärme durchaus als ein Bindeglied zwischen physischen und seelisch-geistigen Vorgängen angesehen werden. Hier läge also eine Möglichkeit, die verschiedenen eben besprochenen Denkebenen miteinander in Verbindung zu bringen.

Noch ein weiterer Prozess ist in diesem Zusammenhang von Bedeutung, nämlich der bei den **Photorezeptoren** neuerdings entdeckte Prozess der substantiellen **Erneuerung** oder Regeneration (das sog. disk-shedding). Sowohl Stäbchen (Gesamtzahl rund 120 Mill.) als auch Zapfen (Gesamtzahl etwa 6,5 Mill.) bilden zum Pigmentepithel hin ein aus Membranscheibchen (Disci) bestehendes Außenglied und ein zahlreiche Zellorganellen enthaltendes Innenglied aus (Abb. 198). Die Außenglieder enthalten die Sehpigmente (z.B. Rhodopsin, ein Vitamin A-derivat), die durch Licht in ihrer stereoisomeren Struktur verändert werden. Die Disci werden nun an den Spitzen der Außenglieder kontinuierlich abgestoßen und von den Zellen des Pigmentepithels aufgenommen (phagozytiert) und anschließend «verdaut». Die Abbauprodukte der Sehpigmente werden dann über die Aderhautgefäße in den Blutkreislauf eingeschleust und in der Leber wieder regeneriert. Über den Kreislauf gelangen diese Stoffe dann wieder ins Auge, wo sie vom

Abb. 198. ***Erneuerungsprozess der Photorezeptoren in der Netzhaut*** *(sog. disk-shedding). Die Innenglieder der Sinneszellen bilden die Sehstoffe (rot), die in die Außenglieder transportiert und dort durch Lichteinwirkung denaturiert werden. Die veränderten Außengliedscheiben (Disci) schieben sich langsam an die Spitze der Außenglieder und werden vom Pigmentepithel phagozytiert und verdaut. Die Stoffbausteine gelangen dann über das Blut in die Leber, wo sie resynthetisiert und über die Blutgefäße der Aderhaut dem Pigmentepithel und anschließend erneut den Sinneszellen zugeführt werden (Pfeile). Mit radioaktiv markierten Aminosäuren kann man die Wanderung der Sehpigmente (hier beim Frosch) vom Innenglied in die Disci der Außenglieder und schließlich in das Pigmentepithel (Pfeile) sichtbar machen.*
1 = 90 – 120 min.;
2 = 180 min.;
3 = 72 Std.;
4 = 65 Tage;
5 = 82 Tage nach Injektion der markierten Substanz.

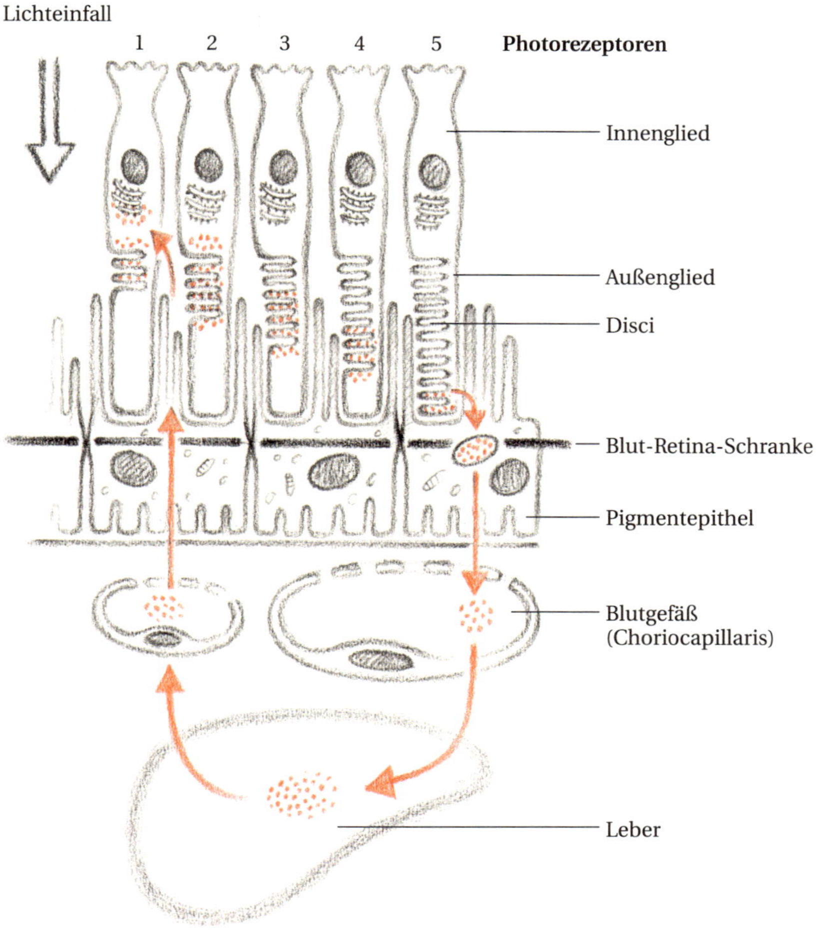

Pigmentepithel aufgenommen und mit Hilfe kleiner Zytoplasmafortsätze (Mikrovilli) an die Innenglieder der Sinneszellen abgegeben werden. Von den Innengliedern aus werden die Außengliedscheibchen dann kontinuierlich in einem zirkadianen Rhythmus regeneriert, so dass in den Außengliedern ein ständiger Fluss von Disci, die sich langsam von innen nach außen vorschieben, existiert (Abb. 198). Hier herrscht also ein gewaltiger, durch das Licht ausgelöster Auf- und Abbau-Kreisprozess, an dem der ganze Organismus beteiligt ist. Ist es wirklich so schwer vorstellbar, dass diese unglaublich intensiven und umfangreichen Stoffwechselprozesse im Auge nicht auch für die visuellen Wahrnehmungserlebnisse eine Rolle spielen? Platon hatte in der Tat von einem aus dem Auge austretenden Kräftearm gesprochen, mit dem wir die Gegenstände «ergreifen» und dadurch bewusst machen. Das Bewusstsein von solchen Zusammenhängen ist später verloren gegangen.

3.3. Die funktionellen Hilfssysteme des Auges

Wir haben das Auge bisher nur allgemein als Lichtsinnesorgan kennen gelernt. Zu einer präzisen Bildwahrnehmung gehören aber noch die vier «Hilfssysteme»: 1. die Iris oder Regenbogenhaut; 2. der Akkommodationsapparat; 3. der Bewegungsapparat und 4. der Lid- und Tränenapparat. Jedes dieser Systeme hat im Hinblick auf die Bildqualität eine spezifische Aufgabe.

Die **Irisblende** sorgt für die relative Konstanz der Belichtung und der Akkommodationsapparat für die der Bildschärfe. Durch Variation der Pupillenweite kann die Iris reflektorisch übermäßige Belichtungsintensitäten auf der Netzhaut verhindern (abblenden) und dadurch zugleich die Tiefenschärfe erhöhen. Der

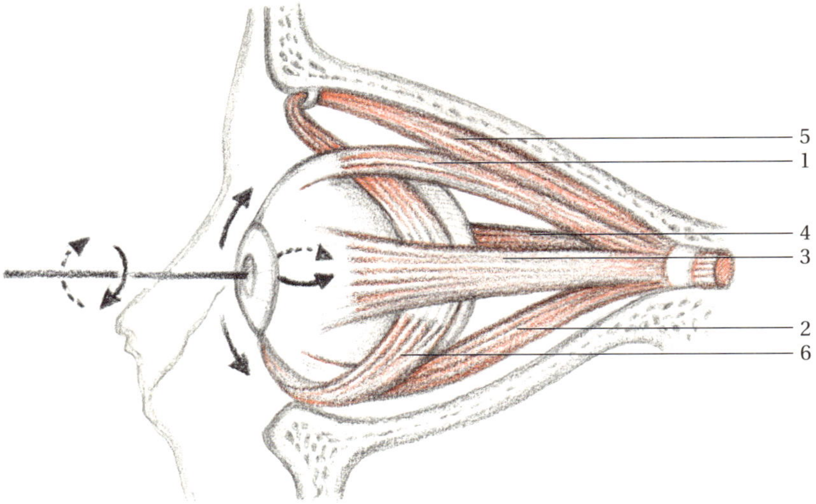

Abb. 199. ***Augenmuskulatur*** *(linkes Auge in der Augenhöhle). Die sechs Augenmuskeln können die Blicklinie in jeder Richtung mit wenig Aufwand verschieben (Pfeile). Für jede Bewegungsrichtung ist ein Muskel vorhanden: Heben / Senken (1. u. 2.), Seitwärtsbewegen (3. und 4.), Einwärts- und Auswärtsdrehen (5. und 6.).*

1 = Oberer gerader Augenmuskel
2 = Unterer gerader Augenmuskel
3 = Lateraler Augenmuskel
4 = Medialer Augenmuskel
5 = Oberer schräger Augenmuskel
6 = Unterer schräger Augenmuskel

Lichtraum wird dadurch zuerst einmal aktiv, vom Sehsystem selbst, strukturiert.

Durch das **Akkommodationssystem** kann im (zunächst unbestimmten) Lichtraum eine bestimmte Fixationsebene herausgegriffen werden. Dort wird dann scharf gesehen. Dieses «Herausgreifen» erfolgt durch Änderungen der Linsenkrümmung, die durch Kontraktion des Ziliarmuskelsystems, also ebenfalls aktiv, bewirkt wird. Zunahme der Linsenkrümmung führt zur Verlagerung des Brennpunktes und damit zur Akkommodation. Ein Akkommodationssystem dieser Art gibt es nur bei den höheren Primaten und beim Menschen. Seine Entwicklung ist eng gekoppelt an die Ausbildung der Fovea centralis und die damit verknüpfte Zentralisation der Netzhaut. Durch die Akkommodationsfähigkeit sind wir in der Lage, im Lichtraum «herumzuwandern» und jeden beliebigen Bildpunkt scharf «ins Auge zu fassen», ob er weiter oder näher vom Auge entfernt ist (vgl. a. Abb. 194 u. 195). Dies ist durch die eingeschaltete Muskulatur natürlich auch wieder zum großen Teil ein Willensprozess.

Jedoch erst durch das 3. Hilfssystem, das den **Bewegungsapparat des Auges** umfasst (Sklera, äußere Augenmuskeln usw.), kann der dreidimensionale Raum bewusst wahrgenommen werden. Erst durch den Bewegungsapparat kann der durch die Akkommodation erlebte Ebenenraum in die dritte Dimension erweitert werden, wobei allerdings beide Augen zusammenwirken müssen. Jedes Auge verfügt über sechs Augenmuskeln, die paarweise so geordnet sind, dass das Auge jeweils in einer der drei Raumebenen hin- und herbewegt werden kann (Abb. 199). Die beiden Horizontalmotoren (M. rectus med. und lat.) bewegen das Auge nach außen bzw. innen in der Horizontalen; die beiden Vertikalmotoren (M. rectus sup. und inf.) nach oben bzw. unten; die beiden Rotatoren (M. obliquus sup. und inf.) führen schließlich Drehbewegungen aus. Der Bewegungsradius des menschlichen Auges ist (gegenüber dem der Tiere) sehr groß. Das Auge kann allein – auch ohne Kopfbewegungen – mit seinem imaginären «Seharm» weit im Raum umherwandern. Wirklich dreidimensional sehen können wir jedoch erst, wenn die «Seharme» oder Blicklinien sich in der Fixations- bzw. Akkommodationsebene kreuzen. Dann erst entsteht ein echtes dreidimensionales Wahrnehmungsbild (Abb. 195 u. 196).

Das Hin- und Herfahren im Sehraum erfordert nur minuziöse Muskelbewegungen. Die **Augenmuskeln** gehören daher zu den am höchsten entwickelten und am reichsten innervierten Muskeln des Körpers. Dadurch, dass der Augapfel in der Augenhöhle wie in einem Gelenk – fast schwerelos – hin- und hergleiten kann, sind kleinste Augenbewegungen mit großer Präzision möglich. Für jede Ebene des Raumes (oben–unten; rechts–links usw.) ist ein antagonistisch zusammenwirkendes Muskelpaar differenziert –

Horizontalbewegung (wichtig für Akkommodation und Raumsehen)	Auswärtsbewegung (Abduktion) M. rectus lat.	N. abducens (N. VI)
	Einwärtsbewegung (Adduktion) M. rectus med.	N. oculomotorius (N. III)
Rotationsbewegungen (Herausgehen aus dem Raum – REM-Phänomene)	Auswärtsdrehung (M. obliquus inf.)	N. oculomotorius (N. III)
	Einwärtsdrehung (M. obliquus sup.)	N. trochlearis (N. IV)

Tab. 25. Antagonistische Innervation der Augenmuskeln in ihrer Beziehung zu den zwei wichtigsten Elementarfunktionen des Sehsystems.

ein geradezu ideales Bewegungssystem für das optische Ergreifen des Raumes.

Ein bisher immer unverstanden gebliebenes Phänomen ist die reiche und merkwürdig komplizierte **Innervation der Augenmuskeln** durch drei sehr faserreiche Hirnnerven (N. III, IV und VI). Geht man aber von der funktionellen Wertigkeit der jeweiligen Augenbewegungen aus, werden diese Tatsachen plötzlich verständlich. Bei den beiden für das Erfassen des Sehraumes wichtigsten Bewegungen, nämlich den Horizontal- und Drehbewegungen, wirken immer zwei Hirnnerven antagonistisch zusammen (Tab. 25), bei der Horizontalbewegung der N. abducens (N. VI) und der N. oculomotorius (N. III) und bei den Drehbewegungen der N. trochlearis (N. IV) und der N. oculomotorius (N. III). Die Horizontalbewegung ist wegen der Querdisparation besonders wichtig für die Raumwahrnehmung; die Rotationen spielen dagegen wieder beim Herausgehen aus dem Raum, d.h. dem Sich-Zurückziehen aus dem Sehraum und dem «Sich-Mit-Sich-Selbst-Beschäftigen» eine Rolle. Dies mag auch die merkwürdige Tatsache beleuchten, dass der IV. Hirnnerv als einziger Hirnnerv an der Dorsalseite des Hirnstammes austritt. Er stellt sich in gewisser Hinsicht in einen Gegensatz zu den anderen Augenmuskelnerven (Raum-negative Komponente). Auch die pathologischen Augenbewegungen (Einwärts- oder Auswärtsschielen, Wegdrehen der Augen bei psychischen Grenzsituationen usw.) könnten aus diesen Zusammenhängen neu verstanden werden.

Über die rotatorischen Augenbewegungen kann auch normalerweise ein befreiender Emotionsabbau erreicht werden. Man weiß z.B., dass das Augenrollen, bei dem vor allem die Rotatoren mitwirken, etwa im Schlaf, Traumphasen widerspiegelt (sog. REM-Phasen), die mit seelischen Erregungen einhergehen und innere Konflikte abbauen können. Bei den Rotationsbewegungen geht der Mensch mit seinem Sehsystem gewissermaßen wieder aus dem Raum heraus – ähnlich wie er beim Lidschluss die Bildwelt auslöscht und sich damit der Auseinandersetzung mit der Umwelt entzieht.

Das letzte Hilfssystem, der **Lid- und Tränenapparat**, wird allgemein als Schutzapparat aufgefasst. Im Gegensatz zum Gehörorgan kann das Sehorgan sich der Lichtwelt gegenüber verschließen. Diesem Hilfssystem liegt aber noch ein Tieferes zugrunde. Das Sehorgan hat sich während der Embryonalzeit von innen nach außen entwickelt, d.h. vom Zwischenhirn aus an die Haut vorgeschoben (Abb. 190). Dadurch ist gewissermaßen eine Wunde in der Hautbedeckung entstanden. Die Bindehaut (Conjunctiva) ist tatsächlich die einzige Stelle des Körpers, wo eine Schleimhaut direkt an der Oberfläche liegt und – wie eine Wunde – ständig «nässt». Die Tränenflüssigkeit ist aber notwendig, um die Hornhaut durchsichtig zu erhalten. Der Lidspalt ist ein Schlitz in der Körperbedeckung, der dem Licht ein Eindringen ins Innere, zugleich aber auch dem Seelischen – etwa beim Weinen – den Abbau emotionaler Erregungen ermöglicht.

3.4.
Das Sehsystem als Ganzes

Der Sehvorgang ist, von seiner Dynamik her betrachtet, grundsätzlich vom Hörvorgang verschieden. Beim Hören machen wir uns gewissermaßen ganz leer, nehmen das fremde Element in uns hinein – was am Bild der Doppelspirale verdeutlicht wurde. Seelisch ist das ein hingebungsvolles Miteinander (Sympathie).

Beim Sehen spielt sich demgegenüber mehr ein **Gegeneinander**, eine Antithese von äußeren und inneren Vorgängen ab. Der Augenbecher nimmt das Licht von außen auf, aber antwortet mit einer Gegenbewegung, so dass wir das Bild in die Außenwelt «projizieren» und dort wahrnehmen. Das Ergreifen des Äußeren, das Sich-Hinbewegen zur Außenwelt und dort Anstoßen ist ein aktiver Prozess, der durch das Aufeinandertreffen der Kräfte (Antithese, Antipathie) Bewusstsein erzeugt. R. Steiner (80) hat dieses Gegeneinander der Lebensprozesse als einen latenten Entzündungsprozess charakterisiert.

Spielen sich im Organismus Entzündungen ab, vollzieht sich immer (in statu nascendi) eine Art Augenbildeprozess an falscher Stelle: Fremdes dringt ins Innere des Körpers ein und wird vom Blut/Bindegewebe mit einer Abwehrreaktion beantwortet, wobei dann Lebenskräfte freigesetzt werden. Beim Tumor bleiben diese (umgekehrt) **im** Gewebe und veranlassen das pathologische Wachstum.

Die beiden großen Sinnessysteme (Auge und Ohr) spiegeln also auf höchster und reinster Ebene die beiden großen (und auch polaren) biologischen Elementarprozesse wider, die sich bei pathologischer Entartung als Entzündung oder Tumorwachstum zeigen.

In diesem Zusammenhang ist es geradezu von urbildlicher Eindrücklichkeit, wenn sich neuerdings herausgestellt hat, dass das Auge innerhalb des Immunsystems eine Sonderstellung einnimmt. Es gehört nämlich zu den «immunprivilegierten Organen», in denen immunologische Abwehr- (Entzündungs-) reaktionen normalerweise unterdrückt werden. Das Auge hat dadurch gewissermaßen den latent veranlagten Entzündungsprozess überwunden und zu einem Sinnesprozess gesteigert. Die Sinnesvorgänge können im Organismus nur zu Wahrnehmungen führen, wenn die biologischen Grundvorgänge «geläutert» sind, d.h. auf höherer Stufe in völliger Selbstlosigkeit ablaufen.

4.
Chemische Sinne (Geruchs- und Geschmacksorgane)

Ähnlich wie Seh- und Gehörsinn in vieler Hinsicht polare Prozesse enthalten, finden wir auch beim Geschmacks- und Geruchssinn – allerdings auf etwas niederer Stufe – eine Polarität wieder. Das Schmecken ist einer körperfremden Substanz gegenüber ein antagonistischer Prozess, der sich bis in die Verdauungsorgane hinein fortsetzt. Die Substanz muss zunächst in Flüssigkeit (Wasser) gelöst werden, um überhaupt wahrgenommen werden zu können. Der Körper produziert durch seröse Drüsen (sog. Spüldrüsen), die den Geschmacksorganen zugeordnet sind, selbst Flüssigkeit, die für den Wahrnehmungsprozess als aktive Komponente entscheidend ist. Das Schmecken ist sozusagen das «Abtasten« eines fremden Stoffes, um dadurch dessen Qualität für den eigenen Körper und seine Eignung für Verdauung und Resorption zu ermitteln (Gift oder Nährstoff usw.). Die Geschmacksorgane auf der Zunge, am Gaumen oder im Rachenraum besitzen kleine becherförmige Vertiefungen, um darin die «zu beurteilenden» Substanzen aufnehmen zu können, ähnlich wie das Auge (embryonal) einen Augenbecher gebildet hat, um Licht darin «einfangen», aber dann auch aktiv darauf reagieren zu können (der Prozesstyp ist hier wieder das «Gegeneinander»).

Anders der Riechprozess! Wie beim Hören handelt es sich dort wiederum mehr um ein Miteinander oder Ineinander, für das das Bild der Doppelspirale gebraucht werden kann. Die Riechstoffe gelangen mit der Luft direkt an die Riechschleimhaut der Nase und lösen hier einen Wahrnehmungsprozess aus, der tief bis ins Innere des Organismus hineinreicht, eventuell sogar unmittelbare Reaktionen des Vegetativums sowie bis ins Körperliche gehende Affekte auslösen kann. Bei zahlreichen Wirbeltieren hängt das meist hoch entwickelte Riechsystem über das limbische System des Gehirns und den Hypothalamus unmittelbar mit den Fortpflanzungsprozessen zusammen und beeinflusst direkt die zugehörigen Verhaltensweisen. Auch beim Menschen, dessen Riechsystem durch die hoch entwickelten höheren Sinne, vor allem das visuelle System, stark zurückgedrängt worden ist, können

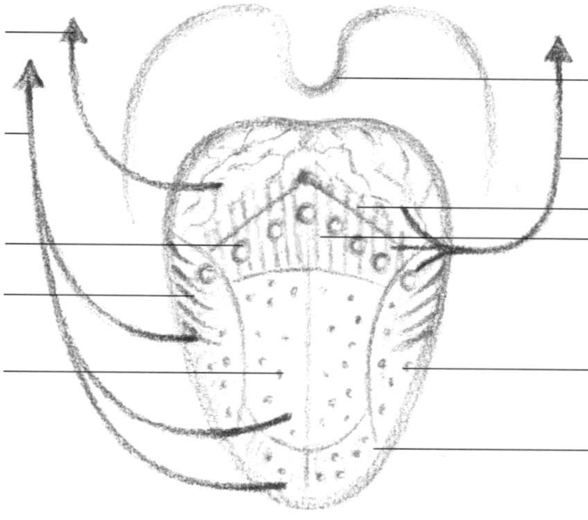

Abb. 200. ***Lage der Zungenpapillen mit Geschmacksknospen.*** *Vor der sog. V-Furche der Zunge liegen etwa 10 – 12 Wallpapillen, die jeweils etwa 1.000 Geschmacksknospen beherbergen. Die Blatt- und Pilzpapillen enthalten wesentlich weniger Geschmacksrezeptoren. An der sensorischen Innervation beteiligen sich drei Hirnnerven (N. VII, IX und X).*

dennoch tiefgreifende Affekte durch olfaktorische Reize, die bis in die Sexualsphäre reichen, ausgelöst werden. Man denke nur an Parfums, an Räucherkerzen u.a. Auch der Sprachgeist weist auf diese Zusammenhänge hin, indem viele, mit dem Riechen zusammenhängende Worte im übertragenen Sinne gebraucht werden (etwas wird ruchbar, man kann jemanden nicht riechen, es stinkt zum Himmel usw.). Beim Geschmackssinn gibt es solche übertragenen Wortbedeutungen auch, aber diese haben einen anderen Charakter. Hier dominiert das antithetische, objektivierende oder abschätzende Element (jemandem etwas «schmackhaft» machen, etwas ist geschmacklos, da schmeckt/ist etwas faul usw.).

4.1. Geschmackssystem (Gustatorisches System)

Die Geschmackssinnesorgane (Geschmacksknospen) sind unregelmäßig in der Mundhöhle verteilt; sie sind am zahlreichsten auf der Zunge und am Gaumen zu finden und liegen immer innerhalb des Epithels der Mundschleimhaut. Bei Säuglingen sind die Geschmacksknospen sehr viel zahlreicher als bei Erwachsenen; im Alter nimmt ihre Zahl stark ab, woraus verständlich wird, dass der alte Mensch stärkere Geschmacksreize braucht, um etwas wahrzunehmen. Auch für diesen Sinn gilt, dass das Kind und vor allem der Säugling anfangs noch «ganz Sinnesorgan» ist und alles in der Umwelt sehr intensiv wahr- und aufnimmt. Da sich der Verdauungsapparat ja erst langsam an die irdische Nahrung gewöhnen muss, ist die Substanzkontrolle durch den Geschmackssinn anfangs lebenswichtig. Der Geschmackssinn gehört zu denjenigen Elementen, die bei den Neugeborenen und Kleinkindern die lebensgefährdende Kluft zwischen uterinem Leben und Erdenleben bis zur Sprachentwicklung, die dem Kind dann erstmalig Abwehrmöglichkeiten bietet, überbrücken hilft.

Die **Geschmacksorgane** mit ihren Sinneszellen finden sich auf der Zunge im Epithel der Wallpapillen, sowie der blattartigen und pilzförmigen Papillen. Die pilzförmigen Papillen sind unregelmäßig am Zungenrücken verteilt, die blattartigen liegen am Zungenrand und die Wallpapillen (meist 10 – 12 an der Zahl) in einer V-förmigen Linie am Zungengrund (Abb. 200). Die Wallpapillen besitzen einen ringförmigen Wallgraben, in dessen Wandung bis zu 1.000 zwiebelartig geformte Geschmacksknospen untergebracht sind (Abb. 201). Jede Knospe besteht aus länglichen, dicht zusammenliegenden Zellen, bei denen man Sinneszellen und Stützzellen unterscheiden kann. Die Sinneszellen bilden an der Oberfläche einen kleinen Zellfortsatz, der in eine becherartige Grube (Geschmacksporus) hineinragt und für die Geschmacksstoffe empfindlich ist (Abb. 201). Am Boden der Geschmacksknospen (d.h. basal) gehen die Sinneszellen synapsenartige Kontakte mit Nervenfasern ein, die die gustatorischen Erregungen zum Gehirn leiten.

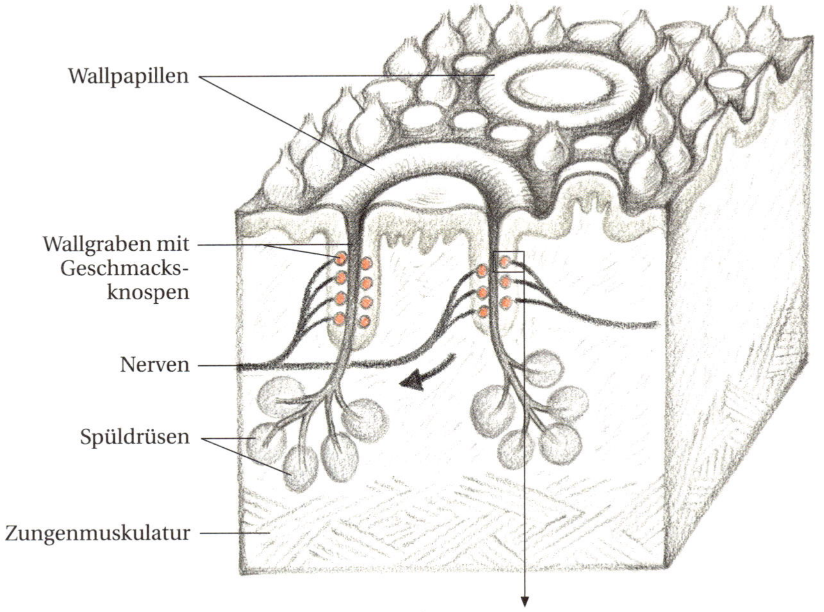

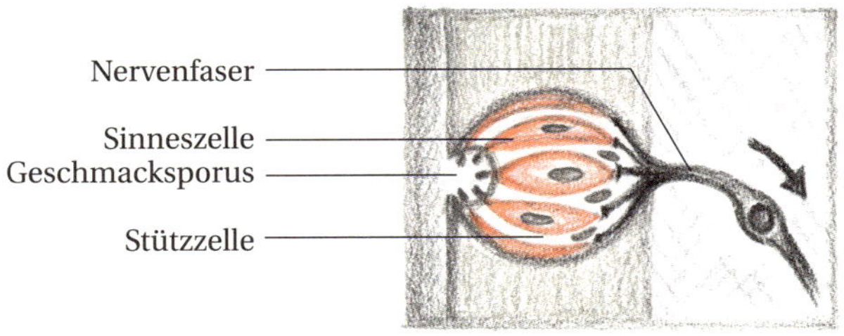

Abb. 201. ***Ausschnitt aus der Zungenregion, die Wallpapillen besitzt.*** *In den Wallgräben dieser Papillen liegen Geschmacksknospen, die aus Stütz- und Sinneszellen bestehen (siehe Ausschnittvergrößerung). Die Sinneszellen (rot) ragen mit kleinen, stiftchenförmigen Fortsätzen in den Geschmacksporus hinein und bilden basal Kontakte mit Nervenfasern aus.*

Die Nerven gehören zu den drei großen Kiemenbogennerven, die die Zunge innervieren (VII., IX. und X. Hirnnerv; Abb. 200). Diese drei Hirnnerven leiten die Geschmackssensationen zunächst zum «Geschmackszentrum» im Hirnstamm (Nucleus tractus solitarius), dann über den Thalamus zur hinteren Zentralwindung der Hirnrinde (Gyrus postcentralis), wo die Geschmackswahrnehmung bewusst wird.

Aber auch bei diesem System ist wieder dasselbe Prinzip zu erkennen, das wir schon beim Seh- und Hörsystem kennen gelernt haben: die einlaufenden Erregungen werden auf verschiedene Regionen verteilt, ohne dass irgendwo ein Ort für eine unserem Erleben adäquate Integration zu einem Ganzen existiert.

In der Mundhöhle sind beim Erwachsenen etwa 5 – 10.000 Geschmacksknospen vorhanden. Eine Spezifität einzelner Knospen für eine einzelne Modalität konnte bisher nicht nachgewiesen werden. Der Geschmackssinn verfügt nur über vier Grundmodalitäten, die auf der Zungenoberfläche so verteilt sind, dass süß hauptsächlich an der Zungenspitze, bitter am Zungengrund und sauer und salzig an den Zungenrändern wahrgenommen werden (Abb. 200). Die Sinneszellen sind jedoch nicht auf diese Modalitäten spezialisiert. Offenbar kann jede Zelle mehrere Modalitäten registrieren. Im Gehirn scheinen sich jedoch die verschiedenen Modalitäten zu verteilen und auch mit anderen Systemen (z.B. mit den autonomen Systemen, wie eine vermehrte Magensaftsekretion nach Geschmacksreizen zeigt) oder auch mit anderen Sinnessystemen, insbesondere dem Riechsystem, Verbindungen einzugehen.

Daraus resultiert die breite sensorische Integration des gustatorischen Systems in die allgemeine Sinnessphäre. Das Geschmacksorgan würde ohne diese Integration in unserer Erlebniswelt nur einen sehr bescheidenen Platz einnehmen. Man denke nur daran, wie sehr ein einfacher Schnupfen unsere Geschmackserlebnisse zu reduzieren vermag, oder auch, welche Bedeutung das Sehen schön dargebotener Speisen für das Schmecken hat.

Wiederum muss hier – wie bei Auge und Ohr – die Frage nach den morphologischen Grundlagen für die Gefühls- und Willensprozesse gestellt werden, ohne die auch hier das Sinnessystem als Ganzes nicht verstanden werden kann.

Hier sind noch viele Fragen offen. Man muss sich aber vergegenwärtigen, dass ohne die aktive Drüsensekretion der sog. «Spüldrüsen», die am Boden der Wallgräben bei den Wallpapillen einmünden und ein dünnflüssiges Sekret absondern, ein Schmecken gelöster Substanzen nicht möglich wäre. Dieses Sekret spült die Öffnungen (Pori) der Geschmacksknospen wieder frei und schafft damit neue Lösungsbedingungen für die wahrzunehmenden Substanzen (Abb. 201). Dabei hilft auch die Zungenmotorik, denn die Zungenmuskulatur ist so angeordnet, dass die Drüsen bei den Zungenbewegungen gewissermaßen «massiert» werden, was die Sekretion fördert. Die professionellen Wasser- oder Weinschmecker nehmen daher immer kleine Brotstückchen zwischen ihren Proben in den Mund, um Zungenmotorik und Drüsensekretion anzuregen.

Ein zweiter, sicher nicht minder wichtiger Prozess ist die **Regeneration der Sinneszellen**. Alle 10–15 Tage werden die Sinneszellen aus undifferenzierten Zellen der Geschmacksknospen erneuert, wobei neue empfindliche Zellfortsätze an der Oberfläche und neue Nervenkontakte an der Zellbasis gebildet werden. Dieser regenerative, erstaunlich intensive Erneuerungsprozess setzt eine lebhafte Stoffwechselaktivität und eine gute Durchblutung der Geschmacksknospen voraus. Hier liegt ein ähnlicher Prozess vor wie bei den Photorezeptoren zwischen Choriocapillaris, Pigmentepithel und Außengliedern (die ja auch etwa alle 10 Tage vollständig erneuert werden). Wie weit ein solcher aktiver, stoffwechselabhängiger Regenerationsprozess mit dem Sinneserleben zusammenhängt, ist nicht geklärt. Es ist aber denkbar, dass hier auch Willenselemente in das Wahrnehmungserleben mit einfließen, für die im rein Nervösen, wie bereits mehrfach erwähnt, kein Platz ist.

4.2. Geruchsorgan und Riechsystem (Olfaktorisches System)

Während der Vorgang des Schmeckens mit der Nahrungsaufnahme meist direkt in einen Verdauungsprozess übergeht, bleibt der Riechvorgang sensorisch zunächst an der Oberfläche. Das Riechen ist wie ein Wächter an der Schwelle der Atmungsvorgänge und daher lebenswichtig. Bei vielen Säugetieren ist der Geruchssinn außerordentlich hoch entwickelt, beim Menschen dagegen mehr durch den Seh- und Hörsinn zurückgedrängt worden. Dennoch ist der Geruchssinn hoch empfindlich; z.B. genügt 10^{-13} g/ml Luft von der Substanz Äthylmercaptan, um eine Geruchswahrnehmung hervorzurufen – das entspricht etwa 10^9 Molekülen (1). Die Geruchsstoffe müssen bei der Einatmung mit den Sinneszellen (beim Menschen insgesamt etwa 10^7 Zellen), die in der Riechschleimhaut im Bereich der oberen Nasenmuschel und am obersten Teil des Nasenseptums (etwa 300 mm^2 groß) gelegen sind, in Kontakt kommen und in Flüssigkeit gelöst sein (Abb. 202).

Die **Riechzellen** – und das ist eine bemerkenswerte Besonderheit – sind eigentlich Nervenzellen, die sich zu Sinneszellen umgebildet haben (Abb. 203). Sie besitzen an ihrer Oberfläche kleine kolbenförmige Verdickungen, von denen lange Zellfortsätze (Riechfäden) ausgehen, so dass sich insgesamt eine riesige Oberfläche ergibt. Die Riechzellen sind auch insofern einzigartige Elemente als sie – im Gegensatz zu den Nervenzellen des übrigen Gehirns – ständig regeneriert werden. In einem 60-Tage-Rhythmus werden die Riechzellen aus den Basalzellen der Riechschleimhaut (Abb. 203) kontinuierlich erneuert. Damit bekommen auch die Membranen der Riechfäden, in die die Rezeptorproteine eingebaut sind, ständig eine neue Struktur. Diese Fäden sind in eine dünnflüssige Schleimsubstanz (Riechschleim) eingebettet, die von speziellen Drüsen (Bowman-Drüsen) der Riechschleimhaut abgesondert wird. Die Riechstoffe werden nicht nur von dieser Schleimsubstanz «eingefangen», sondern auch darin gelöst, so dass sie mit den Rezeptormolekülen der Riechfäden in Kontakt kommen und dann einen nervösen Erregungsprozess auslösen können. Es genügt bei einigen Tierarten bereits ein einziges Molekül, um eine Sinneszelle in Erregung

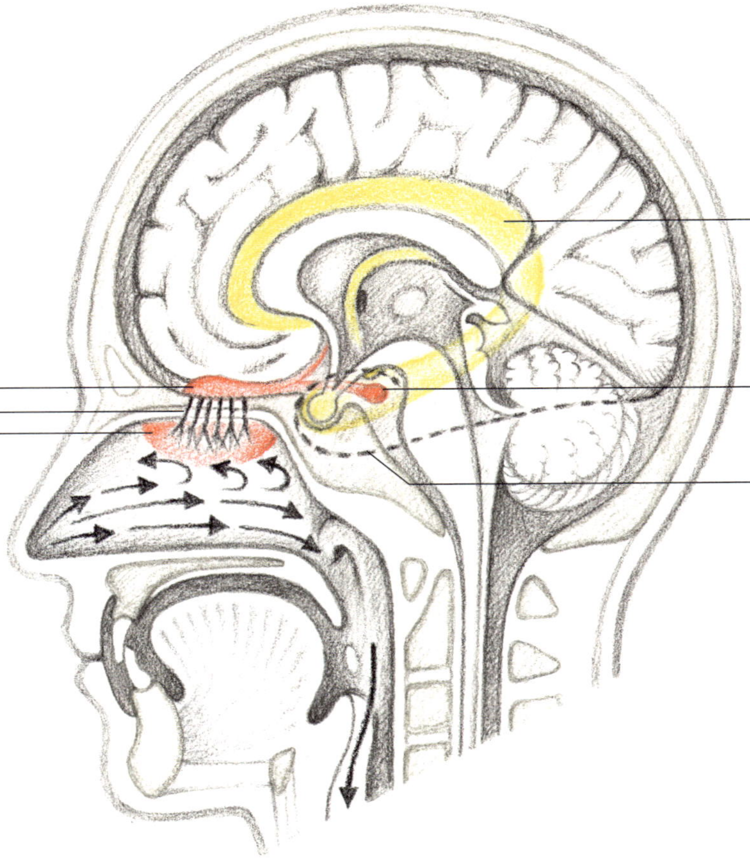

Abb. 202. ***Übersicht über das Riechsystem.*** *Die eingeatmete Luft wirbelt oben gegen das Dach der Nasenhöhle und streicht dabei an der Riechschleimhaut (rot) vorbei. Die nervöse Erregung der Riechzellen wird zum Riechkolben des Gehirns (Bulbus olfactorius) und weiter zu den Riechzentren des Schläfenlappens (rot) geleitet. Hier bestehen Verbindungen zum limbischen System (gelb).*

zu versetzen. Die Sinneszellen sind jedoch nicht auf einzelne Geruchsstoffe spezialisiert. Es gibt keine «Primärgerüche», auf die sich Geruchsmischungen reduzieren ließen, etwa wie die Primärfarben beim Auge. Warum bestimmte Stoffgemische olfaktorisch wahrgenommen werden, andere dagegen nicht, bleibt ein Rätsel. Hier existiert eine ungeheure Vielfalt, die sich auch durch die Aufklärung der molekularen Grundvorgänge nicht unserem Verständnis erschließt. Es ist eine geheimnisvolle Welt, die tief mit dem Wesen der Dinge, deren Gerüche wir wahrnehmen, zusammenhängt. Es handelt sich zwar nur um eine oberflächliche Berührung durch die verschiedenen Duftstoffe, aber oft sind wir davon aufs Tiefste innerlich angerührt.

Die «Tiefenwirkung» olfaktorischer Sinnesreize hängt vielleicht mit einigen erstaunlichen Besonderheiten der **olfaktorischen Bahnsysteme** zusammen. Die Erregungen der Sinneszellen werden von der Nasenschleimhaut direkt dem Riechkolben (Bulbus olfactorius, Gehirnteil!) und von dort über den Riechtrakt (Tractus olfactorius) den übergeordneten Riechzentren des Gehirns im vorderen Bereich des Schläfenlappens (Gyrus piriformis) zugeleitet, wo sie uns dann zum Bewusstsein kommen (Abb. 202). Während aber alle anderen Sinnessysteme im Thalamus (eine riesige Ansammlung von Kerngruppen im Zwischenhirn) umgeschaltet werden, ziehen die Nervenfasern der Riechzellen direkt zum Gehirn, nämlich zum Riechkolben (Bulbus olfactorius), der bei niede-

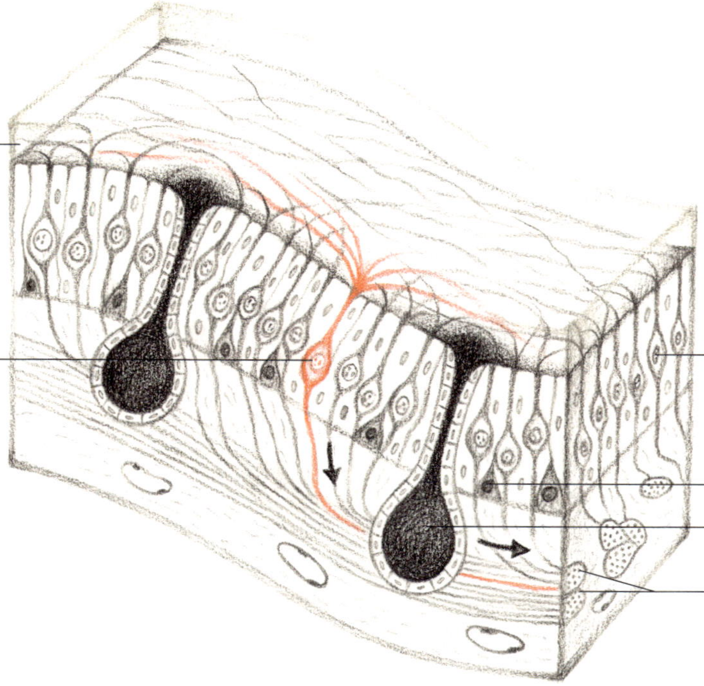

Abb. 203. ***Bau der Riechschleimhaut.*** *Die Sinneszellen sind spezialisierte Nervenzellen, deren basal abgehende Fortsätze bis zum Gehirn (Bulbus olfactorius) ziehen. Sie bilden an der Schleimhautoberfläche lange Riechfäden aus, die in dem von den Bowman-Drüsen gebildeten Riechschleim eingebettet sind. An diesen Fäden bleiben die Riechstoffe haften, was zur nervösen Erregung führt. Die Sinneszellen werden von dem Basalzellenpool aus kontinuierlich regeneriert.*

Abb. 204. Gehirn einer Beutelratte (Opossum). Den größten Teil des Gehirns nimmt das Riechsystem ein (grau). Der Neocortex (weiß) ist noch relativ klein, vergrößert sich aber bei höheren Säugern im Laufe der Evolution stark (durch Pfeile angedeutet), so dass das Riechhirn nach basal-innen verdrängt wird.

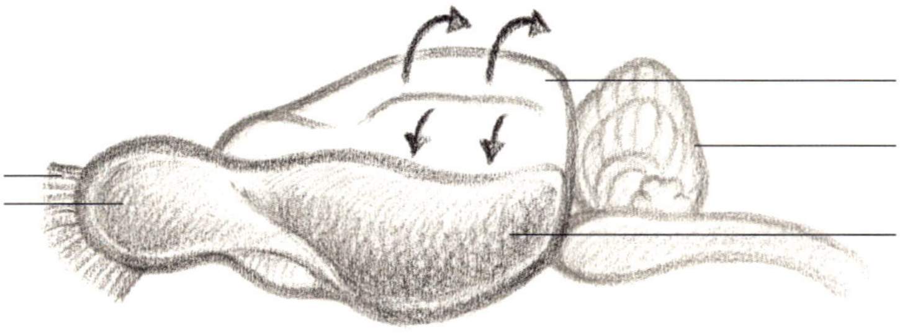

ren Säugern (z.B. beim Igel) den größten Teil des Gehirns ausmacht (Abb. 204). Der **Thalamus** ist gewissermaßen das «Vorzimmer des Chefs» (sprich Großhirnrinde) und kann den Großteil der einlaufenden Sinneserregungen abfangen und unterdrücken, wie eine Hemmungs- und Filterstation. Diese Zwischenstation fehlt beim olfaktorischen System! Deswegen «schlagen» Geruchsreize meist auch bis zur Organebene durch (z.B. beim Sexualverhalten, bei Flucht- oder Angstreaktionen usw.). Beim Menschen hat sich die Großhirnrinde (Neocortex) mächtig entfaltet und dadurch die archaischen («alten») Gebiete, die zum olfaktorischen System gehörten, wie auch den Riechlappen des Gehirns selbst, zurückgedrängt. Diese

A

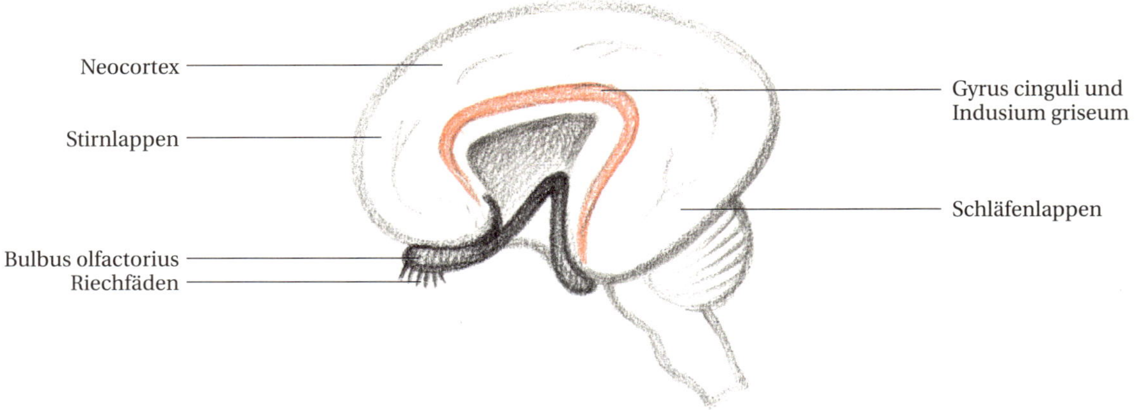

B

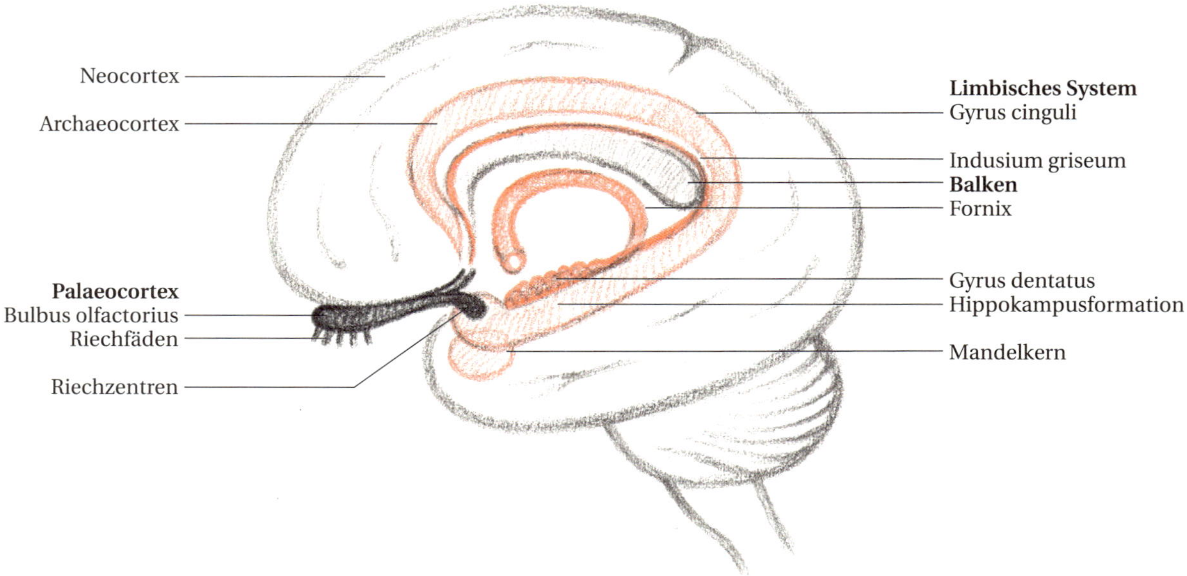

heute als Palaeo- und Archaeocortex bezeichneten Gebiete sind in der evolutiven Entwicklung an die Innenseite des Gehirns gedrängt worden und nehmen am erwachsenen Gehirn nur noch wenig Raum ein. Sie haben durch diesen «Verdrängungsprozess» eine eingerollte Form an der Innen- und Unterseite der Großhirnhemisphären, sozusagen an einer Grenzzone, erhalten, was ihnen den Namen limbisches System eingetragen hat (Abb. 205).

Das **limbische System** hat sich in der Evolution allmählich vom olfaktorischen System abgegliedert, ist aber keineswegs wie dieses rudimentär geworden, sondern hat sich weiterentwickelt und neue Funktionen übernommen, so dass wir hier erstmalig einen übergeordneten Bereich der Sinnessysteme kennen lernen. Man spricht dem limbischen System heute

Abb. 205. ***Entwicklung des olfaktorischen** (dunkel) **und limbischen** (rot) **Systems beim Menschen.** Durch die mächtige Entfaltung der Großhirnrinde (Neocortex) wird das olfaktorische System nach basal verdrängt. Das medial gelegene limbische System (Archaeocortex) wird durch die im Balken gebündelten Kommissurenbahnen des Großhirns auseinander gedrängt in über dem Balken verlaufende (Indusium griseum, das sich in den Gyrus dentatus fortsetzt) und unter dem Balken verlaufende Bahnen (Fornix) (rot). Diese an der Innenseite der Großhirnhemisphären etwas eingerollten Rindengebiete bilden im Bereich des Schläfenlappens die Hippokampusformation. Daran schließt sich vorne innen der Mandelkern an, der auch zum limbischen System gerechnet wird.*
A = Embryonales Gehirn (5 Monate alter Embryo).
B = Gehirn eines Erwachsenen (von der Seite gesehen, das Stirnhirn zeigt nach links).

sogar eine zentrale Stellung für das Persönlichkeitserleben, das Erinnerungsvermögen und die gesamte emotionale Grundhaltung des Menschen zu. Tatsache ist, dass nicht nur das Riechsystem, sondern auch alle anderen Sinnessysteme Verbindungen mit dem limbischen System eingehen, so dass man vielfach annimmt, dass die affektiven «Tönungen» der Sinneswahrnehmungen, sozusagen die «Gefühlsbeimischungen», durch das limbische System zustande kommen. Es ist gewiss nicht so, dass die Gefühle im limbischen System entstehen, sondern dass das limbische System eine Art Brücke zwischen Innenwelt und Vorstellungsleben darstellt, durch die uns dann die Gefühlselemente im Wahrnehmungsprozess zum Bewusstsein kommen können. Diese Brückenfunktion ist bei den chemischen Sinnen besonders deutlich erkennbar. Riech- oder Geschmacksstoffe wirken oft unmittelbar bis in die Verdauungsvorgänge hinein, lösen z.B. Speichelfluss, Magensaftsekretion, Insulinausschüttung usw., gegebenenfalls sogar Übelkeit, Ekel oder Erbrechen aus. Umgekehrt können Verdauungsstörungen auch die Empfindungsqualitäten der chemischen Sinne verändern. Auch der Gesamtzustand des Stoffwechselsystems, etwa bei Mangelernährung, kann auf diese Sinne wirken, z.B. im Sinne einer verstärkten Sensibilität für bestimmte (fehlende) Stoffe (Salzhunger, Proteinhunger usw.). Geruch und Geschmack reichen also tief in die Substanzwelt des Körpers hinein, wobei das limbische System eine zentrale Rolle als Vermittler zwischen dem Bewussten und dem Unbewussten spielt.

Das limbische System wurde in der Evolution durch die mächtige Entfaltung der Großhirnrinde nach innen und unten verlagert, so dass beim Menschen nur noch schmale, bogenförmig gekrümmte Stränge oberhalb und unterhalb des Balkens an der Innenseite des Großhirns und des Schläfenlappens vorhanden sind (Abb. 205). Man spricht hier von einem «Alt-Gehirn» (Archaeocortex), das mit dem ältesten Hirnteil, dem Riechhirn (Palaeocortex) verbunden ist. Diese «alten Abschnitte» bestehen beim Menschen vor allem aus dem unter dem Balken verlaufenden Fornix, der Hippokampusformation und dem über dem Balken verlaufenden Indusium griseum (Abb. 205). Diese Hirnabschnitte, zusammenfassend als limbisches System bezeichnet, verknüpfen aber nicht nur das Riechhirn mit tiefer gelegenen Hirnbereichen (Hypothalamus, Mittelhirn usw.), sondern stehen auch mit den anderen Sinnessystemen und vor allem mit der Großhirnrinde in Verbindung.

Das limbische System hat sich im Laufe der Evolution nach seiner Abgliederung vom Riechsystem allmählich innerhalb des Gehirns mehr und mehr verselbstständigt. Während beim Menschen das Riechsystem (Palaeocortex) in Rückbildung begriffen ist, hat das limbische System (Archaeocortex) eher eine progressive Entwicklung erfahren. Es bildet schließlich ein Zwischenglied zwischen dem mächtig entfalteten Großhirn (Neocortex) und dem mit dem Rückenmark zusammenhängenden Hirnstamm (Abb. 205). Dieser enthält eine netzförmig angeordnete Nervenmasse (Formatio reticularis), die einerseits bis zum Zwischenhirn hinaufreicht (Hypothalamus), sich aber andererseits nach unten auch bis ins Rückenmark fortsetzt.

Wegen der engen Verbindungen des limbischen Systems mit der Retikularisformation und dem autonomen Nervensystem soll das limbische System erst weiter unten genauer beschrieben werden.

5. Oberflächensensibilität (Hautsinne)

Die Haut ist die Grenzfläche zur Außenwelt. Sie umschließt den Körper, ist also zugleich eine schützende Umhüllung, die vielfältige Funktionen erfüllt, wie z.B. Atmung, Ausscheidung, Wärmeregulation, immunologische Abwehr usw. Eine zentrale Aufgabe des Hautorgans ist die Sinnesfunktion. Drei große Gruppen von Sinnesprozessen basieren auf Sinnesorganen der Haut, nämlich:

1. Sinnesorgane für die Wahrnehmung der **Wärmeverhältnisse** der Umwelt. Diese ermöglichen es dem Körper, die Eigenwärme der Umwelttemperatur anzupassen und gegebenenfalls Regulationsmechanismen in Gang zu setzen, die die Aufrechterhaltung einer konstanten Körpertemperatur und damit das Selbstbewusstsein ermöglichen.

2. Die Haut beherbergt zahlreiche verschiedenartige Sinnesorgane, die insgesamt die **Tastempfindungen** liefern. Durch Tasten erleben wir die Welt der Körper, auch die unseres eigenen Körpers. Mit den

großen Sinnesorganen (Auge, Ohr) leben wir bewusstseinsmäßig noch ganz im Außenraum, d.h. im Licht- und Luftraum. Durch das Tasten wird uns erstmalig die Körperlichkeit als solche bewusst, allerdings zunächst nur ganz oberflächlich.

3. Erst durch die Organe der **Tiefensensibilität**, die in den Muskeln und im Bereich der Gelenke liegen, können wir unseren eigenen Organismus als einen sich bewegenden und sich mit der Schwerkraft auseinander setzenden Körper erleben. Durch den Stellungs- und Lagesinn wird uns die Stellung unserer Gelenke und die Lage unserer Glieder im Raum, durch den Kraftsinn die Aktivität unserer Muskeln bewusst. Hautsinne und die in der Muskulatur gelegenen Sinne haben also mit dem Erleben des Raumes zu tun, der uns entweder äußerlich (Tasten) oder innerlich dynamisch (Muskelsinn, Tiefensensibilität) zum Bewusstsein kommen kann.

5.1. Temperatur- oder Wärmesinn

Der Wärmesinn steht am oberen Ende der Reihe von denjenigen Sinnesorganen, die, wie oben geschildert, mit dem Erleben des Räumlichen zusammenhängen. Wärme (Feuer) löst bekanntlich das Feste auf und führt die im Raum gebundenen Kräfte wieder ins Unräumliche (Geistige) zurück. Der Wärmesinn ermöglicht es uns, die Temperatur der uns umgebenden Körper (und damit deren innere Aktivität) wahrzunehmen und mit unserer Körpertemperatur zu vergleichen. Die Temperatur-Wahrnehmung ist daher auch aufs Engste mit der Temperaturregulation des Körpers und letztlich mit dem Selbsterleben verknüpft. In der Evolution konnte sich ein Persönlichkeitserleben erst mit der Homöothermie, d.h. der Fähigkeit des Organismus, die Körpertemperatur konstant zu halten, entwickeln.

Der menschliche Organismus ist in der Lage, die Temperatur des Körperkerns (im Wesentlichen der Bereich der Körperhöhlen) auf 37,1° konstant zu halten (Abb. 206). Die peripheren Teile des Körpers, die sog. Schale (im Wesentlichen Haut und Gliedmaßen) sind «wechselwarm» und dienen der Temperaturregulation, die auf einem fein abgestimmten Zusammenspiel zwischen Kern und Schale nach Art eines Regelkreises

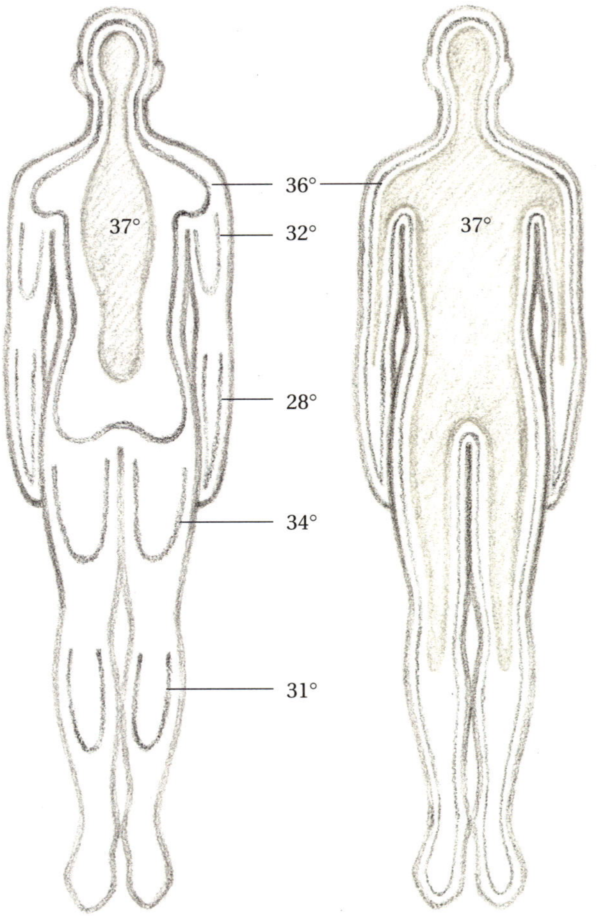

*Abb. 206. **Das Temperaturfeld des Körpers.** Die Konstanz der Körpertemperatur gilt nur für den Bereich der Körperhöhlen (Kerntemperatur). Bei zunehmender Außentemperatur dehnen sich die Wärmezonen schichtweise in die Gliedmaßen aus, d.h. es entstehen axiale und radiale Gradienten.*

basiert. Das vermittelnde Element ist das Blut. Steigt die Außentemperatur, wird mehr Wärme abgestrahlt oder durch Schwitzen an der Hautoberfläche Verdunstungskälte erzeugt; sinkt die Außentemperatur, wird die Wärmeabstrahlung, vor allem an den peripheren Abschnitten der Gliedmaßen (Händen und Füßen) reduziert, was durch eine Drosselung der Durchblutung erreicht wird.

Die Haut verfügt über ein ausgedehntes venöses Gefäßnetz dicht unter der zellulären Hautoberfläche (Epidermis), von dem zahlreiche schlingenartige

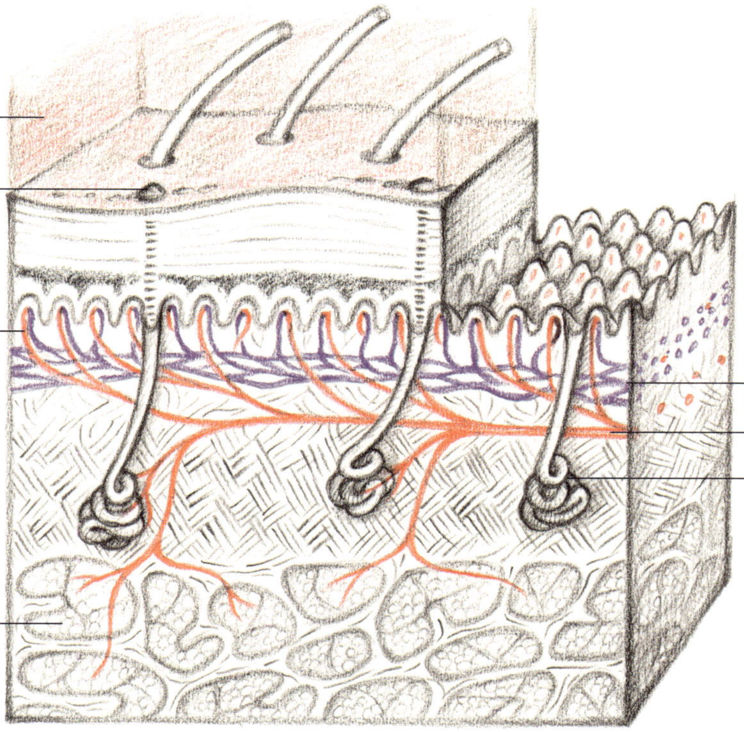

*Abb. 207. **Die Haut als Temperaturregulationsorgan.** Die Haare erzeugen mit der Hornschicht und der Wärmeabstrahlung durch die Kapillarschlingen des Papillarkörpers einen Wärmemantel auf der Haut. Für eine differenzierte Temperaturregulation spielt das venöse Hauptnetz eine große Rolle.*

Kapillaren in die Papillen des Papillarkörpers abgehen (Abb. 207). Durch Sondervorrichtungen der Gefäße (z.B. arterio-venöse Anastomosen) kann die Durchblutung der Haut, besonders an den Endgliedern (Fingern, Zehen) rasch erhöht bzw. gedrosselt werden, so dass die Wärmeabstrahlung dadurch entsprechend verändert werden kann.

Für den Wärmetransport von und zu den Hautgefäßen ist das **Blut** das wichtigste Organ. Die Temperaturregulation ist damit in erster Linie ein Kreislaufproblem. Die Blutzirkulation und damit der «Wärme-Kreislauf» wird von zwei Seiten aus beeinflusst, vom Stoffwechsel, insbesondere im Bereich der Muskulatur, wo Wärme entsteht, und vom Nervensystem, wo die Wärmeverhältnisse wahrgenommen und geregelt werden können. Im Zwischenhirn (Hypothalamus) liegen Nervenzellen, die die Bluttemperatur messen und entsprechende Kreislaufreaktionen auslösen können. In die nervösen Regulationen gehen auch die Sensationen von den Hautsinnen mit ein. Erregungen der Temperaturrezeptoren werden dem Hypothalamus und auch den Kreislaufzentren des Hirnstammes (im verlängerten Mark und Mittelhirn) über die Vorderseitenstrangbahnen des Rückenmarks (Tractus spinothalamicus) zugeleitet. Das Nervensystem kann nicht direkt die Wärmezirkulation beeinflussen, sondern nur über die Regulation der Gefäßweiten die Durchblutung in den verschiedenen Körperbereichen und damit die Wärmeabstrahlung verändern. Es vermag den Zustand der inneren Wärme (Bluttemperatur) vergleichend festzustellen und daraufhin entsprechende Regelprozesse, die die Konstanz der Kerntemperatur des Körpers garantieren, in Gang zu setzen.

Die Temperaturmessung geschieht hauptsächlich in der Haut durch **Temperaturrezeptoren**. Diese sind nicht gleichartig, vielmehr gibt es Kälte- und Wärmerezeptoren, die unterschiedliche Eigenschaften

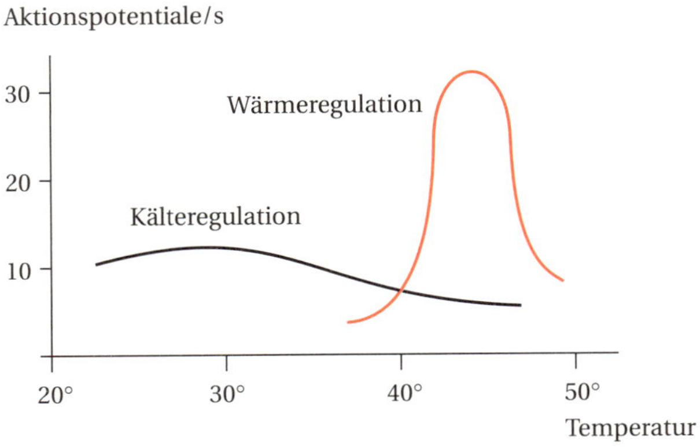

Abb. 208. ***Kälte- und Wärmerezeptoren unterscheiden sich in ihrer Erregbarkeit.*** *Bei sinkenden Temperaturen steigt die Frequenz der Aktionspotentiale (Ordinate) der Kälterezeptoren, bei steigenden Temperaturen, vor allem im Bereich zwischen 35° und 50° die der Wärmerezeptoren (aus R. Klinke und St. Silbernagl, 81).*

besitzen. Ihre anatomische Struktur ist noch weitgehend unbekannt. Aus dem Verhalten der ableitenden Nervenfasern kann man schließen, dass die Kälterezeptoren, die auf sinkende Temperaturen ansprechen, in der Haut an Zahl überwiegen und einen breiten Temperaturbereich abdecken, während die Wärmerezeptoren vor allem bei steigenden Temperaturen in höheren Bereichen erregt werden (Abb. 208). Der Körper vermag jedoch nicht die absoluten Temperaturen zu messen, sondern nur die relativen Wärmebewegungen (aufsteigend bzw. absteigend) zwischen innen und außen.

Wiederum wird hier das schon bei den großen Sinnesorganen erkannte allgemeine Prinzip sichtbar, dass die Sinnesorgane bei der Perzeption die Inhalte der Außenwelt auseinander nehmen, gewissermaßen in ihre einzelnen Elemente aufsplittern, ohne dass sie vom Nervensystem dann nachfolgend wieder zu einer Ganzheit «synthetisiert» werden können. Dasselbe Prinzip ist bei den anderen Hautsinnen noch viel ausgeprägter erkennbar (s. u.).

Obwohl die Temperatursensoren vermutlich sehr einfach gebaut sind, spielt die Wärmewahrnehmung im menschlichen Organismus wegen ihrer Bedeutung für die Homöothermie und das Ich-Bewusstsein eine entscheidende Rolle. Nimmt man die seelisch-geistigen Prozesse mit hinzu, so ergeben sich weitreichende Konsequenzen. Muskulatur und Stoffwechselorgane engagieren das Seelisch-Geistige im Stofflichen, so dass sich der Wille entfalten kann. Hier wird Energie umgesetzt und Seelisches im Physischen gebunden. Diese Kräfte können auch bei den inneren «Verbrennungs»- und Exkretionsvorgängen wieder frei werden, so dass Seelisches erlebbar wird.

Wie stark das Seelische die Hautdurchblutung und damit die Wärmeverhältnisse beeinflussen kann, sieht man z.B. am plötzlichen Erröten oder Erblassen, wenn Schamgefühle, Angst oder Zorn die Seele erfüllen. Es ist denkbar, dass die im Organismus mit dem Blut zirkulierenden Wärmeströmungen die Brücke bilden vom Seelisch-Geistigen zum Physisch-Lebendigen und dass wir über das Wärmeelement unsere Leiblichkeit verwandeln oder umgekehrt Physisches in Geistig-Seelisches transformieren können. Wir kommen darauf unten nochmals zurück (s. S. 345, 421).

5.2. Tastsinnesorgane

Die durch die Haut vermittelten Tastempfindungen haben eine ganz andere Qualität als die der großen, sonst so dominierenden Sinnesorgane (Auge, Ohr). Erst wenn wir einen Gegenstand betastet haben, glauben wir an seine reale Existenz. Durch den Tastsinn kommen wir erstmalig mit der körperlichen Welt selbst in «Berührung». Wir erleben aber nicht nur die Substanzseite der uns umgebenden Welt, sondern durch das Tasterlebnis auch uns selbst. Der zweifelnde Apostel Thomas glaubte erst an die Realität der Auferstehung, als er den Christus berührt hatte. Blinde haben oft ein viel stärkeres Realitätsbewusstsein von den sie umgebenden Dingen und Wesen als Sehende. Sie haben ihren Tastsinn geschult und auf eine höhere Bewusstseinsstufe gehoben. Normalerweise ist ja unser Tasterleben relativ dumpf und unerschlossen. Wir bemerken kaum, welche Vielzahl von Sinnesprozessen darin enthalten sind. In der Tat existieren in der Haut zahlreiche, ganz verschiedenartige Sinnesorgane, deren Struktur und Funktion größtenteils gut untersucht ist (Abb. 209).

Grundsätzlich muss man freie, in der Epidermis liegende Nervenendigungen und eingekapselte, komplizierter gebaute Sinnesorgane unterscheiden. Zu den

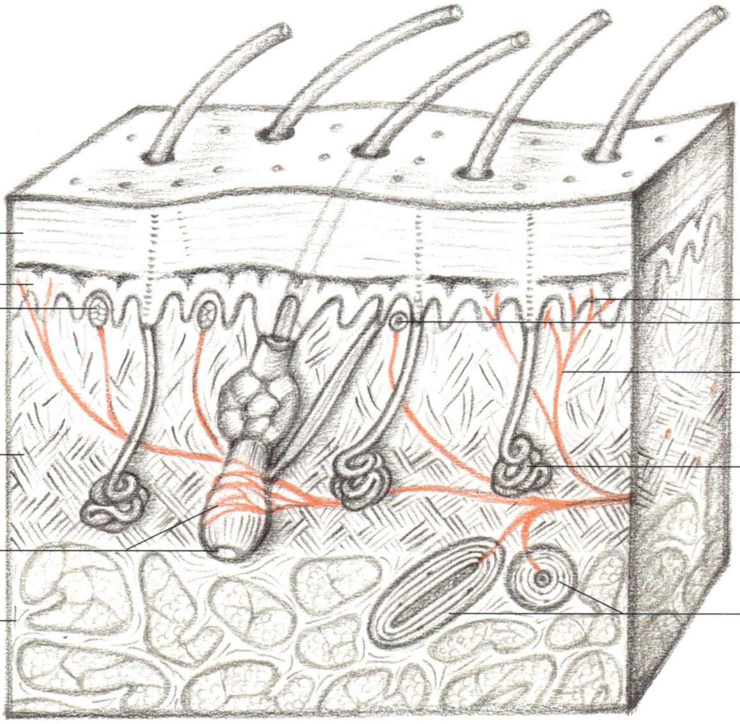

Abb. 209. ***Schichtengliederung der Haut und Lokalisation der wichtigsten Sinnesorgane*** *(1-5). Die Hautsinnesorgane liegen entweder an der Grenze zwischen Lederhaut und Epidermis (z.B. Meißner-Tastkörperchen, 1, oder an der Grenze zur Subkutis (z.B. Vater-Pacini-Lamellenkörperchen, 4). Die freien Nervenendigungen (Wärme-, Schmerzrezeptoren usw.; 2) dringen z.T. in die Epidermis ein oder bilden unmittelbar angrenzend organisierte Nervenkomplexe (Ruffini-Körperchen, 3, Merkel-Tastscheiben usw.). Auch die Haarbälge sind von dichten Nervennetzen (5) umgeben, die für den Tastsinn von großer Bedeutung sind.*

eingekapselten **Hautsinnesorganen** zählen z.B. die Ruffini- und Krause-Körperchen, die aus einem feinen Nervennetz bestehen, das von nichtnervösen Zellen wie in ein Säckchen eingeschlossen ist (Abb. 209). Zu den höher organisierten Sinnesorganen rechnet man z.B. die Meißner-Tastkörperchen sowie die Vater-Pacini-Körperchen. Die Meißner-Körperchen liegen meist in den Papillen der Haut, also direkt unter der Epidermis. Sie sehen aus wie kleine Tannenzapfen. Die keilförmig übereinander gestapelten, nichtnervösen Zellen sind von einer Bindegewebskapsel umschlossen. Zwischen den Zellen liegen feinste Nervenendigungen die bei Druck auf das Tastkörperchen gereizt werden. Bei den Vater-Pacini-Körperchen, die relativ groß sind (Längsdurchmesser 1 – 2 mm), enthalten die umhüllenden zwiebelschalenartigen Zellelemente keine Nervenfasern. Diese sind vielmehr in einem länglichen Innenkolben untergebracht, der das ganze Körperchen durchsetzt. Auch der Haarbalg, der von einem Netz feinster Nervenfasern umhüllt ist, stellt ein empfindliches Sinnesorgan für Tastreize dar (Abb. 209).

Die Physiologen unterscheiden aufgrund der Erregungsmuster der von den Tastkörperchen ableitenden Nervenfasern heute im Wesentlichen drei Modalitäten, wobei die Reizart der Rezeptororgane rein physikalisch definiert ist.

1. Als **Intensitätsdetektoren** werden taktile Rezeptoren angesprochen, die nur auf Druckreize ansprechen (wahrscheinlich freie Nervenendigungen, Merkel-Tastscheiben oder Ruffini-Körperchen).

2. **Geschwindigkeitsdetektoren** sind solche, die Druck pro Zeiteinheit registrieren (wahrscheinlich Meißner-Tastkörperchen und Nervengeflechte an den Haarfollikeln).

Die 3. Gruppe stellen die **Beschleunigungsdetektoren** dar. Hier kommt zu Druck und Zeit noch die Beschleunigung des einwirkenden Druckreizes hinzu. Hierfür stehen kompliziertere Mechanorezeptoren zur Verfügung, z.B. die Vater-Pacini-Körperchen, deren zwiebelschalenartig angeordnete Hüllzellen als Filter wirken können, so dass nur die Beschleunigung, nicht aber die Eindrucktiefe des Reizes von den Nervenendigungen im Innenzylinder registriert wird. Diese Organe vermitteln vor allem Berührungs- und Vibrationsempfindungen.

Bahnverbindungen mit dem zentralen Nervensystem. Die in den verschiedenen Hautsinnesorganen entstehenden nervösen Erregungen werden durch die hinteren Wurzeln der Spinalnerven dem Rückenmark zugeleitet und erreichen nach Kreuzung zur anderen Seite mit den sog. Vorderseitenstrangbahnen (Tractus spinothalamicus ant. u. lat.) über den Thalamus die Großhirnrinde im Bereich der hinteren Zentralwindung (Gyrus postcentralis), die daher auch als «Körperfühlsphäre» bezeichnet wird (Abb. 210). Den Rückenmarksbahnen schließen sich im Hirnstamm dann noch die Trigeminusbahnen an, die die Oberflächensensibilität der Hautbezirke des Kopfes zur hinteren Zentralwindung der Gegenseite leiten. Damit entsteht auf der Hirnoberfläche ein spiegelbildliches Muster der gesamten Körperoberfläche, wobei aber der Kopf unten und die Beine oben und zwar jeweils auf der anderen Seite des Gehirns «abgebildet» werden und zudem auch kein anatomisch «richtiges», sondern ein stark verzerrtes Bild entsteht, in dem funktionell hochwertige Hautareale (Lippen, Finger) größere Hirnbereiche einnehmen als relativ unempfindliche Hautzonen (z.B. Rumpf; sensorischer Homunkulus, Abb. 210).

Die von den verschiedenen Hautrezeptoren kommenden Erregungen werden schon im Rückenmark nach den jeweiligen Modalitäten (Druck, Berührung, Vibration, Schmerz, Temperatur; s. Abb. 210) aufgeteilt und **getrennt** dem Hirnstamm (hier erfolgen gegebenenfalls Reflexschaltungen) und der Großhirnrinde (hier entwickelt sich dann ein Bewusstsein von den Tastsensationen) zugeleitet. Interessanterweise werden die Sensationen in der hinteren Zentralwindung aber nicht nach den Körperregionen zu einheitlichen «Bildern» zusammengefasst, sondern auch hier wieder – «sorgfältig» getrennt nach den verschiedenen Modalitäten – verarbeitet. Es bleibt also auch bei diesem Sinnessystem das Rätsel bestehen, wie sich das für uns doch ganz einheitliche oder ganzheitliche Sinneserlebnis ausbilden kann, obwohl die nervösen Kanäle für die verschiedenen Modalitäten im gesamten Nervensystem immer getrennt voneinander bleiben.

Seelisch erleben wir die **Tastempfindungen** als einheitlichen Vorgang. Die Empfindlichkeit ist in verschiedenen Regionen der Körperoberfläche sehr unterschiedlich. Hoch empfindliche Regionen (Finger, Lippen, Zungenspitze, äußere Genitalorgane) kontrastieren mit relativ unempfindlichen Zonen (Rückenhaut, Unterschenkel). Berührungsempfindungen z.B., können außerordentlich komplex sein und von der groben Wahrnehmung der Oberflächenbeschaffenheit eines Gegenstandes (rau, glatt, klebrig, samtig usw.) bis zur detaillierten Wahrnehmung der räumlichen Gestalt eines Körpers reichen. Eine Druckempfindung kann lediglich auf einen fallenden Gegenstand zurückzuführen und damit relativ nichtssagend sein, während der Händedruck eines anderen Menschen Welten über dessen Wesen aussagen kann. Die Welt des Tasterlebens ist also ungeheuer vielfältig und differenziert. Aber so, wie beim Sehsinn die Fülle der Wahrnehmungsmöglichkeiten innerhalb des Auges letztlich auf der Tätigkeit von vier Rezeptortypen basiert, sind es auch beim Tastsinn letztlich nur die drei geschilderten Modalitäten, die dem komplexen Geschehen zugrunde liegen. Im Betasten eines Gegenstandes, eines anderen Körpers oder Menschen erleben wir aber wesentlich mehr als nur die drei physikalisch definierten Reize. Das Tasten kann uns nicht nur die Beschaffenheit der Oberfläche eines anderen Körpers, sondern zum Teil auch die Natur seines Inneren erschließen. Ein besonderes Phänomen ist aber das Umgekehrte, dass nämlich mit dem Berühren auch etwas von uns ausstrahlen kann. Man denke nur an die liebkosende oder tröstende Hand eines geliebten Menschen, an das segnende Handauflegen eines Priesters, an die heilende Hand eines Arztes. Man sieht, dass – ähnlich wie bei den anderen Sinnesprozessen auch – beim Tastvorgang nicht nur ein afferenter, perzipierender Prozess, sondern auch ein efferenter, ausstrahlender aktiver Vorgang vorhanden sein

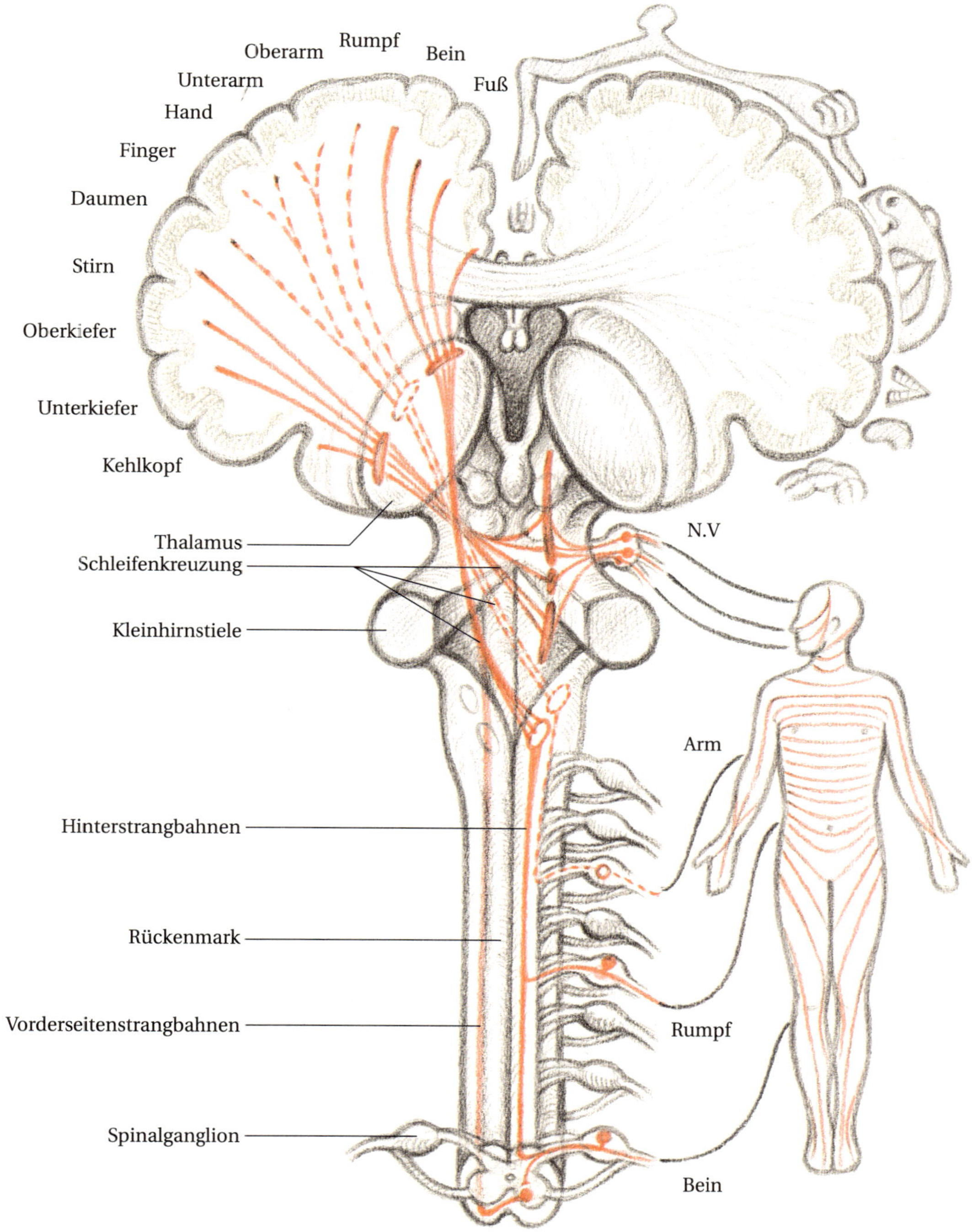

Abb. 210. ***Verlauf der großen sensiblen Bahnen zur Hirnrinde.*** *Die Hinterstrangbahnen, die die bewusste Sensibilität der Körperoberfläche von den jeweiligen Hautsegmenten zum Großhirn leiten, kreuzen in Höhe der Rautengrube auf die andere Seite (sog. mediale Schleife oder Lemniscus medialis). Ihnen schließen sich die vom Kopf kommenden Bahnen des N. trigeminus (N.V) an. Diese Bahnsysteme werden im Thalamus umgeschaltet und strahlen dann in die Hirnrinde hinter der Zentralfurche ein (Gyrus postcentralis), die auch als Körperfühlsphäre bezeichnet wird. Hier «spiegelt» sich die Körperoberfläche ihrer funktionellen Wertigkeit entsprechend in stark «verzerrter» Form (sog. sensibler Homunkulus; Bild oben rechts).*

muss. Seelisch gesprochen handelt es sich hier wiederum um **Willensprozesse**. Die morphologischen Grundlagen dafür sind aber noch weitgehend unbekannt. In diesem Zusammenhang mögen die besonderen Spannungsverhältnisse der Haut, die Durchblutung und insbesondere das die Sinnesorgane umgebende Binde-/Gefäßgewebe eine wichtige Rolle spielen. Wenn man bedenkt, dass das Tasterleben wesenhaft mit dem Räumlichen verbunden ist, jeder Druck aber einen Raumkörper etwas «eindellt», d.h. ihm etwas von seiner Raumausdehnung wegnimmt, so fällt es nicht schwer, sich vorzustellen, dass für das Wesenserlebnis des Eindrückenden das nachfolgende «Wiederausdrücken», das Wiederherstellen der ursprünglichen Gestalt für das reale Erleben von zentraler Bedeutung ist. Im Ein- und Wiederausdrücken begegnen sich zwei Raumkörper in aktiver Form und machen dadurch eine Wesenserkenntnis möglich.

5.3. Schmerzsinn

In gewisser Hinsicht kann der Schmerzsinn auch zu den Hautsinnen gerechnet werden. Die Schmerzempfindung (Nozizeption) nimmt aber unter den Sinnen generell eine Sonderstellung ein. Man unterscheidet einen scharfen, stechenden und einen dumpfen Schmerz, nach Verletzungen einen ersten von einem zweiten Schmerz usw. Immer handelt es sich aber um etwas Undifferenziertes, an der Grenze des Pathologischen Befindliches. Schmerzempfindungen entwickeln sich meist nach Gewebszerstörungen oder durch Extremreizungen anderer Sinnesorgane. Ein Schmerzphänomen hat wohl am Beginn der Entwicklung aller Sinne gestanden. Wenn Kräfte der Außenwelt in den Körper eindringen, entsteht Schmerz. Erst die weitergehende Differenzierung, bei welcher Art und Umfang der eindringenden Kräfte begrenzt wird, macht daraus ein organisiertes Sinnesorgan. So sind wohl in der Evolution alle Sinnesorgane aus Schmerzprozessen hervorgegangen. Der Schmerz wäre dann eine Art Ursinn, der in der unterschiedlichsten Weise in Erscheinung treten kann. Schmerzreize aus der Haut werden ebenfalls mit den Bahnen des Tastsinnes (Tractus spinothalamicus) zum Gehirn weitergeleitet und in der Hirnrinde auch bewusst erlebt (Abb. 210). Oft werden aber die Schmerzsensationen schon im Rückenmark oder Hirnstamm (vor allem im Thalamus) weiterverarbeitet, so dass Reflexantworten entstehen, die meist Abwehr- oder Gegenregulationen darstellen und häufig gar nicht voll zum Bewusstsein kommen.

Ein bemerkenswertes Phänomen ist die auffallend große Sensibilität der serösen Häute der **Körperhöhlen** (Brust- und Lungenfell, Bauchfell usw.). Die Körperhöhlen entstehen ja embryonal dadurch, dass hier die raumausfüllende Körpersubstanzbildung, z.B. durch Proliferation des embryonalen Bindegewebes (Mesenchyms) unterbleibt, also gewissermaßen der Raum weggenommen wird und «Hohlräume» entstehen, in denen sich die Organe entwickeln können. Die Auskleidungen dieser Höhlen (Brust-, Bauch- und Beckenhöhle) wie auch die der Schädelhöhle sind außerordentlich reich innerviert und sehr schmerzempfindlich, während die in den Höhlen untergebrachten Organe (auch das Gehirn) praktisch unempfindlich sind. Hier hat die Natur gewissermaßen einen schützenden Wall um die Organe gelegt und sie dadurch von Außenwelteinflüssen abgegrenzt, so dass ihre lebenswichtigen Funktionen in der Stille und Dunkelheit der Körperhöhlen ungestört, nur den eigenen Gesetzen folgend, ablaufen können. Da, wo der Raum im Körper «weggenommen» wurde, um Platz für die Organe (Eingeweide) zu schaffen, tritt der Schmerzsinn als Hüter auf, um das geheimnisvolle Leben der Organwelt zu schützen. Diese Tatsache wirft auch ein Licht auf den Schmerzsinn in der Haut, der ja auch die normalen Lebensfunktionen schützt, indem er sich nur meldet, wenn pathologische Zerstörungsprozesse einsetzen.

6. Tiefensensibilität (Muskelsinne)

Auch wenn wir die Augen geschlossen halten, können wir die **Lage** unserer Gelenke und die **Stellung** unserer Glieder im Raum (z.B. die Stellung der einzelnen Finger zueinander, die Geste der Hand oder die Stellung der Arme oder Beine) sehr genau beurteilen. Wenn man mit beiden Händen vergleichend das Gewicht zweier Gegenstände abschätzt, ist man immer wieder überrascht, wie genau der Unterschied bestimmt werden kann (man vergleiche z.B. das Gewicht von zwei gleich großen Streichholzschachteln mit unterschiedlichem, äußerlich nicht erkennbarem Inhalt). Meist wird man dabei die Hände etwas auf und ab bewegen, d.h. die Muskeln rhythmisch in Bewegung setzen. Die durch die Gewichte ausgelöste unterschiedliche Muskelspannung kann wahrgenommen werden, so dass man das schwerere Objekt dadurch bestimmen kann. Dies ist der sog. **Kraftsinn**.

Stellungs- und Lagesinn bei den Gelenken und Kraftsinn bei der Muskulatur stellen die sog. Tiefensensibilität dar. Die Muskeln enthalten feinste Sinnesorgane (Muskelspindeln und Sehnenspindeln), die wir oben schon bei den sensomotorischen Systemen kennen gelernt haben (Abb. 167) und deren Erregungen primär, ohne uns zum Bewusstsein zu kommen, in die sensomotorischen Reflexschaltungen bei der Körpermotorik mit eingehen. Die Erregungen der Muskel- und Sehnenspindeln können aber auch bewusst ausgewertet werden, ebenso wie die der Sinnesorgane im Bereich der Gelenke (Mechanorezeptoren in den Gelenkkapseln und Gelenkbändern). Insgesamt ergibt das dann die Tiefensensibilität. Die Schwerkraft wirkt auf den Bewegungsapparat ein. Mit unseren Bewegungen setzen wir uns mit dem Schwerefeld der Erde auseinander. Indem die Spannungs- und Dehnungsänderungen in Muskulatur und Gelenken durch die langen Rückenmarksbahnen rasch über das verlängerte Mark (Medulla oblongata) und den Thalamus zum Gehirn geleitet werden (Tractus spinobulbares, sog. Hinterstrangbahnen nach Goll und Burdach, Abb. 210), können uns diese Sensationen zum Bewusstsein kommen. Wir schauen sozusagen in uns hinein und erleben durch die eigene Muskulatur nicht nur die äußere Raumeswelt, sondern auch den eigenen Körper als ein sich im Raum Bewegendes. Die Wärme löst die Körper im Raum auf. Bei den Muskelsinnen dringen wir aber umgekehrt in die Tiefe des Raumes ein («Tiefensensibilität»). Die so entstehenden Raumerlebnisse sind aber nicht nur für das Bewegungsgeschehen selbst, sondern auch, besonders im Zusammenhang mit dem Gleichgewichtssinn, für unser Welterleben, d.h. für Lebensgefühl und Lebenssicherheit von entscheidender Bedeutung.

7. Gleichgewichtssinn

Die Muskelsinne ermöglichen die Wahrnehmung unserer Körperbewegungen im dreidimensionalen Raum, bedürfen aber der Ergänzung durch das Gleichgewichts- oder Labyrinthorgan, das den Körper auf das Schwerefeld der Erde, d.h. den uns umgebenden Raum, beziehen und dadurch die Eigenbewegung mit den Kräften des Außenraumes in ein Gleichgewicht bringen kann. Die Struktur des Gleichgewichtsorgans wurde oben bereits im Zusammenhang mit dem Gehörorgan kurz besprochen. Die drei mit Endolymphe gefüllten Bogengänge (Ductus semicirculares) sind rechtwinklig zueinander angeordnet, so dass jede der drei Raumebenen durch einen Bogengang repräsentiert ist. Sie besitzen jeweils eine Ampulle mit einem Sinnesorgan (Crista ampullaris und Cupula). Die beiden Säckchen (Utriculus und Sacculus) enthalten Sinnesendstellen (Maculae), auf deren «Ohrsteinchen» (Otolithen) die Schwerkraft direkt einwirken kann (Abb. 211 A). Friedrich Husemann hat diese Sinnesorgane einmal als «blinde Augen» bezeichnet, die ununterbrochen auf den Erdmittelpunkt schauen, um die Lage des Körpers im Schwerefeld der Erde zu bestimmen.

Bei den Bogengängen spielen dagegen die Flüssigkeitsbewegungen der Endolymphe die entscheidende Rolle (Abb. 211 B). Bewegt sich der Körper (bzw. der Kopf) in einer der drei Ebenen des Raumes, schwingt die Endolymphe (wegen ihrer Trägheit) in die Gegenrichtung und bewirkt dadurch eine Auslenkung der Cupula, was dann zu einer Erregung der Sinneszellen und zugehörigen Nerven führt.

Die Bewegungen des Körpers im Raum, die ja als ein Ganzes angesehen werden müssen, werden also durch das Gleichgewichtsorgan in zwei Komponenten zerlegt, nämlich in eine statische und eine dynamische (physikalisch gesprochen in die Registrierung der Linearbeschleunigung (Maculae staticae) und der Progressivbeschleunigung (Ampullenorgane)). Betrachtet man nun die Lage der Bogengänge im Felsenbein, so sieht man, dass die Bogengänge gar nicht in den Körperebenen liegen, sondern dazu in einem Winkel von 45° geneigt sind (Abb. 212). Dadurch kommt z.B. der vordere Bogengang links in dieselbe Ebene zu liegen wie der hintere Bogengang rechts und

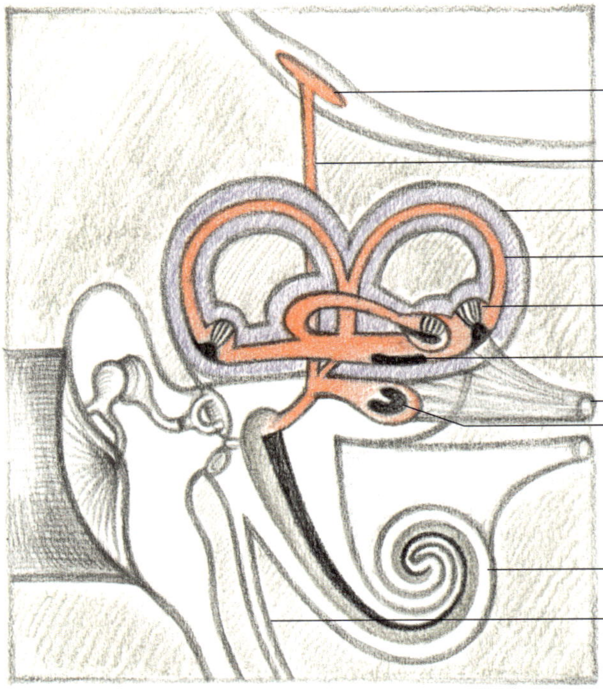

A

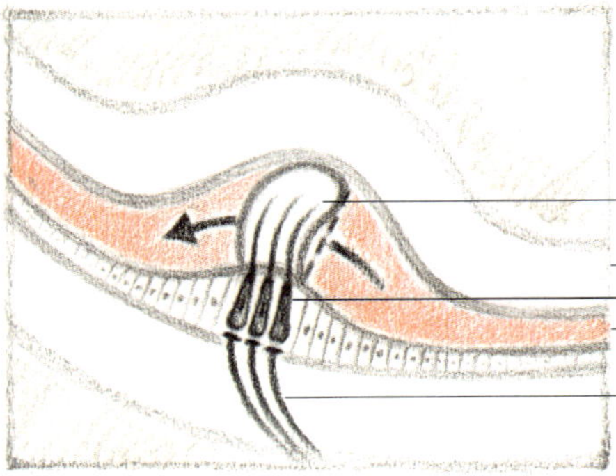

B

Abb. 211. ***Arbeitsweise des Labyrinthorgans.***
A = Das mit Endolymphe (rot) gefüllte Kanalsystem besteht aus den drei Bogengängen, sowie dem Utriculus und Sacculus, so dass insgesamt fünf Sinnesendstellen vorhanden sind (drei Ampullen und zwei Maculae). Die Kanälchen sind von Perilymphe (blau) umgeben und werden von feinen Bindegewebsbälkchen in ihrer Lage stabilisiert. Die Sinnesorgane der Bogengänge werden primär endolymphatisch, die der Schnecke perilymphatisch gereizt.
B = Ausschnitt aus einem einzelnen Bogengang mit Ampulle. Bei einer Kopfdrehung nach rechts erfährt die Cupula durch die Trägheit der Endolymphe eine Auslenkung nach links (Pfeil).

umgekehrt. Es zeigt sich also, dass der Raum im Sinnesorgan nicht genau abgebildet, sondern in Einzelelemente zerlegt wird. Das Raumfeld wird gewissermaßen «aufgelöst» und muss (natürlich unbewusst) von uns neu zusammengesetzt («erschaffen») werden, um als Ganzes erlebt werden zu können. Damit finden wir hier wieder das gleiche Prinzip von Analyse und Resynthese, das wir auch bei den anderen Sinnesorganen nachweisen konnten. Rätselhaft bleiben auch hier wieder die morphologischen Grundlagen für die Resynthesevorgänge. Selbstverständlich spielt dabei das zentrale Nervensystem eine entscheidende Rolle. Wir haben oben bei der Besprechung der sensomotorischen Systeme schon gesehen, dass das Kleinhirn für die Gleichgewichtsregulationen eine zentrale Bedeutung hat. Interessanterweise sind die für diese Vorgänge wichtigen Nervenzellen innerhalb der Kleinhirnrinde selbst rechtwinklig zueinander angeordnet. Es herrscht hier also eine dreidimensionale Zellstruktur. Ähnlich wie die primär motorischen und sensorischen Rindenfelder des Großhirns zeigt auch die Kleinhirnrinde ein homunkulusartiges Abbild des Körpers, so dass die Bilder des «inneren Raumes» (Muskulatur, Bewegungsorgane) und die des äußeren Raumes (durch das Labyrinthorgan vermittelt) hier zusammenkommen und miteinander verglichen wer-

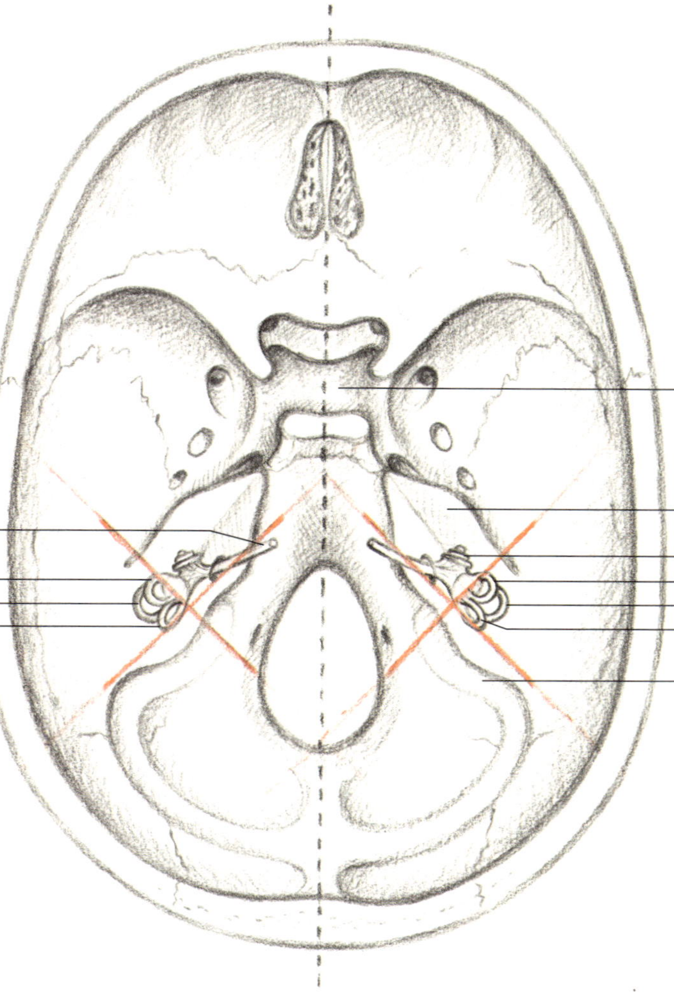

Abb. 212. ***Aufsicht auf die Schädelbasis.*** *Darstellung der Lage des Labyrinthorgans in der Felsenbeinpyramide. Man sieht, dass der vordere Bogengang (1) links in derselben Ebene liegt wie der hintere Bogengang (3) rechts und dass entsprechend der hintere Bogengang (3) links in derselben Ebene wie der vordere Bogengang (1) rechts gelegen ist (rote Linien). Das Bogengangsystem ist gegenüber den Raumebenen des Körpers um 45° abgewinkelt.*
2 = Seitlicher (lateraler) Bogengang;
N. VIII = Achter Hirnnerv (N. vestibulocochlearis)

den können, was für den gegenwärtigen Menschen noch ein gänzlich unbewusstes Geschehen ist.

In der Tat fließen alle Informationen aus den Bewegungsorganen, den verschiedenen Sinnesendstellen der beiden Labyrinthorgane und den übrigen motorischen Systemen des Nervensystems im Kleinhirn zusammen und werden dort – wie man sagt – miteinander «verrechnet», so dass eine Harmonisierung der Prozesse möglich wird. Dass hierbei aber noch mehr als nur nervöse Prozesse vor sich gehen müssen, kann aufgrund aller früheren Betrachtungen mit Sicherheit angenommen werden, nur wissen wir darüber bis jetzt noch kaum etwas Genaueres.

Ob der Endolymphgang, der mit einem kleinen Säckchen an der Hinterfläche der Felsenbeinpyramide unter der harten Hirnhaut (Dura mater) endet (Abb. 211 A) und meist nur als Ausgleichsventil für die Endolymphschwingungen des Bogengangsystems angesehen wird, eine Bedeutung für die Raumwahrnehmung hat, ist nicht geklärt. Diese natürlich nur

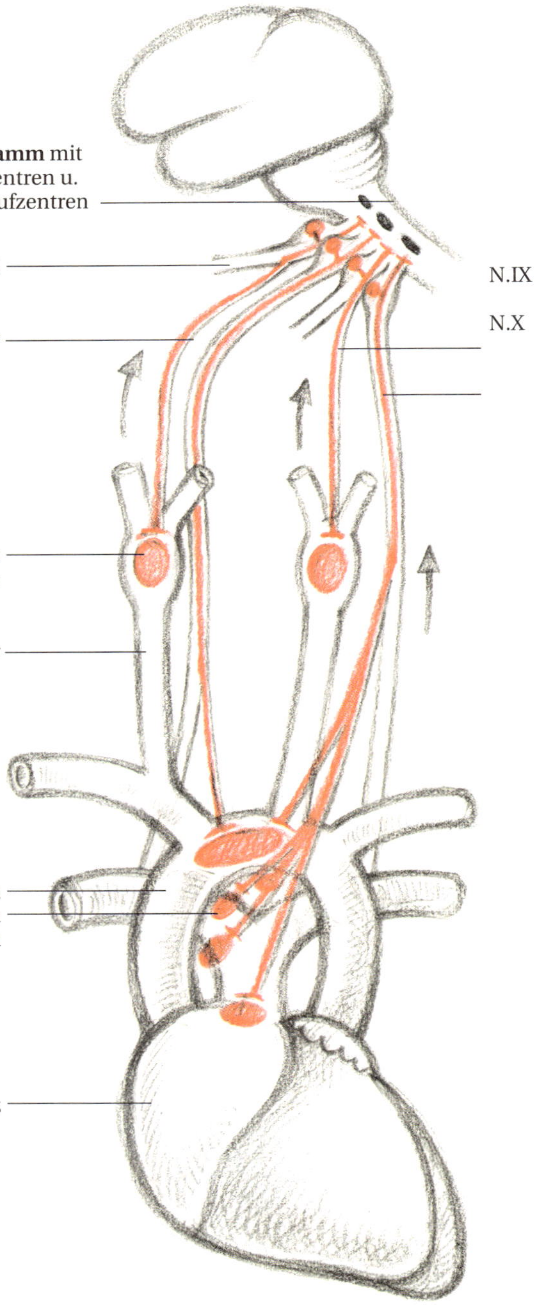

Abb. 213. ***Regulation von Blutdruck und Atmung mit Hilfe von Sinnesorganen*** *(Chemo- und Barorezeptoren) (rot), die an der Halsschlagader (Glomus caroticum), am Aortenbogen und an der Herzbasis liegen. Die Erregungen werden über den IX. und X. Hirnnerven zu den Atem- und Kreislaufzentren des Hirnstammes geleitet. Die Regulationsvorgänge erfolgen weitgehend autonom und unbewusst.*

minuziösen Schwingungen könnten sich auf das Liquorsystem des Gehirns übertragen, das ja auch die Atemrhythmen «abbildet». Eine offene Verbindung mit dem das Gehirn umgebenden Flüssigkeitsraum hat dagegen der Perilymphgang (Abb. 211 A), der die Schwingungen (Druckveränderungen) der Perilymphe des Labyrinthorgans auf den Hirnliquor übertragen kann. Man sieht also, dass das gesamte Flüssigkeitssystem des Innenohres nach zwei Seiten hin mit dem Liquorsystem verbunden ist, das uns ja durch die Kräfte des Auftriebs – wie oben erwähnt – erlebnismäßig sozusagen aus dem Raumerleben heraushebt.

Zum Bewusstsein kommen uns alle diese Prozesse nicht. Wenn die Funktion der Sinnesorgane des Gleichgewichtssystems gestört ist, verlieren wir die Raumorientierung und das sichere Körpergefühl, was Übelkeit, Schwindel und Vernichtungsgefühl hervorrufen kann (z.B. bei der Seekrankheit). Die (unbewusste) Eingliederung unseres Körpers in den Raum ist also ein zentrales Erlebnis, das mit unserer Existenz schlechthin zusammenhängt. Hier liegt also ein ständiges (unbewusstes) Abtasten des Raumes vor, das wir brauchen, um auch seelisch im Gleichgewicht zu bleiben. Von dem Erleben des Raumes durch den Gleichgewichtssinn strahlt in unsere Seele ein Element der Ruhe und Sicherheit hinein, ohne die das normale Leben auf der Erde nicht möglich wäre.

8. Eingeweidesinne (viszerale Sensibilität) – Lebenssinn

Die Organe und Gewebe des Körpers sind mit feinsten Nervennetzen durchsetzt, die insgesamt zum autonomen Nervensystem gerechnet werden. In den Organen liegen die verschiedenartigsten Sinnesorgane, die die chemischen Verhältnisse (Chemorezeptoren), den osmotischen Gewebsdruck (Osmorezeptoren), den Blutdruck (Barorezeptoren) und vieles andere registrieren können. Diese Erregungen werden oft schon lokal verarbeitet, darüber hinaus aber auch dem Rückenmark und Gehirn zugeleitet.

Ein besonders gut untersuchtes Beispiel für solche unbewusst bleibenden Sinnesprozesse im Bereich des Vegetativums sind die Regulationen von Blutdruck und Atmung (Abb. 213). An der Hinterwand der Teilungsstelle der Halsschlagader liegt ein Sinnesorgan (Glomus caroticum), das die Wandspannung der Arterie und damit den aktuellen Blutdruck messen kann. Die nervösen Erregungen werden durch einen Ast des IX. Hirnnerven (Karotissinusnerv) den Kreislaufzentren des Hirnstammes zugeleitet, die dann entsprechende Gegenregulationen in Gang setzen. Auch im Aortenbogen und an der Herzbasis liegen Druckrezeptoren (Baro- oder Pressorezeptoren), deren Erregungen allerdings hier über Äste des X. Hirnnerven (N. vagus) zum Hirnstamm geleitet werden (Abb. 213). Die Glomusorgane sind aber auch Chemorezeptoren, d.h. sie können den O_2-, CO_2- und H^+-Ionengehalt des Blutes messen und dadurch an der Regulation der Atmung mitwirken. Auch diese Regulationen erfolgen unbewusst und autonom.

Innerhalb der Gewebe und Organe ist der Informationsaustausch zwischen den verschiedenen Rezeptoren umfangreich und hoch differenziert. Er findet praktisch auf jeder Ebene (molekularer, zellulärer und nervöser Ebene) statt, aber erreicht nie die Ebene des Wachbewusstseins. Lediglich allgemeine Empfindungen wie Hunger, Durst, Völlegefühl, Harn- oder Stuhldrang werden bewusst erlebt. Eine Ausnahme machen die Sexualempfindungen (Orgasmus usw.), die tiefgreifende Erlebnisse darstellen können. Die Gesamtheit der aus der Welt der Organe aufsteigenden Empfindungen hat R. Steiner unter dem Begriff des «Lebenssinnes» (27, 76) zusammengefasst. Dieser Sinn vermittelt das allgemeine Lebensgefühl, das sich jedoch im Einzelnen nur schwer definieren lässt.

Die aus den Eingeweiden kommenden afferenten Erregungen ziehen hauptsächlich zusammen mit der Schmerzbahn (Tractus spinothalamicus) im Vorderseitenstrang des Rückenmarks (Abb. 210) oder im X. Hirnnerven zum Gehirn, erreichen aber nicht die Zentren der für die Sensibilität zuständigen Rindenfelder (Gyrus postcentralis usw.), sondern nur Thalamus und limbisches System (sog. Visceral Brain). Daher vollziehen sich die Schaltungen hier weitgehend reflektorisch und unbewusst.

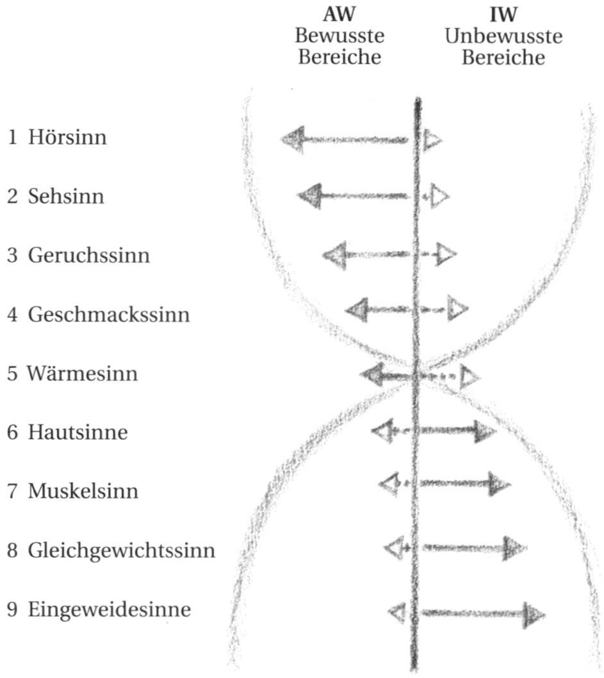

Abb. 214. ***Verhältnis der verschiedenen Sinnessysteme zum bewussten Erleben.*** *Der unbewusste Bereich wird bei den unten genannten Sinnen immer größer. AW = Außenwelt; IW = Innenwelt.*

9. Das Sinnessystem als Ganzes

Es ist jetzt an der Zeit, die Welt der Sinne, wie sie in unserem Bewusstsein in Erscheinung tritt, nochmals in ihrer Gesamtstruktur ins Auge zu fassen. Im Prinzip finden wir bei allen Sinnessystemen dieselbe Grundstruktur wieder. Der für das einzelne System charakteristische Ausschnitt der Welt (Klang, Bild, getasteter Gegenstand usw.) wird von den Sinnesorganen und den anschließenden Nervenbahnen bzw. Hirnabschnitten in seine Einzelelemente aufgelöst und auf getrennten Wegen dem Nervensystem (Gehirn usw.) zugeleitet. Das Gesamtbild, das für unser Erleben immer eine Einheit darstellt, taucht aber innerhalb des Nervensystems auf keiner Ebene wieder auf. Das Nervensystem hat zwar die Fähigkeit zu analysieren, nicht aber zu synthetisieren. Wie es letztlich

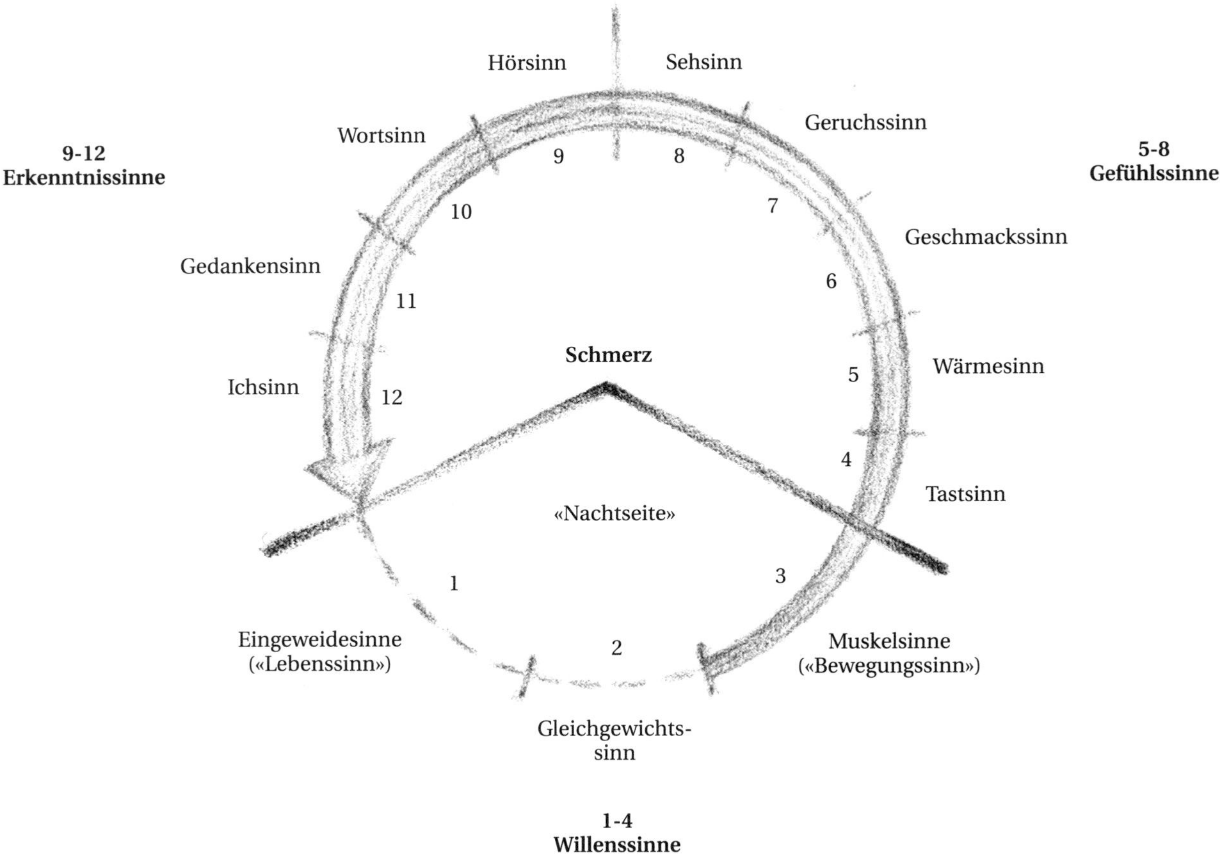

Abb. 215. ***Versuch einer funktionellen Gliederung der Sinnessysteme*** *unter Einbeziehung der von R. Steiner (27, 76) beschriebenen drei höheren Sinne (Wortsinn, Gedankensinn und Ichsinn). Die Anordnung der 12 Sinne in Form eines Kreises (oder einer Spirale) folgt einer zunehmenden Differenzierung und Bewusstheit (Pfeil), wobei drei übergeordnete Gruppen gebildet werden können («Willens-, Gefühls- und Erkenntnissinne»).*

zu dem von uns erlebten Gesamtbild der Sinneserscheinungen kommt, muss daher ein Rätsel bleiben, solange man nur die nervösen Vorgänge ins Auge fasst. Der dreigliedrige Organismus besitzt aber, wie dargestellt, durchaus noch andere Systeme, die selbstverständlich auch am Wahrnehmungsgeschehen beteiligt sind; das sind einmal das rhythmische System (Zirkulation, Blut, Atmung) und ferner das Stoffwechselsystem – die Basis für Empfindungs- und Willensprozesse. Diese Kräfte sind in der Lage, die Einheit des durch das Nervensystem in seine Komponenten aufgesplitterten Sinneseindrucks wiederherzustellen und ihn damit in seiner Ganzheit erlebbar zu machen. Das jeweilige uns zum Bewusstsein kommende Wahrnehmungsbild enthält daher nicht nur die Vorstellungen, die das Denken hervorbringt, sondern auch die Gefühlskomponenten und das Willenshafte, das den im Wahrgenommenen vorhandenen Qualitäten entspricht. Nur wenn wir alle drei Seelenkräfte beim Wahrnehmen mitwirken lassen, kommen wir in die Wirklichkeit des Erlebten hinein.

Man kann sich jetzt fragen, warum die Natur diesen Umweg über die «Zersplitterung» des Wahrnehmungsbildes, das sekundär «wieder zusammengesetzt» werden muss, überhaupt gegangen ist. Bei Tieren liegen doch offensichtlich ganz andere Verhältnisse vor. Darauf gibt es zwei Antworten. Von der Willensseite aus gesehen, ergibt sich durch die Möglichkeit der «Resynthese» des zuerst analytisch Zergliederten für den Menschen das **Erlebnis der Freiheit**. Das je nach Bewusstseinsstufe «erkämpfte» Wirklichkeitsbild ist das frei Errungene und nicht das passiv Aufoktroyierte. Es ist durch das aktive Mittun des menschlichen Ich zustande gekommen und nicht nur einfach eingeprägt oder «abgebildet». Dass dies nicht zwangsläufig die subjektive Natur des Wahrnehmens bedeutet, wurde oben eingehend erläutert. Von der denkerischen Seite gesehen, schafft die minuziöse «Aufsplitterung» des Wahrnehmungsbildes durch das Nervensystem andererseits aber auch die Möglichkeit, sich des Wahrgenommenen überhaupt bewusst zu werden. Die Aufgabe des Nervensystems ist es, Bewusstsein zu schaffen. Störungen im Bereich der nervösen Strukturen führen daher immer zu partiellen oder totalen Bewusstseinsverlusten in den jeweiligen Sinnesbereichen.

Der Grad dessen, was uns durch die jeweiligen Sinne von der Außenwelt und von uns selbst bewusst wird, ist jedoch sehr verschieden (Abb. 214). Durch Gehör und Sehsinn dringen wir tief in das uns umgebende Seinselement ein. Geruch- und Geschmackssinn verhalten sich ähnlich, wenn auch auf einer tieferen Ebene. Beim Wärmesinn sind die Erlebnisse der Außen- und Innenwelt etwa gleichwertig. Die Sinnesorgane der Haut vermitteln uns nicht nur ein Bewusstsein von der Oberflächenbeschaffenheit der Raumkörper, z.T. auch von ihrer dreidimensionalen Gestalt, sondern darüber hinaus auch von uns selbst als raumerfüllenden Organismen. Die Tasterlebnisse sind neben den Wärmeempfindungen die zentralen Bewusstseinsprozesse für das Selbsterleben, das ohne die zu tastende Körperlichkeit normalerweise gar nicht möglich wäre. In noch stärkerem Maße spielen auch die Muskelsinne für das Selbsterleben eine Rolle, nur ist hier nicht der statische Körper, sondern der Organismus in Bewegung (Bewegungssinn). Dadurch erschließt sich uns dann auch ein Verständnis der Bewegungen anderer Körper im Raum. Die Prozesse des Gleichgewichtssinnes kommen uns nicht zum Bewusstsein. Nur indirekt, durch Schwindel, Übelkeit oder Wohlbefinden erleben wir etwas von den Vorgängen in diesem System, das für die Einordnung unseres Körpers in die Raumeswelt eine so große Rolle spielt.

Diejenigen Sinne, die in den Stoffwechselorganen tätig sind, bleiben schließlich ganz außerhalb der Bewusstseinsebene. Hier sind wir voll in die eigene Stofflichkeit eingetaucht, auf die wir direkt keinen Einfluss nehmen können.

Rudolf Steiner (27, 76) hat das Spektrum der Sinnessysteme noch um drei weitere Sinne erweitert, und zwar um den Wort- oder Sprachsinn, den Gedankensinn und den Ichsinn. Diese sog. «geistigen» Sinne sollen uns über das Sehen und Hören hinaus, vollbewusst in das Wesen eines Wortes («Sprachsinn») oder eines Gedankens («Gedankensinn») einzudringen ermöglichen. Der «Ichsinn» sei keineswegs mit dem eigenen Icherleben identisch, vielmehr würden wir durch diesen Sinn ein reales Erlebnis von der Existenz einer anderen Individualität gewinnen können.

So gesehen würden sich damit 12 Sinnessysteme ergeben, die am besten in einem Kreis bzw. einer Spirale angeordnet werden (Abb. 215). Von 1 – 12 hätten wir dann steigende Bewusstseinsgrade vor uns, wobei wir uns zunehmend tiefere bzw. höhere Wesensdimensionen der Außenwelt erschließen. Steiner (27, 76) nennt die oberen vier Sinnessysteme (Ichsinn bis Hörsinn) die eigentlichen Erkenntnissinne, weil hier der Wachheitsgrad und die erkenntnismäßige Durchdringung des Wahrgenommenen am größten sind. Demgegenüber werden die mehr im Unbewussten lebenden Sinne (viszerale Sinne, Tiefen- und Oberflächensensibilität) als «Willenssinne» bezeichnet. Hier dominiert das Körperliche und Substanzielle des Raumes. Dazwischen liegen dann die «Gefühlssinne» (Seh-, Geruchs-, Geschmacks- und Wärmesinn), bei denen rhythmische Prozesse zwischen Innen und Außen sowie seelische Empfindungen in der Dimension zwischen Fremd- und Eigensein eine dominierende Rolle spielen.

Man sollte über solchen Einteilungen aber nicht vergessen, dass die Sinnessysteme insgesamt eine Ganzheit darstellen und dass nicht nur Überschneidungen, sondern auch echte Integrationen von verschiedenen Sinnesbereichen (Synästhesien) vorhanden sind.

Autonomes oder Vegetatives Nervensystem

Das autonome Nervensystem ist das polare Gegenstück zum zentralen Nervensystem, dessen Zentrum das in der Schädelhöhle untergebrachte Gehirn ist. Das Zentrum des autonomen Nervensystems liegt in der Peripherie, in den zahlreichen, in der Bauchhöhle gelegenen Nervengeflechten, wie z.B. dem «Sonnengeflecht» (Plexus solaris) und den nervösen Netzen der Organe (intramurale Plexus). Diese Nervengeflechte enthalten immer auch Ganglienzellen, meist in Form von Zellansammlungen (Ganglien), so dass innerhalb der Organe auch nervöse Schaltungen vonstatten gehen können. Das, was in der Großhirnrinde abläuft, findet also im autonomen Nervensystem ganz in der Peripherie, d.h. innerhalb der Organe selbst statt, allerdings ohne Beteiligung des Bewusstseins. Würde man sämtliche autonomen Nervenzellen mitsamt ihren Fortsätzen aus den Eingeweiden herauslösen und auf eine Waage legen, ergäbe sich etwa das gleiche Gewicht wie beim Gehirn. Diese Tatsache macht die (auch funktionelle) Polarität zwischen dem zentralen Nervensystem (Gehirn) und dem peripheren, autonomen Nervensystem eindrucksvoll sichtbar. Wir haben hier einen im Rahmen des Gesamtsystems außerordentlich wichtigen und für die Lebensfunktionen der Organe unentbehrlichen Teil des Nervensystems vor uns.

Funktionell lassen sich darin drei große Bereiche unterscheiden (Abb. 216; Rohen, 16). Die obersten Steuerungszentren liegen im Gehirn, vor allem im Hypothalamus-Hypophysensystem und im limbischen System. Der periphere Bereich umfasst die meist zellreichen Geflechte innerhalb der Organe (intramurale Plexus), die durch komplexe Verschaltungsmöglichkeiten gegenüber den übergeordneten Steuerungszentren eine große funktionelle Selbstständigkeit besitzen. Zwischen dem zentralen und peripheren Bereich schiebt sich vermittelnd ein zum Teil rhythmisch-segmental gegliederter («mittlerer») Bereich ein, der sich in zwei große, funktionell gegensätzliche Systeme gliedert, nämlich den Sympathikus und den Parasympathikus (in Abb. 216 mit Rot und Blau gekennzeichnet). Die Ursprungszellen des Sympathikus liegen im Rückenmark, und zwar hauptsächlich in den Brustsegmenten ($C_8 – L_3$). Sie stehen über die Spinalnerven mit dem segmental gegliederten Grenzstrang (Truncus sympatheticus) in Verbindung, der seinerseits über zahlreiche feine Nerven mit den großen Ganglien der Peripherie verbunden ist. Der Parasympathikus überbrückt den mittleren Bereich und zieht einmal von oben (N. vagus) und einmal von unten mit seinen Nerven direkt zu den peripheren Ganglien der Körperhöhlen. Die Aufteilung des mittleren Bereiches in einen antagonistisch wirkenden sympathischen und parasympathischen Anteil entspricht einem rhythmischen Prinzip.

Die charakterisierte Dreigliederung des autonomen Nervensystems prägt sich auch in der Arbeitsweise der jeweiligen Organisationsstufen aus. In der Peripherie wirken die autonomen Nerven lokal bis in die Membranprozesse einzelner Zellen hinein; im Hypothalamus steuern die oft nur aus wenigen Nervenzellen bestehenden Zellgruppen («Zentren») nur noch übergeordnete Gesamtfunktionen des Vegetativums wie z.B. Wärmeregulation, Zuckerstoffwechsel, Wasserhaushalt usw.

Im mittleren («rhythmischen») Organisationsbereich spielen zwar noch Einzelfunktionen wie die Kontraktion glatter Muskelzellen oder die sekretorische Aktivität einzelner Drüsen eine Rolle, diese stehen aber immer im Zusammenhang mit einer Gesamtfunktion wie z.B. Aktivitätssteigerung des Körpers oder Erholung, Regeneration oder Leistung. Sympathikus

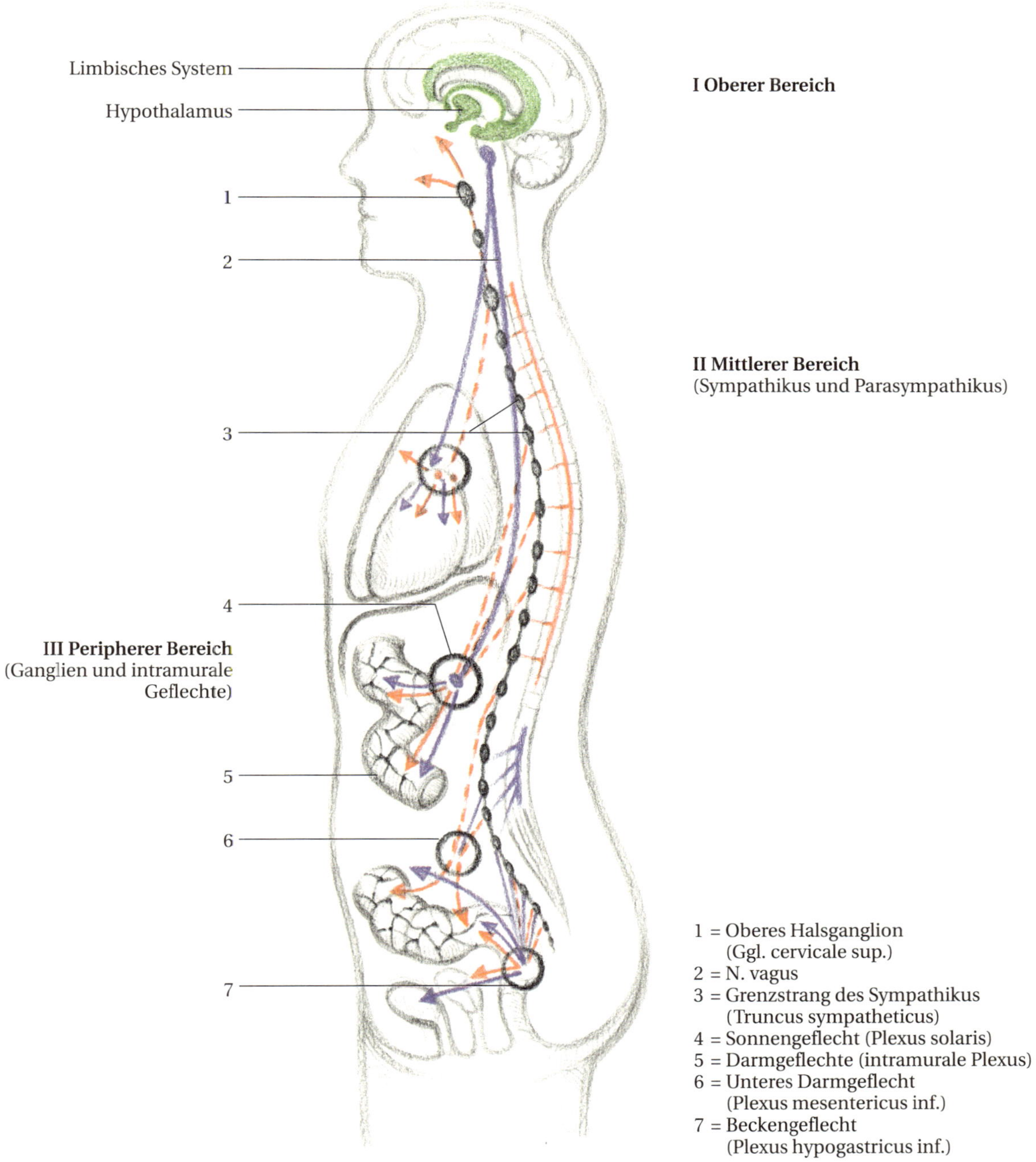

Abb. 216. ***Gliederung des autonomen Nervensystems*** *in drei Funktionsbereiche. Der obere Bereich liegt im Gehirn (limbisches System und Hypothalamus, grün) und hat Steuerungsfunktionen. Der mittlere Bereich stellt die Verbindungen zwischen den peripheren autonomen Geflechten innerhalb der Organe her und hat sein Zentrum im Rückenmark und Hirnstamm. Er weist teilweise eine rhythmisch-segmentale Gliederung auf und besteht aus 2 funktionell verschiedenen Elementen, dem Sympathikus (rot) und dem Parasympathikus (blau). Der periphere Bereich umfasst die in den Organen gelegenen (intramuralen) Nervengeflechte, die von den großen Ganglien der Körperhöhlen (Sonnengeflecht usw., durch Kreise markiert) versorgt werden. In den peripheren Geflechten mischen sich sympathische (rot) und parasympathische (blau) Nerven mit verschiedenen Schaltelementen zu einem komplizierten Geflecht, das eine große funktionelle Selbstständigkeit besitzt.*

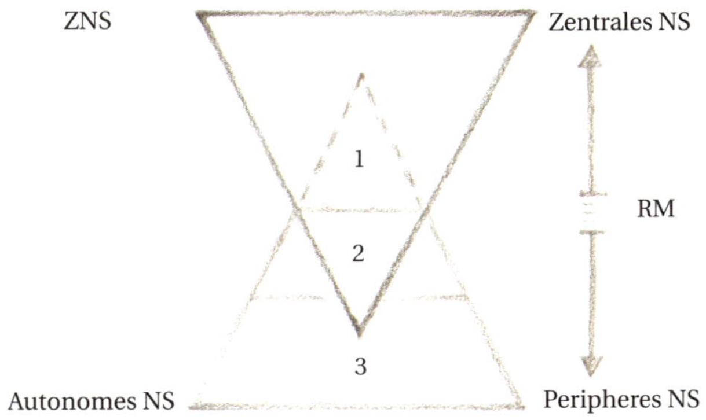

Abb. 217. ***Schema der unterschiedlichen Schwerpunkte beim zentralen und autonomen Nervensystem.*** *Dreigliederung des autonomen Nervensystems in einen oberen (1), mittleren (2) und unteren (3) Teil, wobei die Dezentralisierung peripherwärts stetig zunimmt. Die Pyramide wird unten breiter. Beim zentralen Nervensystem (ZNS; Gehirn) ist die Gewichtung polar entgegengesetzt. Die Konzentration der nervösen Masse ist hier im Kopfbereich am größten. Die Pyramide wird oben breiter.*
RM = Rückenmark
NS = Nervensystem

und Parasympathikus wirken auf dieser Ebene immer gegensätzlich (antagonistisch). Auf der Ebene der obersten Organisationsstufe im Hypothalamus wirken sie dagegen zusammen (synergistisch).

Im Gegensatz zum zentralen Nervensystem finden die wesentlichsten Funktionsprozesse beim autonomen Nervensystem in der Peripherie statt, wo auch die Hauptmasse der Nervenzellen lokalisiert ist (Abb. 217). Beide Systeme sind damit polar strukturiert.

1. Periphere Organisationsstufe (intramurales System)

Alle Organe sind dicht mit autonomen Nervenfasern durchsetzt. Die intramuralen Geflechte enthalten immer auch Nervenzellansammlungen (Ganglien), die Orte synaptischer Schaltungen sind. Im Darm z.B. findet sich ein solcher zahlreiche Ganglienzellen enthaltender Plexus zwischen den beiden Muskelschichten (Auerbach-Plexus) sowie unter der Schleimhaut. Von diesen Geflechten gehen feinste Nervenfasern bis an das Epithel der Darmschleimhaut, an die Drüsen und Blutgefäße. Der ganze Darm ist also dicht durchsetzt von Nervenfasern und Ganglienzellen. Die Lokalisation dieser Zellansammlungen ist jedoch je nach der Funktion der Organe ganz verschieden.

Arbeitsweise autonomer Nerven

Im Gegensatz zu den sensomotorischen Systemen des Nervensystems, bei denen die Nervenfasern immer in einen direkten Kontakt mit den «Erfolgsorganen», z.B. mit den quergestreiften Muskelfasern (durch die motorischen Endplatten), kommen, berühren die autonomen Nervenfasern die Zellen, deren Tätigkeit sie beeinflussen (glatte Muskelzellen, Drüsenzellen usw.) meist nicht selbst. Sie wirken vielmehr in der Regel auf Zellgruppen, und zwar durch Wirkstoffe (Transmitter), die dann von den Zellen durch spezifische in ihren Membranen lokalisierte Rezeptormoleküle aufgefangen werden (Abb. 218). Eine Zellgruppe, z.B. von glatten Muskelzellen eines Blutgefäßes, wird durch die von den Nerven freigesetzten Wirkstoffe gewissermaßen in ein «Bad» getaucht, das, wenn die Konzentration der Wirkstoffe groß genug ist, bei den Muskelzellen eine Änderung des Kontraktionszustandes (Tonus) bewirkt. Gefäßkontraktionen in größeren Arealen der Peripherie können dann gegebenenfalls den Blutdruck steigern, Dilatationen den Blutdruck senken. Auf diese Weise können periphere vegetative Reaktionen auch Rückwirkungen auf den Gesamtorganismus haben. Dies gilt selbstverständlich auch für andere vegetative Reaktionen, wie z.B. Drüsensekretion (etwa Schweißsekretion im Zusammenhang mit der Temperaturregulation usw.).

Man muss sich aber immer vor Augen halten, dass die in den Organen und Geweben ablaufenden Prozesse primär selbstständig und vom Nervensystem unabhängig sind. Zellregeneration, Zellstoffwechsel, Drüsensekretion und Muskelkontraktion gehen auch

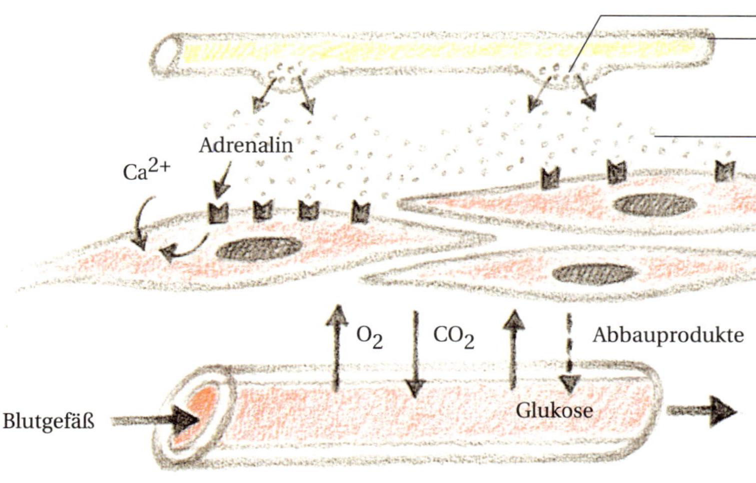

Abb. 218. ***Glatte*** *(«unwillkürliche»)* ***Muskulatur zwischen Blutgefäßsystem und autonomen Nerven.*** *Aus den Verdickungen der autonomen Nerven (Varikositäten) können Transmitterstoffe freigesetzt werden, die über Permeabilitätsänderungen an der Muskelmembran (Ca-Einstrom usw.) den Kontraktionszustand der glatten Muskelzellen beeinflussen können. Die Stoffumsätze innerhalb der Muskelzellen («Willensseite» der Prozesse) werden vom Blutgefäß aus geregelt (Gasaustausch, Anlieferung von Energieträgern, z.B. Glukose, und Abtransport der Stoffwechselendprodukte). Man beachte, dass die autonomen Nerven keine direkten Membrankontakte mit den Muskelzellen ausbilden, etwa wie die motorischen Endplatten bei der quergestreiften Muskulatur.*

ohne nervöse «Impulse» vonstatten. Die Organe arbeiten nach den in ihnen verankerten Gesetzen selbstständig und autonom. Das autonome Nervensystem hat lediglich die Aufgabe des «Informationsaustausches» **zwischen** den Organen, anthropomorph ausgedrückt: dafür zu sorgen, dass die Organe «voneinander wissen», um ihre Aktivitäten aufeinander abstimmen zu können. Zum Beispiel muss bei Leistungssteigerung des einen Organs die Energieversorgung eines anderen eingeschränkt, also eine Umverteilung der Ressourcen eingeleitet werden. Funktionell zusammengehörige Organe werden durch das autonome Nervensystem harmonisch miteinander verknüpft. Diese Verschachtelung kann schon auf unterster Ebene (ganz lokal) erfolgen – natürlich ohne, dass wir etwas davon bemerken. Betrifft sie den Gesamtorganismus, muss der parasympathische oder sympathische Teil der übergeordneten Abschnitte des autonomen Nervensystems regelnd eingreifen (s. unten).

Struktur und Funktion der autonomen Leitungsbögen

Nun arbeitet aber das autonome Nervensystem grundsätzlich ganz anders als das zentrale. Ein Urphänomen ist die Tatsache, dass der efferente Schenkel des Leitungsbogens beim autonomen Nervensystem mindestens aus zwei Neuronen (einem prä- und einem postganglionären Neuron) besteht und nicht wie bei den sensomotorischen Systemen nur aus einem einzigen Neuron – nämlich der motorischen Vorderhornzelle des Rückenmarks. Die Zellkörper des ersten (präganglionären) «viszeromotorischen» Neurons liegen im Rückenmark, die des zweiten jedoch in den peripheren, para- oder prävertebralen Ganglien. Hinzu kommt, dass ihre Endverzweigungen keinen individuellen Kontakt mit den Muskelzellen eingehen, sondern «im Vorbeilaufen» zahlreiche kleine Verdickungen ausbilden (Varikositäten), die zahlreiche Bläschen mit spezifischen Wirkstoffen enthalten (synaptische Vesikel), aus denen dann nach Stimulation die Wirkstoffe (Transmitter, z.B. Adrenalin oder

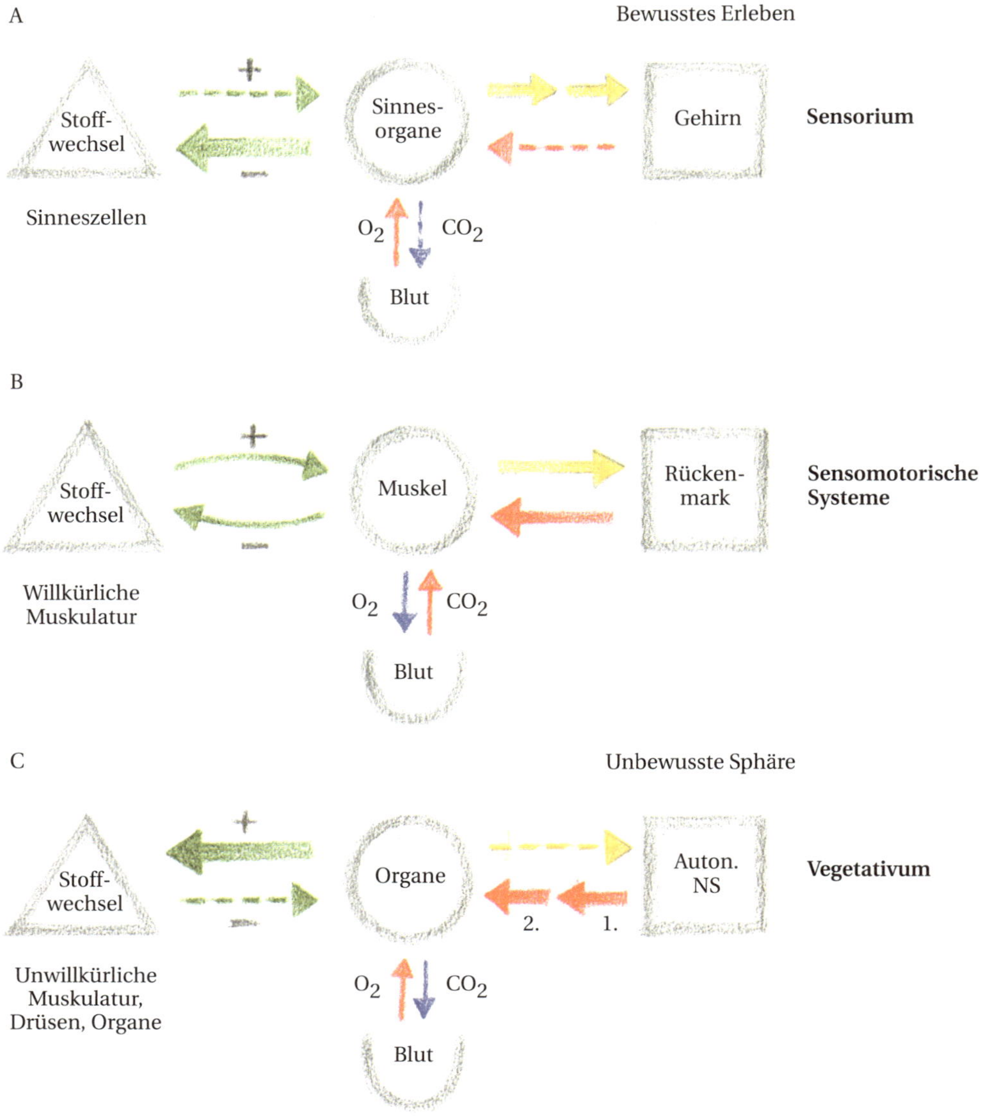

Abb. 219. ***Vergleich der drei großen Funktionsbereiche des Nervensystems*** *untereinander und in ihren Beziehungen zum Stoffwechselsystem und den blutvermittelten Atmungsvorgängen (zellulärer Gasaustausch).*

A = Sensorium, ZNS;
B = sensomotorische Systeme;
C = autonomes Nervensystem (NS)

Acetylcholin) ins umgebende Gewebe entleert werden. Besitzen dann z.B. die glatten Muskelzellen die passenden Rezeptoren, verbindet sich der Transmitter mit dem Rezeptor und löst dadurch intrazelluläre Reaktionen aus (z.B. Kalzium-Einstrom), die letztlich dann zur Kontraktion führen (Abb. 218).

Man kann aber auch hier wiederum, ähnlich wie bei den quergestreiften Muskeln, nicht von «motorischen» Nerven im Sinne von Willensimpulse übertragenden Nerven sprechen. Die Analyse dieses Vorgangs führt uns zu tieferen Einsichten, wenn wir das Ganze vor dem Hintergrund der dreigliedrigen Organisation des Gesamtorganismus betrachten (Abb. 219). Wie bei der quergestreiften Muskelfaser auch, hängt die Kontraktion der glatten Muskelzelle natürlich vom Energieumsatz innerhalb der Zelle (ATP → ADP usw.) ab, der sich dann auf die kontraktilen Filamente (Aktin-Myosinfäden) auswirkt. Die Filamente sind hier nicht so regelmäßig angeordnet wie bei der quer gestreiften Muskulatur, sind aber hinsichtlich ihres «Tonus» ebenso von der intrazellulären Kalziumkonzentration abhängig. Die lebendige Zelle kann durch Änderung ihrer Membranpermeabilität für Ca-Ionen auch ohne Nervenreize die Kalziumkonzentration in der Zelle und damit ihren Kontraktionszustand (Tonus) ändern. Dies ist ein autonomer Prozess, der natürlich vom Energiestoffwechsel sowie auch von der Sauerstoffzufuhr abhängig ist. Somit steht die glatte Muskelzelle (und das gilt in ähnlicher Form für alle vegetativ versorgten Zellsysteme) immer unter dem Einfluss von drei verschiedenen Funktionssystemen, dem Atmungs- und Zirkulationssystem (O_2/CO_2-Austausch im Gewebe), dem Stoffwechselsystem (Umsatz von Energieträgern, z.B. Glukose, ATP usw.) und dem Nervensystem (Freisetzung und Abbau von Wirkstoffen). Jedes dieser Systeme folgt seinen eigenen Gesetzen und arbeitet relativ selbstständig. Für das prozessuale Zusammenwirken ist das Nervensystem wichtig. Dies ist ein **ordnungschaffendes Geschehen**, kein Willensprozess. Das Willenshafte stützt sich auf die Stoffwechselvorgänge, das Empfindungsmäßige auf die Atmungsvorgänge und nur das «Vorstellungsartige» (Informative) auf die nervösen Prozesse (Abb. 219).

Nun gelangt aber von diesen Prozessen nichts bis in das Bewusstsein. Das Organgeschehen bleibt unbewusst und vollzieht sich autonom. Man kann annehmen, dass dies damit zusammenhängt, dass der Reflex- oder Leitungsbogen des autonomen Nervensystems, der wie überall im Nervensystem aus einem afferenten und einem efferenten Schenkel besteht, eine Dominanz im **efferenten** Teil besitzt, während der Reflexbogen im Bereich der Sinnesorgane eine Dominanz im **afferenten** Schenkel aufweist. Nur bei den sensomotorischen Systemen sind Afferenzen und Efferenzen in etwa gleichwertig. Das heißt selbstverständlich nicht, dass die Zahl afferenter und efferenter Neurone gleich bzw. in der einen oder anderen Richtung dominant wäre. Es geht hier um die funktionelle Wertigkeit. Im Vegetativum ist beispielsweise die Zahl der afferenten Neurone ungewöhnlich groß. Das Funktionsgeschehen wird aber weitgehend von den efferenten Neuronen, und bei den Sinnessystemen umgekehrt, von den afferenten Neuronen bestimmt (Abb. 219).

Eine entsprechende Asymmetrie herrscht auch auf der Stoffwechselseite (Abb. 219). Bei den Sinnessystemen dominiert der Abbau. Die von der Außenwelt in den Körper eindringenden Eindrücke lösen zunächst Abbauvorgänge im Stoffwechselgeschehen aus, die von der Blutseite aus wieder regeneriert und ausgeglichen werden müssen. Umgekehrt herrscht im Vegetativum ein Übergewicht der Aufbauvorgänge, die durch die Stoffe der Außenwelt (Nahrungsaufnahme, Atmung, Flüssigkeitszufuhr usw.) stimuliert werden. Hier ist der Abbau sekundär und wird erst im höheren Alter zu einem die Lebensvorgänge stärker beeinflussenden Prozess.

Auch für das Bewusstsein spielen diese Asymmetrien eine entscheidende Rolle. Bei den Sinnessystemen ist die einseitige Differenzierung der afferenten Neurone auch der Grund für die einseitige Art der Sinneswahrnehmung (das Bewusstsein lebt ganz in der Außenwelt). Umgekehrt scheint die einseitig dominierende Differenzierung des efferenten Schenkels der Leitungsbögen im autonomen Nervensystem (Entwicklung von prä- und postganglionären Neuronen, Verlagerung der Motoneurone in die peripheren Ganglien usw.) der Grund dafür zu sein, dass die Innenweltprozesse unbewusst bleiben und unserer Willkür entzogen sind. Von den höheren Zentren des Gehirns (Großhirnrinde) besteht keine direkte Einflussmöglichkeit auf das Vegetativum. Wir können nur indirekt über emotionale Erregungen etwa auf die Durchblutung (Schamröte, Angstschweiß usw.) oder andere Reaktionen (Blutdruck, Stoffwechselaktivität usw.) einwirken.

2. Mittlere (spinotegmentale) Organisationsstufe (Sympathikus und Parasympathikus)

Die mittlere Organisationsstufe, die sich in zwei antagonistisch wirkende Anteile, Sympathikus und Parasympathikus, gliedert, repräsentiert das eigentlich rhythmische Element innerhalb des autonomen Nervensystems. Die Ursprungszellen liegen im Rückenmark und Hirnstamm in einer netzförmig strukturierten Nervenmasse (Formatio reticularis). Die von diesen Zellen ausgehenden Nervenfasern ziehen mit den Spinalnerven zur Körperwand und über den

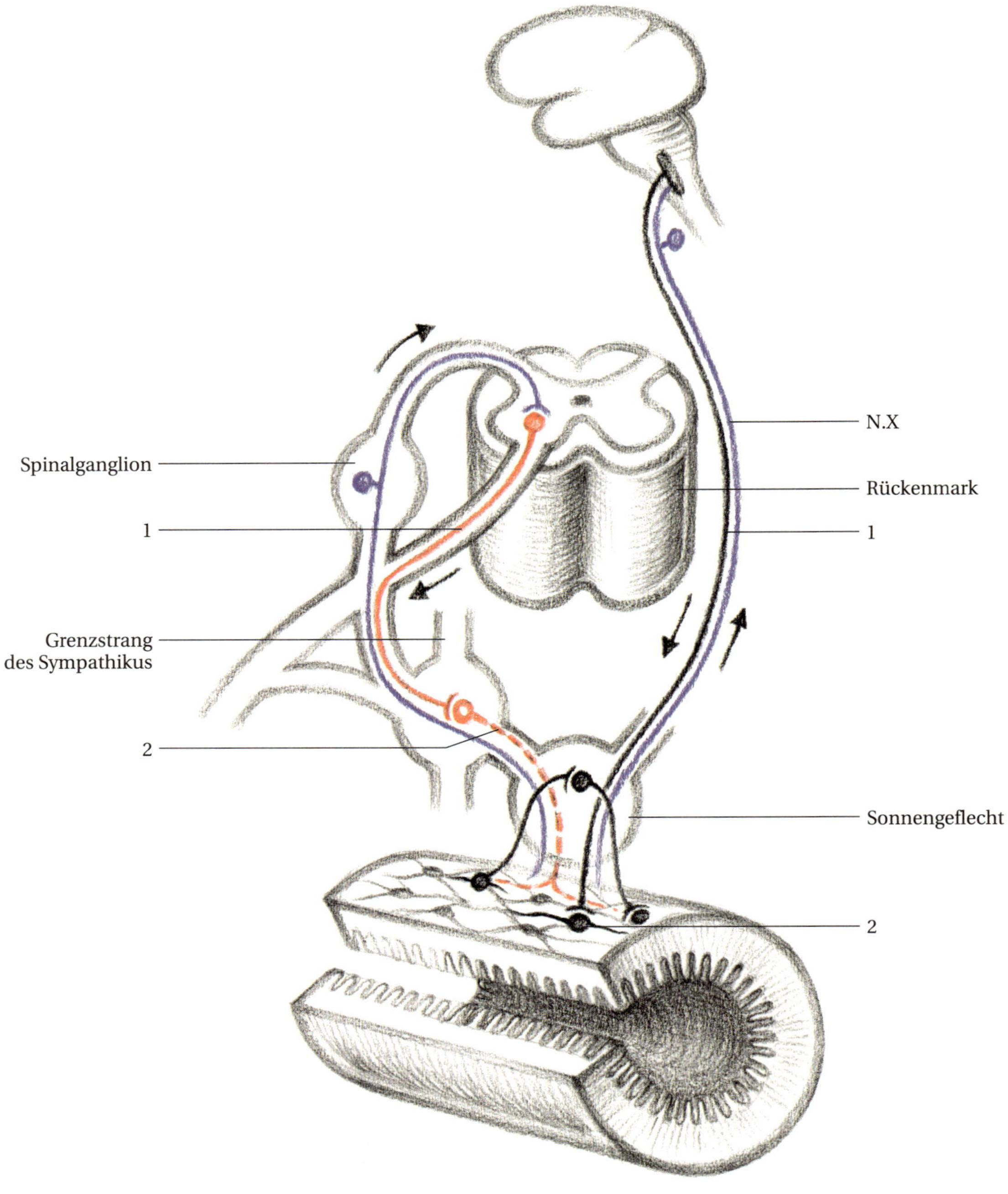

Abb. 220. ***Verbindungen der peripheren autonomen Geflechte mit dem Rückenmark.*** *Aufbau eines typischen autonomen Reflexbogens. Im Gegensatz zu den Leitungsbögen bei der quergestreiften Muskulatur, die nur ein efferentes Neuron besitzen, besteht der efferente Schenkel der autonomen Leitungsbögen immer aus zwei efferenten Neuronen, einem präganglionären (1, rot) und einem postganglionären Neuron (2, rot gestrichelt), hier als Beispiel der Sympathikus.*
N.X = N.vagus als Vertreter des Parasympathikus (afferentes Neuron blau, efferentes Neuron schwarz).
1 und 2 = prä- und postganglionäres Neuron.

Grenzstrang zu den großen Ganglienkomplexen der Brust- und Bauchhöhle, von wo aus die vegetativen Nerven schließlich in die Organe selbst eindringen (Abb. 216 u. 220). Dabei zeigt der Sympathikus eine von den Rückenmarkszentren ausgehende Ausbreitungstendenz, während beim Parasympathikus mehr eine Individualisierungstendenz vorherrscht. Die Ursprungszellen des Sympathikus beschränken sich in der Hauptsache auf die Brustsegmente des Rückenmarks ($C_8 - L_3$). Ihre Fasern erreichen dann über den Grenzstrang aufsteigend den Kopf und absteigend die Beckenorgane (Genitalorgane, Rektum usw.). Sie bilden in der Peripherie keine eigenen Nerven aus, sondern benützen die Arterien als Leitbahnen. Umgekehrt liegen die Ausgangszellen des Parasympathikus im Kopfbereich (kranialautonomes System) und im Sakralteil des Rückenmarks ($S_2 - S_4$, sakralautonomes System) und benützen entweder Hirnnerven (N. III, VII, IX) als Leitbahnen oder bilden sogar eigene Nerven, wie z.B. den X. Hirnnerven (N. vagus), der die große Lücke der Brustsegmente überbrückt und durch die Brusthöhle bis zum Sonnengeflecht der Bauchhöhle zieht (Abb. 216 u. 220).

Auch die **neuronale Gliederung** von Sympathikus und Parasympathikus unterscheidet sich sehr wesentlich. Der Parasympathikus besitzt meist sehr lange präganglionäre Neurone, die erst innerhalb der Organgeflechte auf das zweite oder postganglionäre, efferente Neuron umgeschaltet werden. Demgegenüber sind die präganglionären Neurone des Sympathikus wesentlich kürzer und werden im Brustbereich schon in den Grenzstrangganglien, im Bauchbereich erst in den prävertebralen Ganglien (Sonnengeflecht, Beckengeflecht usw.) umgeschaltet (Abb. 220). Auch die von den Nervenendigungen freigesetzten Wirkstoffe unterscheiden sich bei beiden Systemen deutlich. Sympathische Fasern sondern peripher meist Adrenalin oder Noradrenalin, parasympathische Acethylcholin ab, wodurch die Leistung der zugehörigen Zellgruppen entweder gesteigert oder gehemmt wird.

Überblickt man die **Effekte** von Sympathikus- bzw. Parasympathikus-Stimulationen im Einzelnen, so erscheinen sie auf den ersten Blick widersprüchlich und unzusammenhängend. So führt Sympathikusreizung z.B. einerseits zur Kontraktion der glatten Muskelzellen der Gefäße (Vasokonstriktion), andererseits aber zur Erschlaffung der glatten Muskelzellen der Bronchien oder des Magen-Darm-Kanals, dagegen wieder zu einer Kontraktion der Milzmuskulatur und zur Erhöhung der Herzfrequenz (s. Tab. 26).

Im Stoffwechsel führt Sympathikusreizung zur Ausschüttung von Glukose aus der Leber und Blutzuckersteigerung, Parasympathikusreizung dagegen zur Glykogenbildung in der Leber und Blutzuckersenkung.

Ordnet man alle diese Einzeleffekte nach funktionellen Gesichtspunkten, so ergibt sich jedoch durchaus ein einheitliches Bild. Die allgemeine Reaktionslage des Organismus pendelt ja immer (rhythmisch) zwischen zwei Grundtendenzen hin und her, nämlich zwischen umweltoffen, leistungsbezogen und energieverbrauchend auf der einen Seite und umweltabgewandt, leistungsfeindlich, sich selbst zugewandt auf der anderen. Der Sympathikus ist sozusagen der «**Leistungsnerv**» (ergotrope Reaktionslage), der die Energiereserven des Körpers verbraucht, Blutdruck und Herzfrequenz erhöht, körperliche oder geistige Leistungsfähigkeit steigert, dagegen die Stoffwechselorgane (Darmtätigkeit, Glykogenspeicherung in der Leber) gewissermaßen abschaltet. Extreme Leistungssteigerung unter Sympathikuseinfluss führt zu «Stress» und geht gegebenenfalls ins Pathologische über (Herzinfarkt, Blutdruckkrisen usw.). Sympathikusreize erhöhen auch die Aktivität des Gehirns und der Sinnesorgane, so dass die Wachheit und Reaktionsschnelligkeit gesteigert wird.

Demgegenüber ist der Parasympathikus der «**Erholungsnerv**» (trophotrope Reaktionen). Er sorgt für den Wiederaufbau der energieliefernden Substanzen in Leber und Muskulatur (Glykogen, Fette). Er bringt die Darmtätigkeit wieder in Gang, beschleunigt die Resorption von Nahrungsstoffen, fördert die Sekretion der Drüsen, senkt Blutdruck und Blutzucker und löst gegebenenfalls den erholenden Schlaf aus (s. Tab. 26).

Es wird deutlich, dass sich in diesen Reaktionen der Rhythmus des menschlichen Lebens, soweit es das Vegetativum betrifft, widerspiegelt. Es wird aber auch deutlich, dass sympathische und parasympathische Nerven die Lebensrhythmen nicht bewirken (im Sinne von «motorischen» Nerven), sondern dass sie die den Organen innewohnenden, autonomen Lebensprozesse lediglich regulativ verändern, ordnen und harmonisieren, um damit die Reaktionslage des Körpers an die jeweilige Umweltsituation anzupassen.

Die über die lokalen Prozesse hinausgehenden Anpassungen beziehungsweise Regulationen erfolgen dann in den übergeordneten vegetativen Zentren

Organ	Wirkung des Sympathikus (adrenerge Wirkungen)	Wirkung des Parasympathikus (cholinerge Wirkungen)
Auge Iris Ziliarmuskel	Mydriasis Desakkommodation	Miosis Akkommodation
Herz Frequenz Kontraktionskraft Rhythmus Überleitungszeit	 beschleunigend verstärkt ventrikuläre Extrasystolen, Tachykardie, Flimmern verkürzt	 verlangsamend – Bradykardie, AV-Block vagaler Herzstillstand verlängert
Gefäße Herzkranzgefäße Muskelgefäße Darmgefäße	 Erweiterung Verengerung Verengerung	 ? – –
Lungen Bronchialmuskulatur Bronchialdrüsen	 Erschlaffung ?	 Kontraktion Sekretion
Magendarmkanal Peristaltik Sphinkteren Drüsensekretion	 Kontraktion gehemmt ?	 gesteigert Erschlaffung gefördert
Extrahepatische Gallenwege und Gallenblase	Erschlaffung	Kontraktion
Milz (Muskulatur)	Kontraktion	Erschlaffung
Speicheldrüsen	Sekretion (dickflüssiges Sekret)	Sekretion (dünnflüssiges Sekret)
Pankreas Inselorgan		 Insulinsekretion
Leber	Glykogenolyse	Gallenabsonderung
Nebennierenmark	Absonderung von Adrenalin und Noradrenalin	
Harnblase Muskulatur Sphinkter	 Erschlaffung Kontraktion	 Kontraktion Erschlaffung
Gehirnrinde	allg. Aktivierung, Bewusstseinssteigerung	Hemmung, Bewusstseinsdämpfung
allgemeine Reaktionslage	**ergotroper «Leistungsnerv»** Wachen	**trophotroper «Erholungsnerv»** Schlafen

Tab. 26. Hauptsächliche Wirkungen von Sympathikus und Parasympathikus auf verschiedene Organfunktionen

des Hirnstammes, vor allem des verlängerten Marks (Medulla oblongata) und des Mittelhirns (Tegmentum). Die Formatio reticularis des Rückenmarks vergrößert sich zentralwärts, so dass am Boden der Rautengrube und im Mittelhirn eine ausgedehnte retikuläre Nervenmasse zu finden ist, die zahlreiche Zentren des autonomen Nervensystems beherbergt (Abb. 221). In der Medulla oblongata liegen lebenswichtige Zentren für Atmung, Herz und Kreislauf sowie die parasympathischen Ursprungskerne des VII., IX. und X. Hirnnerven (N. facialis, N. glossopharyngeus und N. vagus). In der Mittelhirnhaube (Tegmentum) sind dann höhere Zentren lokalisiert, wie z.B. Zentren, die die Einatmung oder solche, die die Ausatmung regeln, andere die für die Herzfrequenz verantwortlich sind. Man weiß heute, dass hier bestimmte Zellgruppen liegen, die durch rhythmische Spontanentladungen peripher alle Vorgänge regeln, die für die Einatmungsbewegungen nötig sind, während andere nur für die Ausatmungsbewegungen verantwortlich sind.

Man sieht, dass die zweite Organisationsstufe des autonomen Nervensystems, d.h. der «spinotegmentale Bereich», eine rhythmisierende, harmonisierende und ausgleichende Funktion zwischen den Prozessen in der Peripherie (intramurales Nervensystem) und denen des Zentralnervensystems besitzt. Sympathikus und Parasympathikus – sowohl morphologisch als auch funktionell polar gebaut – bilden ein «mittleres» (rhythmisch arbeitendes) Glied zwischen den Organprozessen und dem, was vom «Kopf des ganzen Systems», nämlich dem Zwischenhirn (Hypothalamus) und dem anschließenden limbischen System, ausgeht.

3. Obere Organisationsstufe (Hypothalamus und limbisches System)

3.1. Hypothalamus

Die Retikularisformation des Rückenmarks setzt sich in die des Mittel- und Rautenhirns fort und geht oben kontinuierlich in den Hypothalamus über (Abb. 221). Hier entstehen innerhalb der netzförmigen Nervenmasse zahlreiche, relativ gut abgrenzbare Kerne, die übergeordnete Steuerungsfunktionen für das gesamte autonome Nervensystem erfüllen. Dabei spielen nun die Gegensätze zwischen Sympathikus und Parasympathikus keine Rolle mehr. Hier stehen vielmehr die Gesamtfunktionen als solche im Vordergrund, wie z.B. der Wasserhaushalt des Körpers, die Konstanz der Körpertemperatur (Homöothermie), die Konstanterhaltung des inneren Milieus, die Rhythmik der Fortpflanzungsprozesse (Menstruationszyklus), die Regelung der Stoffwechselvorgänge bei der Schwangerschaft und der Geburt, die Nahrungsaufnahme und Verarbeitung («Hunger- und Durstzentren») usw.

Der Hypothalamus hat, funktionell gesehen, gewissermaßen immer das Gesamtgeschehen «im Auge», das in der Peripherie dann einmal auf diesem, einmal auf jenem Wege (abhängig von der jeweiligen Ausgangssituation) erreicht werden kann. Hat der Organismus durch erhöhte Leistungen seine Energiereserven verbraucht, wird Nahrungs- und Wasseraufnahme stimuliert, Hunger- und Durstgefühle treten auf. Der Hypothalamus sorgt dann dafür, dass der Wasserhaushalt wieder ins Gleichgewicht kommt und die Leber ihre Energiereserven wieder auffüllt. Eine wichtige Entdeckung von W. R. Hess war, dass viele dieser biologischen Regelungen, vor allem im Bereich der Fortpflanzung, aber auch bei Prozessen des Mineral- und Wasserhaushaltes, bei der Temperaturregulation, der Atmung, der Nahrungsaufnahme usw., gleichzeitig auch mit bestimmten Verhaltensweisen gekoppelt sind. Bei Tieren ließ sich z.B. zeigen, dass bestimmte vegetative Regulationsvorgänge, z.B. bei der Nahrungsaufnahme (Pickreihe), bei der Fortpflanzung

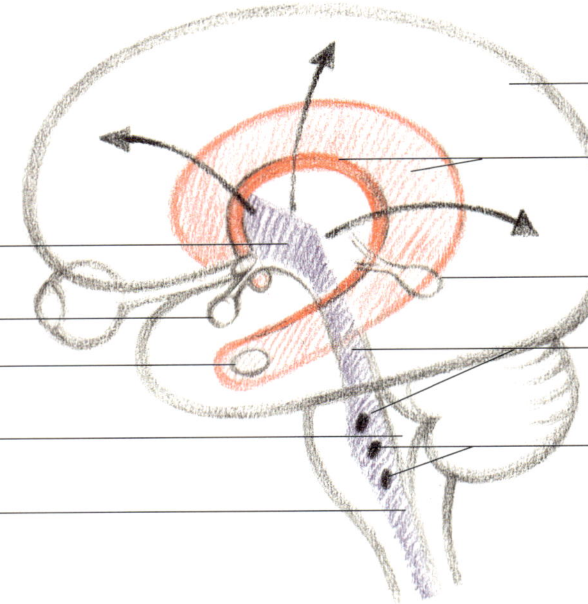

Abb. 221. ***Lokalisation der Retikularisformation des Gehirns*** *(blau). Die Retikularisformation bildet eine zusammenhängende netzförmige Nervenmasse, die sich vom Rückenmark durch Rauten- und Mittelhirn bis zum Zwischenhirn (Hypothalamus) erstreckt. In der Retikularisformation des Hirnstammes liegen die lebenswichtigen Zentren des Vegetativums (Kreislaufzentren, Atemzentren, usw.). Von ihr gehen auch die sog. Weckreize (Pfeile) aus, die die Großhirnrinde für das Wachbewusstsein stimulieren.*
E = Epiphyse; Hy = Hypophyse; I-III = Strukturen für die drei Bewusstseinsebenen des Gehirns (vgl. Tab. 27).

oder bei der Ausscheidung von Kot oder Harn mit artspezifischen Verhaltensmustern verbunden sind. Die Verhaltensreflexe kommen dadurch zustande, dass der Hypothalamus auch Verbindungen mit den sensomotorischen Systemen, vor allem dem extra- oder parapyramidalen System, besitzt.

Wichtige Verbindungen bestehen auch mit dem limbischen System (Abb. 205). Darunter versteht man die bogenförmig um das Zwischenhirn herumlaufenden Strukturen, die an der Innen- und Unterseite des Großhirns, vor allem des Schläfenlappens, gelegen sind (Hippokampusformation, Indusium griseum, Fornix usw.; s. Abb. 221). Andererseits hat der Hypothalamus auch ausgiebige Bahnverbindungen mit der **Retikularisformation** des Mittel- und Rautenhirns. Hier liegen ja die übergeordneten Zentren des Sympathikus und Parasympathikus, so dass der Hypothalamus über die Kerngruppen der Retikularisformation das gesamte periphere autonome System beeinflussen kann (z.B. Atmung, Kreislauf, Wärmeregulation, Stoffwechsel usw.; s. Abb. 221).

Eine besondere Rolle spielt der Hypothalamus aber auch für den **Schlaf-/Wachrhythmus**. Früher dachte man, dass Narkotika die Großhirnrinde lähmen und dadurch der Schlaf (bzw. die Narkose) zustande kommen würde. Es hat sich aber gezeigt, dass viele dieser Stoffe primär auf die Retikularisformation wirken und erst indirekt die Großhirnrinde beeinflussen. Von der Retikularisformation gehen normalerweise Impulse zum Cortex und stimulieren die Hirnrinde (sog. Weckreize; s. Abb. 221). In Gefahrensituationen können diese Stimulationen besonders intensiv werden und eine erhöhte Wachheit auslösen («alerting reactions»). Hypothalamus und Zwischenhirn regeln den Schlaf-/Wachrhythmus durch einen rhythmischen Wechsel dieser Rindenstimulation und koordinieren dadurch die gesamten vegetativen Prozesse im Hinblick auf die Umstellung von Wachen auf Schlafen und umgekehrt. An diesem Beispiel wird die zentrale Stellung des Hypothalamus für das gesamte Vegetativum besonders deutlich erkennbar.

Die Retikularisformation erhält aber nicht nur steuernde Impulse aus dem Hypothalamus, sondern im Nebenschluss auch aus den Sinnessystemen, so dass sich die Sinnestätigkeit letztlich bis in das Vegetativum hinein auswirken kann. Besonders gut untersucht sind diese Zusammenhänge beim Sehapparat. Die Sehnerven besitzen eine direkte Verbindung zum Zwischenhirn (Hypothalamus) und damit zur Retikularisformation (retinohypothalamische Optikuswurzel). Auf diesem Wege können vom Sehorgan vegetative Prozesse beeinflusst werden. Dies gilt besonders für den 24-Stunden-Rhythmus (zirkadiane Rhythmik) der Stoffwechselvorgänge (Leberfunktionsrhythmus, Blutbildungsrhythmen usw). Der Tag-/Nachtrhythmus ist zwar autonom, wird aber vom Sehorgan auf den 24-stündigen Sonnengang korrigiert (Zeitgeberfunktion des Sehsystems). Man nimmt heute an, dass bei der Regulation der organismischen Zirkadianrhythmen die Zirbeldrüse (Epiphyse), die lichtabhängig Melatonin produziert, eine große Rolle spielt.

Der Hypothalamus ist schließlich auch für die Steuerung des gesamten Hormonsystems (Endokrinium) von zentraler Bedeutung, indem er auf die sekretorische Aktivität der Hypophyse Einfluss nimmt. Der Boden des Hypothalamus verlängert sich nach unten zu einer spitzauslaufenden Tasche (sog. Infundibulum), die in den **Hypophysenhinterlappen** (**Neurohypophyse**) übergeht und sich mit dem Hypophysenvorderlappen, der eine Ausstülpung des Rachendaches darstellt, zu einem einheitlichen Organ, der Hypophyse, vereinigt (Abb. 222). Vorder- und Hinterlappen der Hypophyse sind also verschiedener Herkunft. Der Vorderlappen ist eine endokrine Drüse, der Hinterlappen ein Teil des Zwischenhirns, genauer gesagt, des Hypothalamus. Durch die Verbindung mit dem Hypophysenvorderlappen bekommt der Hypothalamus Einfluss auf das gesamte Hormonsystem des Körpers, denn der Vorderlappen ist das oberste Steuerungsorgan des endokrinen Systems. Der Hypothalamus ist durch ein besonderes Gefäßsystem, das eine Art Pfortadersystem darstellt, mit dem Vorderlappen verbunden. Er bildet spezifische Hormone (Liberine), die durch dieses spezielle Gefäßsystem in die Hypophyse transportiert werden und dann dort die Hypophysenvorderlappenhormone freisetzen (sog. Releasing-Hormone). Auf diese Weise wird das endokrine System vom Zwischenhirn aus, das seinerseits wieder unter dem Einfluss des Großhirns steht, zentralnervös geregelt.

Der Hypothalamus bildet aber in bestimmten Kernen auch selbst Hormone, die mit Hilfe ihrer Nervenfasern in den Hypophysenhinterlappen transportiert und dort freigesetzt werden (sog. Neurosekretion). Diese Prozesse werden weiter unten noch genauer zur Darstellung kommen.

3.2. Limbisches System

Die verbindende Brücke zwischen Hypothalamus als dem obersten Zentrum der vegetativen Kerne der Retikularisformation («Kopf» des Vegetativums) und der Hirnrinde stellt das limbische System dar. Wie oben dargestellt, hat sich dieses System in der Evolution zunehmend vom Riechsystem gelöst und eine Höherdifferenzierung erfahren (Abb. 205). Obwohl diese Rindengebiete durch die mächtige Entfaltung des Großhirns (Neocortex) an die Innen- und Unterseite des Gehirns verdrängt worden sind und in gewissem Sinne das Althirn (Archaeocortex) darstellen, nehmen sie doch immer noch einen relativ großen Raum ein. Da sich die Kommissurenbahnen zwischen der rechten und linken Hemisphäre mit der Vergrößerung des Neocortex ebenfalls stark vergrößert haben (im Längsschnitt erscheinen sie als Balken, Abb. 222), wurden die Rindengebiete des Althirns in zwei Gruppen aufgespalten, nämlich eine Gruppe von Strukturen, die über dem Balken, und eine solche, die unter dem Balken zu liegen kam. Über dem Balken verlaufen 1. der Gyrus cinguli, der sich in die Hippokampusformation fortsetzt, und 2. das sog. Indusium griseum, das sich in den Gyrus dentatus fortsetzt. Unter dem Balken verläuft, wie ein großer spiraliger Bogen, der Fornix (Abb. 222).

Dieses komplizierte, bogenförmige Rindensystem steht einerseits mit dem Hypothalamus und der Retikularisformation in Verbindung («visceral brain»), zum andern geht es aber auch mit dem Cingulum und der Hippokampusformation kontinuierlich in den Neocortex über. Die Hippokampusrinde besitzt noch eine archaische Struktur aus drei Schichten (Allocortex), während der Neocortex bereits den komplizierteren Sechs-Schichten-Bau (Isocortex) entwickelt hat.

Das limbische System steht damit in der Mitte zwischen den unbewussten (vegetativen) Funktionen von Hypothalamus und Retikularisformation und den vollbewussten Funktionen der Großhirnrinde. Es ist an der Schwelle zum Neocortex mit seinen Funktions-

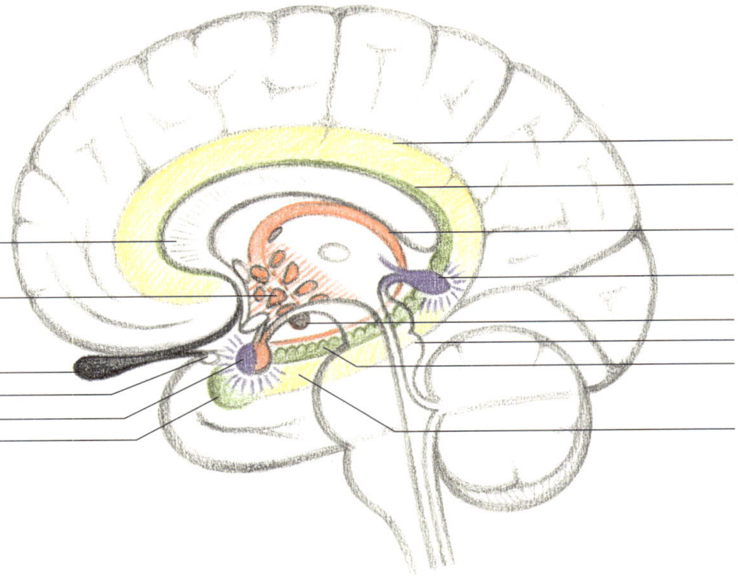

Abb. 222. ***Hypothalamus und limbisches System, dargestellt an einem Medianschnitt durch das Gehirn.*** *Über dem Balken verlaufen der Gyrus cinguli (Fortsetzung in die Hippokampusformation) und das Indusium griseum (Fortsetzung in den Gyrus dentatus); unter dem Balken verläuft der Fornix bis zum Mamillarkörper.*

abläufen noch weitgehend im Unterbewussten angesiedelt.

Experimentelle Untersuchungen haben gezeigt, dass Tiere nach Reizung limbischer Kerne, vor allem des Mandelkernkomplexes, der im Schläfenlappen vor der Hippokampusformation gelegen ist, stark emotional tingierte Reaktionen, wie z.B. Aggressivität, Hypersexualität, Wutausbrüche usw. zeigen. Meist gehen diese Reaktionen auch mit Veränderungen vegetativer Funktionen einher (Blutdruck- und Herzfrequenzsteigerungen, Atembeschleunigung, Änderungen von Drüsenfunktionen usw.). Man hat auch Hinweise darauf, dass das limbische System mit der «**emotionalen Tingierung**» von Sinneswahrnehmungen zu tun hat. Auch für die Regulation des Schlaf-/Wachrhythmus ist es von großer Bedeutung. Das limbische System sendet ständig stimulierende Erregungen zur Großhirnrinde, die das Bewusstsein steigern, bzw. den Wachzustand aufrechterhalten (Abb. 221). Im Schlaf kann es periodisch zu zentralnervösen Erregungen kommen, die mit Augenrollen, Muskeltonusherabsetzungen, Erektionen usw. einhergehen (REM-Schlaf). Vielleicht tritt in diesen, oft auch mit Traumerlebnissen verbundenen Schlafphasen, das limbische System (an der Schwelle der beiden Welten unseres Bewusstseins) stärker in Erscheinung. Viele Geheimnisse dieses Systems sind heute noch nicht geklärt. Viele Forscher sind sogar der Meinung, dass das limbische System mit dem Persönlichkeitserleben etwas zu tun hat. Wenn dies auch sehr einseitig gesehen ist, muss man sich doch vor Augen halten, dass hier ein Bereich vorliegt, der eine Brücke zwischen alten und neuen Funktionen, zwischen Unterbewusstsein und normalem Wachbewusstsein darstellt.

Es ist inzwischen auch nachgewiesen worden, dass das limbische System eine zentrale Bedeutung für das **Erinnerungsvermögen** des Menschen hat. An der Schwelle zum kortikalen Wachbewusstsein ist der limbische Cortex befähigt, die ins Unterbewusste abgesunkenen («vergessenen») Vorstellungen oder Erlebnisse wieder ins Wachbewusstsein heraufzuholen, wobei offenbar emotionale Erregungen eine wichtige Rolle spielen.

Wie oben dargestellt, darf man aber diese Reaktionen nicht einseitig auf das Nervensystem allein beziehen. Immer ist, nicht nur an der Sinneswahrnehmung selbst, sondern auch an der zugehörigen Erinnerung der ganze Organismus beteiligt. Die Nervenzentren dienen lediglich der Bewusstwerdung dieser seelischen Prozesse, deren physische Grundlage ansonsten die damit zusammenhängenden zirkulatorischen (Fühlen) und metabolischen Vorgänge (Wollen) sind.

Nervensystem und Bewusstsein

1. Das Gehirn als Bewusstseinsorgan

Im Gehirn lassen sich drei große **Funktionsbereiche** unterscheiden, die auch hinsichtlich ihrer Bewusstseinsstufen ganz verschieden sind. Hypothalamus und Retikularisformation des Hirnstammes (Abb. 221) repräsentieren den «vegetativen» Teil des Gehirns. Sie steuern im Wesentlichen autonome Funktionen und gehen peripherwärts über die Retikularisformation des Rückenmarks in das autonome Nervensystem des Körpers über. Die Funktionsabläufe dieses Systems sind weitgehend reflektorisch und unbewusst.

Das limbische System stellt demgegenüber die mittlere Stufe dar. Hier erfolgt, wie gesagt, wahrscheinlich die «emotionale Tingierung» der Sinneserlebnisse, das Aufscheinen der Erinnerungen bzw. deren kurzzeitige Fixierung (Kurzzeitgedächtnis) und die funktionelle Brückenbildung vom Vegetativum zur Großhirnrinde, vom Unbewussten zum Vollbewussten, was möglicherweise auch die Voraussetzung für unser Persönlichkeitserleben bildet. Auch für Phantasie und Traumerleben könnte dieses System von Bedeutung sein, d.h. insgesamt eine Zwischendimension unseres Bewusstseins darstellen.

Die dritte und höchste Funktions- bzw. Bewusstseinsstufe wird erst bei der Großhirnrinde (Neocortex) erreicht. Der Cortex ist nicht nur die Grundlage für das Wachbewusstsein, das aus den Sinnesvorgängen resultiert, sondern letztlich auch der Ort, wo die Erinnerungen bewusst werden und gespeichert werden können (Langzeitgedächtnis). Auch die Bewegungsentwürfe und Leitvorstellungen für unser gesamtes motorisches System hängen mit der Funktion der Großhirnrinde zusammen (hier hauptsächlich des Stirnhirns).

Lappengliederung. Das menschliche Gehirn lässt sich in vier große Lappen gliedern, die durch einschneidende Furchen (Zentralfurche, laterale Furche usw.) voneinander getrennt werden (Abb. 223). Interessanterweise lassen sich den Rindengebieten dieser Lappen große, übergeordnete Funktionskomplexe zuordnen. So hat der Stirnlappen motorische, der Scheitellappen sensorische, der Schläfenlappen hauptsächlich Gedächtnisfunktionen. Man ist versucht, hier die allgemeine Vorstellung von den Grundkräften des menschlichen Seelenwesens (Denken, Fühlen, Wollen) ins Spiel zu bringen. Wenn man damit nicht die Vorstellung verbindet, dass das «Wollen» vom Gehirn ausgeht und dass das Gedächtnis allein auf der Funktion der Nervenzellen beruht, ließe sich dieses Grundschema in gewisser Hinsicht durchaus auch heute noch vertreten. Die Zentrenlehre in ihrer ursprünglichen Form wird heute weitgehend abgelehnt. Dennoch existieren im Bereich der Großhirnrinde Areale mit dominierenden (speziellen) Funktionen, so dass der Cortex insgesamt ein hoch differenziertes Gebilde darstellt.

Der **Stirnlappen** beherbergt hauptsächlich Zellsysteme, die mit der Willkürmotorik des Körpers zu tun haben. Als man vor einigen Jahrzehnten bei schweren neurologischen Erkrankungen eine Lobotomie, d.h. eine Abtrennung des Stirnlappens vom übrigen Gehirn durchführte, stellte man fest, dass diese Patienten in ihrer Persönlichkeitsstruktur schwer verändert waren. Sie waren antriebslos, lethargisch und motorisch immobil, weshalb diese Operation später dann nicht mehr vorgenommen wurde. Die heute am häufigsten zitierten Funktionsbegriffe für das Stirnhirn stammen von Kleist, meist aus klinischen Beobachtungen, wie z.B. «tätige Gedanken, Antrieb, Kraftgefühl, motorische Handlungsfolgen, Ausdauer, soziales Ich, Persönlichkeitserleben (motorisch) usw.». Es ist klar, dass die vordersten, in der Stammesgeschichte erst zu aller Letzt beim Menschen aufgetretenen Abschnitte des Stirnhirns keine «Zentren» für motorische Funktionen dieser Art sind, sondern allenfalls Orte, wo die im Gesamtmenschen aufkeimenden Willensintentionen geordnet und koordiniert werden und damit letztlich zum Bewusstsein kommen können.

Das (polare) Gegenstück zum Stirnlappen stellt der **Schläfenlappen** dar, der ebenfalls in diesem Umfang erst am Ende der Evolution in Erscheinung getreten ist. Man sagt heute, dass hier die neuronalen Ereignisse des Gesamtsystems langfristig «gespeichert» werden. Aber auch hier gilt, dass Gedächtnis und Erinnerung nicht einfach nur nervöse Funktionen darstellen, sondern den ganzen Menschen mit einbeziehen müssen, das heißt, dass die Hirnareale lediglich Orte der Bewusstwerdung darstellen.

Der **Scheitellappen** wird allgemein als sensorischer Cortex bezeichnet. Hier werden die von den Sinnesorganen der Haut und der Muskulatur stammenden Empfindungen bewusst. Übergeordnete Funktionen, die mit diesen Arealen zu tun haben, sind z.B. Raum- und Körpergefühl (Rechts-Links-Unterscheidung), Ortsgedächtnis, kinästhetische Empfindungen, Ding-Tasterkennen, sensorische Handlungselemente usw. Es überlappen sich hier die allgemeinen sensorischen Funktionen mit den mehr spezifischen, die aus den großen Sinnesorganen (Auge und Ohr) stammen.

Der **Hinterhauptslappen** beherbergt hauptsächlich Rindenareale, die der Verarbeitung visueller Empfindungen dienen, wobei auch höherwertige Funktionen, wie z.B. Erkennen von Zeichen («Lesezentrum» bzw. «optisches Sprachzentrum»), Bilderkennen, Bilderinnern, Raumerleben, mit einzuschließen sind.

Die Areale der Hörwahrnehmung und der Verarbeitung auditiver Empfindungen liegen mehr im oberen Teil des Schläfenlappens und in der Inselrinde (Abb. 223).

Lateralisation der beiden Hirnhälften

Die Struktur der Großhirnrinde ist prinzipiell auf beiden Seiten gleich. Dass bestimmte Funktionsareale aber nur auf einer Seite differenziert sind, wie z.B. das Broca-Sprachzentrum, wusste man schon relativ lange, dass jedoch beide Hirnhälften beim Menschen (und zwar im Wesentlichen **nur** beim Menschen) ganz unterschiedlichen Aufgaben dienen, hat man erst durch psychologische Untersuchungen von sog. «split brain-persons», d.h. Patienten, bei denen aus schwerwiegenden klinischen Indikationen das die beiden Hirnhälften verbindende Nervenbündel (Balken oder Corpus callosum) durchtrennt worden war, entdeckt (Sperry u.a., 86 u. 87). Normalerweise ist (bei Rechtshändern) die linke Hirnhälfte (Hemisphäre), die ja wegen der Kreuzung der Nervenbahnen (Projektionsbahnen) mit der rechten Körperhälfte verbunden ist, die dominierende. Wir benützen die linke Hirnhälfte aber nicht nur im Rahmen unserer (bei Rechtshändern) rechts dominanten motorischen Aktivitäten, sondern besonders für analytische, mathematische und abstrahierende Denkoperationen. Die linke Hemisphäre ist auch die verbale, d.h. die Sprachmotorik hängt stark von der Funktion des «motorischen» Sprachzentrums im linken Stirnhirnbereich ab. Menschen, die einen Schlaganfall im Bereich der linken Hirnhälfte erlitten haben, können meist nicht mehr sprechen. Die Dominanz der linken Hirnhälfte entwickelt sich interessanterweise erst im Zusammenhang mit dem Gehen- und Sprechenlernen nach dem ersten Lebensjahr. Nach dem fünften Lebensjahr hat die linke Hemisphäre dann endgültig die Führung übernommen.

Die rechte Hirnhälfte ist aber keineswegs untergeordnet oder gar unbedeutend. Sie hat vielmehr – das Menschenwesen als Ganzes betreffend – umfassendere, in gewissem Sinne sogar höher zu bewertende Funktionen. Sie spielt z.B. bei künstlerischen, synthetischen und ganzheitlichen Gedankenoperationen sowie auch beim Raumerleben eine große Rolle. Das Erfassen einer Bildganzheit oder einer Tongestalt wird mit Hilfe der rechten Hirnhälfte möglich, während mit der linken nur Einzelheiten, Einzeltöne oder quantitative Unterschiede auszumachen sind. Die linke Hirnhälfte – stark vereinfacht ausgedrückt – sieht sozusagen nur die einzelnen Bäume, während die rechte den Wald als Ganzes ins Auge fasst. Man erkennt, dass die Individualität durch die polare Differenzierung der

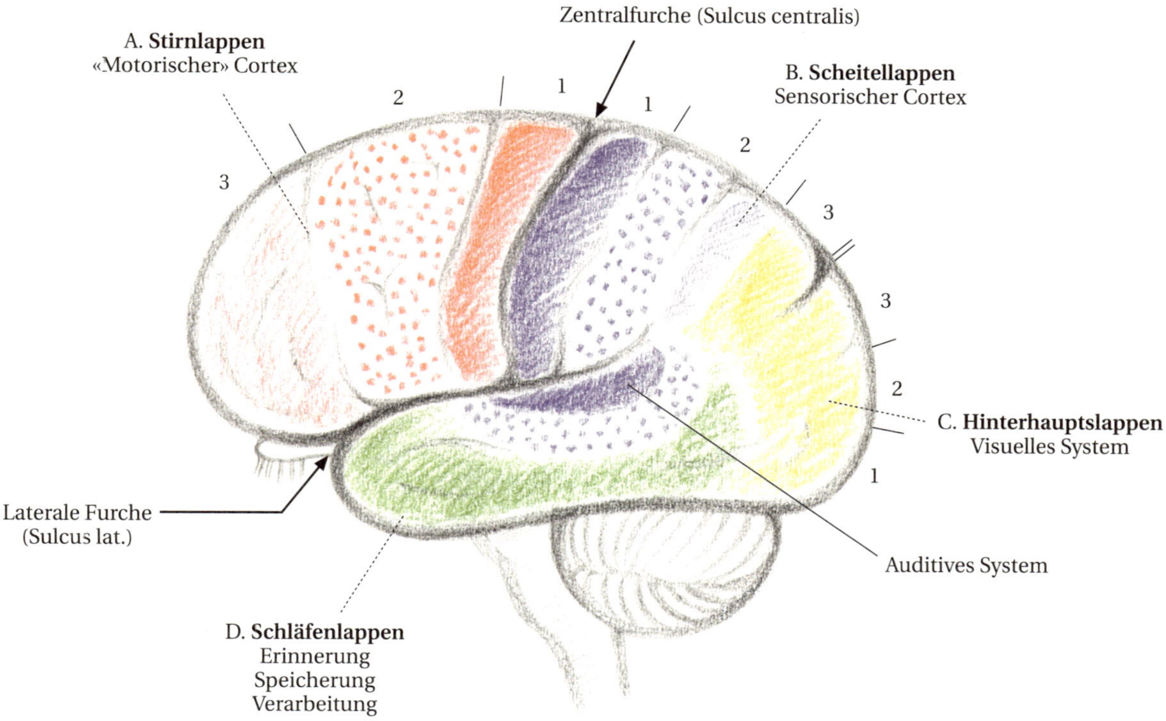

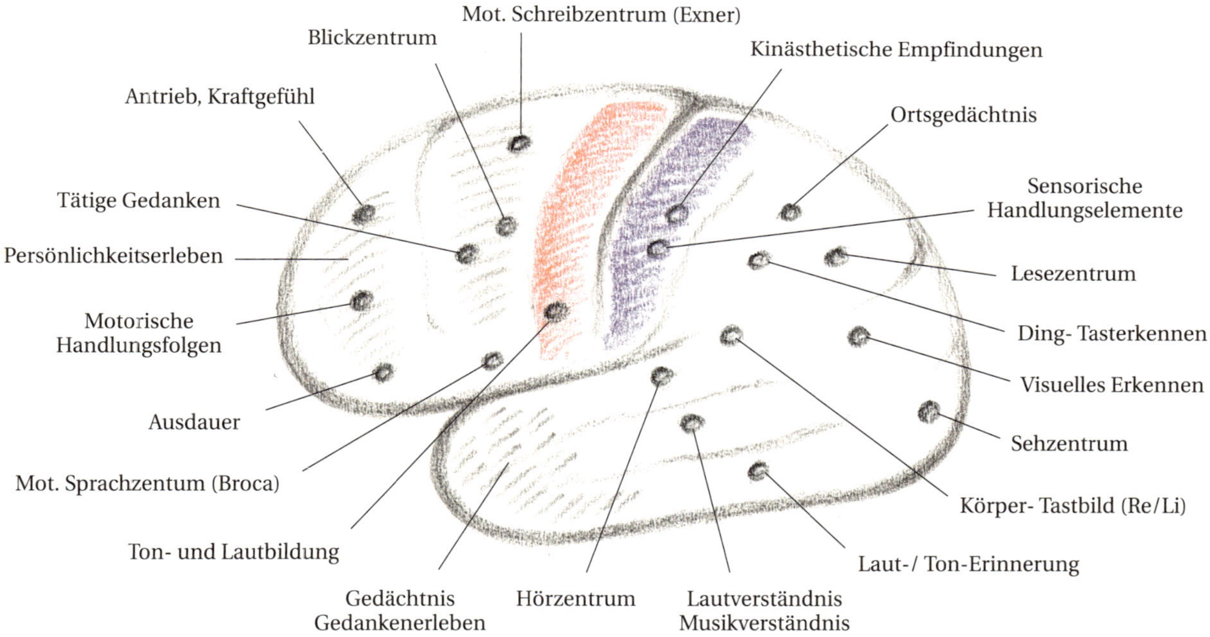

Abb. 223. ***Funktionelle Gliederung der Großhirnrinde*** *(Cortex).*

Oberes Bild = Gliederung in vier Lappen, die durch die Primärfurchen (Zentralfurche, laterale Furche usw.) abgegrenzt werden.
Unteres Bild = Lokalisation der wichtigsten Rindenfelder nach klinischen Erfahrungen (nach Kleist; aus Rohen, 16).

beiden Hirnhälften einen tiefgreifenden Schlüssel zu den Weltgeheimnissen bekommen hat. Der Mensch kann sich jedes Ding immer von zwei Seiten aus zum Bewusstsein bringen, von der analytischen und der synthetischen. Vertieft er die analytische Seite, werden ihm die Zahlengesetze, die quantitativen Details und Einzelfakten bewusst, wobei er nicht selten die Ganzheit und das verbindende Geistige verliert. Vertieft er dagegen die synthetische Seite, erschließen sich ihm die übergeordneten Zusammenhänge, das Geistige, in dem das Einzelne eingebettet ist, sowie die Welt des Schöpferischen, in der der Mensch selbst auch tätig werden kann. Es ist nur zu verständlich, dass in dieser Welt Worte keine Rolle mehr spielen können. Gestalterkennen, Geistwahrnehmen ist jenseits begrifflicher Wortbildungen. Die rechte Hirnhälfte ist nicht-verbal.

Bewusstsein und Unterbewusstsein

Die Großhirnrinde ist sozusagen unser «Oberstübchen». Mit ihrer Hilfe können wir das, was in uns selbst (allerdings nur in begrenztem Umfang) und in der Welt vorgeht, zum Bewusstsein bringen. Eines der größten Wunder unseres Daseins ist die **Lernfähigkeit**. Die Quelle des Lernens ist der Lernwille, der vom Ich ausgeht. Wollen wir z.B. eine neue Bewegungsform (beim Spielen eines Instrumentes, beim Sport o.ä.) erlernen, müssen wir uns zwischendurch immer wieder den Status quo mit Hilfe unserer Hirnrinde, die das Ganze wie spiegelnd wahrnehmen kann, bewusst machen. Dass dabei dann immer wieder neue Nervenverbindungen (Schaltsysteme) aufgebaut werden müssen, zeigt nur die physisch-materielle Seite dieses Vorganges. Wird dann schließlich die neue Bewegungsform beherrscht, verschwinden die Details aus dem Bewusstsein. Der Bewegungsablauf vollzieht sich nahezu unbewusst und automatisch. Der geübte Pianist beachtet die Noten, die Finger, die Tasten schließlich gar nicht mehr – die «Finger laufen wie von selbst». Morphologisch verlagert sich «das Programm» auf eine **unter** der Hirnrinde (subkortikal) gelegene Ebene, im «motorischen» Bereich z.B. auf die sog. Stammganglien (Schweifkern, Linsenkern usw.) (Übergang vom pyramidalen zum parapyramidalen System), so dass die Hirnrinde wieder frei wird und für neue Lernvorgänge zur Verfügung steht. Nietzsche hat einmal von dem Segen des Vergessens gesprochen. In der Tat, wir würden uns nicht weiterentwickeln können, wenn das Erreichte nicht immer wieder ins Unterbewusste absinken und die Bewusstseinsebene davon frei werden könnte.

Dies gilt natürlich nicht nur für die Welt des «Motorischen», sondern auch für die des Sensorischen. Auch hier existieren Nervenzentren, die die aus den Sinnessystemen stammenden Erregungen weiterverarbeiten und «speichern» können, wobei sie dem Bewusstsein entfallen. Aus diesen «Speichern» können sie aber wieder herausgeholt, d.h. erinnert werden, ein Vorgang, dessen morphologische Grundlagen heute noch ungeklärt sind. Wir wissen aber, dass die Hippokampusformation für das Kurzzeitgedächtnis eine große Rolle spielt (Abb. 222). Jedenfalls findet man bei bestimmten Erkrankungen (Alzheimer-Krankheit usw.) degenerative Veränderungen in diesen Kerngebieten, meist gleichzeitig mit Gedächtnisstörungen. Aber Erinnerung ist nicht ausschließlich ein Prozess der Großhirnrinde, sondern ein gesamtmenschliches Geschehen; das Nervengewebe ermöglicht lediglich das Bewusstwerden des Erlebten, nicht das Erleben selbst. Um das Vergessene wieder aus dem Gedächtnis ins Bewusstsein zurückzuholen, ist in erster Linie eine Willensanstrengung erforderlich, die wahrscheinlich über das Blut-Stoffwechselsystem bis zum Gehirn vordringt.

Zusammenfassend kann man also sagen, dass im Gehirn drei große Bewusstseinsebenen vorhanden sind. Das normale Wachbewusstsein stützt sich hauptsächlich auf die Großhirnrinde (Neocortex), während die Vorgänge im Inneren des Gehirns (Retikularisformation, Hypothalamus) im Wesentlichen unbewusst ablaufen und nur indirekt auf dem Umweg über gezielte Vorstellungen beeinflussbar sind. Zwischen diese beiden Pole schiebt sich als ein Mittleres und zugleich Vermittelndes das limbische System (Archaeocortex) ein, dessen Reaktionen über das Emotionale und Gefühlsmäßige teilweise auch zum Bewusstsein kommen können. Prinzipiell sind diese drei Bewusstseinsebenen aber nicht scharf voneinander getrennt. Unbewusstes kann ins Bewusstsein eintreten, Bewusst-Erlebtes ins Unterbewusste absinken (vergessen werden). Es bestehen daher zahlreiche auf- und absteigende Bahnverbindungen zwischen den drei Bereichen, die aber nur z.T. bekannt sind.

1. Oberste Ebene	Großhirnrinde (Neocortex)	Wachbewusstsein (bewusste Verarbeitung von Sinnesreizen, Bewegungsvorstellungen, Erinnerung)
2. Mittlere Ebene	Limbisches System (Archaeocortex)	Übergangsfunktion (halbbewusst), Traumerleben, emotionale Tingierung der Sinnesreize, Steuerung vegetativer Prozesse
3. Untere Ebene	Hypothalamus und Retikularisformation	Unbewusste Vorgänge. Regulation vegetativer Prozesse, Schlaf/Wachrhythmus, Verbindung zwischen Endokrinium und autonomem Nervensystem

Tab. 27. Bewusstseinsebenen des Gehirns und zugehörige Strukturen (vgl. Abb. 221 – 223).

2. Das Nervensystem als Grundlage des Seelisch-Geistigen

Betrachten wir das Nervensystem zum Schluss noch einmal in seiner Gesamtheit, besonders im Hinblick auf die Frage, wie dieses System mit dem Geistig/Seelischen des Menschen zusammenhängt. Die Grundkräfte des Seelischen sind Denken, Fühlen und Wollen. Diese Kräfte sind nicht nur in ihrer Qualität, sondern auch in ihrem Bewusstheitsgrade ganz verschieden. Zwischen Denken (Vorstellen) und Wollen besteht eine Polarität. Im Vorstellen erreichen wir gegenwärtig den höchsten Grad an Bewusstheit, das Wollen läuft eigentlich ganz unbewusst ab. Das Fühlen liegt vermittelnd dazwischen.

Das Nervensystem besteht aus Netzen hoch differenzierter Nervenzellen, die untereinander Kontakte (Synapsen) bilden. Morphologisch besteht die Lernfähigkeit darin, dass die Nervenzellen neue Kontakte aufbauen und alte abbauen. Das menschliche Gehirn hat also eine große innere Plastizität. Die Nervenfasern (meist in der weißen Substanz verlaufend) dienen der Erregungsleitung, die Zellkörper (meist in der grauen Substanz liegend) dienen zwar auch der Erregungsausbreitung, sorgen aber hauptsächlich für die Erhaltung und Regeneration der Nervenzellen insgesamt.

Wie oben dargelegt, kann man nach Steiner (18) generell als Grundlage für das Wollen Stoffwechselvorgänge, für das Fühlen zirkulatorische bzw. respiratorische Vorgänge und nur für das Vorstellen nervöse Prozesse ansehen. Letztlich spielen aber in jedem Gewebe diese drei Grundprinzipien eine Rolle. So kann das Nervengewebe ohne Stoffwechsel selbstverständlich nicht überleben (dieser ist sogar extrem hoch), und auch die zirkulatorischen Vorgänge sind von großer Bedeutung. Versuchen wir daher, die seelischen Vorgänge mit den physiologischen Prozessen in Zusammenhang zu bringen, so muss man berücksichtigen, dass eigentlich nur die Membranprozesse der Nervenfasern und Zellen informativen Charakter haben, also seelisch dem Vorstellen entsprechen. Bei den Nervenzellkörpern, die meist in der grauen Substanz liegen, dominieren besonders die Stoffwechselprozesse. Hier wäre also ein Punkt, wo Willensimpulse eingreifen könnten.

Tatsächlich hat man mit modernen Methoden (z.B. PET) im menschlichen Gehirn bei Erfüllung bestimmter willensintendierter Aufgaben (Zählen, Lesen, Sprechen usw.) eine starke Erhöhung der Stoffwechselaktivität in den entsprechenden Rindenarealen nachweisen können. Es ist daher gut vorstellbar, dass über das Blut/Kreislaufsystem Willensimpulse bis ins Gehirn hinaufreichen. Das wäre insbesondere bei Erinnerungsvorgängen der Fall. Dann wäre das, was sich in den Nervenzellkörpern abspielt, nicht nur ein Regenerations- und Aufbaugeschehen, sondern auch ein Lebensprozess, der dem Erinnerungsvermögen diente. In ähnlicher Weise könnten dann die an den Synapsen ablaufenden Prozesse mit den zwischen

Antipathie und Sympathie hin- und herwogenden Vorgängen des Fühlens zu tun haben. «Fühlen im Denken» aber bedeutet Verstehen. – »Wenn Ihr's nicht fühlt, Ihr werdet's nie erlangen», sagte Goethe einmal. Rein abstrakt lässt sich jeder Zusammenhang erklären. Ein wirkliches, «substantielles» Verstehen setzt aber immer einen Empfindungsprozess, sozusagen ein Evidenzerlebenis voraus, das bis an den Wesenskern heranreicht. Das ist mehr als reine «Information».

So finden sich also im Kopfbereich, d.h. im zentralen Nervensystem, funktionell **drei Grundprozesse**: 1. das reine Vorstellen (Abbilden der Welt und der darin lebenden Ideen ohne Seinscharakter – spiegelbildliches Geschehen); 2. das Verstehen von Gedanken und Bildern (rhythmisches Geschehen im atmenden Fühlen, Knüpfen und Lösen synaptischer Verbindungen) und 3. das Erinnern (Entwickeln von Gedächtnis und wiederhervorgeholten Vorstellungen aus dem durch das Blut vermittelten Wollen mit Hilfe zytoplasmatischer Stoffwechselprozesse in den Nervenzellkörpern).

Dieses sind letztlich Bewusstsein bildende und erhaltende Prozesse. Wie aber spielen sich diese drei Grundvorgänge im mittleren (Rückenmark) und unteren Bereich des Nervensystems (d.h. des autonomen Nervensystems) ab?

Man könnte sich vorstellen, dass – ähnlich wie das zentrale Nervensystem durch die Sinnesorgane Wahrnehmungen der Außenwelt – das autonome Nervensystem Wahrnehmungen von Innenweltprozessen ermöglicht, dass wir also auch Empfindungen und Vorstellungen über die Tätigkeiten unserer Organe gewinnen könnten. Dies ist aber bekanntlich nicht der Fall. Das Organgeschehen bleibt im Unbewussten. Es ist denkbar, dass das autonome Nervensystem umgekehrt sogar die Aufgabe hat, das Bewusstwerden der Organprozesse zu verhindern statt es zu ermöglichen, wie das Steiner (65) einmal formuliert hat. Physiologische Untersuchungen dazu gibt es aber noch nicht.

Natürlich spielen «Denken, Fühlen, Wollen» als seelische Grundprozesse auch im autonomen Nervensystem eine Rolle. Da aber hier die afferenten Systeme funktionell (nicht quantitativ) gegenüber den efferenten zurücktreten, bleiben die Vorgänge im Organbereich unbewusst. Nur im Krankheitsfalle können Organprozesse als Schmerzen, Übelkeit oder als pathologische Traumbilder ins Bewusstsein übertreten.

Der morphologischen Dreigliederung des Nervensystems entspricht also auch eine Dreigliedrigkeit des Bewusstseins (88). Das zentrale Nervensystem (Gehirn) vermittelt das taghelle Wachbewusstsein, das autonome Nervensystem in den Eingeweiden liefert keine bewussten Empfindungen; hier liegt die Welt des Unbewussten oder Unterbewussten (Schlafbewusstsein); nur im mittleren Bereich des Nervensystems – hier als Rückenmarksbereich charakterisiert, das sind vor allem die sensomotorischen Systeme, die aber auch bis zur Hirnrinde heraufreichen – entsteht bewusstseinsmäßig eine Zwischenzone, in der hauptsächlich reflektorische Prozesse ablaufen, die man in gewisser Hinsicht auch mit dem Traumbewusstsein vergleichen kann und die gehirnwärts zunehmend an Wachheit gewinnen, während sie peripherwärts allmählich ins Unbewusste und Automatische übergehen.

Steiner (88) hat die charakterisierte funktionelle Dreigliedrigkeit des Nervensystems auch ins Psychopathologische erweitert und daraus Anregungen für ein Verständnis der psychiatrischen Krankheitsprozesse abgeleitet. Dies ist m. E. der erste Versuch, die funktionelle Dreigliederung des Nervensystems zur Grundlage einer «funktionellen Psychiatrie» zu machen. Da in jedem der drei Systembereiche des Nervensystems im Krankheitsfall andere Wesensglieder betroffen sind und andere Kräfte frei werden, ergeben sich auf jeder Ebene andere psychische Krankheitserscheinungen. Detaillierte wissenschaftliche Ausarbeitungen dazu liegen aber bisher noch nicht vor.

Endokrines System (Hormondrüsen)

Durch das endokrine System wird der steuernde und regelnde Einfluss des Informationssystems entscheidend erweitert und bis in die Welt der Organe und Zellen, deren Lebensprozesse durch spezielle Wirkstoffe (Hormone) in präziser Weise verändert werden können, vorgeschoben. Das Entscheidende dieses Systems ist, dass die Hormone nicht über das Nervengewebe, sondern über den Blutkreislauf im Körper verteilt werden, also immer ubiquitär vorhanden sind und überall wirken können, wo die Zellen entsprechende Rezeptoren besitzen. Mit der Entwicklung des endokrinen Systems erreicht das Vegetativum eine weitere, tiefer gelegene Dimension, die durch die Verbindung mit dem Blutsystem unmittelbar bis in die Stoffwechselebene vordringt und dadurch außerordentlich effektiv wird.

Die Bedeutung dieses «Dimensionssprunges» wird klar, wenn man die Zwischenstufen anschaut (Abb. 224). Der efferente Schenkel des Reflexbogens im autonomen Nervensystem besteht, wie gesagt, aus einem prä- und einem postganglionären Neuron, wobei das zweite Neuron an den Endigungen Wirkstoffe (Adrenalin, Noradrenalin, Acethylcholin usw.) ins Gewebe entlässt (Abb. 224 A). Wenn das zweite Neuron nun gar keine Fortsätze mehr ausbildet, sondern sich von vornherein zu einer Drüsenzelle entwickelt, wie das z.B. beim Nebennierenmark der Fall ist, entsteht ein sog. Paraganglion, das endokrine Funktionen hat, da es die Wirkstoffe (beim Nebennierenmark Adrenalin und Noradrenalin) direkt ins Blut abgeben kann (Abb. 224 B). Wird nun auch noch das erste Neuron sekretorisch aktiv, so entstehen die Hormone im Nervenzellkörper selbst. Diese werden dann durch die Nervenfortsätze zu deren Endigungen transportiert und dort ins Gefäßsystem abgesondert (sog. Neurosekretion; Abb. 224 C). Solche neurosekretorisch aktiven Neurone besitzt z.B. der Hypothalamus, dessen Hormone über den Hinterlappen der Hypophyse ins Blut gelangen. Der Hypophysenvorderlappen enthält jedoch «echte Drüsenzellen», die Hormone produzieren, die entweder direkt auf den Zellstoffwechsel oder indirekt über die Stimulation anderer Hormondrüsen wirken (Abb. 224 D). Dadurch entstehen Wirkungsketten, die den Neuronenketten des Nervensystems nicht unähnlich sind und – wie dort – auch Rückkoppelungskreise (Regelkreise) ausbilden. Eine letzte Differenzierungsstufe stellen dann endokrine Zellen oder Zellgruppen (Organe) dar, die ihre Hormone direkt ins Blut abgeben und über den Kreislauf ihre Erfolgsorgane erreichen (Abb. 224 E). Die Gesamtheit aller dieser Organe bildet dann das System der endokrinen Drüsen.

Betrachtet man das endokrine Geschehen von der Ebene der **Zellen** aus, ergibt sich eine klare Dreigliederung der Hormongruppen. Die im Fortpflanzungsbereich wirkenden Steroide («untere Gruppe») sind Lipidhormone, für die die Zellmembranen keine Schranken darstellen (wegen ihrer Lipidlösigkeit). Sie wirken im Inneren der Zellen über den Zellkern und die zwischen Kern und Plasma ablaufenden Prozesse der Proteinbiosynthese. Die Schilddrüsenhormone, die sich von der Aminosäure Tyrosin ableiten, entfalten dagegen ihre Wirkung vom Zytoplasma aus, wo sie die Atmungsvorgänge in den Mitochondrien intensivieren und den Energieumsatz (ATP usw.) beschleunigen («mittlere Gruppe»). Im Gesamtorganismus drückt sich dies in einer Steigerung des Grundumsatzes aus. Es ist ein interessantes Phänomen, dass diese die Zellatmung regulierenden Hormone in einer Drüse (Schilddrüse) synthetisiert werden, die auch im Bereich des Atemtraktes, nämlich unmittelbar vor der Luftröhre, lokalisiert ist.

Neben dieser «mittleren» (Tyrosinabkömmlinge)

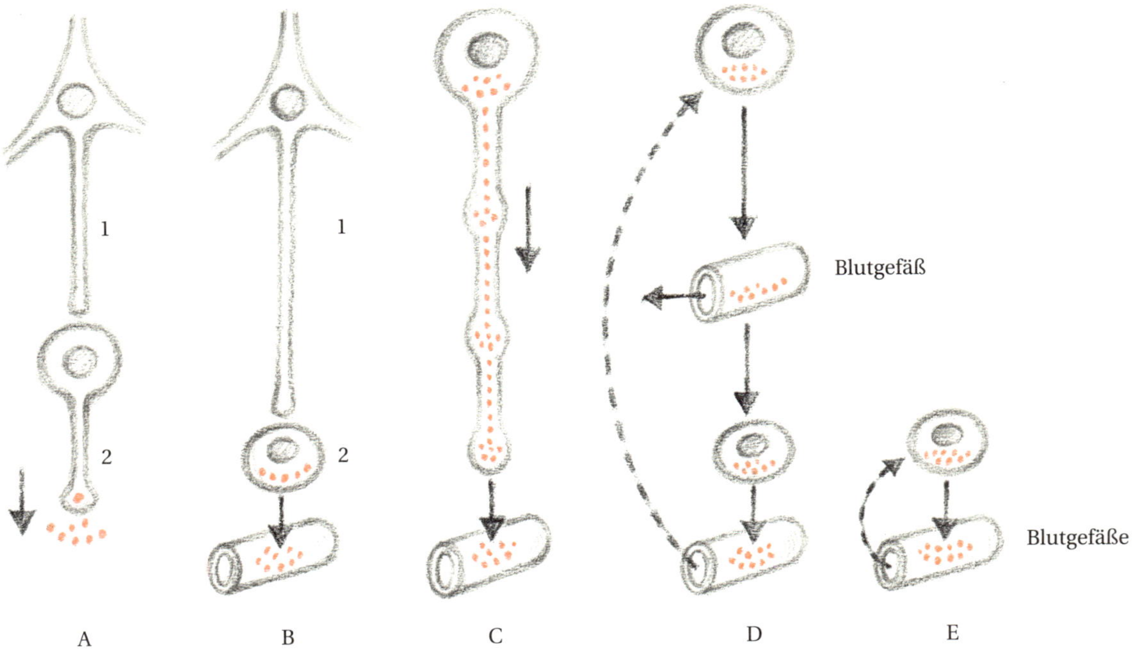

Abb. 224. ***Verschiedene Differenzierungsstufen bei der Entwicklung von neuronalen und hormonellen Wirkungsketten.***
A = Zwei Nervenzellen (z.B. präganglionäres, 1, und postganglionäres Neuron, 2, beim efferenten Schenkel des autonomen Reflexbogens im Rückenmarksbereich;
B = Das postganglionäre Neuron (2) ist zur Drüsenzelle geworden (z.B. Nebennierenmark);
C = Die Nervenzelle wird selbst zur hormonbildenden Zelle (z.B. neurosekretorische Zellen des Hypothalamus);
D = Endokrine Zellen bilden Wirkungsketten («Bahnen»), die durch den Blutkreislauf vermittelt werden.
E = Periphere endokrine Zellen, die direkt im Organbereich oder indirekt über das Gefäßsystem wirken.

und «unteren» Hormongruppe (Steroide), bilden die Peptidhormone eine «obere» Gruppe, die gewissermaßen das Informationselement in diesem dreigliedrigen System repräsentiert. Sie wirken von den Zellmembranen aus auf das Stoffwechselgeschehen ein. Die meisten Hypophysenvorderlappenhormone sind Peptidhormone, die ins Blut abgesondert werden und von da aus auf andere Hormondrüsen (Schilddrüse, Nebennieren, Keimdrüsen) wirken.

Da die peripheren Hormondrüsen mit ihrer sekretorischen Aktivität auf die Hypophyse zurückwirken, entstehen Regelkreise, die häufig eine spezifische Rhythmik besitzen. So zeigt der Cortisonspiegel im Blut z.B. eine charakteristische 24-Stunden-Rhythmik. Auch die Sekretion der Keimdrüsenhormone und ihre hypophysäre Steuerung zeigt eine typische Periodizität. Die zeitliche Verschränktheit der Funktionsprozesse ist jedoch bei jedem der Teilsysteme verschieden (s. unten).

1. Entwicklung und Funktion der endokrinen Organe

Außer dem Hypophysenvorderlappen (HVL) entwickeln sich noch fünf weitere endokrine Drüsen, nämlich Schilddrüse, Epithelkörperchen, die Inseln des Pankreas, Nebennieren und Keimdrüsen. Da alle Hormone ins Blut abgegeben werden, erscheint es zunächst unwichtig, wo sie liegen. Abstrakt gedacht, könnten sie irgendwo lokalisiert sein. Aber genauer betrachtet, kann die Lage dieser Drüsen sehr viel zum Verständnis ihres Wesens beitragen und auch Hinweise auf diejenigen Prozesse liefern, die für diese Drüsen bestimmend sind. Die Lage selbst ist bereits ein Urphänomen.

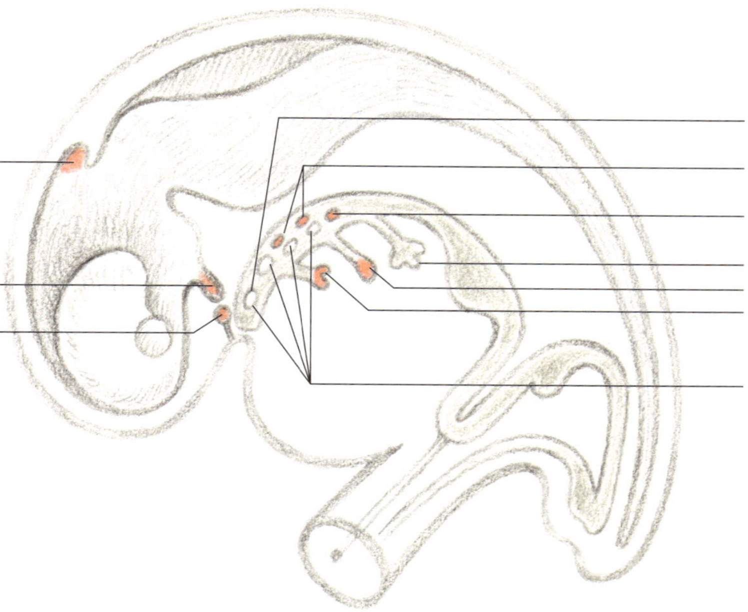

I. Infundibulum, Hypothalamus	*Hypophysenhinterlappen (HHL)*
II. Ektodermale Mundbucht (Rathke-Tasche)	*Hypophysenvorderlappen (HVL)*
1. Schlundtasche	*Ohrtrompete, Mittelohr*
2. Schlundtasche	*Gaumenmandel*
3. Schlundtasche (ventrale Knospe)	*Thymus*
3. und 4. Schlundtasche (dorsale Knospen)	*Epithelkörperchen*
5. Schlundtasche	*Seitliche Schilddrüsenanlage (C-Zellen)*
III. Mediane Mundbodenknospe	*Mittlere Schilddrüsenanlage*

Abb. 225. ***Entstehung der oberen endokrinen Organe aus dem «Kiemenapparat»*** *(sog. branchiogene Organe).*

1.1. Branchiogene Organe, Schilddrüse, Epithelkörperchen und Thymus

Betrachten wir zunächst die branchiogenen Organe, d.h. jene endokrinen Organe, die aus dem «Kiemenapparat» des Embryos (Pharyngeal- oder Schlundtaschen) entstanden sind, nämlich Schilddrüse, Epithelkörperchen und Thymus (Abb. 225).

Wie oben geschildert, werden bei menschlichen Embryonen frühzeitig Pharyngealbögen und Taschen angelegt, die an den Kiemenapparat wasserlebender Wirbeltiere erinnern. Am Schlunddarm bilden sich vier bis fünf seitliche Ausbuchtungen (Schlundtaschen), die jeweils von Pharyngealarterien umgeben sind. Da der Mensch, wie die höheren Wirbeltiere auch, Lungen als Atmungsorgane ausbildet, macht der Pharyngealapparat einen Funktionswandel durch, d.h. er bildet sich nicht vollständig zurück, sondern gliedert sich in andere Funktionssysteme ein, die auch mit den Atmungsprozessen zusammenhängen, aber höherer Art sind. So entstehen einerseits Schall-aufnehmende Organe (Gehörknöchelchen, Mittelohr und äußeres Ohr) und andererseits Laut-erzeugende Organe (Kehlkopf, Unterkiefer mit Kiefergelenk und Muskeln) aus einem System, das ursprünglich nur der Atmung diente. Aus den unteren Schlundtaschen (3. – 5.) entstehen dann aber auch Organe, die anscheinend zunächst gar nichts mit dem Luftelement zu tun haben, nämlich Schilddrüse, Epithelkörperchen und Thymus (Abb. 225). Die Schilddrüsenknospe bildet sich in der Mitte, nicht weit von der Lungenanlage zunächst wie eine exokrine Drüse und wächst dann mit der Lungenknospe nach unten in Richtung Brustraum. Die Epithelkörperchen spalten sich beiderseits von der 3. und 4. Schlundtasche ab und wachsen mit der Schilddrüsenanlage abwärts (daher gibt es vier einzelne Drüsen, die jeweils am oberen bzw. unteren Schilddrüsenpol liegen bleiben). Der Thymus, der sich aus den vorderen Knospen der 3. Schlundtasche, also aus zwei Anlagen entwickelt, schiebt sich von oben in den Brustraum vor, wo er dann oberhalb des Herzens zu liegen kommt. Als Letztes bildet die 5. Schlundtasche noch eine kleine Knospe, die sich ebenfalls ablöst und in das Schilddrüsengewebe aufgenommen wird (seitliche Schilddrüsenanlage). Aus dieser Anlage gehen die C-Zellen der Schilddrüse hervor, die das Hormon Kalzitonin produzieren.

Schilddrüse (Glandula thyroidea). Die Schilddrüse liegt beim Erwachsenen unterhalb des Kehlkopfes vor der Luftröhre (Abb. 226). Sie produziert das Thyroxin (T_4), das vier Jodatome besitzt, aber innerhalb der Zellen durch Abspaltung eines Jodatoms in das hochaktive Trijodtyrosin (T_3) umgewandelt werden kann. Dieses Hormon stimuliert im Körper die Eiweißsynthese und fördert dadurch die Wachstums- und Reifungsvorgänge, vor allem des Gehirns. Schon von der 11. Embryonalwoche an stimulieren die Schilddrüsenhormone das Körperwachstum und sorgen für die rasche Differenzierung des Nervensystems und der Sinnesorgane. Beim Erwachsenen erhöhen sie den O_2-Verbrauch in den Geweben, steigern den Grundumsatz und die Körpertemperatur. Über eine Sympathikusstimulation kann die Leistungsbereitschaft und Wachheit erhöht, die Herzfrequenz gesteigert und die allgemeine Aktivität intensiviert werden.

Die Schilddrüse, die zusammen mit der Lunge aus dem Schlunddarm hervorgegangen ist und auch durch ihre Lage vor der Luftröhre am oberen Ende des Atemtraktes ihre funktionelle Beziehung zu diesem zeigt, wird also zu demjenigen Organ, das die Inkarnation des Menschen in seine Körperlichkeit fördert. Der durch die Lungen aufgenommene Sauerstoff gelangt auf dem Blutweg in die Gewebe. Dort wird er für die Energiegewinnung im Rahmen des Zellstoffwechsels verwendet. Diese «inneren Verbrennungsvorgänge» werden durch die Schilddrüsenhormone «angefacht», der Sauerstoffverbrauch erhöht und die Zellleistungen gesteigert. Allgemein gesprochen, bedeutet erhöhte Sauerstoffzufuhr und stärkerer O_2-Verbrauch auch erhöhte Aktivität und – beim Gehirn – höhere Wachheit und intellektuelle Leistung. Daher kann eine Schilddrüsenüberfunktion zu Gedankenflucht und Schlaflosigkeit, Unterfunktion zu Stumpfheit und Verblödung (Myxoedem, Kretinismus) führen. Durch die Lungenatmung wird der Mensch erst Erdenmensch. Der Sauerstoff ermöglicht ihm die körperlichen und geistigen Aktivitäten auf dieser Erde. Die Schilddrüsenhormone, die das lichtabsorbierende Jod beherbergen, mobilisieren im Stoffwechsel das «innere Licht», um es für unsere geistigen Leistungen im Kopfbereich zur Verfügung zu stellen bzw. innerhalb des Stoffwechsels für die Realisierung von Willensaktivitäten zu verwenden (89).

Für diesen inneren «**Lichtstoffwechsel**» spielt offenbar das Jod eine wichtige (noch wenig erforschte) Rolle. Es wird im Körper immer wieder verwendet, so dass nur sehr geringe Mengen (0,15 mg/d) aus der Nahrung aufgenommen werden müssen. Das bei der Umwandlung von T_4 in T_3 frei gewordene Jodatom wird in der Schilddrüse wieder in das Thyroxin (T_4) eingebaut. Überschüssiges Hormon wird an Eiweiß gebunden (Thyroglobulin) und in den Schilddrüsenfollikeln gespeichert. Entleerung und Speicherung – Prozesse ähnlich wie Einatmung und Ausatmung – stehen unter dem regelnden Einfluss des Hypophysenvorderlappens, der das Schilddrüsen-stimulierende Hormon (TSH) bildet, das die Thyroxinfreisetzung fördert. Interessanterweise dient das vier Jodatome enthaltende Thyroxin (T_4), das im Gewebe relativ inaktiv ist, als Signalstoff für die Rückkoppelung zur Hypophyse, während das hochaktive Trijodthyrosin auf die Hypophyse kaum eine Wirkung hat.

Am Eingang des salomonischen Tempels standen zwei Säulen (Jachim und Boas), die die beiden Bäume des Paradieses (Baum der Erkenntnis und Baum des Lebens) symbolisieren sollten. In seinen Erläuterungen zu den Symbolen und Siegeln des Münchener Kongresses von 1907 hat R. Steiner (90) die Säule, die dem Baum der Erkenntnis entspricht, mit dem roten, sauerstoff-

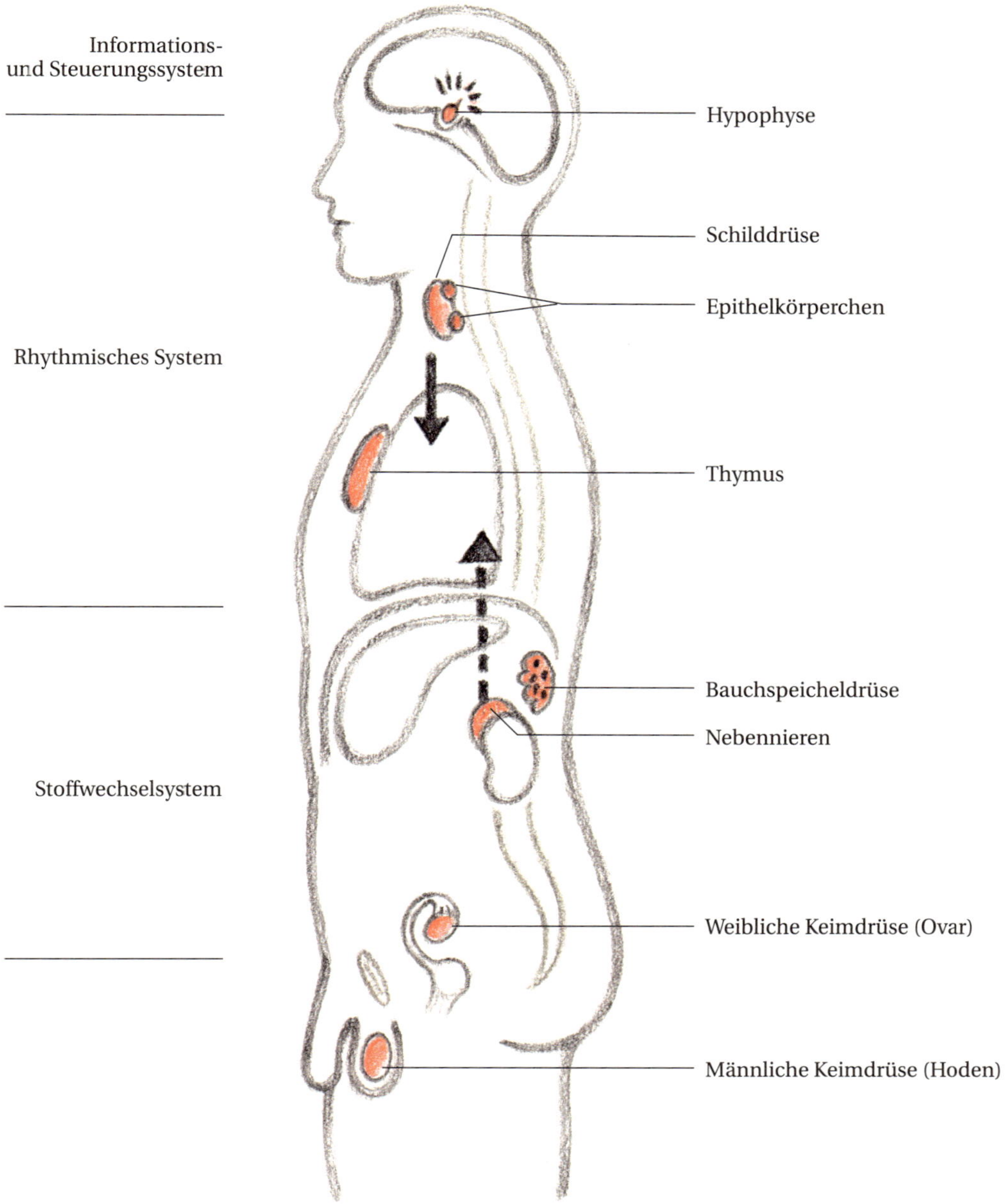

Abb. 226. ***Lage der endokrinen Drüsen*** *(rot)* ***im Körper.*** *«Kräftestrahlungen» sind durch Pfeile angedeutet.*

reichen Blut verglichen und als rote, im Wasser stehende Säule dargestellt und die zweite Säule (Baum des Lebens), die auf einem Felsen steht, mit dem kohlensäurereichen («blauen») Blut in Verbindung gebracht. Die «guten Götter» haben dem Menschen, nachdem er vom Baum der Erkenntnis genossen hatte und aus dem Paradies vertrieben worden war, den Einfluss auf den Baum des Lebens entzogen und diesen zum Quell des Todes gemacht. Diese Mythen spiegeln in bildhafter Form im Grunde diejenigen physiologischen Vorgänge wider, die mit dem inneren «Lichtstoffwechsel» (Baum der Erkenntnis) und der Erdenaktivität (Sauerstoffverbrauch, Grundumsatz, «rotes» Blut) des Menschen zusammenhängen. Aus Sauerstoffverbrauch und Umsatz resultiert der Abbau, der zum Auftreten von Kohlensäure führt, die, wenn sie sich mit Kalzium und Phosphaten verbindet, zum Knochenmineral wird und damit in einen «Todesprozess» einmündet.

Epithelkörperchen (Glandulae parathyroideae) und C-Zellen-System der Schilddrüse. Bei der Schilddrüse spielten sich die Prozesse noch an der Grenze von Seelisch-Geistigem und Lebensbereich ab. Wachstum und Grundumsatz als Ausdruck der «Inkarnationstendenz» der seelisch-geistigen Kräfte in das Physische kennzeichnen hier denjenigen Funktionsbereich, in dem die Schilddrüsenhormone wirken. Bei den jetzt zu besprechenden Drüsen erreicht der «Inkarnationsprozess» noch eine tiefere Ebene. Hier geht es um die Mineralisation des Knochens und den Blutkalzium- und Phosphatspiegel. Der Blutspiegel für Kalzium und Phosphat bleibt in sehr engen Grenzen konstant. Der Organismus reagiert äußerst empfindlich auf Störungen im Gleichgewicht dieser Elektrolyte, hängen doch daran elementare Prozesse seiner Existenz im Physischen. Kalzium (Ca^{2+}) und Phosphat (HPO_4^{2-}) werden als Hydroxylapatit im Knochen abgelagert, wodurch die Festigkeit und Formkonstanz des Knochens zustande kommt. Kalzium ist aber auch eine für Form und Funktion vieler Zellen entscheidende Substanz. Die in vielen Zellmembranen existierenden Kalziumkanäle regeln die Ionentransporte und beeinflussen damit Erregungszustände und Austauschvorgänge der Zellen. Dies ist besonders wichtig bei den Nervenzellen, weshalb ein Absinken des Blutkalziumspiegels (Hypokalzämie) Übererregbarkeit und Muskelzittern bis zu Krampfanfällen (Tetanie) zur Folge haben kann. Phosphor (Phosphorus gleich «Lichtträger») auf der anderen Seite dient dem Aufbau von Energieträgern in den Zellen (z.B. ATP) und ist damit aufs Engste mit den Lebensvorgängen verknüpft.

Die stoffliche Existenz des physischen Körpers als raumerfüllendes Gebilde hängt daher in entscheidender Weise von dem Eintauchen ins Feste (Ca) und (polar dazu) dem Auflösen ins Prozessuale und Energetische (P) ab. Die Konstanz des Blutspiegels ist Ausdruck des labilen Gleichgewichtes zwischen diesen beiden Tendenzen. Die Hormone der C-Zellen in der Schilddrüse und der Epithelkörperchen (Glandulae parathyroideae) regeln bis ins Feinste dieses Gleichgewicht.

Interessanterweise ist aber auch hier noch ein drittes Element beteiligt, bei dem wiederum das Licht eine Rolle spielt, nämlich das sog. D-Hormon, das sich in der Haut nach Bestrahlung mit UV-Licht aus 7-Dehydrocholesterin bildet (Calcitriol). Das Epithelkörperchenhormon Parathyrin (oder Parathormon) mobilisiert bei Absinken des Blutkalziumspiegels sofort knochenabbauende Zellen, wodurch Ca^{2+} ins Blut gelangt. Das Hormon der C-Zellen (Calcitonin) bewirkt umgekehrt eine vermehrte Einlagerung von Ca^{2+} in den Knochen, so dass der Blutkalziumspiegel wieder sinkt. In dieses nur vom Blutspiegel aus geregelte Gleichgewicht bringt der Vitamin D-Stoffwechsel die Außenweltbeziehung und den Lichteinfluss hinein. Normalerweise sind die im Körper zirkulierenden Mengen an P und Ca konstant. Das im Darm resorbierte Kalzium wird zu 100% wieder ausgeschieden. Benötigt der Körper aber Kalziumsalze (z.B. während des Wachstums oder nach Substanzverlusten) sorgt das D-Hormon für eine vermehrte Ca-Resorption im Darm und eine Erhöhung des Blutkalziumspiegels. Cholecalciferol, das sog. Vitamin D_3 (Calciol) ist der wichtigste Vertreter der D-Vitamine. Es entsteht in der Haut durch UV-Belichtung aus einem Provitamin und wird dann in Leber und Nieren zum D-Hormon (Calcitriol) umgebaut. Dieses ist dann in der Lage, das Darmepithel so zu verändern, dass ein vermehrter Einstrom von Ca-Ionen ins Blut erfolgen kann. Dieses Kalzium kann dann in den Knochen (oder an anderen Stellen des Körpers) eingebaut werden. Rachitis ist eine durch Vitamin D-Mangel hervorgerufene Erkrankung, bei der die Knochen nicht genügend verkalken, d.h. die Inkarnation der kindlichen Seele in den Körper ins Stocken gerät.

Der **Thymus**, das dritte branchiogene Organ in unserem Zusammenhang (Abb. 225 u. 226), ist schließlich ein Organ, das letztlich dem Ich selbst die Möglichkeit verschafft, im Körper Fuß zu fassen und sich in der Umwelt als eigenständiges Wesen mit eigener, nicht zu verwechselnder («persönlicher») Stofflichkeit zu behaupten. Der Thymus wird nämlich nach der Geburt zum zentralen Organ des Immunsystems. Im Thymus «lernen» die im Knochenmark gebildeten weißen Blutkörperchen (Lymphozyten) zwischen «Self and Nonself» zu unterscheiden, d.h. sie werden zu immunkompetenten Zellen, die die Zellen eines anderen Organismus sofort als nicht zum «Selbst» gehörig erkennen und zerstören können. Die stoffliche Integrität des Individuums wird durch das Immunsystem gesichert, so dass sich das «geistige Ich» auf den Körper, in den es sich inkarniert hat, verlassen kann. Der Thymus ist – wie es manchmal formuliert wurde – die «Schule der Lymphozyten», die hier zu immunkompetenten

T-Lymphozyten heranreifen. Da Eiweißkörper sehr häufig regelnde Funktionen im Körper erfüllen, ist es entscheidend wichtig, dass keine Fremdproteine in den Körper eindringen können, wodurch dieser unter den Einfluss anderer Kräfte gelangen würde.

Die geschilderten endokrinen Drüsen hängen funktionell also eng mit den in den Brustorganen ablaufenden Prozessen zusammen. Sie unterstützen die Atmung und die Blutzirkulation im Hinblick auf das Inkarnationsgeschehen des Geistig-Seelischen (Atmung, Schilddrüse, O_2/Co_2-Umsatz, «Gedankenlicht» usw.) und des Physisch-Lebendigen (Knochenbildung, Epithelkörperchen usw., Außenlicht) sowie letztlich auch des Individuums selbst, das die stoffliche Eigennatur **seines** Körpers gegenüber derjenigen anderer Körper immunologisch verteidigt (Thymus). Der entscheidende Schritt für das «Erlernen» der Unterscheidungsfähigkeit zwischen Selbst und Nichtselbst bei den in den Thymus eingewanderten Zellen ist interessanterweise eine Art «sich ins Dunkle zurückziehen» – gewissermaßen aus dem Körperzusammenhang austreten. Die noch unreifen, späteren T-Lymphozyten werden nämlich in der Thymusrinde in große Retikulumzellen («nurse cells») eingeschlossen wie in ein «Gefängnis» und von allen Umgebungseinflüssen abgeschirmt. Danach gehen die meisten dieser Zellen zugrunde, aber einige haben «gelernt», körpereigene von körperfremden Elementen zu unterscheiden, und diese wandern dann in die lymphatischen Organe ein und vermehren sich dort weiter.

Hier liegt ein qualitativ ganz anderer Vorgang vor als bei den beiden anderen Systemen, die wir besprochen haben. Man könnte vergleichsweise von einem inneren «Dunkelraum» sprechen, im Gegensatz zu dem Licht- und Luftraum, der bei den anderen beiden Systemen eine Rolle spielt.

1.2. Endokrine Drüsen des Bauchraumes – Inselorgan des Pankreas und Nebennieren

Schilddrüse, Epithelkörperchen und Thymus gehören funktionell zur Brusthöhle, Nebennieren und Pankreas dagegen zur Bauchhöhle. Beherbergt die Brusthöhle die Organe des rhythmischen Systems, so die Bauchhöhle die des Stoffwechselsystems. Ihre endokrinen Drüsen sind daher auch mehr in die Stoffwechselprozesse eingeschaltet (Abb. 226).

Die **Nebennieren** bestehen aus zwei Anteilen, die eine unterschiedliche Genese haben. Die Nebennierenrinde (NNR) entwickelt sich aus dem Epithel der Bauchhöhle selbst (Zoelomepithel), während das Mark (NNM) aus der Anlage des Nervensystems hervorgeht (Derivat der Neuralleiste). Beide Anteile lagern sich in der Entwicklung aneinander (sog. Neurotropismus) und bilden dann **ein** Organ, dessen Anteile jedoch sehr unterschiedliche Funktionen erfüllen. Das NNM ist ein Paraganglion, das zum autonomen Nervensystem gehört, und zwar zum Sympathikus. Die Markzellen synthetisieren nämlich Adrenalin und Noradrenalin, die hauptsächlichsten Wirkstoffe des sympathischen Nervensystems (Abb. 224 B). Die NNR ist dagegen eine echte endokrine Drüse, die eine Vielzahl von Hormonen produziert, von denen die Glukokortikoide die wichtigsten sind. Während die Schilddrüsenhormone die Eiweißsynthese stimulieren (anabole Effekte), hemmen die NNR-Hormone (Cortisol) die Eiweißsynthese (katabole Effekte). Sie hemmen auch die Immunvorgänge sowie Entzündungsprozesse. Im Gewebe wird die Faserbildung (Kollagensynthese) gehemmt, das Wachstum verlangsamt und der Knochen abgebaut. Die durch den Abbau der Proteine entstehenden Aminosäuren werden unter Cortisoleinfluss in der Leber zu Glykogen synthetisiert. Auch im Fettgewebe – unser großer Energiespeicher – wird Fett abgebaut (Lipolyse) und die Fettspeicherung (Lipogenese) gehemmt.

Überblickt man diese vielfältigen Hormonwirkungen, fällt auf, dass sie alle eine Grundtendenz haben, nämlich die der «Exkarnation». Während die Schilddrüsenhormone die Inkarnation des Geistig-Seelischen in die Körperlichkeit (Wachstum, Steigerung des Grundumsatzes, Erhöhung des Sauerstoffverbrauches usw.) fördern, unterstützen die NNR-Hormone die Lösung der geistig-seelischen Kräfte aus dem Bereich des Lebendigen. Daraus wird auch verständlich, dass diese Stoffe im Bereich des Nervensystems die Wahrnehmungsfähigkeit, die ja auf Abbauprozessen basiert, erhöhen und dass der Alterungsprozess beschleunigt wird.

Wir werden unten noch von der sog. «Nierenstrahlung» sprechen. Dass die Nebennieren am oberen Pol der Nieren lokalisiert sind, ist kein Zufall, sondern

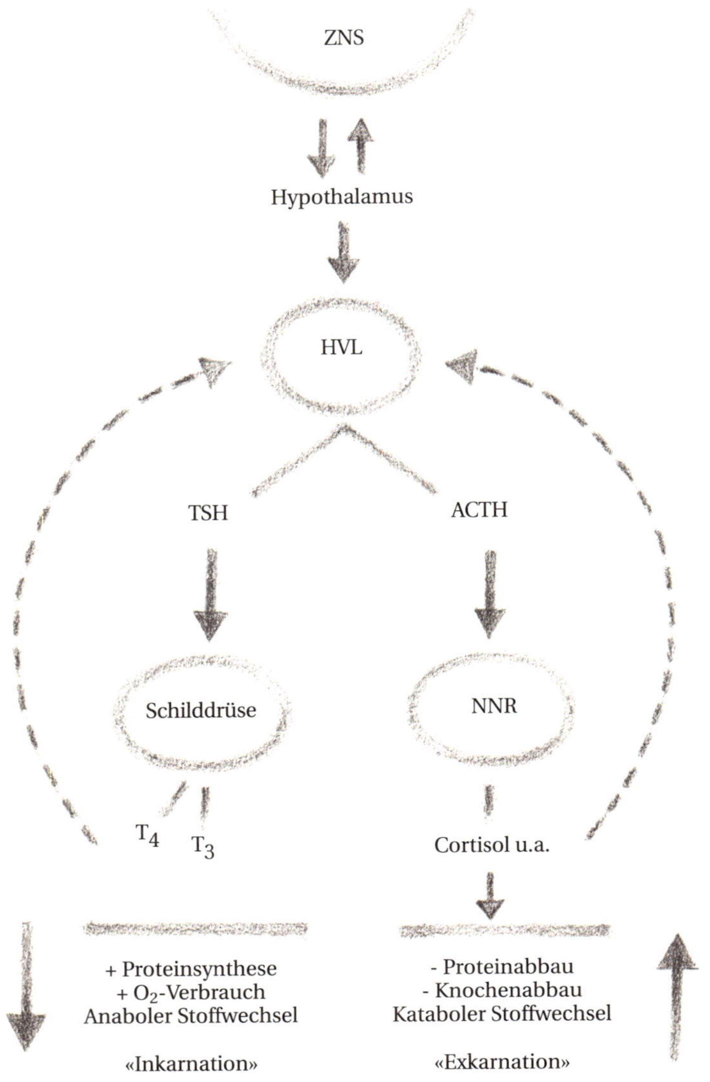

Abb. 227. ***Hormonelle Regelkreise und ihre Steuerung durch den Hypophysenvorderlappen*** *(HVL).*
NNR = Nebennierenrinde

Zeichen eines tiefgreifenden, inneren Funktionszusammenhanges mit den Nieren, aber auch mit den Keimdrüsen, die man in gewisser Hinsicht auch als «Unternieren» und die Nebennieren entsprechend als «Obernieren» bezeichnen könnte. Alle drei sind Ausscheidungs- oder Absonderungsorgane, wobei die Keimdrüsen Keimzellen, die Nieren harnpflichtige Stoffe und die Nebennieren (durch Stoffabbau) «Lebenskräfte» absondern.

Hypophysäre Steuerung. Schilddrüse und NNR sind über den Hypophysenvorderlappen (HVL) an das Nervensystem angeschlossen, Epithelkörperchen und Inselorgan des Pankreas dagegen nur an das Blut (Abb. 227). Schilddrüsenhormone treiben die Lebenskräfte in den Körper, NNR-Hormone lösen sie wieder heraus. Dies sind ganzheitliche Prozesse, die von Hormonen des HVL geregelt und über den Hypothalamus mit dem zentralen Nervensystem verbunden sind, so dass auch die Bewusstseinsebene mit hineinspielt. Die von den Drüsen abgesonderten Hormone wirken rückkoppelnd auf den HVL, der seinerseits durch spezifische (glandotrope) Hormone (bei der Schilddrüse das TSH, bei der NNR das ACTH) die sekretorische Aktivität dieser Drüsen steigern kann (Abb. 227). Auf diese Weise entstehen Rückkoppelungskreise, die als mehrgliedrige Funktionssysteme den neuronalen Schaltkreisen des zentralen Nervensystems durchaus ähnlich sind. Produzieren die Drüsen zu viel Hormone, steigt der Blutspiegel an und die Hypophyse wird gehemmt; produzieren sie zu wenig, wird die Hypophyse stimuliert, vermehrt TSH oder ACTH zu bilden. Der Hypothalamus kann durch spezifische Wirkstoffe (Releasing-Faktoren) den Sollwert dieser Regelkreise verstellen, d.h. das Niveau des Gesamtsystems verändern, was letztlich aber auch von höheren Nervenzentren aus möglich ist.

Damit werden diese beiden in vieler Hinsicht gegensätzlichen Vorgänge zu elementaren Funktionsprozessen für die Lebensabläufe des Organismus selbst.

Im Gegensatz dazu ist das **Inselorgan des Pankreas** mit seinen Hormonen nicht in die Regelkreise des Nervensystems eingegliedert, sondern direkt an das Blut angeschlossen. Der zentrale Energieträger für alle Stoffwechsel- und Lebensprozesse des Körpers ist der Zucker (Glukose), dessen «Verbrennung» nach O_2-Zufuhr die Bereitstellung von energiereichen Phosphaten (ATP usw.) innerhalb der Zellen ermöglicht. Die Langerhans-Inseln des Pankreas synthetisieren vor allem zwei Hormone, die den Zuckerspiegel des Blutes beeinflussen, nämlich **Insulin**, das den Glukosespiegel senkt und **Glukagon**, das ihn erhöht. Auslösende Ursache für die Absonderung dieser Hormone ist der Blutzuckerspiegel selbst, der von den Zellen des Pankreas im strömenden Blut «wahrgenommen» wird. In diese Regulationsvorgänge ist die Leber eingeschaltet. Insulin fördert die Synthese von Glykogen aus Glukose in der Leber, Glukagon spaltet das Glykogen wieder, so dass Glukose entsteht, die ins Blut übergeht (Abb. 228).

In ähnlicher Weise wird der Ca/P-Spiegel des Blutes direkt von den Hormonen der Schilddrüse (C-Zellen, Calcitonin) und Epithelkörperchen (Parathyrin) konstant gehalten. Im Gegensatz zum Blutzuckerspiegel ist aber für diese Regulationsprozesse nicht die Leber, sondern die Niere das entscheidende Organ (Abb. 228).

Ähnlich wie bei den hypophysenabhängigen Drüsen wird auch auf dieser Ebene wieder eine funktionelle Polarität erkennbar, und zwar zwischen den «oberen» Prozessen (Ca/P-Regulationen, Knochen-/Nervenprozesse), wo das Licht eine Rolle spielt (Zentralorgan Niere) und den «unteren» Prozessen (Glukose, Energieumsatz), wo die Wärme eine Rolle spielt (Zentralorgan Leber; s. Abb. 228).

Im Mittelpunkt dieser polaren Prozesse steht das Blut, dessen Zusammensetzung damit für die zentralen Funktionen des Organismus (Energieumsatz, Wärmeregulation, Mineralhaushalt) entscheidend ist. Die hypophysenunabhängigen Hormondrüsen bilden aber zusammen mit dem Blut kein völlig unabhängiges System. Experimentelle Untersuchungen haben gezeigt, dass der Hypothalamus Kerngebiete besitzt, deren Zellen die Schwankungen des Blutzuckerspiegels, der Blutwärme, der Elektrolytkonzentrationen usw. wahrnehmen und über den Sympathikus bzw. Parasympathikus regelnd beeinflussen können. Auch die zirkadianen Rhythmen werden wahrscheinlich hier mit denen der Wasser- und Nahrungsaufnahme synchronisiert. Damit spielt letztlich auch in diesem System der Hypothalamus (und übergeordnet das limbische System) für die Regelung und Harmonisierung dieser lebenswichtigen Prozesse eine entscheidende Rolle.

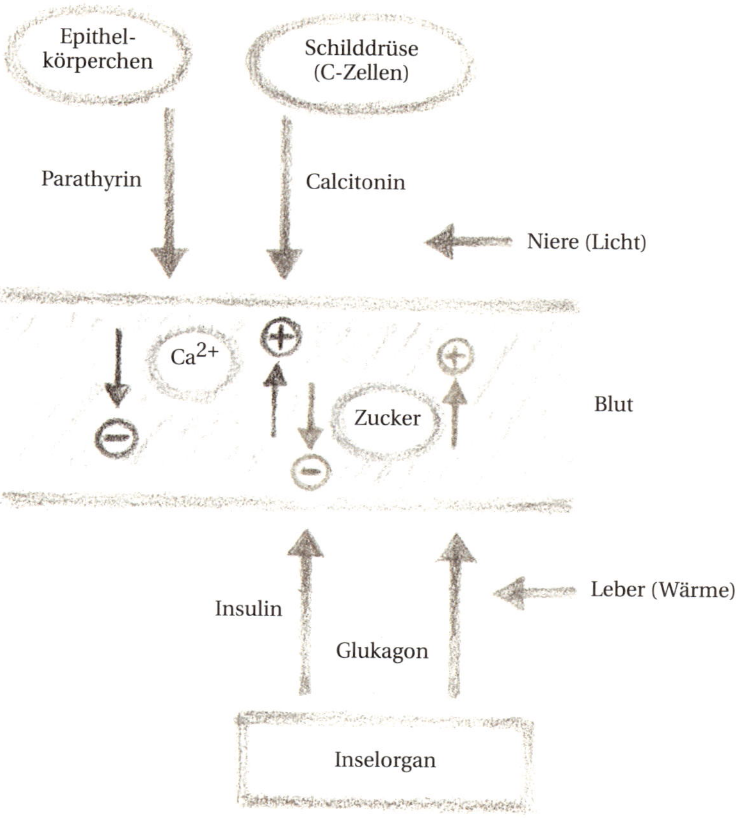

Abb. 228. ***Hormonelle Regelungen des Zucker- und Kalziumspiegels im Blut*** *durch die Hormone des Inselorgans (Pankreas), der Schilddrüse und Epithelkörperchen.*

2. Die Hypophyse als endokrines Organ

Wir haben jetzt zwei große endokrine Steuerungssysteme für die Wachstums- und Stoffwechselvorgänge kennen gelernt, die von der Hypophyse über ihre glandotropen Hormone geregelt werden. Das eine System mit der Schilddrüse, das dem anabolen (Inkarnations-fördernden) und das andere mit der Nebenniere, das dem katabolen (Exkarnations-fördernden) Stoffwechsel dient. Daneben existiert aber nun noch ein anderes System, bei dem die Hypophyse mit spezifischen Hormonen – gewissermaßen an den genannten Drüsen vorbei – direkt in das Stoffwechselgeschehen eingreift. Der Hypophysenvorderlappen (HVL) produziert nämlich ein **Wachstumshormon** (Somatotropin, STH), das ein potentes, anabol wirkendes Hormon darstellt, die Proteinsynthese fördert, in der Leber die Aufbauprozesse (über sog. Somatomedine) anregt, in den Geweben die Mitoserate steigert und bei Jugendlichen das Längenwachstum des Knochens anregt. Störungen in der Hormonproduktion im Wachstumsalter können entweder zum

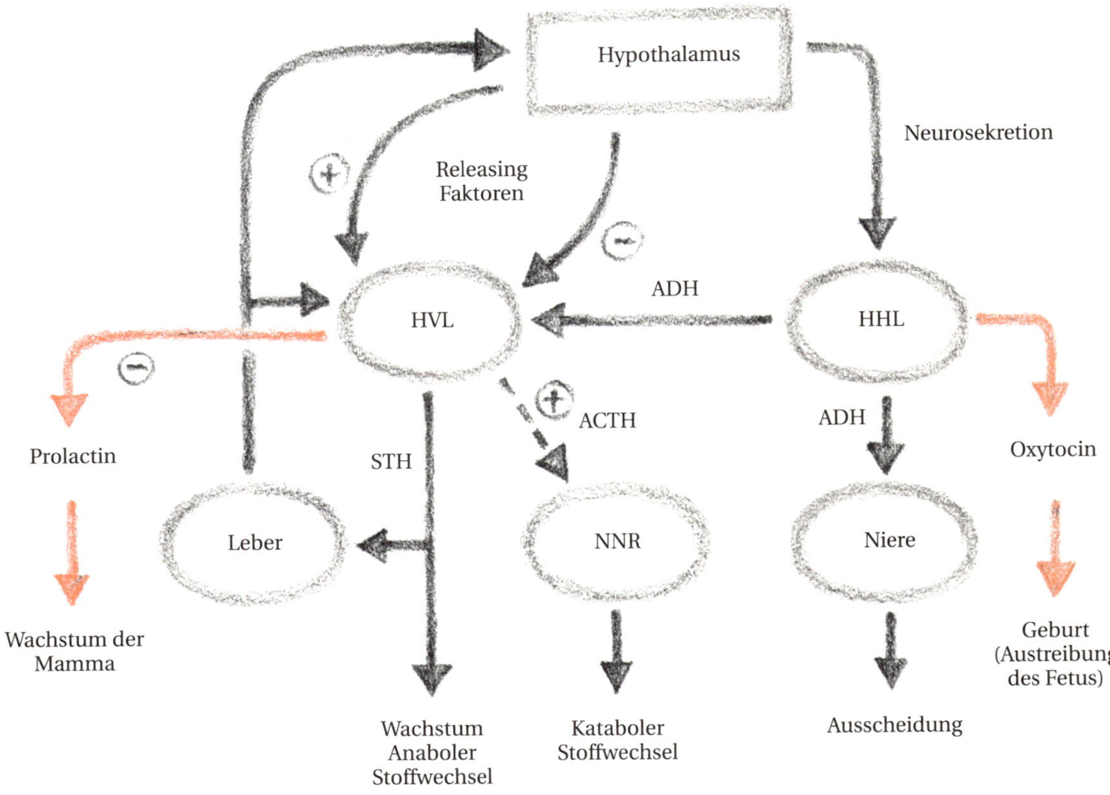

Abb. 229. ***Einfluß des Hypothalamus*** *über Hypophysenvorderlappen (HVL) und Hypophysenhinterlappen (HHL) auf das endokrine System.*

hypophysären Zwergwuchs oder zum Riesenwuchs (Gigantismus) oder (beim Erwachsenen) zur Erkrankung der Akromegalie führen.

Auch die hypophysäre STH-Produktion steht letztlich wieder unter der Kontrolle des Hypothalamus, der durch fördernde (Somatoliberin, GHRH) bzw. hemmende (Somatostatin, SIH) Releasing-Hormone auf den Vorderlappen einwirkt (Abb. 229).

Hinterlappenhormone. Diesem anabolen Teilsystem, das auch bei Arbeit und Stress eine Rolle spielt, steht nun wiederum ein zweites Teilsystem gegenüber, das in die gegenteiligen Vorgänge eingeschaltet ist und bei dem nicht die Leber als Aufbauorgan, sondern die Niere als Ausscheidungsorgan beteiligt ist. Hier ist der **Hypophysenhinterlappen** (HHL) das im Zentrum stehende Organ. Der HHL kann aber die Hormone nicht selbst bilden, vielmehr entstehen die Hormone im Hypothalamus, genauer in zwei seiner Kerngebiete, nämlich im Nucleus paraventricularis und Nucleus supraopticus, deren Zellen lange, bis in den HHL hineinreichende Fortsätze ausbilden. Im Zytoplasma dieser Fortsätze (Axone) werden die Hormone dann in den HHL transportiert und dort ins Blut abgegeben (Neurosekretion). Diese Hormone wirken speziell auf Ausscheidungsvorgänge, und zwar das Oxytocin auf die Wehen bei der Geburt und das Adiuretin (ADH) auf die Harnausscheidung in den Nieren. Das ADH unterstützt die Konzentrationsleistung der Nieren, vor allem durch Wasserrückresorption in den Sammelrohren des Nierenmarkes, weshalb es auch als antidiuretisches Prinzip bezeichnet wird. Störungen der Hormonproduktion können zur Wasserharnruhr (Diabetes insipidus) führen, bei der bis zu 20 l Flüssigkeit pro Tag durch die Nieren ausgeschieden werden.

Die Ausscheidung harnpflichtiger Substanzen durch die Nieren (vor allem Salze sowie Harnstoff als Endprodukt des Eiweißstoffwechsels) ist ein komplizierter Prozess, bei dem die Konzentration der Salze in 1 – $1^1/_2$ l Flüssigkeit eine zentrale Rolle spielt. Nur durch dieses «Konzentrieren» entsteht letztlich der oben charakterisierte, dem Wachstum entgegengesetzte Prozess des «Freiwerdens von Lebenskräften» aus dem Körper («Exkarnationsprozess»), der durch das HHL-Hormon ADH gefördert wird. Interessanterweise hat das Adiuretin noch einen Nebeneffekt auf den HVL, indem es dort die ACTH-Produktion stimuliert und dadurch indirekt über die Nebennierenrinde auch wiederum die katabolen Stoffwechselprozesse fördert. Dies unterstreicht eindrucksvoll die Gesamttendenz, die auf dieser Seite des Systems herrscht (Abb. 229).

Man kann sich nun fragen, warum der Organismus, obwohl die beiden polar wirkenden Hauptsysteme über die Schilddrüsen- bzw. Nebennierenachse vorhanden sind, eine direkte «Schiene», die von der Hypophyse selbst ausgeht, überhaupt noch braucht. Warum an diesen Organen vorbei die Wachstums- bzw. Ausscheidungsprozesse direkt «von oben» noch zusätzlich gesteuert werden müssen. Man könnte vermuten, dass während des postnatalen Wachstums vielleicht die Hormone der peripheren endokrinen Organe nicht ausreichen oder zu einseitig wirken, um die komplexe Differenzierung des Gesamtorganismus, vor allem aber auch die stufenweise geistig-seelische Reifung zu steuern. In diesem Zusammenhang erschiene ein unmittelbarerer Anschluss an das Hypophysen-Hypothalamus-System durchaus sinnvoll.

Es stellt sich aber noch ein anderer, sehr wesentlicher Funktionszusammenhang heraus, vor allem, wenn man noch die beiden anderen Hormone, die mit dem STH und ADH zusammen produziert werden, nämlich vom HVL das Prolactin und vom HHL das Oxytocin, mit in Rechnung stellt. Oxytocin unterstützt in zentraler Weise den Geburtsvorgang und die Ausscheidung der Milch aus der Milchdrüse; Prolaktin fördert das Wachstum der Milchdrüse in der Schwangerschaft und steuert die Laktation. Es wirkt aber auch an den Wachstums- und Differenzierungsvorgängen während der Pubertät und später an den rhythmischen Vorgängen im Reproduktionssystem (Menstruations- und Ovulationszyklus) mit. Das Fortpflanzungsgeschehen basiert auf Wachstums- und Differenzierungsvorgängen, die gewissermaßen außerhalb der unmittelbar zum Organismus selbst gehörigen Lebensprozesse verlaufen. Sie sind quasi etwas Zusätzliches, das nicht dem eigenen Leben, sondern der Erhaltung der Art dient. Hier ist also etwas in den Organismus eingefügt, was anderen Gesetzen folgt und – im Falle einer Schwangerschaft – den Körper sogar an den Rand seiner Existenz bringen kann. Die Fortpflanzungsorgane sind daher in gewisser Hinsicht aus dem Strukturgefüge des Organismus ausgegliedert und bedürfen daher auch einer eigenen hormonellen und nervösen Steuerung. Die anabolen («Inkarnations-fördernden») und katabolen («Exkarnations-fördernden») Lebensprozesse haben hier einen anderen Stellenwert und dürfen die entsprechenden körpereigenen Prozesse nicht stören. Dies erklärt vielleicht in gewisser Hinsicht die Sonderstellung dieser hormonellen Regelkreise (Abb. 229).

3. Endokrines System und Fortpflanzungsorgane

Die Fortpflanzungsorgane ermöglichen einem anderen Wesen die Inkarnation in die physische Welt. Der Organismus spart gewissermaßen einen Teil seiner selbst aus («opfert sich auf»), um dem sich inkarnierenden Wesen Raum für dessen Entwicklung zu geben. Hormonell werden diese von dem Embryo selbst gesteuert. Auch die vorbereitenden Prozesse, die letztlich die Konzeption und Frühentwicklung des Keimes ermöglichen, werden primär nicht vom Hypophysen-Hypothalamus gesteuert, sondern von den Keimdrüsen selbst. Die Keimdrüsen sind die eigentlichen Zeitgeber für die periodischen Veränderungen im Gesamtsystem, insbesondere aber für die Sekretion der Hypophysen- und Hypothalamushormone.

Der **Hypophysenvorderlappen** produziert zwei verschiedene auf die Keimdrüsen wirkende Hormone (Gonadotropine), nämlich das Follikel-stimulierende Hormon (FSH) und das Luteinisierungshormon (LH). Beide werden aber erst nach Stimulation durch einen Releasing-Faktor (Gonadoliberin) des Hypothalamus, der über das Hypophysenpfortadersystem den Hypophysenvorderlappen erreicht, im Hypophysenvorderlappen gebildet. In einem Rhythmus von 60 – 90 Minuten wird Gonadoliberin vom Hypothalamus an den Hypophysenvorderlappen abgegeben. Dieser Rhythmus kann von den in den Keimdrüsen gebildeten Hormonen (Progesteron, Östrogen, Androgen) beeinflusst und entsprechend der peripheren Situa-

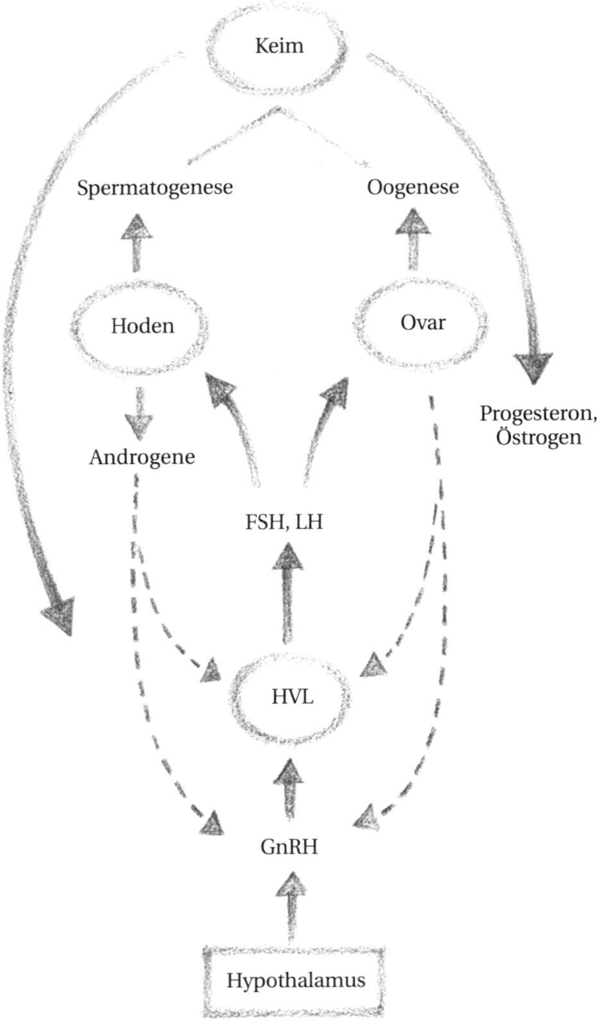

Abb. 230. ***Endokrine Steuerungen der Keimesentwicklung.*** *Unabhängig vom übrigen endokrinen System bilden sich hier zwischen Hypophyse und Keimdrüsen eigene endokrine Regelkreise. (GnRH = Gonadoliberin).*

tion verändert werden, da der Hypothalamus für die Geschlechtshormone eine hohe Empfindlichkeit besitzt. Der Zeittakt wird damit von den Keimdrüsen bestimmt, nicht vom Hypothalamus.

Das insgesamt äußerst komplizierte hormonelle System der Fortpflanzungsorgane ist also funktionell ganz auf die Erzeugung und Entwicklung des Kindes ausgerichtet, wobei die Keimdrüsen die führende Rolle spielen. Im Gegensatz zu allen anderen Regulationsprozessen des endokrinen Systems dient das Hypophysen-Hypothalamus-System hier lediglich der Koordination mit den übrigen Körperfunktionen und der Harmonisierung der rhythmischen Lebensprozesse (mit Aufbau und Abbau) innerhalb des Fortpflanzungssystems selbst (Abb. 230).

4. Das Hypophysen-Epiphysensystem

Wie wir gesehen haben, muss die Hypophyse als das oberste Zentrum des endokrinen Systems betrachtet werden. Sie ist über die Neurohypophyse (Hypophysenhinterlappen) mit dem Hypothalamus verbunden. Die Zirbeldrüse (Epiphyse) ist dagegen ein Teil des Epithalamus, der die Brücke zwischen limbischem System und Endhirn («nach oben») schlagen kann, so wie die Hypophyse «nach unten» zu den Stoffwechselorganen orientiert ist (Abb. 222). Hier liegen also auf engem Raum zwei zentrale Organe des gesamten Steuerungssystems einander gegenüber, die quasi Exponenten der «oberen» und «unteren» Ebenen darstellen.

Die Hypophyse liegt in einer kelchartigen Vertiefung des Keilbeins (Sella turcica) an der Stelle, wo die Schädelbasis abgeknickt ist und die vordere mit der hinteren Schädelgrube den Klivuswinkel bildet. Wie dargestellt (s. S. 77 ff., aber auch 400), spiegelt dieser Winkel die menschliche Aufrichtung und damit die Loslösung vom Eingebundensein, besonders des Kopfes mit seinen Sinnesorganen in die Umwelt und damit den Prozess der Individuation (Ichwerdung) wider. Es erscheint wie ein Urphänomen, dass an dieser Stelle diejenige endokrine Drüse liegt, die das gesamte Hormondrüsensystem des Körpers beherrscht («Königin der endokrinen Drüsen») und es funktionell mit dem Hypothalamus-System des Gehirns verbindet.

Der **Hypophysenhinterlappen** sondert, wie dargestellt, zwei Hormone ab (Adiuretin und Oxytocin), die mit Ausscheidungsvorgängen zu tun haben, nämlich mit der Harnausscheidung (Adiuretin) und der Ausstoßung des Kindes aus der Gebärmutter durch Stimulation der Wehen (Oxytocin). Diese Hormone werden in bestimmten Kernen des Hypothalamus gebildet, zum Hypophysenhinterlappen transportiert (Neurosekretion) und ins Blut abgegeben. Vom Hypothalamus aus können sie aber auch auf das Nervensystem selbst einwirken (wahrscheinlich über das limbische System) und damit Sinnes-Wachheit und emotionale Tingierung der Sinneseindrücke sowie das Gedächtnis beeinflussen.

Ausscheidungsvorgänge im Körper bedeuten einerseits immer Substanzverluste, andererseits aber auch Freiwerden von Kräften, die vorher mit diesen Substanzen gearbeitet haben. Bei der Harnausscheidung handelt es sich um den Mineralhaushalt an der Grenze zwischen Festem und Flüssigem, bei der Geburt um das Fortpflanzungsgeschehen, die Ausscheidung (Geburt) einer im Irdischen neu gebildeten Körperlichkeit. Die involvierten Hormone sind nur Vermittler dieser Funktionsprozesse, deren Chemie und Wirkungen über die Prozesse selbst noch wenig aussagen. Die beiden Hinterlappenhormone sind chemisch sehr eng miteinander verwandt und haben sich evolutiv auch aus einer gemeinsamen Vorstufe, dem Vasotocin entwickelt. Das Adiuretin fördert die Wasserrückresorption in der Niere (antidiuretisches Prinzip), wirkt auf die Blutgefäße konstriktorisch und greift in den Cortisol-Kreislauf des Hypophysen-Nebennierensystems ein. Nach Steiner (65) liegt hier ein Prozess vor, der durch die Regulation von Ausscheidungs- und Zirkulationsvorgängen einen Kräftestrom von Nieren und Fortpflanzungsorganen zum Kopf unterhält und damit letztlich Kräfte für Sinnes-Wachheit und Gedächtnis freisetzt.

Eine Stufe tiefer ist das vom **Hypophysenvorderlappen** gesteuerte Hormongeschehen anzusiedeln. Zahlreiche Stoffwechselvorgänge werden, wie wir gesehen haben, von Hormonen geregelt, die von endokrinen Drüsen (Schilddrüse, Nebennieren usw.) ins Blut abgegeben werden. Diese Hormone greifen in den Stoffwechsel der Organe ein und regeln damit die im Substanziellen ablaufenden Gestaltungsvorgänge des Körpers. Der Hypophysenvorderlappen ist also vor allem mit den Lebensvorgängen im Organismus verknüpft.

Demgegenüber ist der **Epithalamus** mit der **Zirbeldrüse** (Epiphyse) mehr mit dem zentralen Nervensystem verbunden. Die Epiphyse ist mit zwei langen Zügeln (Habenulae) am Thalamus befestigt und hat Verbindungen mit dem limbischen System (Abb. 222). Dieses Organ, das Jahrhunderte lang ein Rätsel gewesen ist und das Descartes für den Sitz der Seele angesehen hatte, ist auch heute noch hinsichtlich seiner funktionellen Bedeutung weitgehend rätselhaft. Bei Tieren entwickeln sich im Dach des Zwischenhirns, da wo die Zirbeldrüse liegt, augenähnliche Organe (Paraphyse usw.), die z.T. sogar Photorezeptoren enthalten. Bei Reptilien reicht dieses Organ bis an die Schädeldecke und dient der Wahrnehmung von Infrarot-Strahlen oder auch von Licht bzw. Wärme. Ähnliche Organe treten auch in der menschlichen Embryonalentwicklung noch an dieser Stelle auf, bilden sich aber wieder zurück. Die Zirbeldrüse ist ein neues Organ. Es gehört mit dem Epithalamus zum limbischen System. Wird die Zirbeldrüse bei Jugendlichen zerstört (z.B. durch einen Tumor), tritt eine vorzeitige Geschlechtsreife ein (Pubertas praecox), weshalb man auf funktionelle Beziehungen zu den Genitalorganen geschlossen hat (Hemmungsfunktion). Sicher scheint heute aber die Funktion der «Drüse» im Rahmen der Zirkadianrhythmik zu sein. Der 24-Stunden-Rhythmus des Körpers, der den Sonnenrhythmus widerspiegelt, wird wesentlich von der Zirbeldrüse gesteuert. Das Sehsystem hat über den Hypothalamus Verbindungen mit dem Epithalamus und funktioniert daher als «Zeitgeber» von außen. Die Zirbeldrüse hat andererseits aber auch durch das limbische System Verbindungen mit der Großhirnrinde. Neuerdings wurde nachgewiesen, dass die Epiphyse einen Stoff produziert (Melatonin), der den Pigmentstoffwechsel des Körpers und die Regenerationskraft der Zellen beeinflusst. Auch die Zirkadianrhythmik und der Schlaf-/Wachrhythmus scheinen über die Melatoninsekretion geregelt zu werden. Es spricht vieles dafür, dass hier ein innerer Lichtstoffwechsel existiert, in dem die Zirbeldrüse eine zentrale Stelle einnimmt.

Nach den Darstellungen Steiners (65) soll vom «unteren» Menschen ein (willensbestimmter) Energiestrom zum Kopfe gehen, der in der Hypophyse kumuliert und dort mit einem gegenläufigen (mehr «gedankenhaften») Kräftestrom zusammentrifft, der auf die Zirbeldrüse konzentriert ist. Durch das Aufeinandertreffen dieser beiden gegensätzlichen Ströme soll eine starke Spannung entstehen, deren Entladung das Bewusstwerden von Erinnerungsbildern bewirkt. Das Hypophysen-Epiphysensystem könnte damit eine entscheidende Brücke bilden zwischen einem Lebensstrom von unten und einem Kräftestrom von oben, wo einerseits Lebenskräfte aus dem Vegetativum frei und bewusst werden (Erinnerung, Gedächtnis) und andererseits Vorstellungskräfte aus dem zentralen Nervensystem ins Vegetativum und Unterbewusste absinken (Vergessen, Verdrängen). Leider ist über die zugrunde liegenden physiologischen Prozesse noch wenig bekannt.

Kopfbildung
und Organmetamorphosen

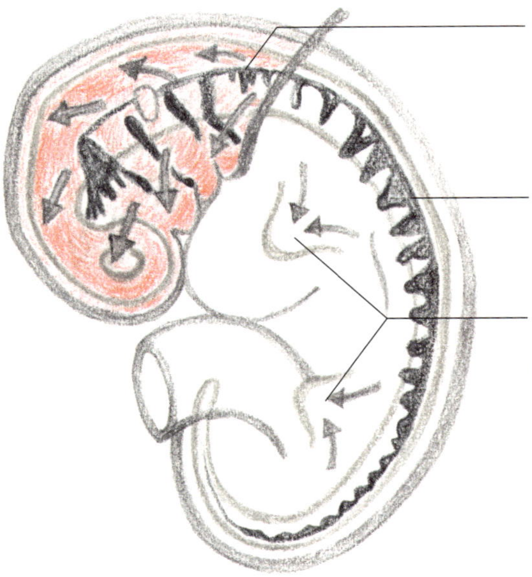

Abb. 231. ***Die Neuralleiste des Kopfes*** *liefert nicht nur das Material für die Hirnnerven, sondern auch die übrigen Gewebsformationen des Kopfes (Muskulatur, Knochen, Knorpel und Bindegewebe), die im übrigen Körper aus dem Mesodermmaterial entstehen. Am Kopf bezeichnet man es daher als Mesektoderm oder Ektomesenchym (rot).*

Die Kopfbildung und das Integrationsprinzip

Die Kopfbildung nimmt im Rahmen der Körperbildung eine bemerkenswerte Sonderstellung ein. In der Embryonalentwicklung eilt die Differenzierung der Kopfanlage nicht nur der Entwicklung des Rumpfes, insbesondere der Gliedmaßen, weit voraus, sondern folgt auch eigenen Gesetzen, was in der wissenschaftlichen Welt seit Goethe als das sog. «Kopfproblem» lebhaft diskutiert worden ist. Goethe sprach in Analogie zu seiner Pflanzenmetamorphose von einer Wirbelmetamorphose in den Kopf hinein, konnte jedoch keine schlüssige Lösung des Problems finden. Dennoch hat diese Idee die Wissenschaftler seiner Zeit, vor allem den Jenaer Anatomen Lorenz Oken angeregt, den Bildungsgesetzen des Kopfes nachzugehen und damit eine Problematik anzustoßen, die bis heute – sogar bis in die genetische Dimension hinein – diskutiert wird.

Offensichtlich liegt bei der Kopfbildung des Menschen ein tieferes Entwicklungsgeheimnis vor, das Goethe wohl ahnte, aber noch nicht fassen konnte. Heute wissen wir zwar, dass sich der Kopf nach grundsätzlich anderen Prinzipien entwickelt als Rumpf und Gliedmaßen. Dem eigentlichen Entwicklungsgeheimnis sind wir jedoch noch nicht auf die Spur gekommen. Teichmann (91) hat kürzlich gezeigt, dass die Ägypter in den Bildern der Pharaonengräber ihre Überzeugung zum Ausdruck gebracht haben, dass der Kopf die Metamorphose des Rumpfes der vorangegangenen Inkarnation des Menschen darstelle. R. Steiner (92, 93) hat in verschiedensten Zusammenhängen z.T. sehr detailliert dargestellt, dass der Kopf von denjenigen Bildekräften und Energien hervorgebracht wird, die im vorangegangenen Leben an Rumpf und Gliedmaßen gearbeitet haben. Seine Reinkarnationslehre ließe sich ohne diese Rumpf-/Kopf-Metamorphose gar nicht verstehen.

Betrachten wir aber zunächst die heute bekannten wissenschaftlichen Tatsachen.

Die Gewebe des Kopfes entstehen nicht nach den gleichen Bildungsprinzipien wie die des übrigen Körpers. Das Grundgewebe des Rumpfes, aus welchem Knochen, Bindegewebe, Muskulatur und Kreislauforgane hervorgehen, ist das **Mesenchym**, das durch den Zerfall der Ursegmente oder Somiten entsteht. Die Somiten sind Teile der Rumpfsegmente, die beiderseits neben dem embryonalen Achsenstab, der Chorda dorsalis, in rhythmischer Folge angelegt werden. Da diese an der Schädelbasis endet, bleibt die Kopfanlage von Somiten frei. Im prächordalen Bereich entsteht daher kein Mesenchym, das aus dem Mesoderm hervorgegangen ist. Die Schädelknochen werden, ebenso wie die Muskeln und das Bindegewebe des Kopfes auf andere Weise gebildet.

Es hat lange gedauert, bis wissenschaftlich eindeutig nachgewiesen werden konnte, dass das Mesenchym des Kopfes aus dem Anlagematerial des Nervensystems selbst hervorgeht. Das Gehirn ist ein Abkömmling des Ektoderms, von dem sich das embryonale Neuralrohr abfaltet. In den Randbereichen dieser Abfaltung entsteht eine Verwerfungszone, aus der die **Neuralleiste** hervorgeht (Abb. 231). Die Zellen der Neuralleiste des Kopfes schwärmen in das Kopfgebiet aus und bilden ein netzförmiges Grundgewebe, das dem embryonalen Bindegewebe des übrigen Körpers außerordentlich ähnlich sieht und das – wie dieses – Knochen, Muskulatur, Zähne und Bindegewebe verschiedenster Formen ausbilden kann. Knochen und Bindegewebe des Kopfes sind also **neurogenen** Ursprungs. Die «Verwandten» dieser Bildungszellen werden zu Nerven- und Gliazellen, gehören also funktionell zum Informationssystem. Wegen der Einzigartigkeit seiner Herkunft hat man dieses im Kopf –

und **nur** im Kopfbereich – auftretende Mesenchym als **Mesektoderm** oder **Ektomesenchym** bezeichnet. Die gesamte Kopfanlage einschließlich Gehirn, Sinnesorganen, Knochen, Zähnen und Muskeln stammt also letztlich aus dem Ektoderm oder dem von ihm abgeleiteten embryonalen Nervenrohr (Neuralrohr). Entoderm und Mesoderm beteiligen sich nicht an der Kopfbildung. Lediglich das Gefäßsystem dringt sekundär in den Kopfbereich ein und versorgt Gehirn, Sinnesorgane und die übrigen Strukturen des Kopfes, die als Abkömmlinge des Informationssystems selbst keine Gefäße bilden können, mit Blutgefäßen und Blut. Also erst durch das Einsprossen von Blutgefäßen wird der Kopf lebensfähig.

Um das einzigartige Phänomen der Kopfbildung besser zu verstehen, müssen wir kurz nochmals auf die Sonderstellung des **Nervengewebes** eingehen.

Das Nervensystem unterscheidet sich nämlich dadurch grundlegend von allen anderen Organen des Körpers, dass es kein echtes Zwischengewebe und keinen eigentlichen Extrazellulärraum besitzt. Im übrigen Körper vollzieht sich der Stoffaustausch zwischen den Blutgefäßen und dem Organgewebe fast immer über den Extrazellulärraum, der große Mengen Flüssigkeit aufnehmen und als Puffer wirken kann. Durch das Lymphgefäßsystem wird dieser Raum, in den in der Regel auch reichlich Proteine und andere Substanzen aus dem zirkulierenden Blut übertreten, speziell drainiert. Der Extrazellulärraum enthält auch das die Organe umhüllende Bindegewebe sowie die für die Abwehr von Entzündungen und Immunreaktionen nötigen Zellen und Stoffe.

Dieser funktionell für Stoffaustauschvorgänge so wichtige Extrazellulärraum mit allen seinen die Organe schützenden Hüllstrukturen fehlt dem zentralen Nervensystem. Der Transport von Flüssigkeit, Nährstoffen und anderen Substanzen erfolgt nicht über den Extrazellulärraum, sondern über ein System von Spezialzellen, das zwischen Blutgefäßen und dem eigentlichen Nervengewebe vermittelnd eingeschaltet ist, nämlich durch das System der Gliazellen. Da die Informationsprozesse im Nervensystem Membranprozesse darstellen, dürfen die Spalträume zwischen den Nervenzellen und Nervenfasern, die in der Fachsprache zwar auch als Extrazellulärraum bezeichnet werden, nicht für Stoffaustauschvorgänge herangezogen werden, da sonst jede Änderung der Ionenkonzentration und des Flüssigkeitsvolumens sofort den Zusammenbruch der Membranpotentiale zur Folge hätte und die Informationsübertragung unmöglich machte. Das Nervengewebe verhält sich damit ähnlich wie das Gewebe der Pflanzenzellen, bei denen es auch keinen Extrazellulärraum im Sinne tierischer Organismen gibt. Auch bei den Pflanzen erfolgt der Stofftransport letztlich transzellulär, ohne dass dabei zwischenzellige Bindegewebsräume eine Rolle spielen. Wenn nun im Bereich des Gesichtsschädels aus den Zellen der Neuralleiste tatsächlich eine Art Zwischengewebe (Mesektoderm oder Ektomesenchym) gebildet wird, das im Rahmen der Stoffprozesse der Kopforgane in ähnlicher Weise funktioniert wie im übrigen Körper auch, so ist das ein einzigartiges Phänomen. Der Kopf bildet gewissermaßen eine eigene Rumpforganisation aus und nimmt dazu das Material nicht aus der embryonalen Rumpfanlage, sondern aus dem Nervengewebe selbst! Die Kopfanlage verfügt also über Bildekräfte, die offensichtlich bereits «Erfahrungen» über mesenchymale Organbildungen gemacht haben, so dass sie aus einem einzigen Zellmaterial praktisch das gesamte Spektrum geweblicher Differenzierungen, von einfachen Bindegewebszellen bis zu Knochen-, Muskel- und Nervenzellen hervorbringen können. Lediglich das Blutgefäßsystem des Kopfes stammt aus dem Rumpfbereich des Körpers. Zur Bildung des Blutes sind die Form- und Gestaltungskräfte des Kopfes nicht befähigt! Auch die Kopfknochen stammen letztlich aus dem neurogenen Mesektoderm und nicht, wie die Rumpf- und Gliedmaßenknochen, aus dem so reich durchbluteten Mesenchym. Man könnte überspitzt von den «Nervenknochen» des Kopfes und den «Blutknochen» des übrigen Körpers sprechen. Dass dann während der Embryonalentwicklung im Gesichtsteil des Kopfes, ähnlich wie am Rumpf, mit Bindegewebe gefüllte Extrazellulärräume geschaffen werden, dass hier Stoffaustauschvorgänge vonstatten gehen, die denen des Rumpfes gleichen, dass gewissermaßen der Kopf hier seine eigenen «Rumpfprozesse» hervorbringt, ohne dafür mesodermales und entodermales Gewebe zu benötigen, zeigt deutlich, wie die Kopfbildung ihren eigenen Gesetzen folgt und wie hier Bildeprozesse ablaufen, die als das Ergebnis früherer Ereignisse und Gestaltungsvorgänge angesehen werden können.

Abb. 232. ***Entwicklung der langen Röhrenknochen beim Embryo.*** *Auf ein längliches Knorpelstückchen wird von außen Knochen abgelagert und eine Manschette gebildet.*

A = Gesamtansicht;
B = Längsschnitt, der auch die Veränderungen innerhalb des Knorpels (Kalkablagerungen, Blasenknorpelbildung, usw.) zeigt.

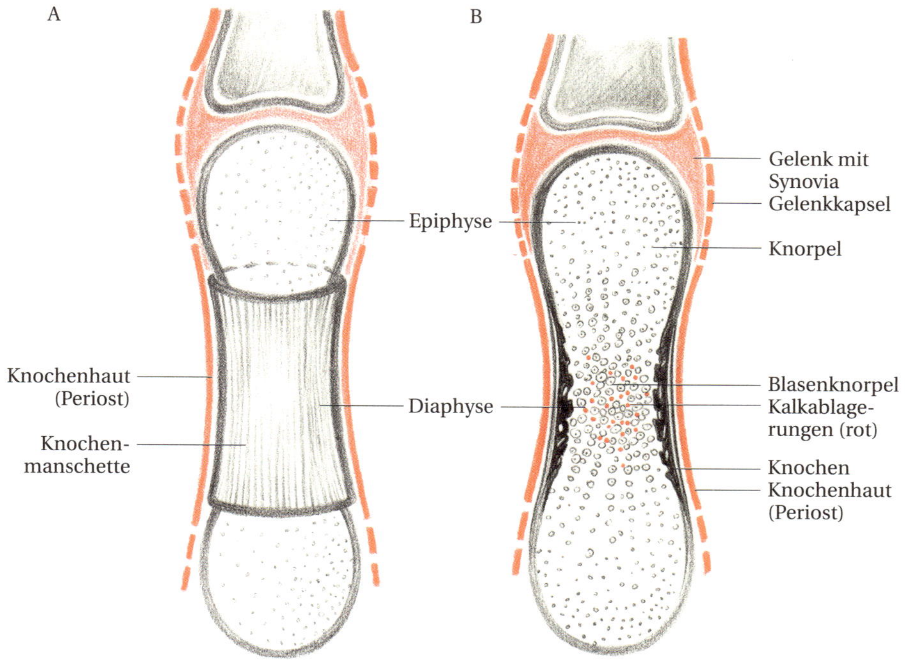

1. Entwicklung und Metamorphosen der Knochenelemente

Entwicklung der Röhrenknochen

Die Entwicklung der langen Röhrenknochen geht von einem Knorpelmodell aus, das zwar plumper gestaltet ist, aber dennoch bereits ein dem späteren Knochen ähnliches Formelement darstellt. Die Knorpelelemente wachsen relativ schnell, bis dann vom Ende des zweiten Schwangerschaftsmonats an plötzlich im Schaftbereich Knochengewebe auftritt, das von der umgebenden Knorpelhaut gebildet und zunächst nur **von außen** auf das Knorpelstück abgelagert wird. Damit erhält das knorpelige primäre Skelettelement eine röhrenförmige **Knochenmanschette**, die den Knorpel ringsherum einscheidet und direkt aus dem Bindegewebe entsteht, also Bindegewebs- oder Deckknochen darstellt. Da die Knorpelhaut dadurch zur Knochenhaut (Periost) geworden ist, bezeichnet man diese Knochenhülle jetzt als periostale Knochenmanschette der Diaphyse (Abb. 232 A). Die beiden Endabschnitte des Knochenstückchens, die sog. Epiphysen, sind meist etwas größer und zunächst ohne eine Knochenmanschette, da das Periost sich hier vom Knorpel löst und den Gelenkspalt überspringt, so dass dieser Teil der Knochenhaut später zur Gelenkkapsel werden kann. Das Periost überzieht also die Gliederkette der Knorpelelemente samt ihren primären Gelenken wie ein Strumpf, der lediglich im Bereich der Diaphysen verknöchert ist.

Es wird gelegentlich argumentiert, dass durch die von außen aufgelagerte periostale Knochenmanschette die zentralen Knorpelelemente schlechter ernährt und in ihrem Wachstum gehemmt würden. Dadurch solle es zur Auftreibung der Diaphysen und zur Entwicklung von blasig vergrößerten Knorpelzellen im Schaftbereich sowie zur Ablagerung von Kalksalzen in der Knorpelgrundsubstanz kommen, also zu Knorpeldegenerationen (Abb. 232 B). Es handelt sich aber um einen genuinen Prozess, der auch ohne die Knochenbildung vonstatten geht.

Vielleicht spiegelt sich sogar in dieser Phase eine allgemeine phylogenetische Entwicklungskrise während der Erdentwicklung wider, denn die Bildung von

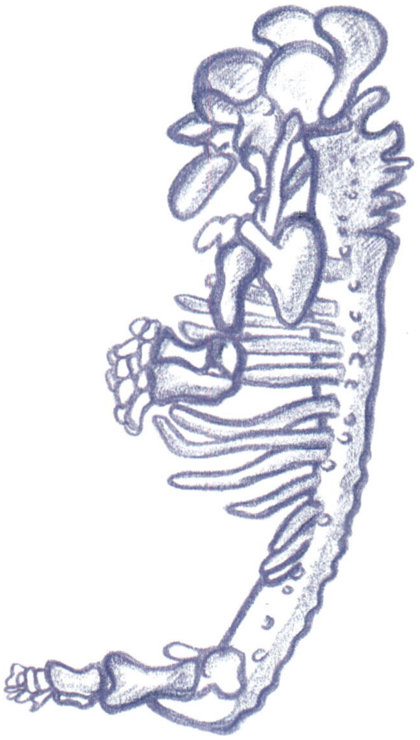

Abb. 233. ***Rekonstruktion des embryonalen Knorpelskeletts vom Menschen*** *(Ende 7. Woche; nach W. Hagen).*

Blasenknorpel mit der Einlagerung von Kalkkonkrementen zeigt deutlich pathologische Züge. Jedenfalls hat das embryonale Knorpelskelett als Ganzes noch ein grobes, tierisch-ungestaltetes Aussehen und besitzt noch nicht die feingliedrige gestaltliche Ausdifferenzierung des Erwachsenenskeletts (Abb. 233).

Unmittelbar nach dem Einsetzen der Knorpeldegenerationen im Bereich der Diaphyse des embryonalen Röhrenknochens kommt es zum Einsprossen von Mesenchym und Blutgefäßen in das Innere der mit verkalktem Blasenknorpel angefüllten und aufgetriebenen Diaphyse (Abb. 234). Dieses Gewebe stammt ursprünglich ebenfalls von der Knochenhaut (Periost), und zwar von der inneren, an Gefäßen reichen Kambiumschicht, die plötzlich einen Gewebsspross bildet, der in die Diaphyse eindringt, die verkalkende Grundsubstanz auflöst, die blasig vergrößerten Knorpelzellen aus ihren Kapseln befreit und dadurch einen unregelmäßig gestalteten Hohlraum schafft, der außer mit Gewebstrümmern vor allem mit einem embryonalen wachstumsaktiven, blut- und zellreichen Bindegewebe (Mesenchym) angefüllt ist. Dieser Hohlraum stellt das **primäre Knochenmark** dar, das sich rasch nach allen Seiten vergrößert und vor allem in Richtung der beiden Epiphysen ausdehnt (Abb. 234 A). Dabei bleibt am Rande der Knochenmarkshöhle vom Knorpelgewebe zunächst nur ein unregelmäßiges Bälkchengerüst übrig, das aber dann den aus dem Mesenchym stammenden knochenbildenden Zellen (Osteoblasten) als Unterlage dient, um Knochen abzuscheiden. Die knochenbildenden Zellen besiedeln gewissermaßen das übrig gebliebene Bälkchengerüst des ursprünglichen Knorpelgewebes und produzieren eine anfangs noch unverkalkte Knochensubstanz (Osteoid), die sie schichtweise auf die netzförmig zusammenhängenden Knorpelbälkchen ablagern (Abb. 234 B). Dadurch entsteht im Inneren des röhrenförmigen embryonalen Skelettelementes ein feingliedriges System von Knochenbälkchen, die sog. Spongiosa, die sich zunehmend in der Längsrichtung ausdehnt und schließlich auch mit der von außen angelagerten Knochenmanschette verschmilzt.

Die periostale Knochenmanschette entsteht aus dem Bindegewebe der Knochenhaut, also desmal – ohne knorpelige Vorstufe (**direkte Ossifikation**). Sie liefert die Compacta des späteren Röhrenknochens, die sich vor allem im Bereich der Diaphyse findet. Durch kontinuierliche Knochenanlagerung von außen nimmt das Knochenstück in der Mitte an Dicke zu. Das periostale Knochenwachstum unterhält also hauptsächlich das **Dickenwachstum**.

Anders sind die Verhältnisse beim **enchondral gebildeten Knochen**, der auf dem Umweg über den Knorpel im Inneren des Knochenelementes entstanden ist (**indirekte Ossifikation**) und mehr zur Ausbildung von Knochenbälkchen (Spongiosa) geführt hat. Dieses Bälkchengerüst ist bereits embryonal den späteren funktionellen Belastungen angepasst. Es zeigt also einen funktionellen Bau, da die Knochenbälkchen genau in der Richtung der bei Belastungen auftretenden Zug- und Drucktrajektorien liegen. Man spricht daher auch von einer trajektoriellen Bauweise der Knochenspongiosa, die mit einem Minimum an Material ein Maximum an Leistung erbringt (Abb. 235). Bei der Compacta liegt eine solche Bauweise nicht vor. Die Compacta ist auf Masse konstruiert. Im Schaftbereich der Röhrenknochen treten vornehm-

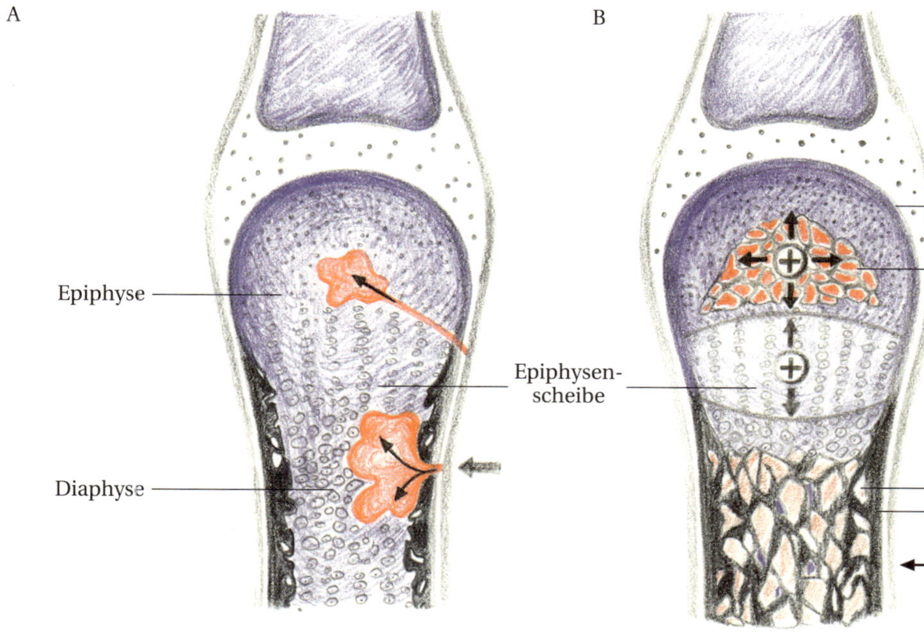

Abb. 234. ***Spätere Entwicklungsstadien bei der Bildung des Röhrenknochens in Gelenknähe.*** *Das Dickenwachstum erfolgt durch Auflagerung von Knochengewebe im Bereich der Diaphyse (Pfeile); das Längenwachstum wird durch Knorpelproliferation im Bereich der Epiphysenscheibe unterhalten. Das vom Periost einwachsende gefäßreiche Mesenchym (Pfeile in Abb. A) löst den Knorpel auf und bildet Knochenkerne mit Spongiosa und Knochenmark (Näheres s. Text).*

lich Biegebeanspruchungen auf, denen der Knochen durch eine mehr massive Bauweise entgegenwirkt.

Die **Spongiosabildung** geht also von dem ins Innere der Diaphyse eingedrungenen, gefäßreichen Mesenchymspross aus, der sich zunehmend in der Längsrichtung des Knochens ausdehnt. Später dringen aber auch in die beiden Epiphysen (spätere Gelenkköpfe) Mesenchymsprosse ein, lösen hier den Knorpel auf und bilden spongiöses Knochengewebe. Diese sog. epiphysären Knochenkerne vergrößern sich allseitig (sphärisch), so dass schließlich nur noch an den Grenzen zum Schaftbereich und an den späteren Gelenkflächen Knorpelgewebe übrig bleibt (Abb. 234 B). Diese Knorpelzonen bilden einerseits den Gelenkknorpel, andererseits die Epiphysenfugen oder Epiphysenscheiben. Da sich die Knorpelzellen innerhalb der Epiphysenscheiben ständig weiter vermehren, wächst das Knochenelement in die Länge. Das Knorpelgewebe wird jedoch an den Grenzflächen kontinuierlich abgebaut, so dass die Epiphysenscheiben als solche nicht wesentlich dicker werden. Durch das enchondrale, Spongiosa bildende Knochenwachstum wird also das **Längenwachstum**, durch die periostale, zuerst die Compacta strukturierende Knochenbildung das Dickenwachstum unterhalten. Beide Prozesse sind relativ unabhängig voneinander. Sie sind in sich polar. Handelt es sich doch bei der periostalen Ossifi-

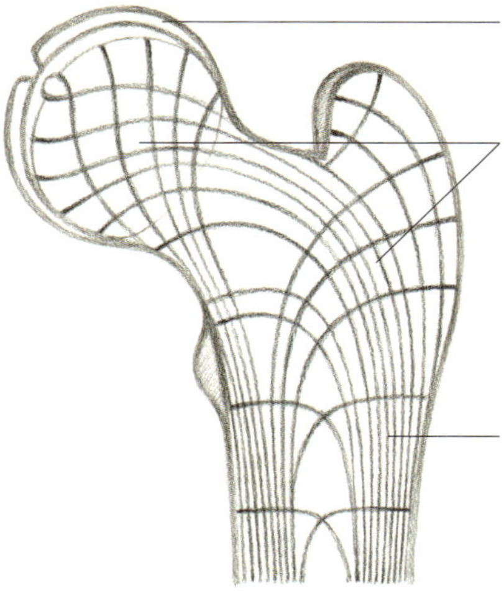

Abb. 235. ***Schema des Oberschenkelkopfes,*** *das die trajektorielle Struktur der Spongiosabälkchen zeigt. Diese Struktur entspricht den jeweils aktuellen Zug- und Druckbelastungen des Knochens.*

A. **Direkte (desmale) Ossifikation**	B. **Indirekte (enchondrale) Ossifikation**
bindegewebig vorgebildeter Knochen	knorpelig vorgebildeter Knochen
Compacta	Spongiosa
nicht funktionell geprägter Bau	funktionelle, trajektorielle Bauweise
von außen angelagert	von innen heraus gebildet
periostale desmale Knochenbildung	enchondrale Knochenbildung
periphere Kräfte	zentrale Kräfte
kopfverwandt («Vorstellen»)	gliedmaßenverwandt («Wollen»)
Formpol	Stoffpol
Dickenwachstum	Längenwachstum

Tab. 28. Elementarprozesse bei der Entwicklung der Gliedmaßenknochen.

kation mehr um peripherisch-kosmische Kräfte, wie sie auch bei der Bildung der Knochen des Schädeldaches wirksam sind, während bei der enchondralen Ossifikation die zentralen, mit der Erde zusammenhängenden Kräfte, die im eigentlichen Gliedmaßenbereich wirken, dominieren. Es klingt hier bereits die elementare Polarität zwischen Stoff- und Formpol («Blut» und «Nerv») an. In diesem Zusammenhang ist es bedeutsam, dass sich die Knochenkerne, die zur Spongiosabildung führen, später in das blutbildende Knochenmark umwandeln. Während also die Knochenbälkchen sich ganz in das Kräftefeld der Erde eingliedern (trajektorieller Bau), löst sich das Blut – vom gleichen mesenchymalen Gewebe gebildet – aus dem Schwerefeld der Erde heraus, strömt in einem ununterbrochenen, lebendigen Strom durch den Körper, ohne je eine feste Form anzunehmen.

Dieses sind die funktionellen Elemente eines Bewegungssystems, das sich in einer immer verändernden Form mit dem dreidimensionalen Raum auf der Erde auseinandersetzt, um den individuellen Willen in Bewegung und Gestik zur Erscheinung zu bringen.

Bei der **periostalen Knochenbildung** am Knochenschaft sowie auch an den kortikalen Deckschichten anderer Knochenelemente (Schädeldachknochen) kommt ein anderer Kräftepol des Körpers zur Geltung. Hier spielt das Formelement eine große Rolle. Die Compacta bzw. Corticalis gibt den Knochen ihre Form und Festigkeit. Sie dient den Muskeln als Ansatz und ermöglicht dadurch die Verwirklichung der in den Bewegungen zum Ausdruck kommenden Gestaltimpulse, die letztlich vom Nervensystem geprägt sind und Bewegungsbilder oder Bewegungsvorstellungen darstellen. Hier kommt also ein Gestaltelement hinein, das nicht so sehr mit dem eben angesprochenen Willen, sondern mehr mit dem Vorstellen zu tun hat.

Entwicklung des menschlichen Schädels

Interessanterweise finden wir auch bei der Kopfentwicklung diese beiden Prozesse wieder. Die großen, flachen Knochen des Schädeldaches (Stirnbein, Scheitelbein, Hinterhauptsbein und Schläfenschuppen) entstehen durch direkte Verknöcherung vom umhüllenden Bindegewebe aus (desmale Ossifikation), sind also Bindegewebsknochen (vergleichbar der periostalen Ossifikation des Röhrenknochens). Die Knochen der Schädelbasis (Felsenbein, Keilbein, Siebbein, Hinterhauptsbein) entstehen dagegen auf der Grundlage eines Knorpelskelettes (Chondrocranium), das sekundär durch enchondrale Ossifikation in Knochen umgewandelt wird (Abb. 236).

Wie sehr peripherische («kosmische») Kräfte bei der Schädeldachbildung eine Rolle spielen, kann man an den fast mineralischen Gestaltungstendenzen in diesem Bereich ablesen (Desmocranium). Die Schädeldachknochen bilden zwar insgesamt, ähnlich wie am Röhrenknochen, eine umhüllende Manschette um das Gehirn, diese entsteht aber nicht durch

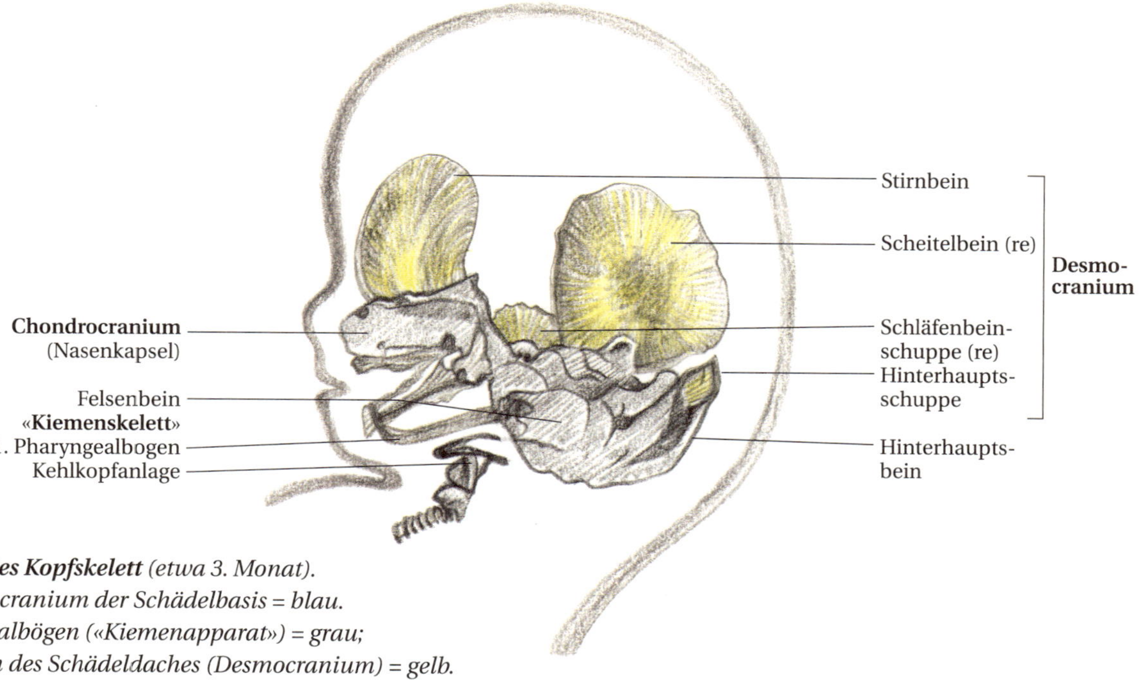

Abb. 236. ***Embryonales Kopfskelett*** *(etwa 3. Monat). Knorpeliges Chondrocranium der Schädelbasis = blau. Knorpelige Pharyngealbögen («Kiemenapparat») = grau; Bindegewebsknochen des Schädeldaches (Desmocranium) = gelb.*

Abb. 237. ***Schädel eines Neugeborenen.*** *Entwicklung des Schädeldaches aus platten Knochen, die durch strahlenartig von fünf Verknöcherungspunkten auswachsende Knochenbälkchen entstehen. Die Schädelnähte, die auch die Fontanellen bilden, sind zugleich Wachstumsfugen. A = Ansicht von schräg-vorne; B = Ansicht von oben.*

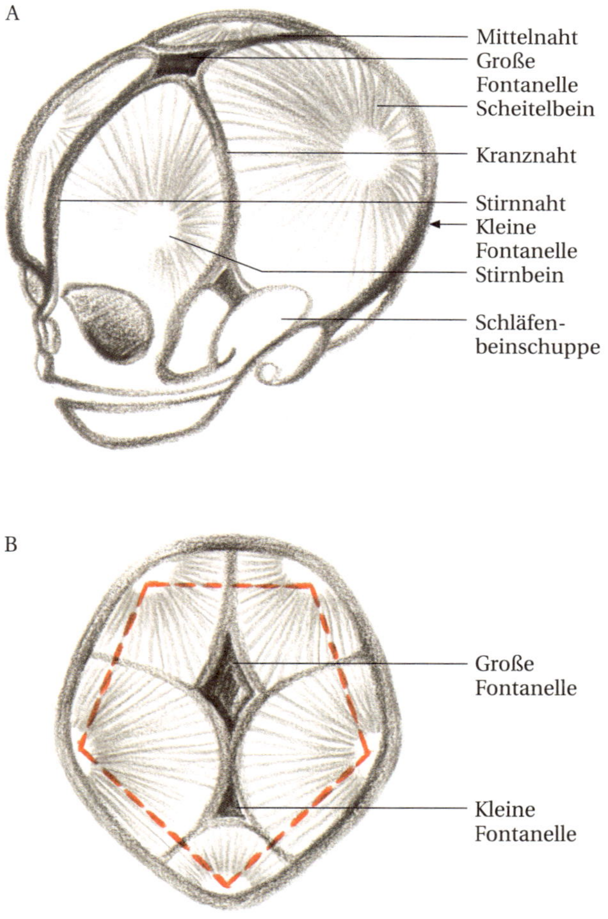

tangentenartige Knochenablagerung von außen, sondern von punktförmigen Verknöcherungszentren aus. Zwei davon befinden sich im Stirnbereich (Os frontale), zwei an den Scheitelbeinen (Ossa parietalia) und ein Verknöcherungspunkt schließlich am Hinterhaupt (Os occipitale). Von diesen fünf Punkten wachsen dann jeweils strahlenartig nach allen Seiten radiäre Knochenbälkchen aus, die – da sie immer in derselben Fläche bleiben – Knochenplatten formen, die insgesamt einen fünfeckigen Raumkörper, eine Art Pentagondodekaeder-Fragment bilden (Abb. 237). Hinzu kommen dann seitlich noch die Anlagen für die beiden Schläfenbeinschuppen.

Während die periostalen Knochenmanschetten der Röhrenknochen hauptsächlich radiär orientiert sind – entsprechend der Gliederung des Gliedmaßenskelettes –, tritt bei den Schädelknochen ein radiäres

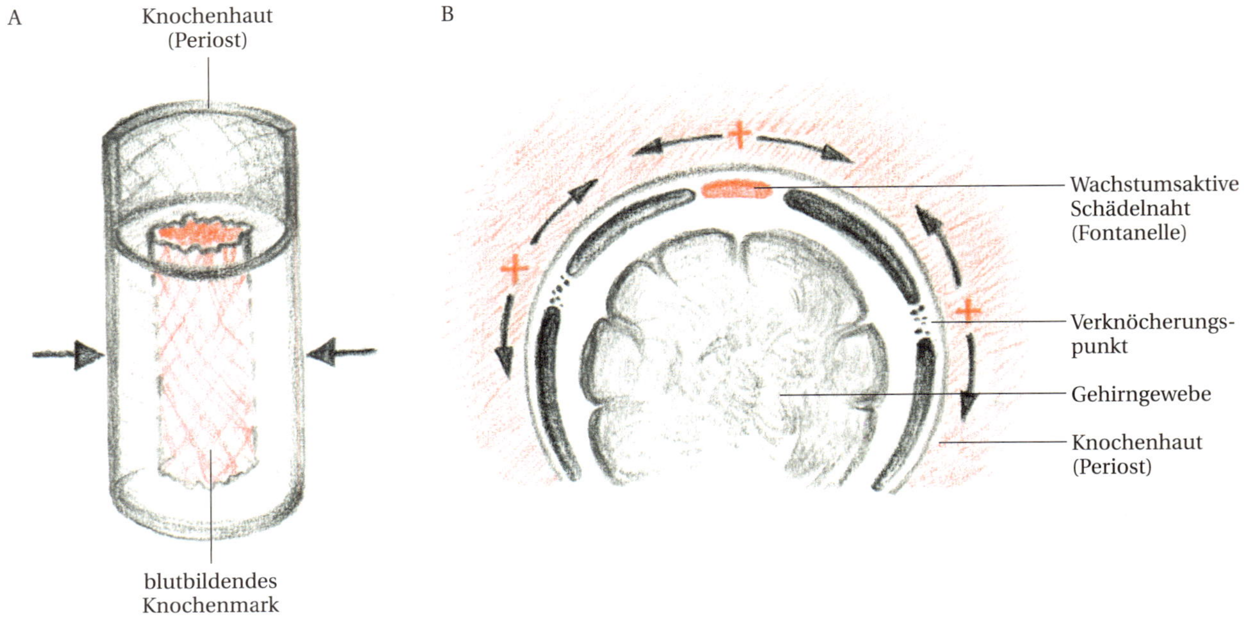

Abb. 238. ***Vergleich der Entwicklungsdynamik von Röhrenknochen*** *(A)* ***und Schädeldachknochen*** *(B). Die beim Röhrenknochen im Innern wirkenden Lebenskräfte (Blutbildung usw.) sind im Schädelbereich gewissermaßen als Gedankenkräfte außen (rote Schraffierung; Umstülpungsprozess). Die beim Röhrenknochen von außen (vom Periost aus) erfolgende röhrenförmige Knochenbildung (Pfeile) geht bei der Schädeldachentwicklung strahlenartig in der Fläche von den Verknöcherungspunkten aus und führt zur Bildung eines kugelförmigen Raumkörpers, der sich von den wachstumsaktiven Schädelnähten bzw. Fontanellen (Doppelpfeile) aus vergrößert.*

Wachstum von Knochenbälkchen nur noch in der Fläche auf, d.h. von den jeweiligen Ossifikationspunkten treten strahlenartig sich verlängernde Knochenbälkchen auf, die schuppenartige Knochenplättchen ausbilden und insgesamt dann auf diese Weise einen Raumkörper umschließen, eben den Schädel mit der Schädelhöhle, in dem sich aber kein blutbildendes Gewebe wie das Knochenmark entwickelt, sondern das Gehirn (Abb. 237).

Man kann diese unterschiedliche Entwicklung der Röhren- und Schädelknochen nicht nur als einen vollständig polaren Prozess, sondern darüber hinaus auch als einen **integralen Umstülpungsprozess** zu begreifen versuchen.

Die langen Röhrenknochen werden durch die manschettenartig geformten Periosthüllen von außen gebildet. Dadurch entsteht im Innern ein Hohlraum, in dem sich blutbildendes Knochenmark entwickeln kann. Der von außen in die Knochenbildung ersterbende Prozess findet sein Gegenbild in dem Verlebendigungsprozess der Blutbildung im Innern des Knochens, der lebenslang zu einer Regeneration der Lebens- und Gestaltungskräfte des Körpers aus dem Blut heraus führt (Abb. 238 A). Betrachtet man dagegen die Kräftekonfiguration im Kopfbereich, so erscheint das Ganze wie «umgestülpt» (Abb. 238 B).

Bei der Schädelbildung entwickelt der periostale Knochenbildungsprozess eine sphärische Tendenz. Wiederum entsteht ein Hohlraum, nämlich die Schädelhöhle, in der sich aber nicht regenerationsfreudiges, blutbildendes Gewebe, sondern Nervengewebe entwickelt, das beim Erwachsenen jede Regenerationskraft verloren hat und in eine ungeheuer komplizierte Feinstruktur ausdifferenziert («erstorben») ist. Wo sind aber dann die Regenerationskräfte geblieben? Sie treten jetzt «außen», in der umgebenden Sphäre als Gedanken- und Vorstellungskräfte in Erscheinung, deren physische Basis das Gehirn ist,

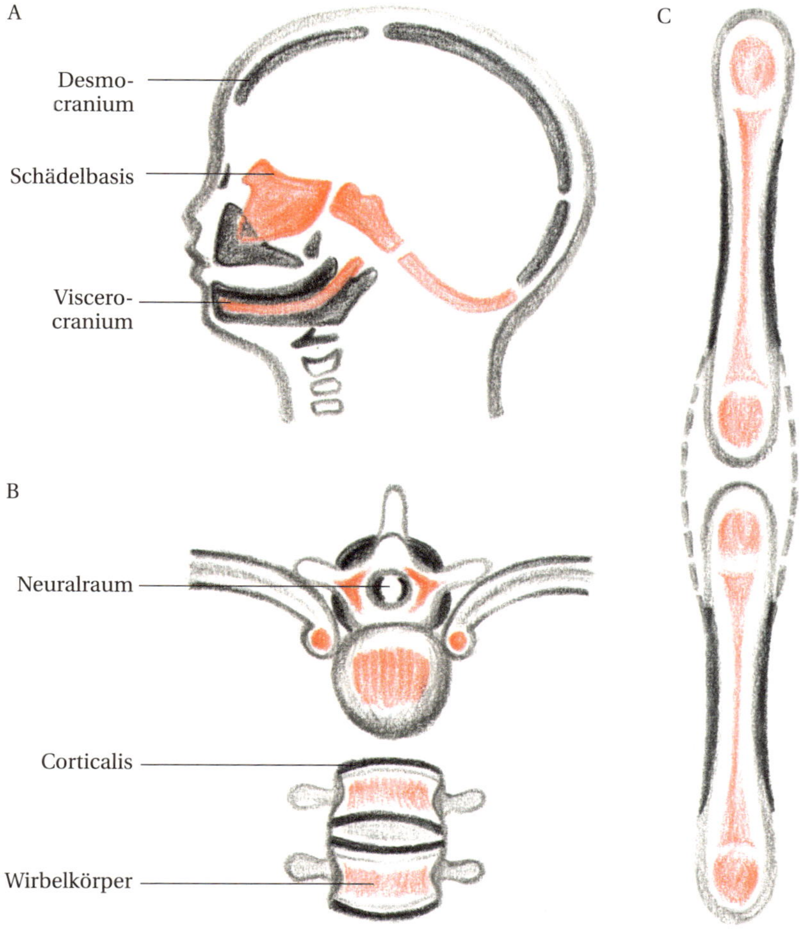

Abb. 239. ***Knochenentwicklung in den drei großen Funktionsbereichen des menschlichen Organismus.***
A = Sphärisch gestalteter Kopf;
B = rhythmisch (segmental) gegliederter Rumpf (Wirbel und Rippen);
C = radiär gegliederte Gliedmaßenknochen (nach J.W. Rohen, 15);
Rot = enchondrale Verknöcherung
schwarz = periostale Verknöcherung
grau = knorpelige Vorstufen

ebenso wie im Gliedmaßenbereich Muskulatur und Blutkreislauf die Grundlage für die Willensbetätigungen am und mit dem Knochen sind (Abb. 238 B). Die im Gliedmaßenbereich wirkenden Gestaltungskräfte haben sich also am Kopf in ihrem Zusammenspiel vollständig «umgestülpt», wobei aber noch ein zusätzlicher Prozess zu berücksichtigen ist, nämlich die Integration zahlreicher Einzelelemente zu einer neuen, einheitlichen Ganzheit. Die Formbildung der Röhrenknochen wiederholt sich bei den Gliedmaßen immer wieder in gleicher Weise. Beim Schädel wird aber alles gleichsam in **eine Gesamtgestalt** integriert, weshalb wir hier von einem integralen Umstülpungsprozess sprechen möchten. Dies wird später bei der Darstellung der Gestaltmetamorphosen noch deutlicher werden.

Entwicklung des Rumpfskeletts

Das Rumpfskelett nimmt hinsichtlich seines Verknöcherungsmodus eine Mittelstellung zwischen Schädel- und Gliedmaßenentwicklung ein. Die Gestaltelemente der Wirbel sind vorne die Wirbelkörper und hinten die Wirbelbögen mit den davon ausgehenden Muskel- und Gelenkfortsätzen (Abb. 239).

Die **Wirbelkörper** verknöchern primär enchondral, d.h. von innen, ohne dass eine periostale Knochenmanschette gebildet wird. Der Wirbelkörper besteht daher hauptsächlich aus netzförmigen (trabekulären), trajektoriell geordneten Knochenbälkchen, die sich sternförmig in allen drei Dimensionen des Raumes verlängern. Das Längen- oder Streckungswachstum der Wirbelkörper erfolgt in vertikaler Richtung und wird durch je eine Knorpelscheibe am oberen und unteren Ende des Wirbelkörpers, die mit den Epiphysenscheiben der Röhrenknochen verglichen

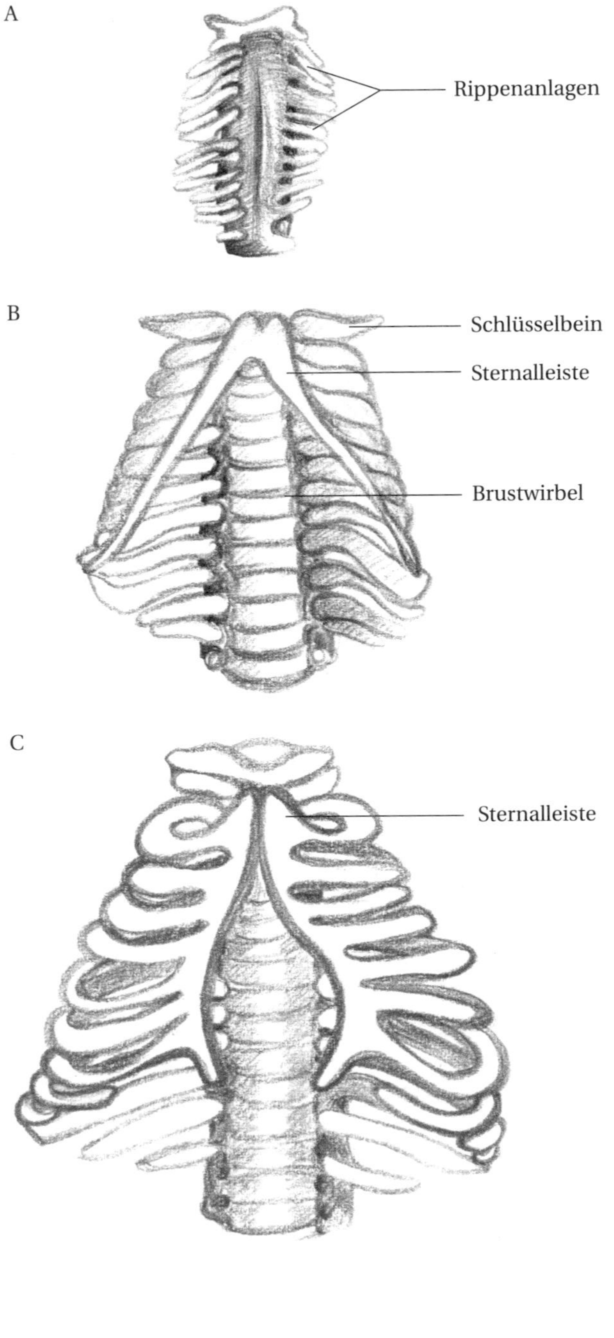

Abb. 240. ***Rekonstruktionsmodelle des noch ganz knorpeligen Brustkorbs in verschiedenen Stadien der Embryonalentwicklung*** *(nach Charlotte Müller 1906). Die Rippenanlagen werden vorne beiderseits durch eine Sternalleiste miteinander verbunden. Die beiden Leisten verschmelzen dann von oben nach unten zum Brustbein.*
A = 13 mm langer Embryo (40. Tag);
B = 15 mm langer Embryo (44. Tag);
C = 23 mm langer Embryo (50. Tag)

werden können, unterhalten. Erst sekundär bildet sich außen auch eine periostale Knochenmanschette, die aber zeitlebens dünn bleibt und lediglich zur Entwicklung einer stabilisierenden, dünnen Corticalis führt (Abb. 239).

Bei den **Wirbelbögen** tritt umgekehrt primär eine periostale Knochenentwicklung auf. Die knorpelig angelegten Wirbelbögen verknöchern zuerst durch eine aus dem Bindegewebe entstehende Knochenmanschette von außen. Die den Neuralraum umschließenden Wirbelbögen bilden also deckknochenartige Platten zum Schutz der Weichteile, ähnlich wie am Kopf die Knochen des Schädeldaches oder an den Gliedmaßen die periostalen Knochenmanschetten gebildet werden. Erst sekundär entstehen dann auch hier Epiphysenfugen durch Knorpelreste, meist an den Enden der Fortsätze, wodurch das weitere Wachstum dieser Knochenspangen unterhalten wird. Im Gegensatz zum vertikalen Wachstum der Wirbelkörper ist aber die Wachstumsrichtung hier vornehmlich eine horizontale, den Hohlraum umschließende Entwicklungsbewegung.

In der **Wirbelsäule** sind also die beiden bei den Gliedmaßenknochen zusammenwirkenden Prozesse gewissermaßen auseinander gegliedert. Der enchondrale Entwicklungsmodus – den Zentralkräften zuzuordnen (Blut-, Stoff- oder Willenspol) – dominiert bei den Wirbelkörpern, der periostale Entwicklungsmodus – den peripherischen, umhüllenden, von außen wirkenden Kräften zuzuordnen (Nerven-, Form- oder Vorstellungspol) – dominiert bei den Wirbelbögen, obwohl jedoch auch dort sekundär eine enchondrale Knochenbildung auftritt, ähnlich wie bei den Wirbelkörpern sekundär eine periostale Ossifikation einsetzt. Charakterisiert werden sollen hier lediglich die dominierenden, im Vordergrund stehenden Prozesse, die uns einen Hinweis auf die jeweiligen Gestaltungsprinzipien geben können.

Die vorne an die Wirbel anschließenden **Rippen** sind vollkommen selbstständige Gebilde und entwickeln sich mehr oder weniger wie die langen Röhrenknochen der Gliedmaßen.

Interessanterweise gehört das Mesenchym, das am vorderen Ende der Rippen auftritt und aus dem die Anlage des Brustbeins hervorgeht, primär zu den Rippen. Durch Verschmelzung dieser Blasteme entsteht beiderseits eine sogenannte **Sternalleiste** (Abb. 240). Mit der Verlängerung der Rippen und dem Größenwachstum des Thorax nähern sich diese beiden Leisten von oben nach unten zunehmend einander an und verschmelzen schließlich zum Brustbein.

Das **Kreuzbein** (Os sacrum) entsteht aus fünf miteinander verschmelzenden Wirbeln, deren Entwicklungsmodus sich prinzipiell nicht von dem der anderen Wirbel unterscheidet. Die Seitenteile des Kreuzbeins, die aus dem Anlagematerial der Rippen hervorgehen, vergrößern sich sehr stark und liefern den Hauptteil des Knochens. Die Wirbelbögen werden zu den hinteren, die Wirbelkörper zu den vorderen Abschnitten des Kreuzbeins umgeformt. Selbst am Kreuzbein des Erwachsenen sind die Formelemente der ehemaligen Wirbelanlagen noch deutlich zu erkennen.

2.
Der Schädel als Metamorphose des Rumpf- und Gliedmaßenskeletts

Goethe war – wie erwähnt – der Erste, der erkannte, dass einzelne Schädelknochen als Metamorphosen von Wirbeln aufgefasst werden können. Er hatte 1790 die Metamorphose der Pflanzen geschrieben und aus ihr das Wesen der Pflanze zu verstehen gesucht. War es nicht naheliegend, dass er auch für ein vertieftes Verständnis der Gestaltungen des tierischen und menschlichen Organismus den Metamorphosengedanken, der in so enger Beziehung zum eben erst in der Menschheitsgeschichte aufgetauchten Entwicklungsgedanken steht, anzuwenden versuchte? Es war im Jahre 1790 als Goethe «aus dem Sande des dünenhaften Judenfriedhofs bei Venedig einen zerschlagenen Schöpsenkopf» (Schafschädel) aufhob und «augenblicklich gewahrte», dass die Schädelknochen metamorphosierte Wirbelknochen sind. Wie von einer höheren geistigen Realität berührt, fand sich Goethe durch diesen Gedanken tief bewegt und aufgewühlt, so dass er sogleich seinen Freunden darüber berichtete, die Idee selbst aber für sich behielt – ja, wie ein Geheimnis bewahrte er sie lange im Stillen, bis Lorenz Oken, Professor für Anatomie an der Universität Jena, plötzlich damit an die Öffentlichkeit trat, wodurch er Goethe stark beunruhigte. Wörtlich heißt es in den Naturwissenschaftlichen Schriften (94):

«Im zweiten Teile der **Morphologie** steht ein Bekenntnis, wie ich erst drei, dann sechs Wirbelknochen anzuschauen und anzuerkennen veranlasst worden. Hierin fand ich nun Hoffnung und Aussicht auf die schönste Beruhigung, bedachte möglichst die Ausbildung dieses Gedankens ins einzelne, konnte jedoch nichts Durchgreifendes bewirken. Zuletzt sprach ich hievon vertraulich unter Freunden, welche bedächtig zustimmten und auf ihre Weise die Betrachtung verfolgten.

Im Jahre 1807 sprang diese Lehre tumultuarisch und unvollständig ins Publikum, da es ihr denn an vielem Widerstreit und einigem Beifall nicht fehlen konnte. Wie viel ihr aber die unreife Art des Vortrags geschadet, möge die Geschichte dereinst auseinandersetzen; am schlimmsten wirkte der falsche Einfluss auf ein würdiges Prachtwerk, welches Unheil sich in der Folgezeit leider immer mehr und mehr offenbaren wird.»

Die Veröffentlichungen Okens haben die wissenschaftliche Welt damals stark beeindruckt und – wie oben charakterisiert – das sog. Kopfproblem entstehen lassen, so dass später die Entwicklung des Wirbeltierkopfes immer wieder Gegenstand wissenschaftlicher Untersuchungen geworden ist. Heute ist daher eine Fülle von Detailkenntnissen vorhanden, ohne dass jedoch das Problem der Goetheschen Schädelmetamorphose als gelöst angesehen werden kann. Ohne die Reinkarnationslehre, hat Steiner betont (65), könne das Kopfproblem nicht gelöst werden.

Von diesen Gesichtspunkten aus erscheint es verständlich, wenn Goethe die Metamorphosenidee zu seiner Zeit noch nicht fassen konnte. Zwar war ihm die Reinkarnationsidee durchaus vertraut und im Geistigen auch eine sichere Wahrheit; im naturwissenschaftlichen Bereich aber konnte er sie noch nicht fassen. Daher die heilige Scheu, diese Problematik wissenschaftlich anzugehen.

Die Forschung ist später andere Wege gegangen. Die Tiefe der Problematik ging umso mehr verloren, je mehr Einzelheiten bei der wissenschaftlichen Analyse zu Tage gefördert wurden. Wir wollen im Folgenden zunächst so unbefangen wie möglich die Phänomene selbst sprechen lassen.

2.1.
Die Wirbelmetamorphose

Die Wirbelsäule besteht aus 31 – 33 Wirbeln (7 Hals-, 12 Brust-, 5 Lendenwirbeln, dem aus 5 Kreuzbeinwirbeln gebildeten Kreuzbein und 3 – 6 Steißwirbeln). Die Wirbel ruhen mit ihren Wirbelkörpern, nur durch die Zwischenwirbelscheiben getrennt, fest aufeinander. Eine gewisse Beweglichkeit wird jedoch durch die hinten lokalisierten Gelenkfortsätze erreicht (Abb. 241 A u. B). Alle **Wirbel** besitzen den gleichen Bautypus, unterscheiden sich jedoch stark in den verschiedenen Abschnitten der Wirbelsäule. Jeder Wirbel besteht aus einem Wirbelkörper (vorne) und einem hinten anschließenden Wirbelbogen, von dem insgesamt 7 Fortsätze ausgehen, nämlich 4 Gelenk- und 3 Muskelfortsätze (Abb. 241 A u. B). Die Gelenkfortsätze sind nach oben und unten, die Dornfortsätze nach hinten und die Querfortsätze nach der Seite gerichtet, ein Abbild der drei Dimensionen des Raumes. Der Wirbelkörper ist ein plumpes, ungegliedertes Gebilde, das im Lendenbereich bohnenförmig, im Brustbereich dreieckig, im Halsbereich trapezförmig gestaltet ist und in der Richtung von unten nach oben immer kleiner wird, um beim ersten Halswirbel (Atlas) überhaupt zu fehlen. Der Atlas besitzt keinen Körper, stattdessen hat der zweite Halswirbel (Axis) einen Zahn (Dens), der einen senkrechten Stab bildet, um den sich der Atlas (zusammen mit dem Kopf) herumdrehen kann (Abb. 242).

Auch die **Fortsätze der Wirbel** werden nach oben zu graziler und kleiner (Abb. 242). Axis und Atlas besitzen nur noch stummelförmige Fortsätze. Der Atlas wirkt überhaupt wie ein relativ gestaltloser Ring, der seine eigene Form weitgehend aufgegeben hat. Die Rippen sind nur an den Brustwirbeln voll ausdifferenziert. Bei den Halswirbeln erscheinen sie als kleine zusätzliche Spangen vorne an den Querfortsätzen (Tuberculum ant.), bei den Lendenwirbeln bilden sie den Querfortsatz selbst, der daher auch als Rippenfortsatz (Processus costarius) bezeichnet wird (vgl. Abb. 11). Das Rippenelement fehlt also nicht in den anderen Abschnitten der Wirbelsäule, die oberhalb bzw. unterhalb des Brustkorbes liegen. In Richtung von unten nach oben, ergibt sich dadurch eine zweimalige Ausdehnung und Zusammenziehung. Beim Kreuzbein dehnt sich der Rippenanteil stark aus und bildet den Hauptteil des

A

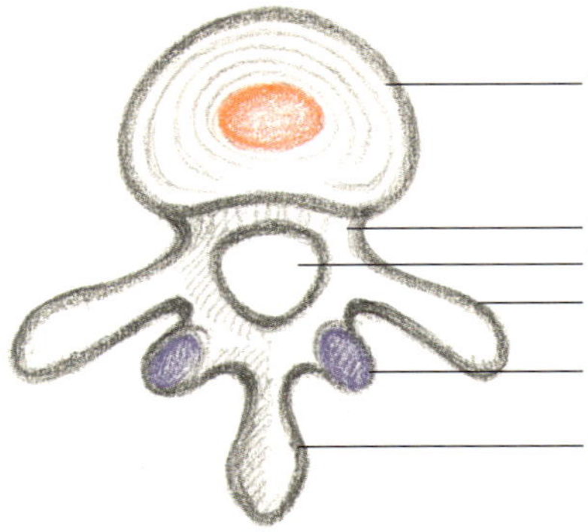

B

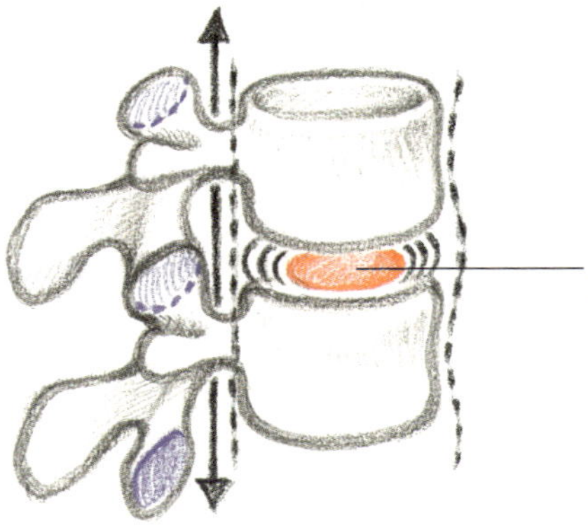

Abb. 241 A, B. ***Struktur der Wirbel und Aufbau der Wirbelsäule.***
A = Bauelemente eines einzelnen Wirbels (hier Lendenwirbel von oben);
B = Verbindungen der Wirbel untereinander (hier zwei Lendenwirbel von der Seite).
Pfeil = Wirbelkanal

Knochenkörpers (Massa lateralis). Bei den Lendenwirbeln ziehen sich die Rippen wieder als feingliedrige «Querfortsätze» zusammen. Im Brustbereich bilden sich die 12 Rippenpaare aus, die den Brustkorb gestalten. Im Halsbereich ziehen sie sich wieder auf die vorderen Anteile der Querfortsätze zurück. Beim Atlas sind sie kaum noch zu finden. Man könnte eine erneute Ausdehnung dieses Formelementes im Kopfbereich erwarten (Abb. 11 u. 242).

Eine ähnliche rhythmische Bewegung ist auch bei den anderen beiden Formelementen der Wirbel zu erkennen. Der **Wirbelkörper** wird nach oben zu kleiner. Die tragenden Massen verschieben sich aber bei Axis und Atlas nach der Seite, so dass vorne nur noch ein

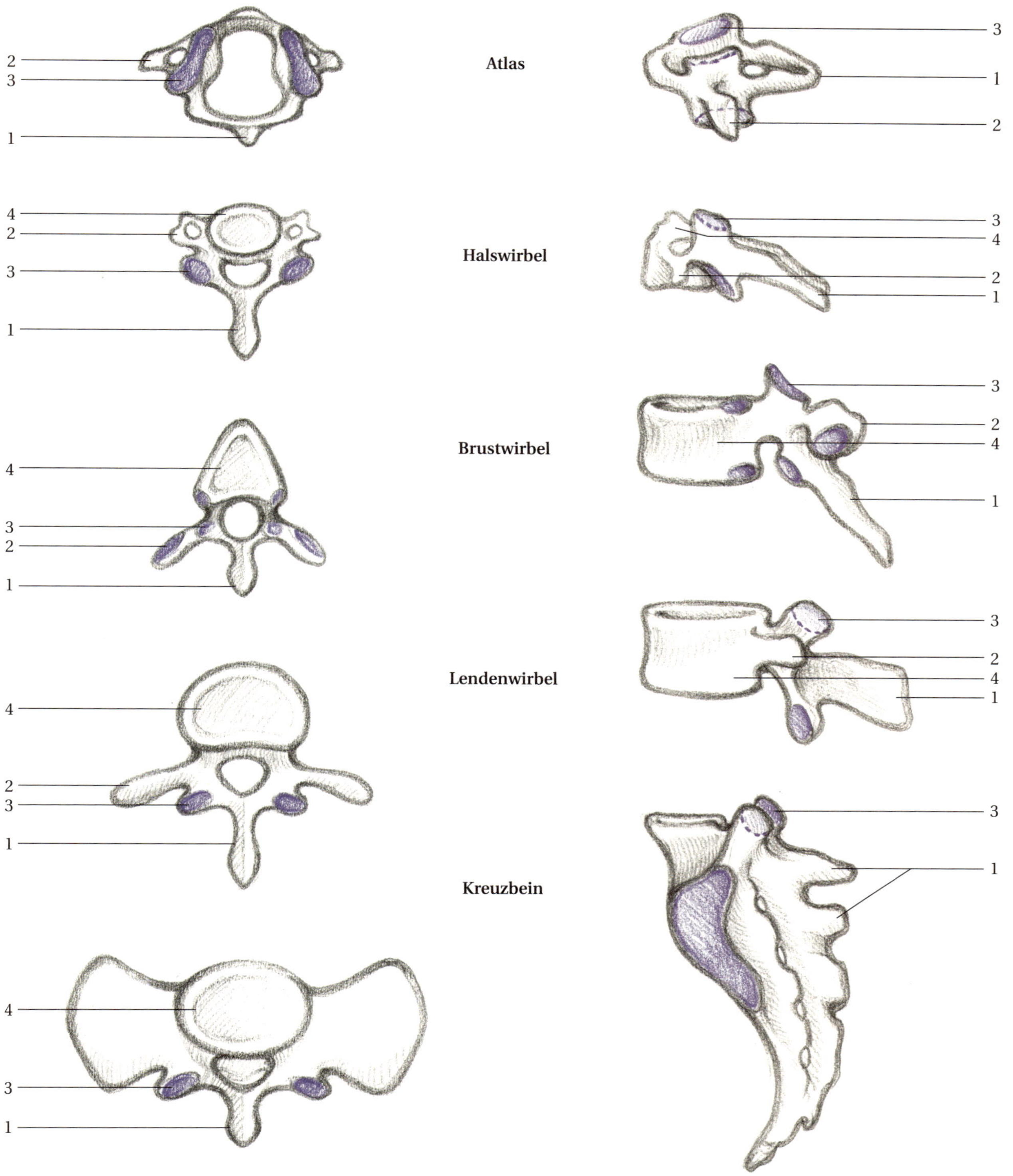

Abb. 242. ***Formveränderungen der Wirbel innerhalb der Wirbelsäule*** *(linke Reihe von oben, rechte Reihe von der linken Seite gesehen).*
Gelenkflächen = blau.

1 = Dornfortsätze;
2 = Querfortsätze;
3 = Gelenkfortsätze;
4 = Wirbelkörper.

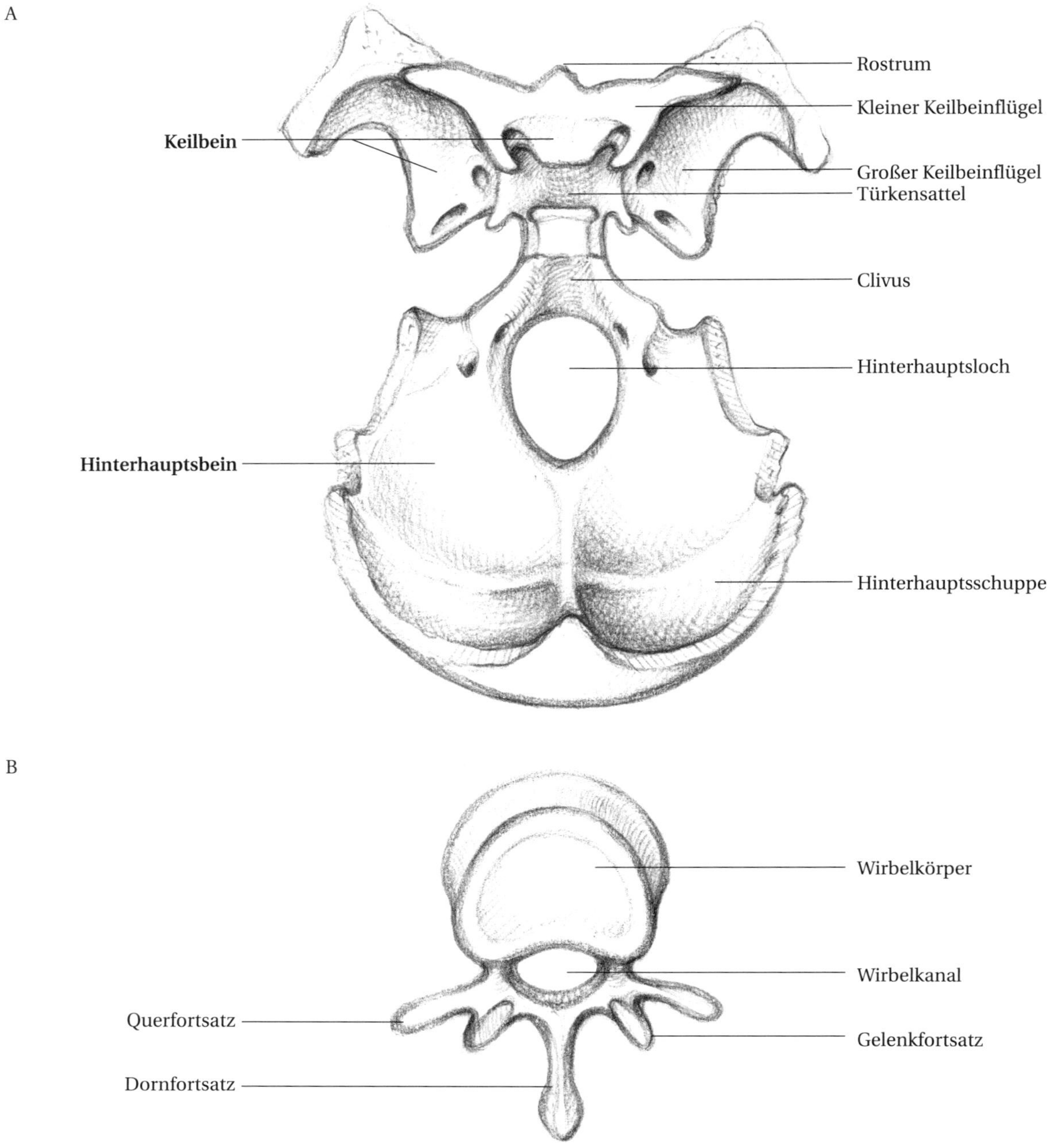

Knochenring übrig bleibt, der den hinteren Wirbelbögen erstaunlich ähnlich sieht. Umgekehrt werden die Wirbelfortsätze nach oben zu immer kleiner. Der Dornfortsatz, der in der Lendenwirbelsäule breit und mächtig nach hinten herausragt, «fällt» im Brustbereich schräg nach unten und beginnt im Halsbereich gewissermaßen «zu fliegen», indem er sich zweiteilt und flügelartig umgestaltet. Beim Atlas ist der Dornfortsatz nur noch als kleines Höckerchen zu

Abb. 243. ***Wirbelmetamorphose in den Schädel.*** *Vergleich des Schädelbasisknochens. (A, Os basilare), der aus dem Keilbein (Os sphenoidale) und dem Hinterhauptsbein (Os occipitale) besteht, mit einem Lendenwirbel (B); beides von oben gesehen. Der Wirbel muss, um zum Schädelbasisknochen zu werden, in der Vorne-Hinten-Dimension umgedreht und gestaltlich weiter ausdifferenziert werden (Näheres s. Text).*

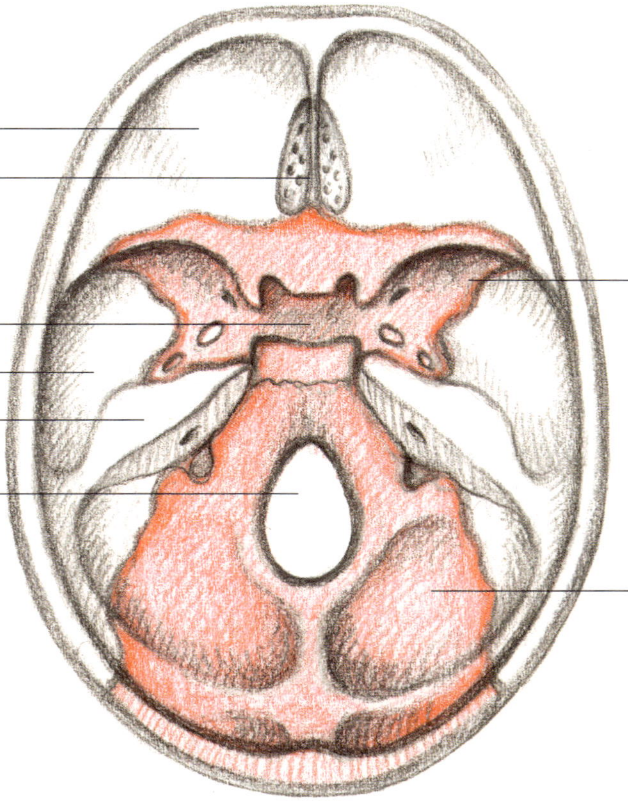

Abb. 244. ***Schädelbasis*** *(von oben). Der Schädelbasisknochen (Os basilare, Keilbein vorne und Hinterhauptsbein hinten) (rot) bildet den «Grundstein» der Schädelbasis. Er stellt die metamorphosierte «Wirbelsäule», das heißt Goethes «Wirbel des Kopfes» dar.*

erkennen. Auch die Gelenkfortsätze, die in der Lendenwirbelsäule senkrecht nach oben stehen, rücken in der Brustwirbelsäule weiter nach vorne, wobei ihre Gelenkflächen mehr in die Frontalebene verlagert werden. In der Halswirbelsäule liegen die Gelenkfortsätze schon fast ganz an der Seite und bei der Axis bilden sie schließlich eine neben dem Wirbelkörper liegende horizontale Fläche, auf die sich der Atlas auflagern kann.

Führt man diese Gestaltbewegung weiter, trifft man im Bereich der Schädelbasis auf zwei eng miteinander zusammenhängende Knochen (nämlich Keilbein und Hinterhauptsbein), die alle Formelemente eines Wirbels besitzen, aber in umgekehrter Anordnung ausbilden (Abb. 243). Vorne und hinten erscheinen vertauscht. Den hinten gelegenen sieben Wirbelfortsätzen entsprechen am Keilbein die sieben, z.T. flügelartigen Fortsätze, die vom Keilbeinkörper ausgehen: oben die kleinen, nach der Seite die großen Keilbeinflügel und nach unten der Flügelgaumenfortsatz (Processus pterygoideus) und nach vorne das zum Nasenseptum gerichtete Rostrum. Dem vorne gelegenen Wirbelkörper entspricht am Kopf das ebenfalls wenig gegliederte, schalenartige Hinterhauptsbein, das mit seinen beiden Seitenteilen das große Hinterhauptsloch (Foramen magnum) umgibt. Die formale Ähnlichkeit dieses Knochens, der auch als **Os basilare** bezeichnet wird, mit einem Wirbel, z.B. einem Lendenwirbel, ist überraschend (Abb. 243). Man darf aber nun nicht einfach in ein Analogiedenken verfallen,

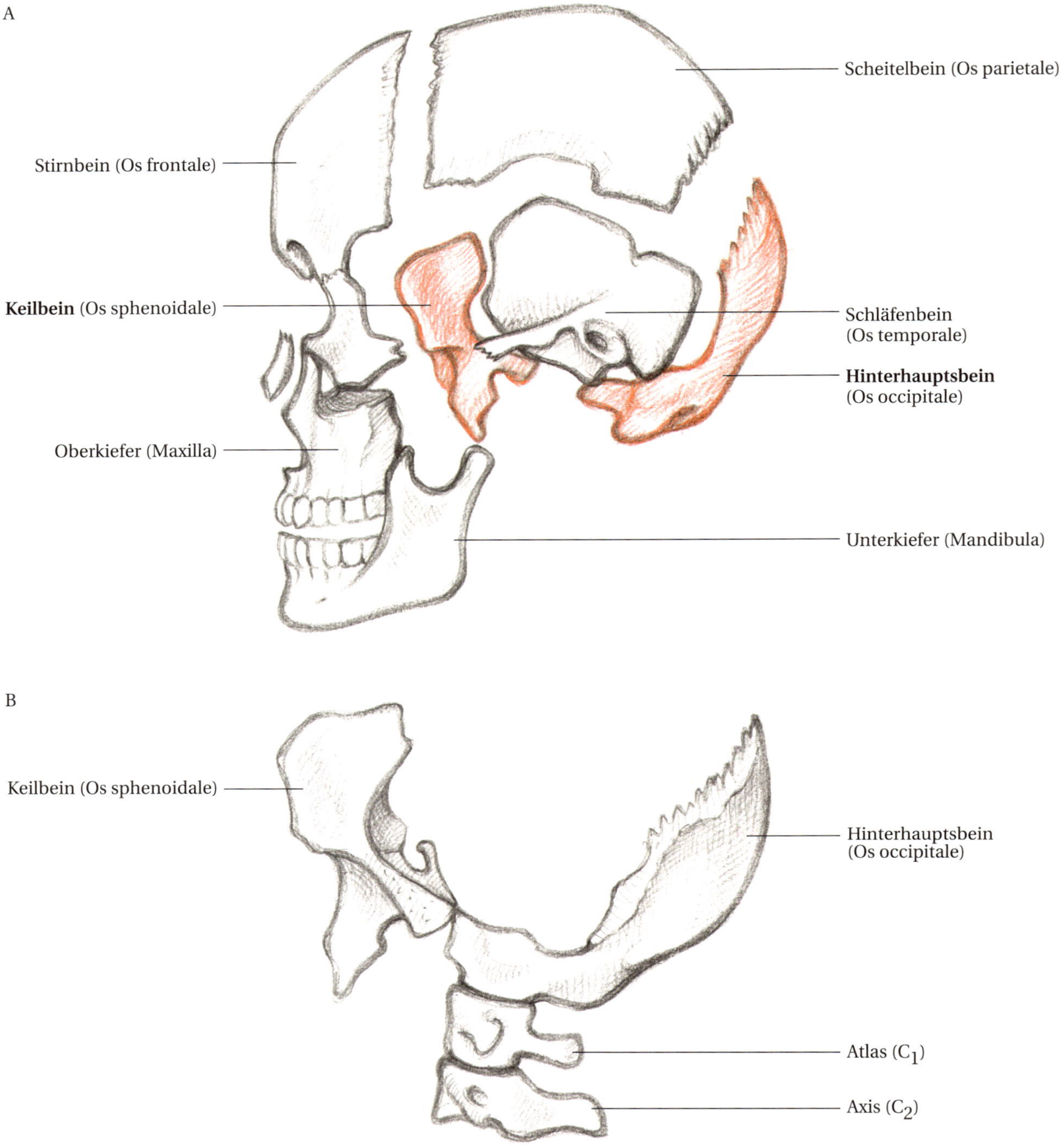

Abb. 245. ***Zersprengter Schädel*** *(von der Seite).*
A = Lage des «Schädelbasisknochens» (Os basilare, rot), bestehend aus Keilbein (vorne) und Hinterhauptsbein (hinten), im Mosaik des Schädels. In die Lücke zwischen Keilbein und Hinterhauptsbein schiebt sich das Schläfenbein ein;
B = Keilbein und Hinterhauptsbein («Wirbel des Kopfes»), isoliert, von der Seite, zusammen mit den ersten beiden Halswirbeln (Atlas, C_1, und Axis, C_2).

wie das z.B. Mees (95) praktiziert hat. Die Gestaltbewegung, z.B. in der Vorne-Hinten-Dimension, die wir oben darzustellen versucht haben, zeigt ja, dass hier noch tiefere Geheimnisse verborgen sind.

Man kann den Schädelbasisknochen (Os basilare), der aus Keilbein und Hinterhauptsbein besteht, nicht einfach als «den Wirbel» des Schädels, sondern muss ihn vielmehr als die «**Wirbelsäule des Kopfes**» bezeichnen. Im Basilarknochen erscheint nicht nur ein einziger Wirbelknochen in metamorphosierter Form, sondern dieser Knochen zeigt gewissermaßen eine Gestalt, die die Formelemente **aller Wirbel** umfasst und diese in idealer Weise zum Ausdruck bringt, sozusagen die gesamte Wirbelsäule in eine Idealgestalt integriert hat. **Dieses Prinzip der Integration ist das eigentliche Geheimnis der Wirbelmetamorphose**. In Höhe des Atlas liegt sozusagen ein Nullpunkt, wo sich eine totale Umstülpung vollzieht, wo vorne und hinten vertauscht, aber auch ein neuer Raum betreten wird, in dem die Form «frei», gewissermaßen außerhalb der Einwirkungen des Schwerefeldes der Erde, zur Erscheinung kommen kann. Nur auf diese Weise ist die wunderbare, geflügelte Gestalt des Basilarknochens, der den «Grundstein der Schädelbasis» darstellt, zu erklären (Abb. 244 und 245).

Es ist schwer vorstellbar, dass sich eine derartige totale Umstülpung und Integration zu einer höher differenzierten Gestalt während der Embryonalentwicklung gewissermaßen gleichzeitig vollzieht, zumal die Kopfbildung der Rumpf-Gliedmaßenbildung vorauseilt – Steiner (65) hat daher die Kopfbildung immer als «Beweis» für seine Reinkarnationslehre angesehen.

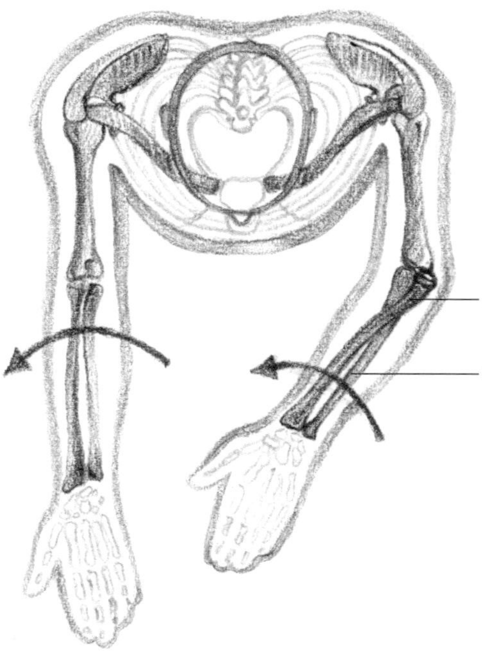

*Abb. 246. **Armskelett und Schultergürtel,** einmal in Supinationsstellung (rechter Arm) und einmal in Pronationsstellung (linker Arm). Die Einwärtsdrehung (Pfeil) führt zu einer Überkreuzung der beiden Unterarmknochen Radius und Ulna, die in der Supinationsstellung parallel nebeneinander liegen (Pfeil).*

2.2. Die Metamorphose der oberen Gliedmaße

Das Prinzip der Integration hilft uns auch, die Metamorphose der Gliedmaßenknochen in den Schädel zu verstehen. Die Suche nach analogen Einzelelementen führt hier nicht weiter (95). Die Knochenelemente der Gliedmaßen sind relativ gleichförmig. Wir können dem Wesen einer Gliedmaße nur näher kommen, wenn wir die Dynamik ihrer Bewegungen zu erfassen versuchen und diese auf ihre Urbilder zurückführen.

Die obere Gliedmaße gehört zum mittleren Bereich des Rumpfes. Der Schultergürtel lagert sich dem Brustkorb auf. Die Armbewegungen erfolgen bevorzugt in der Horizontalen. Durch die Aufrichtung des Körpers ist der oberen Extremität ein Freiraum zwischen Oben und Unten (Kosmos und Erde) zugefallen, in dem sich die Bewegungen abspielen können. Diese Bewegungen lassen sich auf zwei Urgesten reduzieren, von denen alle anderen Bewegungen abgeleitet werden können. Sie sind bereits in der Struktur der Hand zu erkennen. Die eine Geste hängt mit der Oppositionsfähigkeit des Daumens und der Einwärtsdrehung (Pronation) zusammen. Dadurch wird die Hand zur Greifhand. Die Hand zur Faust schließen, zupacken, ein Werkzeug oder einen Gegenstand ergreifen bedeutet: im Erdenraum tätig sein, gestalten, den Willen in die Tat umsetzen (Homo faber). Die entgegengesetzte Bewegung ergibt sich, wenn die Hand geöffnet, der Daumen zurückbewegt (reponiert) und der Arm auswärts gedreht, d. h. supiniert wird (Abb. 246). Dies ist

A

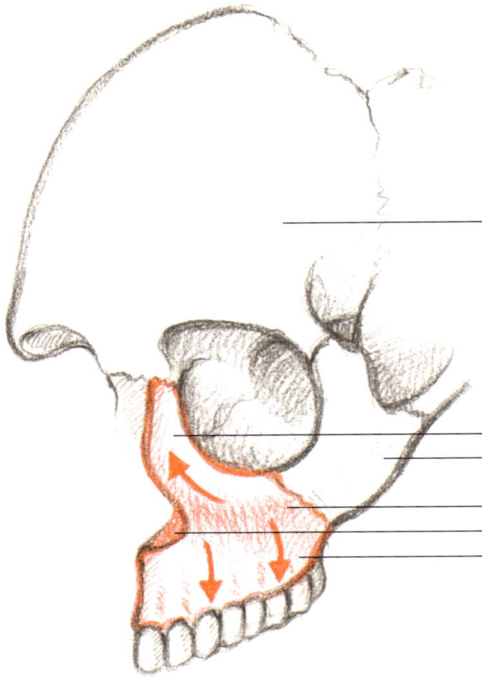

Abb. 247. ***Struktur und Lage des Oberkiefers im Schädel.***
A = Partielles Mosaik der Gesichtsknochen mit Oberkiefer, Jochbein und Stirnbein (schräg von vorne). Die Pfeile (rot) deuten die gegensätzliche Bewegungsdynamik von Stirn- und Zahnfortsatz des Oberkiefers an. Der Gaumenfortsatz verläuft ausgleichend in der Horizontalen.
B = Gesichtsschädel von vorne. Die beiden Oberkiefer um-schließen den Eingang zur Nasenhöhle und bilden zu-sammen mit den Jochbeinen die mittlere Region des Gesichtsskelettes, die für den individuellen Ausdruck des Gesichtes bestimmend ist. Rote Pfeile: Bewegungsrichtung der 4 Oberkieferfortsätze.

1 = Stirnbein
2 = Stirnfortsatz
3 = Gaumenfortsatz } des Oberkiefers
4 = Zahnfortsatz
5 = Jochbein
6 = Jochbeinfortsatz des Oberkiefers

B

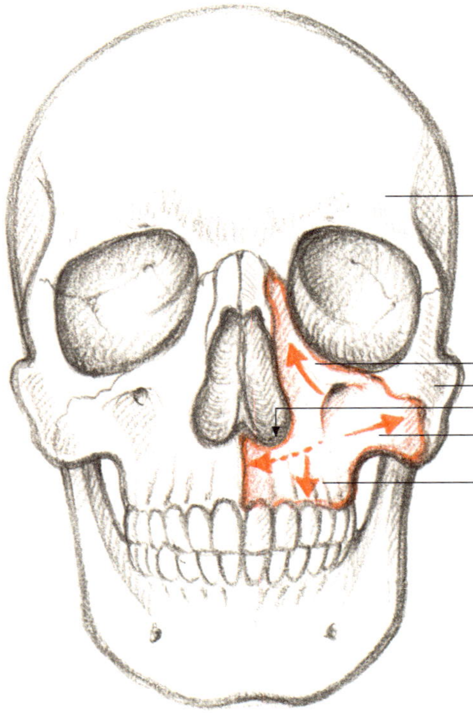

eine Geste des Empfangens, der Hingebung, des Sich-Öffnens für ein «Oberes», die Hinwendung nach oben, zum Nicht-Irdischen, d.h. zum Kosmos (Homo sapiens). Das ist auch die Geste des Betens, des Bittens, des ruhigen Lauschens auf eine Eingebung von oben, während die geballte Faust schon immer die Geste des Arbeitens, des kämpferischen, evtl. sogar revolutionären Wollens gewesen ist. In der Tat lässt sich die gesamte Anatomie der oberen Gliedmaße aus dieser Polarität der Bewegungsformen ableiten.

Im **Abendmahlbild** von Leonardo da Vinci zeigt die rechte Hand des Christus die tätige Geste (Arm in Pronation), die linke die empfangende Geste (Arm in Supination). Interessanterweise führen alle Jünger zur Rechten pronatorische Handgesten, alle Jünger zur Linken supinatorische Gesten aus. Leonardo hat dadurch in genialer Weise die Urgesten des Armes und damit die Stellung des Menschen zwischen Oben und Unten, zwischen Kosmos und Erde sowie die ausgleichende Mittelstellung Christi zwischen diesen beiden Extremen künstlerisch zum Ausdruck gebracht.

Im Mosaik der Schädelknochen findet sich nun tatsächlich ein Knochen, der diese polare Bewegungsdynamik gestalthaft zum Ausdruck bringt, nämlich der **Oberkieferknochen (Maxilla**, Abb. 247). Der Oberkiefer hat vier Fortsätze, die vom Oberkieferkörper, in dem sich die Kieferhöhle befindet, ausgehen. Nach oben schwingt sich mit eleganter Leichtigkeit der grazile Stirnfortsatz (Processus frontalis). Er gestaltet zusammen mit Nasenbein und Stirnbein die Nasenwurzel, d.h. jene Region, in der sich das Ich-Bewusstsein am stärksten konzentrieren kann und den die Brahmanen in Indien mit einem roten Punkt hervorzuheben pflegen. Die Stirnfortsätze beider Oberkiefer umschließen die Nasenhöhle und gliedern sich damit an das rhythmische System (Atmungssystem usw.; Abb. 247) an.

Unten entwickelt sich der Zahn- oder Alveolarfortsatz (Processus alveolaris), der die Zähne aufnimmt und an der Struktur der Mundhöhle beteiligt ist. In der Mundhöhle vollzieht sich der Kauvorgang, die Zerkleinerung der Nahrungsbestandteile und die Auseinandersetzung mit den Stoffen der Erde. Hier wird die pronatorische Bewegungsgeste des Armes, die Faust, wieder sichtbar (Abb. 247).

Zwischen dem Schwingen nach oben und dem Zähne-bewehrten Greifen nach unten liegen beim Oberkiefer noch zwei weitere Fortsätze, die gewissermaßen eine Mittelstellung zwischen diesen beiden polaren Gesten einnehmen, nämlich nach der Seite der Jochbeinfortsatz und nach innen der Gaumenfortsatz (Abb. 247). Durch den Gaumen werden Mund- und Nasenhöhle voneinander getrennt. Hier liegt sozusagen das «Zwerchfell des Kopfes». In der Ausbildung des Jochbogens vollzieht sich eher das Gegenteil. Der Jochbogen verklammert nämlich den Gehirnschädel, in dem Gehirn, Gehör- und Gleichgewichtsorgan untergebracht sind, mit dem Gesichtsschädel, der mehr mit den Funktionen des Stoffwechsels und der Atmung zu tun hat.

In der Gestalt des Oberkiefers kommt also in urbildlicher Form wieder die gesamte Dynamik der oberen Gliedmaße zum Ausdruck, nun aber – ebenso wie bei der Wirbelmetamorphose – nicht als Einzelform, sondern als **integrierte**, alles in Einem umfassende **Gesamtgestalt**.

Jochbein und Stirnbein

Der Arm gewinnt seinen bewegungsdynamischen Spielraum erst dadurch, dass er sich durch das Schlüsselbein vom Brustkorb absetzen und durch einen in großen Muskelschlingen gleitenden, flachen Knochen, das Schulterblatt, auf dem Rumpf frei bewegen kann. In ähnlicher Weise kann der Oberkiefer seine integrierende Ausdruckskraft innerhalb des Gesichtsskelettes nur dadurch gewinnen, dass er sich einerseits nach hinten durch das Jochbein an der Schädelbasis, andererseits nach oben am Stirnbein abstützt. Das Stirnbein ist wie das Schulterblatt ein flächenhafter Knochen, der ursprünglich aus zwei Teilen bestand (Abb. 237), die aber frühzeitig miteinander verwachsen. Er ist eine rechtwinklig gebogene Knochenplatte, die das Dach der Augenhöhle bildet und durch die Stirnwülste und die Form der Nasenwurzel (Glabella) entscheidend zur individuellen Signatur des Kopfes beiträgt (Abb. 247). So wie die Beweglichkeit der Schulterblätter, vor allem ihre Rotationsfähigkeit, dazu beiträgt, dem Arm den über der Horizontalen gelegenen Raum («den Himmelsraum») zu erschließen, so wird das Stirnbein zu einem Abbild der «Ich-Natur» des Menschen, soweit sie sich im Denken mit den Kräften der «Himmelswelt» (Geistwelt) auseinander setzt. Das Stirnbein ist auch an der Lage des Auges, unseres Lichtsinnesorgans, durch die Mitgestaltung der knöchernen Augenhöhle wesentlich beteiligt, wobei das Jochbein, als metamorphosiertes Schlüsselbein, einen entscheidenden Anteil hat (Abb. 247).

Bei niederen Wirbeltieren sind die Augen nicht so sehr nach vorne, als vielmehr nach der Seite gerichtet. Die Augenhöhlen stehen in breiter Verbindung mit der Schläfenregion (Abb. 40 C). Erst im Zusammenhang mit der Aufrichtung des Körpers und der Ausbildung eines mehr kugelförmig gestalteten Kopfes, wandern die Augen nach vorne und erschließen damit dem Menschen durch das binokulare Sehen das Erleben der Raumeswelt. Die Augenhöhlen grenzen sich von der Schläfenhöhle ab und ändern die Richtung ihrer Längsachsen. An dieser Abgrenzung ist das Jochbein wesentlich beteiligt (Abb. 40 D). Es bildet nämlich die seitliche Wand der Augenhöhle, die diese von der Schläfenhöhle abtrennt, und verklammert zugleich – wie ein Dreizack – Oberkiefer, Schläfenbein und Stirnbein zu einer stabilen, ausdrucksstarken Struktur, die für die Physiognomie des Gesichtes, d.h. das Antlitz des Ich-Menschen, entscheidend ist. So wie durch den Schultergürtel (Schlüsselbein, Schulterblatt und Schultergelenk) beim aufrecht gehenden Menschen erst diejenige Bewegungsfreiheit entsteht, die – zusammen mit Greifhand und Rotationsfähigkeit des Unterarms – die unendliche Fülle handwerklicher Leistungen und physiognomischer Gestik und damit die menschengemäßen kulturellen Entwicklungen ermöglicht hat, wobei man immer das Gefühl hat, dass die Initiativkraft dafür von einem Punkt hinten zwischen den Schulterblättern ausgeht, so ist die menschliche Stirn mit ihrem «Ich-Punkt» an der Nasenwurzel und den Augenwülsten sowie die Jochbeinklammer zur hinteren Schädelregion ein sprechender Ausdruck für Charakter und Wesen der jeweiligen Individualität und ihrer Vergangenheit.

2.3. Metamorphose der unteren Gliedmaße

Lassen sich nun bei der Metamorphose der unteren Gliedmaße ähnlich integrative Gestaltungsprinzipien erkennen wie bei der oberen? Betrachten wir zunächst einmal die funktionellen Besonderheiten der unteren Gliedmaße. Hier existieren auch zwei Grundfunktionen: 1. Die Unterstützung des in der Vertikalen balancierten, aufrecht gehenden Körpers und 2. die Fortbewegung, die hauptsächlich in der Horizontalen vonstatten geht. Die Fortbewegung setzt immer eine Lösung aus dem Schwerefeld und gleichzeitig eine Stützung und Einordnung in das Schwerefeld der Erde voraus. Entsprechend bildet die untere Gliedmaße an allen entscheidenden Punkten Gewölbestrukturen aus, so z.B. im Beckenring, durch die Abknickung des Oberschenkelhalses oder bei den Fußgewölben. Wie der romanische Bogen bei den großen Kathedralen oder auch bei den römischen Zweckbauten (Wasserleitungen usw.) ein Architekturelement darstellt, das besonders geeignet ist, große Lasten zu tragen, ist auch im Knochenbau der unteren Extremität durch die Bogenarchitektur ein statisches Prinzip, das die Körperlast in eleganter und harmonischer Weise unterstützen kann, verwirklicht (Abb. 248). Der Körper ordnet sich in das Schwerefeld der Erde ein, aber ordnet sich ihm nicht unter. Was wir an den romanischen Domen so bewundern, nämlich die freie, fast schwebende Ruhe und Sicherheit, ist auch bei der Gliederung der unteren Gliedmaße erkennbar.

Der Gewölbebogen enthält beides, einmal das sich in das Schwerefeld-Eingliedern und zum andern das Sich-wieder-daraus-Befreien. Die Tragesäulen der Beinknochen sind den Zug- und Druckkräften ent-

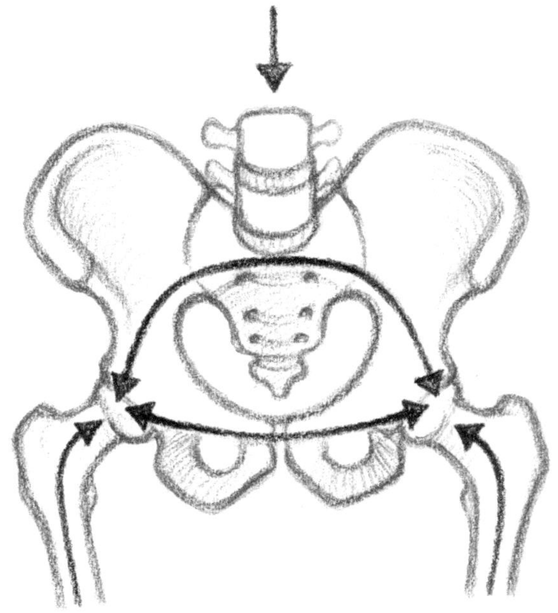

Abb. 248. ***Gewölbekonstruktion des Beckens.*** *Die über die Lendenwirbelsäule einwirkende Last (Pfeil) wird durch das Beckengewölbe auf die Oberschenkelköpfe übertragen. Die Querverspannung erfolgt durch den Schambeinbogen.*

sprechend gebaut. Ihre Spongiosa besitzt einen trajektoriellen Bau. Durch die Gewölbekonstruktion, insbesondere beim Fuß, löst sich das Bein wieder vom Boden und wird im dreidimensionalen Raum frei beweglich. Standbein und Spielbein wechseln einander ab. Im Gegensatz zu den Armen, die sich unabhängig voneinander bewegen können, sind die Beine funktionell eng aufeinander angewiesen und bewegungsdynamisch miteinander gekoppelt. Sie müssen immer zusammenwirken, stellen also funktionell eine Einheit dar.

Der zweite große Funktionskomplex betrifft die Fortbewegung. Dabei spielt das Prinzip des Winkelhebels eine Rolle. Unterschenkel und Fuß bilden einen rechtwinkligen Hebel, der von den Muskeln aus mit ihren z.T. sehr langen Sehnen bewegt werden kann. Auch im Bewegungsapparat von Knie- und Hüftgelenk ist das Prinzip des Winkelhebels verwirklicht. Winklige Abknickung und nachfolgende Streckung sind die Hauptmomente bei der Fortbewegung. Drehbewegungen werden im Allgemeinen vermieden und kommen nur beim Spielbein, das ohnehin mehr Bewegungsfreiheit hat, in Betracht.

Hat man diese grundsätzliche Dynamik in der Gestaltung der unteren Gliedmaßen erfasst, erschließen sich auch die metamorphotischen Entsprechungen im Kopfbereich. Danach würde der **Unterkiefer** die Metamorphose der unteren Gliedmaße darstellen. Beim Unterkiefer ist nun in der Tat der Winkelhebel in idealer Gestalt ausgebildet. An den Unterkieferkörper schließt sich hinten der aufsteigende Unterkieferast (Ramus mandibulae) an, der in zwei Fortsätze ausläuft, nämlich den Muskelfortsatz (Processus coronoideus) und den Gelenkfortsatz (Processus condylaris). Was bei den Beinen nur dynamisch vorhanden ist, nämlich das funktionelle Zusammenwirken beider, ist beim Unterkiefer zu einer definitiven Gestalt geworden. Während der Embryonalentwicklung sind beide Unterkieferanlagen zunächst getrennt, verwachsen aber dann zu einem einheitlichen Knochen. Die Grundstruktur ist der sog. **Basalbogen**, auf den sich der Alveolarfortsatz mit den Zähnen wie ein Balkon auflagert (Abb. 249). Zusammen mit dem Muskelfortsatz und den Kaumuskeln vollbringt der Unterkieferkörper, d.h. der Basalbogen und der zahntragende Alveolarfortsatz, die eigentliche Kauarbeit, nämlich das Ergreifen und Zermahlen der Nahrungsbrocken. Damit wird aber genau das Gegenteil vollzogen von dem, was sich bei der unteren Gliedmaße abspielt. Nicht die Einordnung in den dreidimensionalen Raum, sondern die Auflösung der Raumkörper durch den Beginn der Verdauung. Kauen und Verflüssigen der Nahrungselemente bedeutet im Grunde die Überführung der Körperlichkeit der Stoffe in die flüssige Phase und damit das Erschließen der in den Stoffen lebenden Kräfte für den Organismus durch den Prozess der Ernährung.

Aber auch das zweite Funktionselement der unteren Gliedmaße, nämlich das der Fortbewegung, bei dem der Winkelhebel eine so große Rolle spielt, lässt sich am Unterkiefer wiederfinden. Wir haben schon die winklige Gestalt des Unterkiefers erwähnt. Der aufsteigende Unterkieferast läuft in den Gelenkfortsatz aus, der mit dem Schläfenbein gelenkig verbunden ist und das **Kiefergelenk** bildet. Man sollte erwarten, dass sich darin die Fortbewegungsdynamik der unteren Gliedmaße widerspiegelt. Aber interessanterweise kehren sich wiederum die Verhältnisse am Kopf um. Die mechanische Arbeit beim Kauvorgang wird nämlich nicht direkt durch die Beanspruchung des

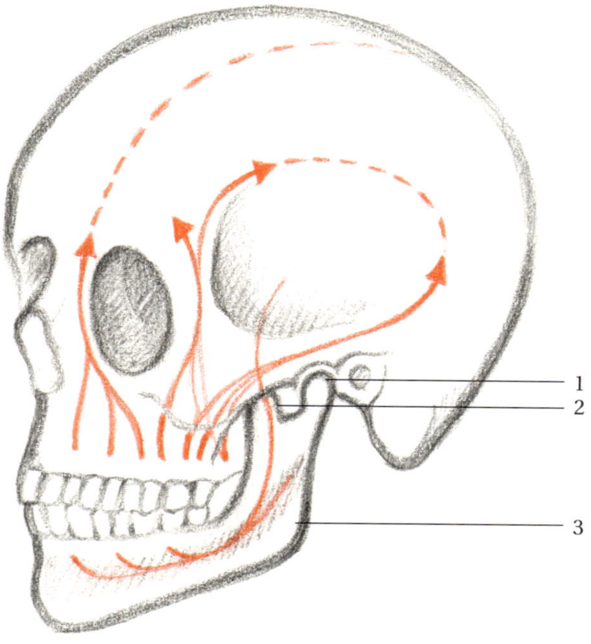

Abb. 249. ***Das Kiefergerüst mit seinen Trajektorien*** *(Pfeile), die dem Abbau des Kaudruckes dienen. Man sieht, dass das Kiefergelenk von den Kaudruckbelastungen weitgehend befreit ist.*
1 = Gelenkfortsatz; 2 = Muskelfortsatz; 3 = Basalbogen

Kiefergelenkes geleistet. Das Kiefergelenk ist im Gegenteil von den mechanischen Belastungen bei der Kauarbeit (Druck- und Zugspannungen usw.) weitgehend entlastet. Der «Kunstgriff der Natur», die Entlastung zu erreichen, liegt interessanterweise gerade in der Verlängerung des Winkelhebels. Wäre der aufsteigende Kieferast sehr kurz, würden noch erhebliche Druckbelastungen im Kiefergelenk auftreten. Bei dem relativ langen Unterkieferast des Menschen treten aber – wie spannungsoptische Untersuchungen gezeigt haben – fast gar keine Druckbelastungen mehr auf. Das Gelenk ist relativ frei beweglich. Ja, es hat beim Menschen (nicht beim Tier) einen so großen Bewegungsspielraum, dass man geradezu von einer physiologischen Luxation des Kiefergelenkes sprechen könnte. Bei jeder größeren Öffnungsbewegung rutscht das Kieferköpfchen aus seiner Pfanne heraus. Durch die in das Gelenk eingebaute Knorpelscheibe (Discus articularis) können beide Teilgelenke in unterschiedlicher Weise benutzt werden, was wiederum neue Bewegungskombinationen ermöglicht.

Die **Winkelkonstruktion des Unterkiefers**, die sich übrigens im Laufe des Lebens in Abhängigkeit von den funktionellen Beanspruchungen des Kauapparates und der Struktur des Gebisses, ähnlich wie auch der Oberschenkelhalswinkel am Bein, verändert, führt also im Kopfbereich – anders als am Bein – gerade zu einer Loslösung aus den Zwängen des dreidimensionalen Raumes, d.h. zu einer bewegungsdynamischen Befreiung und zu einer ungewöhnlichen Vielfalt neuer Bewegungsmöglichkeiten. Der Sinn dieser nur beim Menschen eingetretenen Entwicklung, die die vollständige Aufrichtung des Körpers, die Abknickung der Schädelbasis und die Zurückhaltung der nach vorne gerichteten Kieferentwicklung zur Voraussetzung hat (der rechtwinklige Unterkiefer gilt in der menschlichen Stammesgeschichte als eines der wichtigsten Unterscheidungsmerkmale gegenüber den Affen oder Affenmenschen), liegt in der dadurch ermöglichten Ausbildung einer Sprache. Nicht nur die harmonische und geschlossene Reihe der Zähne, die bewegliche Zunge und die Senkung des Kehlkopfes, sondern auch das labile, druckentlastete Kiefergelenk sind die Voraussetzungen für die Entwicklung der Sprache. In der Sprache aber prägen wir jeweils etwas Geistiges in ein räumliches, zwar nur aus Luft/Wärme bestehendes Gebilde ein, ohne dass dies allerdings eine materielle Realität erreicht. Was bei der unteren Gliedmaße die Bewegung im Raume ist, wird hier im Zusammenhang mit einer Art Antibewegung, d.h. einer Befreiung aus Druck- und Zugbelastungen zur Grundlage für ein neues Gestalten der raumbildenden Kräfte in Sprache und Gesang. Wir kommen bei der Besprechung von Schläfenbein und Ohr darauf nochmals zurück.

Schläfenbein und Becken

Beim Vergleich von Schulterblatt und Becken wurde bereits deutlich, wie das Becken eine doppelte Rahmenkonstruktion darstellt, mit einer lemniskatischen Grundstruktur, in deren Schnittpunkt das Hüftgelenk liegt (Abb. 57). Der obere Rahmen, das Darmbein (Os ilii), formt das große Becken, der untere, aus den Fortsätzen hervorgegangene Rahmen (Sitzbein und Schambein) bildet das kleine Becken, in dem vor allem die Genitalorgane untergebracht sind. Zusammen mit dem Kreuzbein entsteht so ein fest gefügter Raumkörper, eben das Becken, das einerseits für die Aufrechterhaltung des Rumpfes, andererseits für die Bewegung des Beines eine stabile Unterlage abgibt (Abb. 250). Das Becken offenbart also eine polare Gestaltungsgeste, einerseits die flächenhafte Ausbreitungstendenz des Darmbeins nach oben, andererseits die abwärtsgerichtete Knochenverdichtung im Sitzbein nach unten (Abb. 250). Es vermittelt damit zwischen den beiden Polen unserer Existenz, zwischen Oben (Aufrichtung, Leichte, Lösung vom Raum) und Unten (Eingliederung in den Raum, Statik, Verfestigung) und wird dadurch zum Grundstein des gesamten Knochengerüstes, das es ständig im Gleichgewicht zu halten vermag.

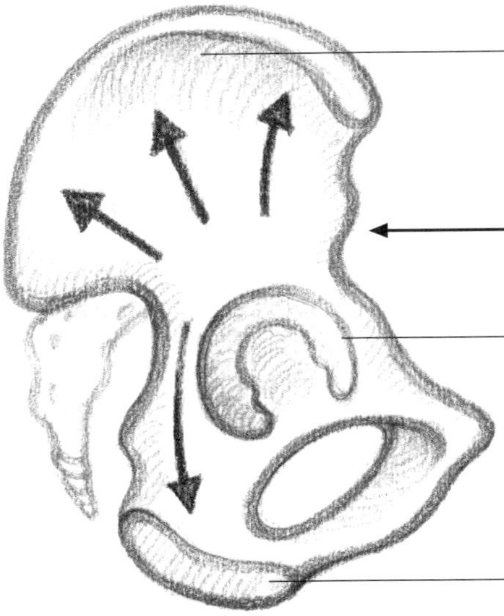

Abb. 250. ***Doppelte Rahmenstruktur des Beckenknochens.*** *Die polare Gestaltungsgeste – flächenhafte Ausbreitung (Darmbein) nach oben (Pfeile) und abwärtsgehende, radiäre Knochenverdichtung (Sitzbein) nach unten (Pfeil) wie sie auch beim Schläfenbein wiederkehrt, wird deutlich.*

Am Kopf zeigt das **Schläfenbein** (Os temporale) in seiner Gestalt eine ähnliche Dynamik (Abb. 251 A). Es ist ein entwicklungsgeschichtlich aus vier verschiedenen Bausteinen zusammengesetzter Knochen. Wir betrachten zunächst die beiden wichtigsten Elemente. Die Schläfenbeinschuppe (Pars squamosa) ist ein Deckknochen, der sich in ähnlicher Weise bildet wie die flachen Knochenplatten des Schädeldaches.

A

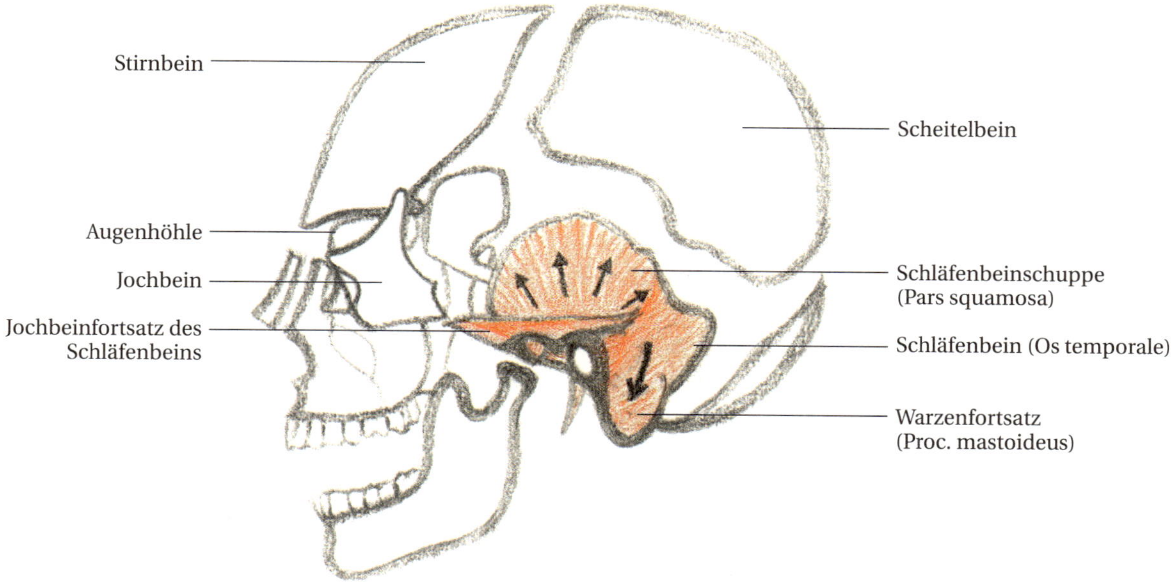

B

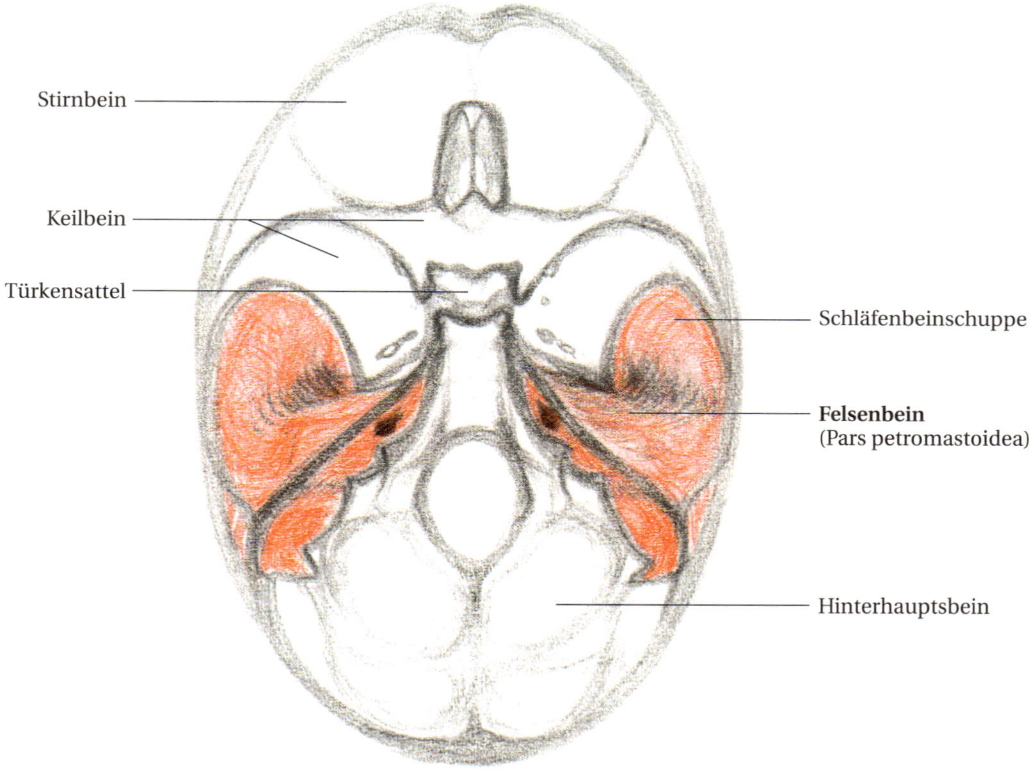

Abb. 251. ***Lage des Schläfenbeins im Schädelmosaik.*** *A = Zersprengter Schädel. Das Schläfenbein füllt die Lücke zwischen Keilbein und Hinterhauptsbein aus und schiebt sich mit dem Felsenbein in der Schädelbasis bis zum Türkensattel vor (siehe Bild B).*
B = Schädelbasis von oben. Schläfenbein = rot.

Flächenhaft ausstrahlend breitet sich die Schuppe während der Entwicklung von einem Punkt, der sich etwa auf den äußeren Gehörgang projiziert, in radiärer Richtung nach allen Seiten zum Schädeldach hin aus und schiebt sich dabei über den unteren Rand des Scheitelbeines hinweg.

Eine ganz andere Entwicklungsgeste zeigt das Felsenbein (Pars petromastoidea). Dieser pyramidenförmige Knochenabschnitt schiebt sich keilförmig zwischen Keilbein und Hinterhauptsbein ein (Abb. 251 B). Er entsteht auf knorpeliger Grundlage und schließt schon früh die Labyrinthkapsel und das Mittelohr ein. Die Labyrinthkapsel enthält das Gleichgewichtsorgan und das Innenohr. Das Felsenbein bildet nun mit dem Warzenfortsatz (Processus mastoideus) ein tropfenförmig nach unten vorspringendes Knochenstück aus, das in seiner Gestaltung den polaren Gegensatz zur Schläfenbeinschuppe darstellt. Zwischen beiden hält der grazile, horizontal nach vorne gerichtete Jochbeinfortsatz (Processus zygomaticus) die Waage (Abb. 251 A).

Vergleicht man einen embryonalen Beckenknochen mit dem Schläfenbein in der Seitenansicht, so ergeben sich durchaus Ähnlichkeiten in der Gestaltung. Das flächenhaft auswachsende Darmbein kann mit der Schläfenbeinschuppe verglichen werden. Joch- bein- und Warzenfortsatz des Schläfenbeins lassen sich mit den das Scham- und Sitzbein bildenden Fortsätzen des Hüftbeins vergleichen. Im Zentrum dieser beiden gegensätzlichen Gestaltungstendenzen liegt beim Bein die Hüftgelenkspfanne (Acetabulum), beim Schläfenbein das Kiefergelenk und der Gehörgang. Die formale Analogie, so überzeugend sie auch auf den ersten Blick ist, führt aber nicht weiter. Wir müssen die innere, d.h. funktionale Dynamik ins Auge fassen, um die Metamorphose wirklich zu verstehen.

Das **Becken** ist die ruhende Grundlage, von der die Bewegungsdynamik der unteren Gliedmaße, beginnend mit dem Hüftgelenk, ausgeht. Vom Ganzen aus gesehen, bildet also das Becken die Gleichgewicht schaffende und Gleichgewicht haltende Basis für die Bewegungen zwischen dem Oben und Unten. Die Gliedmaßen greifen in den Raum hinein aus und verwirklichen die jeweiligen Bewegungsvorstellungen des Menschen durch die Tat.

Das **Felsenbein** zieht sich demgegenüber keilförmig nach innen in den Schädel hinein zurück (Abb. 251 B). Hier liegt das Innenohr, das dem Menschen durch den Hörvorgang die innere Natur der Raumeswelt zum Bewusstsein bringen kann. Der äußere Gehörgang ist damit das Tor nach innen, die Hüftgelenkspfanne das Tor nach außen. Hier wird die Architektur der Materie im Hören erlebbar, dort wird die Welt des Raumes unmittelbar in den Bewegungen tätig erlebt. Das Becken der Frau bildet andererseits sogar einen Raum, in dem sich, im Falle einer Embryonalentwicklung, die Inkarnation eines neuen Wesens vom Unräumlichen ins Körperliche vollziehen kann. Das Felsenbein wiederum schafft den Raum für das Gehör- und Gleichgewichtsorgan, in dem einerseits der dreidimensionale Raum als solcher (Gleichgewichtsorgan), andererseits die innere Architektur der Raumeswelt, wie sie sich in den verschiedenen Frequenzverhältnissen äußert (Ohr), sinnlich zur Erscheinung kommen kann. Um diese Funktion erfüllen zu können, muss das Felsenbein auf jedes Eigenleben verzichten. Es entsteht, wie gesagt, durch enchondrale Verknöcherung aus dem Blut/Bindegewebe heraus, verliert aber frühzeitig sein blutbildendes Knochenmarkgewebe und stirbt so stark ab, dass das Felsenbein zum härtesten, am stärksten verkalkten Knochen des Körpers wird. Während alle spongiosareichen, durch enchondrale Verknöcherung entstandenen Knochen des Körpers zeitlebens Umbau- und Anpassungsvorgänge zeigen, also relativ lebendig und regenerationsfähig sind, ist dies beim Felsenbein nicht der Fall. Das Knochenmark wird hier bereits in den ersten Lebensjahren durch lufthaltige Hohlräume ersetzt (Prozess der Pneumatisation), so dass später ein innerer Umbau nicht mehr möglich ist.

Die **Pneumatisation** («Durchlüftung») **des Felsenbeins**, durch die das Mittelohr als Schallleitungsorgan eigentlich erst funktionsfähig wird, ist ein sehr geheimnisvoller Vorgang. Er beginnt etwa im achten Schwangerschaftsmonat mit dem Einwachsen eines Epithelsprosses in das Mittelohr, das bis zu diesem Zeitpunkt noch ganz von einem lockermaschigen Mesenchym ausgefüllt ist. Der Epithelspross vergrößert sich rasch und verdrängt das Mesenchym, so dass die Gehörknöchelchen schließlich frei, nur von Schleimhaut überzogen, im Mittelohrraum liegen (vgl. Abb. 183). Die Durchlüftung des Mittelohres ist bis zur Geburt abgeschlossen, schreitet aber dann noch bis in den Innenohrbereich weiter fort und verdrängt die mit blutbildendem Knochenmark erfüllten Spongiosaräume des Felsenbeins. Die Knochenmark-

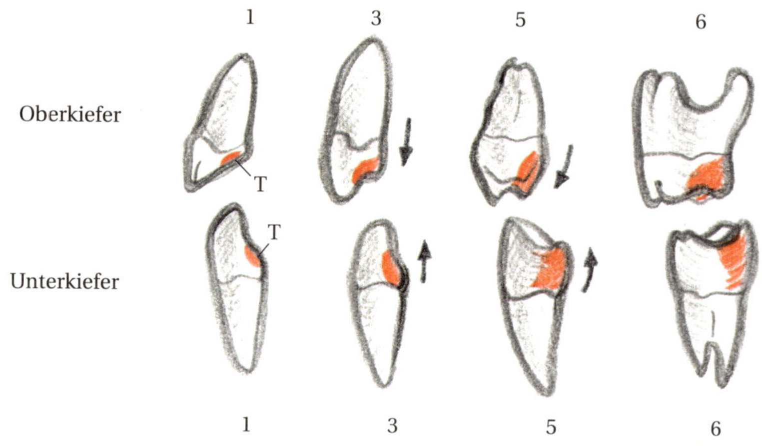

1 = erster Schneidezahn (Incisivus)
3 = Eckzahn (Caninus)
5 = zweiter Prämolar
6 = erster Mahlzahn (Molar)

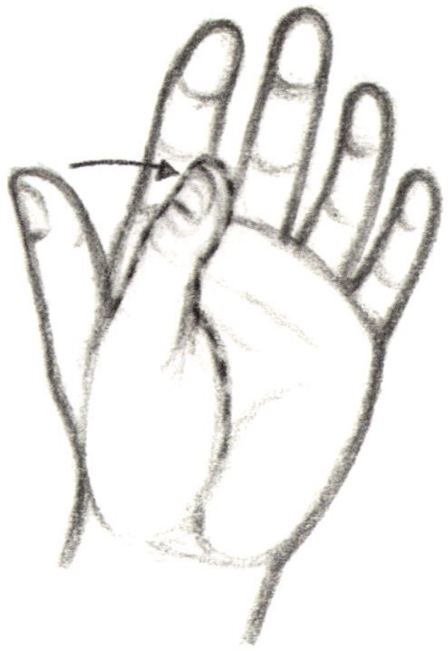

Abb. 252. ***Formveränderungen der Zähne im Gebiss des Erwachsenen.*** *Die Schneidezähne haben Meißelform und eine Kaukante. Durch Vergrößerung des Zahnhöckers (Tuberculum dentale, T; s. Pfeile) vergleichbar mit der Opposition des Daumens bei der Hand, entsteht bei den Mahlzähnen (Molaren) eine Kaufläche.*

räume sind dadurch zu luftgefüllten Hohlräumen geworden, d.h. pneumatisiert worden. Die Warzenfortsatzzellen (Cellulae mastoideae) sind entstanden (Abb. 183). Die Folge davon ist, dass das Felsenbein als einziger Knochen des Körpers zu keinerlei Umbauprozessen mehr fähig ist, da ja das für die regenerativen und adaptiven Prozesse notwendige zellreiche Knochenmarkgewebe bei der Pneumatisation fast vollständig verloren gegangen ist. Wir haben also das Hören-Können dadurch erkauft, dass wir die «Lebendigkeit» und Regenerationskraft des Knochens geopfert haben. Der Name «Felsenbein» ist also in tiefstem Sinne gerechtfertigt.

2.4. Das Prinzip der gestaltlichen Integration bei der Bildung der Zähne

Die Zähne sind nicht gleichförmige Stifte, die beziehungslos nebeneinander im Kiefer stehen, sondern charakteristische Einzelelemente, bei deren Ausgestaltung, ähnlich wie an Ober- und Unterkiefer selbst, welche die Zähne in ihren Alveolarfortsätzen beherbergen, das Prinzip der Integration wiederzuerkennen ist.

Im Milchgebiss kann man drei Gruppen von Zähnen unterscheiden: Schneidezähne, Eckzähne und Milchmolaren. Die beiden Schneidezähne (Incisivi) haben eine meißelförmige Gestalt mit einer geraden Kaukante und einer zur Mundhöhle zeigenden flachen Aushöhlung. Der Zahnhöcker (Tuberculum dentis) ist nur angedeutet. Man kann diese Form mit der ausgestreckten, flachen Hand in Supinationsstellung des Armes vergleichen, wobei die etwas ausgehöhlte Innenfläche des Zahnes dem Handteller, die Kaukante den geschlossenen, nebeneinander liegenden Fingern und das Zahnhöckerchen (Tuberculum dentale) dem in Höhe des Handgelenkes liegenden Handballen entspräche. Das wäre eine Handstellung, wie sie etwa Arm und Hand in Supinationsstellung bei der Geste des Empfangens oder Erbittens einnehmen (Abb. 252).

Beim Eckzahn wird die Kaukante spitz und das Tuberculum tritt stärker hervor. Erst bei den beiden Milchmolaren wird das Tuberculum zu einem selbstständigen, auf gleiche Höhe aufrückenden Kauhöcker weiterentwickelt, so dass jetzt eine horizontale Kauebene ausgebildet ist. Der erste Milchmolar hat noch mehr die Form eines Prämolaren, der zweite

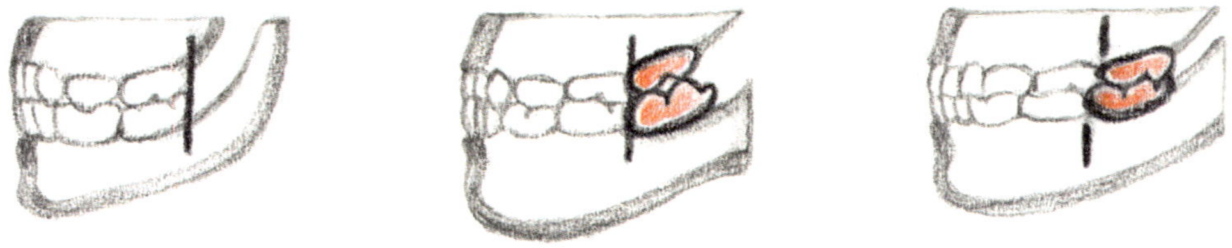

Abb. 253. ***Einstellung des Sechsjahresmolaren zu Beginn der 2. Dentition.*** *Durch Verschiebung der beiden ersten Molaren (rot) kommt es zur Höcker-Furchenverzahnung und damit zum normalen Zahnschluss des Erwachsenen (Okklusion), ohne dass der Milchzahnbogen größenmäßig verändert zu werden braucht (nach Korkhaus). A = dreijähriges Kind; B und C = sechsjähriges Kind.*

aber schon die eines Molaren des bleibenden Gebisses. Die beiden Milchmolaren können die Nahrungsbrocken zerquetschen und zerreiben. Sie sind funktionell eigentlich Mahlzähne, die im Wesentlichen die Kauarbeit leisten. Die Schneidezähne können lediglich abschneiden und zubeißen, aber nicht kauen. Die Milchmolaren mit ihren beiden Höckern sind daher mehr einer Hand vergleichbar, die mit opponierendem Daumen zugreift, einen Gegenstand anpackt und Arbeit leistet. Indem die gaumenseitige (palatinale) Höckergruppe sich bei den Molaren so stark vergrößert, dass eine Kaufläche entsteht, vollzieht sich bei den Zähnen etwas Ähnliches wie bei der Hand, wenn sich der Daumen den übrigen Fingern opponierend gegenüberstellt, und die empfangende, an das «Obere» hingegebene und aufnehmende Handstellung durch die Opposition des Daumens in die werktätige, den Erdenaufgaben (dem «Unteren») zugewandte Greifstellung übergeht (Abb. 252). Die Molaren sind also die den Stoffwechselaufgaben zugewandten Organe des Gebisses, die Schneidezähne sind dagegen mehr nach außen gewandt, nehmen die Nahrung erst auf, ohne sie selbst schon zu bearbeiten. Bei den Schneidezähnen kommt also ein den Sinnesfunktionen verwandtes Element ins Spiel. Die Eckzähne nehmen zwischen diesen beiden polaren Gruppen eine Mittelstellung ein (Abb. 252).

Wenn man also bei der Gliedmaßenmetamorphose des Armes am Kopf nach den Entsprechungen für die Finger sucht, so darf man nicht direkt die Nägel mit den Zähnen vergleichen (95). Zwar bilden sich am Oberkiefer auf jeder Seite fünf Milchzähne aus, d.h. genauso viele wie Finger mit Nägeln vorhanden sind. Aber ähnlich wie bei der Oberkiefermetamorphose nicht einzelne Knochen am Kopfskelett wiedererscheinen, sondern das dynamische Bewegungsprinzip als solches eine bleibende Gestalt annimmt, drückt auch die Form der Zähne **integrativ** die Gesamtdynamik des Bewegungsgeschehens zwischen den beiden Polen des Oben und Unten, d.h. des «Oberen» (im Sinne des Kosmisch-Peripherischen) und des «Unteren» (im Sinne des Zentralen-Irdischen) aus. In jedem einzelnen Zahn wiederholt sich also die Integration zu einem Ganzen, allerdings jeweils mehr in der einen oder anderen Richtung.

Auf den Gesamtorganismus bezogen, zeigen also die Schneidezähne eine Tendenz zur Nerven-Sinnesseite, die Mahlzähne mehr zur Stoffwechsel-Gliedmaßenseite und die Eckzähne zum ausgleichenden Mittleren hin.

Diese **Dreigliederung des Gebisses** lässt sich auch durch die Spezialisierung im Tierreich sowie durch die beim Menschen zu beobachtenden physiognomischen Besonderheiten der Zähne belegen (vgl. auch Abb. 44).

Nagetiere (Ratten, Kaninchen usw.), die ausgeprägte, lebenslang wachsende Schneidezähne besitzen, sind in der Regel nervöse, unruhige, sinneswache Tiere. Wiederkäuer dagegen widmen sich ruhevoll ihrer Verdauungstätigkeit. Bei ihnen dominieren die Mahlzähne. Schneidezähne sind oft gar nicht mehr vorhanden. Die Raubtiere schließlich besitzen ein Gebiss, in dem jeder Zahn wie ein Eckzahn aussieht. Bei diesen Tieren steht das mittlere System einseitig im Vordergrund, die Stoffwechseltätigkeit, aber auch die Sinnesprozesse treten demgegenüber mehr zurück.

Auch die **Physiognomie der menschlichen Zähne** geht in diese Richtung. Menschen, bei denen die Schneidezähne stark entwickelt sind, nagerartig vorspringen oder nach außen gerichtet sind, sind meist extrovertierte, sinneswache, lebhafte Charaktere, die alle in der Außenwelt auftretenden Ereignisse rasch ergreifen, aber häufig nur oberflächlich verarbeiten. Menschen mit spitzen und prominenten Eckzähnen sind in der Regel emotional leicht stimulierbare, aktive und bewegliche Persönlichkeiten. Treten dagegen die Schneide- und Eckzähne in Form und Gestaltung mehr zurück und dominieren die Mahlzähne, so handelt es sich häufig um Menschen, die mehr introvertiert sind und bei denen Stoffwechsel- und Willensprozesse im Vordergrund stehen.

Die Zähne können über den Charakter eines Menschen viel aussagen, da sie ein gestaltlich stark ausgeformtes Element des Kopfes darstellen. Die wissenschaftliche Physiognomie des Gebisses steht jedoch heute noch in den Anfängen, wie das in ähnlicher Weise auch für die Physiognomie des Gesichtes, des Ohres und anderer Körperabschnitte gilt.

Zweite Dentition. Wir haben bis jetzt vornehmlich vom Milchgebiss gesprochen. Das Milchgebiss wird aber später ersetzt durch die bleibenden Zähne. Die zweite Dentition beginnt mit dem Durchbruch des ersten Molaren zwischen dem 6. und 7. Lebensjahr. Dieser Zahn ist der Grundstein des bleibenden Gebisses (Abb. 253).

Durch die rhombische Form seiner Krone kann der erste Oberkiefermolar die Platzverhältnisse im Kiefer neu ordnen, so dass die anschließend durchbrechenden Zähne von vorne nach hinten den «abgesteckten Raum» so ausfüllen, dass sie auf Lücke stehen. Die Milchmolaren schließen ja hinten die Zahnreihe glatt ab. Würden die bleibenden Zähne genau an der gleichen Stelle durchbrechen, könnte sich kein normaler Zahnschluss (Okklusion) ergeben. Dadurch, dass der erste Oberkiefermolar eine rhombische Grundform hat, kommt es zu einer Verschiebung der Zahnreihe des Oberkiefers gegenüber der des Unterkiefers, so dass die Zähne dann auf Lücke stehen – eine Grundvoraussetzung für die normale, für den Menschen charakteristische, harmonische Gebissform. Man sieht also, dass die Architektur des bleibenden Gebisses von hinten nach vorne aufgebaut wird. Der vordere Abschnitt des Milchzahnbogens bleibt größenmäßig unverändert, die für die einzelnen Zähne

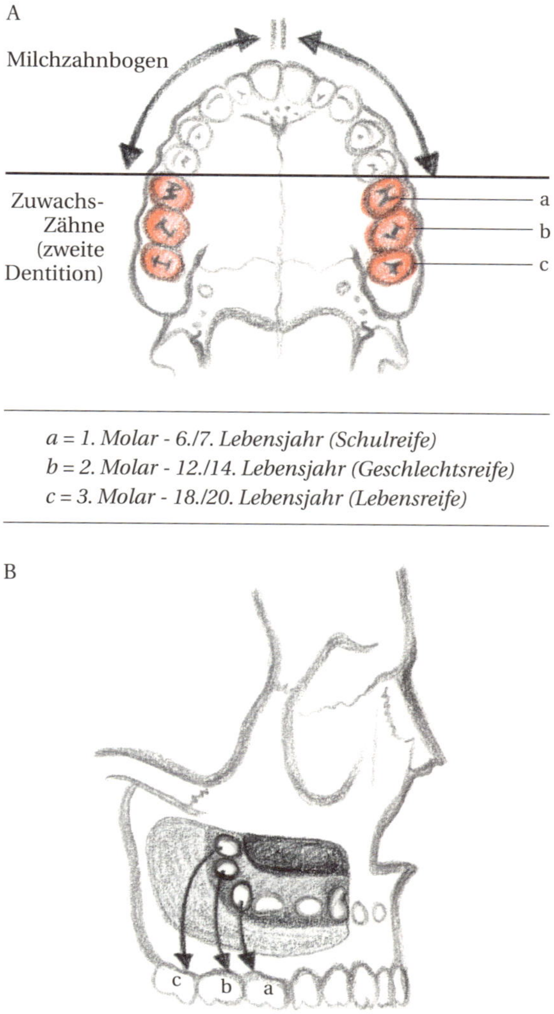

Abb. 254. ***Wachstumsveränderungen im Oberkieferbereich bei der 2. Dentition.*** *Der Milchzahnbogen bleibt größenmäßig weitgehend konstant. Der Kiefer vergrößert sich lediglich nach hinten mit dem Durchbruch der sog. Zuwachszähne (Molaren), die jeweils am Ende einer Siebenjahresperiode in die Okklusionsebene einrücken. A = Oberkiefer (von unten); B = Oberkiefer (von der Seite)*

vorgesehenen Räume werden jedoch neu geordnet (Abb. 253).

Dabei spielt das Knochensystem eine entscheidende Rolle. Beim Durchbruch der Zähne wirken zwei Kräftekomponenten zusammen: 1. Die Zahnanlage mit ihrem Wurzelblastem. Dies ist die eigentlich treibende Kraft für den Durchbruch der Zähne, denn die Proliferation des Mesenchyms von Zahnpapille und Zahnsäckchen führt zu einer raschen Massenvermehrung

Siebenjahres-perioden	Fülle = dominierendes Dickenwachstum Streckung = dominierendes Längenwachstum	Lebensjahre ♂	 ♀	Reifungsphasen
I.	Fülle Streckung	1. – 3. 4. – 6.	1. – 3. 4. – 6.	← Schulreife
II.	Fülle Streckung	7. – 10. 11. – 14.	6. – 9. 9. – 13.	← Geschlechtsreife
III.	Fülle Streckung	15. – 18. 18. – 21.	14. – 17. 17. – 20.	← Sozial-und Lebensreife

Tabelle 29. Die ersten Siebenjahresperioden des Lebens und ihre Beziehungen zu den Reifeperioden des Menschen.

im Wurzelbereich, die die Zahnanlage aus der Alveole heraustreibt. 2. Die Umgestaltung der knöchernen Alveole, in der die Zahnanlage eingebettet ist. Die Form der Alveole wird während der Dentition ständig durch lokalisierten Knochenanbau und -abbau umgeformt, so dass der wachsende Zahn schubweise in eine andere Richtung gelenkt wird. Man kann diesen Vorgang mit dem Abfeuern eines Geschosses vergleichen. Das «Pulver» (Wurzelblastem) bestimmt die Kraft des Fliegens, der Gewehrlauf (Alveole) die Richtung des Geschosses. Der Kieferknochen ist daher der entscheidende Faktor für die Stellung der Zähne und damit für die Bildung des Gebisses als Ganzem (Abb. 254). Wenn man bedenkt, dass die knochenbildenden (Osteoblasten) und die knochenabbauenden Zellen (Osteoklasten) aus dem blutbildenden Mesenchym des Knochenmarks stammen, wird sofort deutlich, dass die Gebissbildung ein ganzheitlicher Vorgang ist.

Die harmonische Gestalt des Gebisses (geschlossene Zahnreihe, normale Okklusion, gleichartige Längenverhältnisse) ist vornehmlich ein Ergebnis des Knochenwachstums (Abb. 254). Die Bildung des Milchgebisses (1. Dentition) steht im Zusammenhang mit einem Reifungsvorgang, der den ganzen Organismus betrifft und am Ende des 1. Lebensjahrsiebts mit der Schulreife seinen Abschluss findet. Mit dem 6./7. Lebensjahr ist der Körper des Kindes so weit ausgeformt (einschließlich der härtesten Gebilde des Körpers, nämlich der Zähne), dass er jetzt lernfähig geworden ist. Schulreife bedeutet ja nichts anderes, als dass der Organismus jetzt Kräfte zur Verfügung hat, die vorher mit den Wachstums- und Entwicklungsvorgängen «beschäftigt» waren und jetzt aus diesem «Engagement» entlassen und damit für Denken und Lernen eingesetzt werden können.

Die in der Hauptsache zwischen dem 6./7. und 12./14. Lebensjahr ablaufende zweite Dentition ist wiederum mit allgemeinen körperlichen Reifungsvorgängen verknüpft. Am Ende des 2. Jahrsiebts tritt die Geschlechtsreife (Pubertät) ein. Jetzt werden die seelischen Kräfte «frei», die sich dann im zwischenmenschlichen Bereich, vor allem zwischen den Geschlechtern, auszuleben beginnen.

Das Knochenwachstum ist aber dann noch nicht beendet. Um das 21. Lebensjahr herum bricht gewöhnlich noch der «Weisheitszahn» durch, eben zu einem Zeitpunkt, zu dem auch das allgemeine Wachstum der Gliedmaßen zum Abschluss kommt. Diese letzte Durchformung des Körpers betrifft nicht nur das Gebiss und die langen Röhrenknochen, sondern alle Organsysteme, einschließlich Gehirn. Erst danach ist der Mensch eine vollbewusste, «ausgereifte» und sich selbst bestimmende Individualität, d.h. ein Ich-Wesen.

Schon aus diesen entwicklungsphysiologischen Betrachtungen geht hervor, dass die beiden Dentitionen verschieden sind. Die erste Dentition fällt in die erste Siebenjahresperiode, in der aus dem physischen Leib «Lebenskräfte» für das Denken freigesetzt werden (Schulreife). Die zweite Dentition schließt im Wesentlichen die zweite Siebenjahresperiode ab, an deren Ende das Hormonsystem und die Geschlechtsorgane so weit ausdifferenziert sind, dass die Seelenkräfte sich für ein individuelleres Empfindungsleben vom Körper loslösen können und damit sozusagen «frei» werden (Pubertät). Die letzte Stufe des Wachstums wird aber erst nach dem 21. Lebensjahr erreicht, wenn der dritte Molar durchgebrochen ist (was häufig durchaus mit Schwierigkeiten verknüpft sein kann) und wenn das allgemeine Knochenwachstum beendet ist. Jetzt erst wird das Ich, die Individualität selbst «geboren» (Lebensreife, Tab. 29).

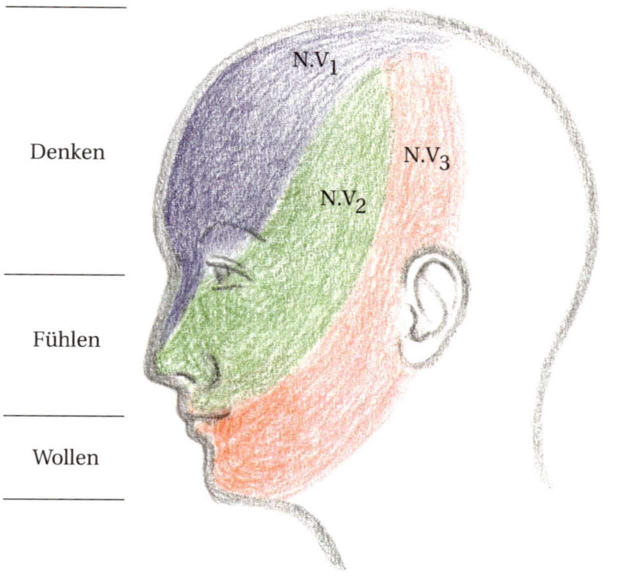

Abb. 255. ***Ausbreitungsgebiete der drei Trigeminusäste in den drei Hauptregionen des Kopfes*** *($N.V_1$, $N.V_2$ und $N.V_3$). Physiognomisch haben diese Regionen Beziehungen zu den drei Seelenkräften Denken, Fühlen und Wollen.*

3.
Dreigliederung des Gesichtsskelettes und die Physiognomie des menschlichen Antlitzes

Die geschilderte Schädelmetamorphose erschließt uns auch ein neues Verständnis für die Physiognomie des menschlichen Antlitzes. Das menschliche Gesicht ist, wie sich Rudolf Steiner einmal ausgedrückt hat, eine sichtbar gewordene Imagination. Hier tritt das Wesen des Menschen unmittelbar in Erscheinung.

Wenn die untere Gliedmaße sich in den Unterkiefer metamorphosiert und mit den zugehörigen Strukturen Mundhöhle und Kauapparat formt, dann haben wir hier die Stoffseite des Organismus vor uns. Entsprechend prägt sich im Mund- und Unterkieferbereich des Kopfes vor allem die Willensnatur des Menschen aus.

Die obere Gliedmaße, die funktionell mehr zum mittleren, d.h. zum rhythmischen System des Körpers zählt und stärker mit dem Gefühlsleben verbunden ist, metamorphosiert sich in den Oberkiefer, das Schlüsselbein in den Jochbogen – eben in jenen Abschnitt des Gesichtes, der physiognomisch auch die Gefühlsseite des menschlichen Seelenlebens am stärksten zum Ausdruck bringt. An der Grenze zwischen Unterkieferbereich und Hirnschädel liegt das Ohr, das sich gewissermaßen aus der Stoffes- oder Willenswelt herausgegliedert hat – an der Grenze zwischen Oberkiefer und Hirnschädel liegt das Auge, das mehr aus der Empfindungswelt kommt, aber eng mit der Vorstellungswelt verbunden ist. An die Oberkieferregion schließt sich oben das Stirnbein an, das dann ganz in den Hirnschädel (Desmocranium) eingefügt wird und damit zur Welt des Denkens gehört. So offenbart denn auch die Form der menschlichen Stirn viel über das Wesen des Menschen, soweit er ein Denker ist.

Die Dreigliederung des Gesichtsschädels kann damit zur Grundlage einer **funktionalen Physiognomie** werden, denn die Grundkräfte des Seelenlebens (Denken, Fühlen, Wollen) spiegeln sich in den etagenförmig übereinander gelegenen Strukturen des Kopfes wider (Abb. 255). Die obere Etage umfasst Stirnregion und Augen, die viel über die denkerischen Fähigkeiten eines Menschen aussagen. Die mittlere Region mit Nase, Oberkiefer und Jochbeinen gehört zum rhythmischen System und spiegelt die Empfindungsfähigkeiten (Fühlen) wider. Mund, Unterkiefer und Kaumuskulatur hängen stark mit dem Willensleben des Menschen zusammen und repräsentieren gewissermaßen den Stoffwechselbereich. Das «willensstarke» Kinn, die beweglichen Lippen sowie das Spielen der Kaumuskeln können viel über die Willensaktivität eines Menschen und die Konstitution seines Stoffwechselsystems aussagen.

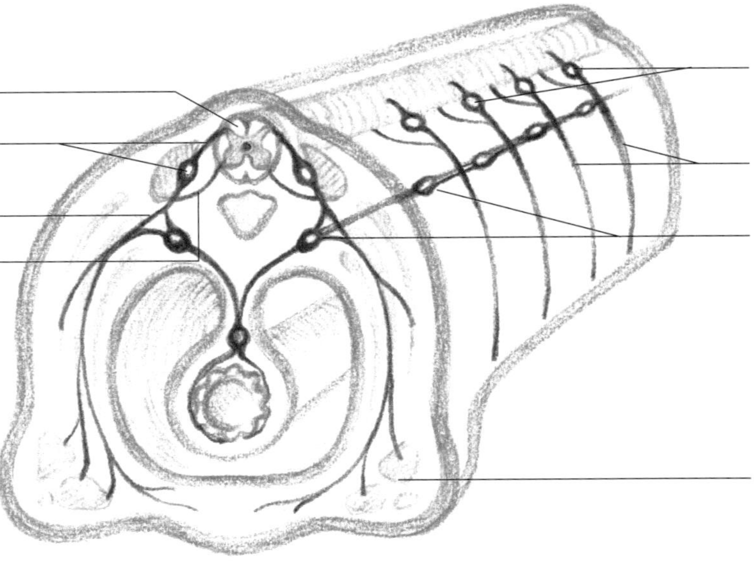

4.
Die integrative Gestalt der Hirnnerven

Das Integrationsprinzip lässt sich auch an der Struktur der Hirnnerven, insbesondere des V. Hirnnerven (N. trigeminus), gut demonstrieren. Im Bereich des Rumpfes gehört zu jedem Wirbel-Rippen-Segment ein Nervenpaar. Beiderseits der Wirbelsäule tritt in jedem Segment ein Spinalnerv aus den Wirbellöchern aus, in dessen hinterer Wurzel ein Ganglion (Ganglion spinale) eingelagert ist (Abb. 256). Durch das auch nach der Geburt noch anhaltende Längenwachstum des Rumpfes verschieben sich die Segmente des Rückenmarks und der zugehörigen Spinalnerven zunehmend nach oben, da das Rückenmark postnatal sich nur noch wenig vergrößert. An der Architektur der Segmente selbst ändert sich jedoch dadurch nichts.

Im Kopfbereich gibt es nun allerdings eine Segmentgliederung mit Muskel-, Knochen- und Nervensegmenten nicht mehr. Statt zahlreicher Spinalnervensegmente hat sich hier **ein** großer Hirnnerv entwickelt, der gewissermaßen die Funktion **aller** Spinalnerven in sich vereinigt, nämlich der **fünfte Hirnnerv (N. trigeminus,** Abb. 257). Das zum Trigeminus gehörige Ganglion, das auf der Vorderfläche der Felsenbeinpyramide liegt, hat den Bau eines Spinalganglions, ist aber nicht einem einzelnen Spinalganglion der Rückenmarksnerven, sondern **allen** Spinalganglien vergleichbar. Der sensorische Anteil des N. trigeminus, in den das Trigeminusganglion eingelagert ist, hat die gleiche Funktion wie die hintere Wurzel, nur versorgt er nicht nur ein einzelnes Segment, sondern übernimmt die sensorische Versorgung des gesamten Kopfes. Interessanterweise hält er sich dabei an die Dreigliederung des Gesichtsschädels, die wir oben als das Ergebnis der Metamorphosen der beiden Extremitäten sowie auch im Zusammenhang mit der Physiognomie des menschlichen Gesichtes (Abb. 255) charakterisiert haben.

Der erste Trigeminusast (N. ophthalmicus) versorgt Stirn und Nasenrücken, der zweite (N. maxillaris) die Oberkieferregion zwischen Oberlippe und Lidspalte, der dritte Ast (N. mandibularis) schließlich die Unterkiefer- und Schläfenregion (Abb. 257). Interessanterweise teilt sich jeder dieser Äste wiederum in drei Unteräste auf, wobei jeweils einer nach innen zur Schleimhaut, einer nach außen zur äußeren Haut und ein weiterer (mittlerer) Ast zu den jeweiligen Organbereichen selbst zieht.

Die Spinalnerven des Rückenmarks haben eine Beziehung zum Grenzstrang und damit zum auto-

◂ *Abb. 256. **Embryonales Rumpfsegment.** In jedem Segment bildet sich aus einer vorderen und hinteren Wurzel je ein Spinalnerv, der die Rumpfwand und die Gliedmaßen innerviert.*

*Abb. 257. **Verzweigungsmuster des fünften Hirnnerven** (N. trigeminus, N.V). Die drei Hauptnerven gehen vom Trigeminusganglion aus und versorgen jeweils die obere (Stirn, Auge), mittlere (Nase, Oberkiefer) und untere Region (Mundhöhle, Unterkiefer) des Gesichtsbereiches. 1 – 3 = Autonome Ganglien der drei Hauptäste des Trigeminus.*

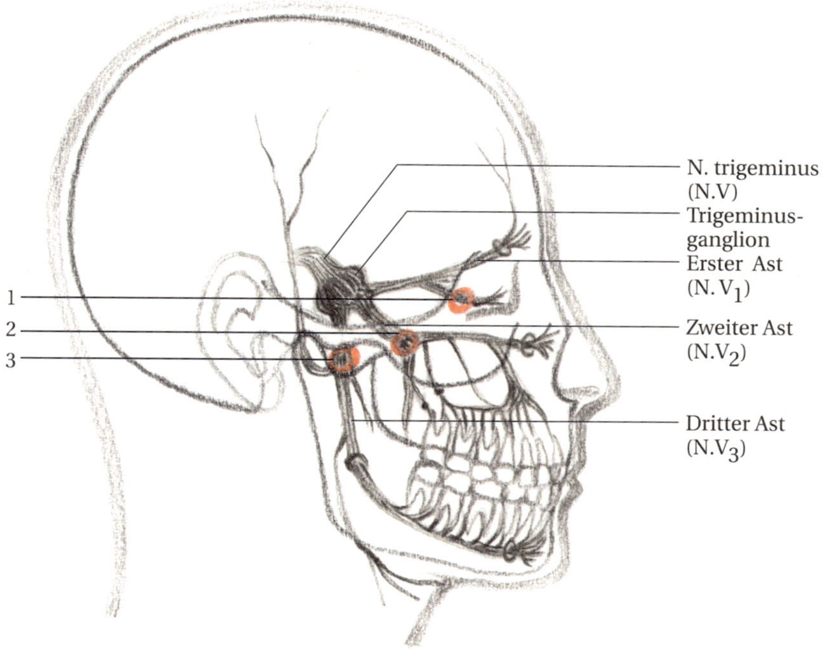

nomen Nervensystem (Abb. 256). Der Grenzstrang, der neben der Wirbelsäule verläuft, besitzt in jedem Segment ein Ganglion. In ähnlicher Weise hat auch der Trigeminusnerv Beziehungen zum autonomen Nervensystem. Jedem der drei großen Trigeminusäste lagert sich nämlich ein vegetatives (parasympathisches) Ganglion an, dessen Versorgungsgebiet wiederum mit der Dreigliederung des Gesichtes übereinstimmt. Zum N. ophthalmicus (N. V_1) gehört das Ganglion ciliare, zum N. maxillaris (N. V_2) das Ganglion pterygopalatinum und zum dritten Trigeminusast, dem N. mandibularis (N. V_3), gehört das Ganglion oticum (Abb. 257). Der motorische Anteil des Trigeminus versorgt die zum Kiefergelenk gehörige Kaumuskulatur, die Muskulatur des Mundbodens sowie im Mittelohr den Trommelfellspanner (M. tensor tympani).

Der Trigeminusnerv stellt also gewissermaßen die Integration **aller** sensiblen Anteile der Spinalnerven des Rumpfes dar, deren Innervationsmuster am Kopf in geradezu idealer Gestalt verwirklicht worden ist.

Auch die **übrigen Hirnnerven** sind keineswegs mit den im Rumpfbereich in rhythmischer Folge regelmäßig angeordneten Spinalnerven vergleichbar, vielmehr lassen sich auch bei ihnen integrative Gestaltungsprinzipien erkennen. Alle Gehirnnerven haben sich nämlich auf Spezialfunktionen konzentriert und dadurch individualisiert (vgl. 16). So wurde z.B. der VII. Hirnnerv (N. facialis) zum Nerven für die Innervation der mimischen Muskulatur und der XII. Hirnnerv (N. hypoglossus) zum Nerven für die Innervation der Zunge. Manchmal kommt entwicklungsgeschichtlich sogar noch ein Spinalganglion-artiges Ganglion vor, wie z.B. beim Zungennerv (N. XII), das aber dann verloren geht. Der X. Hirnnerv (N. vagus) wird zum Hauptnerven für den parasympathischen Teil des autonomen Nervensystems und zieht bis zur Bauchhöhle herunter. Die drei Augenmuskelnerven (N. III, IV, und VI) haben sich auf bestimmte Augenbewegungen spezialisiert und der IX. Hirnnerv (N. glossopharyngeus) hauptsächlich auf die Geschmackswahrnehmungen im Kopfbereich.

Während jeder Spinalnerv alle diese verschiedenen nervösen Funktionsgruppen enthält, sind sie bei den Hirnnerven jeweils in einem der 12 Nerven, der sich auf eine entsprechende Funktion spezialisiert hat, integriert. Dies im Einzelnen darzustellen, würde aber hier zu weit führen.

Organmetamorphosen

Der Kopf besteht aber nicht nur aus Skelettelementen. Er beherbergt auch Weichteile und Organe, bei denen, wenn die obigen Gedankengänge Realität besitzen, das Metamorphosenprinzip der Integration auch erkennbar sein müsste. Dies ist nun in der Tat der Fall! Betrachten wir zunächst die großen Sinnesorgane Auge und Ohr, die in vieler Hinsicht für die menschliche Kopfbildung bestimmend sind.

1. Metamorphose Niere – Auge

Bei einem Vergleich der Organstrukturen von Auge und Niere fällt auf, dass beiden Organen ein gleiches oder ähnliches Bauprinzip zugrunde liegt, nämlich die Becherbildung.

In der Niere sind es die Nierenkörperchen, die eine becherförmige Gestalt besitzen, beim Auge ist es der embryonale Augenbecher, aus dem die für das Sehen wichtigsten Strukturen (Netzhaut, Pigmentepithel usw.) hervorgehen (Abb. 258).

In der Niere sind die Nierenkörperchen (Glomeruli usw.) gleichmäßig in der Rinde verteilt, in jeder Niere etwa 1,2 Mio. Beim Sehsystem sind nur noch zwei vergleichbare Organe, nämlich die beiden Augen, vorhanden. Die Vielzahl der Nierenkörperchen würde bei der Kopfmetamorphose in eine einzige, nun allerdings höchst ausdifferenzierte Organgestalt, das Auge, integriert.

Stellt man die eigentlichen Funktionselemente dieser beiden Organe, d.h. ihre becherförmigen Strukturen, vergleichend nebeneinander, so wird das gestaltliche Integrationsprinzip eindrucksvoll erkennbar. Beim Nierenkörperchen stülpt sich die Innenwand des Bechers ein und nimmt die vielfachen Gefäßschlingen des Glomerulus auf (Abb. 258). Das anschließende Kanälchensystem (Nierentubuli) stellt die Verbindung zur Außenwelt her. Stellt man sich nun vor, dass die Gefäße des Nierenkörperchens (Glomerulus) aus dem becherförmigen Gebilde herausgedrängt und nach außen verlagert werden, so dass um den Becher herum ein Gefäßmantel entsteht, andererseits aber da, wo das Nierenkanälchen abgeht, sozusagen von außen eine Eindellung zur Becherbildung vor sich geht, hätte man die Urform des embryonalen Augenbechers vor sich, in den von außen die Linse eingestülpt wird (Abb. 258). Tatsächlich existiert embryonal noch ein Gefäßnetz innerhalb des Augenbechers, nämlich die Glaskörpergefäße (Hyaloideagefäße), die sich aber noch vor der Geburt zurückbilden, so dass nur die Zentralgefäße der Netzhaut übrig bleiben. Damit hätte sich eine vollständige Umstülpung und großartige integrative Konzentration von einer Vielzahl kleiner Organe (Niere) auf die Einzahl eines alle Prozesse in sich vereinigenden Organs (Auge) vollzogen.

Die becherförmigen **Nierenkörperchen** schauen sozusagen auf die Innenwelt des Körpers. Sie sind arterielle Organe. Die Blutgefäßschlingen «explodieren» gleichsam in den Becherraum, in den sich die Blutflüssigkeit in großen Mengen (150–180 l/Tag) entleert. Bei der in den anschließenden Nierenkanälchen erfolgenden Rückresorption kann das Körperwasser mit seinen Salzen sozusagen «von außen» angeschaut und dabei kontrolliert werden. Die Nieren sind damit eine Art Sinnesorgan für das Flüssig/Feste im Körper. Sie schauen nach innen, nicht nach außen. Durch die Ausscheidung werden aber Kräfte frei, die als «innere Lichtstrahlung» zum Kopf gehen und dort vom Denken zu Vorstellungen verdichtet werden können.

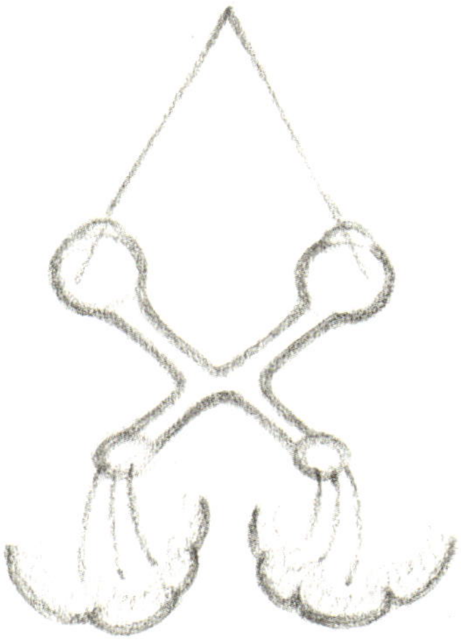

C1. **Augen und Sehbahn**

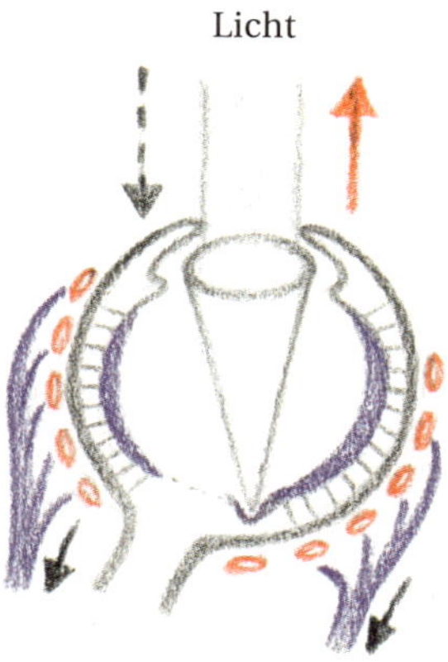

C2. **Augenbecher**

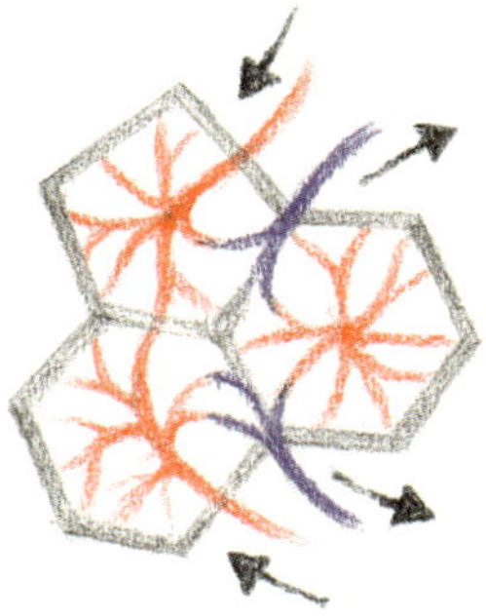

C3. **Aderhautkapillaren**

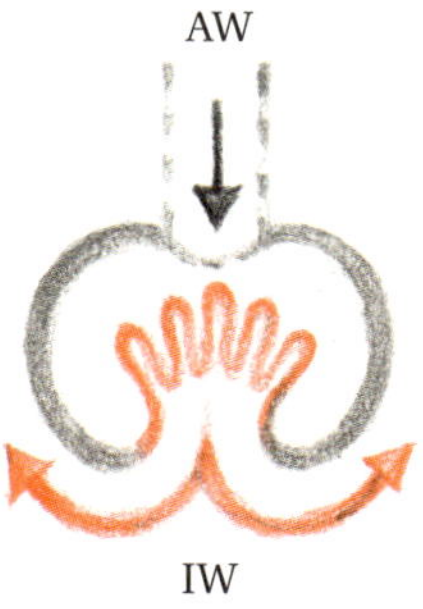

B1.

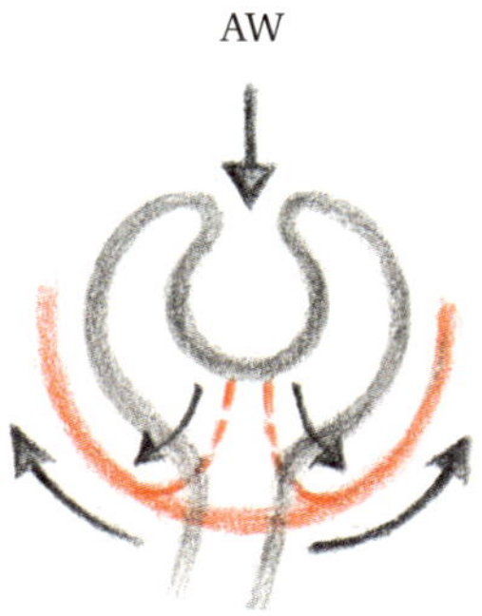

B2.

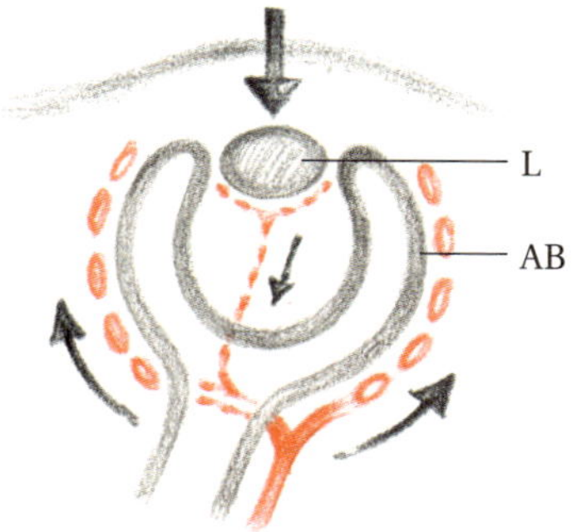

B3.

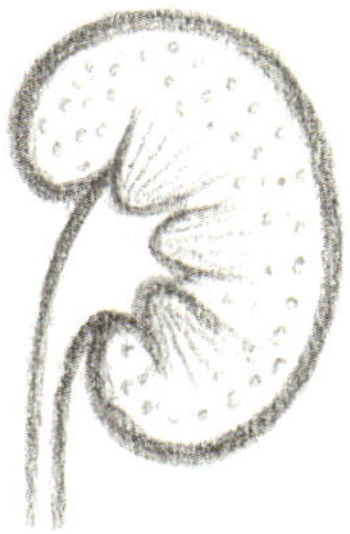

A1. **Nieren**

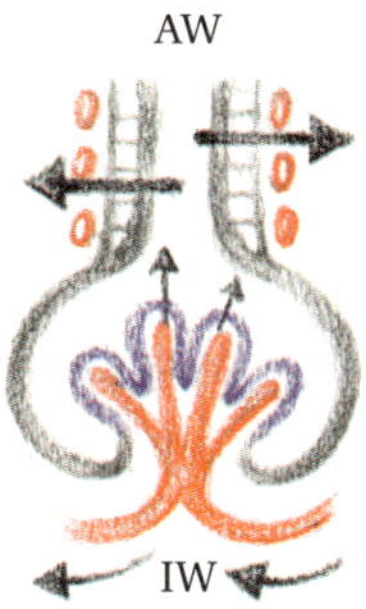

A2. **Nierenkörperchen**

A3. **Glomerulusgefäße**

Abb. 258. ***Metamorphose Niere-Auge.*** *Die Nierenrinde (A1) enthält etwa 1.2 Mill. Nierenkörperchen (A2), die aus becherförmigen Gebilden bestehen, in die sich Gefäßschlingen (A3) eingestülpt haben (Glomerulus). Die Augen (C1) gehen ebenfalls aus becherförmigen Gebilden hervor (Augenbecher, C2), die aber außen von Gefäßen umhüllt werden. Diese bilden keine Schlingen mehr aus, sondern polygonale, flächenhafte Kapillarfelder (C3).*
B = Hypothetische Zwischenstufen der Nieren-Augen-Metamorphose. B1 = Die Glomeruluskapillaren (Beziehung zur Innenwelt, IW) ziehen sich aus dem Becher zurück und bilden außen eine Gefäßhülle. B2 = Die Nierenkanälchen (Beziehung zur Außenwelt, AW) beginnen sich einzustülpen, d.h. den ursprünglichen Becher umzustülpen. B3 = Aus dieser Kräfteströmung wird die Linse (L) gebildet, durch die der Augenbecher (AB) eine Verbindung zur Außenwelt erhält. Die Gefäßumhüllung wird zur Aderhaut.

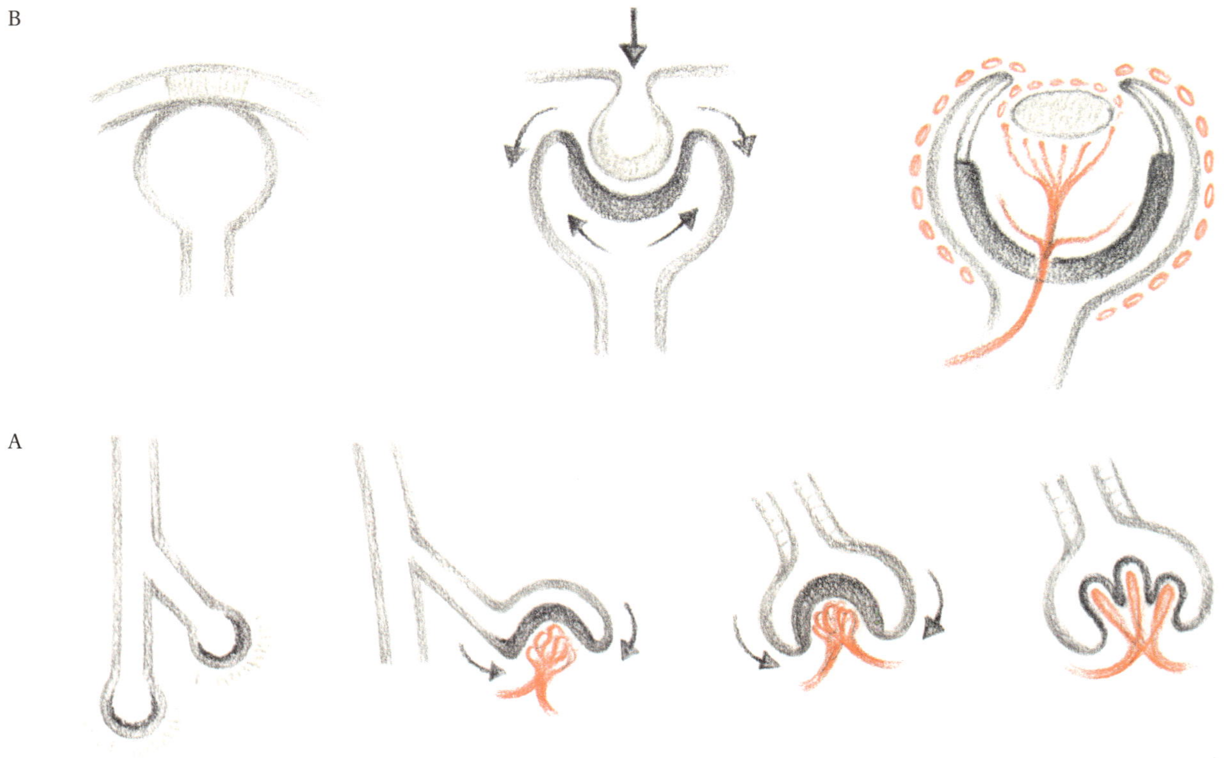

Demgegenüber ist das **Auge** funktionell ganz nach außen gerichtet. Es öffnet sich dem Licht, das auf die Netzhaut fällt und einen nervösen Vorgang auslöst, der dem Bewusstwerden des Gesehenen dient. Die Blutprozesse, die wahrscheinlich mit dieser «Projektion in die Außenwelt» zu tun haben (wir sehen ja die Gegenstände im Außenraum und nicht im Gehirn), gehen von mächtigen, den Augenbecher umhüllenden Kapillargeflechten der Aderhaut aus (Choriocapillaris). Hier werden letztlich auch wieder die Kräfte frei, mit denen wir in der Außenwelt die Gegenstände ergreifen und wahrnehmen können. Das Gefäßsystem der Aderhaut hat auffallender Weise eine ganz andere Struktur als das der Nierenkörperchen. Im Kapillarnetz der Aderhaut entstehen polygonale Felder mit zentral liegenden Arteriolen, so als ob das Blut hier zersprühen wollte. Der Abfluss des venösen Blutes erfolgt durch die großen Wirbelvenen am Äquator des Auges. Wie intensiv die Blutprozesse im Auge geworden sind, zeigt die Tatsache, dass hier auch die Außenwand des Augenbechers an den Funktionsprozessen des Organs beteiligt wird (beim Nierenkörperchen war sie nur eine Hülle) und sich zu einer außerordentlich aktiven Zellschicht ausdifferenziert, nämlich dem retinalen Pigmentepithel, das nahezu an allen Austausch- und Stoffwechselprozessen der Netzhaut beteiligt und zwischen Blut und Nervengewebe vermittelnd eingeschaltet ist. Die Prozesse, die bei der Niere noch zwischen Glomeruli (Ultrafiltration) und Nierenkanälchen (Rückresorption) auseinander klafften und zeitlich nacheinander abliefen, sind beim Auge in den Becherbereich selbst integriert, wodurch das Organ eine höhere Entwicklungsstufe erreicht hat.

Die Besonderheiten dieser Metamorphose werden auch deutlich, wenn man die **Entwicklungsgeschichte** beider Organe betrachtet. Interessanterweise gehen diese Organe embryonal von ähnlichen Formzuständen aus (Abb. 259). Bei der Niere entstehen zuerst löffelartige Gebilde, die sich dann mehr und mehr zu den becherartigen Nierenkörperchen einstülpen (Abb. 259). Das innere Blatt des Bechers besitzt anfangs noch hochzylindrisches Epithel, das sich aber dann nach dem Gefäßkontakt zunehmend abflacht.

So, als ob die Natur aus den Bildungsprozessen in

◂ *Abb. 259.* ***Embryonale Entwicklung von Nierenkörperchen und Auge.***
A = Entwicklungsreihe eines Nierenkörperchens mit den Glomerulusschlingen, die sich in den aus löffelartigen Gebilden hervorgegangenen Becher einstülpen. Becherbildung durch Einstülpung (Pfeile);
B = Bildung des Augenbechers durch eine Wachstumsbewegung von innen nach außen (Pfeile) und Einstülpung des Linsenbläschens von außen nach innen (hellerPfeil).

A

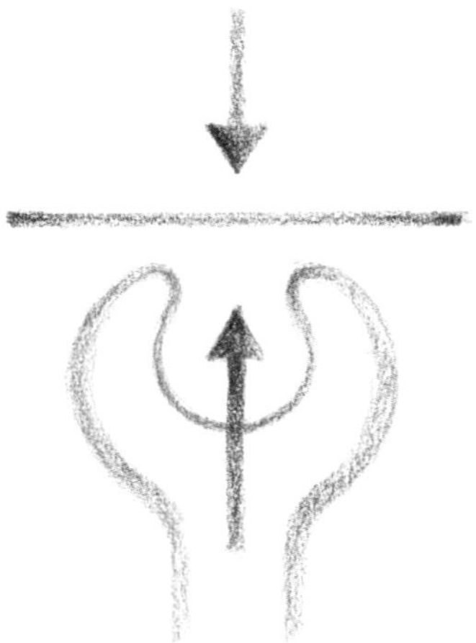

B

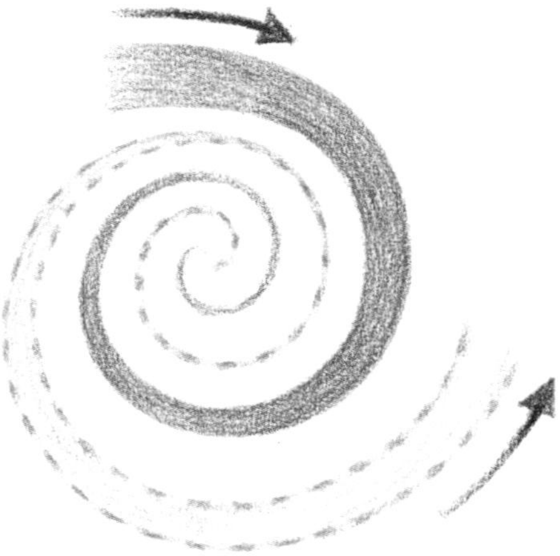

Abb. 260. ***Gegensätzliche Gestaltgesten bei Auge*** *(A)* ***und Ohr*** *(B). Seelisch entspricht ihnen Antipathie (A) und Sympathie (B). Näheres s. Text.*

der Niere etwas «gelernt» hätte, wird beim Auge von vornherein aus **einer** Blase (nicht mehr aus vielen) ein Becher gebildet, der aber nun vom inneren Augenbecherblatt auswächst, also nicht mehr sekundär wie bei der Niere, sondern primär angelegt wird und durch sein auswärts gerichtetes «Umstülpen» das Linsenbläschen von außen, d.h. vom Ektoderm, mit in den Becherraum hineinzieht (Abb. 259). Das innere Augenbecherblatt, die spätere Retina, ist also das Aktive, holt sich – quasi saugend – das Linsenbläschen herein und zieht die Blutgefäße ins Innere des Becherraumes, von wo aus sie die rasch wachsende Linse und die Netzhaut ernähren können. Dieser eigenartige Vorgang wird dadurch ermöglicht, dass im unteren Bereich des Augenbechers das Wachstum des inneren Becherblattes zurückbleibt und eine tief einschneidende Rinne ausgebildet wird (die sog. fetale Augenspalte), die nicht nur den Gefäßen als Weg, sondern auch den auswachsenden Nervenfasern als Brücke zum Sehnerven dient. Das Gefäßbüschel des Nierenkörperchens aber wird beim Auge zum mächtig ausgebildeten Gefäßnetz der Aderhaut, das den Augenbecher allseitig umhüllt und damit erst die eigentlichen Sinnesprozesse zwischen Blut und Sinneszellen ermöglicht.

Das Auge hat alle Entwicklungsschritte, die bei der Niere noch in einem langwierigen Nacheinander vonstatten gingen, primär – sozusagen von vorneherein – ohne Umwege vollzogen und damit sofort die höhere gestaltliche Integrität erreicht.

Funktionell handelt es sich bei beiden Organen (Auge – Niere) um ein **Gegeneinander von Prozessen** (Pfeile in Abb. 260). Auf seelischer Ebene würde man von Antipathie-Prozessen sprechen. Antipathie ist immer notwendig, wenn Bewusstsein entstehen soll. Handelt es sich doch um das Aufeinandertreffen und Sich-Berühren von gegensätzlichen Kräften, die dadurch zum Bewusstwerden beitragen. Von diesem Gesichtspunkt aus sind diese Organe daher eigentlich Sinnes- oder Wahrnehmungsorgane, auch wenn ihre Funktionsprozesse (wie bei der Niere) tief in den Stoffwechselbereich hineinreichen.

2.
Metamorphose Oberbauchorgane – Labyrinth

Ganz anders ist das Zusammenwirken der Kräfte in denjenigen Organen, die unmittelbar mit den Stoffprozessen zu tun haben, d.h. am Substanzauf- und abbau, am «Stoff-Wechsel» beteiligt sind, wie z.B. die Leber. Auf der seelischen Ebene muss man hier nicht von Antipathie, sondern von Sympathie sprechen (Abb. 260). Organe, die mehr die spiralige Signatur tragen, sind die Leber, im weiteren Sinne auch die Milz und im Kopfbereich das Labyrinthorgan mit Schnecke und Bogengängen. Bei dieser Metamorphosenreihe muss das Raumproblem in den Mittelpunkt der Betrachtung gestellt werden, handelt es sich doch um das Materielle, das den Raum Ausfüllende, das den Stoffwechsel bestimmt und die Körperlichkeit des Organismus ausmacht.

Durch das **Labyrinthorgan** und die zugehörigen Hirngebiete kann der Mensch seine eigene Körperlichkeit zu der der Umwelt in Beziehung setzen. Er erlebt den Raum und die Dimensionalität der Stoffeswelt einmal von außen durch den Bogengangsapparat und die Makulaorgane, einmal mehr von innen als gestaltende Kräfte in Form von Tönen und Lauten durch das Ohr. Die in der Tonwelt zum Ausdruck kommende «Architektur» der Stofflichkeit ist sozusagen der Innenaspekt des Raumes, der durch den Bogengangsapparat von außen angeschaut wird. Durch die rechtwinklige Anordnung der drei Bogengänge kann sich die Endolymphe (die einzige Körperflüssigkeit, die nicht den Säfteströmungen des eigenen Organismus folgt, sondern von der Außenwelt aus bewegt wird) in jeweils einer der drei Ebenen des Raumes (passiv) bewegen und damit die Bewegungen des Körpers (genauer des Kopfes) im Raum registrieren. Demgegenüber «beobachten» die Makulaorgane, die ja kleine Kristalle (Otolithen) enthalten, auf die die Schwerkraft einwirken kann (auch eine einmalige Besonderheit!), gewissermaßen immer den Mittelpunkt der Erde und dessen Lokalisation im Verhältnis zur Lage des Körpers. Hier wird der stofferfüllte Raum als solcher erlebt (statisch), nicht als Gegenstück zur Bewegung (Abb. 261). Die Tätigkeit dieser Sinnesorgane und der mit ihnen in Verbindung stehenden Hirnabschnitte (Vestibularissystem, Kleinhirn), die der Erhaltung des Gleichgewichts dienen, bleibt normalerweise unbewusst. Nur in pathologischen Situationen treten, graduell ansteigend je nach Ausmaß der Störung, Schwindel, Erbrechen oder Vernichtungsgefühl auf.

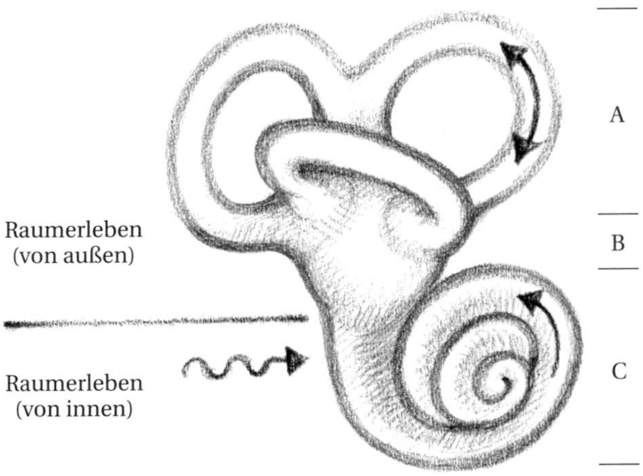

Abb. 261. ***Schema des Labyrinthorgans.*** *Die Flüssigkeitsbewegungen in den Bogengängen (Pfeile) stehen mit dem Raumerleben, diejenigen der Schnecke mit dem Tonerleben (sozusagen der Stoffnatur des Raumes von innen) in Zusammenhang.*
A = Bogengangsystem; B = Statische Organe; C = Gehörorgan

Demgegenüber ist der **Hörvorgang** ein ganz anderer (Abb. 261). Die Schallwellen klingen sozusagen in das Ohr hinein aus. Der physische Prozess kommt durch den Übergang von Luft in Wasser und dann in Festes (Verbiegung der Haarzellen) gewissermaßen zum Erliegen, zu einem «Nullpunkt», von dem aus dann der innere (nervöse und geistige) Prozess ausgehen muss. Die spiralig gekrümmte Schnecke symbolisiert diesen Prozess schon in der äußeren Gestalt. Hören ist ein Wiederhervorbringen eines ankommenden, in uns eindringenden Tones, der die qualitative Innerlichkeit der materiellen Welt zum Ausdruck bringt. Prozessual handelt es sich um ein spiraliges Nach-Innengehen bis zu einem «Nullpunkt» und dann ein (lauschendes) Nachfolgen in gleicher Richtung, sozusagen ein Einwickeln und Wiederauswickeln, nur mit dem Unterschied, dass das «spiralige Einwickeln» (passiv) von außen, das abtastende, gegenläufige «Auswickeln» (aktiv) von innen erfolgen muss.

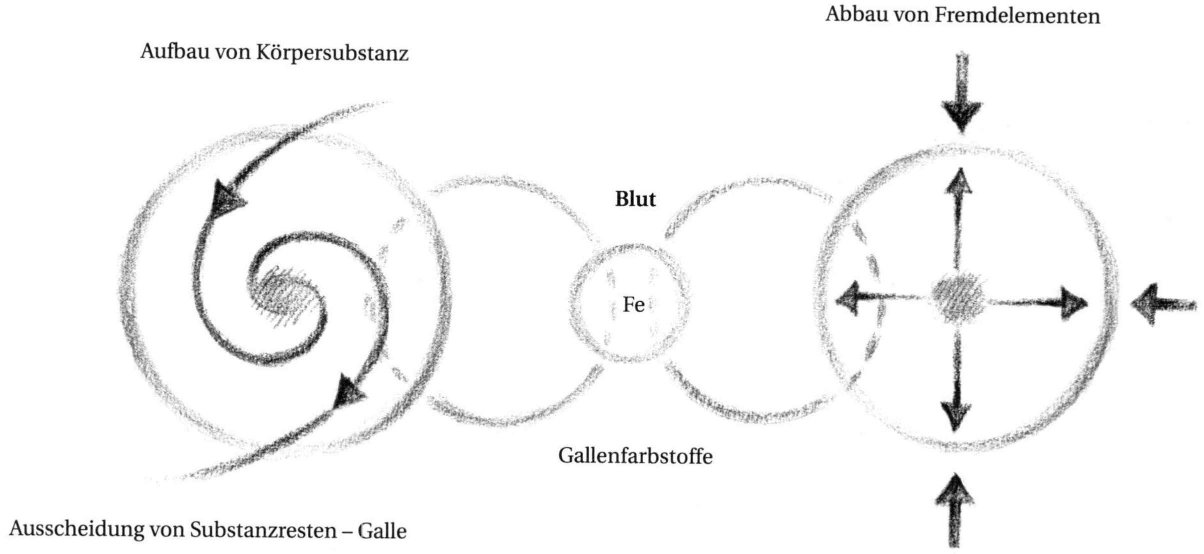

Abb. 262. ***Elementare Funktionsprozesse im Leber-Gallensystem*** *(links)* ***und in der Milz*** *(rechts), die durch das Blut, insbesondere den Eisenumsatz, miteinander verknüpft sind. Näheres s. Text.*

In gleicher Weise muss man sich den Vorgang der Inspiration bei der geistigen (übersinnlichen) Wahrnehmung vorstellen, der ja auch zunächst auf einem Hervorbringen imaginativer Bilder mit nachfolgender «Auslöschung» von innen heraus, also auf einer Art Hören, beruht (13).

Betrachten wir nun die drei Oberbauchorgane, **Leber**, **Gallensystem**, **Milz**, so finden wir hier dieselben Funktionsprozesse wieder, jetzt aber im rein Stofflichen.

In der **Leber** entwickelt sich nach der Geburt eine funktionelle Architektur in Form polygonaler Läppchen, die eine radiäre Grundstruktur aufweisen. Das Funktionsgeschehen spielt sich hier immer von peripher nach zentral oder umgekehrt, von zentral nach peripher, ab. Der Blut-, Lymph- oder Gallenfluss folgt immer diesen radiär ausgerichteten Strömungen. Funktionell haben wir aber hier wiederum ein doppelspiraliges Geschehen vor uns (Abb. 262). Die Leber steht sozusagen an der Schwelle des Raumes, den der Organismus als materieller Körper einnimmt. Die Leber nimmt die aus dem Darm anflutenden Stoffe auf, die eben keine fertigen Stoffe, sondern nur Bausteine darstellen, verlebendigt und synthetisiert sie so, dass sie dann für die Körperlichkeit tauglich sind. Für den Aufbau der Körpersubstanz und damit für das Hineingehen in den Raum sorgt die Leber. Unbrauchbare Stoffe, Abbauprodukte des Stoffwechsels, Gifte u.a. werden mit der Galle in den Darm ausgeschieden. Damit existieren zwei gegenläufige Prozesse, das Aufbauen von Stoffen und das Ausscheiden. Bedenkt man, dass ein Großteil der Stoffe des Körpers, in der Hauptsache natürlich die Eiweiße, von der Leber ständig kontrolliert, abgebaut und wieder aufgebaut werden, so kann man das durchaus mit einem – in der stofflichen Welt ablaufenden – «Hören» vergleichen. Das spiralige Ein- und wieder Auswickeln findet hier in der Welt der Stoffe und Körper statt.

Die **Milz** hat demgegenüber ganz andere Aufgaben. Hier wird der Stoff sozusagen von außen betrachtet und immunologisch kontrolliert. Im Vordergrund steht die Frage: Gehört der Stoff zum eigenen Organismus oder zur Außenwelt? Die letzte immunologische Kontrolle der Stofflichkeit des Blutes erfolgt in der Milz, die dadurch den Lebensraum des eigenen Körpers gegenüber der Umwelt sichert. Dies ist prozessual im Substanzbereich das Gleiche wie die Raumwahrnehmung im Labyrinthorgan, wo der raumerfüllende Stoff auch mehr von außen angeschaut wird.

Darüber hinaus ist die Milz auch an dem Gleichgewicht der Blutströmungen innerhalb des Körpers beteiligt, indem sie durch ihre Speicherfunktion die zirkulierenden Blutvolumina ausgleichend regeln kann.

Zwischen beiden Organen, Leber und Milz, existiert nun noch ein dritter Funktionsbereich, der auch mit dem Raum zu tun hat, aber mehr im Prozessualen bleibt und nur durch das **Gallensystem** eine gewisse organische Grundlage entwickelt. In gewisser Hinsicht ist dieses Element mit den statischen Organen des Innenohres verwandt.

Fragt man sich, wodurch wir eigentlich unsere Bindung an den raumerfüllenden Körper bekommen und aufrecht erhalten, d.h. zu Erdenmenschen werden, so ist es in erster Linie die Eingliederung des **Eisens** in das Blut, das den Sauerstofftransport und damit die Energieumsätze innerhalb des Körpers ermöglicht. Das Eisen wird in das Porphyrinmolekül eingebaut (Häm) und an Eiweiß (Globin) gebunden (Hämoglobin). Hämoglobin wird im Knochenmark in die roten Blutkörperchen (Erythrozyten) eingelagert, die im Blut zirkulieren und den Gastransport (O_2/CO_2) besorgen. Jeder Erythrozyt enthält etwa 30 pg Hämoglobin (d.h., dass rund 15g Hb in 100 ml Blut vorhanden sind). Da die Erythrozyten nur eine Lebensdauer von 100 – 120 Tagen besitzen, ist der Umsatz des Hämoglobins sehr groß (tägliche Synthese- bzw. Abbaurate 8 – 9 g Hb). Interessanterweise werden aber 95% des Eisens beim Abbau des Hämoglobins wieder verwendet, «so dass der Mensch von dem bei seiner Geburt vorhandenen Körpereisen einen Teil bis an sein Lebensende festhält» (61). Der Hämoglobinabbau erfolgt größtenteils zusammen mit dem Erythrozytenabbau in der Milz. Der Porphyrinring wird aufgebrochen und als Gallenfarbstoff (Biliverdin bzw. später Bilirubin) mit dem Pfortaderkreislauf in die Leber transportiert, von wo die Gallenfarbstoffe dann mit der Galle in den Darm ausgeschieden werden. Im Dickdarm wird Bilirubin durch die Einwirkung der reduzierenden Bakterienflora in Urobilinogen und Sterkobilin umgewandelt und mit dem Kot ausgeschieden. Aber auch bei dieser Stoffkomponente wird ein Teil (etwa 10 – 20%) der Gallenfarbstoffe aus dem Darm rückresorbiert und in die Leber zurücktransportiert (enterohepatischer Kreislauf). Das beim Erythrozytenabbau frei werdende Eisen wird in einem Proteinmolekül transportiert, das als Transferrin bezeichnet wird und aus 24 Polypeptidketten besteht, die die Form eines Pentagondodekaeders haben, in dessen Mitte zwei Eisenmoleküle eingeschlossen sind (61).

Somit ergibt sich ein ganz dynamisches Bild. Die Milz baut die Erythrozyten ab und schickt die Abbauprodukte des Hämoglobins (Gallenfarbstoffe, Globin, Eisen) in die Leber. Das Eisen wird mit Hilfe des Transferrin-Moleküls zum Knochenmark transportiert, wo es erneut in das Hämoglobin der roten Blutkörperchen eingebaut wird. Abbau und Aufbau halten sich unter normalen Verhältnissen die Waage, laufen aber in einem ungewöhnlich raschen Tempo ab. Durch das Eisen wird das menschliche Ich an die Körperlichkeit «gefesselt», denn nur durch den Sauerstofftransport kann das Leben auf der Erde aufrechterhalten werden. Hört die Atmung auf, erlischt das Leben, und der Tod tritt ein. Dies bedeutet letztlich die Exkarnation aus der Raumeswelt. Es handelt sich um die Orientierung in der Vertikalen. Erdwärts (zentripetal), dem Erdmittelpunkt zu Sich-Bewegen bedeutet Inkarnation, himmelwärts (zentrifugal) Sich-Bewegen Exkarnation. Im Sinnesbereich werden diese im Stoffwechsel prozessual ablaufenden Vorgänge zur statischen Orientierung im Raum (Wahrnehmung von Oben-Unten usw.), wie sie die Makulaorgane ermöglichen.

Es wird damit deutlich, dass in der Leber (im Stoffwechselbereich) ähnliche Prozesse vor sich gehen wie im Sinnesbereich im Gehörorgan, dass die Prozesse der Milz den Prozessen des Bogengangsystems und die des Eisen-Blut-Gallensystems denen der Makulaorgane vergleichbar sind. Man könnte sich also durchaus vorstellen, dass sich diese drei im Stoffwechsel tätigen Oberbauchorgane (Leber, Galle, Milz), die die Alten mit den Planeten Jupiter, Mars und Saturn in Zusammenhang gebracht haben, im Rahmen der Kopfmetamorphose in das Gehör-Gleichgewichtsorgan umwandeln.

Die Kopfbildung und das Disintegrationsprinzip

Soweit wir die Kopfbildung bis jetzt untersucht haben, erscheint sie zweigliedrig – aus zwei großen Abschnitten zusammengefügt – nämlich aus dem Hirnteil (Desmocranium) mit Schädeldach und Schädelhöhle, die das Gehirn beherbergt, und dem Gesichtsteil (Viscerocranium), der die Eingeweide des Kopfes mit Mund- und Nasenhöhle umfasst. Diese beiden Abschnitte sind in vieler Hinsicht polar. Das Gesichtsskelett ist die Grundlage der individuellen Physiognomie. Hier wird das Wesen des Menschen ganz Bild. Der Gehirnschädel umgibt schützend das Gehirn, in dem die Bilder der Welt geformt, aber nicht äußerlich sichtbar werden.

Vergleicht man diese Verhältnisse mit denen des Gliedmaßensystems, stellt man fest, dass diese beiden polaren Seinswesen bei den Bewegungsorganen noch eng miteinander verbunden sind. Dort hatten wir ja zwei verschiedene Formen der Knochenbildung kennen gelernt, die enchondrale (indirekte) und die periostale (direkte) Verknöcherung. Die enchondrale, von innen, auf dem Umweg über den Knorpel erfolgende Knochenbildung führt zur Entwicklung der Spongiosa, in deren Maschenräumen das blutbildende Knochenmark untergebracht ist. Die periostale, direkt aus dem Bindegewebe heraus, von außen erfolgende Knochenbildung führt dagegen zur Entwicklung der Compacta, die massiv ist und kein Knochenmark beherbergt. Diese beiden Entwicklungsarten sind, wie wir oben gesehen hatten, Ausdruck verschiedener, und zwar ganz polarer Prozesse (vgl. Abb. 263). Die **Compacta** der langen Röhrenknochen gibt den einzelnen Knochenelementen ihre Form. Da hier die Muskeln angreifen, ist sie funktionell vor allem mit dem Bewegungssystem verbunden. Die Compacta zeigt keine trajektorielle Struktur. Den bei Bewegungen oder Belastungen auftretenden, vielfach wechselnden Spannungen (Biegung, Abscherung usw.) widersteht sie durch ihre Masse. Diese müsste um ein Vielfaches größer sein, wenn nicht die Muskulatur mit Hilfe des Prinzips der Zuggurtungen die jeweiligen Biegungsbeanspruchungen durch Gegenzug zum Teil sehr wesentlich herabsetzen würde.

Muskulatur und Knochen bilden also zusammen ein funktionelles System. Die Muskeln sind nicht nur für die Bewegungen da; sie regeln auch sehr wesentlich die Spannungsverhältnisse in der Knochencompacta, so dass der Mensch einen wesentlich grazileren Knochenbau besitzt, als er nach den tatsächlichen Belastungen eigentlich haben müsste. Die Dicke des Knochens wird damit letztlich durch die Muskulatur bestimmt. Die Muskulatur als spannungselastisches System zusammen mit den kortikalen Knochenhüllen stellt also das Formelement innerhalb des Bewegungsapparates dar. Dieses bestimmt – gewissermaßen von außen – das jeweilige Erscheinungsbild des Bewegungsapparates (vgl. Tab. 28).

Demgegenüber hat die **Spongiosa**, die durch enchondrale Verknöcherung gebildet worden ist, mehr Beziehungen zum Blutgefäßsystem und zu den Stoffprozessen des Organismus. Im Inneren des Knochens, d.h. im roten Knochenmark, entsteht das Blut, dessen Elemente im Lymph- und Blutgefäßsystem des Körpers zirkulieren. Die Knochenbälkchen der Spongiosa zeigen einen trajektoriellen Bau, d.h. sie sind an die statischen Belastungen des Knochensystems bis ins Feinste hinein angepasst. Das trajektoriell geordnete Bälkchengerüst der Spongiosa spiegelt die auf das Skelettsystem einwirkenden Raumkräfte wider, die von der Erde ausgehen. Hier sind nicht so sehr die kosmischen, peripheren Kräfte wie bei der Compacta, sondern die zentralen terrestrischen Kräfte wirksam. Das feinmaschige Gewebe des Knochenmarks betei-

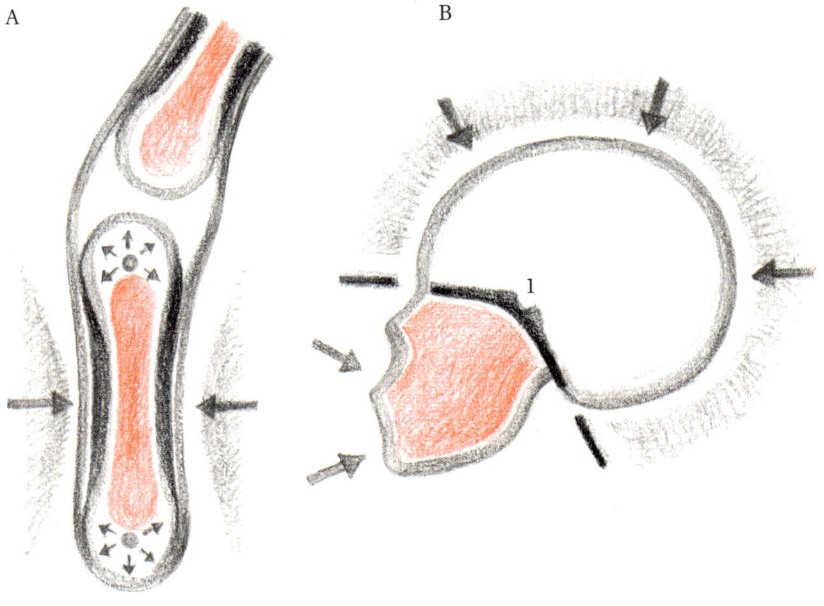

Abb. 263. ***Vergleich zwischen den Bildeprinzipien der Gliedmaßenknochen*** *(A)* ***und Schädelknochen*** *(B). Das enchondral entstandene Spongiosasystem («Blut- oder Stoffseite») metamorphosiert sich in den Gesichtsschädel, das periostal entstandene Compactasystem («Form- oder Nervseite») in die Schädeldecke (Calvaria). Das erste ist terrestrisch, das zweite kosmisch orientiert (Pfeile). Die Schädelbasis bildet eine Art «Gelenkverbindung» zwischen beiden Bereichen.*
1 = Türkensattel an der Schädelbasis

ligt sich nicht nur an den Auf- und Abbauprozessen des Knochens selbst, wodurch sich die Spongiosa jederzeit auch an geänderte Belastungen anpassen kann, sondern auch an den Stoffwechselprozessen des Gesamtorganismus. Die knochenbildenden Zellen (Osteoblasten) wie auch die knochenabbauenden Zellen (Osteoklasten) können nämlich bei Bedarf rasch jede notwendige Menge an Mineralsalzen aus dem Knochen mobilisieren, ins zirkulierende Blut abgeben und damit für den Stoffwechsel der Organe zur Verfügung stellen. Der Knochen wird dadurch zum wichtigsten Mineraldepot des Körpers, in dem – wie in den Tiefen der Erde – alle wichtigen Elemente, die im Stoffwechsel benötigt werden, abgelagert sind (z.B. Calcium, Magnesium, Phosphor, Spurenelemente usw.). Wieweit auch die «Intensität der Blutbildung und Blutbewegung» – ein wichtiges Element für die Zirkulation als Ganzes – mit den in der Spongiosa ablaufenden Stoffwechselprozessen zusammenhängt, ist noch nicht genügend erforscht (vgl. a. 68). Jedenfalls begegnet uns in dem Gegensatz zwischen Spongiosa und Compacta, zwischen enchondraler und periostaler Knochenbildung, hier nochmals die den ganzen Körper bestimmende Polarität von Stoff und Form, Stoffwechsel- und Informationsprozessen (vgl. Tab. 28).

Um die Metamorphose dieser Kräfte in den Kopfbereich zu verstehen, muss man berücksichtigen, dass diese Kräfte am Kopf nicht mehr zusammen wirken wie bei den Gliedmaßen, sondern sich getrennt auf verschiedene Regionen verteilt haben, ein Prinzip, das wir daher als **Disintegrationprinzip** bezeichnen möchten.

Im Gliedmaßenskelett wirken die kosmischen und terrestrischen bzw. zentralen und peripheren Kräfte zusammen. Jede Bewegung enthält beide Elemente. Um jedoch Bewegungen ausführen zu können, sind nicht nur Knochen und Muskeln, sondern vor allem auch Gelenke notwendig. Die **Gelenke** sind ein Mittleres zwischen den beiden genannten Polen (Abb. 263). Durch die Gelenke kann jede Bewegung zur Ruhe kommen, d.h. in einer bestimmten Stellung fixiert werden (Formseite); andererseits aber auch durch den Willen eine neue Bewegung verwirklicht werden (Stoffseite). Die im Muskel ablaufenden Stoffprozesse dienen der Kraftentfaltung und bewirken die Stellungsänderung in den Gelenken; die vom Nervensystem ausgehenden Innervationsmuster dienen der Bewegungskoordination, d.h. der Formgebung innerhalb des Bewegungssystems. Sie dienen der Verwirklichung des Bewegungsbildes, d.h. der Bewegungsvorstellung. Die polar einander entgegengesetzten Kräfte des Blut-Stoffwechsel-Systems auf der einen Seite und des gestaltgebenden Informationssystems auf der anderen bestimmen damit letztlich auch das Bewegungsgeschehen im Einzelnen.

Am **Kopf** kommen nun aber gliedmaßenartige Bewegungen kaum noch vor. Hier ist alles zur Form erstarrt. Nur am Kiefergelenk (Kaumuskulatur) und an den Öffnungen des Kopfes (mimische Muskulatur) sind bestimmte, in ihrer Qualität aber wesentlich von den Gliedmaßen verschiedene Bewegungsvorgänge zu beobachten. Knorpelig vorgebildet sind nur die Knochen der Schädelbasis, die wir als Metamorphose der Wirbelelemente des Rumpfes verstehen können. Die Form- und Stoffkräfte in der Dynamik des Gliedmaßensystems wirken im Kopfbereich nicht mehr zusammen. Sie haben sich getrennt. So treten bei der Bildung des Schädeldaches (Desmocranium) vornehmlich die Formkräfte, bei der der Gesichtsknochen (Viscerocranium) mehr die individualisierenden Stoff- und Blutkräfte in Erscheinung (Abb. 263).

Wie oben dargestellt, besteht das **Schädeldach** aus flächenhaften Knochen, die direkt aus der häutchenartigen Umhüllung des Neurocraniums, also desmal und von außen gebildet werden, ähnlich wie die Compacta der langen Röhrenknochen. Durch die von den fünf Verknöcherungspunkten ausgehenden strahligen Knochenbälkchen entsteht das Bild eines Fünfeckes, so dass die Schädeldachbildung fast kristalline Züge gewinnt – ein deutlicher Ausdruck dominierender Formkräfte, die fast kaum noch individuelle Züge aufweisen (Abb. 36 und 237).

Ganz anders liegen die Verhältnisse bei den **Gesichtsknochen**. Hier wird die Form der Knochen ganz von den persönlichen, zum Individuum gehörenden Kräften bestimmt. Die Gestalt der Knochen bringt den individuellen Charakter des Menschen in bildhafter, fast symbolischer Gestalt zum Ausdruck, was durch die Mimik noch gesteigert werden kann. Im Gesichtsbereich erlangen also die Willenskräfte, die sich in den Bewegungen des Gliedmaßensystems geäußert haben und durch die der Mensch am Widerstand des Irdischen seine individuellen Erfahrungen gewonnen hat, einen unmittelbaren, gestalthaften Ausdruck. Das ist die «Spongiosaseite» des Bewegungsapparates, die Blut-Willensseite, die hier im Gesichtsbereich des Kopfes wiederum in metamorphosierter Form in Erscheinung tritt (Abb. 263).

Betrachten wir aber nun die **Schädeldachbildung** noch einmal etwas genauer. Die Knochen entwickeln sich ja hier nicht in der gleichen Weise wie die periostale Knochenmanschette bei den langen Röhrenknochen. Vielmehr treten, wie dargestellt (Abb. 237), punktförmig Ossifikationszentren auf, von denen die Knochenbälkchen strahlenartig auswachsen. Das ist eine Entwicklungsform, wie sie bei den Gliedmaßen mehr bei der enchondralen Verknöcherung anzutreffen ist, wo auch Knochenkerne auftreten, die sich radiär ausstrahlend nach allen Seiten vergrößern und dann besonders bei den Gelenk**köpfen**, von innen heraus, ein kugelartiges Knochenelement ausbilden. Die Schädeldachbildung zeigt daher auch einige Züge der enchondralen Verknöcherung, wenn auch eine Dreidimensionalität nicht mehr erreicht wird und sich alles mehr in der Fläche abspielt. Wenn die Schädeldachknochen dann sogar etwas Spongiosa (in Form der Diploe) enthalten, die auch blutbildendes Knochenmark beherbergt, so kann der Schädel natürlich deshalb noch nicht als ein durch den Willen beeinflusstes Bewegungsorgan angesehen werden. Die Willenskräfte haben sich in der Kopfsphäre zu Denkkräften metamorphosiert. Was die Schädeldachknochen «außen umspielt» sind die metamorphosierten Willenskräfte des Gliedmaßensystems, die am Kopf zu denjenigen Kräften geworden sind, die wir für unser Wahrnehmen, Vorstellen und Erinnern benötigen. Diese umgeben den Kopf aber **außen** und spiegeln sich am innen lokalisierten Gehirn, so dass sie uns dadurch zum Bewusstsein kommen. Damit hätte sich dann in der Tat eine vollständige **Umstülpung** von den Gliedmaßen bis hin zum Kopf vollzogen (Abb. 263).

Bei den Knochen des **Gesichtsschädels** liegen die Verhältnisse etwas anders. Hier dominiert mehr das bei den Gliedmaßen im Innern der Röhrenknochen wirkende Kräftesystem (Spongiosa), das den Willens- und Stoffwechselkräften zuzuordnen ist. Man sollte daher erwarten, dass die Gesichtsknochen knorpelig vorgebildet und reichlich mit Knochenmark ausgestattet sind. Dies ist aber nicht der Fall. Sie bilden sich vielmehr ebenfalls unmittelbar aus dem embryonalen Bindegewebe des Kopfes (Mesektoderm oder Ektomesenchym), und zwar weitgehend ohne knorpelige Vorstufen, ja, sie werden später sogar teilweise durchlüftet (pneumatisiert), wobei die hier und da noch ausgebildeten Knochenmarksräume verschwinden und durch lufthaltige Kammern (z.B. Kieferhöhle) ersetzt werden. Bei den Gesichtsknochen dringt der von außen kommende Formbildungsprozess also bis in das Innere der Knochenelemente vor, was bei den Schädeldachknochen nicht der Fall ist, mit Ausnahme des Stirnbeins, das aber nach vorne noch in den Gesichtsbereich hineinreicht und dessen Spongiosa durch die Stirnhöhle verdrängt wird.

Im Gesichtsbereich wirken also die (Compacta-verwandten) «Formkräfte» von außen auf die Gestaltung der Knochenelemente ein; die Struktur selbst hängt aber mit den Spongiosa-verwandten, d.h. von innen kommenden «Stoffkräften» zusammen. Diese Strukturen, die ja das eigentlich Individuelle in der Form des Kopfes ausmachen, könnten damit – wie oft gesagt wird – auch das Schicksal des vergangenen Lebens widerspiegeln.

Zwischen beiden in vieler Hinsicht polaren Bereichen des Kopfes existiert nun aber noch ein verbindendes Element, die **Schädelbasis** mit dem Türkensattel in der Mitte (Abb. 263). Hier liegt funktionell etwas Ähnliches vor wie im Bereich der Gliedmaßen bei den Gelenken. Die Schädelbasis bildet die Grenze zwischen dem Gehirnteil und dem «Stoffbereich» des Kopfes. Die von unten, aus dem Stoffwechsel aufsteigenden Kräfte werden durch das Gehirn zu «Vorstellungs-Bewegungen», während umgekehrt Gedankenkräfte nach unten in den Stoffwechselbereich (das Unbewusste) absinken und dort zu Lebensprozessen werden können. Die Schädelbasis als Grenzregion wird dadurch zu einer Art «Gelenk» für die Kräftebewegungen zwischen den beiden großen Abschnitten des Kopfes.

Die Schädelbasis ist aber noch mehr als nur ein «Gelenk» zwischen Hirn- und Gesichtsteil des Kopfes. Hier liegen noch tiefere Geheimnisse verborgen. Die Schädelbasis ist ja größtenteils knorpelig vorgebildet (Chondrocranium) und verknöchert erst sekundär. Sie enthält damit Bildungsgesetze, die beiden Bereichen des Kopfes zuzuordnen sind, wie Wirbelsäule und Brustkorb im Rumpfbereich. Dadurch kann die Schädelbasis, auch von der Knochenstruktur her, ein verbindendes Element zwischen Gehirn- und Gesichtsschädel werden. Das Disintegrationsprinzip bewirkt, dass der Kopf – im Gegensatz zum Gliedmaßensystem – die beiden großen polaren Prinzipien nicht zusammen, sondern getrennt verwirklicht. Das Gesicht wird ganz Physiognomie, d.h. individueller Ausdruck nach außen, das Gehirn Basis für das individuelle Gedankenleben im Innern. Beide Bereiche würden beziehungslos nebeneinander stehen, wenn nicht durch die Schädelbasis, die keine starre Grenzfläche darstellt, sondern Öffnungen und Kanäle besitzt, eine bis ins Funktionelle gehende Verbindung hergestellt würde. Man hat den Eindruck, dass die Natur das Disintegrationsprinzip in der Struktur des Kopfes zur Anwendung gebracht hat (gewissermaßen «erfunden» hat), um dadurch zwischen die polaren Bereiche noch ein Drittes, ein verbindendes «Mittleres» eingliedern zu können, so wie sich im Rumpfbereich die Brustorgane zwischen das «Obere» und «Untere» einfügen.

Der Gesichtsteil des Kopfes ist – wie wir gesehen haben – dreigliedrig (Abb. 255). Der obere Teil wird von Stirn und Auge geprägt. Von hier aus kann durch die Kanäle der Schädelbasis mit den Sehnerven die Lichtwelt in das Nervensystem hereinfluten. Andererseits wird das Auge mit Stirn- und Lidmuskulatur ein wichtiges Element für den physiognomischen Ausdruck der Individualität nach außen.

Im mittleren Teil des Gesichtsbereiches, der mehr dem Fühlen zugeordnet wurde, liegt die Nasenhöhle, die durch die Siebplatte des Siebbeins und das Riechsystem Verbindungen mit dem Hirnteil des Kopfes hat. Das Riechorgan erschließt einen mit dem Luftförmigen zusammenhängenden Teil der Wirklichkeit. Andererseits kann sich vermutlich aber auch die Atemrhythmik über die Siebplatte der Schädelbasis auf die rhythmischen Druckschwankungen der Gehirnflüssigkeit übertragen und damit die feineren, im Nervensystem ablaufenden Empfindungsvorgänge beeinflussen.

Der untere Teil des Gesichtsschädels schließlich umfasst vor allem die Mundhöhle, die über Luft- und Speiseröhre mit den Sprachorganen Verbindungen eingeht. Hier ist der Geschmackssinn das dominierende, mit dem Gehirnteil des Kopfes verbindende Element. Außerdem kann die Individualität einmal durch das tief in die Schädelbasis eingegliederte Gehörorgan und durch die Sprachfähigkeit ihre Intentionen in die Außenwelt strömen lassen. Durch die die Schädelbasis durchsetzenden Sinnesnerven erhält das Gehirn Kenntnis von der Umwelt, durch Mimik, Atmung und vor allem durch die Sprache wirkt die Individualität auf die Umwelt zurück.

Das Hin- und Herfluten dieser gegenläufigen Kräfte erfolgt im Bereich der Schädelbasis, in deren Zentrum Keilbein, Siebbein und Türkensattel liegen (Abb. 263).

Das Atmungssystem des Kopfes

Im Gesichtsteil des Kopfes befindet sich die paarig angelegte Nasenhöhle, die nicht nur der Atmung dient, sondern auch durch das Riechsystem mit dem Nervensystem, vor allem dem limbischen System, tiefreichende Verbindungen besitzt. Das «Luftelement» des Kopfes ist aber auch durch die Entwicklung der Nasennebenhöhlen an der formalen Gestaltung des Gesichtsskeletts und dadurch an der Physiognomie entscheidend beteiligt. Es spiegelt bis zu einem gewissen Grade sogar die Reifungsrhythmen des Menschen in den ersten drei Jahrsiebten der kindlichen Entwicklung wider. Schließlich – und das ist eine weitere wichtige Klammer zwischen Gesichts- und Gehirnteil des Kopfes – entwickelt das Atmungssystem des Kopfes im Zusammenwirken mit der Mundhöhle die Sprachfähigkeit, wofür der entwicklungsgeschichtliche Funktionswandel des «Kiemenapparates», der bei wasserlebenden Wirbeltieren noch ausschließlich der Atmung gedient hat, eine entscheidende Voraussetzung bildet.

Betrachten wir zunächst die Skelettelemente dieses Systems, vor allem das Siebbein und die Nasennebenhöhlen.

1. Siebbein und Nebenhöhlen der Nase

Ein zentrales Element des Gesichtsskeletts, an das sich die beiden Oberkiefer eng anlagern, ist das Siebbein (Os ethmoidale; Abb. 264). Es ist innerhalb der Schädelbasis der Grundstein des Gesichtsschädels, an den sich Oberkiefer, Stirn-, Gaumen- und Tränenbein anlagern. Das T-förmige Skelettelement bildet den oberen Teil der Nasenhöhle und die innere (mediale) Wand der Augenhöhle. Durch die Siebplatte (Lamina cribrosa) besteht eine Verbindung zur Schädelhöhle. Hier ziehen die Riechnerven zur Riechschleimhaut im Dach der Nasenhöhle. Die Seitenteile des Siebbeins enthalten luftgefüllte Räume, die Siebbeinzellen, die als Nebenhöhlen der Nase (Sinus paranasales) bezeichnet werden. So wie der Brustkorb die Grundlage für Schultergürtel und Arme darstellt und eine zentrale Bedeutung für das Atmungssystem besitzt, ist das kompliziert gestaltete Siebbein die Grundlage für die angrenzenden Knochen (Oberkiefer usw.), die die metamorphosierten Schulter- und Armknochen darstellen. Das Siebbein ist aber außerdem mit seiner speziell differenzierten Schleimhaut auch ein zentrales Element für die Führung der Atemwege im Kopfbereich. Es besitzt nämlich zwei Nasenmuscheln, die den Luftstrom zur Riechregion im Dach der Nasenhöhle oder zu den Atemwegen hinleiten, wobei die Atemluft zugleich angefeuchtet, angewärmt, aber auch durch die Riechnerven sensorisch kontrolliert werden kann.

Die Funktion der **Siebbeinzellen** ist nicht geklärt. Die Entwicklungsschübe, die die Nebenhöhlen der Nase als Ganzes während der nachgeburtlichen Entwicklung durchmachen, sprechen aber dafür, dass hier noch tiefere Zusammenhänge – vielleicht einen vergeistigten Atmungsprozess betreffend – vorliegen. Der Brustkorb ermöglicht durch seine Atembewegungen Einatmung und Ausatmung, d.h. letztlich Inkarnation und Exkarnation der individuellen Existenz. Der Tod ist ein letztes großes Ausatmen, die Geburt ein erstes tiefes Einatmen. Merkwürdigerweise gehen die großen Entwicklungs- und Reifungsphasen des Menschen (Schulreife, Pubertät usw.), die auch als Atmungsprozesse verstanden werden können, nicht nur mit gestaltlichen Veränderungen im Gesichtsbereich, sondern auch mit solchen der Nasennebenhöhlen einher (Abb. 265 u. 266).

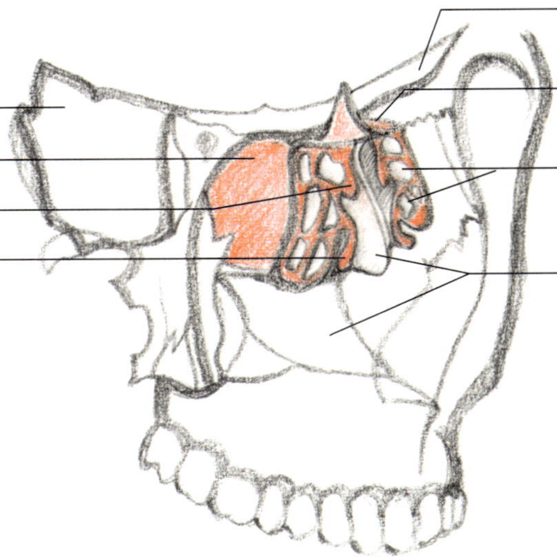

Abb. 264. ***Lage des Siebbeins*** *(Os ethmoidale)* ***im Gesichtsskelett*** *(schräg von rechts-vorne; nach Braus). Der Oberkiefer ist durchsichtig gezeichnet. Das Siebbein schließt sich vorne an den Keilbeinkörper an und bildet die knöcherne Grundlage der Nasenhöhle. Die Siebbeinzellen sind pneumatisiert. Zur Nasenhöhle hin wölben sich die obere und mittlere Nasenmuschel vor. Die seitliche Knochenplatte (Lamina orbitalis) bildet den Hauptteil der inneren Augenhöhlenwandung.*

Abb. 265. ***Lokalisation der Nasennebenhöhlen im Bereich des Schädels*** *(von vorne gesehen). Die Nebenhöhlen der Nase haben sich von der Nasenhöhle aus entwickelt und sind auch von dort zugänglich (Pfeile). Der Zugang zur Stirn- und Kieferhöhle liegt unter der mittleren Nasenmuschel.*

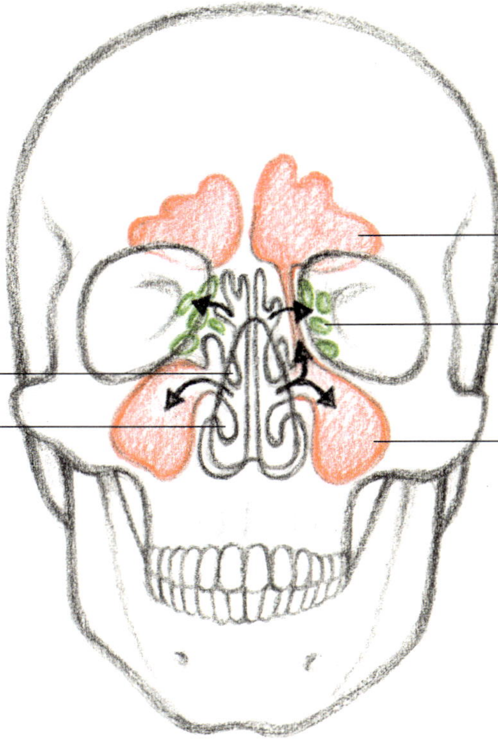

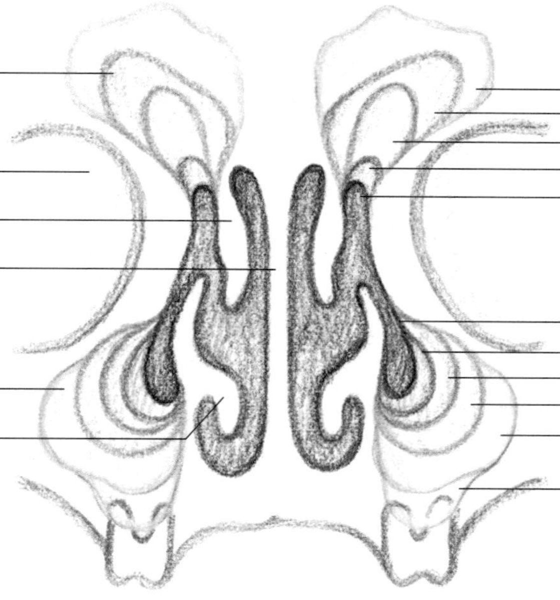

Abb. 266. ***Entwicklung der Stirn- und Kieferhöhle nach der Geburt.*** *Die Entwicklung geht vom mittleren Nasengang aus, der unter der mittleren Nasenmuschel liegt. Die Ausweitung der beiden Nebenhöhlen erfolgt schubweise, parallel mit den Wachstums- und Reifungsphasen des Organismus.*

Nebenhöhlen der Nase (Sinus paranasales)

Die Nebenhöhlen der Nase gehen von der Nasenhöhle aus und stellen luftgefüllte Hohlräume dar, die sich in den großen Knochen des Gesichtsskeletts entwickelt haben. Im Oberkiefer liegt die Kieferhöhle (Sinus maxillaris), im Stirnbein die Stirnhöhle ((Sinus frontalis) und im Keilbein die Keilbeinhöhle (Sinus sphenoidalis). Das Siebbein enthält zahlreiche kleine, luftgefüllte Kammern, die Siebbeinzellen (Abb. 265).

Die Nebenhöhlen entwickeln sich von der Nasenhöhle durch Aussprossungen der Nasenschleimhaut in die angrenzenden Knochen hinein, so dass diese Knochen dann schleimhautausgekleidete Hohlräume besitzen, die an die Stelle blutbildender Knochenmarksräume getreten sind (Abb. 266). Das Gesichtsskelett ist damit weitgehend von lufthaltigen Hohlräumen durchsetzt («pneumatisiert»), die aber an den Atmungsprozessen selbst nicht beteiligt sind. Man hat an Resonanzräume für Sprache oder Gesang gedacht. Auch mechanische Gesichtspunkte (Gewichtserleichterung für den Schädel o.ä.) wurden geltend gemacht. Aber keine der bisherigen Theorien hat bis heute genügend Beweiskraft erhalten, so dass die wahre Bedeutung der Nebenhöhlen immer noch im Dunkeln liegt.

Ein Phänomen, das uns Hinweise auf das Wesen dieser zum Atmungssystem gehörigen Hohlräume des Kopfes geben kann, ist die Entstehung und schubweise Ausweitung der Nebenhöhlen im Zusammenhang mit den Reifungsphasen des Menschen nach der Geburt. Die Nebenhöhlen werden zwar schon embryonal angelegt, entwickeln sich aber erst postnatal zwischen dem 3. und 21. Lebensjahr zu ihrer eigentlichen Größe (Abb. 266).

Nebenhöhlen und Reifungsphasen des Menschen. Am eindrucksvollsten ist die Entwicklung der beiden Kieferhöhlen. Diese erfahren nämlich mit der 2. Dentition (zwischen dem 7. und 12. Lebensjahr) eine mächtige Vergrößerung. Nach der Pubertät vergrößern sich die Kieferhöhlen dann nur noch wenig. Der Abschluss der Stirnhöhlenentwicklung erfolgt später, nämlich zwischen dem 21. und 24. Lebensjahr, wenn auch die Keilbeinhöhle (als letzte dieser nasalen Nebenhöhlen) ihr Wachstum einstellt.

Nach der Geburt macht das Kind drei große Wachstums- bzw. Reifungsphasen durch, die jeweils 6 – 7

Jahre umfassen und bei Mädchen nach der ersten Siebenjahresperiode etwas rascher ablaufen als bei den Knaben. In der Gegenwart kommt die in ihren Ursachen immer noch ungeklärte Akzelleration hinzu, die eine Verkürzung der Entwicklungsphasen bei beiden Geschlechtern bedeutet, wodurch die Siebenjahresperioden heute oft auf 6 oder gar 5 Jahre verkürzt sind.

Jede Siebenjahresperiode beginnt mit einer Phase der «Fülle», in der Dickenwachstum und Gewichtszunahme vorherrschen, und endet mit einer Streckungsphase, in der Längenwachstum und Formungsprozesse überwiegen. Beide sind etwa gleich lang (3 – 3,5 Jahre, s. Tab. 29, S. 376).

Nach der *ersten Siebenjahresperiode* wird das Kind schulreif, d.h. der Körper ist so weit ausgereift, dass für Lernprozesse genügend Kräfte zur Verfügung stehen. Nach der Aufrichtung des Körpers und nach Abschluss der ersten Dentition sind jetzt Lebenskräfte frei geworden, die für Vorstellungen und gedankliche Tätigkeiten eingesetzt werden können. Oft erfolgt dieser innere Umschwung innerhalb weniger Monate und wird auch von der Umgebung des Kindes deutlich bemerkt.

Die *zweite Siebenjahresperiode* endet mit der Pubertät, die bei Mädchen früher einsetzt als bei Jungen. Jetzt sind nicht nur die Geschlechtsorgane ausgereift. Auch das Wachstum des Körpers hat einen großen Schub nach vorne gemacht. Die 2. Dentition ist zum Abschluss gekommen. Muskulatur und Knochensystem haben eine festere Struktur bekommen. Jetzt sind nicht nur Lebenskräfte, sondern vor allem Seelenkräfte frei geworden, die den jungen Menschen zur Verfügung stehen und von dem oft noch schwachen Ich gestaltet werden wollen. Daraus ergeben sich häufig nicht nur Erziehungs-, sondern auch Lebensprobleme.

Erst nach Abschluss der *dritten Siebenjahresperiode* ist der junge Mensch «lebensreif», d.h. im Vollbesitz seines individuellen Persönlichkeitskerns, seines Ich (heute meist schon mit 18 Jahren), so dass er selbstständig handeln und urteilen kann. Oft ergeben sich hier schon die Schicksal werdenden Partnerschaften und lebensbestimmenden Berufsentscheidungen. Dies alles wird jetzt möglich, weil wiederum Kräfte im Organismus frei geworden sind, die das Ich ergreifen und in Freiheit gestalten kann.

Die Entwicklung der Nasen-Nebenhöhlen macht diese rhythmischen Gestaltungsschübe mit. In der Ausgestaltung der pneumatischen Räume des Kopfes spiegelt sich das Freiwerden der Kräfte, von denen wir gesprochen haben, deutlich wider. Wie die Atmung von der Lunge aus –«nach unten»– wesentlich an der stofflichen Ausbildung der Körperlichkeit beteiligt ist, bewirkt das Atmungssystem «nach oben» gewissermaßen den umgekehrten Prozess, nämlich die Substanzwegnahme, die Durchlüftung oder Pneumatisation des Kopfes. Hier werden möglicherweise Kräfte frei, die für geistig-seelische Prozesse zur Verfügung stehen. Dass die Nebenhöhlen sich gleichzeitig mit den rhythmischen Reifungsschüben vergrößern, könnte mit solchen «inneren Atmungsprozessen» in Zusammenhang stehen.

2. Riechsystem

Im Dach der Nasenhöhle befindet sich die Riechschleimhaut mit den Sinneszellen, deren Fortsätze durch die Siebplatte hindurch in die Schädelhöhle gelangen und nach hinten mit den Riechzentren des Gehirns und anschließend mit dem limbischen System enge Verbindungen eingehen (Abb. 202 u. 205). Damit ist der emotionale Bereich unserer Persönlichkeit und das Tor zum «Unterbewussten» erreicht. Wie eng die Atmung mit dem Fühlen und den emotionalen Empfindungen zusammenhängt, haben wir oben dargestellt. Durch den Riechsinn kann sich dem Menschen das innere Wesen eines Stoffes oder eines anderen Lebewesens erschließen und zum Bewusstsein bringen. Dies ist der Weg des «Atmungssystems des Kopfes» nach innen.

Darüber hinaus überträgt sich aber wahrscheinlich auch der Atemrhythmus über die Riechregion und die Siebplatte auf das Flüssigkeitssystem des Gehirns (Liquorhythmik). Bekannt ist, dass – etwa bei Verletzungen – Liquor durch die Nase abfließen kann. Im Bereich der Siebplatte hat der das Gehirn umgebende Liquorraum engen Kontakt mit der Nasenschleimhaut. Es ist denkbar, dass die rhythmischen Atembewegungen auch auf die Gehirnflüssigkeit und die Liquorrhythmik einwirken.

Ein weiterer Funktionszusammenhang des «Atmungssystems des Kopfes» ist die Entwicklung der Sprache. Um dies zu verstehen, müssen wir zunächst die Umwandlung des «Kiemenapparates» während der Embryonalentwicklung ins Auge fassen.

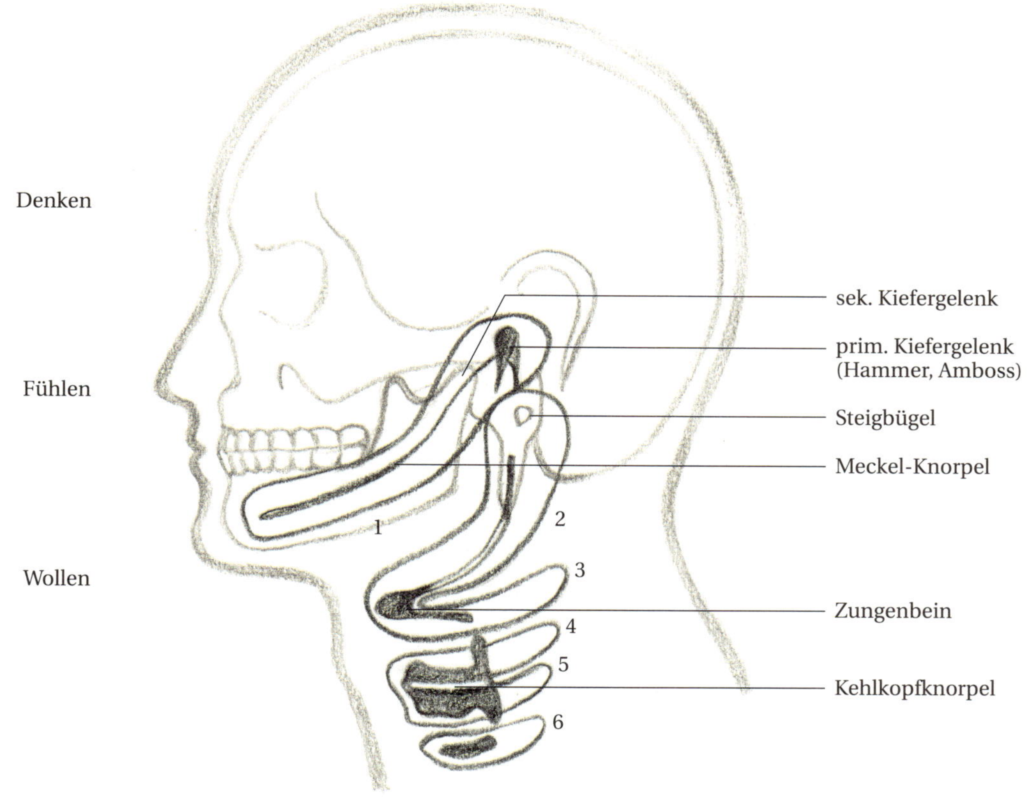

Abb. 267. ***Visceralskelett (Kiemenapparat) des Menschen.*** *Fünf bis sechs «Kiemenbögen» (Pharyngealbögen) (1 – 6) werden angelegt, machen aber einen Funktionswechsel durch und werden zu schallleitenden (Gehörknöchelchen) und schallerzeugenden Organen (Kehlkopf) umgeformt.*

3. Kiemenapparat (Branchialskelett)

Das Kiemenskelett besteht bei menschlichen Embryonen aus vier bis sechs Kiemenbögen (Pharyngealbögen) und einer vorne gelegenen, die Kiemenbögen zusammenschließenden Verbindung (Copula). Zu jedem Kiemenbogensegment gehört ein Muskel-, Gefäß- und Nervenpaar, so dass wir hier eine ähnliche Metamerie finden, wie sie auch im Rumpfbereich vorkommt. Der Kiemenapparat, der bei den Fischen der Atmung dient, wird bei den landlebenden Wirbeltieren überflüssig und macht im Laufe der Stammesgeschichte einen tiefgreifenden Funktionswandel durch. Beim Menschen bildet sich das Kiemenskelett während der Embryonalentwicklung zu Skelettelementen um, die in den Dienst der Gehör- und Sprachorgane treten (Abb. 267).

Der erste Pharyngealbogen (sog. Meckel-Knorpel) induziert die Entwicklung des Unterkiefers, geht selbst aber bald zugrunde. Nur die beiden Gehörknöchelchen, Hammer und Amboss, bleiben erhalten. Das primitive Kiefergelenk zwischen Hammer und Amboss wird also in den Schallleitungsapparat eingegliedert, während der Unterkiefer mit dem Schläfenbein ein neues (sekundäres) Kiefergelenk ausbildet (Abb. 267). Aus dem zweiten Kiemenbogensegment geht der Steigbügel (Stapes), der Griffelfortsatz des Schlüsselbeins, ein Band (Ligamentum stylohyoideum) sowie das kleine Zungenbeinhorn hervor. Der dritte Kiemenbogen liefert das große Zungenbeinhorn. Der Zungenbeinkörper entsteht aus der Copula des zweiten und dritten Pharyngealbogens. Die vorderen Abschnitte des vierten und fünften Bogens verschmelzen zum Schildknorpel (Abb. 267). Ob noch weitere Pharyngealbögen angelegt werden, ist nicht ganz geklärt.

Mit Hilfe der Gehörknöchelchenbrücke können die Schallwellen der Luft vom Trommelfell auf das Innenohr übertragen werden – eine wesentliche Voraussetzung für das Hören. Bei der Sprachbildung werden im Ausatmungsstrom durch den Kehlkopf Luftschwingungen erzeugt, die in der Mundhöhle zu Lauten umgeformt werden. In der Stammesgeschichte haben sich also aus einem reinen Atmungsapparat (Kiemen) Organe sowohl zur Lauterzeugung als auch zur Lautwahrnehmung entwickelt. Es ist denkbar, dass auch bei der Metamorphose des Kopfes aus Elementen des Rumpfes diejenigen Skelettelemente, die der Atmung gedient haben, in der nächsten Entwicklungsstufe zum Kiemenskelett und damit zum Gehör- und Sprachorgan werden, d.h. statt lediglich regelmäßige rhythmische Luftbewegungen (Atmen), jetzt die für das Sprechen, Singen oder Hören notwendigen Frequenzmodulationen der Luftströme hervorbringen.

4. Metamorphose Fortpflanzungs- und Sprachorgane

Wie dargestellt, ist das Wesentliche bei den **Geschlechtsorganen,** dass sie innerhalb des Organismus einen «Freiraum» schaffen, in dem ein fremdes Wesen sich inkarnieren kann. Die Keimdrüsen sind Organe, in die die Urgeschlechtszellen einwandern (Problem der Keimbahn) und ihre Ausreifung erfahren – jenseits der organismischen Prozesse. Der individuelle Organismus schafft hier einen Raum für diese ganz aus dem übrigen Funktionsgeschehen herausfallenden Prozesse. Auch der Uterus ist ein Hohlorgan, das den Keim aufnimmt und keine immunologischen Abwehrvorgänge einleitet, obwohl der Keim mit seiner Gen- und Proteinstruktur doch für den mütterlichen Organismus einen Fremdkörper darstellt – ein immer noch weitgehend ungelöstes Rätsel der Fortpflanzungsbiologie.

Es ist denkbar, dass die Metamorphose dieser Prozesse zur Entwicklung der **Sprachorgane**, die an das Atmungssystem (Atemwege, Luftröhre) angeschlossen sind, führt. Der Kehlkopf ist ein Organ, das kleine Luftquanten, zusammen mit Feuchtigkeit, Wärme usw. ausstoßen kann, die dann in der Mundhöhle zu Gebilden (Töne, Laute) geformt werden, in die sich schließlich Ideen oder Gedanken «inkarnieren» können. In der Sprache verkörpert sich das Ideengut eines Menschen, das auf diese Weise für andere in Erscheinung treten und damit verstanden werden kann. Hier liegt also ein schöpferischer Prozess vor, nicht unähnlich dem, der bei der Zeugung im unteren Bereich vor sich geht.

Bei den weiblichen Geschlechtsorganen und den Sprachorganen finden wir eine Y-förmige Grundgestalt, die gewissermaßen eine Signatur darstellt. Die beiden Hauptbronchien vereinigen sich zur Luftröhre (Trachea), deren oberes Ende sich zum Kehlkopf umgestaltet (Abb. 268). Der Luftstrom, der im Kehlkopf durch die Stimmlippen unterbrochen wird, kann in der Mundhöhle zum Wort oder Ton geformt werden. Entscheidend dabei ist die durch die Ringmuskulatur des Kehlkopfes (Sphinktermuskeln) ermöglichte Einengung des Luftweges. Bei Tieren finden wir vielfach noch zwei vollständige Sphinkteren, und zwar einen äußeren und einen inneren Sphinkter. Beim Menschen ist aus dem inneren Sphinkter die Stimmlippen-bewegende Muskulatur geworden, die funktionell ganz im Vordergrund steht. Die beiden in den inneren Muskelring eingeschalteten Stellknorpel (Aryknorpel) ermöglichen die Änderungen der Stimmritzenweite sowie die für die Lautbildung so entscheidende Stimmbandspannung. Schützend wird das empfindliche «Innere des Kehlkopfes» von dem Schildknorpel (Cartilago thyroidea) umgeben, dessen breit ausladende, elegant geschwungene Form an das Becken erinnert.

Auch die **Gebärmutter** (Uterus), die den Hohlraum abgibt, in dem die kindliche Frucht heranreifen kann, wird schützend von den beiden Beckenknochen umgeben. Diese werden vorne durch die Symphyse und hinten durch das Kreuzbein zu einem Raumkörper zusammengefügt, in dem die Gebärmutter durch einen stabilen Bandapparat sowie den muskulösen Beckenboden stabil aufgehängt ist – ähnlich wie die «Weichteile des Kehlkopfes» im Schildknorpel-Ring. Im Gegensatz zum Kehlkopf ist jedoch der Beckenring hinten geschlossen. Das Kreuzbein, das aus fünf

A

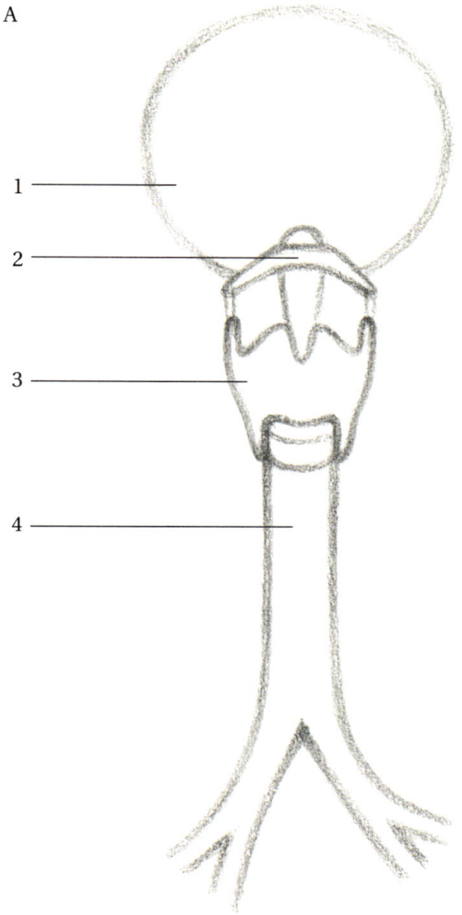

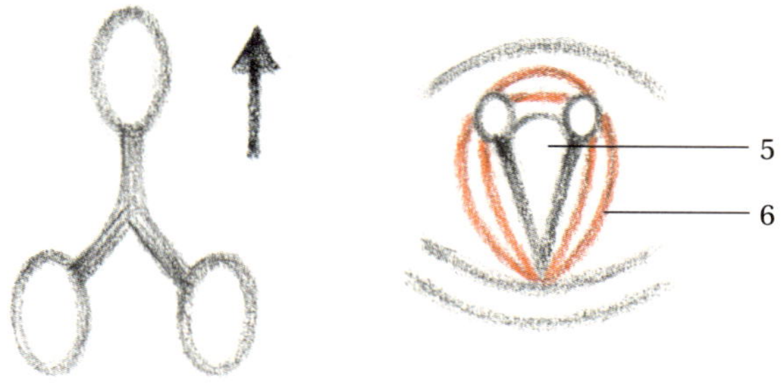

Sprachorgane:

1 = Kopfbereich, soweit an der Sprachbildung beteiligt (Mundhöhle, Nasenhöhle)

2 = Zungenbein

3 = Kehlkopf (Schildknorpel)

4 = Luftröhre (Trachea)

5 = Stimmritze

6 = Innere Kehlkopfmuskulatur (Muskelring um die Stimmritze herum. Stimmbandmuskeln)

B

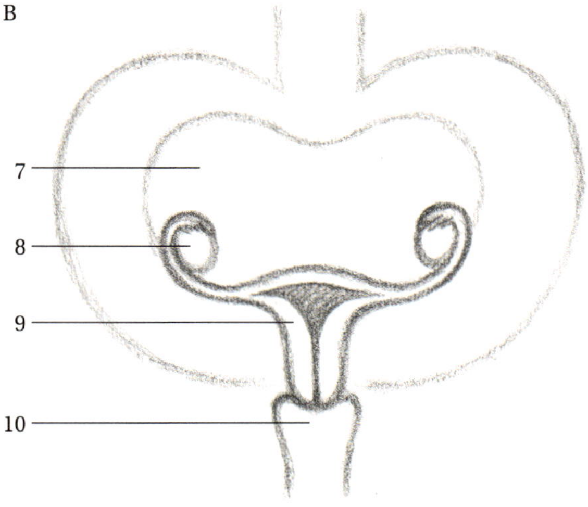

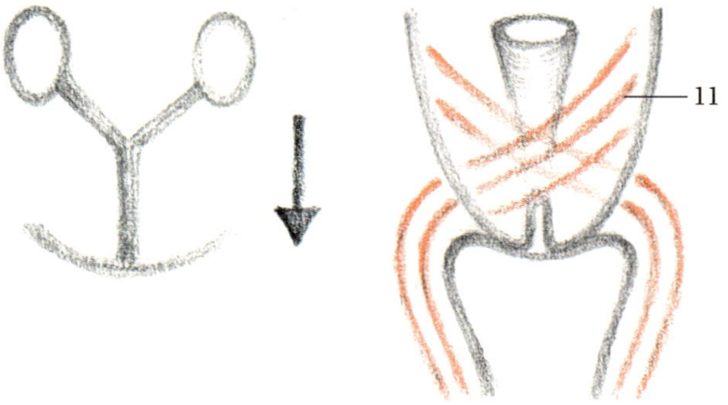

Geschlechtsorgane:

7 = Beckenraum

8 = Eierstock (Ovar)

9 = Gebärmutter (Uterus)

10 = Scheide (Vagina)

11 = Muskelspiralen im Gebärmutterhals

Abb. 268. ***Metamorphose der weiblichen Geschlechtsorgane** (B) **in die Sprachorgane** (A).*

miteinander verwachsenen Wirbeln besteht, bildet ein mit der Spitze nach unten zeigendes Dreieck. Es symbolisiert gewissermaßen das in die Erdenschwere eintauchende «Wirbelhafte», das am unteren Ende der Wirbelsäule alle Bewegungsmöglichkeiten «geopfert» hat, um dem aufrecht gehenden Menschen am oberen Ende der Wirbelsäule und im Bereich der Schädelbasis Grundlagen für die physische und geistige Beweglichkeit zu schaffen. Vielleicht hatte man diese Zusammenhänge im Auge, als man diesen Knochen das «heilige Bein» (**Os sacrum**) nannte. Schaut man das «heilige Bein» in seinem Zusammenhang mit den beiden Beckenknochen von vorne an, wird noch eine andere Signatur deutlich (Abb. 269). Der hinten so mächtig wirkende «Keil» fehlt nämlich vorne. Der Symphysenwinkel oder Schamwinkel (Angulus pubis) bildet ein umgekehrtes Dreieck, das aber im Gegensatz zum Kreuzbein «offen» ist. So entsteht eine regelmäßige Sechseckform wie bei einem hebräischen Hexagramm (Abb. 269). Dabei ragt (hinten) das Kreuzbeindreieck von oben in den Raum hinein, während (vorne) das Schamdreieck, das die äußeren Geschlechtsorgane beherbergt, durch den Zeugungsakt das Heraustreten aus dem Raum und das Sich-Inkarnieren eines anderen Wesens aus dem (geistigen) Nichtraum in den (irdischen) Raum ermöglicht.

Die **inneren Geschlechtsorgane** besitzen bei der Frau ebenfalls eine Y-förmige Grundgestalt. Scheide und Uterus bilden mit den beiden Eileitern, die die Verbindung zu den Keimdrüsen herstellen, ein Y, dessen vertikale Achse allerdings – umgekehrt wie bei Kehlkopf, Luftröhre und Bronchien – nach unten zeigt (Abb. 268). Ähnlich wie der Kehlkopf besitzt auch der Uterus eine Sphinktermuskulatur, die aber hier in Form gegenläufiger Spiralen ausgebildet ist (Abb. 268).

Die Muskelringe des **Uteruskörpers** dehnen sich in der Schwangerschaft, so dass der Hohlraum für das Kind größer werden kann. Die sphinkterartigen Ringe im Uterushals (Cervix) bleiben jedoch geschlossen und öffnen sich erst unter der Geburt, während sich umgekehrt die Uterusmuskulatur bei den Wehen

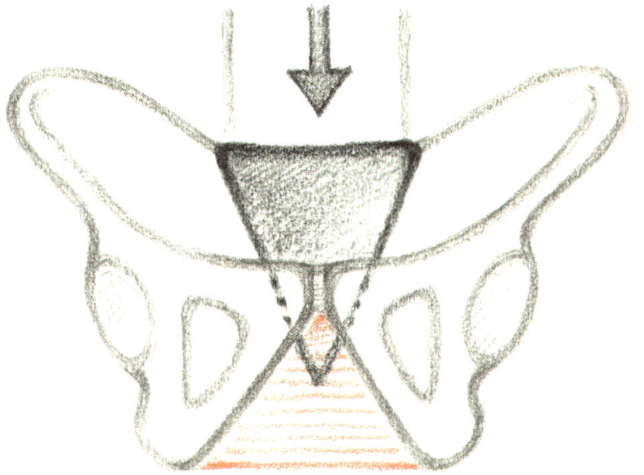

Abb. 269. ***Menschliches Becken*** *(von vorne-oben gesehen). Das dreieckige Kreuzbein (Os sacrum, dunkel) ist wie ein keilförmiger Schlussstein von oben in den Beckenring eingefügt. Vorne bleibt unter der Schamfuge ein ebenfalls dreiseitiger Raum frei (rot), um für das Fortpflanzungsgeschehen, Konzeption und Geburt eines neuen Menschenwesens zu ermöglichen.*

rhythmisch zu kontrahieren beginnt, um das Kind «zur Welt zu bringen».

Wiederum wird hier eine Metamorphosenreihe deutlich! Die Gebärorgane nehmen einen Stoffstrom in sich hinein und ermöglichen ihm in ihren Hohlräumen eine individuelle Gestaltung, die durch das sich inkarnierende Wesen bedingt ist. Durch spiralige Ringmuskeln kann dann in den stofflichen Entwicklungsstrom eingegriffen und die Geburt des Kindes in den Außenraum zustande kommen.

Bei den **Sprachorganen** wird auf höherer Stufe in ähnlicher Weise ein (ätherischer) Luftstrom, der letztlich aus dem ganzen Organismus kommt, durch das Eingreifen sphinkterförmiger Ringmuskeln in Luftquanten zergliedert, so dass Schwingungen entstehen, die mit Hilfe der Mundhöhle als «Gussform» als Wort oder Töne hörbar werden. Hier hat sich also ein höher entwickelter, subtilerer «Geburtsvorgang» differenziert.

Das Hypophysen-Epiphysensystem

Während das metamorphosierte Atmungssystem im Kopfbereich einen relativ breiten Raum einnimmt, fehlt auf den ersten Blick in der Kopforganisation das für den Menschen doch so zentrale Herz-Kreislaufsystem scheinbar ganz. Hier liegt ein zentrales Geheimnis der menschlichen Existenz, das erst noch entschlüsselt werden muss.

Um einen ersten Hinweis zu gewinnen, müssen wir etwas weiter ausholen. Wenn der gesamte Rumpfmensch in den Kopf metamorphosiert würde, müsste natürlich der Magen-Darmtrakt auch eine Metamorphose erfahren. Diese könnte nur in dem zentralen Nervensystem selbst zu finden sein. Das Gehirn zeigt in der Tat eine ähnliche Grundgliederung in fünf funktionell verschiedene Abschnitte, ebenso wie der Magen-Darmkanal auch. Setzt sich dieser mit der Stoffeswelt auseinander, so das Gehirn mit der Sinneswelt und der nichtstofflichen (informativen) Seite des Lebens. Vielleicht ist es nicht zufällig, dass Darm und Gehirn für ihre Wirkungsketten vielfach dieselben Überträgerstoffe benützen. Der Dickdarm windet sich während der Embryonalentwicklung in einer großen Spiralbewegung über das Dünndarmkonvolut hinweg. Er schließt sich gegenüber der Außenwelt auf, nimmt Bakterien von außen in sich auf und ermöglicht durch zeitweiliges Anhalten der peristaltischen Wellen (Antiperistaltik) gewissermaßen ein inneres «Anschauen» der Stoffprozesse, um zu entscheiden, welche Stoffe ausgeschieden und welche rückresorbiert werden sollen. Durch Mitwirkung von Fremdorganismen können sogar Stoffe gebildet werden, die dem Organismus selbst fehlen.

Auf höherer Ebene kehren diese Prozesse im Großhirnbereich wieder. Auch hier lassen wir – wenn auch nicht stofflich, so doch geistig-informativ – die Außenwelt teilweise in uns hinein und «verdauen» diese Eindrücke, um sie entweder auszuscheiden oder in uns hineinzulassen. Auch das Endhirn (Telencephalon) vollzieht während der Embryonalentwicklung eine große spiralige Wachstumsbewegung und überlagert dabei die anderen, nachgeordneten Hirnabschnitte (Zwischenhirn, Mittelhirn usw.). Diese dienen dann der eigentlichen Verarbeitung und Verinnerlichung der nervösen Impulse, soweit sie für den Organismus selbst, seine Bewegungs- und Lebensfunktionen von Bedeutung sind. Als eine Vorstufe dazu, allerdings ganz im stofflichen Bereich, kann das im Dünndarm vor sich gehende prozessuale Geschehen angesehen werden. Der Magen hat demgegenüber mehr eine vermittelnde Rolle zwischen den oberen und unteren Abschnitten des Verdauungskanals. Auf höherer Ebene würden ähnliche Prozesse dann im Mittelhirn wieder zu finden sein.

Man kann sich nur langsam – mehr ahnend als wissend – an diese Zusammenhänge herantasten. Das gilt insbesondere auch für die Herzfunktion.

Wir schauen nochmals auf die Polarität zwischen Gesichtsteil und Hirnteil des Kopfes, die durch die Schädelbasis getrennt bzw. verbunden sind (Abb. 263). Der Gesichtsteil ist der Außenwelt zugewendet, physiognomisch geprägt und individualisiert. Durch Sinneseindrücke (oberer Abschnitt, Auge), Atmung (mittlerer Abschnitt, Nase, Riechen) und Nahrungsaufnahme bzw. Sprache (unterer Abschnitt, Mundhöhle, Schmecken) erfolgt die bis ins Stoffliche gehende Auseinandersetzung mit der Umwelt. Demgegenüber beherbergt der Hirnteil des Kopfes das zentrale Nervensystem (Großhirn, Hirnstamm, Kleinhirn usw.), das in der Liquorflüssigkeit nahezu schwerefrei schwimmend auf der Schädelbasis mit dem Türkensattel im Zentrum ruht. Durch das Gehirn können die «Außenwelterlebnisse» verarbeitet, erinnert oder im

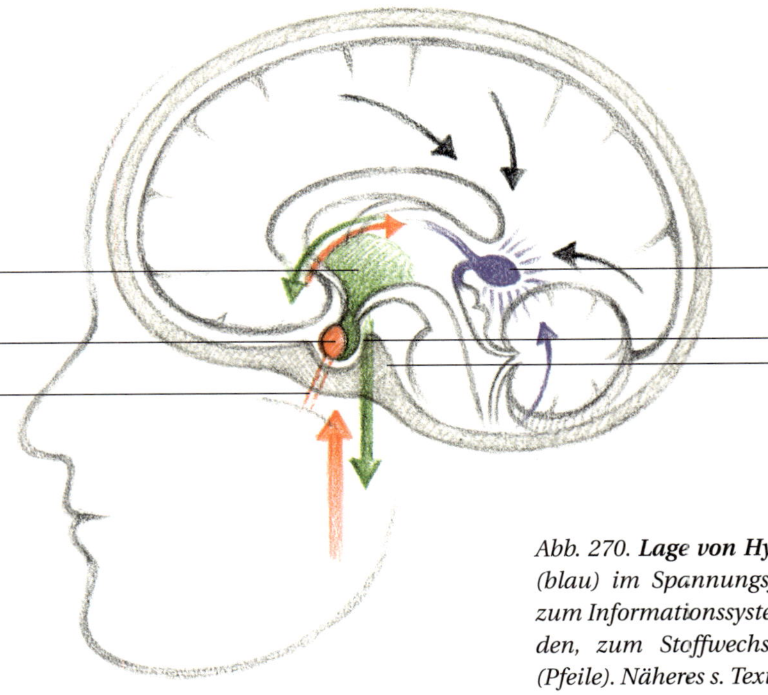

Abb. 270. ***Lage von Hypophyse*** *(rot)* ***und Epiphyse*** *(blau) im Spannungsfeld zwischen absteigenden, zum Informationssystem gehörigen und aufsteigenden, zum Stoffwechselsystem gehörigen Kräften (Pfeile). Näheres s. Text.*

eigenen Innern für die Steuerung der Lebensprozesse verwendet werden.

Zwischen den der Außenwelt zugekehrten Kräfteströmungen (Gesichtsteil des Kopfes) und denjenigen des eigenen Inneren (Hirnteil des Kopfes) müssen verbindende, energetische Prozesse existieren. R. Steiner (65) hat diese in dem Hypophysen-Epiphysensystem gesehen und hier von starken Spannungen gesprochen, die sich z.B. beim Zustandekommen einer Erinnerungsvorstellung – wie eine elektrischer Funkenüberschlag – plötzlich entladen und Gestalt annehmen sollen.

Die **Hypophyse** liegt im Türkensattel der Schädelbasis von einem dichten Venengeflecht (Sinus cavernosus) umgeben. Der Hypophysenvorderlappen geht während der Embryonalentwicklung aus einem Gewebsspross der ektodermalen Mundbucht hervor, entwickelt sich also wie eine exokrine Drüse, deren Ausführungsgang zugrunde gegangen ist. Diese Entwicklungsgeste zeigt, wie sehr diese Drüse noch mit dem unteren Abschnitt des Gesichtsschädels (Mundhöhle usw.) zusammenhängt. Von hier aus gewinnt das ganze System Anschluss an das Zwischenhirn, das sich nach unten zum Hypophysenhinterlappen ausstülpt (Infundibulum) und mit dem Vorderlappen zur Hypophyse vereinigt. Auf diese Weise kann ein drüsiges, vom Rachendach abstammendes Organ im Bereich der Schädelbasis (Türkensattel) mit einem Teil des Zwischenhirns (Hypothalamus) zusammenwirken, das für die Regelung der Lebensvorgänge des Organismus von zentraler Bedeutung ist.

Die Hypophyse ist sozusagen die «Königin» der endokrinen Drüsen, die zusammen mit dem Hypothalamus die gesamten **inneren** Lebensprozesse (Wasserhaushalt, Wärmeregulation, Kreislauf, Wachstum usw.) steuern und dadurch die Kräfteströmungen aus dem Inneren des Körpers an dieser Stelle der Schädelbasis konzentrieren kann.

Es ist ein denkwürdiges Urphänomen, dass der Türkensattel, der die beiden Hypophysenanteile beherbergt, in der phylogenetischen Entwicklung erst beim Menschen im Zusammenhang mit der Vergrößerung der Großhirnhemisphären und der Aufrichtung des Körpers seine zentrale, quasi «erhöhte» Stellung im Bereich der Schädelbasis bekommen hat (vgl. Dabelow, 96). Die Abknickung der Schädelbasis im Bereich des Türkensattels (sog. Klivuswinkel) kann daher als ein für den aufrecht gehenden, Ich-begabten

Menschen typisches Gestaltmerkmal angesehen werden. Bei Behinderten und Retardierten, bei denen sich das Ich nicht voll inkarnieren konnte, ist die Schädelbasis häufig abgeflacht und der Klivuswinkel mehr gestreckt. Die «Erhöhung» des Türkensattels mit der Hypophyse im Zentrum ist ausgeblieben.

Der Hypophyse gegenüber liegt die **Zirbeldrüse** oder Epiphyse (Corpus pineale; Abb. 270), die auf dem Dach des Mittelhirns ruht und mit zwei starken «Zügeln» (Habenulae) an den Thalamuskernen befestigt ist. Das ist das Bild eines Reiters, der mit seinen Zügeln die galoppierenden Pferde fest im Griff hat. Über diese Zügel und die Habenulakerne kann die Zirbeldrüse in die Funktionsprozesse von Hypothalamus und limbischem System eingreifen. Durch die Melatoninbildung und die Verbindungen mit dem Sehsystem ist die Zirbeldrüse auch entscheidend an der Regulation des Schlaf-Wachrhythmus sowie der zirkadianen Rhythmen im Körper beteiligt. Hier besteht wahrscheinlich ein innerer «Lichtstoffwechsel», der an der Grenze zwischen Wachbewusstsein (Hirnrinde) und Unterbewusstsein (limbisches System, Vegetativum) bei der Erinnerungsbildung eine Rolle spielen könnte. Wie oben dargestellt, ist aber die Erinnerung nicht nur ein «neuronaler Speichervorgang», sondern ein Prozess, an dem der gesamte Organismus beteiligt ist. Die durch die Ausscheidungsprozesse, z.B. in der Niere, frei werdenden Kräfte werden als «originäres Licht» im Kopfbereich in Form von Erinnerungsbildern bewusst erlebbar. Bei der Formung dieser Bilder aus dem fließenden, von unten heraufkommenden «Lichtstrom» könnte die Zirbeldrüse entscheidend mitwirken. Die Zirbeldrüse würde dann das formende, die Hypophyse mehr das stoffbildende, inhaltgebende Prinzip darstellen.

Betrachtet man unter diesen Gesichtspunkten die Herzfunktion im Organismus, so wird deutlich, dass zwischen dem Hypophysen- und Epiphysensystem auf höherer (metamorphosierter) Stufe etwas vor sich gehen könnte, was innerhalb des rhythmischen Systems letztlich im Herzen abläuft. Hier würde es sich dann aber nicht mehr nur um Atmungsprozesse, sondern um die Stoffströme selbst handeln, die im Tiefsten mit dem Problem des Raumes und der Materie selbst zu tun haben.

Wir hatten oben gesehen, dass das **Herz** in intimer Weise mit den Raumprozessen zu tun hat. Inkarnations- und Exkarnationsprozesse finden im Herzen ständig, und zwar in rhythmischem Wechsel statt. Das Blut strömt unter dem Zeichen des Kreuzes (sog. Venenkreuz) in die Vorhöfe ein. Im Vorhofbereich kommen die verschiedenen Blutströme, die auch die Lymphe des Ductus thoracicus und die Liquorflüssigkeit des Gehirns aufgenommen haben, zusammen und bringen – seelisch gesprochen – die Erlebnisse aus der Körperwelt mit. Diese stehen aber hier noch – gewissermaßen beziehungslos – nebeneinander. Der substanzerfüllte Raum wird noch als solcher sozusagen von außen erlebt.

In den Herzkammern kommen dann aber die Strömungen für den Bruchteil einer Sekunde zum Stillstand, ändern ihre Richtungen und mischen sich in einer Art Wirbel. Das Durchmischen und Zusammendrücken des Blutes sowie die Strömungsunterbrechung bei der rhythmischen Herzaktion führen zu einer Lockerung der mit dem Blutstrom verbundenen Kräfte und dadurch zu einem Freiwerden der Lebenskräfte, d.h. zu einer – wie R. Steiner (67) sich ausgedrückt hat – «Ätherisation» des Blutes, einem Heraustreten aus dem Raum (Exkarnation). Umgekehrt können sich aber auch, vor allem im Schlaf, über das Nervensystem des Kopfes die Kräfteströme, die auch im Denken erlebbar sind – sozusagen «von oben» – im Herzen mit dem Blut verbinden und von dort aus in den Körper und damit ins Unterbewusste übergehen.

Dieses Freiwerden von Kräften – als Voraussetzung für bewusstes Erleben – und das Wieder-an-Irdisches-Gebunden-Werden von Kräften (Übergang ins Unbewusste) wäre im Kopfbereich die höhere Metamorphose des Herzrhythmus, der sich dort dann nur noch als ein Kräftepulsieren zwischen dem Hypophysen-Hypothalamussystem auf der einen Seite und dem Epithalamus-Epiphysensystem auf der anderen vollziehen würde.

In ein mythisches Bild gebracht, könnte der Türkensattel der Schädelbasis mit der Hypophyse und den umgebenden Blutgeflechten so etwas wie eine Gralsschale sein, in die sich dann – von oben, d.h. aus dem Geistigen – durch Vermittlung der Zirbeldrüse die lebensspendenden Kräfteströme einsenken würden (Abb. 270).

Aber vieles ist noch zu tun, ehe der Schleier dieser Geheimnisse wirklich gelüftet werden kann.

Entwicklungsgeschichtliche Zusammenhänge

«Das letzte Produkt der sich immer steigernden Natur ist der Mensch»

Aus Goethes Aufsatz über Winckelmann (Weimarer Ausgabe W46/29)

«Der Gott war zum Menschen geworden,
um den Menschen zum Gott zu erheben.
Man erblickte die höchste Würde
und war für die höchste Schönheit begeistert.»

J. W. v. Goethe: Im Gedenken an die Zeus-Statue von Olympia
(Weimarer Ausgabe, W46/30)

Physiologische Grundlagen der Freiheit

Der Mensch ist in der übergroßen Zahl seiner Handlungen von inneren oder äußeren Bedingungen abhängig, also unfrei. Er hat aber durch sein Denken Zugang zur Ideenwelt. Wenn der Mensch aus dieser Ideenwelt durch schöpferisches Denken, d.h. durch Intuition, die Antriebe für sein Handeln holt, dann ist er in keiner Weise von seiner physischen Organisation (vor allem vom Gehirn, dessen Prozesse mit dem **Wesenhaften** der Ideen nichts gemein haben), abhängig, d.h. er ist in dieser Beziehung (und **nur** in dieser Beziehung) ein freier Mensch (2).

Die Freiheit ist aber nicht nur vom Denken abhängig. Gibt es auch physiologische Grundlagen für die Freiheit des Willens? Der Gelähmte kann vielleicht durch ein intuitives Denken Motive für ein freies Handeln finden, es aber wegen der körperlichen Gebrechen nicht realisieren. Hat der Mensch überhaupt bei den organismischen Funktionen genügend Spielraum, um neue, schöpferische Ideen verwirklichen zu können?

Das Tier verfügt bekanntermaßen über diesen Spielraum nicht. Es ist in der Regel eine kurze Zeit nach der Geburt noch lernfähig (prägungsfähig), aber auch nicht aus eigenem Antrieb; später aber völlig erstarrt und unflexibel.

Der Mensch wird zwar auch in den ersten Lebensjahren stark von Umwelt, Erziehung und Anlagen geprägt, gewinnt aber dann in zunehmendem Maße individuellen Freiraum. Das beginnt eigentlich schon mit der **Aufrichtung**. Die «Erkämpfung» des aufrechten zweibeinigen (bipeden) Ganges ist der erste Sieg über die Umweltabhängigkeiten. Dadurch werden die oberen Extremitäten frei und können – unabhängig von reflektorischen- oder Fortbewegungszwängen – für individuelle, eventuell auch völlig frei erfundene, neue Bewegungen eingesetzt werden. Die Aufrichtung hat eine entscheidende Bedeutung für Form und Funktionen des Kopfes. Dieser kann jetzt frei auf der Wirbelsäule balanciert werden und gewinnt dadurch einen ungeheuer großen Freiraum, vor allem für die Sinnesorgane. Der Sehraum erreicht, wenn man die jetzt sehr viel größer gewordenen Kopfbewegungen hinzunimmt, fast einen Umkreis von 300°. Der neu hinzugekommene Umfang der Augenbewegungen erweitert den Sehraum fast in alle Dimensionen und ermöglicht die Individualisierung der visuellen Perzeption. Durch das gegenüber Tieren sehr große binokulare Gesichtsfeld ergibt sich beim aufrecht gehenden Menschen die Möglichkeit der Raumwahrnehmung und damit der individuellen Distanzierung von der Umwelt – eine entscheidende physiologische Grundlage für die Abgrenzung des Individuums von der Umwelt und damit für das beginnende Ich-Erleben (vgl. bes. 54).

Hinzu kommt die ungeheure, fast das ganze Leben anhaltende **Lernfähigkeit** des Menschen, die u.a. auf einer einmaligen Plastizität des Nervensystems beruht. Selbst ältere Menschen können noch fremde Sprachen, neue handwerkliche oder wissenschaftliche Fähigkeiten erlernen, freilich nicht mehr so leicht und spielerisch wie das Kind.

Einen erstaunlichen Freiraum hat der Mensch auch im Bereich des Bewegungssystems. Die Lernfähigkeit für neue Bewegungskombinationen bei den verschiedensten Sportarten, im Bereich der Akrobatik, des Turnens oder Tanzens, oder auch beim Spielen eines Musikinstrumentes ist ungeheuer groß, natürlich besonders wiederum in jungen Jahren.

Ein dritter, bei Tieren fast nicht vorhandener Freiraum des Menschen ist der **Sprachraum**. Elementare Mechanismen der Sprachfähigkeit scheinen zwar nach Chomsky (97) bis zu einem gewissen Grad

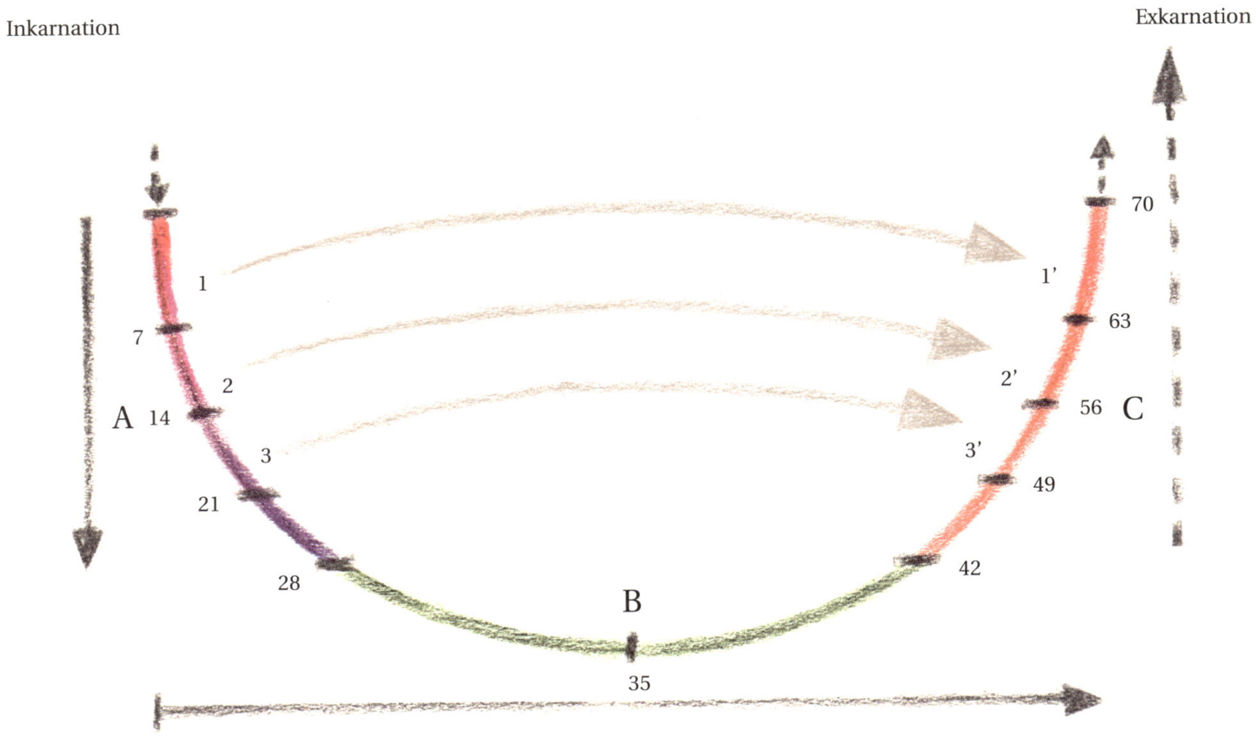

Abb. 271 A. ***Siebenjahresrhythmen des menschlichen Lebenslaufes.*** *Grundsätzlich lassen sich drei große Abschnitte unterscheiden, wobei im vergangenen Jahrhundert die Jugendphase (A) zunehmend kürzer (sog. Akzeleration), die Alterungsphase (C) dagegen länger geworden ist. Inkarnations- und Exkarnationsprozesse (Pfeile) verhalten sich damit polar verschieden. Die ersten drei Siebenjahresperioden (1 – 3) enden jeweils mit einem einschneidenden Gestaltwandel (1 – Schulreife, 2 – Geschlechtsreife, 3 – Lebensreife). Sie spiegeln sich in entsprechenden Umbruchphasen des Alters (1'– 3').*

vererbt zu werden, die Entwicklung der Sprache als Instrument der Vermittlung von Ideen oder des Austausches von Ideen ist aber eine Einzelleistung des Individuums und damit ein Bereich, den der Mensch für die freie Entfaltung der Intentionen seines Ichs ergreifen und gestalten kann. Die Sprachfähigkeit entwickelt sich nur durch das Miteinander-in-Beziehung-Treten freier Menschen. Von Mitmenschen gänzlich isolierte Individuen entwickeln keine differenzierte Sprache.

Nicht umsonst hat Goethe (98) das Gespräch, d.h. den durch die Sprache möglichen Ideenaustausch als das Höchste im menschlichen Bereich gepriesen. In seinem Märchen von der grünen Schlange und der schönen Lilie lässt er den goldenen König fragen: Was ist herrlicher als Gold? Das Licht, lautet die Antwort. Was ist erquicklicher als Licht? – Das Gespräch! Nimmt man die obigen Ausführungen über die Metamorphose der Sprachorgane hinzu, kann man wohl annehmen, dass die Sprachfähigkeit mit der evolutiven Höherentwicklung des Menschen noch ungeahnte Entwicklungsmöglichkeiten in sich birgt.

Das Erlebnis der Freiheit hängt aber nun einerseits noch von dem individuellen **Lebensraum** des Einzelnen, andererseits aber auch von dem Entwicklungs- und Reifezustand ab, der sich ja im Laufe des Lebens wesentlich verändert. Die Individualität kann sich in den verschiedenen Lebensphasen ganz unterschiedlich auf den Organismus stützen, d.h. die sich in einem annähernd siebenjährigen Rhythmus vollziehenden Entwicklungsphasen schaffen dem Ich jeweils einen phasenspezifisch verschiedenen Freiraum für die Entfaltung seiner durch Intuition gewonnenen Intentionen.

Lebensrhythmen

Die Entwicklung des Menschen innerhalb eines individuellen Lebens verläuft nicht mit gleichmäßiger Linearität, sondern in Schüben, mit denen oft dramatische Krisen, immer aber eingreifende gestaltliche Veränderungen einhergehen. Wie bei vielen anderen biologischen Prozessen (Wachstum, Regeneration) folgen auch die Lebensrhythmen einem Siebenerrhythmus (109, 110). Der erste große Gestaltwandel liegt bei 7 Jahren (Schulreife), der zweite bei 14 Jahren (Geschlechtsreife), der dritte bei 21 Jahren (Lebensreife). Auch im Alter lassen sich noch ähnliche, wenn auch weniger prägnante Einschnitte erkennen, die in vieler Hinsicht ein Gegenbild zu den Entwicklungsphasen von Kindheit und Jugend darstellen. In der Gegenwart beobachtet man allerdings in der Jugend eine zunehmende Verkürzung (Frühreife, Akzeleration), im Alter dagegen eine Verlängerung dieser Phasen. So lag z. B. 1840 bei den Mädchen der Beginn der Regelblutungen noch bei 17 Jahren, um 1900 bei 15, während er heute bei etwa 12 Jahren liegt. Auf der anderen Seite hat die Lebenserwartung im letzten Jahrhundert stark zugenommen, so dass Hundertjährige in unserer Gesellschaft heute keine Seltenheit mehr sind (Abb. 271 A).

Die dramatischsten gestaltlichen Veränderungen vollziehen sich in der ersten Siebenjahresperiode. Etwa ein Jahr nach der Geburt beginnt sich das Kind aufzurichten und frei zu laufen. Anschließend entwickelt sich – durch Nachahmung – das Sprechen und allmählich auch – aus dem nachahmenden Sprechen und Wahrnehmen hervorgehend – ein eigenes, zunächst noch ganz unvollkommenes Vorstellungsvermögen. Physiologisch sind diese ersten Lebensjahre vor allem durch die dominierende Gehirnentwicklung gekennzeichnet (Abb. 271B). Bei der Geburt ist die Zahl der Nervenzellen in der Großhirnrinde bereits definitiv. Sie bleibt das ganze Leben über konstant. Jedoch nimmt die Zahl der Zellfortsätze und damit auch die Zahl ihrer Verbindungen untereinander (synaptische Kontakte) außerordentlich stark zu. Diese strukturelle Ausreifung des Gehirns ist im 5./6. Lebensjahr im Wesentlichen abgeschlossen. Danach werden die Gestaltungskräfte gewissermaßen frei und können jetzt für das bewusste Lernen eingesetzt werden (Schulreife). Zeitlich ist dieser erste «intellektuelle Aufwachprozess» mit dem Beginn des Zahnwechsels korreliert.

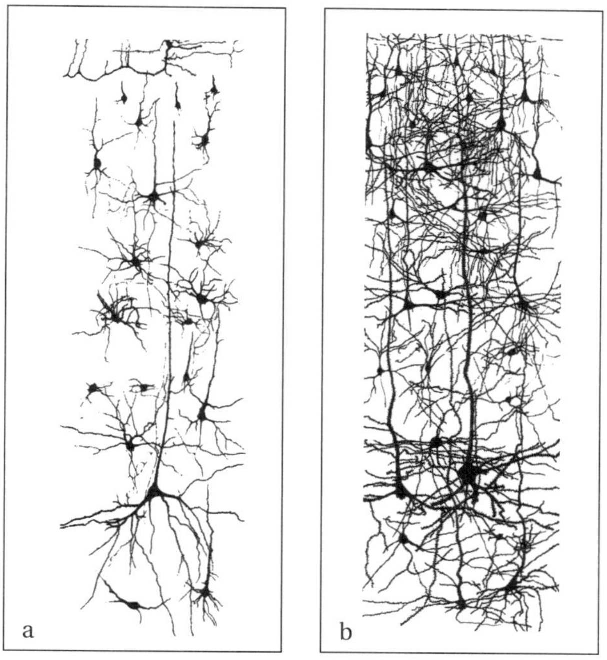

Abb. 271 B. ***Strukturveränderungen in den ersten beiden Lebensjahren am Beispiel der Sehrinde des Großhirns;*** *a = Neugeborenes; b = zweijähriges Kind. In den ersten beiden Lebensjahren hat sich die Zahl der Nervenzellen nicht verändert, jedoch haben sich die Zellfortsätze und Zellverbindungen stark vermehrt (aus Per Brodal, The Central Nervous System, Oxford University Press, 1992).*

Der Durchbruch der bleibenden Zähne (2. Dentition) nimmt die ganze zweite Siebenjahresperiode, die dann wiederum mit einem großen Gestaltwandel endet (Geschlechtsreife), voll in Anspruch. Bei dieser Entwicklungsperiode gehen die individualisierenden Gestaltungskräfte vom Kopf mehr und mehr auf den übrigen Körper über. Zwischen dem 9. und 12. Lebensjahr findet ein Wachstumsschub statt (das in die Länge «Schießen»). Anatomische Untersuchungen haben ergeben, dass jetzt auch der Knochen in seiner Struktur umgebaut, d.h. dichter und fester wird (sog. Havers'scher Umbau). Dasselbe gilt auch bis zu einem gewissen Grad für Sehnen und Muskeln. Auch der Zahnwechsel beruht im Grunde auf einem Knochenbildungsprozess, denn die Zahnkronen, die die eigentliche Gestalt der Zähne bestimmen, sind ja lange vor dem Zahndurchbruch fertiggestellt. Der Zahndurchbruch basiert vor allem auf dem Wurzelwachstum und den Umbauvorgängen im Ober- bzw. Unterkieferknochen (s. S. 373 ff.). Alle genannten Gestaltungsvorgänge hängen im Grunde mit der nun einsetzenden geschlechtlichen Differenzierung des Körpers zusammen. Die Hormondrüsen (Keimdrüsen, Nebennieren, Hypophyse usw.) beginnen zu produzieren, so dass der Körper die typische weibliche bzw. männliche Ausgestaltung bekommt; sekundäre Geschlechtsmerkmale (Barthaare, Schamhaare, Stimmlage usw.) treten auf, Knochen und Muskeln werden leistungsfähiger. Ein entscheidender Übergang (in der Sprache der Pädagogen: das Überschreiten des Rubikon) vollzieht sich im 9./10. Lebensjahr, wenn die Organe des mittleren Systems weitgehend ausgereift sind. So ist z.B. die endgültige Zahl der Lungenbläschen (280 x 10^6) im 9. Jahr erreicht. Später erfolgt nur noch eine Vergrößerung der Lungenbläschen und damit der atmenden Oberflächen. Strukturelle Veränderungen finden in der Lunge nicht mehr statt. Insgesamt sind die körperlichen Umbauvorgänge in dieser Periode tiefgreifend und auf der seelischen Ebene häufig mit einer Labilität und unkontrollierter Reaktionsweise verknüpft (Pubertätskrise).

Wenn der Körper dann weitgehend umgestaltet ist, werden vor allem seelische Kräfte frei, die von dem jetzt bewusst in Szene tretenden Individuum für Selbstdarstellung und Selbstgestaltung des Lebens genützt werden können. Die dritte Siebenjahresperiode (14. bis 21. Jahr) steht damit entscheidend unter dem Einfluss der Individualität selbst. Die errungene Fortpflanzungsfähigkeit kann zu einer selbstgestalteten und selbstverantworteten Liebesfähigkeit führen – oft mit partnerschaftlichen Bindungen, die das ganze Leben über halten. Im Zentrum der körperlichen Veränderungen steht die endgültige Ausgestaltung des Körpers, d.h. der Gliedmaßen, Knochen, Muskeln, aber auch der inneren Organe und vor allem des Blutes. Der Gehalt des Blutes an rotem Blutfarbstoff (Hämoglobin) steigt deutlich an, das blutbildende Knochenmark erreicht seine maximale Kapazität, Herz und Lungen vergrößern ihre Leistungsfähigkeit. Nachdem in der ersten Siebenjahresperiode die Kopforgane (Gehirn, Sinnesorgane usw.) und in der zweiten die Stoffwechselorgane (Knochen, Muskeln, Hormondrüsen usw.) ausgereift sind, muss die Individualität nun von der Mitte aus ein Gleichgewicht zwischen diesen beiden Polen schaffen. Daher wird jetzt das Herz, zusammen mit dem Kreislaufsystem, zum Mittelpunktsorgan des Menschen (vgl. a. 111). Auf der seelischen Ebene können in dieser Phase besonders Idealismus, Mut, Hingabe- und Opferfähigkeit sowie Religiosität entwickelt werden. Aber auch Ziellosigkeit und Gewalttätigkeit können auftreten, wenn die von der Mitte ausgehenden, harmonisierenden Kräfte der Individualität nicht stark genug sind.

In dem nun folgenden großen Abschnitt des Lebens (etwa zwischen dem 20. und 50. Jahr; B in Abb. 271 A) können dann die erlernten Fähigkeiten zur Anwendung kommen (Arbeitsleben). In dem frei gewählten und ausgestalteten Beruf kann die Individualität, wenn es die gesellschaftlichen Verhältnisse erlauben, ihre in der Jugend entwickelten Ideale verwirklichen und daran selbst weiter reifen.

Der dritte und letzte Lebensabschnitt (etwa ab dem 50. Lebensjahr; C in Abb. 271 A) ist nun in gewissem Sinne wieder ein Exkarnationsprozess, der in polarer Spiegelbildlichkeit dem Inkarnationsprozess in der Jugend ähnelt. Die erste Siebenjahresperiode in diesem Abschnitt (49. bis 56. Jahr, in der Gegenwart meist zwischen 50 und 60), in dem sich das Seelisch-Geistige wieder vom Körper zu lösen beginnt, steht unter dem Zeichen abnehmender Fertilität (Menopause usw.), was oft zu Krisen (midlife crisis) und Erkrankungen führt. Auf der anderen Seite kann in dieser Periode aber auch eine weltoffene und überindividuelle Liebefähigkeit entwickelt werden. Die Individualität beginnt sich erstmals etwas aus den unmittelbaren Lebenszusammenhängen zu lösen, Erfahrungen zu verarbeiten und Abstand von der bisherigen Tätigkeit zu gewinnen. Spirituelle Erfahrungen und Einsichten können sich in Liebekräfte metamorphosieren, die auf die Welt und nicht mehr, wie in der Jugendzeit, nur auf das eigene Ich gerichtet sind.

Die zweite Alterungsperiode (56. bis 63. Jahr, in der Gegenwart meist zwischen 60 und 70) ist die Metamorphose der zweiten Jugendperiode (7. bis 14. Jahr), in der die Kinder den Zahnwechsel und die mit der Geschlechtsreife endenden tiefgreifenden körperlichen Veränderungen durchgemacht haben. In dieser Altersphase beginnt jetzt das Seelische sich langsam vom Körperlichen zu lösen, was gegebenenfalls ernste Probleme mit sich bringt. Tatsächlich beobachtet man in dieser Lebensperiode, in der oft auch die Pensionierung mit ihren für das bisherige Leben so einschneidenden Veränderungen beginnt, das Auftreten von Herz-Kreislauf- oder Stoffwechselerkrankungen (Osteoporose, Rheuma, Gicht, Arteriosklerose usw.). Rudolf Steiner hat in seinen pädagogischen Vorträgen mehrfach erwähnt, dass Kinder, denen in den Entwicklungsjahren durch gedächtnismäßige und intellektuelle Überanstrengungen zu viel Lebenskräfte für den Aufbau des Körpers, insbesondere des Knochensystems, entzogen worden sind, in dieser Altersphase für sklerosierende Erkrankungen besonders disponiert sind. Es ist denkbar, dass solche Zusammenhänge, wenn sie sich bewahrheiten, bei der zunehmenden Intellektualisierung unserer Kinder in unserer Gesellschaft in Zukunft außerordentlich bedeutungsvoll werden könnten. In der zweiten Altersperiode kann das «Freiwerden seelischer Kräfte» aber auch zu neuen schöpferischen Impulsen führen, die, durch die Lebenserfahrungen gestärkt, heilend und helfend in die Welt ausstrahlen können.

Vom Standpunkt der Biologen «gibt es für das Altern keinen vernünftigen Grund» (Hayflick, 30). Tiere in der freien Wildbahn altern nicht in gleichem Maße wie der Mensch. Reifung und Alterung sind spezifisch menschliche Phänomene. Ihr Sinn ist in der geistigen Bereicherung zu sehen, die der Mensch der Welt schenken kann, wenn er durch seine körperlichen Metamorphosen und Lebenserfahrungen ausstrahlende Liebekräfte entwickelt hat.

Diese Kräfte können sich dann in den letzten Lebensjahren, vor allem bei großen Persönlichkeiten, zur Weisheit steigern, die für die Welt und vor allem für die jüngeren Menschen tiefgreifend und lang wirkend fruchtbar werden kann (vgl. a. 112). Andererseits sehen wir aber in dieser letzten Lebensperiode häufig auch einen erschütternden Verfall der Leiblichkeit mit geistiger Demenz, Verlust des Erinnerungsvermögens, Abbau der Wahrnehmungsfähigkeiten (Schwerhörigkeit, Erblindung usw.). In der ersten Siebenjahresperiode (1. bis 7. Jahr) hat sich – wie wir gesehen haben – der Auf- und Ausbau des Gehirns, die Entwicklung der Sinnesorgane und der Erinnerungsfähigkeit vollzogen. Spiegelbildlich dazu kann in der letzten Altersphase dieses alles wieder degenerieren, andererseits sich aber auch zu höheren Fähigkeiten (Weisheit, schöpferische Potenz und segnende Ausstrahlung) steigern.

Abschließend soll jedoch nochmals betont werden, dass die genannten Jahreszahlen nicht mehr als ein Schema darstellen, denn durch die Akzeleration in der Jugend und die Verlängerung der Lebensperioden im Alter haben sich heute die Grenzen der klassischen Entwicklungs- und Reifungsphasen z.T. beträchtlich verschoben. Dennoch stellen die Lebensrhythmen als solche eine reale Gesetzmäßigkeit dar, deren spirituelle Durchdringung tiefe Geheimnisse der Natur und Evolution des Menschen eröffnen kann.

Evolutionsprinzipien und die Entstehung der gegenwärtigen menschlichen Gestalt

Die evolutiven Entwicklungsprozesse wurden in den vorangegangenen Kapiteln bereits bei den einzelnen Organsystemen, zum Teil sehr detailliert, beschrieben. Hier soll lediglich eine zusammenfassende Gesamtschau versucht werden, um damit eine Basis für den letzten, sehr schwierigen Problemkreis zu gewinnen.

In der Biologie werden heute (seit Darwin, 99) im wesentlichen zwei Kräfte für den Fortgang der Evolution verantwortlich gemacht, nämlich Selektion und Mutation. Das genetische Material der Organismen (Genom) macht ständig – zufallsbedingt – Wandlungen durch, die entweder (Klein-)Mutationen oder auch z.B. nach Schindewolf (100) Großmutationen darstellen und zu größeren oder kleineren körperlichen Veränderungen führen. Die veränderten Strukturen werden dann der Selektion innerhalb der Umwelt unterworfen und dadurch entweder ausgemerzt oder erhalten, d.h. weiter vererbt. Im Spannungsfeld zwischen inneren Veränderungen (im Genom) und äußeren Einflüssen (Selektionsprinzip) vollzieht sich – ausschließlich nach Zufallsgesetzen – die evolutive Höher- oder Weiterentwicklung der Organismen. Das Ergebnis dieser Prozesse wäre dann die optimale Anpassung der jeweiligen Art an den für sie passenden Lebensraum.

Diese Prinzipien sind heute durch so zahlreiche Beispiele belegt, dass ihre Existenz nicht mehr bezweifelt werden kann. Aber sie decken nur einen Teil der Phänomene ab. Sie repräsentieren gewissermaßen nur die analytische oder auch mechanistische Seite des Gesamtgeschehens. Wie wir oben gesehen haben, existieren daneben durchaus noch andere Prinzipien, die sich bei genauerer Untersuchung jeweils als das genaue Gegenteil der analytischen Prinzipien herausstellen.

Insgesamt können wir nach dem Vorangegangenen drei große Gruppen evolutiver Prinzipien unterscheiden (Tab. 30):

1. Das **orthogenetische Prinzip**, durch das der gesamte Entwicklungsstrom – zielgerichtet auf die Endstufe Mensch hin – in Fluss gehalten wird. Die heutigen Tierformen sind Endstufen, die nicht mehr entwicklungsfähig sind. Nur der Mensch als geistig-physisches Wesen ist noch fähig, sich weiterzuentwickeln. Hier sind noch ungeahnte entwicklungsfähige Potenzen vorhanden, so dass der Mensch am «Baum der Evolution» die einzige Vegetationsknospe darstellt, die die Evolution in physischer und geistiger Richtung weiterführen kann.

Dem orthogenetischen Prinzip wirkt der Zufall entgegen, den es in der Evolution zweifellos auch geben muss. Hier kommen die Zufallsmutationen zum Zuge, die die genetische Vielfalt erzeugen, an der die Orthogenesis angreifen kann, um eine Richtung in den Evolutionsstrom hineinzubringen.

2. Das **Antiadaptations- und Adaptationsprinzip**. Die hierher gehörigen Prozesse führen zur Auseinandersetzung mit der Umwelt. Die aus dem Kegel des orthogenetischen Entwicklungsstromes austretenden Tierformen werden den speziellen Umweltverhältnissen ausgesetzt und bilden durch Adaptation oft erstaunlich einseitige und hoch differenzierte Spezialorgane aus, wodurch sie zwar überleben, sich aber nicht weiterentwickeln können. Der differenzierenden und vereinseitigenden Adaptation wirkt das retardierende Prinzip der Antiadaptation entgegen, das die einseitigen Spezialisierungen vermeidet und die Entwicklungsfähigkeit erhält. Nur dadurch, dass **nicht-angepasste**, sozusagen «primitive» und plastische Organismen auf jeder Bauplanstufe erhalten bleiben, kann die Evolution überhaupt voranschreiten.

3. Die dritte Gruppe von Faktoren hängt mit dem **empirischen Prinzip** zusammen. Auch dieses hat sein Gegenbild im Selektionsprinzip. Der Anpassungsprozess enthält gewissermaßen noch schöpferische Elemente, indem immer neue Wege beschritten werden, eine möglichst vollkommene Adaptation an bestimmte (immer sehr eingeschränkte) Umweltverhältnisse zu erreichen. Die Selektion ist streng genommen nur Auslese, Vernichtung des Untauglichen, Absterben unvollkommener Organe oder Organismen, dem Charakter nach also negativ.

Aber aus der (geistigen) Verarbeitung des in der Auseinandersetzung mit der Umwelt «Erlebten» können diejenigen Erfahrungen erwachsen, die dann in die weitere Entwicklung einfließen und zum Entwurf neuer Baupläne führen (empirisches Prinzip). Solche «Erfahrungen» werden zweifellos gemacht, aber nicht direkt an den existierenden, angepassten Organismen, sondern jeweils an einer ganz neuen, noch anpassungs- und entwicklungsfähigen, «primitiven» Ausgangsform erprobt, die dann der Keim wird für eine neue Klasse von Organismen mit einem geänderten, völlig neuen, immer aber in sich harmonischen Bauplan. Vielleicht ist vieles, was man unter dem Begriff «Großmutationen» zusammengefasst hat, in diese Rubrik einzuordnen.

Im Einzelnen ergeben sich damit in etwa folgende Verhältnisse:

1. Adaptation und Antiadaptation

Durch Zufallsmutationen und Selektion passen sich die Organismen ihrer Umwelt in zunehmendem Maße an. Sie geraten gewissermaßen immer mehr in eine Sackgasse. Die erreichten Differenzierungen führen oft zu extremen Spezialisierungen, die vielfach Millionen von Jahren stabil sind und keine weitere Evolution mehr zulassen. Ein klassisches, vielfach diskutiertes Beispiel dafür ist die Gliedmaßenentwicklung der Pferde, d.h. die Umbildung der ursprünglich vierzehigen Gliedmaßen (Eohippus) in die einhufige Gliedmaße des rezenten Pferdes (s. Abb. 38). Diese Umbildungen werden von entsprechenden Veränderungen der Schädelform und des Kauapparates (Zähne usw.) begleitet. Einseitige Adaptationsprozesse dieser Art lassen sich im Tierreich in großer Zahl finden, ja, man könnte sogar sagen, dass sich der Tierwerdungsprozess geradezu dadurch auszeichnet, dass er in diese spezifischen und einseitigen Spezialisationen hineinführt.

Demgegenüber zeichnet sich die menschliche Gestaltentwicklung dadurch aus, dass sie gerade diese Vereinseitigungen vermeidet und so auf jeder evolutiven Stufe entwicklungsfähig und plastisch bleibt, was kürzlich erst wieder von Verhulst (52) herausgearbeitet worden ist. Wir haben das oben bei der Schädelentwicklung genauer dargestellt. Der röhrenförmige, lang gestreckte **Schädel** der Säuger und Reptilien baut sich nicht schrittweise in die kugelförmige Gestalt des menschlichen Schädels um, sondern im Gegenteil, die rundliche Form ist das Primäre und wird als das Bildungsfähige beibehalten, während die röhrenförmigen Formen als Spezialisationen daraus abgeleitet werden können. Dasselbe sieht man auch an der Gebissform. Die Säuger entwickeln einseitige Gebissformen, adaptiert an eine bestimmte Art der Nahrungsaufnahme. Das menschliche Gebiss ist ebenmäßig, harmonisch und nicht an einen spezifischen Kaumechanismus angepasst. Sonst wäre ja auch die Entwicklung der Sprache nicht möglich gewesen. Dasselbe gilt übrigens auch für die Mundhöhle. Auch hier werden evolutiv spezielle Anpassungen, z.B. bei der Entwicklung der Zunge, des Gaumendaches, der Uvula usw., vermieden, nicht zuletzt auch im Zusammenhang mit der Entwicklung der Sprachfähigkeit.

Die Zurückhaltung bei der Kiefer- und Gesichtsentwicklung hat andererseits aber auch Konsequenzen für die Gehirnentwicklung. Der Hirnschädel (Desmocranium) bleibt lange Zeit plastisch und ausdehnungsfähig, so dass sich das Gehirn weiter vergrößern kann. Die Entwicklung der Großhirnrinde geht aber charakteristischerweise nicht in neuronale Spezialisationen hinein, vielmehr bleibt der Cortex in großen Bereichen undifferenziert und prägungsfähig. Das gilt vor allem für die zuletzt entstandenen Hirnabschnitte des Stirn- und Schläfenlappens.

Auch die Gliedmaßen behalten viele embryonale Züge, wie z.B. die Fünfstrahligkeit von Hand und Fuß oder die Form der Glieder selbst. Auch im Verdauungstrakt (Magen, Dickdarm) finden sich keine größeren Adaptationen an einseitige und hoch spezialisierte Nahrungsstoffe. Mit Hilfe seiner Intelligenz kann der Mensch praktisch alle Nahrungsstoffe verdaubar machen und damit organische Spezialisierungen vermeiden.

Besonders eindrucksvoll aber wird das Antiadaptationsprinzip an der relativ langen **postnatalen Entwicklungszeit** erkennbar. Die extrem lange Jugendzeit bis zur Geschlechtsreife ist, wie das F. A. Kipp (54) eindrucksvoll beschrieben hat, etwas spezifisch Menschliches. Der Mensch verlängert auch die Embryonalzeit noch erheblich durch die lange postnatale Entwicklungsphase, wo er sich praktisch ganz in der Obhut der Mutter befindet und von sich aus absolut lebensunfähig ist (sekundäres Nesthockerstadium nach A. Portmann, 56 u. 66). In diesen frühen Phasen der Entwicklung ist der Mensch enorm bildungs- und lernfähig, was gegenüber der postnatalen Entwicklung der Tiere einmalig ist.

Wir haben jetzt nur Phänomene aufgezeigt, die die Zurückhaltung von Anpassungsvorgängen beweisen (negative Adaptation oder **Anti**adaptation). Antiadaptation tritt aber auch als positives Element in der Evolution auf. Sie bedeutet nicht nur ein Nicht-Gehen in diese (oder jene) Richtung, sondern in vielen Fällen auch das Gehen in eine ganz andere (gegenteilige) Richtung (positive Antiadaptation). Dies ist z.B. der Fall bei der Entwicklung der **fünfgliedrigen Hand** zur Greifhand. Die Verkürzung des ersten Fingerstrahls, die Entwicklung des Sattelgelenkes an der Wurzel des Daumens sowie der Oppositionsfähigkeit des Daumens, kurz die Differenzierung der Hand zu einem Greiforgan ist ein Prozess, den man nicht mehr als eine Retardierung ansehen kann, sondern vielmehr als eine progressive Differenzierung beschreiben muss. Hier werden neue Funktionsmöglichkeiten erschlossen. Durch die Greifhand wird der Werkzeuggebrauch sowie die Unzahl von künstlerischen Betätigungen möglich – elementare Voraussetzungen für eine kulturelle Entwicklung! Bei der evolutiven Entwicklung der Hand bedeutet die Differenzierung damit nicht eine Vereinseitigung in Richtung Adaptation an eine spezielle, einseitige Funktion, sondern im Gegenteil, eine Differenzierung, die eine Fülle neuer Funktionsmöglichkeiten erschließt.

Dasselbe Prinzip spielt auch bei der Entwicklung der **unteren Gliedmaße** und des Beckens eine Rolle. Die viel umstrittene evolutive Bedeutung der Verlängerung des Oberschenkelknochens und der Umgestaltung des Beckens sowie auch die Ausbildung der Gewölbestruktur des Fußes ermöglichen den freien, elastischen, bipeden, aufrechten Gang und damit die freie Beweglichkeit des Armes und die Erhaltung der sphärischen Form des Kopfes (vgl. a. 52).

Auch die Höherdifferenzierung der **Großhirnrinde** ist nicht einfach nur eine Adaptation an die komplexere Bewegungsform des aufrecht gehenden Menschen, sondern gleichfalls eine Differenzierung in eine Richtung, von der aus wiederum mehr Differenzierungs- und Funktionsmöglichkeiten erschlossen werden können. Diese Form der Antiadaptation zielt also auf die Erschließung neuer Möglichkeiten hin und nicht nur auf die Vermeidung von Differenzierungs- bzw. Adaptationsvorgängen.

Ein weiteres Beispiel für positive Antiadaptationsprozesse ist die Entwicklung der **Sprach- und Kommunikationsorgane**. Kehlkopf, Mundhöhle, mimische Muskulatur, weicher Gaumen usw. werden nicht nur auf frühen Entwicklungsstadien zurückgehalten, sondern durchaus auch weiter differenziert, aber eben in Richtung Sprachfähigkeit. Durch die differenzierte, vielseitige Lautbildung kann dann ebenso wie durch die Entwicklung der Greifhand oder der Großhirnrinde ein unendlich vielseitiger, neuer Funktionsbereich für die Tätigkeit des menschlichen Ichs erschlossen werden, was dann wiederum zur entscheidenden Voraussetzung für die kulturellen Entwicklungen in der Menschheit wird.

Letztlich führt die Antiadaptation zur Ausbildung eines Organismus, der nicht in der Umweltabhängigkeit stecken bleibt, sondern sich daraus befreit. Der Freiraum, den sich der menschliche Organismus durch alle diese Vorgänge erkämpft hat, ermöglicht schließlich die Inkarnation eines selbstständigen, schöpferisch tätigen Individuums (oder Ichs), weswegen man das Antiadaptationsprinzip auch als **Individuationsprinzip** bezeichnen könnte.

2. Empirisches Prinzip

Es wird häufig gesagt, «die Natur lernt nicht durch Misserfolge, sondern nur durch Erfolge» (49). Das, was positiv angepasst ist, bleibt erhalten, das andere (der Misserfolg) wird durch Selektion ausgemerzt. Es überlebt nur der Bestangepasste («Survival of the fittest» nach Darwin, 99). Die Einseitigkeit dieser Gedankengänge wurde erst kürzlich wieder von Norman Macbeth (50) eingehend kritisiert.

Genauer besehen zeigt sich nämlich, dass es in der Evolution durchaus auch ein Lernen durch Misserfolge gibt. Bei der phylogenetischen **Herzentwicklung** haben wir gesehen, dass «Fehler» auf der einen Stufe bei der nächsthöheren nicht mehr auftreten und dass die neue Form die Erfahrungen der früheren einschließt, so «als ob die Natur etwas gelernt hätte». So werden z.B. die «Fehler» bei der Septierung des Herzens auf der nächsten Bauplanstufe nicht mehr gemacht, so dass von Anfang an ein vollständig septiertes Herz entsteht. Man kann gerade bei der Herzentwicklung sehr gut sehen, wie die Evolution von Bauplanstufe zu Bauplanstufe schrittweise der Vervollkommnung des Organs näher kommt und schließlich die Trennung der Kreisläufe und die Homöothermie erreicht werden. Freilich wird dieses Prinzip erst voll verständlich, wenn man es im Zusammenhang mit dem orthogenetischen Prinzip sieht, d.h. wenn man ein Ziel vor Augen hat, auf das die Entwicklung ausgerichtet ist.

Solche «Lernprozesse» können auch an den phylogenetischen Veränderungen der **Eihäute** bei der Embryonalentwicklung demonstriert werden (Abb. 272). Die Eier der Fische und Amphibien entwickeln sich im Wasser. Spezielle Eihäute existieren hier noch nicht. Bei den Reptilien treten dann Amnion, Dottersack, Allantois usw. auf, die die Keimscheibe sekundär umwachsen und dadurch einhüllen (sog. Faltamnion). Bei den Säugern entstehen diese Hüllen aber dann primär. Der Umweg über das Faltamnion wird vermieden. Die Amnionhöhle bildet sich direkt im Bereich des Embryoblasten durch Spaltbildungen zwischen den Zellen (Spaltamnion; Abb. 272). Wiederum

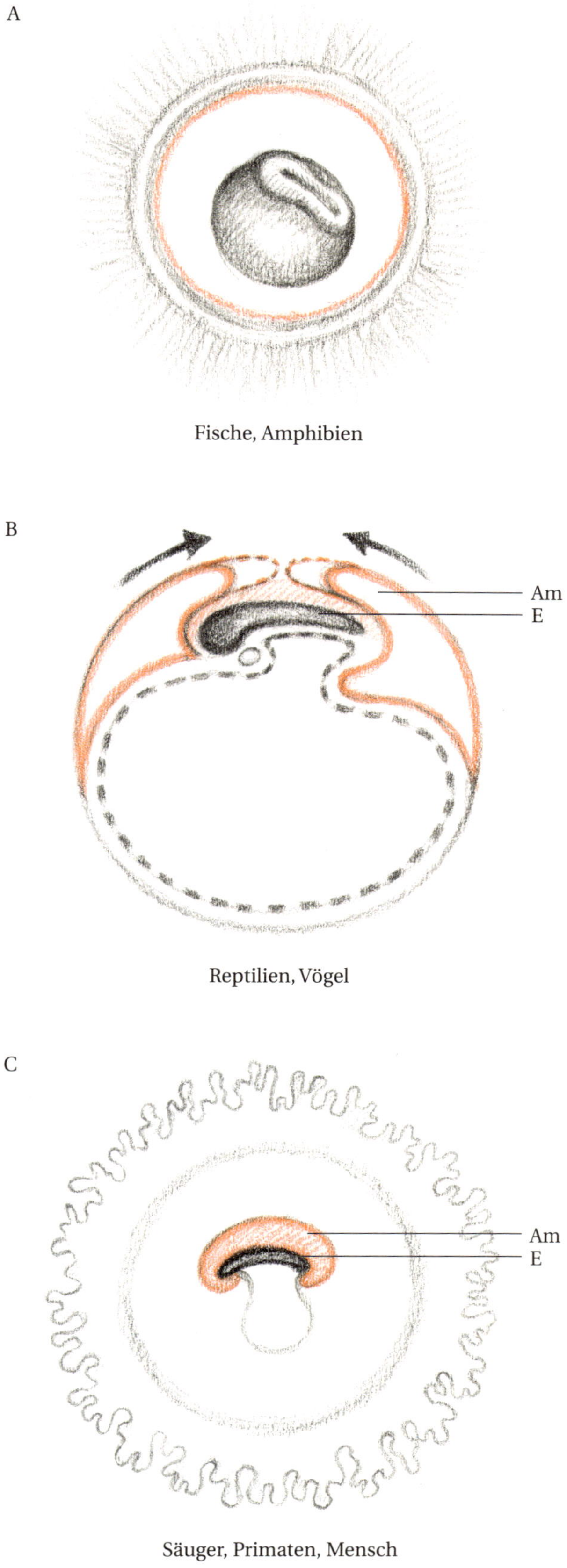

Abb. 272. ***Evolutive Veränderungen in der Embryonalentwicklung der Wirbeltiere.*** *Bei niederen Wirbeltieren (Fische, Amphibien) (A) vollzieht sich die Entwicklung ganz in der Natur. Die Schleimhülle, der Wasser- und Luftraum bilden das Umfeld für die Embryonalentwicklung. Bei Vögeln und Reptilien (B) werden Eier gelegt, in denen die Embryonalentwicklung vonstatten geht. Die Eihäute (Amnion = Am, usw.) bilden sich erst sekundär durch Auffaltung (Pfeile). Bei Säugern, Primaten und Mensch (C) entsteht die Amnionhöhle (Am) primär, bevor die Embryonalbildung einsetzt. E = Embryo*

so, «als ob die Natur aus den vorangegangenen Stufen gelernt hätte», beginnt die Embryonalentwicklung nicht gleich mit der Keimbildung, sondern zunächst mit der Entwicklung der Eihäute. Die Verlagerung der Embryonalentwicklung in das Innere des Mutterorganismus kann ebenfalls als eine Fortsetzung der Individualisierungstendenz angesehen werden, d.h. der Tendenz, durch Abgrenzung von der Umwelt (Eischalen, Uterus usw.) selbstständiger zu werden und die Tragzeit zu verlängern. Die Verlängerung der Tragzeit verstärkt dann wiederum die Antiadaptation und führt zu einer vermehrten Ausbildung derjenigen Organe, die eine längere Reifungszeit brauchen, wie z.B. das Gehirn. Die «Erfindung» der intrauterinen Entwicklung kann als ein Lernschritt betrachtet werden, der sich folgerichtig aus den Vorgängen bei der Eiablage ergeben hat.

Solche Lernschritte lassen sich auch bei der phylogenetischen Entwicklung einzelner Organsysteme feststellen. Wir haben bei der **Nierenentwicklung** darauf hingewiesen, dass das Pfortadersystem der Sauropsiden bei den Säugern aufgegeben wird und dann wiederum gleich von allem Anfang an das glomeruläre Filtrationssystem ausgebaut wird, das nun auch den Wasser- und Salzhaushalt des Organismus kontrollieren kann.

Wie allerdings das empirische Prinzip innerhalb der Evolution wirksam werden kann, ist heute noch eine offene Frage. Es fällt aber nicht so schwer, sich solche Prozesse vorzustellen, wenn man die tierischen Organismen nicht nur als biologische Mechanismen (Maschinen) auffasst, sondern als lebendige, seelenbegabte Wesen, die sich ebenso in ihre Körper inkarnieren wie der Mensch, nur dass sie kein individuelles Ich, sondern nur ein sog. «Gruppen-Ich» besitzen (14).

3. Orthogenesis

Das empirische oder Erfahrungsprinzip kann ohne das orthogenetische Prinzip nicht sinnvoll zur Wirksamkeit kommen; denn nur dadurch, dass die Evolution auf ein Ziel gerichtet ist, können biologische Erfahrungen zu einer schrittweisen Vervollkommnung, d.h. Annäherung an das Ziel führen. Das Ziel aber ist der Mensch, der als letztes Wesen in der Evolution auf der Erde in Erscheinung tritt, aber als Plan, d.h. als geistiges Wesen, schon von Anfang an bei den evolutiven Prozessen im Spiel war, sonst hätte ja auch die Stufenleiter keinen Sinn.

Das orthogenetische Prinzip ist uns zuerst bei der **Entwicklung der Sprachorgane** deutlich geworden. Da wird schon auf der Stufe der Amphibien die Überkreuzung von Luft- und Speiseweg installiert, die in der gesamten Wirbeltierreihe mannigfache Komplikationen bei der Atmung und Nahrungsaufnahme verursacht, aber konsequent – wiederum durch das empirische Prinzip – von Stufe zu Stufe weiter vervollkommnet wird, so dass schließlich die Mundhöhle in den Dienst der Sprach- und Lautbildung gestellt werden kann. Die Überkreuzung von Atem- und Speiseweg im Pharynxbereich wird also erst sinnvoll, wenn durch diese Strukturverhältnisse – sehr viel später in der Evolution – eine ganz neue Funktion, nämlich die Sprache, realisiert werden kann. Bei den Wirbeltieren ist sie äußerst störend, so dass zahlreiche, komplizierte Kontrollmechanismen erforderlich geworden sind. Es muss also schon bei den Amphibien die Tendenz (der «Plan») bestanden haben, einmal einen Organismus zu entwickeln, der die Fähigkeit der Sprache besitzt (Abb. 45).

Ein weiteres Beispiel für die Orthogenesis ist die **Herzentwicklung**. Die Tatsache, dass bei den niederen Wirbeltieren nach dem Übergang zum Landleben und zur Lungenatmung die Lungenvenen an das Herz angeschlossen werden und damit erstmalig arterielles Blut in die Herzräume gelangt, so dass eine Trennung der Blutsorten im Herzen notwendig wird, wird erst sinnvoll, wenn man die zentrale Stellung des Herzorgans innerhalb des menschlichen Organismus und die funktionelle Bedeutung des Herzens im Rahmen der Raumdimensionen mit in Rechnung setzt. Die komplizierte und erst über mehrere Stufen erreichte vollständige Septierung des Herzens sowie die Umgestaltung der Herzräume durch den Prozess der Konzentration führt zu einer Organgestalt, in der sich die Dimensionalität des Raumes wesensgerecht spiegeln kann, so dass das Herz – und das ist nur bei dem aufrecht gehenden Menschen der Fall – dem Menschen das Erlebnis des Raumes und Nicht-Raumes vermitteln kann. Die Tendenz, das Herz zu einem solchen Zentralorgan des Körpers werden zu lassen, ist von vornherein in der phylogenetischen Entwicklung erkennbar. Erst im menschlichen Organismus konnte jedoch dieser «Plan» (nach vielen «Fehlschlägen» und Zwischenstufen) realisiert werden.

Ein Beispiel etwas anderer Art stellt die **Hirnentwicklung** dar. Es ist immer wieder überraschend, wie konsequent im Laufe der evolutiven Entwicklung das Gehirn ausgebaut wird. Schon bei niederen Wirbeltieren ist ein Großhirnbläschen (Telencephalon) vorhanden, obwohl es so gut wie keine Funktionen erfüllt. Sinnvoll wird diese Anlage erst, wenn sie beim Menschen durch die starke Gyrifizierung (Oberflächenvergrößerung durch Gyri, d.h. Wülste, und Furchen) zur Grundlage eines selbstbewussten Denkens geworden ist. Selbst bei höheren Affen sind große Teile der Großhirnrinde weitgehend funktionslos oder werden nicht kapazitätsentsprechend benützt. Die stufenweise Vergrößerung der Hirnrinde bringt für viele Arten gar keinen Selektionsvorteil! Sie ist nur zu verstehen im Hinblick auf den erst sehr viel später auftretenden Menschen, der durch die Prägung der zahlreichen jetzt zur Verfügung stehenden «Hirnzentren» eine Lernfähigkeit erlangt, die nahezu unbegrenzt ist und ein Kernstück seiner Individualität ausmacht. Die Tatsache, dass das menschliche Gehirn noch viele, nicht determinierte Areale besitzt, ist ein entscheidender Hinweis auch auf eine zukünftige evolutive Höherentwicklung.

In diesem Zusammenhang sind auch die evolutiven Umformungen des Schädels, die charakteristische Gestaltbildung des Kopfes sowie die Entwicklung des Sehsystems zu sehen. So ist z.B. die **Sehnervenkreuzung** schon bei niederen Wirbeltieren vorhanden. Funktionell sinnvoll wird sie jedoch erst beim Menschen, der durch die partielle Kreuzung der Optikusfasern im Chiasma opticum und den Anschluss der visuellen Projektionsfasern an die Großhirnrinde sowie die Vergrößerung des binokularen Gesichtsfeldes (durch die Verlagerung der Augen von der Seite nach vorne) zu einem individuellen Raumerleben kommen kann, das, wie auch die Ausdifferenzierung der Großhirnrinde selbst, nicht unwesentlich zum Ich-Bewusstsein beiträgt. Veranlagt sind alle diese Strukturen schon bei den niederen Wirbeltieren, aber erst am Ende der langen evolutiven Entwicklung der Wirbeltiere (nur diese werden hier betrachtet) tritt das Wesen in Erscheinung, auf das alle diese Anlagen zugeschnitten sind, eben der Mensch.

4. Evolution von Mensch und Tier

Man sieht, dass die «Idee des Menschen» der gesamten Evolution zugrunde liegt. Die Tiere haben sich von dem Hauptstrom (zu früh) abgespalten und durch z.T. extreme Adaptationen einen für sie passenden, oft sehr eng begrenzten Lebensraum gefunden. Die immer plastisch und entwicklungsfähig bleibenden Vorfahren des Menschen sind durch alle Bauplanstufen der Wirbeltierreihe hindurchgegangen, haben sich aber nie vollständig inkarniert, d.h. es gibt reale, leiblich auf der Erde aufgetretene Menschenvorfahren schon bei den primitivsten Urwirbeltieren, die aber niemals das gewaltig große Geistig-Seelische in seiner Gänze aufnehmen konnten, aber die leibliche Kontinuität des Entwicklungsstromes zum Menschen hin garantiert haben. Man darf sich also nicht vorstellen, dass die Menschenseele während der gesamten Evolution «im Schoß der Götter» geschlummert hat und erst am Schluss auf der Erde leiblich erschienen ist. Sie ist vielmehr die treibende (orthogenetische) Kraft im gesamten Stammbaum, von dem sich stufenweise die Tiere abgespalten haben (Abb. 273). Die Affen sind also nicht die Vorfahren des Menschen, auch wenn sie sehr menschenähnlich aussehen. Sie sind vielmehr die Nachfahren des Menschen (vgl. a. 52). Sie haben sich zu früh aus dem fortschreitenden Gang der evolutiven Entwicklung ausgegliedert, also «vom Menschenstrom abgespalten». Aber nicht nur die Affen, sondern alle Wirbeltierformen (und wahrscheinlich alle anderen Tiere auch) stammen im dargestellten Sinne vom Menschen ab. Natürlich hat der Mensch in seiner heutigen Gestalt noch nicht existiert; – gemeint sind vielmehr die Vorformen, die zwar tierähnlich gewesen, aber nicht zu bleibenden Tierformen ausdifferenziert worden sind. Man muss sich diese vielleicht embryoartigen, weichen, verformbaren und undifferenzierten Lebewesen wie mit einer gewaltigen, geistig-seelischen Aura umhüllt denken, die zwar schon das ganze Potential der Menschwerdung in sich hatten, aber dieses eben auf den jeweiligen Stufen noch nicht verwirklichen konnten. Das «Urbild des Menschen» ist also nicht etwas, was fern im «Jenseits» geruht und keine Beziehung zu der Entwicklung der

Tiere, mit Ausnahme vielleicht in der Schlussphase bei den Primaten oder Anthropoiden, gehabt hat, wie das gelegentlich dargestellt wird (53), sondern das menschliche Wesen ist voll integriert in den Stammbaum der Tiere, ja man darf sagen, es kämpft sich buchstäblich von Bauplanstufe zu Bauplanstufe vorwärts, bis sich schließlich das – den drei großen Evolutionstendenzen zugrunde liegende – Wesen mit der endlich zustande gekommenen Körperlichkeit verbinden und als Erdenmensch, als Ich-hafte Persönlichkeit physisch in Erscheinung treten konnte.

Von diesen Gesichtspunkten aus bekommt man plötzlich auch ein neues Verhältnis zu den Tieren, die nicht nur als vereinseitigte «Fehlentwicklungen» und (traurige) Abspaltungen vom Urbild-tragenden Hauptstamm der Evolution angesehen werden dürfen, sondern vielmehr eine wichtige, ja entscheidende Rolle in dem ganzen Werdeprozess gespielt haben. Nimmt man nämlich das empirische Prinzip wirklich ernst, so sind die Verkörperungen der Tierseelen in die irdische Umwelt hinein ja erst die Grundlage dafür, dass Erfahrungen im Erdenraum gemacht werden konnten. Und diese an der Welt gemachten Erfahrungen sind es dann schließlich, die zu den Bauplanänderungen der jeweils nächsten Stufe geführt haben. Man könnte das auch so formulieren: Die Tiere haben sich gewissermaßen «geopfert», damit der Mensch entstehen konnte. Einerseits wurde der (orthogenetische) Hauptstrom der Evolution durch die Abspaltung der Tiere von all diesen «animalischen Besonderheiten» befreit, sozusagen «gereinigt», andererseits wurde aber auch nur dadurch die Auseinandersetzung mit den speziellen Verhältnissen der Umwelt möglich und «erkenntnismäßig» verarbeitet. Erst deren Früchte konnten dann in die weiteren Entwicklungsprozesse einfließen und damit zu einer ungeheuren Bereicherung des Gesamtgeschehens werden. So darf man vielleicht – vereinfacht ausgedrückt – in aller Bescheidenheit sagen: Den Tieren verdanken wir letztlich unsere gegenwärtige Gestalt, während diese selbst uns als ihre Vorfahren ansehen müssen.

Die Fußwaschung

Ich danke dir, du stummer Stein,
und neige mich zu dir hernieder:
Ich schulde dir mein Pflanzensein.

Ich danke euch, ihr Grund und Flor,
und bücke mich zu euch hernieder:
Ihr halft zum Tiere mir empor.

Ich danke euch, Stein, Kraut und Tier,
und beuge mich zu euch hernieder:
Ihr halft mir alle drei zu Mir.

Wir danken dir, du Menschenkind,
und lassen fromm uns vor dir nieder:
weil dadurch, dass du bist, wir sind.

Es dankt aus aller Gottheit Ein-
und aller Gottheit Vielfalt wieder.
In Dank verschlingt sich alles Sein.

aus Christian Morgenstern, Wir fanden einen Pfad
(Piper Verlag, München 1939)

5.
Zusammenfassung

In der Evolution der Wirbeltiere (und vielleicht auch in der der Avertebraten) wirken also drei Gruppen von Faktoren zusammen, die auf jeweils anderen physisch-geistigen Prozessen beruhen (Abb. 273). Bei den analytischen Faktoren (Mutation, Adaptation und Selektion) sind die zugrunde liegenden biologischen Elementarvorgänge heute schon weitgehend bekannt. Die physischen Grundlagen der entgegenstehenden, mehr synthetischen Prozesse (Orthogenesis, Antiadaptation und Empirie) sind jedoch heute im Wesentlichen noch ungeklärt. Geistiger Natur sind jedoch letzten Endes alle diese Prozesse, denn Zufall (oder Chaos) ist ebenso eine im Geistigen wurzelnde Gesetzmäßigkeit wie die entgegengesetzte Ordnung oder Zielgerichtetheit. Ähnliches gilt auch für die zwei anderen Gruppen von Prinzipien.

Wir können uns einen Zugang zum Wesen dieser Prinzipien oder Faktoren verschaffen, indem wir in unser eigenes Seelenleben schauen. Auch hier finden wir bestimmte Grundkräfte, die den evolutiven

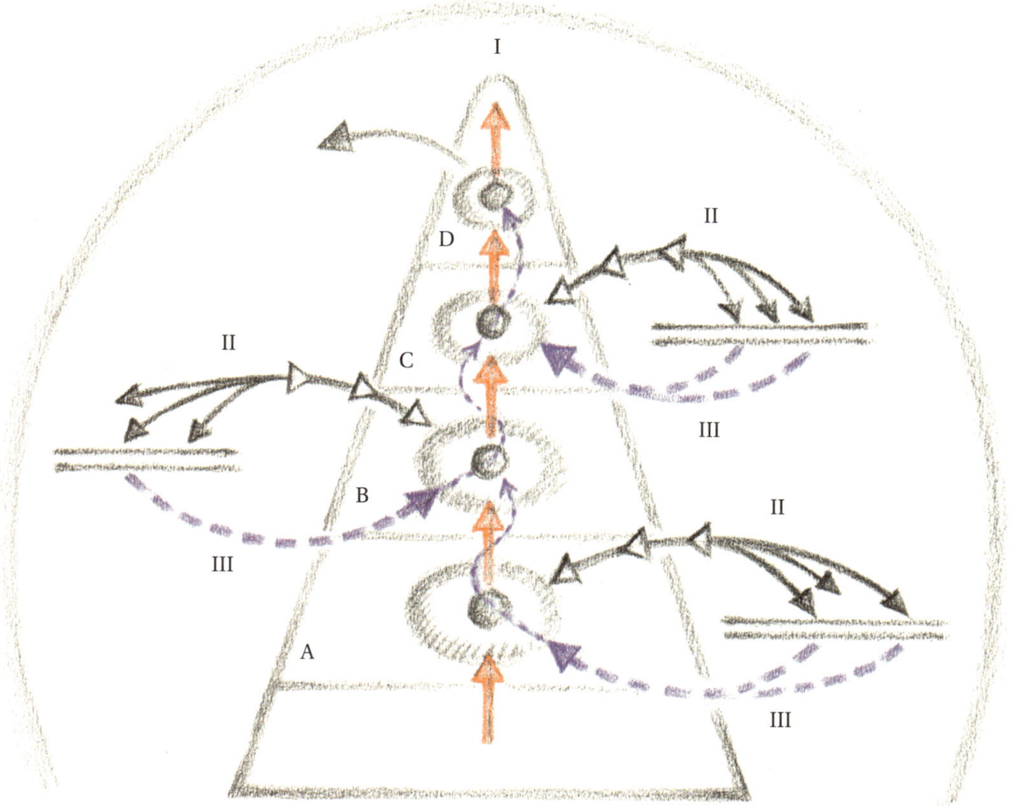

Abb. 273. **Elementare Prozesse der Evolution.** *Dargestellt sind vier im Sinne einer Höherentwicklung aufeinander folgende Bauplanstufen bei Wirbeltieren (A – D), die jeweils von einem plastisch-bleibenden, embryogenetischen Feld (schraffiert) ausgehen.*

I = Orthogenetisches Prinzip (rot);
II = Individuationsprinzip (Adaptation und Selektion = schwarze Pfeile, Antiadaptation = helle Pfeile);
III = Empirisches Prinzip (Kräfte, die dann in den Höherentwicklungsprozess (I) einfließen = blau)

durchaus verwandt sind. So kann man der orthogenetischen Faktorengruppe ein Willenselement, der empirischen Gruppe ein Vorstellungselement und den Adaptations- bzw. Antiadaptationsprozessen eine Verwandtschaft mit dem Gefühls- oder Empfindungsleben zuordnen. Hat doch das «Sich-Anpassen-Wollen», das «Spezialorgane-für-bestimmte-Umweltverhältnisse-Ausbilden» immer etwas mit «Sympathie» zu tun, während Antiadaptation, das Nicht-Eingehen auf die Umweltverhältnisse, das Sich-Zurückhalten eben ein Element der Antipathie enthält – die beiden großen Faktoren unserer Empfindungswelt (Tab. 30).

Das **orthogenetische Prinzip** ist das eigentlich kreative Willenselement der Evolution, das den Prozess in Gang hält und kontinuierlich vorantreibt, dem Endziel «Mensch» entgegen. Bezieht man die Qualität der Raumdimensionen mit ein, so ist dies die Dimension des Oben-Unten oder die Vertikale, bei der ja immer das prozessuale Geschehen von Inkarnation und Exkarnation im Vordergrund steht.

Das **empirische Prinzip** ist dagegen ein Element, das mit dem Bewusstwerden, Erfahren und Erkennen von Funktionszusammenhängen zu tun hat, also letztlich dem Vorstellen oder Denken verwandt ist. Es handelt sich um die Rechts-Links-Dimension, die sich in der menschlichen Gestalt in der bilateralen Symmetrie zum Ausdruck bringt.

Das **Antiadaptations**- oder **Individuationsprinzip**

	Synthetische Faktoren (positive Komponenten)	**Analytische Faktoren** (negative Komponenten)	**Psychische Korrelate**	**Raum-dimensionen**
I	Orthogenetisches Prinzip (zielgerichtet)	Mutationsprozesse (zufällig)	Wollen	Oben-Unten
II	Antiadaptation Individuation (retardierend) (entwicklungserhaltend)	Adaptation Anpassung (differenzierend) (entwicklungseinschränkend)	Fühlen	Vorne-Hinten
III	Empirisches Prinzip (Innenwelt-orientiert), Erfahrungsprinzip	Selektion (Umwelt-orientiert)	Vorstellen	Rechts-Links

Tab. 30. Prinzipien der Evolution mit ihren physischen und psychischen Korrelaten.

schließlich wirkt in einem Bereich, in dem sich – gewissermaßen durch ein ständiges Hin- und Hergehen zwischen Innen- und Außenwelt – ein Mittleres, Ausgleichendes, Vermittelndes, Vorwärtsgehen, aber auch wieder Zurückhalten in der Evolution vollzieht, was im Seelischen dem Fühlen – im Körperlichen der Dimension des Vorne-Hinten entspricht. Das Adaptations- und Nichtadaptationsgeschehen repräsentiert damit das Evolutionsgeschehen im engeren Sinne (Tab. 30, Abb. 273). Hier vollzieht sich die Auseinandersetzung zwischen Umwelt und Innenwelt, also der eigentliche Ablauf der materiellen Evolution.

Dabei dürfen aber die heute am meisten diskutierten Kräfte, die sozusagen analytischen Charakter haben (Selektion, Mutation usw.), nicht außer Acht gelassen werden. Sie sind ebenso notwendig wie die vorgenannten drei mehr synthetischen, spirituellen Prinzipien. Ohne Zufallsereignisse keine zielgerichtete Bewegung, ohne Chaos keine Ordnung! Diese Faktoren gehören wie These und Antithese untrennbar zusammen. Ebenso kann auch das Selektionsprinzip für das In-Erfahrung-Bringen eines Sachverhaltes in der materiellen Welt nicht entbehrt werden. Viele gegenwärtig diskutierte Hypothesen beruhen nicht auf der Anwendung falscher Prinzipien, sondern nur auf der Einseitigkeit ihrer Anwendung. Erst durch die Zusammenschau aller sechs hier geschilderten Prinzipien kann, wie wir glauben, das Evolutionsgeschehen in seiner Ganzheit und Tiefe, wenn auch zunächst nur in ahnend tastender Annäherung, verstanden werden.

Die zukünftige Entwicklung des menschlichen Organismus und das Problem des Auferstehungsleibes

Wenn der Mensch in seiner heutigen Gestalt noch keine Endstufe der evolutiven Entwicklung darstellt, stellt sich die Frage, wohin die weitere Entwicklung gehen wird und welche zukünftigen Ziele dem großen, oben charakterisierten (orthogenetischen) Entwicklungsstrom wohl zugrunde liegen. Ist der Mensch überhaupt noch entwicklungsfähig? Befinden wir uns nicht vielmehr in einer Sackgasse oder gar auf einem absteigenden Ast!? Spricht nicht vieles dafür, dass sich unsere Organisation mehr in degenerativer als in progressiver Richtung verändert: die Abnahme der Fertilität (zumindest in den industrialisierten Ländern), die Zunahme degenerativer Erkrankungen (oft schon bei Jugendlichen), das Nachlassen der Merkfähigkeit und des Gedächtnisses (selbst bei jungen Menschen) und vieles andere mehr. Je mehr die Technisierung und Automatisierung fortschreitet, um so mehr wird nach Steiner (101) auch die Fähigkeit für Schreiben, Rechnen und Lesen abnehmen. Es ist heute schon ganz deutlich eine starke Abnahme schöpferischer Kreativität und, was eigentlich noch schlimmer ist, eine Abnahme des Interesses an Umwelt und Mitmenschen erkennbar. Die Menschen werden allem gegenüber, was sie umgibt, mehr und mehr gleichgültig, abgestumpft und uninteressiert.

Andererseits kann man aber auch eine allmähliche Änderung des Bewusstseins und der wachen Anteilnahme an den Problemen der Zeit bei einer – wenn auch zunächst nur geringen – Anzahl von Menschen bemerken. In diesem Zusammenhang lohnt es sich, einen größeren Zeitraum der Menschheitsgeschichte zu überblicken. Der Mensch früherer Kulturen, etwa der ägyptisch-babylonischen Kulturperiode oder der Antike, erlebte die Welt noch ganz anders (vgl. F. Teichmann, 102 u. 103). Er war ganz in sein Volk bzw. seine Sippe eingebettet und hatte ein intimes Verhältnis zu seinen Göttern, die er im Traum oder in einem vielfach noch erhaltenen instinktiven Hellsehen als Realitäten erlebte. Noch im Mittelalter war der Mensch stärker in seinem Glauben als in seinem Denken verwurzelt. Ein individuelles, wissenschaftlich-objektivierendes Denken gab es im Allgemeinen nicht. Einzelne große Persönlichkeiten, die – wie wir heute sagen würden – bereits ein modernes, selbstständiges Denken zu entwickeln begonnen hatten, wurden verfemt, verketzert oder sogar verbrannt. Mit Beginn der Neuzeit setzte ein dramatischer Umschwung, d.h. ein einschneidender Bewusstseinswandel ein. Der Einzelmensch begann sich mehr und mehr auf sein eigenes Urteil zu stützen, die Jahrhunderte lang tradierten Meinungen abzuschütteln und ein nur noch auf eigenen Erfahrungen beruhendes Weltbild zu entwickeln. Man bedenke nur, wie viele Jahrhunderte die Galen'schen Anschauungen über Herzfunktion und Blutkreislauf tradiert worden sind, ehe William Harvey (104) seine Ideen über die Blutzirkulation veröffentlicht und Andreas Vesalius (105) zu Messer und Pinzette gegriffen hat, um die Form des menschlichen Körpers und seiner Organe selbst in Augenschein zu nehmen.

Der für uns heute gut überschaubare wissenschaftliche und gesellschaftliche Umbruch zu Beginn der Neuzeit ist ein klassisches Beispiel für einen **Bewusstseinswandel**, wie wir ihn erneut in unserem Jahrhundert, wenn auch in ganz anderer Form, erleben. Sind dies nur Änderungen der Denkweisen und des Persönlichkeitserlebens oder haben sich dabei auch körperliche Veränderungen vollzogen? Wir wissen von den mexikanischen Kulturen (z.B. den Mayas), dass man die sich anbahnenden Bewusstseinsveränderungen dadurch zu verhindern suchte, dass man bei Kleinkindern den Schädel zwischen zwei Brettern einschnürte, um die Weiterentwicklung des Stirnhirns zu unterbinden. Auch die Augen wurden durch eine vorgehaltene, pendelnde Gummikugel zu einer Schielstellung gezwungen, um die Realität der Raumwahrnehmung abzudämpfen. In den teilweise schon dekadenten Spätphasen der ägyptischen Kultur kamen ebenfalls ähnliche Praktiken auf.

Es ist sehr wahrscheinlich, dass sich auch in Europa bei den großen Übergängen von der Megalithkultur zur Antike, zum Mittelalter und schließlich zur Neuzeit tiefgreifende geistige und körperliche Veränderungen vollzogen haben, vor allem im Bereich des Nervensystems, so dass sich nach und nach ein Objekt-orientiertes, Persönlichkeits-gestütztes, rationales Denken entwickeln konnte. Aber sicherlich werden auch funktionelle Veränderungen in anderen Organsystemen, wie z.B. im Herz-Kreislaufsystem, aufgetreten sein, die vielleicht für die jeweiligen bei den «Kultursprüngen» abgelaufenen Veränderungen im Verhalten und Erleben der Menschen verantwortlich gewesen sind. Viel wissen wir darüber nicht!

Wenn in der Vergangenheit parallel zu den großen kulturellen Umschwüngen und Bewusstseinswandlungen auch körperliche Veränderungen eingetreten sind, kann man annehmen, dass auch in Zukunft noch weitere Entwicklungsschritte möglich sind. Rudolf Steiner (101) spricht sogar von der fast zwangsläufigen Entwicklung eines neuen Denkorgans im Bereich des Stirnhirns, das – wenn der Mensch diese neuen Erkenntnisfähigkeiten nicht entwickelt – fürchterliche Geisteskrankheiten hervorrufen würde.

Wir wissen über das Entwicklungspotential des Menschen heute noch sehr wenig; aber vorhanden ist es sicher.

Wir wollen an dieser Stelle zunächst nur eine einzige Frage – allerdings mit großer Vorsicht, Zurückhaltung und Ehrfurcht – untersuchen, nämlich die Frage: Hat im Verlaufe der Evolution tatsächlich einmal ein Ereignis stattgefunden, das die menschliche Gestalt tiefgreifend verändert hat – wie es z.B. die Bibel als «**Sündenfall**» beschreibt, und hat das Mysterium von Golgatha am Beginn unserer Zeitrechnung nicht nur eine Bedeutung für die nachfolgende geistige Entwicklung der Menschen, sondern auch für die evolutive Weiterentwicklung der Körperlichkeit selbst gehabt?

Die alttestamentarische Überlieferung beschreibt den sog. «Sündenfall» vor allem als eine «Vertreibung aus dem Paradies». Wenn man, wie oben dargelegt, die Vorfahren des Menschen als plastische, wenig differenzierte, nicht-angepasste und tierähnliche Wesen, aber von einer riesigen Aura geistig-seelischer Kräfte umgeben, ansehen muss, die sich noch keineswegs mit dieser Körperlichkeit identifizieren konnten, sondern vielmehr mit ihrer geistig-seelischen Hülle weitgehend (vor allem nachts) bewusstseinsmäßig in der lichtvollen Sphäre der «Götter» lebten, dann kann die fixierende Inkarnation in diese Körperlichkeit hinein und die gleichzeitige Schrumpfung der geistig-seelischen Aura mit der zugehörigen Bewusstseinsverdunkelung durchaus – in der Bildersprache der alten Urkunden – als eine Vertreibung aus dem Paradies verstanden werden. Es heißt: «Ihre Augen wurden aufgetan» und «Ihr werdet sein wie Gott». Damit wäre ein erstes aufkeimendes Ich-Bewusstsein und eine Veränderung in der Funktion der Sinnesorgane, d.h. im bewussten Erleben der Umwelt, charakterisiert (79). Weiterhin ist davon die Rede, dass von nun an die Kinder unter Schmerzen geboren würden und dass der Mensch im Schweiße seines Angesichtes sein Brot verdienen müsse. Am Nordportal der Kathedrale von Chartres, wo die Evolution des Menschen in eindrucksvollen Bildern dargestellt ist, sieht man Adam mit einem Spaten in der Hand in der Erde graben. Das ist die neue Situation der «postparadiesischen Zeit». Die körperliche Arbeit der Frühzeit galt ja vor allem der Ernährung, so dass die «Verleiblichung» der (weitgehend) in geistig-seelischen Sphären lebenden Menschen-Vorformen auch eine Änderung der Stoffwechselorgane und der Reproduktionsmechanismen (z.B. Übergang zur intrauterinen Entwicklung) nach sich gezogen haben könnte.

Strukturveränderungen im Bereich des Nervensystems lassen sich vielleicht sogar bis zu einem gewissen Grad rekonstruieren. Wir haben oben dargestellt, dass innerhalb des Nervensystems drei Funktionsbereiche existieren: 1. das Sensorium (Sinnesorgane und zugehörige Gehirnabschnitte); 2. die sensomotorischen Systeme und 3. das autonome, hauptsächlich in den Eingeweiden lokalisierte (periphere) Nervensystem. Funktionell lässt sich in diesen drei Bereichen ein Ungleichgewicht – gewissermaßen eine «Verschiebung» feststellen. Die afferenten Systeme dominieren in den Sinnessystemen und die efferenten im autonomen Nervensystem. Nur bei den sensomotorischen Systemen besteht in etwa ein

Gleichgewicht zwischen afferenten und efferenten Neuronenketten. Betrachtet man die funktionelle Situation der großen Sinnesorgane (Auge, Ohr usw.), so wird sofort deutlich, was mit dieser Verschiebung gemeint ist. Die Außenwelt wirkt durch ihre Medien (Licht, Luftschwingungen usw.) direkt auf die Sinnesorgane ein. Das Bewusstsein von der Existenz des Gegenstandes entsteht aber nicht im Sinnesorgan selbst, etwa in der Netzhaut oder im Innenohr, sondern am Gegenstand der Außenwelt – also außen. Wir gehen mit unserem Erleben aus uns heraus – zu den Gegenständen hin. Wir «projizieren» das Bild aus uns heraus. Es bleibt nicht in der Ebene, in der sich die Kräfte der Außenwelt und Innenwelt berühren, z.B. im Auge. («Die Augen wurden ihnen aufgetan»). Das Bewusstsein ist gewissermaßen an der Außenwelt erwacht und in den Außenraum verlagert worden.

Der umgekehrte Vorgang könnte sich dann im autonomen Nervensystem vollzogen haben. Hier dominiert ja das efferente Geschehen. Die aus den inneren Organen aufsteigenden (afferenten) Erregungen kommen nicht mehr zum Bewusstsein. Die Welt des Stoffwechsels versinkt ins Unbewusste. Da, wo diese Kräfte in früheren Zeiten noch (meist traumhaft) erlebt wurden, erschienen sie oft dämonisch verzerrt als schlangenhafte, Schrecken erregende Gestalten, als das berühmte Gorgonen- oder Medusenhaupt, dessen Macht Pallas Athene, die Göttin des klaren, selbstbewussten Denkens, mit ihrem (spiegelnden) Schild zu bannen vermochte. Das Versinken der Wahrnehmungserlebnisse aus dem Bereich der früher bewusst erlebten Lebensprozesse ins Unbewusste und nicht mehr willkürlich Beeinflussbare, ist die Kehrseite des Erwachens an der Außenwelt, d.h. des Bewusstwerdens im Bereich der höheren Sinne (Auge, Ohr) und des kortikalen Nervensystems, wo dann eine Scheinwelt vorgespiegelt wird, deren Realität erst erkennbar wird, wenn – aus freiem Antrieb und meist mit großer Anstrengung – das voll bewusste Denken eingeschaltet wird. Hier wird zum ersten Mal ahnungsweise erkennbar, welchen Sinn diese «Verschiebungen» in den Bewusstseinsebenen gehabt haben könnten – nämlich dem Menschen die Freiheit zu schenken. Wir kommen darauf noch zurück.

Die charakterisierten **Verschiebungen der organismischen Prozesse** haben sich aber sicher nicht nur im Nervensystem und in den Sinnesorganen abgespielt, sondern in den anderen Organsystemen auch (vgl. bes. 79). So kann man z.B. beobachten, wie seelische Erregungen nicht auf sich selbst beschränkt bleiben, sondern Drüsen und andere Organe in Mitleidenschaft ziehen. Beim Weinen z.B. sondern die Tränendrüsen vermehrt Flüssigkeit ab, obwohl dafür funktionell keine Notwendigkeit besteht. Die Drüsenprozesse entwickeln ein Übergewicht über die Seelenvorgänge und machen sich gewissermaßen selbstständig. Wenn wir aus Angst schwitzen, sezernieren die Schweißdrüsen überschießend Flüssigkeit ab, ohne dass dabei wärmeregulatorische (also biologische) Aufgaben zu erfüllen wären. In ähnlicher Weise gibt es viele Asymmetrien im Körper, die durch das Übergewicht des einen oder anderen Kräftesystems zustande kommen. Man denke nur an die Absonderungen im Bereich der Geschlechtsorgane, die oft schon allein durch Vorstellungen ausgelöst werden können. Auch das vermehrte Wasserlassen bei Aufregungen oder Stress, das «Wasser-im-Mund-Zusammenlaufen» bei bestimmten Vorstellungen von Speisen, auch die entsprechenden Magensaftabsonderungen oder Blutdrucksteigerungen gehören hierher.

Bei der Besprechung der Stoffwechsel- und Harnorgane haben wir gesehen, dass die Organprozesse grundsätzlich als harmonisch ausgeglichene Regelkreise angelegt sind. In der Niere werden z.B. rund 99% der aus den Blutgefäßen ausgetretenen Flüssigkeit wieder rückresorbiert. Im Zellstoffwechsel werden die beim Abbau der Proteine freiwerdenden Aminosäuren fast vollständig zur Resynthese neuer Proteine verwendet. Nur ein kleiner Teil ist – aus ungeklärten Gründen – nicht wiederverwendbar und muss ausgeschieden werden Er muss dann aus der Nahrung ergänzt werden. Dies ist der «Pferdefuß» im Stoffwechselgeschehen, das Ungleichgewicht oder die prozessuale Verschiebung, mit der letztlich auch das Auftreten von Krankheiten oder – durch die zunehmende Akkumulation der nicht wieder verwendungsfähigen Stoffreste – das Auftreten von Alterung und Tod zusammenhängt.

Von hier aus ergibt sich vielleicht eine Möglichkeit des Verständnisses für das Problem des **Auferstehungsleibes**. Kann man sich vorstellen, dass eine Überwindung des Todes biologisch überhaupt möglich ist? Könnte es sein, dass das, was sich am Beginn unserer Zeitrechnung in Palästina vollzogen hat, tatsächlich ein entscheidender, neuer evolutiver Schritt gewesen ist, den wir – nur an gefühlsmäßiges Glauben gewöhnt – nur noch nicht in seiner Substanz begriffen haben?! Von hier aus würde sich ein vollkommen neues Christusverständnis ergeben. Versuchen wir zunächst einige Vorfragen zu besprechen.

Gibt es überhaupt Möglichkeiten, vom Ich aus organische Prozesse zu beeinflussen oder gar zu verändern? Fassen wir zunächst einmal die Bewusstseinsentwicklung als solche ins Auge. Eine Schulung des Denkens mit Hilfe bestimmter Konzentrations- und Meditationsübungen kann zu einer hellseherischen Erweiterung des Bewusstseins führen, die uns eine Wahrnehmung der «hinter» der sinnlichen Welt gelegenen, geistigen Realitäten erschließt (13, 14). Dies wird dadurch möglich, dass die in den Sinnesorganen nach außen überschießenden Kräfte zurückgehalten und im Organbereich selbst erlebbar gemacht werden, mit anderen Worten, dass die oben charakterisierte Verschiebung im Sinnesbereich rückgängig gemacht wird. Man nannte dies von alters her den **gnostischen Weg** der Einweihung (65).

Umgekehrt kann im vegetativen Bereich das Fühlen und Wollen (ebenfalls durch gezielte Meditationsübungen) so verstärkt werden, dass sich die Welt des Unbewussten im Inneren wieder aufhellt, d.h. dass das, was an prozessualen Vorgängen in den Stoffwechselorganen abläuft, von den afferenten, autonomen Nerven wieder wahrgenommen werden kann. Die Bewusstseins-vermittelnden Nerven müssen sich – umgekehrt wie im Sinnesbereich – hier stärker in die Lebensprozesse hineindrücken bzw. mit ihnen wieder einen unmittelbaren Kontakt bekommen. Dadurch wird dann die Verschiebung in diesem System auch hier wieder rückgängig gemacht und so der Wahrnehmungshorizont unendlich erweitert. Man nannte dies in alter Zeit den **mystischen Weg** der Einweihung, der weniger von einer Verstärkung des Denkens als vielmehr von einer solchen des Fühlens und Wollens abhängig ist (65).

Nun ist aber das zu sich selbst erwachte Ich nicht nur in der Lage, durch eine systematische Schulung seinen Bewusstseinshorizont zu erweitern, sondern auch die Organprozesse selbst zu verändern.

Nicht nur in Indien, sondern auch in der europäischen Geschichte gibt es Beispiele genug, dass ein geschulter Geist nicht nur sein Bewusstsein, sondern auch die Lebensprozesse seines Körpers und seiner Organsysteme beeinflussen und verändern kann. Es ist durchaus denkbar, dass in ähnlicher Weise wie die prozessualen «Verschiebungen» im Bereich des Nervensystems durch eine bewusste Schulung überwunden bzw. rückgängig gemacht werden können, auch die charakterisierten Ungleichgewichte zwischen den Lebensprozessen und den seelischen Vorgängen im Inneren ausgeglichen und harmonisiert werden können – selbstverständlich ein evolutiver Prozess über lange Zeiträume. Die Verhaftung im Materiellen zu überwinden und dadurch nach und nach die «Verschiebungen» und Ungleichgewichte im Prozessualen wieder zu überwinden, bedarf es allerdings eines Organs, das bisher in diesem Zusammenhang noch weitgehend unberücksichtigt geblieben ist, nämlich des **Blutes**. Das Blut zirkuliert durch alle Organsysteme und verbindet prozessual die Welt des «Oberen» (Sinnesorgane, Nervensystem) mit der des «Unteren» (Stoffwechselsystem, Muskulatur usw.). Durch das Blut werden die funktionell unterschiedlichsten Bereiche zusammengehalten. Vom Blut aus kann der Mensch mit seinem frei gewordenen, selbstbestimmten Ich umgestaltend in die Organfunktionen eingreifen und gegebenenfalls die charakterisierten prozessualen «Verschiebungen» ausgleichen.

Das läuft im Grunde auf eine Auseinandersetzung mit der Materie bzw. deren Überwindung hinaus, d.h. hier kommt erneut das **Raumproblem** ins Spiel. Wir haben oben von den drei Dimensionen des Raumes gesprochen. Sie wirken in verschiedener Weise in die Gestaltbildung des Menschen hinein. Die Dimensionen rechts/links – oben/unten – vorne/hinten haben jeweils andere Qualitäten. Der Organismus wird ganz durchsetzt von diesen Kräften. R. Steiner (22) beschreibt aber, dass im Brustbereich zwischen Brustbein und Wirbelsäule sowie zwischen Zwerchfell und Schädelbasis noch ein (fast kubischer) Raum, eine Art «Freiraum», erhalten geblieben ist, der Herz und Lungen beherbergt. Wir haben darzustellen versucht, wie im Herzen die Raumdimensionen gewissermaßen «umgekehrt» werden und dadurch ein Übergang vom Raum in den «Nichtraum» möglich wird. Auch im Atmungstrakt liegen verwandte Prozesse vor. Nimmt man nun an, dass das durch das Herz hindurchströmende Blut neue Kräfte, wie sie z.B. durch die Liebe entzündet werden können, in diesen Raum hineinbringt, könnten diese auch in den **Nicht-Raum**, d.h. den seelisch-geistigen Bereich übergehen. Vom Herz-Kreislaufsystem könnte der Mensch vielleicht wirklich den von der Materie befreiten, nur noch im Funktionalen lebenden «Körper» umgestalten und weiterentwickeln.

Die **Liebe** als schöpferische Kraft, die besonders vom Herzen aus über das Blut umwandelnd in den Organismus einströmen kann, wird letztlich die zentrale Kraft sein, die in Zukunft die tiefgreifende Umgestaltung der funktionalen Systeme, d.h. die Rückführung der «Verschiebungen» bewirken könnte. Die Liebe wird heute meist nur im Zusammenhang mit den Beziehungen zwischen den Geschlechtern gesehen. Als weltbewegende Kraft ist sie fast unbekannt. Das Geschehen zwischen den Geschlechtern hat oft mehr mit Egoismus als mit Liebe zu tun und führt nicht selten zu Enttäuschungen und innerer Leere. Die wahre Liebe beginnt erst da, wo man für sich selbst nichts mehr, aber auch gar nichts mehr erwartet, wo nur noch reines Geben, Ausstrahlen oder Schenken vorhanden ist. So bald man auch nur mit dem kleinsten Profit rechnet, sobald auch nur ein kleiner Vorteil angepeilt wird, ist die Liebe nicht mehr rein und uneigennützig, d.h. wirkungslos. Wie viel Beten ist lediglich nur Bitten um persönliche Vorteile, wie viel Opfern oder Schenken geschieht lediglich zur Erlangung eines höheren «Seelenheiles» oder in Erwartung von Dank und Gegenliebe. Wirkliche Liebe bringt keinen Gewinn, ist reine Hingabe und Selbstaufopferung. Dies hat uns der Christusweg nach Golgatha gezeigt. Vollzieht man den siebenstufigen Leidensweg Christi von der Fußwaschung bis zur Kreuzigung und Auferstehung meditativ nach, so kann man die ungeheure Dimension der Liebeskräfte an sich selbst erleben. Langjährige und intensive Meditationen dieser Art führen zu dem, was man die christliche oder auch **rosenkreuzerische Einweihung** genannt hat, nämlich letztlich zum Nacherleben der Auferstehung. Es gibt Heilige, die – wenn man den Urkunden trauen darf – auf diesem Wege auch eine Verwandlung ihrer Körperlichkeit (wenigstens in Anfängen) erlebt haben. So wird z.B. von dem Nationalheiligen der Schweiz, Nikolaus von Flue, berichtet, dass er die letzten zwanzig Jahre seines Lebens keine Nahrung mehr zu sich genommen und wie ein verklärter Weiser Liebe und Weisheit ausgestrahlt habe, was in den politischen Wirren zur Zeit der Entstehung der Schweiz maßgeblich friedenstiftend und heilend gewirkt hat.

Das entscheidende Vorbild aber wäre natürlich **Christus** selbst. Ist es denkbar, dass das, was man die Christuskraft nennen muss, nicht nur das innere Erleben, sondern auch die Körperlichkeit verändert, so dass das, was Paulus den neuen Adam nannte, die Umkehrung des Paradiesaustrittes, Wirklichkeit werden würde? Liebe ist das Gegenteil von Hass; und so wie Hass Kälte, Zusammenziehung und Egoismus bedeutet, ist Liebe Wärme, Licht und Ausstrahlung, ähnlich wie sie uns von der lebensspendenden Sonne zuströmt. Nimmt man an, dass in Christus diese überdimensionale, fast kosmische Liebeskraft wohnte und in das Blut eintauchte (man ist versucht zu sagen «einbrannte»), und nimmt man an, dass im Brustraum durch das Herz das Tor zwischen Raum und Nichtraum offen geblieben ist, so erscheint es durchaus denkbar, dass die funktionalen Verschiebungen der Systeme, von denen oben gesprochen worden ist, im Auferstehungsleib tatsächlich wieder rückgängig gemacht worden sind, d.h. dass die Funktionsprozesse als solche nach wie vor ablaufen, aber ihre Inkrustierung mit Materie aufgehoben und damit die ursprüngliche Harmonie wiederhergestellt worden ist. Dann würden z.B. Aufbau und Abbau im Stoffwechsel weiterhin existieren, aber keine auszuscheidenden Stoffreste mehr zurückbleiben. Das Nierensystem würde Filtrations- und Rückresorptionsprozesse durchführen und wie ein Auge die inneren Lebensprozesse («Wasser des Lebens») wahrnehmen und regeln, aber keine unbrauchbaren Reste ausscheiden. Die Fortpflanzung würde sich nicht mehr durch Inkarnation in die materielle Stofflichkeit (intrauterin) vollziehen, sondern durch Einwohnung in die Äthergestalt des gesprochenen Wortes (Logos), so dass sich die Uterusfunktion in die des Kehlkopfes verwandelt hätte (79). Der neue Leib hätte alle wesentlichen Funktionsprozesse in strahlender Reinheit zurückgewonnen, als rein prozessuales Geschehen, aber ohne materielle «Verunreinigungen» und ohne die beschriebenen funktionalen Verschiebungen.

Nach den Darstellungen von E. Bock (106) sind vielleicht nach der Grablegung die Materieteilchen («Asche») aus dem Körper Christi (möglicherweise unterstützt durch ein Erdbeben) herausgeschüttelt worden, so dass nur das Form- oder Kräftegebilde als solches, d.h. das prozessual neu Geordnete und Umstrukturierte, das Steiner (107) als **Phantom** bzw. Geistleib bezeichnet hat, übrig geblieben ist. Dieses konnte dann am dritten Tag als strahlender Auferstehungsleib in Erscheinung treten – zunächst sozusagen noch «unversiegelt» (unfertig), weshalb Maria

Magdalena die Weisung erhält «noli me tangere» (berühre mich noch nicht), dann aber in stabilisierter («fixierter») Form, so dass der zweifelnde Thomas eine Woche später tatsächlich seine Hände in die Seite des Auferstandenen legen durfte.

Es wird noch Jahrhunderte dauern, bis die Menschheit all das auch nur ahnend verstehen wird, was sich damals zur Zeitenwende in Palästina und vor allem auf Golgatha vollzogen hat. Solange das Christentum nur als eine Glaubenslehre angesehen wird, wird es bedeutungslos bleiben. Es muss in seiner Wirklichkeit, als Menschen-umbildender Prozess, als ein im Körperlichen real abgelaufener und immer weiter ablaufender, d.h. als ein evolutiver Prozess begriffen werden. Damals ist wahrscheinlich wirklich eine neue Menschengestalt «geboren» worden. Die Kreuzigung wäre dann eine Geburt und nicht ein Tod, äußerlich einer Einweihung ähnlich – ein evolutiver, bis ins Physische hineinreichender Verwandlungsprozess (108).

Letzte Fragen. Wenn, so betrachtet, durch das Geschehen auf Golgatha letztlich «nur» der «Sündenfall» rückgängig gemacht worden wäre, warum sollte dann für die Menschheit dieser lange Gang durch die Evolution (durch das «Jammertal» der Erde) überhaupt nötig gewesen sein? Wären nicht die ersten Menschen besser «im Paradies» geblieben? Dies ist die Frage nach dem Sinn der Evolution überhaupt! Ohne das Eintauchen in die Raumeswelt, den Gang zur Erde und die Verdunkelung des «paradiesischen Bewusstseins», das das individuelle Selbsterleben noch nicht kannte, hätte sich aber ein aus Freiheit und selbsterkämpfter Einsicht heraus handelndes Ich nicht entwickeln können. Der die Evolution vollendende Mensch bringt das freie Ich-Bewusstsein als Geschenk der Erde in die geistige Welt mit hinein – in Liebe –, denn nur durch die sonnenhafte, universelle und alles umfassende Liebe ist dieses Bewusstsein zu erringen. Aber die Liebe hat noch ein Geheimnis, das erst in ihrer Verwirklichung sichtbar wird. Man gibt alles hin, was man hat, ohne etwas zu fordern, ohne etwas zu gewinnen, ohne etwas zu ersehnen, man strahlt – wie ein kleine Sonne – seine Kräfte für das andere oder die anderen aus, gibt sich ganz hin und erlebt – wie ein Wunder –, dass man dadurch doch nicht ärmer, sondern im Gegenteil, reicher geworden ist. So wie in vergangenen Zeiten einmal die Weisheit ein elementarer Bestandteil unseres Universums geworden ist, wird vielleicht in der Zukunft einmal unser Kosmos mit Liebe durchtränkt sein und aus der ungeheuren sonnenhaften Kraft der Liebe ihre Gestaltungsimpulse erhalten.

Diese Vision hatte wohl der Schreiber der Apokalypse, wenn er die weitere Entwicklung der Menschheit als einen Kampf zwischen Hass und Verhärtung auf der einen Seite, Liebe und Hingabe auf der anderen beschreibt. Die guten (der positiven Entwicklung folgenden) Menschen («die Seligen») erhalten neue und weiße Gewänder, die im Blute Christi rein gewaschen worden sind (d.h. die die Liebe in sich aufgenommen haben). Sie werden vom Engel des Herrn (Michael) an der Stirn «versiegelt», d.h. in ihrer neuen Leiblichkeit aus der Welt der Materie und des Hasses erlöst und unverletzbar gemacht; während die anderen Menschen, die Zurückgebliebenen, die sich an die Erde Klammernden und Hasserfüllten, die dem dämonischen Tiere opfern, durch Feuer und Katastrophen vernichtet werden. Und schließlich – welch ein erschütterndes Beispiel realistischer Esoterik, dass der Apokalyptiker dann die guten Seelen immer wieder aus reiner und selbstloser Liebe um die zurückgebliebenen Seelen kämpfen und bitten lässt, um auch ihnen schließlich noch den Weg ins Neue und Zukünftige zu erschließen.

So stimmen denn alle Esoteriker darin überein, dass sich die Menschheit in Zukunft wohl spalten wird – in einen fortschrittlichen, weiterführenden Zweig und einen degenerierenden, absteigenden Teil, der das in ihnen veranlagte (höhere) Ich nicht zur Ausbildung bringen will und dadurch auch die jetzt noch vorhandene (Schein-)Freiheit verliert. Tierähnliche Gestaltungen sollen dann daraus hervorgehen. Im Grunde finden sich damit – auch bei diesen letzten Fragen – dieselben evolutiven Prinzipien wieder, wie wir sie bei den früheren Stufen der Menschheitsevolution auch schon kennen gelernt haben.

Der neue Mensch hat sein Ich-Zentrum, wo Freiheit ergriffen und Liebe verströmt wird, im Herzen, im Innersten des (kubischen) Raumes, den der Thorax umhüllt. Von hier kann sich die Aura wieder in die (einst verlorene) Geistwelt ausweiten. Das egoistische (Schein-)Ich hat sein Zentrum im Kopf und lebt im abstrakten, intellektuellen Denken. Das neue (höhere) Ich wird seinen Standort nicht im Gehirn haben, sondern im mittleren System, von dem alle Harmonisierung und ausgleichende Rhythmik, d.h. alle weitere Evolution, ausgeht. Dies hat Matthias Grünewald in unvergleichlicher Weise im Auferstehungsbild des Isenheimer Altars zum Ausdruck gebracht.

Fast wie ein Symbol kann es erscheinen, dass das Allerheiligste des Salomonischen Tempels ein Kubus war, dessen Vorhang bei den Golgatha-Ereignissen zerriss, und dass das Allerheiligste des Islam ebenfalls ein Kubus ist (Kaba), in dem die salzbildenden Erdenkräfte, durch die sich Allah verwirklichen will, verehrt werden. In dem Satz: «Ihr seid das Salz der Erde» erklingt aber eine andere Botschaft, nämlich die von der Kraft der Liebe, die die Asche der Erdenreste abstoßen, das Formbildende (Salzartige) aber behalten bzw. erlösen will, um die «Mutter Erde» in eine neue Zukunft hineinzuführen. Das wollten die alten germanischen Mythen zum Ausdruck bringen, wenn sie z.B. Siegfried als den Sonneneingeweihten mit Kräften ausstatteten, durch den er den Drachen besiegen konnte. Das Drachenblut machte ihn unverwundbar, wie die Versiegelung der Seligen in der Apokalypse Schutz und neue Daseinsform zugleich bedeutete. Aber Siegfried fällt, weil er die aus der Ich-Kraft strömende Liebe noch nicht voll entwickelt hatte. So fällt er durch die Verwundung an derjenigen Stelle, wo der kubische Raum des Brustbereiches liegt, wo das Kreuz getragen wurde und die Auferstehungskraft aus dem Inneren des Herzens entwickelt werden musste. Erst Parsifal überwindet die Leidenschaft und findet durch die selbstlose Liebe den Gral (im isländischen Mythos als Garande Greida = die «wandelnde Wegzehrung» genannt), von dem die Kräfte für die Um- und Neugestaltung des neuen Menschen, d.h. die Entwicklung des Auferstehungsleibes, ausgehen.

Some day after
Mastering the wind,
The waves, the tides
And gravity
We shall harness
The energies of love.
And then, for
The second time
In the history
Of the world -
We will have
Discovered fire.

Ashley Montagu (anthropologist)

Literaturverzeichnis

Die Werke von Johann Wolfgang v. Goethe werden nach der Weimarer Ausgabe (143 Bände) (1887 – 1919) zitiert.

Die Werke Rudolf Steiners werden nach der Gesamtausgabe (GA) zitiert. Siehe Bibliographische Übersicht Bd. I, herausgegeben vom Archiv der Rudolf Steiner-Nachlassverwaltung. 2. Aufl., Dornach 1984.

1 Herbert Hensel, Allgemeine Sinnesphysiologie, Hautsinne, Geschmack, Geruch. In: *Lehrbuch der Physiologie,* herausgegeben von W. Trendelenburg und E. Schütz, Springer Verlag, Berlin 1966.

2 Rudolf Steiner, *Die Philosophie der Freiheit,* Grundzüge einer modernen Weltanschauung. Seelische Beobachtungsresultate nach naturwissenschaftlicher Methode. 1. Auflage, Berlin 1894, (GA 4).

3 R. Steiner, GA 286. Vortrag 28.6.1914, S. 81 ff. Dornach 1982.

4 R. Steiner, GA 82. Vortrag 12.4.1922, S. 188 ff. Dornach 1994.

5 Helmut Kiene, *Grundlinien einer essentialen Wissenschaftstheorie.* Verlag Urachhaus, Stuttgart 1984.

6 Rudolf Steiner, *Die Rätsel der Philosophie in ihrer Geschichte als Umriss dargestellt.* 1. Auflage, Berlin 1914 (GA 18).

7 Rudolf Steiner, *Wahrheit und Wissenschaft.* 1. Auflage, Weimar 1892 (GA 3).

8 Rudolf Steiner, *Grundlinien einer Erkenntnistheorie der Goetheschen Weltanschauung mit besonderer Rücksicht auf Schiller.* 1. Auflage, Berlin und Stuttgart 1886 (GA 2).

9 Rudolf Steiner, *Goethes Weltanschauung.* 1. Auflage, Weimar 1897 (GA 6).

10 Gerhard Wehr, *Rudolf Steiner. Wirklichkeit, Erkenntnis und Kulturimpuls.* Aurum Verlag, Freiburg i.Br. 1982.

11 Henri Bortoft, *Goethes naturwissenschaftliche Methode.* Verlag Freies Geistesleben, Stuttgart 1995.

12 Arnold Gehlen, *Der Mensch, seine Natur und seine Stellung in der Welt.* 13. Auflage, Aula-Verlag, Wiesbaden 1986.

13 Rudolf Steiner, *Wie erlangt man Erkenntnisse der höheren Welten?* 1. Auflage, Berlin 1904/05 (GA 10).

14 Rudolf Steiner, *Die Geheimwissenschaft im Umriss.* 1. Aufl. (GA 13, S. 299 ff.), Leipzig 1910.

15 Johannes W. Rohen, *Funktionelle Anatomie des Menschen.* 10. Auflage, Schattauer Verlag, Stuttgart 2000.

16 Johannes W. Rohen, *Funktionelle Anatomie des Nervensystems.* 5. Auflage, Schattauer Verlag, Stuttgart 1994.

17 Johannes W. Rohen und Elke Lütjen-Drecoll, *Funktionelle Histologie.* 4. Auflage, Schattauer Verlag, Stuttgart 2000.

18 Rudolf Steiner, *Von Seelenrätseln, Anthropologie und Anthroposophie.* 1. Auflage (GA 21, S. 150 ff.). Anhang 6, Die physischen und die geistigen Abhängigkeiten der Menschenwesenheit. Berlin 1917.

19 John C. Eccles und Hans Zeier, *Gehirn und Geist.* Kindler Verlag, München 1980.

20 Ernst Kretschmer, *Körperbau und Charakter.* 26. Aufl., Springer Verlag, Berlin 1977.

21 Platon, *Das Gastmahl oder Von der Liebe.* S. 55 ff. Phil. Reclam Verlag, Stuttgart 1979.

22 R. Steiner, GA 158. Vortrag 21.11.1914, S. 113 ff. Dornach 1968.

23 Gunther Hildebrandt, Zeiterleben und Zeitorganismus. In: G. Kniebe (Hrsg.), *Was ist Zeit,* S. 163–197, Verlag Freies Geistesleben, Stuttgart 1993.

24 W. Menzel, Clinical roots of biological rhythm research (chronobiology). In: G. Hildebrandt, R. Moog and F. Raschke (eds), *Chronobiology and Chronomedicine «Basic Research and Applications»,* p. 277–287. Frankfurt 1987.

25 Robert Aaron, *Die verborgenen Jahre Jesu.* S. 53 ff. Deutscher Taschenbuch Verlag, München 1973.

26 Augustinus, Confessiones. Übersetzt von O. v. Lachmann, *Die Bekenntnisse des heiligen Augustinus,* Leipzig 1888.

27 R. Steiner, GA 293. Vortrag 22.8.1919, S. 30 ff. Dornach 1960.

28 Novalis, *Gesammelte Werke,* Bd. II, Nr. 848. Carl Hanser Verlag, München 1978.

29 R. Steiner, GA 226, S. 35 ff., Vortrag 17.5.1923, Novalis Verlag, Freiburg 1954.

30 Leonard Hayflick, *Auf ewig jung?* Ist unsere biologische Uhr beeinflussbar? Vgs Verlagsgesellschaft, Köln 1996.

31 Leonard Hayflick, The cell biology of aging. *J. Invest. Dermatol. 73,* p. 8 – 14, 1979; s.a. *Antecedents of cell aging research, Exp. Gerontol. 24,* p. 355 – 365, 1989.

32 Wilhelm Roux, Beiträge zur Entwicklungsmechanik des Embryo II. Ges. Abh. II, p. 256–276. *Breslauer ärztl. Z.,* 1884.

33 Hans Driesch, Entwicklungsmechanische Studien *I. Z. Zool. 53,* 1891.

34 Hans Spemann, *Experimentelle Beiträge zu einer Theorie der Entwicklung.* Springer Verlag, Berlin 1936.

35 H. Bautzmann, Die Problemlage des Spemannschen Organisators. *Verh. Ges. Deutsch. Naturforsch. Ärzte, 98. Vers.,* Freiburg Br. 1955.

36 Keith L. Moore und T.V.N. Persaud, *Embryologie,* Lehrbuch und Atlas der Entwicklungsgeschichte des Menschen. Dt. Übersetzung von E. Lütjen-Drecoll, 4. Auflage, Schattauer Verlag, Stuttgart 1993.

37 Dietrich Starck, *Embryologie.* 3. Auflage, Thieme Verlag, Stuttgart 1975.

38 Klaus V. Hinrichsen (Herausg.), *Humanembryologie,* Lehrbuch und Atlas der vorgeburtlichen Entwicklung des Menschen. Springer Verlag, Berlin 1990.

39 Kurt Goerttler, *Entwicklungsgeschichte des Menschen.* Springer Verlag, Heidelberg 1950.

40 Volker Becker, Th.H. Schiebler und F. Kubli (Herausg.), *Die Plazenta des Menschen.* G. Thieme Verlag, Stuttgart 1981.

41 Ernst Haeckel, *Generelle Morphologie der Organismen,* 2 Bände, Berlin 1866; sowie *Natürliche Schöpfungsgeschichte,* Berlin 1875.

42 R. Steiner, GA 99. Vortrag 29.5.1907, S. 53 ff. Dornach 1962.

43 Friedrich Schiller, Über Anmut und Würde. In: *Sämtliche Werke,* Bd. V, S. 231 – 285. Winkler Verlag, München.

44 Herder – zitiert nach A. Gehlen, (46), S.33.

45 R. Steiner, GA 324. Vortrag 17.3.1921, S. 28 ff. Dornach 1972.

46 Arnold Gehlen, *Der Mensch.* Seine Natur und seine Stellung in der Welt. 13. Auflage, S.30 ff. Aula Verlag, Wiesbaden 1986 .

47 Arnold Gehlen, *Urmensch und Spätkultur.* Aula-Verlag, Wiesbaden 1986.

48 Adolf Portmann, *Einführung in die vergleichende Morphologie der Wirbeltiere.* 5. Auflage, Schwabe & Co-Verlag, Basel 1976.

49 Herbert Schriefers, *Was ist Leben?* F. K. Schattauer Verlag, Stuttgart 1982.

50 Norman Macbeth, *Denkmuster des Darwinismus.* Trithemius Verlag, München 1997.

51 Joachim Illies, *Der Jahrhundertirrtum.* Würdigung und Kritik des Darwinismus. Umschau Verlag, Frankfurt/M. 1983.

52 Jos Verhulst, *Der Erstgeborene,* Mensch und höhere Tiere in der Evolution. Verlag Freies Geistesleben, Stuttgart 1999.

53 Hermann Poppelbaum, *Mensch und Tier.* Rudolf Geering Verlag, Basel 1933.

54 Friedrich A. Kipp, *Die Evolution des Menschen im Hinblick auf seine lange Jugendzeit.* 2. Auflage, Verlag Freies Geistesleben, Stuttgart 1991.

55 Ernst-Michael Kranich, *Von der Gewissheit zur Wissenschaft der Evolution.* Die Bedeutung von Goethes Erkenntnismethode für die Evolutionstherorie. Verlag Freies Geistesleben, Stuttgart 1989.

56 Adolf Portmann, *Biologische Fragmente zu einer Lehre vom Menschen.* 3. Auflage, s. S. 79 ff. Schwabe & Co-Verlag, Basel 1969.

57 Johannes W. Rohen, *Anatomie für Zahnmediziner.* 3. Auflage, s.S. 158 ff. Schattauer Verlag, Stuttgart 1994 sowie auch E. Lütjen-Drecoll und J. W. Rohen, *Atlas der Anatomie.* Die funktionellen Systeme des Menschen. Schattauer Verlag, Stuttgart 1997.

58 Johannes W. Rohen, Ch. Yokochi und E. Lütjen-Drecoll, *Anatomie des Menschen,* Photographischer Atlas. 4. Auflage. Schattauer Verlag, Stuttgart 1998.

59 Armin Husemann, *Der musikalische Bau des Menschen.* 3. Auflage. Verlag Freies Geistesleben, Stuttgart 1993.

60 Wolfgang Schad (Herausg.), *Die menschliche Nervenorganisation und die soziale Frage.* Band I und II, Verlag Freies Geistesleben, Stuttgart 1992.

61 E. Buddecke, *Grundriß der Biochemie.* 9. Auflage, Walter de Gruyter Verlag, Berlin 1994.

62 Otto Wolff, *Grundlage einer geisteswissenschaftlich erweiterten Biochemie.* Verlag Freies Geistesleben, Stuttgart 1998.

63 Novalis, *Gesammelte Werke.* Band I, S. 338 ff. Klingsors Märchen im Romanfragment, Heinrich von Ofterdingen, Carl Hanser Verlag, München 1978.

64 Rudolf Steiner, GA 320. Vortrag 24.12.1919, S. 48 ff. Dornach 1964.

65 R. Steiner, GA 128. Prager Vorträge 20.–28.3.1911, Dornach 1978.

66 Adolf Portmann, Cerebralisation und Ontogenese. In: *Med. Grundlagenforschung,* Stuttgart 1962.

67 R. Steiner, GA 130. Vortrag 1.10.1911, S. 80 ff. Dornach 1962.

68 Paolo Bavastro und H. Ch. Kümmell, *Das Herz des Menschen.* Verlag Freies Geistesleben, Stuttgart 1999.

69 Andreas Rohen, Ontogenie und Phylogenie der Herzentwicklung. In: *Das Bild des Menschen als Grundlage der Heilkunst.* Begr. von Friedrich Husemann, neu hrsg. und bearb. v. Otto Wolff. Bd. III: Zur speziellen Pathologie und Therapie, 4. Aufl., Verlag Freies Geistesleben 1993, S. 96ff.

70 Alfred Benninghoff, Das Herz. In: *Handbuch der vergleichenden Anatomie der Wirbeltiere.* Hrsg. von L. Bolk, E. Göppert, E. Kallius und W. Lubosch, Band VI, 467–556, p. 525 ff. Verlag Urban & Schwarzenberg, Berlin 1939.

71 Steiner, GA 318. Vortrag 17.10.1924, S. 140 ff. Dornach 1984.

72 Georg und Michaela Glöckler, Die Zahl 70 und ein musikalisches Geheimnis des Platonischen Weltenjahres. In: *Das Goetheanum,* Nr. 66 vom 2.4.1995, S. 729–730.

73 Gunther Hildebrandt, Die Zeitgestalt des Menschen. In: *Tycho de Brahe Jahrbuch für Goetheanismus,* S. 23–57. Tycho-Brahe-Verlag, Niefern-Öschelbronn 1994.

74 H. Matthiolius, H.M. Thiemann und G. Hildebrandt, Wandlungen der rhythmischen Funktionsordnung von Puls und Atmung im Schulalter. In: *Der Merkurstab,* 48, Heft 4, S. 297 – 312. 1995.

75 Friedrich Schiller, Über die ästhetische Erziehung des Menschen, in einer Reihe von Briefen. In: *Sämtliche Werke,* Bd. V, S. 311 ff. Winkler Verlag, München.

76 R. Steiner, GA 206. Vortrag vom 22.7.1921; Dornach 1967 und GA 199; Vortrag vom 8.8.1920. Dornach 1967.

77 Jacques Lusseyran, *Das wiedergefundene Licht.* Ernst Klett Verlag, Stuttgart 1963.

78 Helen Keller, *Geschichte meines Lebens.* 1904.

79 R. Steiner, GA 134, Vorträge vom 27. – 31.12.1911, Dornach 1979.

80 R. Steiner, GA 312. Vortrag 3.4.1920, S. 267 ff. Dornach 1961.

81 Reiner Klinke und Stefan Silbernagl, *Lehrbuch der Physiologie.* Verlag Georg Thieme, 2. Auflage, Stuttgart 1998.

82 G. Thews, E. Mutschler und P. Vaupel, *Anatomie, Physiologie und Pathophysiologie des Menschen.* Wissenschaftl. Verlagsgesellschaft, Stuttgart 1999.

83 R. Steiner, GA 283. Vortrag 29.9.1920. Dornach 1975.

84 R. Steiner, GA 324. Vortrag 17.3.1921, S. 34 ff. Dornach 1972.

85 Arthur Zajonc, *Die gemeinsame Geschichte von Licht und Bewußtsein.* Rowohlt Verlag, Hamburg 1994.

86 Sally R. Springer und Georg Deutsch, *Linkes und rechtes Gehirn.* Funktionelle Asymmetrien. Verlag Spektrum der Wissenschaft, Heidelberg 1987.

87 R. W. Sperry, Hemisphere Deconnection and Unity in Conscious Awareness. *Americ. Psychologist 23,* 723 – 733, 1968.

88 R. Steiner, GA 174. Vortrag 14.1.1917, S. 127 ff. Dornach 1966.

89 R. Steiner, GA 202. Vortrag 19.12.1920, S. 201 ff. Dornach 1970.

90 R. Steiner GA 284. Dornach 1984.

91 Frank Teichmann, *Die ägyptischen Mysterien,* Quellen einer Hochkultur. Verlag Freies Geistesleben, Stuttgart 1999.

92 R. Steiner, GA 170. Vortrag 7.8.1916, S. 94 ff. Dornach 1964.

93 R. Steiner, GA 230. Vortrag 11.11.1923, S. 203 ff. Dornach 1958.

94 *Goethes Naturwissenschaftliche Schriften.* Herausgegeben von R. Steiner, Bd. I, S. 322. Dornach 1975.

95 L. F. C. Mees, *Das menschliche Skelett,* Form und Metamorphose. Verlag Urachhaus, Stuttgart 1981.

96 Adolf Dabelow, Über Korrelationen in der phylogenetischen Entwicklung der Schädelform. *Gegenbaurs Morph. Jahrbuch 63,* S. 1–49, 1929 und *67,* S. 84–133, 1932.

97 N. Chomsky, *Knowledge of Language: Its Nature, Origine, and Use.* Greenwood Press, London 1986.

98 J. W. Goethe, *Das Märchen* mit einem Beitrag von Rudolf Steiner, Goethes Geistesart in ihrer Offenbarung durch sein Märchen «Von der grünen Schlange und der schönen Lilie». 9. Aufl. Verlag Freies Geistesleben, Stuttgart 1989.

99 Charles Darwin, *The Origine of Species.* John Murray Ltd., London 1859.

100 O. H. Schindewolf, Über den «Typus» in morphologischer und phylogenetischer Biologie. Akademie der Wissenschaften und der Literatur, *Abhandlg. d. mathem.-naturwissenschaftl. Klasse, Jg. 1969 Nr. 4,* S. 57 – 131, 1969.

101 R. Steiner, GA 152. Vortrag 14.10.1913. Dornach 1964.

102 Frank Teichmann, *Die Kultur der Empfindungsseele, Ägypten,* Texte und Bilder. Verlag Freies Geistesleben, Stuttgart 1990.

103 Frank Teichmann, *Die Kultur der Verstandesseele, Griechenland,* Texte und Bilder. Verlag Freies Geistesleben, Stuttgart 1993.

104 William Harvey, *Exercitio anatomico de motu cordis et sanguinis in animalibus.* 1628.

105 Andreas Vesalius, *De humani corporis fabrica.* 1543.

106 E. Bock, *Die drei Jahre* Verlag Urachhaus, Stuttgart 1981.

107 R. Steiner, GA 131. Vortrag 10.10.1911, S. 150 ff. Dornach 1968.

108 R. Steiner, GA 148. Dornach 1975.

109 Ernst-Michael Kranich, *Anthropologische Grundlagen der Waldorfpädagogik.* Verlag Freies Geistesleben, Stuttgart 1999.

110 Andreas Rohen, *Rhythmen im Lebenslauf.* 6. Auflage, herausgegeben vom Verein f. anthropos. Heilwesen e.V., Bad Liebenzell-Unterlengenhardt, 1998.

111 Rudolf Steiner, GA 212. Vortrag 26.5.1922, Dornach 1978.

112 Romano Guardini, *Die Lebensalter.* Topos Taschenbücher, 4. Aufl., Mainz 1992.

Glossar

Absorption	=	Aufnahme von Stoffen, z.B. im Darm
Adaptation	=	Anpassung
ADP	=	Adenosindiphosphat
afferent	=	zuführend – z.B. Nerven, die von Sinnesorganen zum Nervensystem hinleiten
Akkommodation	=	wörtlich: Anpassung, Naheinstellung des Auges
Akromegalie	=	pathologisches Wachstum der Körperenden (Kinn, Nase, Hände), z.B. bei Hypophysentumoren
Amphibien	=	Tiere, die zwischen Wasser und Land leben (z.B. Kröten, Frösche)
anabol	=	aufbauender Stoffwechsel
antagonistisch	=	entgegenwirkend
anterior (ant.)	=	vorne
Arteria (A.)	=	Blutader
Artikulation	=	a) gelenkige Verbindung
	=	b) Formung der Sprachlaute in der Mundhöhle
ATP	=	Adenosintriphosphat
Avertebraten	=	Nichtwirbeltiere, z.B. Insekten, Schnecken, Würmer
Axon	=	Nervenfortsatz
basal	=	zur Basis hin
bilaterale Symmetrie	=	spiegelbildliche Symmetrie
binokular	=	mit beiden Augen zu sehen
bipeder Gang	=	zweibeiniger Gang
Blastem	=	indifferentes, entwicklungsfähiges Ausgangsgewebe bei der Organbildung
Blastozyste	=	Bläschenstadium der Keimesentwicklung
Bradykardie	=	langsame Herzschlagfolge
Bronchien	=	Atemwege
Chorda dorsalis	=	Rückensaite, embryonaler Achsenstab
Cisterna chyli	=	Sammelbecken der Lymphe unterhalb des Zwerchfells
Cochlea	=	Schnecke, Innenohr
Colon	=	Dickdarm
Compacta	=	dichter, lamellenartiger Knochen
Dentition	=	Gebissbildung
Desakkommodation	=	Ferneinstellung des Auges
Descensus	=	Abwärtsbewegung
desmal	=	Knochenbildung vom Bindegewebe ausgehend
Desmocranium	=	Schädeldach
dexter, dextra (dext.)	=	rechts
Diastole	=	Erschlaffungsphase des Herzmuskels
Digestion	=	Verdauung
Dilatation	=	Erweiterung, Muskelerschlaffung
distal	=	Richtung nach peripher
dorsal (dors.)	=	nach rückwärt hinten
Ductus thoracicus	=	Brustmilchgang
Duodenum	=	Zwölffingerdarm
efferent	=	wegführend, z.B. bei Nerven vom Rückenmark zur Muskulatur leitend
Ektoderm	=	äußeres Keimblatt
Embryologie	=	Lehre von der Keimesentwicklung vor der Geburt
enchondral	=	Knochenbildung, vom Inneren des Knorpels ausgehend
endokrine Drüsen	=	Hormondrüsen, sezernieren ins Blut
Endolymphe	=	Flüssigkeit im Schlauchsystem des Innenohres
Endothel	=	Innenwand der Gefäße
Entoderm	=	inneres Keimblatt
Epidermis	=	deckende Zellschicht der Haut
Epiglottis	=	Kehldeckel
Epithel (epithelial)	=	Zellbedeckung, z.B. von Schleimhäuten

ergotrop	=	wirksam in Richtung Leistungssteigerung
Erythrozyten	=	rote Blutkörperchen
Evolution	=	Entwicklungsgeschichte der Tiere – auch Stammesgeschichte
exokrine Drüsen	=	sondern nach außen ab, z.B. Speicheldrüsen, Hautdrüsen
externus (ext.)	=	außen
extrahepatisch	=	außerhalb der Leber
Extremität	=	Gliedmaße
Fertilität	=	Fruchtbarkeit
Filament	=	Faden, Faser
Fissur	=	Spalte, Furche
Foramen (For.)	=	Loch
Fovea	=	Grube
Fovea centralis	=	Stelle schärfsten Sehens im Auge
Gameten	=	Keimzellen
Ganglion	=	Ansammlung von Nervenzellen
Gastrulation	=	Einstülpung – Stadium der Keimesentwicklung
glandotrope Hormone	=	auf Drüsen wirkende Hormone
Glia	=	nichtnervöses Gewebe im Nervensystem
Glomerulus	=	Knäuel, z.B. Gefäßknäuel der Nierenkörperchen
Glykogenolyse	=	Spaltung von Glykogen in Zucker
Gyrus	=	Wulst (z.B. Hirnrinde)
Hämoglobin	=	roter Blutfarbstoff
Hemisphäre	=	Großhirnhälfte
hypophysär	=	zur Hypophyse gehörig
Incus	=	Amboss, Gehörknöchelchen
Induktion	=	Auslösung, z.B. eines embryonalen Differenzierungsprozesses
inferior (inf.)	=	unten
internus (int.)	=	innen
interstitiell	=	zwischen den Zellen
intraluminal	=	im Innern eines Hohlraumes
intramural	=	innerhalb der Wandung eines Organs (z.B. Darmwand)
intrazellulär	=	innerhalb der Zelle
Ionen	=	elektrisch geladene chemische Elemente
katabol	=	abbauender Stoffwechsel
kaudal	=	schwanzwärts, nach unten
Konstriktion	=	Zusammenziehung, Verengung
Kontraktion	=	Zusammenziehung, z.B. eines Muskels
Konzeption	=	Befruchtung
kortikal	=	zur Hirnrinde gehörig
kranial	=	kopfwärts, nach oben
Larynx	=	Kehlkopf
Labyrinth	=	wörtlich: Irrgarten, z.B. Innenohr
lateral (lat.)	=	zur Seite hin, seitlich
Liquor cerebrospinalis	=	Gehirnflüssigkeit
Luxation	=	Lockerung eines Gelenkes (Auskugelung)
Lymphozyten	=	weiße Blutkörperchen des Immunsystems
Malleus	=	Hammer, Gehörknöchelchen
medial (med.)	=	zur Mitte hin
median	=	in der Mitte
Meiose	=	Reifeteilung
Mesenchym	=	embryonales Bindegewebe
Mesoderm	=	mittleres Keimblatt
metabolische Prozesse	=	Stoffwechselprozesse
Metamerie	=	regelmäßige Aufeinanderfolge von Segmenten
Metamorphose	=	Umwandlung, Umgestaltung
Miosis	=	Pupillenverengung
Mitochondrien	=	Zellorganellen, bes. für intrazelluläre Atmungsprozesse
Mitose	=	Zellteilung
Morula	=	Maulbeerstadium der Keimesentwicklung
Musculus (M.)	=	Muskel
Mutation	=	Umwandlung – genetische Veränderung
Mydriasis	=	Pupillenerweiterung
Nervus (N.)	=	Nerv
Neurocranium	=	Hirnschädel
Neuron	=	Nervenzelle mit Fortsätzen
Okklusion	=	Gebissschluss
Ontogenese	=	Entwicklung des einzelnen Organismus
Orthogenese	=	zielgerichtete Entwicklung während der Evolution
Otolithen	=	Ohrsteinchen
Ovar	=	Eierstock, weibl. Keimdrüse
Ovulation	=	Eisprung
paravertebral	=	neben der Wirbelsäule
parenchym	=	spezifisches Organgewebe
Perilymphe	=	Flüssigkeit, die die Labyrinthgänge umgibt
Periost	=	Knochenhaut

Peristaltik = rhythmische Darmbewegungen
Permeabilität = Durchlässigkeit
Phagozytose = Aufnahme von Stoffen in die Zelle
Pharynx = Schlund
Phonation = Erzeugung von Lauten durch den Kehlkopf
Photorezeptoren = Lichtsinneszellen (Stäbchen, Zapfen)
Phylogenese = Stammesgeschichte
Plazenta = Mutterkuchen
Pleura = Rippenfell oder Lungenfell
Plexus = Geflecht
Pneumatisation = Durchlüftung
posterior (post.) = hinter
postnatal = nach der Geburt
praechordal = vor der Chorda gelegen
praevertebral = vor der Wirbelsäule gelegen
Primaten = Herrentiere, Affen
Prognathie = vorspringende Kiefer
Proliferation = Wachstum, Zellvermehrung
Pronation = Einwärtsdrehung, z.B. des Unterarmes
Protein = Eiweißkörper
proximal = in Richtung zum Zentrum, z.B. zum Rumpf hin

Rektum = Mastdarm
Reposition, reponieren = Zurückführen, z.B. des Daumens
Reptilien = niedere Wirbeltiere (Echsen, Krokodile, Schildkröten)
Resorption = Aufnahme von Stoffen
Retikularisformation = netzförmig strukturierte Nervenmasse im Hirnstamm
Retina = Netzhaut
Rezeptoren = Empfänger, z.B. für Sinneswahrnehmungen

saltatorisch = springend
Sauropsiden = Oberbegriff für Vögel und Reptilien
Scala = Treppe, Röhre, z.B. Scala tympani im Innenohr
Sekretion = Absonderung
Selektion = Auslese
Septum = Scheidewand
serös = dünnflüssiges Sekret
sezernieren = absondern, z.B. von Drüsensekret
sinister, sinistra (sin.) = links
Somit = Urwirbel, Teil des Mesoderms
Sphinkter = Ringmuskel
Spongiosa = bälkchenförmig vernetzter Knochen
Stapes = Steigbügel, Gehörknöchelchen
Stroma = unspezifisches Kerngewebe eines Organs
subkortikal = unter der Hirnrinde gelegen
Sulcus = Rinne, Furche
superior (sup.) = oben
Supination = Auswärtsdrehung, z.B. des Unterarms
Symphyse = Schamfuge des Beckens
Synapse = Kontaktstelle der Nervenzellen
Systole = Zusammenziehung des Herzmuskels

Tachykardie = beschleunigte Herzschlagfolge
Testis = Hoden
Thalamus = wörtlich: Schlafgemach, großer Kern des Zwischenhirns
thorakal = zum Brustkorb gehörig
Thorax = Brustkorb
Thrombozyten = Blutplättchen
Tonus = Spannung, z.B.eines Muskels
Topographie = Darstellung der Lageverhältnisse
Trachea = Luftröhre
Trajektorien = Spannungslinien – Orte hoher Druck- und Zugspannungen
Transmitter = Überträgerstoff
Trigeminus (N. V) = dreiteiliger Hirnnerv
Trophoblast = Teil des Keimes, aus dem sich die Plazenta bildet
trophotrop = aufbauend, wachstumsfördernd
Turgor = Gewebsspannung, durch Flüssigkeitsgehalt bedingt

ubiquitär = überall vorkommend
Uterus = Gebärmutter

vagal = zum Vagusnerven gehörig
Varikosität = Verdickung, z.B.bei Nerven
Vaskularisation = Gefäßversorgung, Durchblutung
Vena (V.) = Vene, Blutgefäß
Ventilation = Belüftung, Atmung
ventral (ventr.) = bauchwärts, vorne
Ventrikel = Kammer, z.B. Herzkammer
Vestibulum = Vorhof
Viscerocranium = Gesichtsschädel

Zellplasma (Protoplasma) = eiweißhaltige Zellmasse
Zerebralisation = zunehmende Gehirnentwicklung im Laufe der Evolution
Ziliarmuskel = glatter Muskel im Augeninneren (wichtig für Akkommodation)
zirkadian = annähernd 24-Std.-Rhythmus
Zirkulation = Kreislauf, Rhythmus
Zygote = befruchtete Eizelle

Register